A. Hartmann W.-D. Heiss (Hrsg.)

Der Schlaganfall

Pathogenese, Klinik, Diagnostik und Therapie akuter zerebrovaskulärer Erkrankungen

A. Hartmann W.-D. Heiss (Hrsg.)

Der Schlaganfall

- Pathogenese
- Klinik
- Diagnostik und
- Therapie

akuter zerebrovaskulärer Erkrankungen

Mit 187 zum Teil farbigen Abbildungen in 496 Teilabbildungen und 110 Tabellen

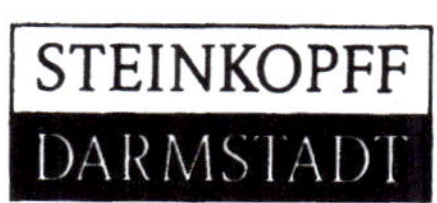

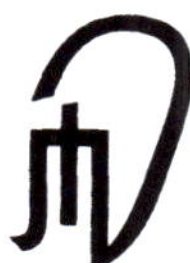

Prof. Dr. med. A. Hartmann
Neurologische Universitätsklinik
Sigmund-Freud-Straße 25, 53105 Bonn

Prof. Dr. med. W.-D. Heiss
Max-Planck-Institut für Neurologische Forschung
und Klinik und Poliklinik
für Neurologie und Psychiatrie, Universität Köln
Gleueler Straße 50, 50931 Köln

Unter Mitarbeit von:
Priv.-Doz. Dr. med. J. Rudolf, Köln

ISBN 978-3-642-63316-4 ISBN 978-3-642-57629-4 (eBook)
DOI 10.1007/978-3-642-57629-4

Die Deutsche Bibliothek – CIP-Einheitsaufnahme
Ein Titeldatensatz für diese Publikation
ist bei Der Deutschen Bibliothek erhältlich

Ursprünglich erschienen bei Steinkopff Verlag Darmstadt 2001
Softcover reprint of the hardcover 1st edition 2001

Redaktion: S. Ibkendanz Herstellung: K. Schwind
Umschlaggestaltung: Erich Kirchner, Heidelberg
Satz: K+V Fotosatz GmbH, Beerfelden

SPIN 10742167 85/7231-5 4 3 2 1 0 – Gedruckt auf säurefreiem Papier

Vorwort

Akute zerebrovaskuläre Erkrankungen – Schlaganfälle – bedingen von allen chronischen Erkrankungen die höchsten sozialmedizinischen Folgekosten und sind darüber hinaus in industrialisierten Ländern die dritthäufigste Todesursache. Dennoch fand der Schlaganfall lange Zeit nicht die ihm zukommende Beachtung, wurde er doch häufig als schicksalhaftes und nicht behandelbares Ereignis angesehen. Dieser therapeutische Nihilismus ist nicht mehr gerechtfertigt, seitdem sich in den letzten Jahren grundlegende neue Erkenntnisse zur Pathophysiologie akuter zerebrovaskulärer Erkrankungen ergeben haben. Diese zeigten neue erfolgversprechende Therapieansätze auf, die dann auch rasch Eingang in die klinische Praxis fanden. Parallel zur geänderten Einstellung behandelnder Ärzte zum Problem des Schlaganfalls wandte sich auch die öffentliche Aufmerksamkeit diesen gesundheitspolitisch wichtigen Erkrankungen zu. Diese Entwicklung führte einerseits zur Einrichtung von Stroke Units – Spezialstationen zur Behandlung von Patienten mit akuten zerebrovaskulären Erkrankungen –, andererseits zum Entstehen von Laienorganisationen und gemeinnützigen Einrichtungen mit dem Ziel der Bevölkerungsaufklärung über die aktuellen Möglichkeiten zur Prophylaxe, frühzeitigen Erkennung und adäquaten Behandlung des Schlaganfalls.

Das vorliegende Buch beleuchtet die Problematik akuter zerebrovaskulärer Erkrankungen von seinen verschiedenen Seiten und liefert eine umfassende Übersicht über Grundlagen, Klinik, Diagnostik und Behandlung „des Schlaganfalls". Wesentliche Komponenten des derzeitigen Kenntnisstands sind bislang nur aus dem angloamerikanischen Raum verfügbar. Um auch dem deutschsprachigen Raum ein umfassendes Standardwerk zur Verfügung stellen zu können, haben die Herausgeber namhafte Experten gebeten, die einzelnen Kapitel zu erarbeiten und den aktuellen Kenntnisstand in der wissenschaftlichen Literatur zu berücksichtigen. Schwerpunkte des Buches – in Abgrenzung von englischsprachigen Monographien – ist daher auch die Darstellung der im deutschen Sprachraum entwickelten Ansichten und Erkenntnisse zur Entwicklung einzelner zerebrovaskulärer Krankheitsbilder und der hier üblichen diagnostischen und therapeutischen Strategien. Es bietet daher eine aktuelle Bestandsaufnahme der Pathophysiologie, Diagnostik und Therapie akuter zerebrovaskulärer Erkrankungen aus zentraleuropäischer Sicht.

Bonn und Köln, im August 2001

A. Hartmann
W.-D. Heiss

Inhaltsverzeichnis

Kapitel 4 Internistische Ursachen zerebrovaskulärer Erkrankungen (P. Berlit) 61

Kapitel 7 Epidemiologie zerebrovaskulärer Erkrankungen

Kapitel 8 Ultraschalldiagnostik extra- und intrakranieller Gefäße

Kapitel 9 Computertomographie und Magnetresonanztomographie beim Schlaganfall (H. Urbach, S. Flacke) ... 167

Kapitel 10 Interventionelle Neuroradiologie an Gehirn und Rückenmark (F. Zanella) ... 197

Kapitel 11 Klinik des akuten ischämischen Insults (A. Hartmann) ... 217

Kapitel 15 Therapie des ischämischen Insults

Autorenverzeichnis

Dr. Christian Berger
Neurologische Universitätsklinik
Im Neuenheimer Feld 400
69120 Heidelberg

Priv.-Doz. Dr. med. Klaus Berger, MPH, MSC
Institut für Epidemiologie und Sozialmedizin
Westfälische Wilhelms-Universität Münster
Domagkstraße 3
48129 Münster

Professor Dr. med. Peter Berlit
Leitender Arzt der Klinik für Neurologie mit klinischer Neurophysiologie
Alfried-Krupp-Krankenhaus
Alfried-Krupp-Straße 21
45117 Essen

Dr. Markus Bertram
Neurologische Rehabilitationsklinik
Speyererhof
69117 Heidelberg

Priv.-Doz. Dr. Tobias Brandt
Neurologische Universitätsklinik
Im Neuenheimer Feld 400
69120 Heidelberg

Priv.-Doz. Dr. M. Daffertshofer
Neurologische Klinik
Fakultät für Klinische Medizin Mannheim
Ruprecht-Karls-Universität Heidelberg
Theodor-Kutzer-Ufer
68135 Mannheim

Professor Dr. H.-C. Diener
Direktor der Klinik und Poliklinik für Neurologie und des Neurologischen Therapiezentrums „NETZ“
Universität Essen
Hufelandstraße 55
45122 Essen

Dr. Birgit Ehrmann-Bentz
Innere Medizin III
Universitätsklinik
89070 Ulm

Professor Dr. K.M. Einhäupl
Direktor der Neurologischen Universitätsklinik
Charité
Schumannstraße 20/21
10117 Berlin

Dr. S. Flacke
Radiologische Universitätsklinik
FE Neuroradiologie
Rheinische Friedrich-Wilhelms-Universität
Sigmund-Freud-Straße 25
53105 Bonn

Priv.-Doz. Dr. Armin Grau
Neurologische Universitätsklinik
Im Neuenheimer Feld 400
69120 Heidelberg

Professor Dr. Werner Hacke
Direktor der Neurologischen Universitätsklinik
Im Neuenheimer Feld 400
69120 Heidelberg

Professor Dr. Alexander Hartmann
Neurologische Klinik
Rheinische Friedrich-Wilhelms-Universität
Sigmund-Freud-Straße 25
53105 Bonn

Dr. Elke Hartmann
Psychiatrisches Zentrum Nordbaden
Heidelberger Straße 1a
69168 Wiesloch

Professor Dr. W.-D. Heiss
Direktor der Klinik und Poliklinik
für Neurologie und Psychiatrie
Universität Köln
Joseph-Stelzmann-Straße 9
50924 Köln
und
Abteilung für allgemeine Neurologie
Max-Planck-Institut für Neurologische
Forschung
Gleueler Straße 50
50931 Köln

Professor Dr. Michael Hennerici
Direktor der Neurologischen Klinik
Fakultät für Klinische Medizin Mannheim
Ruprecht-Karls-Universität Heidelberg
Theodor-Kutzer-Ufer
68135 Mannheim

Priv.-Doz. Dr. Stefan Hesse
Fachbereich Neurologie
Rehabilitationsklinik für Neurologie
und Orthopädie
Klinik Berlin
Kladower Damm 223
14089 Berlin

Professor Dr. Konstantin-A. Hossmann
Direktor der Abteilung
für experimentelle Neurologie
Max-Planck-Institut
für Neurologische Forschung
Gleueler Straße 50
50931 Köln

Professor Dr. med.
Wolfgang Kuschinsky
Institut für Physiologie
und Pathophysiologie
Ruprecht-Karls-Universität Heidelberg
Im Neuenheimer Feld 326
69120 Heidelberg

Professor Dr. Peter Marx
Direktor der Neurologischen Klinik
und Poliklinik
Universitätsklinikum Benjamin Franklin
Freie Universität Berlin
Hindenburgdamm 30
12200 Berlin

Dr. F. Masuhr
Neurologische Universitätsklinik
Charité
Schumannstraße 20/21
10117 Berlin

Professor Dr. K.-H. Mauritz
Ärztlicher Direktor Fachbereich Neurologie
Rehabilitationsklinik für Neurologie
und Orthopädie, Klinik Berlin
Kladower Damm 223
14089 Berlin

Priv.-Doz. Dr. S. Meairs
Neurologische Klinik
Fakultät für Klinische Medizin Mannheim
Ruprecht-Karls-Universität Heidelberg
Theodor-Kutzer-Ufer
68135 Mannheim

Professor Dr. H.D. Mennel
Leiter der Abteilung für Neuropathologie
Klinikum der Philipps-Universität
Baldingerstraße 1
35043 Marburg

Dr. Erdem Orberk
Medical Center of Central Massachusetts
119 Belmont Street
Worchester, MA 01605, USA

Dr. Thomas Platz
Fachbereich Neurologie
Rehabilitationsklinik für Neurologie
und Orthopädie, Klinik Berlin
Kladower Damm 223
14089 Berlin

Professor Dr. med. E.B. Ringelstein
Direktor der Klinik und Poliklinik
für Neurologie
Universitätsklinikum Münster
Albert-Schweitzer-Straße 33
48149 Münster

Dr. Peter Ringleb
Neurologische Universitätsklinik
Im Neuenheimer Feld 400
69120 Heidelberg

Priv.-Doz. Dr. med. Jobst Rudolf
Klinik und Poliklinik für Neurologie
und Psychiatrie
Universität Köln
Joseph-Stelzmann-Straße 9
50924 Köln

Dr. Peter D. Schellinger
Neurologische Universitätsklinik
Im Neuenheimer Feld 400
69120 Heidelberg

Professor Dr. med. H. Schütz
Leitender Arzt der Neurologischen Klinik
Städtische Kliniken
Gotenstraße 6–8
65929 Frankfurt

Priv.-Doz. Dr. Stefan Schwab
Neurologische Universitätsklinik
Im Neuenheimer Feld 400
69120 Heidelberg

Priv.-Doz. Dr. Thorsten Steiner
Neurologische Universitätsklinik
Im Neuenheimer Feld 400
69120 Heidelberg

Priv.-Doz. Dr. H. Urbach
Radiologische Universitätsklinik
FE Neuroradiologie
Rheinische Friedrich-Wilhelms-Universität
Sigmund-Freud-Straße 25
53105 Bonn

Dr. Simone Wagner
Neurologische Universitätsklinik
Im Neuenheimer Feld 400
69120 Heidelberg

Professor Dr. Friedhelm E. Zanella
Direktor des Instituts für Neuroradiologie
Klinikum der
Johann-Wolfgang-Goethe-Universität
Frankfurt am Main
Theodor-Stern-Kai 7
60590 Frankfurt

Professor Dr. K. Zilles
Direktor des C. & O. Vogt-Instituts
für Hirnforschung
und des Instituts für Neuroanatomie
Heinrich-Heine-Universität Düsseldorf
Universitätsstraße 1
40225 Düsseldorf
und
Direktor des Instituts für Medizin
Forschungszentrum Jülich
52425 Jülich

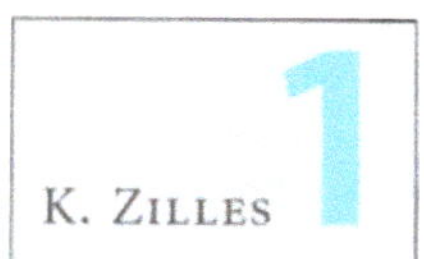

K. ZILLES

1 Anatomie des Blutkreislaufs

1.1 Ontogenese der Blutgefäße des Gehirns

In der 3. Entwicklungswoche beginnt die Bildung der Blutgefäße zunächst extraembryonal am Dottersack, später auch intraembryonal unter dem Einfluss angiogenetischer Wachstumsfaktoren. Dabei entstehen aus Mesenchymzellen Inseln von Hämangioblasten. Die an den Rändern der Inseln gelegenen Zellen entwickeln sich über Angioblasten zu *Endothelzellen* und bilden eine einschichtige Wand. Die übrigen Zellen werden zu unreifen Blutzellen (Hämozytoblasten).

1.1.1 Arterien

Die zunächst paarig angelegte Aorta des Embryos bildet früh intersegmentale Äste aus, die in die „Lücken" zwischen den Somiten ziehen. Dieses prinzipielle Organisationsmuster bleibt auch nach Verschmelzung der paarigen, embryonalen Aorten zu einer unpaarigen, adulten Aorta erhalten. Durch längsgerichtete, die intersegmentalen Äste verbindende Anastomosen entsteht im Zervikalbereich ein dichter Gefäßplexus. Die in Längsrichtung orientierten Anastomosenbrücken bilden dann nach Rückbildung der intersegmentalen Äste ein aus der 7. Intersegmentalarterie, die zur A. subclavia des Erwachsenen wird, entspringendes dorsales Längsgefäß, die *A. vertebralis* (Abb. 1.1).

Als Querverbindungen zwischen der Ausflussbahn des Herzens und den paarigen Aorten bilden sich nacheinander 6 paarige *Pharyngealbogenarterien* als Gefäßkorb um den Kiemendarm herum aus (Abb. 1.1 a–c). Die 1. und 2. Pharyngealbogenarterie bilden sich schon bald wieder zurück und die 3., 4. und 6. Arterie entstehen. Der proximale Teil der *A. carotis interna* entsteht zunächst als Abzweigung aus der 1. Pharyngealbogenarterie. Da sich aber die 1. und

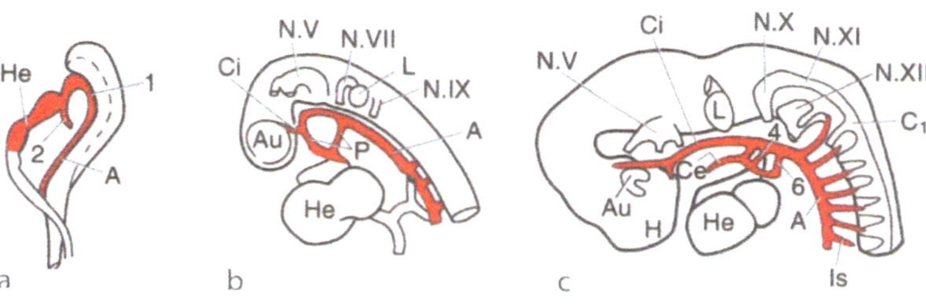

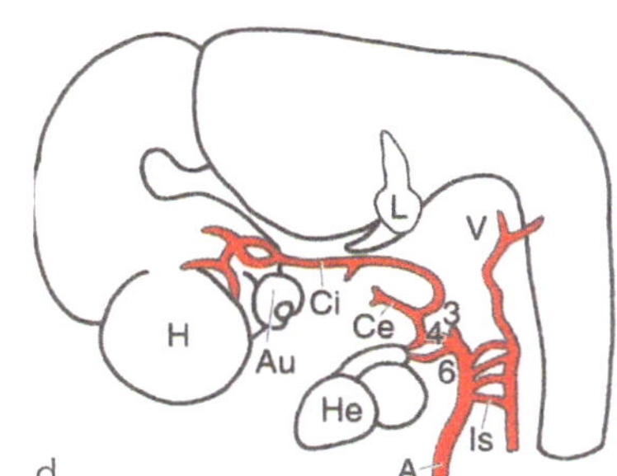

Abb. 1.1. Entwicklung der Aa. carotis interna und vertebralis. **a** 2-mm-Embryo (Stadium 10); **b** 2,5-mm-Embryo (Stadium 10); **c** 6,3-mm-Embryo (Stadium 14); **d** 10-mm-Embryo (Stadium 16). (Nach Payne [11], Hinrichsen [3])
A Aorta; *Au* Augenanlage; C_1 erster Zervikalnerv; *Ce* A. carotis externa; *Ci* A. carotis interna; *H* Hemisphäre; *He* Herz; *Is* intersegmentale Äste der Aorta; *L* Innenohranlage; *N.V* N. trigeminus; *N.VII* N. facialis; *N.IX* N. glossopharyngeus; *N.X* N. vagus; *N.XI* N. accessorius; *N.XII* N. hypoglossus; *P* Pharyngealbogenarterien; *V* A. vertebralis; *1-6* Pharyngealbogenarterien 1-6

2. Pharyngealbogenarterie zurückbilden, bleibt die Verbindung zur 3. erhalten. Im Stadium 16 (Abb. 1.1 d) kommt es zu einer Rückbildung der Aorten, so dass jetzt die A. carotis interna ausschließlich über die 3. Pharyngealbogenarterie mit der Ausflussbahn des Herzens verbunden ist. Die Rückbildungen der angelegten Gefäßabschnitte werden wahrscheinlich durch die sich in der Entwicklung verändernden Strömungsverhältnisse des Bluts ausgelöst.

1.1.2 Venen und Sinus

Die Entwicklung von *Hirnvenen* und *Sinus* beginnt mit der Ausbildung eines umfangreichen Gefäßplexus an der Oberfläche der Hirnanlage. Dieser Plexus venosus ist im Bereich der Mittelhirnanlage als *Plexus anterior* besonders stark differenziert und greift auf die Hemisphärenanlagen über. Der Plexus anterior wird durch das Ganglion trigeminale vom *Plexus medialis* getrennt, der im Bereich der Kleinhirnanlage anzutreffen ist. Der Plexus medialis ist wiederum vom *Plexus posterior* im kaudalen Rautenhirn durch die Anlage des Labyrinthorgans und der Ohrkapsel getrennt. Der Plexus anterior mündet medial des Ganglion trigeminale in eine längsverlaufende V. capitis prima, die kaudal das Blut aus den Plexus medialis und posterior aufnimmt (Abb. 1.2 a, b).

An der Hirnbasis gelegene Teile des Gefäßplexus vereinigen sich später über die Mittellinie hinweg zum Sinus cavernosus, der Anschluss an die V. ophthalmica superior findet. Im weiteren Entwicklungsverlauf wird die V. capitis prima durch die sich rasch entwickelnde Ohrkapsel und das Labyrinthorgan mehrfach unterbrochen und schließlich zurückgebildet. Stattdessen bildet sich kranial und lateral des Labyrinthorgans eine venöse Verbindung vom Sinus cavernosus zur Ohrkapsel aus. Aus dieser Verbindung entstehen die Sinus petrosi superior und inferior. Danach erfolgen durch das rasche Hirnwachstum bedingt Verlagerungen des Plexus anterior, aus dem die Sinus sagittales superior und inferior sowie der Sinus rectus entstehen. Aus dem Plexus medialis werden die Sinus transversus und das Confluens sinuum. Die neugebildete Strombahn, die die V. capitis prima ersetzt hat, wandelt sich mit dem Plexus posterior in den Sinus sigmoideus um (Abb. 1.2 b, c).

Dieser Sinus mündet in die Vv. praecardinales, die sich lateral des Gehirns aus Gefäßinseln

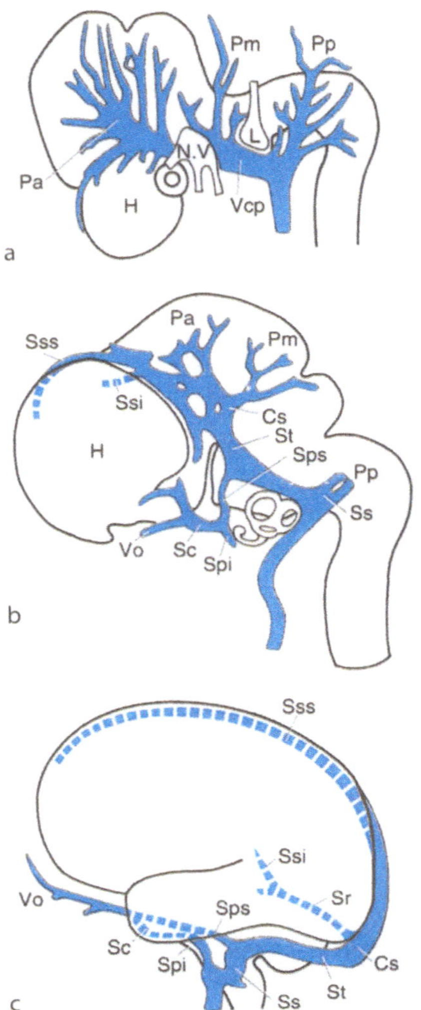

Abb. 1.2. Entwicklung der Sinus. **a** Etwa Embryonalstadium 17 (11,5 mm); **b** etwa Embryonalstadium 22 (24 mm); **c** schematische Darstellung der adulten Situation. (Nach Streeter [14]).
Cs Confluens sinuum; *H* Hemisphäre; *L* Labyrinthorgan; *Pa* Plexus venosus anterior; *Pm* Plexus venosus medialis; *Pp* Plexus venosus posterior; *Sc* Sinus cavernosus; *Spi* Sinus petrosus inferior; *Sps* Sinus petrosus superior; *Sr* Sinus rectus; *Ss* Sinus sigmoideus; *Ssi* Sinus sagittalis inferior; *Sss* Sinus sagittalis superior; *St* Sinus transversus; *N.V* Ganglion n. trigemini; *Vcp* V. capitis prima; *Vo* V. ophthalmica

gebildet haben und die ihrerseits Anschluss an die Vv. cardinales communes (Ductus Cuvieri) gewinnen. Diese münden in das rechte und linke Sinushorn des embryonalen Herzens. Aus den Vv. praecardinales entstehen die Vv. jugulares internae.

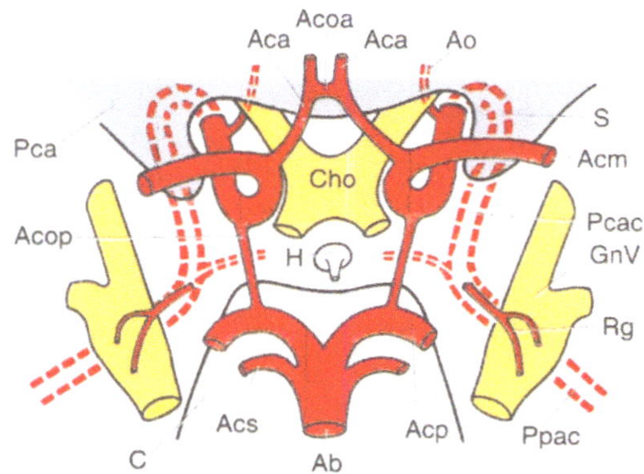

Abb. 1.3. Circulus arteriosus Willisii und Verlauf der A. carotis interna
Ab A. basilaris; *Aca* A. cerebri anterior; *Acm* A. cerebri media; *Acoa* A. communicans anterior; *Acop* A. communicans posterior; *Acp* A. cerebri posterior; *Acs* A. cerebelli superior; *Ao* A. ophthalmica; *C* Clivus; *Cho* Chiasma opticum; *GnV* Ganglion n. trigemini; *H* Hypophysenstiel; *Pcac* Pars cavernosa a. carotidis; *Pca* Processus clinoideus anterior; *Ppac* Pars petrosa a. carotidis; *Rg* R. ganglionaris; *S* Carotissiphon

1.2 Topographie der Hirnarterien

Die *A. carotis interna*, die aus der A. carotis communis abzweigt, und die *A. vertebralis*, die erste Abzweigung aus der A. subclavia, sind die großen Arterienstämme, die zusammen die Blutversorgung des Gehirns sichern.

Aufzweigungen der Aa. carotis interna und basilaris beider Seiten bilden an der Hirnbasis den *Circulus arteriosus cerebri (Willisi),* der die Stromgebiete der 4 Arterien miteinander verbindet (Abb. 1.3). Die beiden Aa. carotides internae sind über die *Aa. communicantes posteriores* mit den Aa. cerebri posteriores, die aus der A. basilaris entspringen, verbunden. Rostral sind die Aa. cerebri anteriores, die aus den Aa. carotides internae entspringen, über die A. communicans anterior miteinander verbunden (Abb. 1.3). Der Circulus arteriosus umgibt die Lamina terminalis, das Chiasma opticum, das Tuber cinereum, die Corpora mammillaria und die Fossa interpeduncularis.

Die Arterien des Vorderhirns können in zwei Gruppen eingeteilt werden:

- in Arterien, die von der Kortexoberfläche her senkrecht in die Hirnrinde eindringen und den Kortex und die weiße Substanz versorgen (Abb. 1.4, 1.5), und
- in Arterien, die tief in das Gehirn eindringen (Aa. perforantes) und die subkortikalen Gebiete des Vorderhirns, z. B. die Basalganglien und den Thalamus, versorgen. Zu diesen Arterien sind die A. recurrens Heubneri aus der A. communicans anterior bzw. A. cerebri anterior, die Aa. lenticulostriatae aus der A. cerebri media, die Aa. choroideae posteromedialis und posterolateralis sowie die Aa. thalamoperforatae aus der A. cerebri posterior und die Abzweigungen der A. choroidea anterior zur Amygdala und dem Pedunculus cerebri zu rechnen.

1.2.1 A. carotis interna

Die *A. carotis interna* gelangt durch den *Canalis caroticus* an der Spitze der Felsenbeinpyramide in das Schädelinnere. Sie liegt hier unmittelbar medial vom *Ganglion n. trigemini (Gasseri)* (s. Abb. 1.3) und ist von diesem nur durch eine Durafalte getrennt. Sie zieht dann nach dorsal, vorne und medial über das *Foramen lacerum* und tritt auf Höhe des hinteren Teils der *Sella turcica* in den *Sinus cavernosus* ein. Hier beginnt die *Pars cavernosa* der A. carotis interna (s. Abb. 1.3). Dabei macht sie eine nach dorsal konvexe Biegung (hinteres „Knie" bzw. 1. Knie der A. carotis interna) seitlich des Processus clinoideus posterior. Sie wendet sich dann nach unten und verläuft in einem nach vorne konvexen Bogen (vorderes „Knie" bzw. 2. Knie der A. carotis interna). Sie verlässt den Sinus medial und unterhalb des *Processus clinoideus anterior* (s. Abb. 1.3). Ab hier spricht man von der *Pars cerebralis* der A. carotis interna. Aus der Pars cerebralis entspringt in den meisten Fällen (ca. 80%) noch unter der Dura der erste großen Seitenast, die *A. ophthalmica.* Erst dann tritt die A. carotis interna durch die Dura mater hindurch und gelangt in die *Cisterna carotica* (s. Tabelle 1.1). Intrazisternal erfolgt schließlich die Bifurkation der Pars cerebralis der A. carotis interna in die *Aa. cerebri anterior* und *media.*

Der nach vorne konvexe Bogen der Pars cavernosa der A. carotis interna wird mit dem Anfangsteil der Pars cerebralis auch als *Carotissiphon* bezeichnet (s. Abb. 1.3).

1.2.1.1 Pars cavernosa, pars cerebralis

Äste der Pars cavernosa der A. carotis interna

Aus der Pars cavernosa zweigt nach dorsal zusammen mit kleinen Ästen zu benachbarten Abschnitten des Tentorium und der Dura im Be-

Tabelle 1.1. Wichtige Zisternen und die in ihnen vorkommenden Blutgefäße und Hirnnerven

Zisterne	Begrenzende Strukturen	Inhalt
Cisterna cerebellomedullaris (=Cisterna magna)	Medulla oblongata Tela choroidea des IV. Ventrikels Vermis und Tonsilla cerebelli	A. cerebelli inferior posterior Venen
Cisterna venae cerebri magnae (quadrigemina)	Tectum, Splenium corporis callosi	V. cerebri magna A. cerebri posterior
Cisterna corporis callosi	Corpus callosum Falx cerebri	A. cerebri anterior
Cisterna laminae terminalis	Genu corporis callosi, Chiasma opticum	A. cerebri anterior A. communicans anterior A. recurrens Heubneri
Cisterna pontis	Clivus, basale Oberfläche der Brückenregion	A. basilaris A. cerebelli inferior anterior A. cerebelli superior N. abducens
Cisterna interpeduncularis	Fossa interpeduncularis	N. oculomotorius A. communicans posterior A. cerebri posterior A. cerebelli superior
Cisterna chiasmatis	Um das Chiasma opticum	Arterien zum Chiasma N. opticus
Cisterna cerebello-medullaris lateralis	Lateral und ventral der Medulla oblongata	A. vertebralis A. cerebelli inferior posterior Nn. glossopharygei, vagi, accessorii, hypoglossi
Cisterna ponto-cerebellaris superior	Laterale Seite auf Brückenhöhe	N. trigeminus, Ganglion n. trigemini
Cisterna ponto-cerebellaris inferior	Kleinhirnbrückenwinkel	A. cerebelli inferior anterior A. labyrinthi, Nn. trigeminus, facialis, statoacusticus
Cisterna ambiens	Seitliches Mesenzephalon	A. cerebri posterior A. cerebelli superior A. choroideae posteriores, A. choroidea anterior V. basalis (Rosenthal) N. trochlearis
Cisterna cruralis	Crus (Pedunculus) cerebri	A. choroidea anterior
Cisterna carotica	Um A. carotis interna	A. carotis interna A. ophthalmica A. communicans anterior A. choroidea anterior A. hypophysealis superior

reich der Sella und des Clivus die *A. hypophysealis inferior* zur Neurohypophyse ab. Eine zweite Abzweigung aus der Pars cavernosa, der *Ramus ganglionaris*, versorgt das Ganglion Gasseri und benachbarte Duraabschnitte.

Äste der Pars cerebralis der A. carotis interna

Die *A. ophthalmica* zieht meist unter dem N. opticus gelegen mit diesem zusammen durch den Canalis opticus in die Orbita. Eine wichtige Abzweigung der A. ophthalmica ist die *A. centralis retinae*, welche die Netzhaut versorgt. Kleine, paramediane Äste der A. carotis interna gelangen als *Aa. tuberohypophyseales* zum Chiasma opticum, Tuber cinereum und zum Hypophysenvorderlappen. Weitere kleinere Abzweigungen der Pars cerebralis sind:

- *A. hypophysealis superior*, die unter dem N. opticus durch die Cisternae carotica und chiasmatica zum Hypophysenstiel, dem Tuber

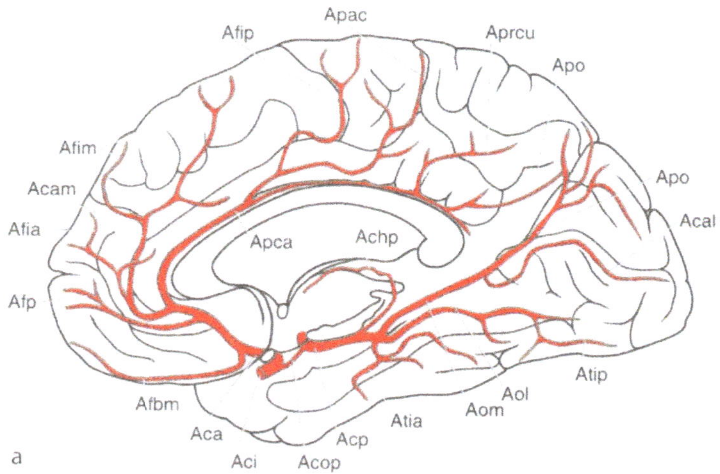

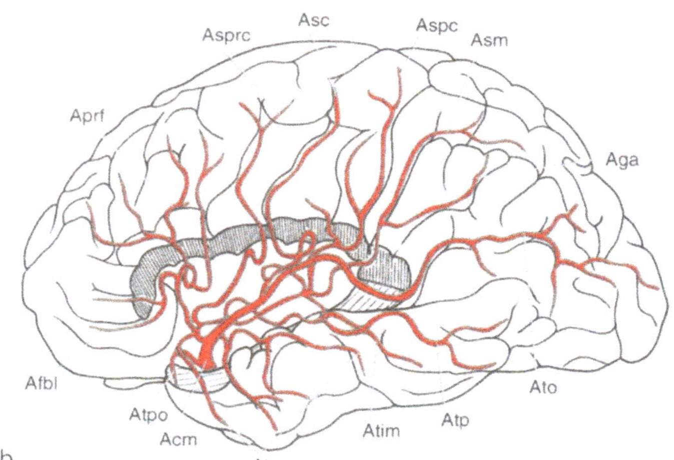

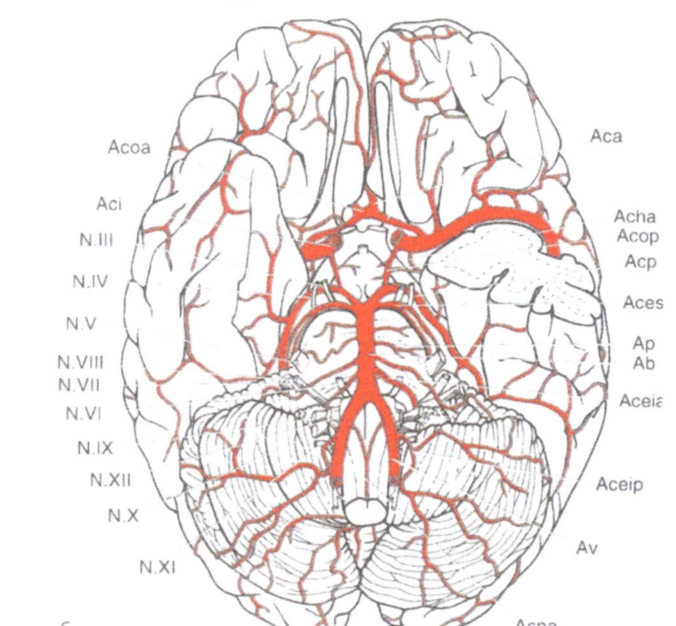

Abb. 1.4. Die wichtigsten Hirnarterien in der Ansicht von medial (**a**), lateral (**b**) und basal (**c**). (Modifiziert nach Nieuwenhuys et al. [10])
Ab A. basilaris; *Aca* A. cerebri anterior; *Acal* A. calcarina; *Acam* A. callosomarginalis; *Aceia* A. cerebelli inferior anterior; *Aceip* A. cerebelli inferior posterior; *Aces* A. cerebelli superior; *Acha* A. choroidea anterior; *Achp* A. choroidea posterior; *Aci* A. carotis interna; *Acm* A. cerebri media; *Acoa* A. communicans anterior; *Acop* A. communicans posterior; *Acp* A. cerebri posterior; *Afbl* A. frontobasalis lateralis; *Afbm* A. frontobasalis medialis; *Afia* A. frontalis interna anterior; *Afim* A. frontalis interna medialis; *Afip* A. frontalis interna posterior; *Afp* A. frontopolaris; *Aga* A. gyri angularis; *Aol* A. occipitalis lateralis; *Aom* A. occipitalis medialis; *Ap* A. pontis; *Apac* A. paracentralis; *Apca* A. pericallosa; *Apo* A. parietooccipitalis; *Aprcu* A. praecunea; *Aprf* A. praefrontalis; *Asc* A. sulci centralis; *Asm* Aa. supramarginalis; *Aspa* A. spinalis anterior; *Aspc* A. sulci postcentralis; *Asprc* A. sulci praecentralis; *Ata* A. temporalis anterior; *Atia* A. temporalis inferior anterior; *Atim* A. temporalis intermedia; *Atip* A. temporalis inferior posterior; *Ato* A. temporooccipitalis; *Atp* A. temporalis posterior; *Atpo* A. temporopolaris; *Av* A. vertebralis; *N.III* N. oculomotorius; *N.IV* N. trochlearis; *N.V* N. trigeminus; *N.VI* N. abducens; *N.VII* N. facialis; *N.VIII* N. vestibulocochlearis; *N.IX* N. glossopharyngeus; *N.X* N. vagus; *N.XI* N. accessorius; *N.XII* N. hypoglossus

cinereum und Hypophysenvorderlappen sowie zum N. opticus und Chiasma zieht,

- *A. communicans posterior* (s. Abb. 1.3, 1.4), die den Tractus opticus überkreuzt, durch die Cisterna interpeduncularis nach hinten zu ihrer Vereinigung mit dem P_1-Segment der A. cerebri posterior zieht und dabei Seitenästchen zum Chiasma, Tractus opticus, Tuber cinereum, Corpus mammillare, Subthalamus, hinteren Hypothalamus und zum vorderen und ventralen Teil des Thalamus abgibt,
- *A. choroidea anterior* (s. Abb. 1.4), die distal der A. communicans posterior entspringt, nach posteromedial zum Tractus opticus zieht und dann die Cisterna cruralis erreicht. Hier zweigt sie sich meist auf und gibt Seitenäste zum Chiasma opticum, Tractus opticus, Uncus, posteromedialen Teil des Corpus amygdaloideum, vorderen Teil des Hippocampus mit dem Gyrus dentatus, medialen Teil des Globus pallidus, zur Cauda nuclei caudati, zum Genu der Capsula interna, Pedunculus cerebri, zur Substantia nigra, zum Nucleus ruber, Nucleus subthalamicus und zu den Nuclei ventrales anterior und lateralis des Thalamus ab. Der Hauptast der A. choroidea anterior erreicht dann durch die Cisterna ambiens hindurch die Fissura choroidea des Lobus temporalis und endet im Plexus choroideus des Unterhorns des Seitenventrikels. Vorher gibt sie noch Seitenäste zum Corpus geniculatum laterale, zum Crus posterius der Capsula interna, zur Radiatio optica und zum retrolentikulären Teil der Capsula interna ab. Zahlreiche Anastomosen zwischen den Ästen der A. choroidea anterior und denen der Aa. cerebri media, cerebri posterior, communicans posterior und carotis interna wurden beobachtet.

1.2.1.2 A. cerebri media

Die *A. cerebri media* entsteht als direkte Fortsetzung und meist stärkster Ast der A. carotis interna aus deren Bifurkation (s. Abb. 1.3). Ihr Hauptstamm, *M_1-Segment* oder sphenoidaler Teil der A. cerebri media genannt, beginnt am vorderen Ende des Sulcus cerebri lateralis (Fissura lateralis Sylvii), lateral des Chiasma und unter der Substantia perforata anterior. Das M_1-Segment zieht in die Sylvische-Fissur und zweigt sich dort in das *M_2-Segment,* auch *insulärer Teil* der A. cerebri media genannt, auf, das aus den *Trunci inferior* und *superior* besteht.

Äste des M_1-Segments der A. cerebri media

Nach oben und lateral gerichtete Äste des M_1-Segments sind die

- *A. uncalis* (meist aus der A. carotis interna oder A. choroidea anterior), die
- *A. temporopolaris* (s. Abb. 1.4), und die
- *A. temporalis anterior* (s. Abb. 1.4), die auch aus dem M_2-Segment entspringen kann.

Nach unten und medial gerichtete Äste des M_1-Segments sind die

- 2-15 *Aa. lenticulostriatae (Aa. centrales anterolaterales)*, die durch die Substantia perforata rostralis in das Gehirn eindringen und die Substantia innominata mit dem Nucleus basalis Meynert, Teile des Corpus striatum und des Globus pallidus, den oberen Teil der Capsula interna mit der Corona radiata und die Commissura rostralis mit arteriellem Blut versorgen.

Äste des M_2-Segments der A. cerebri media

Die Trunci superior und inferior ziehen zunächst divergierend nach oben und hinten und nähern sich einander wieder auf der Oberfläche des insulären Kortex. Der Truncus superior mit seinen Aufzweigungen (Abb. 1.4) in *Aa. frontobasalis lateralis, praefrontalis, sulci praecentralis (A. frontalis ascendens oder A. praerolandica), sulci centralis (A. rolandica), sulci postcentralis (A. parietalis anterior oder A. ascendens), supramarginalis (A. parietalis posterior)* und *gyri angularis* und der Truncus inferior mit seinen Aufzweigungen in *Aa. temporales anterior* (evtl. auch aus dem M_1-Segment entspringend), *intermedia* und *posterior, temporooccipitalis* sowie *Rr. insulares* versorgen die gleichnamigen Bereiche der lateralen Hemisphärenfläche in den Frontal-, Parietal- und Temporallappen (Abb. 1.5). Die S-förmig gekrümmten und auf der Inseloberfläche liegenden proximalen Teile der kortikalen Gefäße werden auch als *Ansae insulares* oder Sylvische-Gefäßgruppe bezeichnet.

Versorgungsgebiete der kortikalen Äste der A. cerebri media (s. Abb. 1.5)

Die *A. uncalis* kann als Seitenzweig *(R. uncalis)* der A. choroidea anterior oder direkt *(A. uncalis)* aus der A. carotis interna entspringen (ca. 70% der Fälle). In ca. 30% der Fälle beginnt die A. uncalis als Abzweigung der A. cerebri media an deren lateraler Seite. Sie versorgt den piriformen Kortex, vorderen Hippocampus, Cauda nuclei caudati und die posteromediale Amygdala.

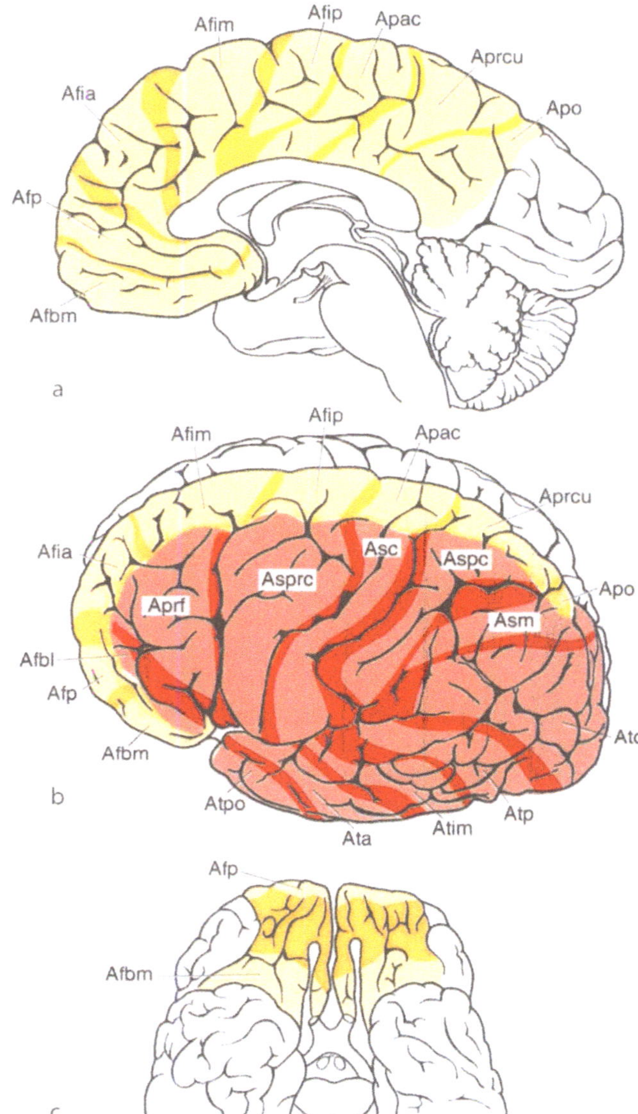

Abb. 1.5. Versorgungsgebiete der Aa. cerebri anterior und media und ihrer wichtigsten Äste in Medial- (**a**), Lateral- (**b**) und Basalansichten (**c**). Stromgebiete der A. cerebri anterior und ihrer Äste sind gelb, die der A. cerebri media und ihrer Äste sind rot dargestellt. Überlappungsbereiche zweier benachbarter Arterien sind durch stärkere Färbung markiert. (Nach Salamon u. Huang [13])
Afbl A. frontobasalis lateralis; *Afbm* A. frontobasalis medialis; *Afia* A. frontalis interna anterior; *Afim* A. frontalis interna medialis; *Afip* A. frontalis interna posterior; *Afp* A. frontopolaris; *Apac* A. paracentralis; *Apo* A. parietooccipitalis; *Aprcu* A. praecunea; *Aprf* A. praefrontalis; *Asc* A. sulci centralis; *Asm* Aa. supramarginalis; *Aspc* A. sulci postcentralis; *Asprc* A. sulci praecentralis; *Ata* A. temporalis anterior; *Atim* A. temporalis intermedia; *Ato* A. temporooccipitalis; *Atp* A. temporalis posterior; *Atpo* A. temporopolaris

Erläuterungen zur Blutversorgung des Hippocampus gibt der Abschnitt A. cerebri posterior, S. 12.

Die *A. temporopolaris* entspringt aus der A. cerebri media auf der medialen Seite des Temporallappens, erreicht die laterale Oberfläche und endet im Bereich der Hirnrinde des Polus temporalis.

Die *A. temporalis anterior* versorgt einen Bereich des Temporallappens, der sich unmittelbar an das Territorium der A. temporopolaris anschließt. Sie kann aus dem M_1- oder M_2-Segment der A. cerebri media abzweigen.

Die *A. frontobasalis lateralis (A. orbitofrontalis)* zweigt aus der A. cerebri media in der Fissura lateralis auf Höhe der Pars orbitalis des Gyrus frontalis inferior ab und endet in diesem Teil des Lobus frontalis.

Die *A. praefrontalis* beginnt ebenfalls in der Fissura lateralis, aber auf Höhe der Pars triangularis des Gyrus frontalis inferior. Diese Arterie versorgt den gesamten lateralen praefrontalen Kortex vom Gyrus frontalis inferior bis nach dorsal an die laterale Grenze des Versorgungsbereichs der A. cerebri anterior. Die Broca-Region gehört daher ebenfalls zum Stromgebiet der A. praefrontalis.

Die *A. sulci praecentralis (A. frontalis ascendens* oder *A. praerolandica)* gelangt in den Sulcus praecentralis und erreicht den prämotorischen Kortex, der im hinteren Bereich des Gyrus frontalis medius gelegen ist, sowie den unteren Teil des Gyrus praecentralis.

Die *A. sulci centralis (A. rolandica)* zieht aus der Fissura lateralis kommend über den unteren Abschnitt des Gyrus postcentralis bzw. das Operculum frontoparietale in den Sulcus centralis. Diese Arterie versorgt die primären sensomotorischen Kortexareale mit Ausnahme der kortikalen Repräsentationsgebiete der unteren Extremität, die von der A. cerebri anterior erreicht werden.

Die *A. sulci postcentralis (A. parietalis anterior* oder *A. ascendens)* zieht in den unteren Teil des Sulcus intraparietalis und gelangt schließlich in den Sulcus postcentralis. Sie versorgt den vorderen Teil des Lobulus parietalis inferior und die obere Hälfte oder zwei Drittel des Gyrus postcentralis.

Die *A. supramarginalis (A. parietalis posterior)* tritt am hinteren Ende der Fissura lateralis an die freie Hemisphärenoberfläche. Ihr Versorgungsgebiet umfasst den hinteren Teil des Lobulus parietalis inferior, den unteren Teil des Lobulus parietalis inferior und den Gyrus supramarginalis

Die *A. gyri angularis* entspringt in der Fissura lateralis aus der A. cerebri media oder wird auch als Verlängerung des Hauptstamms dieser Arterie interpretiert, verlässt die Fissur äußerst variabel im Verlauf des Operculum parietale bis zum hinteren Ende der Fissura lateralis, überkreuzt den Gyrus temporalis superior und zieht in den gleichnamigen Sulcus. Sie erreicht schließlich ihr Versorgungsgebiet, den Gyrus angularis. Häufig gibt sie auch einen unteren Ast ab, der die oberen Hälften der Gyri occipitales superior und medius erreicht. Auch hintere Teile des Gyrus temporalis superior und des Gyrus supramarginalis können von ihr versorgt werden. Die A. gyri angularis kann überlappend in Stromgebieten der Aa. temporooccipitalis und supramarginalis aus der A. cerebri media und der A. occipitotemporalis aus der A. cerebri posterior enden.

Die *A. temporalis intermedia* verläuft aus der Fissura lateralis auf der Höhe der Pars opercularis austretend schräg nach unten und hinten, überkreuzt dabei die Gyri temporales superior und medius und gelangt in den Sulcus temporalis inferior. Ihr Versorgungsgebiet liegt hinter dem der A. temporalis anterior und vor dem der A. temporalis posterior und umfasst den mittleren Teil der oberen und mittleren Temporalwindung und den mittleren und hinteren Teil der unteren Temporalwindung.

Die *A. temporalis posterior* verlässt die Fissura lateralis auf der Höhe des Operculum frontoparietale, zieht zunächst in den Sulcus temporalis superior und dann in den Sulcus temporalis inferior. Sie versorgt die mittleren und hinteren Teile des Gyrus temporalis superior, das hintere Drittel des Gyrus temporalis medius und das posteriore Ende des Gyrus temporalis inferior.

Die *A. temporooccipitalis* verlässt die Fissura lateralis auf der Höhe des Operculum frontoparietale, überkreuzt den Gyrus temporalis superior und folgt zunächst dem gleichnamigen Sulcus. Ihr Stromgebiet wird von den Gyri temporales medius und inferior, occipitales superior und medius (überlappend mit der A. temporalis posterior) und dem Gyrus occipitalis inferior gebildet. In der Gegend des Okzipitalpols kann sie mit der A. cerebri posterior Anastomosen eingehen.

Die *Rr. insulares* entspringen direkt aus dem Stamm der A. cerebri media und versorgen alle Teile der Inselrinde. Sie enden im Corpus amygdaloideum.

1.2.1.3 A. cerebri anterior

Der proximale Teil der *A. cerebri anterior*, das *A_1-Segment*, zieht von der Bifurkation der A. carotis interna aus nach rostral und medial und ist vor und dorsal des Chiasma opticum über die A. communicans anterior mit der A. cerebri anterior der kontralateralen Seite verbunden (s. Abb. 1.3). Das A_1-Segment der A. cerebri anterior bildet somit den präkommunikalen Teil, an den sich der postkommunikale Teil, *A_2-Segment der A. cerebri anterior* oder auch *A. pericallosa bzw. callosomarginalis* genannt, anschließt (s. Abb. 1.4). Das A_2-Segment beginnt in der Cisterna laminae terminalis, zieht nach dorsal, tritt in die Cisterna callosa ein und erstreckt sich dann um das Genu corporis callosi in der Fissura interhemispherica auf die Dorsalseite des Corpus callosum. Das Versorgungsgebiet ist die mediale Hemisphärenfläche vom Frontalpol bis in den Sulcus parietooccipitalis hinein. Es dehnt sich etwa einen Querfinger breit über die Mantelkante auf die laterale Hemisphärenfläche aus (s. Abb. 1.5).

Äste des A_1-Segments der A. cerebri anterior

Aa. perforantes des A_1-Segments ziehen zum Septum pellucidum, den medialen Teil der Commissura rostralis (anterior), die Columna fornicis, das Chiasma opticum, die Area parolfactoria, das Crus anterius der Capsula interna, den rostralen und unteren Teil des Corpus striatum und den vorderen Teil des Hypothalamus.

Die *A. communicans anterior* beginnt in der Cisterna laminae terminalis und verbindet die A_1-Segmente beider Seiten. Duplikationen, Triplikationen oder Fenestrierungen der A. communicans anterior sind relativ häufig. Kleine Seitenäste dieser Arterie erreichen das Infundibulum und Chiasma opticum, die Area subcallosa und die Area praeoptica des Hypothalamus.

Äste des A_2-Segments der A. cerebri anterior

Das *A_2-Segment* der *A. cerebri anterior* (Abb. 1.4) setzt sich um das Balkenknie herum als *A. pericallosa* fort und verläuft im Sulcus corporis callosi bis zum Splenium corporis callosi. Relativ häufig kommt aber auch die Situation vor, dass das A_2-Segment der A. cerebri anterior gedoppelt ist. Dann wird der Ast im Sulcus corporis callosi weiterhin als A. pericallosa bezeichnet, der Ast im Sulcus cinguli als A. callosomarginalis. Die A. cerebri anterior versorgt den medialen Teil der Basalfläche des Lobus frontalis über die *A. frontobasalis medialis (A. orbitofrontalis)* und die mediale Hemisphärenfläche der Frontal- und Parietallappen bis über die Mantelkante über die *Aa. frontopolaris, frontales internae anterior, medialis* sowie *posterior* und *parietalis interna*, die sich in die *Aa. paracentralis, praecunea* und *parietooccipitalis* aufzweigen kann (Abb. 1.4). Im Sulcus parietooccipitalis bildet die A. parietooccipitalis Anastomosen mit der A. cerebri posterior, an der Mantelkante kommt es zu Anastomosen mit der A. cerebri media.

Die Aa. pericallosae beider Seiten können in 0,2 bis 5% der Fälle zu einem Gefäß verschmelzen. Dieses wird dann als *A. pericallosa azygos* bezeichnet. Tritt diese Variante auf, kommt es gleichzeitig zu einer ungewöhnlich hohen (ca. 40% der Fälle; Huber et al. 1980; Yasargil 1984) Inzidenz von Aneurysmen.

Versorgungsgebiete der kortikalen Äste der A. cerebri anterior (s. Abb. 1.5)

Die A. cerebri anterior gelangt mit ihren kortikalen Ästen auf die mediale Hemisphärenoberfläche vom Frontalpol bis zum Sulcus parietooccipitalis.

Die *A. frontobasalis medialis (A. orbitofrontalis)* ist der erste kortikale Ast der A. cerebri anterior. Sie kann Anastomosen mit dem orbitofrontalen Ast der A. cerebri media bilden. Die A. frontobasalis medialis versorgt den Gyrus rectus und die orbitale Fläche des Gyrus frontalis medius.

Die *A. frontopolaris* entspringt auf Höhe des Genu corporis callosi aus dem M_2-Segment der A. cerebri anterior. Sie kann auch häufiger zusammen mit der A. frontobasalis medialis mit einem gemeinsamen Stamm aus der A. cerebri anterior entstehen. Die A. frontopolaris liegt am häufigsten im Sulcus subfrontalis, dessen Kortex sie versorgt. Außerdem erreicht sie den untersten Teil des Gyrus cinguli und den Polabschnitt des Gyrus frontalis superior.

Die *A. frontalis interna anterior* kann alleine oder in gemeinsamen Stämmen mit der A. frontopolaris oder der A. frontalis interna medialis aus der A. cerebri anterior entspringen. Sie zieht zum vorderen Drittel der mesialen Oberfläche des Gyrus frontalis superior und zu dem darunter anschließenden Teil des Gyrus cinguli.

Die *A. frontalis interna medialis* versorgt die mittleren Abschnitte des mesialen Gyrus frontalis superior und des Gyrus cinguli.

Die *A. frontalis interna posterior* wird oft mit einem Ast im Sulcus paracentralis angetroffen. Sie verzweigt sich im hinteren Bereich des Gyrus frontalis superior und dem darunterliegenden Abschnitt des Gyrus cinguli.

Die *A. paracentralis* sendet oft einen Ast in den R. ascendens des Sulcus cinguli und markiert so die hintere Grenze des Lobulus paracentralis. Ihre Versorgungsgebiete sind der Lobulus paracentralis und der darunterliegende Abschnitt des Gyrus cinguli. Über die Mantelkante hinweg erreicht sie die obersten Abschnitte der Gyri prae- und postcentralis. Insgesamt versorgt sie damit u.a. die motorischen und somatosensorischen Repräsentationsgebiete der unteren Extremität.

Die *A. praecunea (A. parietalis interna superior)* entspringt alleine oder in einem gemeinsamen Ast (A. parietalis interna) zusammen mit der A. parietooccipitalis aus der A. cerebri anterior. Sie versorgt den größten Teil des Praecuneus.

Die *A. parietooccipitalis (A. parietalis interna inferior)* versorgt den um das Splenium corporis callosi herum anzutreffenden Teil des Gyrus

Tabelle 1.2. Kerngebiete und Faserbahnen im Rhombenzephalon und ihre arterielle Blutgefäßversorgung

Graue und weiße Substanz	Arterie
Cerebellum	
– Flocculus	A. cerebelli inferior anterior (AICA)
– Hemisphären, Oberfläche	A. cerebelli superior (ACS)
– Hemisphären, Unterfläche	A. cerebelli inferior posterior (PICA), A. cerebelli inferior anterior (AICA)
– Nucleus dentatus und andere Kleinhirnkerne	A. cerebelli inferior posterior (PICA), A. cerebelli superior (ACS)
– Tonsilla	A. cerebelli inferior posterior (PICA)
– Vermis	A. cerebelli inferior posterior (PICA), A. cerebelli superior (ACS)
Colliculi superior und inferior	A. quadrigemina, A. choroidea posterior medialis, A. cerebelli superior (ACS), A. centrales posterolaterales
Fasciculus anterolateralis	A. cerebelli inferior posterior (PICA), Aa. pontis, A. quadrigemina
Fasciculus longitudinalis dorsalis	A. quadrigemina, A. choroidea posterior medialis
Fasciculus longitudinalis medialis	A. spinalis anterior, Aa. pontis, Aa. centrales posteromediales
Formatio reticularis	A. cerebelli inferior posterior (PICA)
Griseum centrale mesenzephali	A. quadrigemina, A. choroidea posterior medialis
Lemniscus medialis	A. cerebelli inferior posterior (PICA), Aa. pontis, A. quadrigemina, A. choroidea anterior
Lemniscus lateralis	Aa. pontis
Nucleus ambiguus	A. cerebelli inferior posterior (PICA)
Nucleus dorsalis n. vagi	A. cerebelli inferior posterior (PICA)
Nucleus tractus mesenzephalicus n. V	A. cerebelli inferior anterior (AICA), Aa. centrales posterolaterales
Nucleus motorius n. V	Aa. pontis, A. cerebelli inferior anterior (AICA)
Nucleus n. III und Nucleus Edinger-Westphal	Aa. centrales posteromediales
Nucleus n. XII	A. spinalis anterior, A. cerebelli inferior posterior (PICA)
Nucleus olivaris inferior	A. cerebelli inferior posterior (PICA), A. spinalis anterior
Nucleus ruber	A. quadrigemina, A. choroidea anterior
Nucleus sensorius principalis n. V	A. cerebelli inferior anterior (AICA)
Nucleus und tractus solitarius	A. cerebelli inferior posterior (PICA)
Nucleus und tractus spinalis n. V	A. cerebelli inferior posterior (PICA), A. cerebelli inferior anterior (AICA)
Nuclei gracilis und cuneatus	A. cerebelli inferior posterior (PICA)
Nuclei pontis	Aa. pontis, A. cerebelli inferior anterior (AICA)
Nuclei raphes pontis	Aa. pontis
Nuclei vestibulares	Aa. pontis, A. cerebelli inferior anterior (AICA), A. cerebelli inferior posterior (PICA)
Pedunculus cerebellaris inferior	A. cerebelli inferior posterior (PICA)
Pedunculus cerebellaris superior	A. cerebelli inferior anterior (AICA), A. cerebelli superior (ACS), Aa. centrales posteromediales
Pedunculus (Crus) cerebri	A. quadrigemina, A. cerebri posterior (Pars postcommunicalis), A. choroidea posterior medialis, A. choroidea anterior
Plexus choroideus ventriculi IV	A. cerebelli inferior posterior (PICA), A. cerebelli inferior anterior (AICA)
Substantia nigra	A. quadrigemina, A. choroidea posterior medialis, A. choroidea anterior
Tegmentum pontis	Aa. pontis
Tractus corticobulbaris	Aa. pontis
Tractus frontopontinus	Aa. pontis, A. quadrigemina
Tractus olivocerebellaris	A. spinalis anterior, A. cerebellaris inferior posterior (PICA)
Tractus opticus	Aa. choroideae anterior und posterior medialis

Tabelle 1.2 (Fortsetzung)

Graue und weiße Substanz	Arterie
Tractus parietotemporopontinus	Aa. pontis
Tractus pyramidalis	A. spinalis anterior, A. cerebelli inferior posterior (PICA), A. cerebelli inferior anterior (AICA), Aa. pontis, choroideae anterior und posterior medialis
Tractus reticulospinalis	A. spinalis anterior
Tractus rubrospinalis	Rr. mesenzephalici aus den Aa. communicantes posterior und quadrigemina
Tractus spinocerebellaris anterior	A. cerebelli inferior posterior (PICA), Aa. pontis
Tractus spinocerebellaris posterior	A. cerebelli inferior posterior (PICA)
Tractus spinothalamicus	A. cerebelli inferior posterior (PICA)
Tractus tectospinalis	A. quadrigemina
Tractus tegmentalis centralis	A. cerebelli inferior posterior (PICA), Aa. pontis, Aa. centrales posteromediales

cinguli bis hin zum Sulcus parietooccipitalis, wo sie häufiger Anastomosen mit dem okzipitoparietalen Ast der A. cerebri posterior bilden kann.

Die Versorgungsgebiete lateral der Mantelkante sind in Abb. 1.5 b dargestellt.

A. recurrens Heubneri

Als *A. recurrens Heubneri (A. centralis longa)* wird eine Arterie bezeichnet, die entweder aus dem Ursprungsbereich der A. communicans anterior (häufigste Variante), aus dem A_1- oder A_2-Segment der A. cerebri anterior, aus der Bifurkation der A. carotis interna oder aus der A. cerebri media entspringt.

Die A. recurrens Heubneri gelangt zu den telenzephalen Basalganglien, zum vorderen Schenkel und zum Genu der Capsula interna und zur Substantia perforata rostralis. Ein Verschluss dieser Arterie in der sprachdominanten Hemisphäre führt u.a. zur Aphasie, Hemiparese und Paralyse der Gesichts- und Zungenmuskulatur.

1.2.2 A. vertebralis

Die *A. vertebralis* gelangt durch das *Foramen magnum* in die hintere Schädelgrube und liegt dort im lateralen Teil der Cisterna cerebellomedullaris. Noch extradural kann aus ihr eine *A. meningea posterior* zur Dura in der hinteren Schädelgrube entspringen. Weiter zweigen aus der A. vertebralis von kaudal nach rostral die *Aa. cerebelli inferior posterior* und *spinalis anterior* ab (s. Abb. 1.4). Vor der Mitte des Clivus vereinigen sich die Aa. vertebrales beider Seiten mit dem Eintritt in die Cisterna pontis zur *A. basilaris*, die sich rostral in der Cisterna interpeduncularis in die beiden *Aa. cerebri posteriores* aufzweigt und über diese Gefäße in den *Circulus arteriosus cerebri* einmündet (s. Abb. 1.3).

Die *A. cerebelli inferior posterior* (PICA) (s. Abb. 1.4) zieht zwischen den Wurzelfasern des N. hypoglossus kranial und denen der Nn. glossopharygeus, vagus und accessorius kaudal in eine Position zwischen Cerebellum und Medulla oblongata und gibt dort kleine Äste zur Medulla oblongata ab. Die A. cerebelli inferior posterior zieht dann um die Tonsilla cerebelli herum und tritt in die Cisterna magna ein. Aufsteigend erreicht sie das Velum medullare posterius und endet im Plexus choroideus des IV. Ventrikels, der Kleinhirntonsille und der Unterfläche des Vermis und der Kleinhirnhemisphären (s. Tabelle 1.2).

1.2.3 A. basilaris

Die A. basilaris gibt als größere Äste die *A. cerebelli inferior anterior (AICA)* und *A. cerebelli superior* (s. Abb. 1.3, 1.4) ab. Kleinere *Aa. perforantes* versorgen die pontinen und mesenzephalen Regionen. Die kaudalste Abzweigung der A. basilaris ist in den meisten Fällen die *A. cerebelli inferior anterior*, die Anastomosen mit der A. cerebelli inferior posterior und A. cerebelli superior bildet. Die Arteria cerebelli inferior anterior über- oder unterkreuzt auf ihrem nach kaudal gerichteten Weg den N. trochlearis und gelangt in die Cisterna pontocerebellaris inferior. Nach Passieren des N. abducens zweigt sie sich oft im Ursprungsbereich der Wurzeln der Nn. facialis und statoacusticus in zwei Äste auf, die dann die untere Fläche des Kleinhirns um die Fissura horizontalis cerebelli herum sowie den Pedunculus cerebellaris medius erreichen. Aus der A. cerebelli inferior anterior, seltener direkt aus der A. basilaris, geht die *A. labyrinthi* hervor, die das gesamte Innenohr durchblutet. Erläuterungen zu den Versorgungsgebieten gibt Tabelle 1.2.

Die rostralste Abzweigung aus der A. basilaris ist die *A. cerebelli superior* (s. Abb. 1.3, 1.4), die größte Kleinhirnarterie. Sie zieht durch die Cisternae interpeduncularis und ambiens, wo sie sich in zwei Stämme aufteilen kann und in unmittelbarer topographischer Beziehung zum N. trigeminus liegt, zum Kleinhirn.

Versorgungsgebiete der Aa. vertebralis und basilaris und ihrer wichtigsten Äste sind in Tabelle 1.3 aufgelistet.

1.2.3.1 A. cerebri posterior

Die A. basilaris zweigt sich in der Cisterna interpeduncularis in die *Aa. cerebri posteriores* auf (s. Abb. 1.3, 1.4). Der Abschnitt zwischen dieser Aufzweigung bis zur Vereinigung mit der A. communicans posterior am vorderen Ende des Pedunculus cerebri wird als P_1-Segment, Pars praecommunicalis, bezeichnet. Das P_2-Segment, Pars postcommunicalis, schließt sich bis zum Abgang der A. temporalis inferior an und liegt in der Cisterna ambiens. Dann folgt die Pars quadrigemina oder P_3-Segment, die in der Cisterna quadrigemina liegt. Der letzte Abschnitt ist die Pars terminalis oder P_4-Segment. Es werden

- aus dem *P_1-Segment* über die *Aa. perforantes interpedunculares, thalamoperforantes anteriores* und *posteriores (Aa. centrales posteromedialis und posterolateralis), circumferentiales breves* der vordere und teilweise auch der hintere Teil des Thalamus, das Crus posterius der Capsula interna, der Hypothalamus und Subthalamus, die Substantia nigra, der Nucleus ruber, Teile der Fossa interpeduncularis und das mesenzephale Tegmentum (mit Nuclei nn. oculomotorii und trochlearis) sowie aus der *A. quadrigemina* der Pedunculus cerebri, die Corpora geniculata mediale und laterale, das Tegmentum und Tectum,
- aus dem *P_2-Segment* über die *A. thalamogeniculata* der posterolaterale Teil des Thalamus, die Corpora geniculata mediale und laterale und das Crus posterius der Capsula interna, über die *A. choroidea posterior medialis* der Pedunculus cerebri, die Corpora geniculata mediale und laterale, das Tegmentum und Tectum, der Plexus choroideus, das Pulvinar und der dorsomediale Thalamus, das Corpus pineale und die Habenula sowie über die *A. choroidea posterior lateralis* (aus P_2 oder P_3) der Plexus choroideus des Unterhorns des Seitenventrikels, das Pulvinar, die Commissura posterior, das Corpus fornicis und der dorsomediale Thalamus versorgt.

Aus dem

- *P_3-Segment* ensteht die *A. occipitalis lateralis (A. temporooccipitalis oder A. occipitotemporalis;* Abb. 1.4), und
- aus dem *P_4-Segment* enstehen die *A. pericallosa posterior (R. corporis callosi dorsalis)* für das Splenium corporis callosi, die *A. parietooccipitalis* (s. Abb. 1.4) und die *A. calcarina*. A. parietooccipitalis und A. calcarina können auch aus einem gemeinsamen Ast entspringen, der *A. occipitalis medialis (A. occipitalis interna)* (s. Abb. 1.4).

■ Versorgungsgebiete der kortikalen Äste der A. cerebri posterior

Die *A. cerebri posterior* zweigt sich häufig in zwei kortikale Gefäßstämme auf, die Aa. occipitales medialis und lateralis.

Die *A. occipitalis lateralis* überkreuzt den hinteren Teil des Gyrus parahippocampalis und endet auf der Unterfläche des Okzipitallappens. Sie versorgt die unteren und medialen Teile des Lobus temporalis einschließlich Hippocampus (über abzweigende Aa. temporales inferiores).

Die *A. occipitalis medialis* überkreuzt den Isthmus des Gyrus cinguli und zweigt sich dann in ihre Endäste, Aa. parietooccipitalis und calcarina auf.

Die *A. parietooccipitalis* liegt im gleichnamigen Sulcus und versorgt Cuneus und Praecuneus mit arteriellem Blut.

Die *A. calcarina* liegt im Sulcus calcarinus und versorgt den größten Teil der primären Sehrinde sowie in wechselndem Umfang den Gyrus lingualis und den unteren Teil des Cuneus. Bei einem Verschluss der A. calcarina wird häufig eine homonyme Hemianopsie bei erhaltener Makularepräsentation festgestellt. Die Aussparung der Repräsentation des zentralen Sehens kann mit einer kollateralen Versorgung der Sehrinde aus den Aa. cerebri anterior und/oder media erklärt werden.

Tabelle 1.3. Gefäßdurchmesser zerebraler Arterien. Daten nach Lang [9], Perlmuter und Rhoton [12] und Yasargil [17]

Arterie	Durchmesser [mm]
A. carotis interna	
– Pars cavernosa	3,3–5,4
– Pars cerebralis	2,4–4,1
A. ophthalmica	1,0–2,0
A. communicans posterior	1,0–2,0
A. choroidea anterior	0,5–1,5
A. cerebri media	2,4–4,6
A. temporopolaris	ca. 0,9
A. temporalis anterior	0,5–1,0
A. cerebri anterior	1,0–3,0
– A_1-Segment	ca. 2,1
– A_2-Segment	0,3–1,5
A. communicans anterior	1,0–3,0
A. recurrens Heubneri	0,2–2,9
A. vertebralis	0,9–4,1
A. cerebelli inferior posterior	0,7–1,8
A. basilaris	2,7–4,3
A. cerebri posterior	0,7–3,0
A. cerebelli inferior anterior	0,3–1,5
A. cerebelli superior	0,7–2,8

Tabelle 1.3 gibt eine Übersicht über die Durchmesser der wichtigsten hier besprochenen Hirnarterien.

Blutgefäße des Hippocampus

Wegen der besonderen Rolle des Hippocampus bei verschiedenen neurologischen Erkrankungen, insbesondere bei Epilepsie erscheint eine zusammenfassende Schilderung der Vaskularisation dieser Hirnregion angemessen. Der Hippocampus wird aus der A. cerebri posterior und zu einem geringeren Teil auch aus der A. choroidea anterior versorgt (s. Abb. 1.6).

Die A. cerebri posterior liegt auf Höhe des Hippocampus am Rand des Gyrus parahippocampalis in der Cisterna ambiens. Aus dem P_2-Segment oder aus der A. occipitalis lateralis entspringt die A. temporalis inferior, die sich in die Aa. temporales inferiores anterior, intermedia und posterior aufteilen kann, die A. choroidea posterolateralis und die A. splenialis. Die A. choroidea anterior aus der A. carotis interna gibt oft eine A. uncalis zum vorderen Teil des Hippocampus hin ab.

Alle diese zuführenden Arterien münden in die Stromgebiete der *Aa. hippocampales anterior, media und posterior*, die ihrerseits über eine Längsverbindung im Sulcus hippocampi superficialis, das *longitudinale terminale Segment der Hippocampusarterien* untereinander in Verbindung stehen (s. Abb. 1.6). Die Aa. hippocampales media und posterior ziehen über das Subiculum, das sie versorgen, und geben schließlich kurze und lange Äste zum Cornu ammonis und

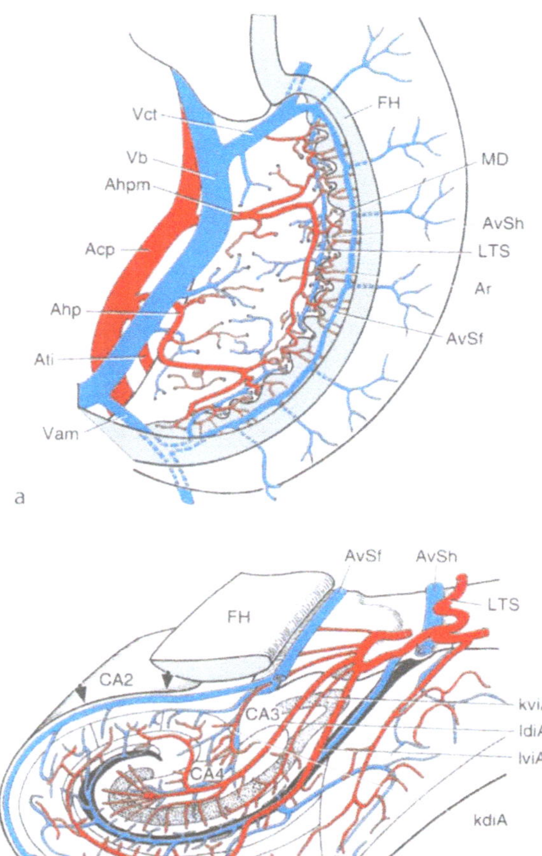

Abb. 1.6. Blutgefäßversorgung des Hippocampus. **a** Dorsalaufsicht, bei der das Unterhorn des Seitenventrikel eröffnet und die Fimbria hippocampi abgetragen wurde; **b** intrahippocampaler Gefäßverlauf auf einem Querschnitt. Die Grenzen zwischen den Ammonshornsegmenten C_{A1}-CA4 sind durch Pfeile markiert. (Nach Duvernoy [2])

Acp Arteria cerebri posterior; *Ahp* A. hippocampalis posterior; *Ahpm* A. hippocampalis media; *Ar* A. recta; *Ati* A. temporalis inferior; *AvSf* Arcus venosus sulci fimbriodentati; *AvSh* Arcus venosus sulci hippocampi superficialis; *FH* Fimbria hippocampi; *kdiA* kurze dorsale intrahippokampale Arterien; *kviA* kurze ventrale intrahippokampale Arterien; *ldiA* lange dorsale intrahippokampale Arterien; *LTS* longitudinales terminales Segment der Hippocampusarterien; *lviA* lange ventrale intrahippokampale Arterien; *MD* Margo denticulatus; *Vam* V. atrii medialis; *Vb* V. basalis; *Vct* V. cornu temporalis zum Gyrus dentatus ab. Die kurzen Äste werden als *Aa. rectae* bezeichnet, da sie zunächst senkrecht zum longitudinalen Segment am Margo denticulatus in die Tiefe des Hippocampus eindringen. Im Inneren des Hippocampus rollen sie sich dann der Krümmung von Cornu ammonis und Gyrus dentatus folgend auf. Die A. hippocampalis anterior, die ebenfalls zum longitudinalen Segment beiträgt, bildet häufig Anastomosen mit der A. uncalis im gleichnamigen Sulcus und zieht zum vorderen Teil des Hippocampus und zur Area entorhinalis.

Die kurzen und langen intrahippocampalen Blutgefäße bilden je eine dorsale und ventrale Gefäßgruppe. Zu den langen ventralen Arterien werden die Sektorgefäße von Uchimura gerechnet, die die CA1-Region und mit terminalen Ästen auch die CA2-Region versorgen. Die langen dorsalen Äste ziehen zur CA3- und CA4 Region und zur Fascia dentata (s. Abb. 1.6).

Der Blutabfluss aus dem Hippocampus führt über kleine Venen in den Arcus venosus sulci fimbriodentati und den Arcus venosus sulci hippocampi superficialis (s. Abb. 1.6) und von dort in die Vv. cornu temporalis und atrii medialis, die beide in die V. basalis einmünden.

Blutgefäße des Corpus striatum und Globus pallidus

Das Corpus striatum (bestehend aus Nucleus caudatus und Putamen) und der Globus pallidus werden aus den Aa. cerebri anterior und cerebri media mit Blut versorgt. Diese Arterien bilden Äste, *Aa. perforantes*, die in die Tiefe des Gehirns ziehen.

Die A. cerebri anterior gibt mehrere, parallel angeordnete Aa. perforantes ab, die zum Globus pallidus (und Hypothalamus) ziehen. Sie werden auch als *Aa. striatae mediales* bezeichnet. Eine dieser Arterien fällt durch ihre Größe besonders auf. Es ist die *A. recurrens Heubneri* (s.o.). Diese Arterie versorgt den vorderen Teil des Corpus striatum (Nucleus caudatus und Putamen) und einen kleinen Teil des äußeren Segments des Globus pallidus.

Die A. cerebri media gibt die *Aa. lenticulostriatae* ab, die in eine mediale (kleinere Äste) und laterale (größere Äste) Gruppe gegliedert werden können. Die mediale Gruppe versorgt das Putamen, Caput und Corpus nuclei caudati und das laterale Segment des Globus pallidus. Die laterale Gruppe, die aus ca. 6–8 Ästen besteht (der größte Ast wird auch Charcot-Arterie genannt) versorgt das Caput nuclei caudati und das Putamen (überlappend mit der medialen Gruppe).

Schließlich gibt noch die *A. choroidea anterior* Äste zum Corpus striatum ab.

1.3 Venen und Sinus des Gehirns

Aus dem Kapillarbett gelangt das Blut über *zerebrale Venen* in die *Sinus durae matris* (Abb. 1.7). Die zerebralen Venen bilden ein gut entwickeltes Kollateralsystem. Die Sinus werden von der Dura mater und dem Periost gebildet. Es sind starrwandige Blutleiter, deren Innenseite von Endothel ausgekleidet ist. In den Sinus sind keine Venenklappen vorhanden. Die Sinus nehmen nicht nur Blut aus dem Gehirn, sondern auch aus den Hirnhäuten, der Augenhöhle und dem Schädeldach auf. Sie münden schließlich in die *V. jugularis interna*.

1.3.1 Venen des Vorderhirns

Die Venen des Vorderhirns lassen sich in 2 große Gruppen gliedern:

- *Vv. cerebri superficiales*, die das Blut aus der Hirnrinde und dem Marklager aufnehmen, und
- *Vv. cerebri profundae*, die Blut aus den tieferen Anteilen des Marklagers, Basalganglien, Diencephalon und Plexus choroidei der Seitenventrikel und des III. Ventrikels führen.

Die Vv. cerebri superficiales münden in den *Sinus sagittalis superior* und in die mehr basal gelegenen *Sinus transversus, cavernosus, petrosus superior* und *sphenoparietalis*, die Vv. cerebri profundae in die *V. cerebri magna Galeni*. Die wichtigste gemeinsame Endstrecke beider Venensysteme ist die *V. basalis (Rosenthal)*, die um den Tractus opticus und den Pedunculus cerebri herum nach hinten in die V. cerebri magna Galeni einmündet. Diese wiederum endet im *Sinus rectus* (s. Abb. 1.7).

Die wichtigsten Anastomosen der oberflächlichen Venen werden von der *V. anastomotica superior Trolard* und der *V. anastomotica inferior Labbé* gebildet (s. Abb. 1.7). Die Trolard-Anastomose verläuft von der Mantelkante schräg nach vorne abwärts und verbindet letztlich den Sinus sagittalis superior mit dem Sinus spheno-

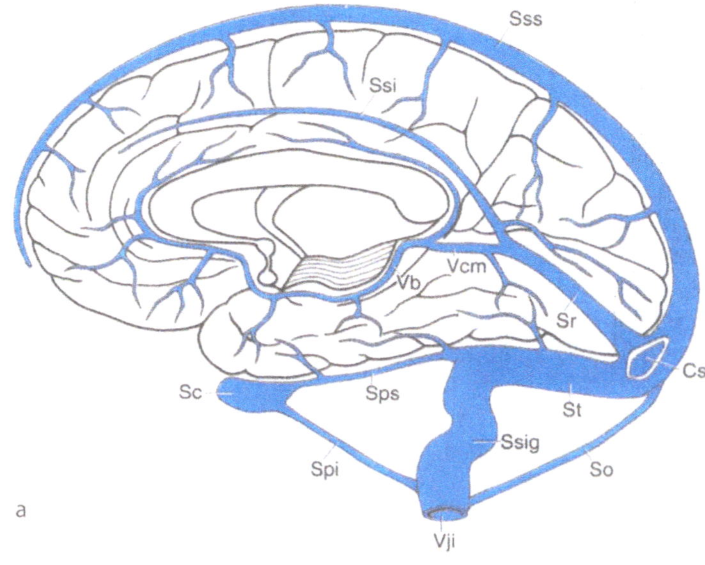

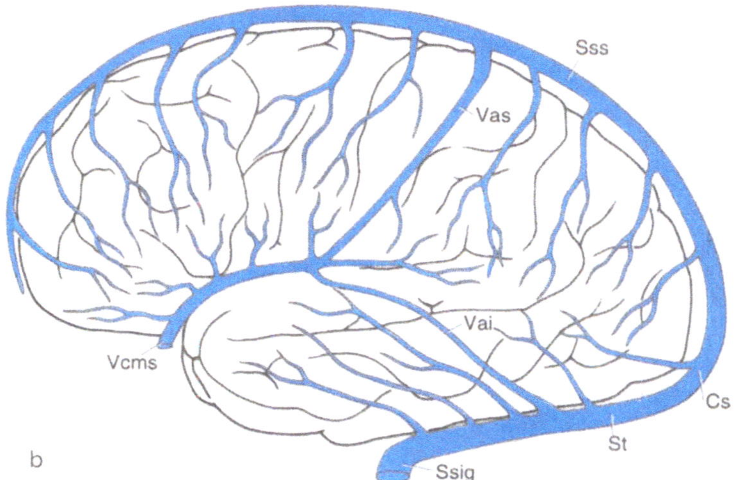

Abb. 1.7. Sinus durae matris und Venen
Cs Confluens sinuum; *Sc* Sinus cavernosus; *So*Sinus occipitalis; *Spi* Sinus petrosus inferior; *Sps* Sinus petrosus superior; *Sr* Sinus rectus; *Ssi* Sinus sagittalis inferior; *Ssig* Sinus sigmoideus; *Sss* Sinus sagittalis superior; *St* Sinus transversus; *Vai* V. anastomotica inferior (Labbé); *Vas* V. anastomotica superior (Trolard); *Vb* V. basalis (Rosenthal); *Vcm* V. cerebri magna (Galen); *Vcms* V. cerebri media superficialis; *Vji* V. jugularis interna

parietalis. Die Labbé-Anastomose zieht schräg von vorne oben nach hinten unten über den Temporallappen und mündet in den Sinus transversus.

Die Venen der vorderen Schädelgrube und der parasellären Region verlaufen meist parallel zu den entsprechenden Arterien. Diese Venen münden zum Teil in den *Sinus sagittalis inferior*, zum Teil vereinigen sie sich jedoch mit der *V. cerebralis medialis profunda*, die aus den Venen der Inselregion entsteht, zur V. basalis (Rosenthal) (s. Abb. 1.7).

Venen aus dem Bereich des Septums, der Basalganglien und des Thalamus vereinigen sich zur *V. cerebri interna*, die in die V. cerebri magna Galeni einmündet.

1.3.2 Venen des Rautenhirns

Die *Vv. cerebelli* leiten das Blut aus dem Kleinhirn in die V. cerebri magna, den Sinus rectus, Confluens sinuum und Sinus transversus. Ein Teil der Kleinhirnvenen kann auch in die *V. petrosa superior (Dandy)* münden, die außerdem venöses Blut aus der Brückenregion und der Medulla oblongata aufnimmt. Diese Vene endet meist vom Kleinhirnbrückenwinkel am N. trigeminus aufsteigend im Sinus petrosus superior. Längsverlaufende Venen am Hirnstamm stellen eine Fortsetzung der longitudinalen Rückenmarksvenenstämme dar und ermöglichen so eine Verbindung zur V. basalis und zur V. petrosa superior.

1.3.3 Sinus durae matris

Die obere Gruppe der Sinus durae matris wird von den *Sinus sagittalis superior, sagittalis inferior, rectus* und *occipitalis* gebildet (s. Abb. 1.7). Sie vereinigen sich auf Höhe der Protuberantia occipitalis interna im *Confluens sinuum*, das über die *Sinus transversus* und *sigmoideus* mit der V. jugularis interna verbunden ist. Die untere Gruppe wird von den *Sinus cavernosus, sphenoparietalis, petrosus superior* und *petrosus inferior* gebildet (s. Abb. 1.7). Zahlreiche *Vv. emissariae* durchbohren den Schädelknochen und verbinden an verschiedenen Stellen die intrakranialen Sinus mit extrakranialen Venen.

Der *Sinus sagittalis superior* zieht vom Foramen caecum unmittelbar unter dem Schädeldach im Oberrand der Falx cerebri zum Confluens sinuum. Der Sinus sagittalis superior nimmt auch das Blut aus Venen des Schädeldachs, *Vv. diploicae*, und aus den Hirnhäuten, *Vv. meningeae*, auf. Außerdem ragen in diesen Sinus gefäßlose Arachnoidalzotten hinein, *Granulationes arachnoideales* (Pacchioni-Granulationen), die den Liquorabfluss in die Sinus ermöglichen.

Der *Sinus sagittalis inferior* verläuft im unteren Rand der Falx cerebri und mündet auf dem Tentorium cerebelli in den *Sinus rectus*, der seinerseits zum *Confluens sinuum* zieht. Das Confluens sinuum hat seinen Hauptabflussweg über die Sinus transversi beider Seiten in die Sinus sigmoidei und schließlich in die Vv. jugulares internae. Ein weiterer Abflussweg führt vom Confluens sinuum in den *Sinus occipitalis*, der sich oberhalb des Foramen magnum in zwei *Sinus marginales* teilt, die in den Vv. jugulares internae am Foramen jugulare enden.

In den *Sinus cavernosus* münden die V. ophthalmica superior und der Sinus sphenoparietalis sowie weitere kleinere Venen. Durch den Sinus cavernosus ziehen die A. carotis interna und die Nn. ophthalmicus, oculomotorius, trochlearis und abducens. Der Sinus cavernosus setzt sich in die Sinus petrosi superior und inferior fort.

Der *Sinus sphenoparietalis* beginnt am Sinus sagittalis superior, verläuft zwischen Os parietale und Os frontale nach lateralobasal und setzt sich auf den Rand der Ala minor ossis sphenoidalis fort. Er mündet in den Sinus cavernosus ein.

Der *Sinus petrosus superior* zieht an der Pyramidenkante nach kaudal und mündet in den Sinus sigmoideus. Er überquert in seinem Verlauf den N. trigeminus und den N. abducens und mündet u. a. in die Labbé-Anastomose ein.

Der *Sinus petrosus inferior* liegt in der Fissura petrooccipitalis und mündet nach Durchtritt durch das Foramen jugulare extrakranial in die V. jugularis interna ein.

1.3.4 Zisternen und zerebrale Blutgefäße

Zisternen sind liquorgefüllte Erweiterungen des Subarachnoidalraums, die auf der einen Seite durch die Pia mater, die fest der Hirnoberfläche aufliegt, und auf der anderen Seite durch das äußere Blatt der Arachnoidea begrenzt werden. Überall dort, wo sich durch die äußere Hirnform bedingt Nischen bilden, treten Zisternen auf.

Kenntnisse der Zisternen und ihrer topographischen Beziehungen zu den zerebralen Blutgefäßen sind für die Lokalisationsbeschreibung und für neurochirurgische Eingriffe von großer Bedeutung. Deshalb folgt hier eine kurze tabellarische Zusammenstellung (s. Tabelle 1.1) der einzelnen Zisternen und der in ihnen anzutreffenden Blutgefäße und Hirnnerven.

1.4 Blutgefäße des Rückenmarks

1.4.1 Arterien des Rückenmarks und ihre Versorgungsgebiete

Die *Aa. vertebralis, cervicalis profunda* und *cervicalis ascendens* aus der A. subclavia versorgen die Halssegmente, die *Aa. intercostales* aus der Aorta thoracica die Thorakalsegmente und die *Aa. lumbales* aus der Aorta abdominalis die Lumbal- und Sakralsegmente des Rückenmarks (Abb. 1.8). Die Cauda equina wird von den *Aa. iliolumbalis* und *sacralis lateralis* aus der A. iliaca interna versorgt. Alle diese Arterien geben *Rr. spinales* ab, die durch die Foramina intervertebrales in den Wirbelkanal eintreten.

Die Rr. spinales erreichen über weitere Aufzweigungen Wirbel und Bänder *(Rr. anterior* und *posterior canalis spinalis)* und über die *Aa. nervomedullares* Spinalganglien, Wurzeln der Spinalnerven, Rückenmarkshäute und schließlich das Rückenmark selbst. Aus der ursprünglich segmentalen Organisation der 31 Aa. nervomedullares enstehen während der Ontogenese

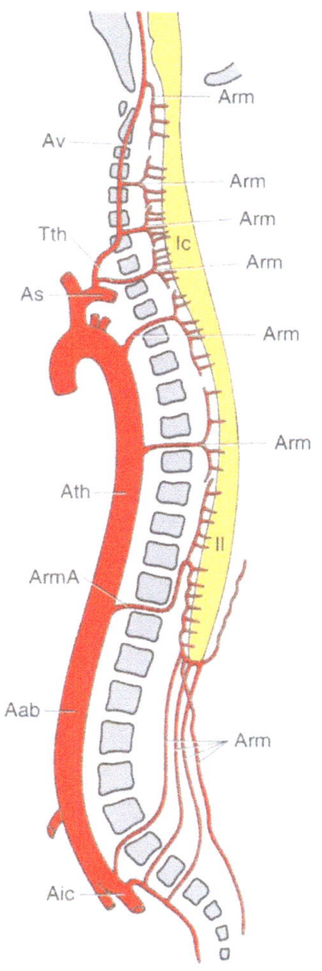

Abb. 1.8. Arterielle Blutversorgung des Rückenmarks
Aab Aorta abdominalis; *Aic* A. iliaca communis; *Arm* A. radiculomedullaris; *ArmA* A. radicularis magna Adamkiewicz; *As* A. subclavia; *Ath* Aorta thoracica; *Av* A. vertebralis; *Ic* Intumescentia cervicalis; *II* Intumescentia lumbalis; *Tth* Truncus thyreocervicalis

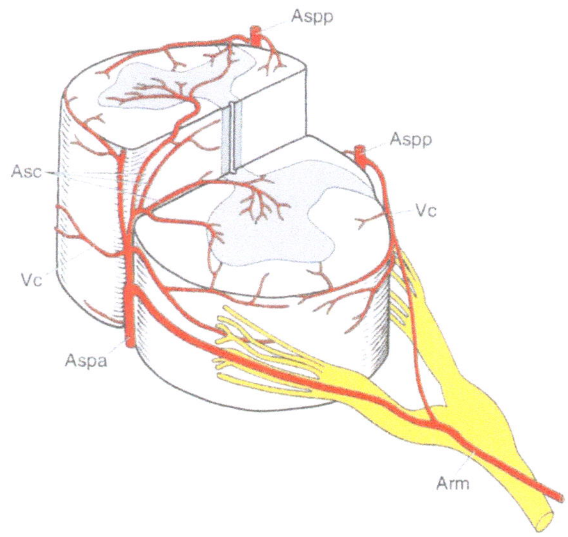

Abb. 1.9. Arterielle Blutversorgung des Rückenmarks über die Aufzweigungen der Aa. radiculomedullares
Arm A. radiculomedullaris; *Asc* A. sulci (sulcocommissuralis); *Aspa* A. spinalis anterior; *Aspp* A. spinalis posterolateralis; *Vc* Vasocorona medullaris (Corona vasorum)

kurze Äste *(Aa. radiculares)* zur ausschließlichen Versorgung der Spinalnervenwurzeln und Ganglien, andere Äste *(Aa. radiculopiales)* zur Versorgung der Rückenmarkshäute und der oberflächlich gelegenen weißen Substanz und nicht mehr segmental angeordnete *Aa. radiculomedullares anteriores* und *posteriores* zur Versorgung der tieferen weißen und der grauen Substanz des Rückenmarks. Insgesamt kommen etwa 6–10 Aa. radiculomedullares anteriores und 11–14 Aa. radiculomedullares posteriores beim Erwachsenen vor (s. Abb. 1.8). Besonders auffällig ist die kaliberstarke, den Lumbosakralbereich versorgende A. radiculomedullaris anterior, die als *A. radicularis magna (Adamkiewicz-Arterie)* bezeichnet wird (s. Abb. 1.9).

Die rechten und linken Aa. radiculomedullares anteriores ziehen nach ventral, teilen sich T-förmig auf und vereinigen sich mit den Aa. radiculopiales als Anastomosenkette zur *A. spinalis anterior* in der Fissura mediana anterior des Rückenmarks (s. Abb. 1.9). Die rechten und linken Aa. radiculomedullares posteriores bilden mit den Aa. radiculopiales je eine längsverlaufende Anastomosenkette medial des Eintritts der Hinterwurzeln der Spinalnerven, die rechte und linke *A. spinalis posterolateralis* (s. Abb. 1.9).

Zwischen der A. spinalis anterior und den beiden Aa. spinales posterolaterales bildet sich ein Queranastomosennetz aus, das als *Corona vasorum* oder *Vasocorona medullaris* bezeichnet wird (s. Abb. 1.9). Die Vasocorona versorgt oberflächlich gelegene Bereiche des Vorder- und Seitenstrangs der weißen Substanz des Rückenmarks, die Hinterstränge und die mehr peripher gelegenen Teile des Hinterhorns.

Aus der A. spinalis anterior zweigen schließlich 200–250 funktionelle Endarterien ab, die als *Aa. sulci* das Vorderhorn, die Basis des Hinterhorns, die tieferen Teile des Vorder- und Seitenstrangs und die Commissurae grisea und alba versorgen (s. Abb. 1.9).

1.4.2 Venen des Rückenmarks

Vv. sulci, die aus dem Versorgungsgebiet der Aa. sulci das venöse Blut sammeln, münden in die in der Fissura mediana anterior längsverlaufenden *V. spinalis anterior.* Im Sulcus medianus posterior liegt die ebenfalls längsverlaufende *V. spinalis posterior.* Ein dichtes piales Venennetz bildet sich auf der Oberfläche des Rückenmarks aus, die *Vv. perimedullares.* Im Bereich der Eintritts- bzw. Austrittsstellen der Spinalnervenwurzeln bildet sich je eine diskontinuierliche Anastomosenkette aus, die als *V. spinalis posterolateralis* bzw. *anterolateralis* bezeichnet wird.

Alle diese Venen geben ihr Blut über *Vv. radiculares anteriores* und *posteriores* in den *Plexus vertebralis internus*, die *Vv. basivertebrales* und die *Vv. intervertebrales* ab, die ihrerseits in die Vv. vertebrales, die tiefen Halsvenen, die Vv. intercostales, lumbales und sacrales lateralis und mediana münden.

1.5 Anatomie des Hirnkreislaufs

1.5.1 Wandbau der Hirnarterien und Hirnvenen

Die Arterien und Venen des Gehirns unterscheiden sich durch ihren Wandbau nicht grundsätzlich von den Gefäßen anderer Organe. Die Wände der Arterien (Abb. 1.10) und Venen bestehen grundsätzlich aus folgenden Schichten:

- *Tunica intima (Intima)*
  - *Endothel:* Das Endothel wird von einschichtig gelagerten, flachen Endothelzellen gebildet.
  - *Stratum subendotheliale:* Es besteht aus lockerem Bindegewebe mit wenigen glatten Muskelzellen
  - *Membrana elastica interna:* Bindegewebe mit elastischen Fasern bildet die Membrana elastica interna.
- *Tunica media (Media)*
  - *Muskelzellschicht:* Die Muskelzellschicht besteht aus glatten, ringförmig angeordneten Muskelzellen umgeben von proteoglykanreicher Grundsubstanz mit elastischen und kollagenen (Kollagen Typ I und III) Fasern.
  - *Membrana elastica externa:* Bindegewebe mit elastischen Fasern bildet die dünne Membrana elastica externa.
- *Tunica externa (Adventitia)*
  - Die Adventitia besteht aus Bindegewebe (Kollagen Typ I) mit einem hohen Anteil an elastischen und kollagenen Fasern.

Die Intima und der innere Teil der Media werden durch Diffusion aus dem Blutstrom ernährt. Die nach außen folgenden Abschnitte der Gefäßwand werden dagegen über eigene Blutgefäße in der Gefäßwand, *Vasa vasorum*, versorgt. Sie sind in der Arterienwand selten, in der Venenwand häufiger und reichen dort deutlich bis in die Media hinein. Dieser Unterschied zwischen Arterien und Venen lässt sich mit dem geringeren O_2-Partialdruck und der geringeren Konzentration an Nährstoffen im venösen Blut erklären. Wegen des wesentlich geringeren Blutdrucks in den Venen wird auch die deutlich reduzierte Wanddicke der Venen verständlich.

Im äußeren Drittel der Gefäßwände werden auch regelmäßig Nerven, *Plexus nervorum perivascularis*, gefunden. Die meisten dieser vasomotorischen Nervenfasern stammen aus dem sympathischen Nervensystem. Es handelt sich dabei um marklose Nervenfasern, die über Synapsen *en distance* auf die glatten Muskelzellen wirken. Als Transmitter wurden im Plexus nervorum perivascularis Acetylcholin, Adrenalin sowie die Neuropeptide NPY, Substanz P und vasoaktives intestinales Polypeptid identifiziert. Adrenalin wirkt über Alpharezeptoren vasokonstriktorisch, über Betarezeptoren vasodilatatorisch. Obwohl der Plexus nervorum perivascularis auch in den Hirnarterien vorhanden ist, erfolgt die Blutdruckregulation im Gehirn jedoch nicht über diesen neuronalen Weg, sondern wird über den Metabolismus im Hirngewebe reguliert. Neben den vasomotorischen Nervenfasern finden sich auch afferente Nervenfasern, die mit den Endothelzellen in enger Beziehung stehen und der Autoregulation der Spannung der Arterienwand dienen.

Bei den Hirnarterien handelt es sich um *Arterien vom muskulären Typ*, das heißt die Media enthält viele Muskelzellen und wenige kollagene und elastische Fasern (s. Abb. 1.10). Die Hirnarterien können auch als *Endarterien* charakterisiert werden. Endarterien versorgen ein Kapillarbett alleine, der andauernde Verschluss einer Endarterie führt daher zu einer schweren Gewebsschädigung in diesem Kapillarbett (Hirninfarkt).

Als *Arteriolen* werden die Gefäßbereiche zwischen Arterien und dem Kapillarbett bezeich-

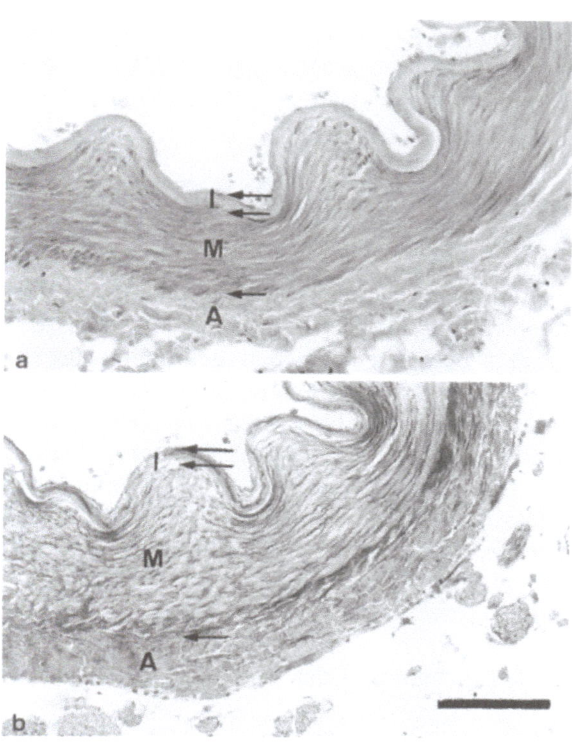

Abb. 1.10. Wandaufbau der A. cerebri media bei einem jungen Erwachsenen. **a** Hämatoxylin-Eosin-Färbung; **b** Azan-Färbung. Die Gliederung des Wandbaus (*Pfeile*) dieser Arterie vom muskulären Typ in Intima (I), Media (M) und Adventitia (A) ist in beiden Färbungen klar erkennbar. Die relativ große Breite der Intima tritt typischerweise bei allen intrakraniellen Blutgefäßen auf (Maßstab 100 µm)

net. Arteriolen haben einen Durchmesser von meist weniger als 0,5 mm. Die subendotheliale Schicht und die Membrana elastica interna fehlen. Die Adventitia ist nur schwach entwickelt. Arteriolen regulieren den Blutdruck. Sie werden daher auch als *Widerstandsgefäße* bezeichnet.

In *Venen* ist dagegen die Adventitia gut entwickelt und enthält in Längsrichtung verlaufende Muskelzellen. Die Membrana elastica interna ist meist nur schwach entwickelt, die subendotheliale Schicht kann fehlen, die Endothelschicht ist oft dicker als in den Arterien. Die Gefäße, die den Abschnitt zwischen Kapillaren und Venen bilden, werden als *Venolen* bezeichnet.

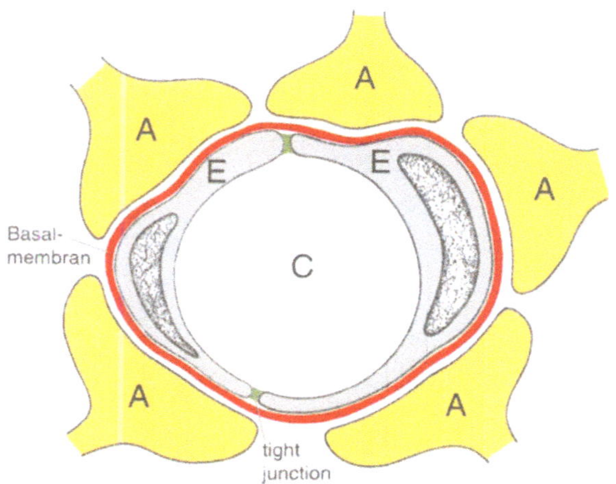

Abb. 1.11. Aufbau der Blut-Hirn-Schranke. Tight junctions zwischen den Endothelzellen (E) sind grün, die Basalmembran ist rot markiert. A Astrogliafortsätze, C Kapillarlumen

1.5.2 Blut-Hirn-Schranke

Die *Blut-Hirn-Schranke* schützt als Barriere den Extrazellularraum des Gehirns (ca. 18% des gesamten Hirnvolumens) vor dem Eindringen vieler im Blut gelösten Moleküle (und Pharmaka) und stabilisiert so das interne Milieu des Nervengewebes. Nur lipidlösliche Moleküle können die Schranke ohne Behinderung passieren, wasserlösliche Moleküle können dagegen nur mit Hilfe von spezifischen Transportsystemen vom Blut ins Hirngewebe gelangen. Eine intakte Blut-Hirn-Schranke ist für die normale Funktion der neuronalen Signalübertragung unerläßlich. Mehr oder weniger ausgeprägte Blut-Hirn-Schranken-Störungen können nach Unfällen mit Schädel-Hirn-Traumata, bei neurochirurgischen Eingriffen, bei zerebralen Tumoren, bei Schlaganfällen und vielen anderen Erkrankungen auftreten.

Grundlage der Blut-Hirn-Schranke (Abb. 1.11, 1.12) sind verschiedene Spezialisationen von Endothel- und Gliazellen, die zusammen 4 wesentliche Barrieren aufbauen:

- Die Endothelzellen der Kapillaren des Gehirns sind im Gegensatz zu vielen anderen Organen (z.B. Leber, Milz, Darm, Niere, Knochenmark) durch interzelluläre Kontakte, *tight junctions,* dicht und kontinuierlich miteinander verbunden (s. Abb. 1.11). Ein parazellulärer Stofftransport zwischen den Endothelzellen hindurch ist daher nicht möglich.
- Durch Fehlen eines generell wirksamen, transzellulären Transportsystems, wie es in

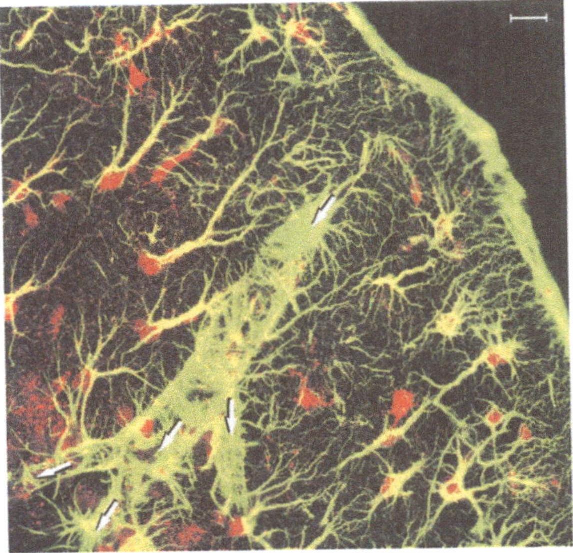

Abb. 1.12. Membrana perivasculosa gliae in den Laminae I–II des Kortex in einer Darstellung mit Laser-Scan-Mikroskopie. Astrogliazellen und ihre Fortsätze sind mit einem Antikörper gegen Glial Fibrillary Acidic Protein (GFAP) grün dargestellt. Das Enzym Hämoxygenase 1, das in Astroglia und Mikroglia exprimiert wird, ist rot dargestellt. Gelbe Bereiche zeigen eine Kolokalisation von GFAP und Hämoxygenase 1 in Astroglia an. Schräg von oben rechts nach unten links zieht ein Blutgefäß (*Pfeile*), das von einer Membrana vasculosa gliae als Teil der Blut-Hirn-Schranke umhüllt wird. Die Kortexoberfläche wird ebenfalls von einer Hülle aus Astrogliafortsätzen, der Membrana limitans externa, bedeckt. (Maßstab 10 μm) (Original: Dr. H. Bidmon, Institut für Neuroanatomie, Universität Düsseldorf)

Endothelzellen vieler anderer Gefäßabschnitte vorhanden ist, kommt es in den Hirnkapillaren zu einer Einschränkung des transzellulären Transportwegs. Allerdings können durch Enzymsysteme in den Endothelzellen an den lumenwärts gerichteten Seiten bestimmte Moleküle aus dem Blut selektiv aufgenommen und transzellulär in das Hirngewebe transportiert werden. Während Sauerstoff frei übertreten kann, gelangt die für den Energiestoffwechsel adulter Nervenzellen unerläßliche Glukose z.B. nur durch ein spezifisches Glukosetransportsystem in das Hirngewebe.

- Die *Basalmembran* zwischen Endothelzellen und Hirngewebe bildet eine weitere Barriere (s. Abb. 1.11).

Astrogliazellen bedecken rund 85% der Kapillaroberfläche durch ihre Zellfortsätze (s. Abb. 1.11, 1.12). Diese Gliascheide wird als Membrana perivascularis gliae bezeichnet (s. Abb. 1.12).

Nicht an allen Stellen des Gehirns ist jedoch eine Blut-Hirn-Schranke vorhanden. In den sog. *neurohämalen Zonen* können Substanzen aus dem Blut durch fenestrierte Kapillaren in den Interzellularraum des Nervengewebes und umgekehrt übertreten. Zu den neurohämalen Zonen zählen die *Eminentia mediana* mit dem *Neurallappen* der Hypophyse, die *Plexus choroidei*, das *Corpus pineale*, das *Organum vasculosum laminae terminalis*, das *Subfornikalorgan* und die *Area postrema*. Alle diese Strukturen werden auch zu den *zirkumventrikulären Organen* gezählt.

1.5.3 Durchblutung der Hirnhäute

Die Dura mater weist eine dichte Versorgung mit arteriellen Blutgefäßen auf. Diese Gefäße setzen sich in die Arachnoidea fort. Kleine Venen vermitteln den Blutabfluss in die Sinus.

Die Dura der vorderen Schädelgrube wird arteriell durch die *A. meningea anterior*, einer Abzweigung aus der A. ethmoidalis anterior, versorgt.

Die *A. meningea media* ist die größte Hirnhautarterie. Sie gelangt durch das Foramen spinosum in den Schädel und zweigt sich bald in zwei Äste, R. frontalis und R. parietalis auf. Die A. meningea media versorgt die Dura im weitaus größten Bereich der mittleren Schädelgrube und damit auch Teile der Falx cerebri. Weitere arterielle Blutzuflüsse zur Dura der mittleren Schädelgrube stammen aus kleinen Ästen der Aa. carotis interna, pharyngea ascendens und lacrimalis.

Die *A. meningea posterior* ist gewöhnlich eine Abzweigung der extrakraniellen A. pharyngea ascendens und gelangt zur Dura in der hinteren Schädelgrube. Die A. meningea posterior kann auch aus der A. vertebralis entspringen (s.o.). Weiterhin gelangen Äste der A. occipitalis über die Foramina mastoideum und jugulare zur Dura der hinteren Schädelgrube.

Literatur

1. Duvernoy HM (1975) The Superficial Veins of the Human Brain. Veins of the Brain Stem and of the Base of the Brain. Springer, Berlin
2. Duvernoy HM (1998) The Human Hippocampus, 2nd edm. Springer, Berlin
3. Hinrichsen KV (Hrsg) (1990) Humanembryologie. Springer, Berlin
4. Kaplan HA, Ford DH (1966) The Brain Vascular System. Elsevier, Amsterdam
5. Krayenbühl H, Yasargil MG (1957) Die vaskulären Erkrankungen im Gebiet der Arteria vertebralis und Arteria basialis. Thieme, Stuttgart
6. Krayenbühl H, Yasargil MG (1965) Die zerebrale Angiographie: Lehrbuch für Klinik und Praxis. Thieme, Stuttgart
7. Kretschmann H-J, Weinrich W (1991) Klinische Neuroanatomie und kranielle Bilddiagnostik, 2. Aufl. Thieme, Stuttgart
8. Kubik S (1994) Blutgefäße des Zentralnervensystems. In: Benninghoff (Hrsg Drenckhahn D, Zenker W) Anatomie, Bd 2, S 361–395. Urban & Schwarzenberg, München
9. Lang J (1979) Kopf. Teil B Gehirn- und Augenschädel. In: von Lanz T, Wachsmuth W (Hrsg) Praktische Anatomie, 1. Band, Teil 1B. Springer, Berlin
10. Nieuwenhuys R, Voogd J, van Huijzen Chr (1988) The Human Central Nervous System, 3rd ed. Springer, Berlin
11. Payne F (1925) General description of a 7 somite embryo. Contrib Embryol Carnegie Inst Wash 16: 115–124
12. Perlmuter D, Rhoton AL (1976) Microsurgical anatomy of the anterior cerebral anterior communicating recurrent artery complex. J Neurosurg 45: 259–272
13. Salamon G, Huang YP (1976) Radiologic Anatomy of the Brain. Springer, Berlin
14. Streeter GL (1918) The developmental alterations in the vascular system of the brain of the human embryo. Contrib Embryol Carnegie Inst Wash 7: 5–37
15. Töndury, G (1987) Rückenmarkshäute und Rückenmarksgefäße. In: Rauber/Kopsch (Hrsg Leonhardt H, Tillmann B und Zilles K), Anatomie des Menschen, Band III. Thieme, Stuttgart, S 107–117
16. Töndury G, Kubik S, Krisch B (1987) Hirnhäute und Hirngefäße. In: Rauber/Kopsch (Hrsg Leonhardt H., Tillmann B und Zilles K), Anatomie des Menschen, Band III. Thieme, Stuttgart, S 175–233
17. Yasargil MG (1984) Microneurosurgery, vol I, S 69. Thieme, Stuttgart
18. Zilles K, Rehkämper G (1998) Funktionelle Neuroanatomie, 3. Aufl. Springer, Berlin

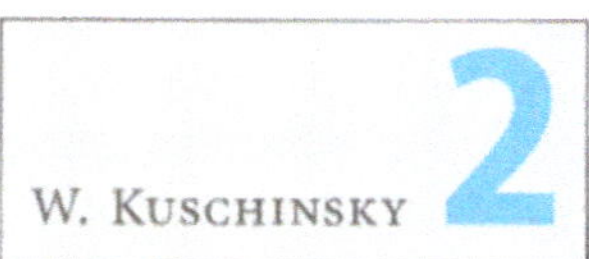

W. Kuschinsky

2 Physiologie der Hirndurchblutung

2.1 Einleitung

Während früher die Blutgase CO_2 und O_2 als die wesentlichen regulierenden Faktoren der Hirndurchblutung angesehen wurden, hat die Weiterentwicklung der Meßmethoden es immer deutlicher gezeigt, dass es sich bei der Regulation der Hirndurchblutung um ein hochdifferenziertes System handelt, in dem globale und lokale Faktoren verschiedenen Ursprungs und verschiedener Struktur zusammenwirken. Diese neueren Befunde zeigen klar, dass die Prinzipien der Regulation der Hirndurchblutung zumindest qualitativ mit den Prinzipien der Regulation vergleichbar sind, die auch an anderen Organen wirksam sind: Die Regulation richtet sich nach den funktionellen und metabolischen Anforderungen des betreffenden Organs aus. Eine genauere Analyse der Widerstandsregulation in den Hirngefäßen und auch im Vergleich mit der anderer Organe zeigt jedoch, dass einige Eigenheiten spezifisch bei den Hirngefäßen gefunden werden:

- Im Gegensatz zu anderen Blutgefäßen sind die Hirngefäße mit einer Blut-Hirn-Schranke ausgestattet. Diese Schranke wird durch die Schlussleisten der benachbarten Endothelzellen verursacht und verhindert das Eindringen polarer Verbindungen mit höherem Molekulargewicht aus dem Blut in das Hirngewebe [3]. Aus diesem Grund sind eine Reihe von vasoaktiven Substanzen dann nicht sehr wirksam, wenn sie von der Blutseite her angeboten werden.
- Die interstitielle Flüssigkeit, welche die Hirngefäße umgibt, ist nicht das Ergebnis von physikalischen Filtrationskräften (hydrostatische und onkotische Drucke), die in anderen Organen die Bildung eines Plasmaultrafiltrats bewirken. Die interstitielle Flüssigkeit des Gehirns wird zum größeren Teil von den Zellen des Plexus choroideus gebildet und unterliegt deshalb einer differenzierteren Feinregulation als die interstitielle Flüssigkeit anderer Organe.
- Wegen der örtlich sehr begrenzten Aktivierung und Inaktivierung verschiedener neuronaler Schaltkreise im Gehirn variiert der lokale Sauerstoff- und Nährstoffbedarf des Gehirns parallel mit dem Funktionszustand. Deshalb wird eine streng lokalisierte Regulation der Durchblutung im Gehirn benötigt, was durch die lokalen Wirkungen vasoaktiver Substanzen erreicht wird.
- Während die Effektoren der Regulation der Durchblutung in allen Organen die Arteriolen sind, spielen die größeren arteriellen Gefäße eine beträchtliche Rolle in der Regulation der Hirndurchblutung, weil sie einen nicht unbeträchtlichen Teil des Gefäßwiderstands ausmachen.

Die Hauptfaktoren, die im Rahmen der Regulation auf die Widerstandsgefäße des Gehirns einwirken, sind in Abb. 2.1 gezeigt. Jede Aktivierung oder Inaktivierung normaler Schaltkreise und normaler Verbindungen verursacht Änderungen in der ionalen Umgebung der Hirngefäße. Zusätzlich werden Faktoren in der perivas-

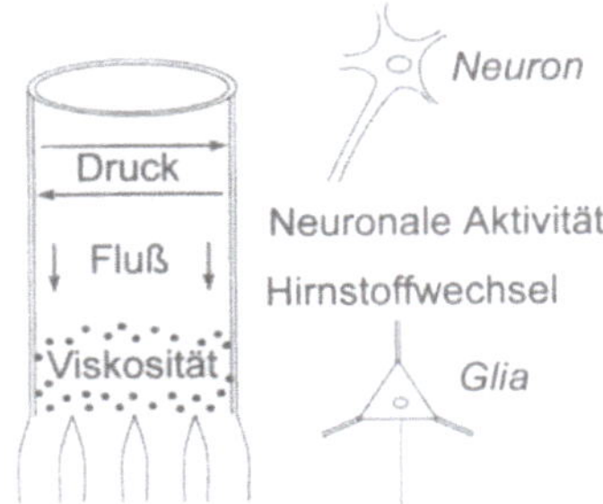

Abb. 2.1. Schematische Darstellung der Faktoren, die entweder direkt (Druck, Fluß, Viskosität) oder durch die Freisetzung von gefäßwirksamen Faktoren (neuronale Aktivität, Hirnstoffwechsel) regulatorische Veränderungen an den Hirngefäßen hervorrufen

kulären Flüssigkeit freigesetzt, die von der metabolischen Aktivierung der umgebenden Zellen abhängig sind. Während neuronale und metabolische Faktoren von der perivaskulären Seite aus freigesetzt werden und von dort aus wirken, können die Blutgefäße auch von der Blutseite her beeinflusst werden. Änderungen des Gefäßinnendrucks, der Fließgeschwindigkeit und der Viskosität rufen auch regulatorische Reaktionen der Widerstandsgefäße hervor.

Eine genauere Beschreibung der Faktoren, welche die Hirndurchblutung regulieren, und ihrer Wirkmechanismen wird in kürzlich erschienen Büchern und Übersichtsartikeln gegeben [7, 25, 47].

2.2 Physikalische Faktoren – Autoregulation

2.2.1 Beschreibung

Autoregulation ist ein Grundphänomen an Blutgefäßen, das in den meisten Organen existiert, so auch im Gehirn [32]. Autoregulation wird definiert als die einem Organ innewohnende Fähigkeit, seine Durchblutung bei Änderungen des Perfusionsdrucks relativ konstant zu halten. Der Perfusionsdruck ist die Differenz zwischen dem arteriellen Druck und entweder dem Liquordruck oder dem zerebrovenösen Druck, je nachdem, welcher von diesen beiden größer ist. Unter physiologischen Bedingungen ist nur der arterielle Druck relevant. Wie andere Organe ist auch das Gehirn in der Lage, seine Durchblutung weitgehend – wenn auch nicht vollständig – konstant zu halten, indem es zu einer Vasodilatation sowohl während einer *Verminderung* des Perfusionsdruck als auch während einer *Erhöhung* des Perfusionsdrucks kommt. Diese Gefäßreaktionen benötigen mehrere Sekunden, bis sie wirksam werden. So steigt während einer akuten mäßigen Blutdruckerhöhung die Hirndurchblutung erst an und kehrt dann allmählich bis nahe zu ihrem normotensiven Ausgangsdruck zurück [8]. Die daraus resultierende Autoregulationskurve, wie sie in Abb. 2.2 gezeigt ist, stellt somit eine Beziehung dar, welche unter Steady-state-Bedingungen erreicht wurde. Während der ersten Sekunde nach einer akuten Änderung des Perfusionsdrucks hat eine solche Kurve keinen Plateau-Teil, weil die Durchblutung bei Änderung des Perfusionsdrucks zuerst passiv dieser Änderung folgt. Ein solches passives Gefäßverhalten findet sich längerfristig unter pathophysiologischen Bedingungen wie Ischämie, Trauma und Entzündung. Mit fortschreitender Schwere der Ischämie ist ein allmählicher Rückgang der autoregulatorischen Reaktionen beschrieben worden [6].

Ein mehr oder weniger ausgeprägtes passives Verhalten der Widerstandsgefäße des Gehirns ist während sehr hoher und sehr niedriger Perfusionsdrucke gezeigt worden, wie es aus dem Teil der Autoregulationskurve ersichtlich ist, der nicht abszissenparallel verläuft. In diesen Fällen ist die autoregulatorische Fähigkeit erschöpft. Bei sehr hohen Perfusionsdrucken kann es im Verlauf eines Gefäßes zu alternierender passiver Dehnung und Konstriktion einzelner Segmente kommen, woraus ein sog. „Sausage-string"-Verhalten resultiert, das keinen Vasospasmus beinhaltet. Zum Plateau-Teil der Autoregulationskur-

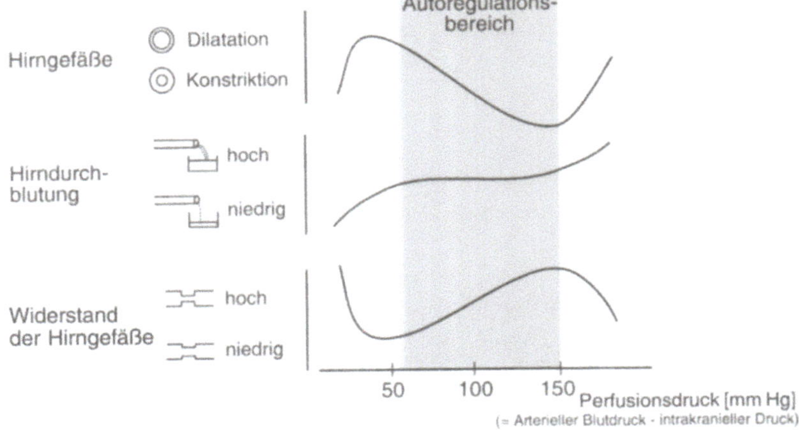

Abb. 2.2. Autoregulation der Hirndurchblutung. Der Bereich der Autoregulation ist dunkel unterlegt

ve muss bemerkt werden, dass dieser niemals vollständig abszissenparallel verläuft. Mit einem Anstieg des Perfusionsdrucks ist zwangsläufig ein - wenn auch nur geringfügig - erhöhter Durchblutungswert zu erwarten.

2.2.2 Sympathischer Einfluss

Dort, wo die Autoregulationskurve von ihrem Plateau-Teil abzuweichen beginnt, befindet sich die untere und obere Grenze der Autoregulationskurve. Diese Grenzen liegen bei etwa 50 und 150 mmHg. Sie können akut und chronisch verschoben werden. Eine akute Rechtsverschiebung beider Grenzen wird während einer elektrischen Stimulation des zerebralen Sympathikus gefunden. Eine Verschiebung in die umgekehrte Richtung, also nach links, ist während sympathischer Denervierung nachgewiesen worden. Durch diesen Mechanismus wird ein akuter Anstieg der Durchblutung während einem plötzlichen Anstieg des arteriellen Blutdrucks durch die gleichzeitige Stimulation des zerebralen Sympathikus abgeschwächt. Hieraus ist eine protektive Wirkung des Sympathikus abgeleitet worden, die einen Anstieg der Hirndurchblutung während akuter Anstiege des arteriellen Blutdrucks vermindert.

Eine starke Blutdruckerhöhung ruft neben einer Steigerung der Durchblutung eine erhöhte Durchlässigkeit der Blut-Hirn-Schranke hervor. Diese erhöhte Durchlässigkeit kann durch eine Sympathikusstimulation vermindert werden, woraus sich eine protektive Wirkung des zerebralen Sympathikus auf die Durchlässigkeit der Blut-Hirn-Schranke ergibt. Die Sympathikusaktivität kann also eine zu starke Steigerung der Hirndurchblutung und der Durchlässigkeit der Blut-Hirn-Schranke vermindern. Die protektive Wirkung bei hohen Perfusionsdrucken kann in eine schädigende Wirkung bei niedrigen Perfusiondrucken umschlagen: Eine starke Sympathikusentladung während einer Hypotension (z.B. im Schock) kann die schon verminderte Durchblutung noch mehr reduzieren, weil die Hirngefäße durch die Sympathikusaktivität weiter konstringiert werden. Eine chronische Verschiebung des oberen und unteren Grenzbereichs der Autoregulationskurve nach rechts ist während chronischer Hypertonie gefunden worden. Während die Verschiebung des oberen Grenzbereichs höhere Perfusionsdrucke tolerabel macht und zusätzlich eine Gefäßhypertrophie hervorruft, wodurch die Gefäße während Hypertonie geschützt werden [21], kann die gleichzeitige Verschiebung des unteren Grenzbereichs der Kurve während einer hypotensiven Phase zu kritischer Minderperfusion führen. Dies kann z.B. während einer forcierten antihypertensiven Therapie der Fall sein. Deshalb ist eine moderate, allmähliche Therapie bei der Hypertonie vorzuziehen.

2.2.3 Renin-Angiotensin-System

Neben dem Sympathikus kann das Renin-Angiotensin-System die autoregulatorischen Reaktionen der Hirngefäße modifizieren. Dies ist aus Untersuchungen mit dem *Angiotensin-konversionsenzym-Hemmstoff Captopril* gefolgert worden. Mit diesem Pharmakon ist eine Verschiebung der Grenzbereiche der Autoregulationskurven in Richtung niedrigerer Blutdruckwerte bei normotensiven und spontan hypertensiven Raten nachgewiesen worden [33]. Diese Wirkungen scheinen beim Menschen weniger stark ausgebildet zu sein [45] und können nicht durch akute sympathische Denervierung verändert werden. Dies weist auf unabhängige Mechanismen hin, über die der Sympathikus und das Renin-Angiotensin-System bei der Autoregulation wirksam werden [44].

2.2.4 Mögliche Mechanismen

Der Grundmechanismus, welcher die autoregulatorischen Veränderungen der Hirngefäße vermittelt, ist noch nicht vollständig aufgeklärt worden. Metabolische, myogene und endotheliale Mechanismen werden diskutiert. Neurogene Mechanismen können wahrscheinlich ausgeschlossen werden, da sie die Autoregulation zwar modulieren, aber nicht verursachen.

2.2.4.1 Metabolische Mechanismen

Der direkte Nachweis eines metabolischen Mechanismus der Autoregulation ist schwierig, weil Änderungen von metabolischen Faktoren an den Widerstandsgefäßen während autoregulatorischer Veränderungen schwer zu messen sind. Perivaskuläre H^+- und K^+-Aktivitäten sind nahe an den Piaarterien während autoregulatorischer Veränderungen gemessen worden. Die Änderungen dieser Ionenaktivitäten waren gering und können kaum die beobachteten Reaktionen der Piagefäße erklären [43]. Adenosin-Konzentrationen im Hirngewebe verändern sich umgekehrt proportional zum Blutdruck. Eine quantitative Analyse der interstitiellen Konzentration von Adenosin mit Hilfe der Hirndialysetechnik hat allerdings gezeigt, dass Adenosin nur bei Blutdruckwerten von weniger als 50 mmHg wirksam werden könnte; hieraus kann nur eine unterstützende Rolle von Adenosin in der Autoregulation gefolgert werden [49]. Obwohl also eine metabolische Komponente der autoregulatorischen Mechanismen nicht vollständig ausgeschlossen werden kann, fehlt es an überzeugenden Nachweisen.

2.2.4.2 Myogene Mechanismen

Myogene Mechanismen der Autoregulation, d. h. eine Vasokonstriktion bei Dehnung und Vasodilatation bei Entdehnung sind überzeugender nachgewiesen worden als metabolische Mechanismen, mit der Ausnahme eines experimentellen Modells, nämlich dem Anstieg des zerebralen Venendrucks. Wenn eine myogene Komponente der Autoregulation wirksam würde, dann müßte eine Vasokonstriktion infolge des intravaskulären Drucks erfolgen, welche die myogene Antwort hervorriefe. Die Tatsache, dass ein erhöhter venöser Druck die Hirndurchblutung nicht verändert [23] und eine Dilatation von Piaarterien statt der erwarteten Konstriktion hervorruft [46], ist von einigen Untersuchern so interpretiert worden, dass hiermit der Nachweis des Überwiegens metabolischer Mechanismen bei der Autoregulation erbracht worden sei. Dieser indirekte Schluss wird durch den direkten Nachweis myogener Mechanismen bei der zerebralen Autoregulation widerlegt.

Myogene Mechanismen sind Reaktionen auf Änderungen des transmuralen Drucks der Gefäße, die in der Gegenrichtung des passiven Verhaltens verlaufen. In isolierten Segmenten der A. cerebri media konnten autoregulatorische Reaktionen klar gezeigt werden [13, 14, 22, 37]. In Übereinstimmung mit dem direkten Nachweis eines myogenen Mechanismus der Autoregulation in isolierten Hirngefäßen stehen In-vivo-Experimente, in welchen der transmurale Druck von Piaarterien bei einem unveränderten Perfusionsdruck variiert wurde. Dies wurde dadurch erreicht, dass das Tier in einen geschlossen Behälter gebracht wurde, wobei nur die exponierte Hirnoberfläche mit der Atmosphäre in Verbindung stand. Wenn nun der Druck im Behälter erhöht wurde – was einer Gefäßdehnung entspricht –, dann konstringierten die Piaarterien und bei einem verminderten Druck dilatierten sie [2]. Zusammengenommen weist der überwiegende Teil der Experimente – mit Ausnahme der Experimente mit erhöhtem venösen Druck – auf eine myogene Komponente der Autoregulation hin; es gibt zusätzliche Anhaltspunkte für eine metabolische Komponente. Die Experimente, in denen der zerebrovenöse Druck erhöht wurde, können nicht als ein strenger Nachweis des Fehlens myogener Mechanismen angesehen werden. Sie zeigen eher, dass unter diesen speziellen Bedingungen eine metabolische Komponente oder die Reaktion auf zerebrale Hypoxie die myogenen Mechanismen übertrifft. Die Mechanismen, welche die Reaktionen der Hirngefäße auf Dehnung vermitteln, beruhen wahrscheinlich auf verschiedenen Ursachen. Hierbei spielen die extrazelluläre Matrix, Integrine, Ionenkanäle, das sarkoplasmatische Retikulum, Second-messenger-Systeme und längenabhängige Änderungen der kontraktilen Funktionen einschließlich der Struktur des Zytoskeletts eine Rolle [24, 29].

2.2.4.3 Endotheliale Mechanismen

Von den Experimenten, die an isolierten Hirnarterien durchgeführt wurden, hat die Mehrzahl eine endotheliale Komponente der autoregulatorischen Reaktionen der Hirndurchblutung gezeigt [13, 14, 37] – mit einer Ausnahme [22]. Kalziumeinstrom in die Endothelzellen während der Dehnung scheint das primäre Ereignis zu sein [17]. Stickoxid, das sowohl von Endothelzellen als auch aus anderen Zellen im Gehirn freigesetzt werden kann, trägt nicht zu den autoregulatorischen Reaktionen bei [38]. Diese Ergebnisse unterstützen die Hypothese eines geringen Einflusses des Endothels auf die autoregulatorischen Reaktionen von Hirngefäßen; die Rolle des Endothels scheint sich eher auf die Modulation basaler Reaktionen zu beschränken.

2.3 Hirngewebsfaktoren

Die Hirndurchblutung kann im Prinzip an wechselnde funktionelle Anforderungen durch Faktoren angepasst werden, welche die glatten

Muskelzellen der Widerstandsgefäße entweder von der perivaskulären oder von der intravaskulären Seite aus beeinflussen. Von diesen Faktoren sind diejenigen, die von der perivaskulären Seite aus wirken und im Hirngewebe ihren Ursprung haben, am bedeutendsten. Gewebsfaktoren können in zwei Gruppen unterteilt werden:

- lokal metabolische und ionale Faktoren,
- andere perivaskuläre Faktoren.

2.3.1 Lokale metabolische und ionale Faktoren

Im Gehirn sowie in anderen Organen wird die lokale Durchblutung an die momentanen Anforderungen, die durch die funktionelle Aktivität und die metabolischen Erfordernisse vorgegeben sind, angepasst. Dies wird durch die vasomotorische Aktivität der zerebralen Arterien und Arteriolen erreicht. Die Frage ist, welche Gewebsfaktoren als Kopplungsfaktoren angesehen werden können, die einen Anstieg der Hirndurchblutung bei einer erhöhten neuronalen Aktivität verursachen. Es erscheint berechtigt, hierbei zwischen *neuronaler Aktivität* und *Hirnmetabolismus* zu differenzieren, da beide unterschiedliche Auslöser von Veränderungen des Gefäßtonus im Rahmen einer Regulation sind. Die vasoaktiven Faktoren, die mit neuronaler Aktivität in Zusammenhang gebracht werden, müssen nicht identisch sein mit denen, die stoffwechselabhängig freigesetzt werden. Die vasomotorische Antwort erfolgt innerhalb von Sekunden und ermöglicht eine schnelle Änderung der regionalen Durchblutung. Die wesentlichen Aspekte sind in Abb. 2.3 dargestellt.

Erhöhte neuronale Aktivität, wie sie durch eine höhere Frequenz der Aktionspotenziale erreicht wird, führt zur Freisetzung von intrazellulärem Kalium in die extrazelluläre Flüssigkeit. Da der Extrazellulärraum des Gehirns klein ist (etwa 15%) und der Konzentrationsgradient intra-/extrazellulär für Kalium hoch ist, kommt es hierdurch zu einer beträchtlichen Erhöhung des extrazellulären Kaliumkonzentration, welche ihrerseits zu einer Dilatation der Widerstandsgefäße des Gehirns führt. Zusammen mit der Information, die durch das Aktionspotenzial weitergegeben wird, wird somit eine schnelle Anpassung der Durchblutung an die erhöhte funktionelle Aktivität erreicht. Diese schnelle Vasodilatation durch Kaliumionen wird dadurch über ein größeres Gefäßareal verteilt, so dass Astrozyten K^+ aufnehmen und durch den Vorgang der räumlichen Pufferung zu den Blutgefäßen hin verschieben [31].

Als nächster Schritt muss die ursprüngliche extra-/intrazelluläre Verteilung von Ionen langfristig wiederhergestellt werden. Es werden Pumpen aktiviert, welche Kaliumionen in die Zellen zurückpumpen und Natriumionen aus den Zellen wieder herauspumpen. Eine erhöhte Pumpaktivität führt zu einer erhöhten metabolischen Aktivität. Dies ist die Basis für die bildgebenden Verfahren, welche die metabolische Aktivität als einen Indikator der Funktion nutzen. Die Signalstoffe für die metabolische Vasodilatation – Wasserstoffionen und Adenosin sind bisher bekannt – werden freigesetzt, solan-

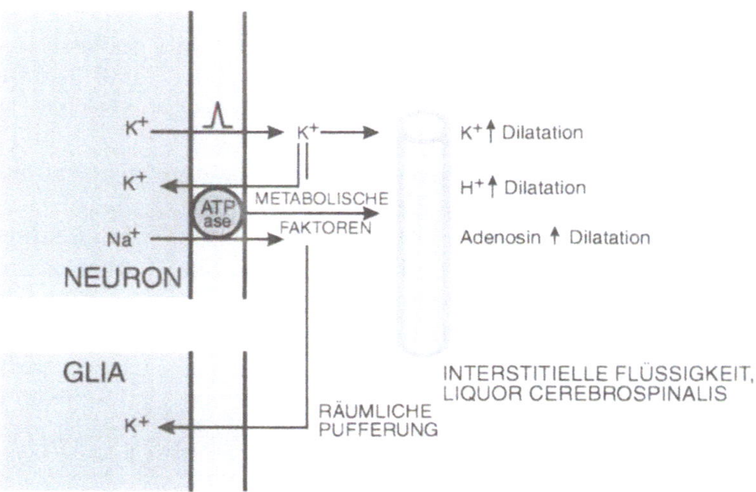

Abb. 2.3. Schematische Darstellung der wichtigsten lokalen Faktoren, welche die Kopplung zwischen funktioneller Aktivierung und Hirndurchblutung vermitteln

ge ein Missverhältnis zwischen Sauerstoff- und Glukosebedarf und -angebot existiert.

Die Vasodilatation, die durch diese Faktoren hervorgerufen wird, wirkt dem Missverhältnis entgegen und erlaubt so eine Feineinstellung der Blutversorgung des Gewebes. Die akute dynamische Kopplung findet über zwei Mechanismen statt: *die Vorwärtsregulation*, die über *Kalium* erfolgt, und die *Rückkopplung*, die mit Hilfe von *Wasserstoffionen* und *Adenosin* stattfindet. Diese Mechanismen sind Schlüsselmechanismen in der Kreislauf- und Atmungsphysiologie.

Der quantitative Beitrag dieser regionalen Faktoren zur dynamischen Kopplung ist sehr lange umstritten gewesen. Während Kalium nun als initialer Mittler der Kopplung weitgehend akzeptiert ist, wird die quantitative Rolle von Wasserstoffionen und Adenosin in der dynamischen Kopplung immer noch kontrovers diskutiert. Einige Untersuchungen haben gezeigt, dass der extrazelluläre pH-Wert unmittelbar mit dem Beginn der neuronalen Aktivität abnimmt, während andere nur einen Abfall des pH-Werts mit einer zeitlichen Verzögerung von einigen Sekunden nach Beginn der neuronalen Aktivität gefunden haben (Zitate bei [16]). Auf der anderen Seite sind Anstiege der Hirnlaktat-Konzentration in H1NMR-spektroskopischen Untersuchungen bei physiologischer Aktivierung gemessen worden [36], die als Anhaltspunkt für eine anaerobe Glykolyse unter diesen Bedingungen angesehen worden sind. Im Hinblick auf Adenosin ist die Situation mit der von Wasserstoffionen insofern vergleichbar, als eine Anzahl von negativen Ergebnissen durch eine größere Anzahl positiver Befunde mehr als aufgewogen wird. Frühere Untersuchungen haben einen Anstieg der Adenosin-Konzentration während der ersten Sekunden eines Bicucullin-induzierten Krampfanfalls zeigen können [39, 48]. Was die interstitielle Adenosin-Konzentration betrifft, die relevanter hinsichtlich der Wirkung auf den Gefäßdurchmesser ist [26], so haben Studien mit Hilfe der Hirndialysetechnik einen Anstieg der Adenosinfreisetzung zeigen können, obwohl ihr Ausmass nicht überwältigend ist [30]. Der Adenosinblocker Theophylin hat sich als teilweise wirksam erwiesen, da eine Reduktion der Hyperämie des Gehirns während Krampfanfällen [35] und funktioneller Aktivierung [5, 15] nachgewiesen werden konnte. Die Befunde von Ko et al. [15] konnten allerdings nicht durch Northington et al. [27] bestätigt werden.

Die Bedingungen, unter denen Kaliumionen, Wasserstoffionen und Adenosin wirksam werden, können auf folgende Art beschrieben werden: Während die Freisetzung von Kalium von der neuronalen Entladungsrate abhängt, reichern sich Wasserstoffionen und Adenosin im Gewebe an, wenn ein Missverhältnis zwischen Sauerstoffbedarf und Sauerstoffangebot besteht. Deshalb ist es wahrscheinlich, dass die Feinanpassung durch die metabolischen Wasserstoffionen- und Adenosinmechanismen erst nach einer Zeitverzögerung wirksam werden und dann einen wichtigen Einfluss haben, wenn der Kaliummechanismus allein nicht ausreicht, um eine angemessene Sauerstoffversorgung zu gewährleisten. Die Wirkung des Wasserstoffionen-Adenosin-Mechanismus hängt deshalb von den regionalen Voraussetzungen ab. Seine Bedeutung dürfte dann klein sein, wenn die neuronale Aktivierung von einem Anstieg des pO_2 begleitet ist. Im Gegensatz dazu dürfte dieser Mechanismus eine wichtige Rolle beim Sauerstoffmangel spielen, z.B. während Hypoxie und Ischämie.

Eine lokale Entkopplung ist für die somatosensorische Stimulation beim Menschen postuliert worden [9]. Dieses Postulat wurde aus PET-Studien abgeleitet und beruht auf einem höheren prozentualen Anstieg der lokalen Hirndurchblutung (+29%) als des lokalen Sauerstoffverbrauchs (5%). Diese maximalen Anstiege wurden in der kontralateralen Hirnhemissphäre während vibratorischer Stimulation der Fingerkuppen einer Hand gemessen. Die Benennung dieses Phänomens mit dem Begriff *Entkopplung* erscheint auf den ersten Blick plausibel. Die diesem zugrundeliegende Sequenz der Ereignisse (neuronale Aktivität, Stoffwechsel, Durchblutung) erfasst aber möglicherweise nicht alle Aspekte der Kopplung. Es ist ein direkter Kurzschlussweg zwischen der neuronalen Aktivität und den Hirngefäßen vorstellbar. Die neuronale Aktivität könnte direkt an den Hirngefäßen über die Erhöhung der interstitiellen Kalium-Konzentration wirksam werden oder auch über die gleichzeitige Freisetzung vasoaktiver Peptide, welche die metabolische Verbindung zwischen neuronaler Aktivität und der lokalen Hämodynamik modifizieren könnten. Eine Dissoziation oder teilweise Dissoziation zwischen dem regionalen Sauerstoffverbrauch und der Durchblutung könnte dann zu einem größeren Anstieg der Durchblutung als des Stoffwechsels führen. Dies muss allerdings nicht eine Entkopplung anzeigen, sondern einen speziellen

Typ der Kopplung. Ein stärkerer Anstieg der Durchblutung als des Stoffwechsels führt zu einer regionalen Hyperperfusion, woraus eine kleinere arterio-venöse Differenz der Substrate Glukose und Sauerstoff resultiert.

Diese Ergebnisse stehen in Einklang mit Überlegungen, dass überproportional große Durchblutungsanstiege im Gehirn benötigt werden, um die Sauerstoffversorgung bei Anstieg des Sauerstoffverbrauchs zu gewährleisten [4]. Voraussetzungen dieser Annahme sind, dass alle Kapillaren im Gehirn schon unter Ruhebedingungen perfundiert sind und dass der gesamte Sauerstoff, der ins Gewebe diffundiert, metabolisiert wird. Es kann aus diesen Überlegungen geschlossen werden, dass das Kopplungsphänomen nur mit einem Vergleich der Durchblutung und der Stoffwechselrate nicht vollständig erfasst ist.

Die Frage der Entkopplung wurde in einem neuen Ansatz mit Hilfe der Kety-Schmidt-Methode am Menschen untersucht [18]. Hierbei konnte eine Methodik angewendet werden, die völlig unabhängig von den Annahmen der PET-Modelle zur Messung des Sauerstoffverbrauchs ist. Die Aktivierung der Gehirne von Versuchspersonen erfolgte mit Hilfe des Wisconsin-card-sorting-Tests. Es wurde ein unveränderter globaler Sauerstoffverbrauch während der Aktivierung gefunden, während die globale Hirndurchblutung und der globale Glukosestoffwechsel jeweils um 12% anstiegen. Hierbei war überraschend, dass nur ein kleiner Teil des erhöhten Glukosestoffwechsels der Produktion von Laktat zugeschrieben werden konnte. Dies zeigt einen geringeren Beitrag der Laktatproduktion zu den metabolischen Veränderungen während Hirnaktivierung als dies aufgrund der H1NMR-Studien von Prichard et al. [36] postuliert worden war. Obwohl diese Untersuchung die Dissoziation von Sauerstoffverbrauch und Durchblutung im Gehirn während funktioneller Aktivierung bestätigt, ist nicht geklärt, welchen Weg die Glukose nimmt, die zusätzlich während der Aktivierung in den Stoffwechsel eingeschleust wird. Das wahrscheinlichste ist, dass Glukose in den einzelnen Schritten der Glykolyse vorübergehend vermehrt akkumuliert wird.

2.3.2 Kopplung zwischen Funktion, Stoffwechsel und Durchblutung

Es erscheint verlockend, eine entscheidende Rolle bei der Kopplung den Astrozyten zuzuschreiben [34]. Grundlage dieser Überlegungen ist die Annahme, dass die aus den Hirnkapillaren aufgenommene Glukose in den Astrozyten zu Laktat umgewandelt wird. Die hierbei beim Abbau eines Glukosemoleküls freiwerdenden zwei ATP-Moleküle sollen jeweils für eine von zwei Funktionen verwendet werden: Ein ATP-Molekül soll die Na^+/K^+-ATPase antreiben, welche die Natriumionen wieder aus den Astrozyten herauspumpt, die für den Natrium-gekoppelten Einstrom von Glutamat benötigt werden. Das andere ATP-Molekül soll die Umwandlung von Glutamat in Glutamin in Astrozyten ermöglichen [19]. Die restliche Glykolyse mit der Freisetzung von 34 ATP-Molekülen pro Glukosemolekül soll dann nach Aufnahme des Laktats in die Neurone stattfinden. Diese Hypothese ist attraktiv, weil sie einerseits eine Verbindung zwischen dem Energiestoffwechsel des Gehirns und der Aufnahme des häufigsten und wichtigsten Transmitters Glutamat herstellt. Andererseits werden Ergebnisse der ^{13}C-NMR-Spektroskopie über den stöchiometrischen Zusammenhang zwischen Glukosestoffwechsel und glutamaterger neuronaler Aktivität hergestellt [40]. Unter welchen Bedingungen diese Hypothesen zutreffen, kann gegenwärtig nicht geklärt werden. Es spricht vieles dafür, dass zumindest die basale Stoffwechselaktivität auch der Neurone über eine direkte Aufnahme von Glukose abläuft. Zumindest sind nicht nur die Astrozyten, sondern auch die Neurone mit Glukosetransportern ausgestattet. Es erscheint nicht einleuchtend, wenn die Gegenwart von Glukosetransportern in der Membran der Neurone ignoriert wird und eine Versorgung mit Laktat aus den Astrozyten als wesentlicher Mechanismus der Energieversorgung postuliert wird.

Die Diskussion über die Kopplung zwischen Funktion, Stoffwechsel und Durchblutung im Gehirn ist durch die Entwicklung der *Magnetresonanztomographie* (MRI-Techniken) neu belebt worden. Die Anwendung von MRI-Techniken bei lokalen Hirnaktivierungsstudien (funktionelle MRI, fMRI) hat gezeigt, dass es nach Beginn der Aktivierung zu einem *BOLD (brain oxygen level derived)-Signal* kommt. Seit seiner Entdeckung [10, 28] wird es als Indikator eines Anstiegs der Oxyhämoglobin-Konzentration bei einem Abfall der Desoxyhämoglobin-Konzentration und einem Anstieg der Gesamthämoglobin-Konzentration akzeptiert. Dieses Phänomen ist vielfach reproduziert worden. Die Interpretation steht in Einklang mit Ergebnissen anderer unabhängiger Methoden, wie invasiven [20] und nichtinvasiven (NIRS) [42] spektroskopischen Methoden. Inwieweit es vor diesem einige Sekunden nach Aktivierungsbeginn auftretenden Befund zu einer Verminderung der Oxygenierung kommt („initial dip") ist noch immer umstritten. Die Befunde lassen sich folgendermaßen interpretieren: Wenn ein initial dip auftritt, so dürfte er durch den erhöhten O_2-Bedarf infolge der akuten Stoffwechselsteigerung bei funktioneller Aktivierung bedingt sein. Wird dieser Bedarf initial nicht durch ein erhöhtes O_2-Angebot gedeckt, so kommt es für wenige Sekunden zu einer Desoxygenierung des Hämoglobins. Der unumstrittene Anstieg des oxygenierten Hämoglobins in der darauffolgenden Phase zeigt eine vermehrte Zufuhr von O_2 in das aktivierte Gewebe. Ursache hierfür dürften die unter 2.3.1 beschriebenen lokal metabolischen Mechanismen sein.

2.3.3 Andere perivaskuläre Faktoren

Während lokale metabolische und ionale Faktoren den Hauptanteil der Kopplung zwischen Funktion, Stoffwechsel und Durchblutung im Gehirn zu vermitteln scheinen, beeinflussen noch mehrere andere Faktoren die Hirndurchblutung auf einer globaleren Ebene indem sie von der perivaskulären Seite aus einwirken. Diese Faktoren werden durch Gefäßnerven und durch perivaskuläre Mastzellen freigesetzt. Ein Überblick über diese Thematik ist von Goadsby und Sercombe [11] gegeben worden. Die wesentlichen Befunde sind in Tabelle 2.1 zusammengestellt.

3.3.1 Perivaskuläre sympathische Innervation

Eine reiche sympathische Innervation wurde für die Umgebung der extraparenchymalen Hirngefäße und die Dura mater nachgewiesen. Ihr Ursprung befindet sich im Hypothalamus. Nach einer Synapse in der intermediolateralen Zellsäule des Rückenmarks ziehen die Fasern weiter zum Ganglion cervicale superius. Ein Teil der Innervation entspringt im Ganglion stellatum, der wesentlich die Basilar- und Vertebralarterien erreicht und weniger dicht ist. Der Hauptüberträgerstoff der sympathischen Nervenfasern ist Noradrenalin, das in kleinen Vesikeln gespeichert wird. Neuropeptid Y (NPY) wirkt als Kotransmitter und wird in großen Vesikeln der sympathischen Nervenfasern gespeichert. Aktivierung adrenerger α_1- und α_2-Rezeptoren durch elektrische Stimulation der sympathischen Nervenfasern oder durch Noradrenalin ruft eine mäßige Konstriktion extraparenchymaler Gefäße (Arterien und Venen) hervor. Die Verminderung der Hirndurchblutung ist mäßig und heterogen [41]. Die Konstriktion, die durch die Stimulation der NPY-Rezeptoren hervorgerufen wird, ist stärker und länger andauernd als die durch Noradrenalin verursachte und konnte bisher noch nicht an den Venen nachgewiesen werden. Der tonische Einfluss des sympathischen Nervensystems auf die Hirngefäße scheint relativ klein und unter normalen Bedingungen wenig bedeutungsvoll zu sein. Seine physiologische und pathophysiologische Funktion ist am besten als eine protektive Wirkung anzusehen, z. B. während sehr starkem Blutdruckanstieg. Die Verschiebung des oberen Grenzbereichs der Autoregulationskurve nach links (niedrigere Blutdruckwerte, s. 2.2.2) verhindert einen schädigenden Anstieg der Hirndurchblutung und schützt gleichzeitig die Blut-Hirn-Schranke vor einem Ausstrom von Plasmaflüssigkeit. Umge-

Tabelle 2.1. Morphologie und wesentliche Funktionen der Innervation der Hirngefäße

Innervation	Ganglion	Transmitter	Wirkung der Aktivierung auf Hirndurchblutung
Sympathikus	Ganglion cervicale superius	Noradrenalin, Neuropeptid Y	Abnahme
Parasympathikus	Ganglion sphenopalatinum, Ganglion oticum Carotis-interna-Plexus	Acetylcholin, vasoaktives intestinales Polypeptid (VIP), Peptid Histidin Isoleucin (PHI)	Zunahme
Trigeminus	Trigeminus	Substanz P, calcitonin gene related peptide (CGRP), Neurokinin A (NKA), Cholezystokinin (CCK)	Zunahme

kehrt kann dieselbe Wirkung bei niedrigem Blutdruck gefährlich für das Gehirn werden, da hierdurch eine weitere Senkung der Hirndurchblutung hervorgerufen wird.

Außer den Wirkungen auf die Hirngefäße hat die Sympathikusstimulation auch einen Einfluss auf die Bildung von Liquor cerebrospinalis. Gemeinsam mit der Gefäßwirkung hat die Sympathikusstimulation daher einen Abfall des intrakraniellen Drucks zur Folge. Zusätzlich zu den akuten Wirkungen sympathischer Transmitter auf den Gefäßwiderstand der Hirngefäße sind der sympathischen Innervierung auch chronische trophische Einflüsse zugeschrieben worden, die das Gefüge und die Dehnbarkeit der zerebralen Arteriolen beeinflussen [1].

2.3.3.2 Perivaskuläre parasympathische Innervation

Die parasympathischen Nervenfasern an den Hirngefäßen entspringen aus dem Nucleus salivatorius superior und ziehen im Nervus facialis (VII. Hirnnerv), um dann ihre Fasern über den Nervus petrosus superfacialis major in das Ganglion pterygopalatinum (beim Menschen) oder Ganglion sphenopalatinum (andere Spezies) und das Ganglium oticum zu verteilen. Wie bei der sympathischen Innervation der Gefäße sind auch hier mehrere Transmitter an den Hirngefäßen in den perivaskulären Nervenfasern kolokalisiert. Die wichtigsten Transmitter in diesem Zusammenhang sind *Acetylcholin*, das *vasoaktive intestinale Polypeptid (VIP)* und das *Peptid Histidin Isoleuzin (PHI)*. Alle diese Transmitter haben dilatierende Wirkungen auf die Hirngefäße. Die parasympathische Innervation ist insofern wichtig, als sie eine Erhöhung der Hirndurchblutung ermöglicht. Dies ist in Experimenten gezeigt worden, in denen verschiedene Komponenten dieses Systems elektrisch stimuliert wurden; es ist ein sehr aufwendiges Unterfangen. Die physiologische Bedeutung dieser dilatierenden Innervation ist nicht bekannt. In den Standardtests Hyperkapnie, Hypoxie und Autoregulation ließ sich keine Veränderung der stimulationsbedingten vaskulären Wirkungen nachweisen.

2.3.3.3 Perivaskuläre Trigeminusinnervation

Das trigeminovaskuläre System vermittelt die sensorische afferente Innervation der Hirngefäße und der Dura mater. Seine neuronalen Zellkörper sind im Trigeminusganglion lokalisiert, von wo die Information zur Medulla weitergeleitet wird, bis schließlich thalamische Strukturen erreicht werden. Deshalb gibt es keinen Zweifel über die wichtige Rolle der Trigeminusinnervation in der Verarbeitung der Schmerzreize von der Dura mater und den Hirngefäßen. Eine solche reine afferente Funktion beschreibt jedoch offenbar nicht vollständig die Bedeutung des trigeminovaskulären Systems. Vier Neurotransmitterpeptide sind in den trigeminalen Neuronen gefunden worden: *Substanz P*, *calcitonin gene related peptide (CGRP)*, *Neurokinin A (NKA)* und *Cholezystokinin (CCK)*. Die wichtigste Bedeutung dieser Neuropeptide wird in einer Wirkung auf die Hirngefäße gesehen. Dies setzt voraus, dass die Neuropeptide während einer Depolarisation der Trigeminusneuronen freigesetzt werden und an die Außenseite der Hirngefäße gelangen, obwohl die normale (afferente) Richtung der elektrischen Erregung von den Gefäßendigungen der Nerven zu den neuronalen Zellkörpern verläuft. Es gibt einige Anhaltspunkte dafür, dass die Erregung einiger zentralerer Anteile der perivaskulären Nervenendigungen durch einen dem Axonreflex ähnlichen Mechanismus zu anderen mehr peripheren Anteilen der perivaskulären Nervenendigungen weitergeleitet werden kann. Dies ruft die Freisetzung von Neurotransmittern aus den Nervenendigungen zur Gefäßwand hin hervor.

Alle diese Neurotransmitter haben eine dilatierende Wirkung auf die Hirngefäße, wobei das Ausmass der Dilatation bei den unterschiedlichen Transmittern verschieden ist. Während die physiologische Rolle des trigeminovaskulären Systems von untergeordneter Bedeutung zu sein scheint, gibt es Anhaltspunkte, dass die Erregung dieses Systems eine Entzündung der Blutgefäße hervorrufen kann. Solch ein Mechanismus könnte die Ursache der Migräne und anderer Kopfschmerzen sein [12].

2.4 Faktoren unterschiedlicher Herkunft

2.4.1 Serotonin, Histamin

Bei verschiedenen vasoaktiven Faktoren ist es nicht möglich, ihre ausschließliche Quelle im Gehirn zu identifizieren. Zum Beispiel kann Serotonin von zentralen serotonergen Neuronen aus Raphekernen freigesetzt werden, außerdem aus perivaskulären Mastzellen oder auch durch sympathische perivaskuläre Nervenfasern, die vorher Serotonin aufgenommen haben. Ein anderes Beispiel ist Histamin, das seinen Ursprung in Neuronen, Endothelzellen und hauptsächlich in perivaskulären Mastzellen hat.

Serotonin konstringiert größere Hirngefäße und große Piaarterien. In kleineren Arteriolen hat es entweder keine Gefäßwirkung oder ruft sogar eine Vasodilatation hervor. Die Rezeptoren, welche die Wirkungen von Serotonin vermitteln, sind im wesentlichen in drei Untergruppen aufzugliedern: 5-HT_1, 5-HT_2 und 5-HT_3. Von diesen hat der 5-HT_1-Rezeptor vier Untertypen: 5-$HT_{1\,A\text{-}D}$. Trotz der Vielzahl der Rezeptoruntergruppen könnte die zusätzliche Freisetzung von Noradrenalin und Prostaglandinen zu den vielfältigen Wirkungen von Serotonin beitragen.

In ähnlicher Weise hat Histamin im Prinzip auch dilatierende und konstringierende Wirkungen an Hirngefäßen. Die Konstriktionen scheinen durch H_1-Rezeptoren vermittelt zu werden, während die Dilatationen wesentlich auf H_2-Rezeptoren zurückgeführt werden können, obwohl H_1-Rezeptoren auch an Dilatationen beteiligt sein können. Obwohl die Rezeptoren und die Wirkungen von der untersuchten Spezies und dem Gefäßtyp abhängen, ist die hauptsächliche Wirkung von Histamin eine Vasodilatation. Zusätzlich zu seinen vaskulären Wirkungen ist Histamin, wie Bradykinin, als ein Mittler einer erhöhten Permeabilität der Blut-Hirn-Schranke diskutiert worden. Histamin könnte damit zur Genese des vasogenen Hirnödems beitragen.

2.4.2 Stickoxid, Eicosanoide

Stickoxid ist ein starker Gefäßdilatator in vielen Gefäßbetten. Im Gehirn gibt es wenigstens drei Isoformen des Enzyms, welches die Synthese von NO katalysiert: die konstitutive neuronale (n-NOS, NOS-I), die endotheliale (e-NOS, NOS-III) und die induzierbare Isoform (i-NOS, NOS-II). Diese drei Isoformen wurden ursprünglich in Makrophagen nachgewiesen. Weil drei Isoformen des synthetisierenden Enzyms vorhanden sind, wirkt NO im Gehirn nicht nur als Endothel-abgeleiteter dilatierender Faktor (EDRF), sondern ist auch ein von Neuronen freigesetzter Faktor. Die wahrscheinlichste Rolle von NO in der Regulation der Hirndurchblutung ist eine permissive oder fazilitierende Wirkung, die in einem Verstärken und Unterstützen eines generellen vasodilatierten Zustands besteht und die auch die Vasodilatation bei funktioneller Aktivierung und Hyperkapnie verstärkt. Aus genetischen Ausschaltexperimenten ist es klar geworden, dass die n-NOS-Isoform für diese Wirkungen bedeutender ist als die anderen Isoformen. Aus den jeweils übriggebliebenen Aktivitäten der e-NOS und der i-NOS in den verschiedenen Knock-out-Mäusen kann geschlossen werden, dass die totale NOS-Aktivität im Gehirn wesentlich auf n-NOS beruht. Dies schließt jedoch eine wichtige lokale Funktion von e-NOS in den Blutgefäßen nicht aus.

Metabolite der Arachidonsäure scheinen an einer großen Anzahl von regulatorischen Gefäßfunktionen im Gehirn beteiligt zu sein. In dieser Hinsicht zeigen sie Ähnlichkeiten mit dem NO-System. Von den Prostaglandinen, den Thromboxanen und den Leukotrienen, die durch den Cyclooxygenaseweg gebildet werden, kann Prostazyklin (PGI 2) als der wichtigste Vasodilatator und PGF 2*a* als der wichtigste Vasokonstriktor angesehen werden. Zwei Isoformen der Cyclooxygenase sind beschrieben worden: Cyclooxygenase 1 (COX-1) ist die konstitutive Form und Cyclooxygenase 2 (COX-2) die induzierbare Form. Wie beim NO diskutiert, scheinen die Prostaglandine in erster Linie für eine permissive Wirkung zu sorgen, welche die vasoaktiven Wirkungen anderer Substanzen unterstützt. Prostaglandin hat auch wie das NO die Fähigkeit, die Plättchenaggregation des Bluts zu reduzieren, das an den Endothelzellen der Blutgefäße vorbeifließt. Eine schematische Darstellung der wesentlichen Funktionen von NO und Eicosanoiden ist in Abb. 2.4 zu sehen.

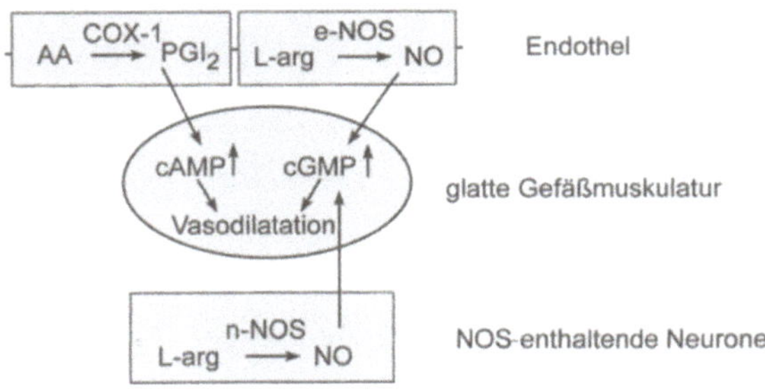

Abb. 2.4. Schematische Darstellung wesentlicher Funktionen von Stickoxid und Eicosanoiden an Hirngefäßen

2.5 Zusammenfassung

Während die Regulation der Hirndurchblutung früher wesentlich als die Wirkung der Atemgase CO_2 und O_2 auf die Hirngefäße bezeichnet werden konnte, hat sich inzwischen herausgestellt, dass die Mechanismen der Regulation viel komplizierter sind. Es ist oft schwierig, eine direkte Gefäßwirkung eines Faktors von einer permisiven Rolle zu trennen. Ein Zusammenspiel aller Elemente im Gehirn, d.h. Endothelzellen, glatte Gefäßmuskelzellen, Neurone und Gliazellen macht es fast unmöglich, eine einfache kausale Beziehung zwischen einem Wirkstoff und seiner Gefäßwirkung am Gehirn herzustellen.

Literatur

1. Baumbach GL, Heistad DD, Siems JE (1989) Effect of sympathetic nerves on composition and distensibility of cerebral arterioles in rats. J Physiol 416:123–140
2. Bohlen HG, Harper SL (1984) Evidence of myogenic vascular control in the rat cerebral cortex. Circ Res 55:554–559
3. Brightman MW, Tao-Cheng JH (1993) Tight junctions of brain endothelium and epithelium. In: Pardridge WM (ed) The blood-brain barrier. Raven Press, New York, pp 107–125
4. Buxton RB, Frank LR (1997) A model for the coupling between cerebral blood flow and oxygen metabolism during neural stimulation. J Cereb Blood Flow Metab 17:64–72
5. Dirnagl U, Niwa K, Lindauer U, and Villringer A (1994) Coupling of cerebral blood flow to neuronal activation: role of adenosine and nitric oxide. Am J Phyiol 267:296–301
6. Dirnagl U, Pulsinelli W (1990) Autoregulation of cerebral blood flow in experimental focal brain ischemia. J Cereb Blood Flow Metab 10:327–336
7. Faraci FM, Heistad DD (1998) Regulation of the cerebral circulation: Role of endothelium and potassium channels. Physiol Rev 78:54–97
8. Florence G, Seylaz J (1992) Rapid autoregulation of cerebral bood flow: A laser- Doppler flowmetry study. J Cereb Blood Flow Metab 12:674–680
9. Fox PT, Raichle ME (1986) Focal physiological uncoupling of cere bral blood flow and oxidative metabolism during somatosensory stimulation in human subjects. Proc Natl Acad Sci USA 83:1140–1144
10. Frahm J, Bruhn M, Merboldt KD, Hanicke W (1992) Dynamic MR imaging of human brain oxygenation during rest and photic stimulation. J Magn Reson Imaging 2:501–505
11. Goadsby PJ, Sercombe R (1996) Neurogenic regulation of cerebral blood flow:extrinsic neural control. In: Sercombe R, Mraovitch S (eds) Neurophysiological basis of cerebral blood flow control: An introduction. Libbey, London, pp 285–321
12. Goadsby PJ, Silberstein SD (1997) Headache. Butterworth-Heinemann, New York
13. Harder DR, Sanchez-Ferrer C, Kauser K, Stekiel WJ, Rubanyi GM (1989) Pressure releases a transferable endothelial contractile factor on cat cerebral arteries. Circ Res 65:193–198
14. Katusic ZS, Shepherd JT, Vanhoutte PM (1987) Endothelium-dependent contraction to stretch in canine basilar arteries. Am J Physiol 252:671–673
15. Ko KR, Ngai AC, Winn HR (1990) Role of adenosine in regulation of regional cerebral blood flow in sensory cortex. Am J Physiol 259:H1703–1708
16. Kuschinsky W (1982) Role of hydrogen ions in regulation of cerebral blood flow and other regional flows. In: Altura BM (ed) Ionic Regulatin of the Microcirculation. Karger, Basel, pp 1–19
17. Lansman JB (1988) Going with the flow. Nature 331:481–482
18. Lund Madsen P, Hasselbalch SG, Hagemann LP, Olsen KS, Bülow J, Holm S, Wildschiodtz G, Paulson OB, Lassen NA (1995) Persistent resetting of the cerebral oxygen/glucose uptake ratio by brain activation: Evidence obtained with the Kety-Schmidt technique. J Cereb Blood Flow Metab 15: 485–491
19. Magistretti PJ, Pellerin L, Rothman DL, Shulman RG (1999) Energy on demand. Science 283:496–497
20. Malonek D, Grinvald A (1996) Interactions between electrical activity and cortical microcirculation revealed by imaging spectroscopy: implications for functional brain mapping. Science 272: 551–554
21. Mayhan WG, Werber AH, Heistad DD (1987) Protection of cerebral vessels by sympathetic nerves and vascular hypertrophy. Circulation 75:I-107–112
22. McCarron JG, Osol G, Halpern W (1989) Myogenic responses are independent of the endothelium in rat pressurized posterior cerebral arteries. Blood Vessels 26:315–319
23. McPherson RW, Koehler RC, Traystman RJ (1988) Effect of jugular venous pressure on cerebral autoregulation in dogs. Am J Physiol 255:H1516–1524
24. Meiniger GA, Davis MJ (1992) Cellular mechanisms involved in the vascular myogenic response. Am J Physiol 263:H647–659
25. Mraovitch S, Sercombe R (eds) (1996) Neurophysiological basis of cerebral blood flow control: An introduction. Libbey, London
26. Ngai AC, Winn HR (1993) Effects of adenosine and its analogues on isolaed intracerebral arterioles. Extraluminal and intraluminal application. Circ Res 73:448–457
27. Northington FJ, Matherne GP, Coleman SD, Berne RM (1992) Sciatic nerve stimulation does not increase endogenous adenosine production in sensory-motor cortex. J Cereb Blood Flow Metab 12: 835–843

28. Ogawa S, Tank DW, Menou R, Ellermann JM, Kim SG, Merkle H, Ugurbil K (1992) Intrinsic signal changes accompanying sensory stimulation: functional brain mapping with magnetic resonance imaging. Proc Natl Acad Sci USA 89:5951–5955
29. Osol G (1995) Mechanotransduction by vascular smooth muscle. J Vasc Res 32:275–292
30. Park TS, van Wylen DGL, Rubio R, Berne RM (1987) Interstitial fluid adenosine and sagittal sinus blood flow during bicuculline-seizures in newborn piglets. J Cereb Blood Flow Metab 7:633–639
31. Paulson OB, Newman EA (1987) Does the release of potassium from astrocyte endfeet regulate cerebral blood flow? Science 237:896–898
32. Paulson OB, Strandgaard S, Edvinsson L (1990) Cerebral autoegulation. Cerebrovasc Brain Metab Rev 2:161–192
33. Paulson OB, Waldemar G, Andersen AR, Barry DI, Pedersen EV, Schmidt JF, Vorstrup S (1988) Role of angiotensin in autoregulation of cerebral blood flow. Circulation 77:I-55–58
34. Pellerin L, Magistretti PJ (1994) Glutamate uptake into astrocytes stimulates aerobic glycolosis: A mechanism coupling neuronal activity to glucose utilization. Proc Natl Acad Sci 91: 10625–10629
35. Pinard E, Riche D, Puiroud S, Seylaz J (1990) Theophylline reduces cerebral hyperemia and enhances brain damage induced by seizures. Brain Res 511:303–309
36. Prichard J, Rothman D, Novotny E, Petroff O, Kuwabara T, Avison M, Howseman A, Hanstock C, Shulman R (1991) Lactate rise detected by [^{1}H]NMR in human visual cortex during physiological stimulation. Proc Natl Acad Sci 88:5829–5831
37. Rubanyi GM (1988) Endothelium-dependent pressure-induced conraction of isolated canine carotid arteries. Am J Physiol 255:H783–788
38. Saito S, Wilson DA, Hanley DF, Traystman RJ (1994) Nitric oxide synthase does not contribute to cerebral autoregulatory phenomenon in anesthetized dogs. J Auton Nerv Syst 49:S73–76
39. Schrader J, Wahl M, Kuschinsky W, Kreutzberg GW (1980) Increase of adenosine content in cerebral cortex of the cat during bicuculline-induced seizure. Pfügers Arch 387:245–251
40. Sibson NR, Dhankhar A, Mason GF, Rothman DL, Behar, KL, Shulman RG (1998) Stoichiometric coupling of brain glucose metabolism and glutamatergic neuronal activity. Proc Natl Acad Sci 95:316–321
41. Tuor U (1992) Acute hypertension and sympathetic stimulation: local heterogeneous changes in cerebral blood flow. Am J Physiol 263:H511–518
42. Villinger A, Planck J, Hock C, Schleinkofer L, Dirnagl U (1993) Near infrared spectroscopy (NIRS): a new tool to study hemodynamic changes during activation of brain function in human adults. Neurosci Lett 154: 101–104
43. Wahl M, Kuschinsky W (1979) Unimportance of perivascular H^+ and K^+ activities for the adjustment of pial arterial diameter during changes of arterial blood pressure in cats. Pflügers Arch 382:203–209
44. Waldemar G (1990) Acute sympathetic denervation does not elimiate the effect of angiotensin converting enzyme inhibition on CBF autoregulation in spontaneously hypertensive rats. J Cereb Blood Flow Metab 10:43–47
45. Waldemar G, Schmidt JF, Andersen AR, Vorstrup S, Ibsen H, Paulson OB (1989) Angiotensin converting enzyme inhibition and cerebral blood flow autoregulation in normotensive and hypertenive man. J Hypertension 7:229–235
46. Wei EP, Kontos HA (1984) Increased venous pressure causes myogenic constriction of cerebral arterioles during local hyperoia. Circ Res 55:249–252
47. Welch KMA, Caplan LR, Reis DJ, Siesjö BK, Weir B (eds)(1997) Primer on cerebrovascular diseases. Academic Press, San Diego
48. Winn HR, Welsh JE, Rubio R, Berne RM (1980) Changes in brain adenosine during bicuculline induced seizures in rats. Effects of hypoxia and altered systemic blood pressure. Circ. Res 47:568–577
49. Wylen van DGL, Park TS, Rubio R, Berne RM (1988) Cerebral blood flow and interstitial fluid adenosine during hemorrhagic hypotension. Am J Physiol 255:H1211–1218

H. D. Mennel

3 Neuropathologie der zerebralen Durchblutungsstörungen und der intrakraniellen Blutungen

3.1 Bedeutung der morphologischen Untersuchungen früher und heute

Die morphologischen Untersuchungen der Durchblutungsstörungen war – im deutschen Sprachraum – eng mit der Entwicklung der Neuropathologie überhaupt verbunden: In der beginnenden mikroskopischen Ära ist dieses Fach mit den Namen Flechsig, Meynert und von Gudden verknüpft [56], später wurde durch Kraepelin die Neuropathologie mit ihren neurohistologischen Spezialmethoden auf die Entschlüsselung psychiatrischer Erkrankungen „angesetzt" [60]. Die pathologische Bearbeitung wichtiger neurologischer Krankheitsbilder wie die der Durchblutungsstörungen oder auch der Tumoren war dann ein Nebenprodukt der Untersuchungen, die in der Deutschen Forschungsanstalt für Psychiatrie von Alzheimer, Nissl und Spielmeyer durchgeführt wurden [59].

Anders in England und Frankreich. In England war man früh mit dem Problem der zerebralen Lokalisation und Funktion konfrontiert. Als deren wichtigster damaliger Exponent wird in der Regel Hughlings Jackson genannt [57]. Die vielfachen neuropathologischen Befunde bei den unterschiedlichen Durchblutungsstörungen fanden eine gründliche Bearbeitung in der französischen Neurologie und Neuropathologie. Dort wurde auch der enge Zusammenhang der Gefäßversorgung und ihrer Varianten mit den neuropathologischen Befunden und den funktionellen Folgen erkannt.

Zwei Fragen standen im Mittelpunkt der morphologischen Untersuchungen, die bis heute Thema einer Korrelation zwischen Neuropathologie und Klinik geblieben sind:

- *Die zeitliche Entwicklung der durchblutungsbedingten Nekrose*

Hier entstand das Konzept, dass die hypoxische Nekrose das Musterbeispiel einer Kolliquationsnekrose darstellt, die in fetthaltigen Organen als Alternative zur Koagulationsnekrose auftritt. Ihre Stadienbildung wurde als Prototyp sämtlicher Abräumvorgänge im Hirn angesehen. Klinische Verläufe und ihre mögliche Beeinflussung sind davon abhängig.

- *Die Ursachen für die Vielfalt von Form und Gestalt einer ischämischen Nekrose*

Form und Gestalt einer Nekrose bestimmen die neurologischen Ausfälle und sind abhängig von der Gefäßversorgung und deren Varianten. Die Neuropathologie hat in Anknüpfung an die (postmortalen) Angiographiebefunde der französischen Neurologie eine Fülle von Daten gesammelt [81], die in den letzten Jahren verstärkt aus dem neuropathologischen Spezialwissen ins breite neurologische Wissen zurückgeflossen sind. Neuropathologische Darstellungen haben auch in rein pathologischem Kontext diesen klinischen Bezug nie außer Acht gelassen [46, 62].

In Deutschland war es vor allem *Klaus Joachim Zülch*, der Infarkttypen analysierte und klassifizierte. Das Aufkommen der Computertomographie ließ die große Bedeutung der Infarktgestalt für die funktionellen Ausfälle auch dem Kliniker klar vor Augen treten und hat zu neuen Untersuchungen und Bewertungen geführt [77].

Ein drittes Gebiet, auf dem die Neuropathologie mit ihren Methoden einen Beitrag leistet, ist die Analyse der Schädigung auf zellulärer Ebene. Am Neuron, der funktionellen Kleinsteinheit des menschlichen Verhaltens, entscheidet sich Gesundheit und Krankheit in der Nervenheilkunde. Ausgedehnte Untersuchungen der letzten Jahre mit Experimentalmodellen zu Ischämie, Hypoglykämie und Epilepsie haben hier neue Fragen aufgeworfen, die den Ablauf der Zellschädigung am Neuron betreffen [5, 47].

3.1.1 Historische Skizze

Die Untersuchung und Benennung der Gefäße des intrakraniellen Raumes gehört zum alten Wissen der Heilkunde und hat ihre Spuren in einigen Eponymen hinterlassen, die auf diese Frühzeit der Medizin hinweisen: Der Confluens sinuum wurde auch als Torcular Herophili bezeichnet, die V. magna Galeni erinnert dann an einen der wichtigsten griechischen Ärzte des Hellenismus. Franz de la Boe, Sylvius, auf den die Bezeichnung Fissura Sylvii und sylvische Arterie zurückgeht, steht für jene Zeit der Medizin, als am Horizont die mikroskopische Pathologie erschien. In dieselbe Zeit fällt die Darstellung der Gefäßversorgung mit Kollateralen von Frederic Ruysch [79].

Morphologische Untersuchungen am erkrankten Hirn beginnen, als die Pathologie sich zum medizinischen Grundlagenfach entwickelte. Allerdings gehört der Ausdruck „Apoplexie" schon fast zum mythischen Bestand der Medizin [11, 41]. Eine frühe klassische Darstellung der Massenblutung wurde von Charcot gegeben [16].

Der Gefäßverschluss als Ursache einer substantiellen Durchblutungsstörung wurde mustergültig von Virchow 1856 dargestellt [103]. Cohnheim hat 1882 die Infarkte in ihren arteriellen Ausbreitungsgebieten beschrieben und die Lehre von den Endarterien begründet [18, 112]. Die dem entgegenstehende Beobachtung der Kollateralversorgung erfuhren zusammen mit der Darstellung der Gefäßversorgung, der Folgen ihrer Verschlüsse und deren Varianten eine gründliche Bearbeitung in der französischen Neuropathologie (ramollissement rouge, [51]).

Im deutschen Sprachraum wurden die Kompensationsmechanismen und ihr Einfluss auf Infarktgestalt und Topographie früh durch die Arbeit von Heubner begründet [32]. In Ribbert's spezieller Pathologie sind 1902 im wesentlichen alle Veränderungen beschrieben, die wir heute unter den Störungen der Makrozirkulation zusammenfassen [73].

Die Untersuchungen zu den feingeweblichen Veränderungen waren mit der Ausarbeitung der speziellen histopathologischen Methoden verbunden [90]; bei einer solchen Darstellung [33] finden wir auch die Wiedergabe eines Mediatotalinfarktes (Abb. 3.1 a, s. Abb. 3.4). Auch bei den histologischen Untersuchungen leistete die französiche Neuropatholgie Pionierarbeit (état lacunaire, état criblé, état vermolu [21, 54, 105]).

3.1.2 Neuropathologische Untersuchung in der Zeit der bildgebenden und funktionellen Darstellungsmethoden

Befunde, die bereits Anfang des Jahrhunderts durch die postmortale Untersuchung in der Neuropathologie gewonnen wurden [2], waren offensichtlich nicht in das Verständnis der praktisch tätigen Mediziner eingedrungen, obwohl in den frühen Zeiten der Neuropathologie Großschnittuntersuchungen (s. Abb. 3.13), ergänzt durch die elegante Methode der postmortalen Angiographie (Abb. 3.2), häufig angewandt wurden. Die Einführung der Computertomographie hat zu einer Neubewertung der Befunde der Neuropathologie geführt. Durch den direkten Vergleich konnten die Befunde der Neuropathologie unmittelbar für die klinische Interpretation nutzbar gemacht werden (Abb. 3.1 b).

Allerdings haben die künstlichen klinischen Hirnschnittverfahren auch Schwächen bei den Untersuchungsbefunden der klassischen Neuropathologie bloßgelegt. So haben neuropathologische Befunde im Falle der subkortikalen Durchblutungsstörungen nicht ausgereicht, um neu auftretende Phänomene in den bildgebenden Verfahren, wie Veränderungen in der weißen Substanz, Dichteminderungen oder Änderungen im Signalverhalten, sofort zu erklären.

Ein weiteres Manko der neuropathologischen Untersuchungen und ihrer Interpretation besteht darin, daß die morphologischen Ergebnisse immer Endzustände dokumentieren und die daraus gezogenen pathogenetischen Schlussfolgerungen keine direkten Beobachtungen ersetzen. In diese Lücke treten dynamische bildgebende Verfahren [30, 34] mit Einsichten in die normale und die gestörte Hirnfunktion.

Allerdings sollte nicht über das in Jahrzehnten gesammelte Material der neuropathologischen Beschreibungen leichtfertig hinweggesehen werden: Neuromorphologische Befunde haben sich gerade in den letzten Jahren als Gradmesser ischämischer Schädigungen erneut in vielen experimentellen Untersuchungen bewährt [61].

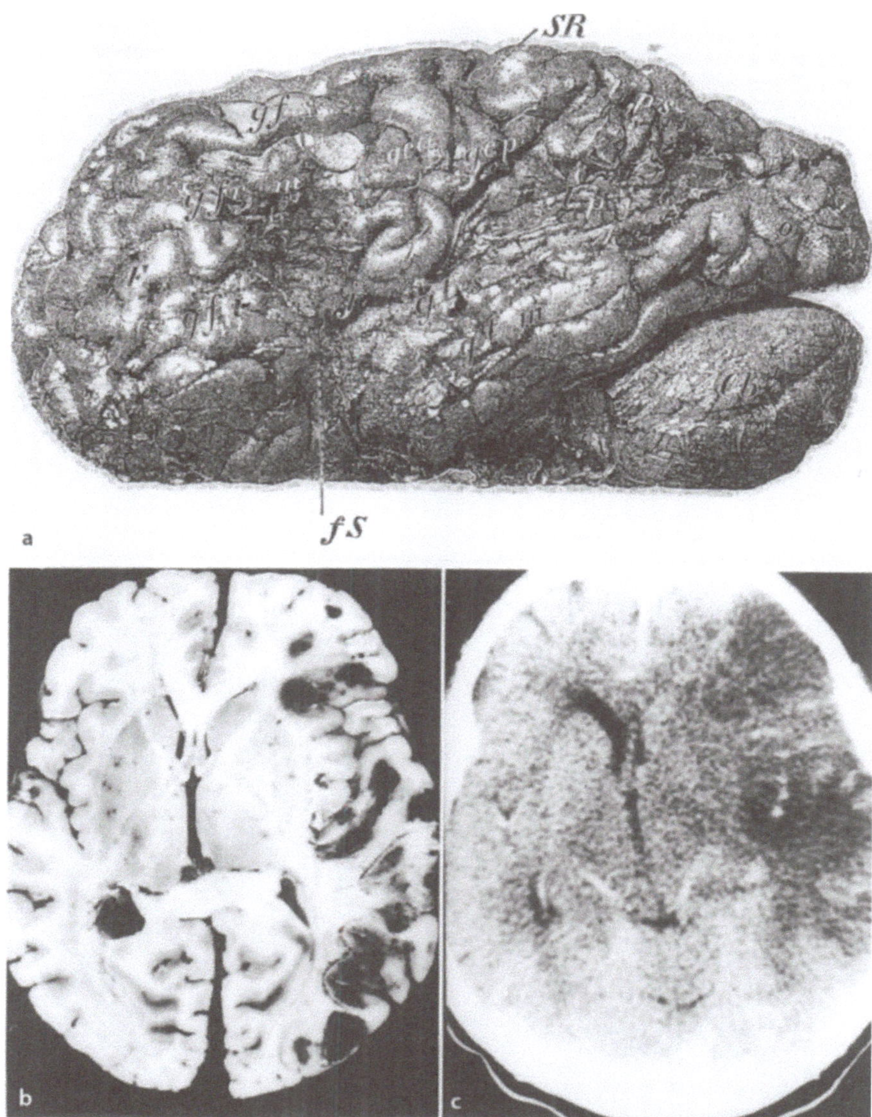

Abb. 3.1 a–c. a Darstellung eines Mediainfarktes 1895 [33] mit folgendem Originalkommentar: Linke Hemisphäre eines 56jährigen Mannes, der nach wiederholtem Schlaganfall eine vollkommene spastische Lähmung des rechten Facialis und Hypoglossus, des rechten Armes und des rechten Beines (rechtsseitige Hemiplegie) dauernd behielt. Außerdem bestand Verlust der willkürlichen Sprache (mot. Aphasie), Mangel des Wort- und Schriftverständnisses (Worttaubheit, Ausfall der optischen Erinnerungsbilder). Nach drei Jahren unter zunehmender Demenz exitus letalis. Die Fotographie zeigt die Außenseite der linken Hemisphäre, ein großer Teil der Rindenwindung ist zerstört (Porenzephalie). Ganz in Bindegewebe umgewandelt ist der hintere Teil der mittleren und unteren Stirnwindung (g. fr. m. und i.), die obere und mittlere Schläfenwindung (g. t. s. und m.), der lob. parietal. inf. (l.p.i.), zum großen Teil die vordere und hintere Zentralwindung, besonders die untere Hälfte (g.c. a. und p.) und die Mitte des Occipitallappens (o). Unter der Rinde ist auch die Insel (I.) und die Marksubstanz ausgedehnt zerstört. Fossa Sylvii (f. S.), Rolando'sche Furche (S. R.) (mit freundlicher Genehmigung entnommen aus [33]), **b, c** Vergleich Hirnschnitt mit Mediainfarkt mit einem (frühen) computertomographischen Bild

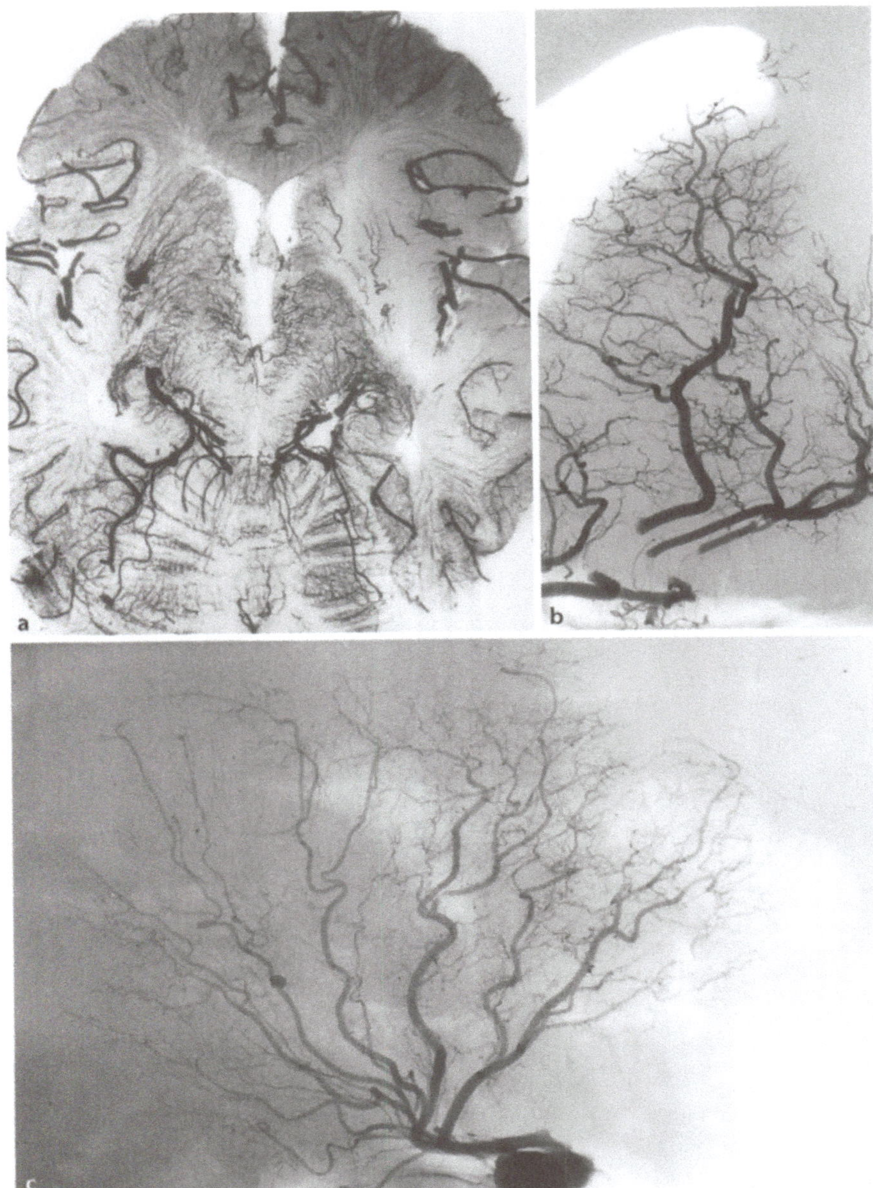

Abb. 3.2. Postmortal angiographische Befunde. **a** Beidseitiger Mediainfarkt. Auf der rechten Seite befindet sich ein Mediatotalinfarkt: Reduktion aller kleinen Gefäße einschließlich der Stammganglien. Links hat sich ein Teilinfarkt ausgebildet mit Erhaltung der Gefäßzeichnung in den Stammganglien. **b** Arteriae lenticulostriatae laterales in der frontalen und **c** sagittalen Ebene

3.2 Pathologie ischämischer Schäden im Bereich der Makrozirkulation

Die Einteilung der Durchblutungsstörungen in solche der Makro- und Mikrozirkulation ist in der deutlichen Form, wie sie derzeit durchgeführt wird, nicht zuletzt eine Reaktion auf die Wandlung des Demenzbegriffes in den letzten Jahrzehnten. Die degenerative Demenz trat ganz in den Vordergrund, die vaskuläre Demenz musste als Erkrankung der kleinen Gefäße der früher im deutschen Sprachraum üblichen „Zerebralsklerose" und dem Nachfolgewort „Multiinfarktdemenz" pointierter gegenübergestellt werden (englisch arteriosclerotic dementia vs. multiinfarct dementia, MID). Auch der neutralere Ausdruck chronisch „zerebrovaskuläre Insuffizienz“ (CVI) wird heute noch in sehr ähnlicher Bedeutung gebraucht [49].

Es ist allerdings fraglich, ob eine rigorose Unterteilung in Makro- und Mikrozirkulationsstörungen den klinischen Syndromen gerecht wird: Es gibt viele Überschneidungen zwischen dem Begriff der Makrozirkulationsstörungen und ihrem klinisch wichtigsten Korrelat, nämlich den verschiedenen Formen der Schlaganfälle und den Mikrozirkulationsstörungen und deren wichtigsten Folgen, globalen Hirnleistungsstörungen und Demenzen. So kann man aus dem Bereich der Durchblutungsstörungen eine Vielzahl ätiologischer Faktoren und pathologischer Veränderungen anführen, die in beide Bereiche fallen, sodass die Trennung in Durchblutungsstörungen im Makro- und Mikrobereich eine deutlich didaktische Komponente hat [58].

3.2.1 Pathologische Veränderungen an den großen hirnversorgenden Gefäßen

Unter die großen hirnversorgenden Arterien werden die Gefäße des Carotisgebietes sowie die Arterien des vertebrobasilären Systems gerechnet. Sie verlaufen extrakraniell und intrakraniell im Subarchnoidalraum. Selbstverständlich ist auch das gesamte Gebiet der oberen Aorta „hirnzuführend oder hirnversorgend“; die in diesem erweiterten Stromgebiet vorkommenden Schäden und Anomalien bleiben hier außer Betracht.

Hirnzuführende Arterien sind bevorzugter Ort arteriosklerotischer Veränderungen. Außerdem sind sie in ihrem Verlauf im Subarachnoidalraum bei meningitischen Entzündungen mitbetroffen. Bei den ins Hirn eintretenden Arterien unterschiedlichen Kalibers treffen wir auf eine Übergangszone, bis dann im Bereich der Arteriolen das Gebiet der „small vessel diseases“ beginnt.

3.2.1.1 Arteriosklerose

Die Arteriosklerose der großen hirnversorgenden Arterien, der Hirnbasisarterien und der größeren Hirnarterien entspricht prinzipiell der Arteriosklerose der anderen Körperarterien. Es handelt sich nach der Definition der WHO um eine „variable Kombination von Intimaveränderungen, fokaler Lipid- und Kohlehydratanhäufung, Ablagerung von Blut und Blutabbauprodukten, Fibrosierung und Verkalkung in Kombination mit Mediaveränderungen“.

Die Ätiologie und Pathogenese der Arteriosklerose ist nicht definitiv geklärt. Die ältere Infektionstheorie wurde in jüngerer Zeit wieder aufgegriffen. Dabei gilt die Arteriosklerose als ultrachronische Chlamydieninfektion [80].

Die Arteriosklerose ist eine der häufigsten Erkrankungen des höheren Lebensalters überhaupt und mit Sicherheit die häufigste Erkrankung der Gefäße. Morphologisch zeigen sich mit bloßem Auge Wandveränderungen: Glasige Beete, fibröse Verhärtungen, gelbe Fetteinlagerungen (Athero-

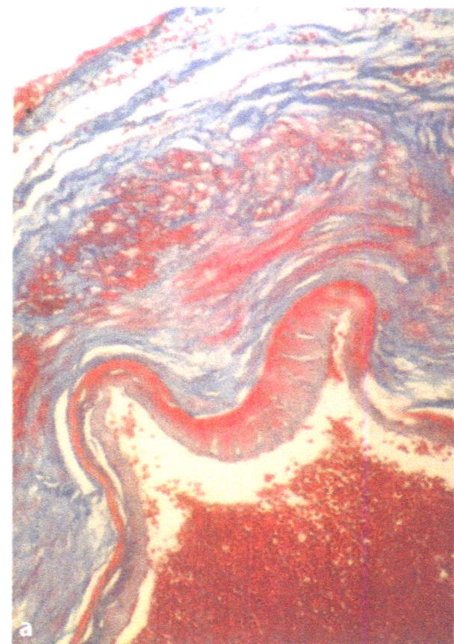

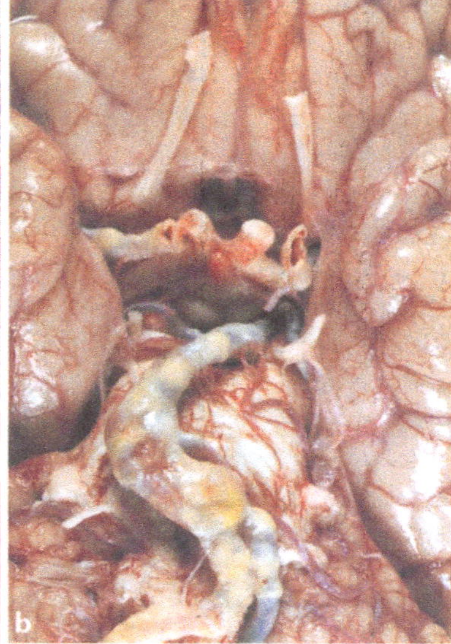

Abb. 3.3. Arteriosklerose an den großen hirnversorgenden und Hirnbasisarterien. **a** Histologisch liegt in Frühfällen ein Wandumbau mit Intimaproliferation, Unregelmäßigkeiten und Unterbrechung der elastischen Schicht und fibrösem Umbau der Muskelschicht vor; **b** insbesondere an der Basilaris erkennt man Lipideinlagerungen, geschwürige Veränderungen und Lumenunregelmäßigkeiten. Masson ×250

me), geschwürige Aufbrüche und beetartige oder in Spangen angeordnete Verkalkungen. In den klassischen Ansichten zur Pathogenese nimmt der zu postulierende gesetzmäßige Ablauf seinen Anfang von einer ödematösen Auflockerung der Intima und Einlagerung von Proteinen. Die Organisationsversuche in den verschiedenen Stadien führen dann zu dem bunten Bild (Abb. 3.3a); die abortive Organisation zeigt sich histologisch im Nachweis von Entzündungs- und Abräumzellen, in der Proliferation von glatten Muskelzellen und Fibroblasten, in Phagozytose und Auftreten von Fibrosen und Ausfällung von Cholesterinkristallen.

Hauptlokalisation der arteriosklerotischen Veränderungen ist die Aorta abdominalsis [62]; der arteriosklerotische Befall der Hirnbasisarterien wird zum sog. peripheren Typ gerechnet. Besonders gut sichtbar kommt es an der Arteria basilaris zu Lipideinlagerungen und Verkalkungen (Abb. 3.3b). Die Bedeutung der Arteriosklerose für die Entstehung von Hirninfarkten liegt auf der Hand: Es kommt zu Lumeneinengungen; arteriosklerotische Beete sind Orte der Thrombenbildung, geschwürige Aufbrüche werden als Entstehungsstellen von Embolien angesehen.

3.2.1.2 Andere Wandveränderungen

Neben der Arteriosklerose und deren Folgen sind vor allem seltenere Wandaffektionen als Ursache von Durchblutungsstörungen und Hirnblutungen anzusehen. Solche Wandveränderungen an den hirnzuführenden und intrazerebralen Gefäßen sind entzündliche Vaskulitiden und basale Meningitiden, besonders bei granulomatösen Entzündungen wie Tuberkulose und Lues.

Entzündliche Erkrankungen der Gefäßwand gehören zu den Kollagenosen, soweit sie nicht direkt durch die toxische Wirkung einer meningealen Entzündung ausgelöst werden. Zur ersten Gruppe zählt die Panarteriitis (Periarteriitis) nodosa und Gefäßbeteiligungen bei Lupus erythematodes und Sklerodermie, die Riesenzellarteriitis (Arteriitis temporalis, Horton-Arteriitis, Polymyalgia rheumatica), die seltenen Erkrankungen Sjögren-Syndrom und Behçet-Syndrom und die Takayasu-Arteriitis sowie die von-Winiwarter-Buerger-Erkrankung [10]. Die letztgenannte wird aber in der Regel zu den Störungen der Mikrozirkulation gerechnet.

Basale, besonders granulomatöse Meningitiden, deren wichtigste Formen die Meningitis tuberculosa und die spätluische Meningitis darstellen, führen zu nekrotisierenden Angiitiden. Die Meningitis bei Lues cerebrospinalis hat deshalb auch eine vaskuläre Verlaufsform. Zu den Einzelheiten der entzündlichen und weiterer Gefäßerkrankungen muss auf die ausführliche [31, 66] und zusammenfassende [101] pathologische Spezialliteratur verwiesen werden.

Von neuropathologischem Interesse sind vor allem solche Gefäßerkrankungen, die sich aufgrund ihrer topischen Prädilektion, etwa am Aortenbogen, an den Carotiden (z.B. fibromuskuläre Dysplasie) oder an den Arterien des intrakraniellen Raumes (Moyamoya-Krankheit) vorwiegend mit neurologischen Symptomen bemerkbar machen [15].

In den letzten Jahren hat die kongophile Angiopathie vermehrt Interesse erregt. Sie wurde teilweise als Komponente des Alzheimer-Gewebs-Syndromes angesehen. Die kongophile Angiopathie als eigenständige Erkrankung oder als Bestandteil des Alzheimer-Gewebs-Syndromes disponiert aber eher zu Blutungen als zu Durchblutungsstörungen. Die kongophilen Wandveränderungen erweisen sich im polarisierten Licht als doppelbrechend.

Eine Kombination von Infarkten, Blutungen und dementieller Entwicklung wird bei der autosomal dominant vererbten Arteriopathie mit subkortikalen Infarkten und Leukenzephalopathie (CADASIL) angetroffen [88]. Die pathologischen Veränderungen an den Gefäßen betreffen die Media und Adventitia; dort werden granuläre PAS - positive Einlagerungen gefunden. Elektronenmikroskopisch darstellbare Verdichtungen an den Basalmembranen der kleinen Arteriolen gelten als sicherer Nachweis der Veränderung, die auch in extraneuralem Gewebe vorkommt [40].

3.2.1.3 Thrombose und Embolisierung

Als Thrombosen bezeichnet man am Ort im Gefäßsystem entstandene intravitale Blutverfestigungen. Das Ergebnis dieses Vorganges ist der Thrombus. Embolie und Embolus (Emboli) sind Verschlüsse, die mit dem Blutstrom herantransportiert werden [66].

Eine wichtige Ursache in der Pathogenese der arteriellen Gefäßverschlüsse ist die embolische Streuung von vorher wandhaftendem pathologischen Material aus dem Herzen und den großen arteriellen Gefäßen. Da die verschleppte Emboli oft von ortsständigen Thromben stammen und dort oder am Verschleppungsort organisiert werden (und um sie von der septischen Emboli, Fett- und Luftembolie und anderen Streuungen zu unterscheiden), spricht man auch von thromboembolischen Gefäßverschlüssen. Diese ortsständige Organisation macht es auch schwierig, den Anteil der reinen Emboli gegenüber ortsständigen Veränderungen an den Gefäßen abzuschätzen. Pathologisch-anatomisch gibt es keine Kriterien, die eine Unterscheidung einigermaßen zweifelsfrei zuließen (mit Ausnahme der meist ganz frisch zur Beobachtung kommenden Lungenembolie). Es werden 10–50% embolischer Verschlüsse bei zerebralen Durchblutungsstörungen, die meisten als Emboli aus dem Herzen stammend, angegeben [27].

Thromboembolische Verschlüsse der großen Hirnarterien wurden in 2,5% der Sektionen gefunden [97]. Ebenso werden venöse Gefäßverschlüsse aus strömungsmechanischen Gründen immer als Thrombosen angesehen. Wandveränderungen aller Arten und verminderte rheologische Bluteigenschaften begünstigen die Thrombosierung.

Frische Thromben sind in den Arterien rotbraune, noch nicht wandhaftende Verschlüsse unterschiedlicher Länge (s. Abb. 3.9 a, 3.10 a); in den Venen lassen sie sich oft von außen als Vorwölbungen sehen oder tasten. Mikroskopisch lässt sich die intravitale Natur eines Thrombus gegenüber einem präfinal-postmortalen Gerinsel erst sichern, wenn Organisationsvorgänge mit Ausgang von der Gefäßwand vorhanden sind. Es kommt dann nach Stunden bis wenigen Tagen zum Einsprossen von Kapillaren und Fibroblasten und zur bindegewebigen Umwandlung des Thrombus. Viele zufällig bei Obduktionen gefundene Thromben weisen sekundäre Lumina durch Rekanalisierung auf [78].

3.2.2 Lokalisation und Gestalt territorialer arterieller Durchblutungsstörungen

Territoriale Durchblutungsstörungen, seien sie voll, teilweise oder nicht reversibel, hängen von den Versorgungsgebieten der Arterien ab. Die reichen Kompensationsmechanismen im Hirn sind sowohl für die Ausprägung des vorübergehenden oder bleibenden Schadens als auch für die Vielgestaltigkeit des endgültigen Areals verantwortlich. Irreversibel geschädigtes Gewebe ist pathologisch gesprochen Nekrose in der besonderen Unterform der Kolliquationsnekrose. Es ist morphologisch in seiner Kohärenz und funktionell verloren. Reversibel geschädigtes Gewebe, um die Nekrose herum auch als Pänumbra bezeichnet, kann nach Reperfusion funktionell wieder aktiv werden.

Das Wechselspiel zwischen beiden Gewebsschädigungen führt zu einer Fülle ganz unterschiedlicher Ausprägungen und Gestalten der resultierenden Schäden und ihrer pathologischen Substrate. Versuche, diese möglichen morphologischen Bilder zu ordnen, war bisher immer nur von begrenztem Erfolg. Die hier gegebene grobe Unterteilung soll die wichtigsten Ausprägungen der morphologischen Infarktbilder wiedergeben.

3.2.2.1 Lokalisation und Gestalt von Territorial(total)infarkten

Der Prägnanztyp einer Störung der Makrozirkulation ist der Territorialinfarkt. Seine Gestalt lässt sich unabhängig vom Alter auf das Versorgungsgebiet einer der großen oder kleineren intrazerebralen Arterien zurückführen. Die Bezirke der Totalinfarkte entsprechen den mehrfach dargestellten Versorgungsgebieten großer und kleiner Arterien [40].

Infarkte im Bereich der großen supratentoriellen Arterien

Am häufigsten und bekanntesten und klinisch relativ gut definiert ist der Mediatotalinfarkt. Er liegt etwa zu 80% den Schlaganfällen mit kontralateraler brachiozephal betonter Hemiparese, „deviation conjuguée“ und möglicherweise Sprachstörungen zugrunde. Das klinische Bild wird allerdings in ganz ähnlicher Weise durch eine intrazerebrale Stammganglienblutung bedingt.

Ein frischer Mediatotalinfarkt lässt sich am entnommenen Hirn als Verfärbung und Schwellung eines großen Teiles des lateralen Aspektes einer Hemisphäre erkennen. Lediglich die frontal, occipital und mantelkantennah gelegene streifenförmige Zone ist verschont. Die Grenze ist meist deutlich, besonders wenn es sich um einen hämorrhagischen Infarkt handelt (Abb. 3.4 a, 3.5 a). Auf Frontalschnitten nimmt der Mediatotalinfarkt ein keilförmiges Gebiet in Anspruch. Der Thalamus ist immer ausgespart, der Putamen-Pallidum-Komplex kann je nach Variabilität der Stammganglienversorgung ebenfalls ganz oder teilweise ausgespart sein.

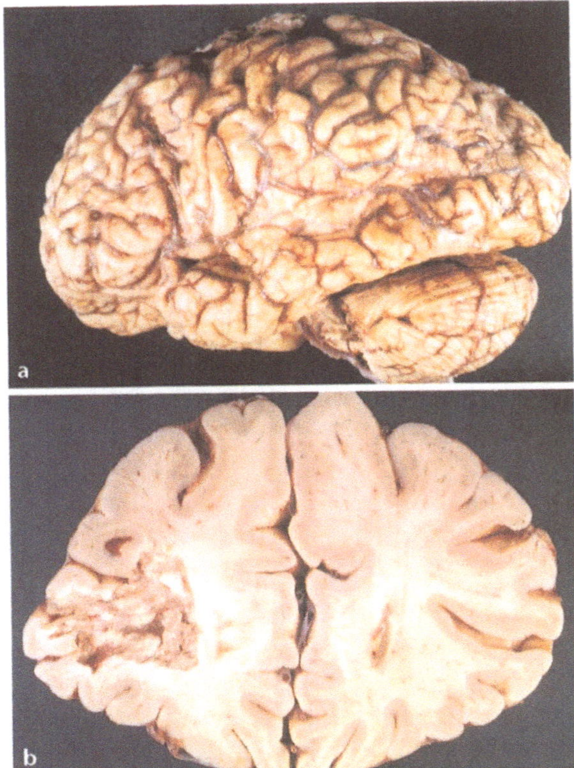

Abb. 3.4. a Alter zystisch abgebauter Mediainfarkt. Die Demarkationslinie grenzt das Mediagebiet nach unten gegen das Posteriorversorgungsgebiet ab. Nach vorne zeigt sich ein Teil des Mediagebietes durch Kollaterale der Arteria cerebri anterior erhalten (s. dagegen Abb. 3.5 a), **b** Alter zystisch abgebauter Infarkt im Bereich des vorderen Mediaversorgungsgebietes. Der keilförmig gestaltete Infarkt wird kortikal durch Kollateralversorgung von Anterior und Posterior schmal

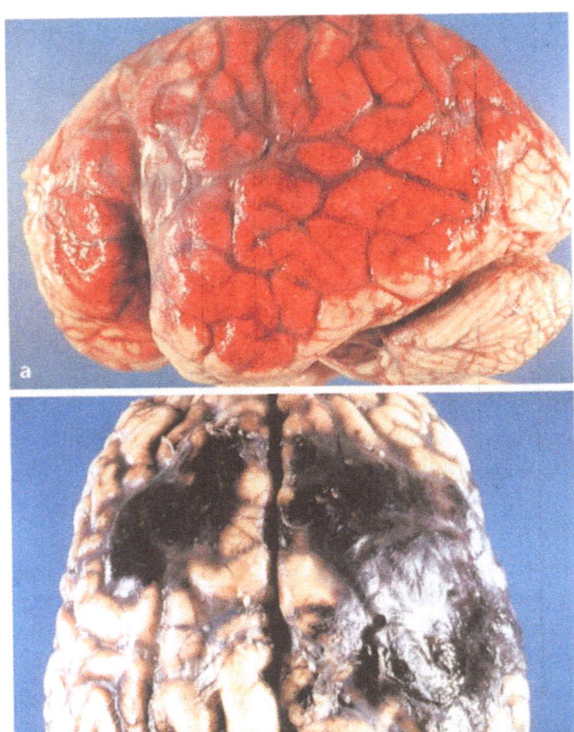

Abb 3.5. a Frischer hämorrhagischer Mediatotalinfarkt bei seitlicher Ansicht am unfixierten Hirn. Anterior- und Posteriorgebiet sind nicht verfärbt, **b** venöse, teilweise symmetrische frische Infarzierungen in der Sicht von oben am fixierten Hirn

Auch im CT-analogen Horizontalschnitt nimmt der Mediainfarkt in der Regel einen Sektor an der Hemisphäre ein, wiederum unter Aussparung des Thalamus und eines Teiles der Stammganglien (s. Abb. 3.2 a, 3.6 a).

Anteriorinfarkte betreffen das Versorgungsgebiet der vorderen Hirnarterie (Abb. 3.7 a, b). Sie nehmen ein dreieckiges Segment ein, das von frontobasal bis nach parietal der Mantelkante entlang folgt. Klinisch wird eine beinbetonte kontralaterale Hemiparese beschrieben. Die Kombination eines gleichseitigen Media- und Anteriorinfarktes dürfte die häufigste Folge eines Carotisverschlusses sein, falls dieser zum Infarkt führt.

Für den Posteriortotalinfarkt wird sehr oft auch der Ausdruck Okzipitallappeninfarkt gebraucht, da er einen großen Teil, allerdings des inneren Aspektes des Okzipitallappens betrifft. Regelmäßig gehört zum Posteriortotalinfarkt der Befall des Thalamus. Ein Posteriortotalinfarkt nimmt auf der frontalen Schnittebene ebenfalls ein dreieckiges Feld mit gekrümmter „Basis" zur weißen Substanz ein. Die Kalkarinarinde ist beim Posterior(total)infarkt in der Regel betroffen, bei den aus verschiedenen Gründen nicht seltenen doppelseitigen Infarkten entsteht dann [44] eine Rindenblindheit (s. Abb. 3.6 b).

Infarkte der Stammganglienarterien

Die Stammganglien (hier: Striatum, Thalamus und Kapseln) erhalten ihre Versorgung aus allen drei Hirnarterien. Aus der Arteria cerbri anterior entspringt die A. recurrens Heubner, die in der Regel den basalen Abschnitt der vorderen Stammganglien versorgt. Der obere Anteil dieses Versorgungsgebietes wurde als fakultativ beschrieben [48]. Infarkte der A. recurrens Heubner sind im Endzustand kleine, meist runde Zysten im Versorgungsgebiet, wobei die weiße Substanz der inneren Kapsel in den frühen

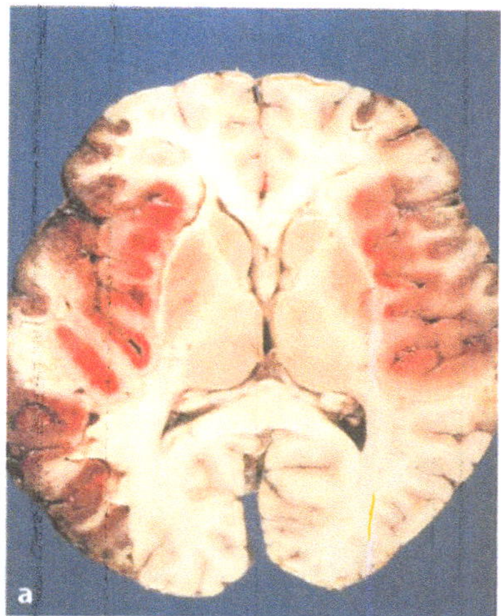

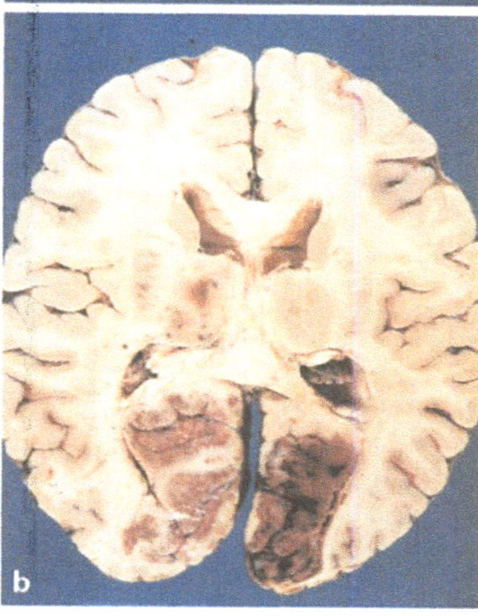

Abb. 3.6. a Doppelseitiger Mediainfarkt, links Mediatotalinfarkt, rechts durch Kollateralbildung von der Posterior als Teilinfarkt ausgebildet, **b** doppelseitiger Posteriorinfarkt. Links Totalinfarkt unter Einbeziehung des Thalamus, rechts Teilinfarkt mit stärkerer hämorrhagischer Komponente. Beide Infarkte werden demarkiert, sind also gleich alt

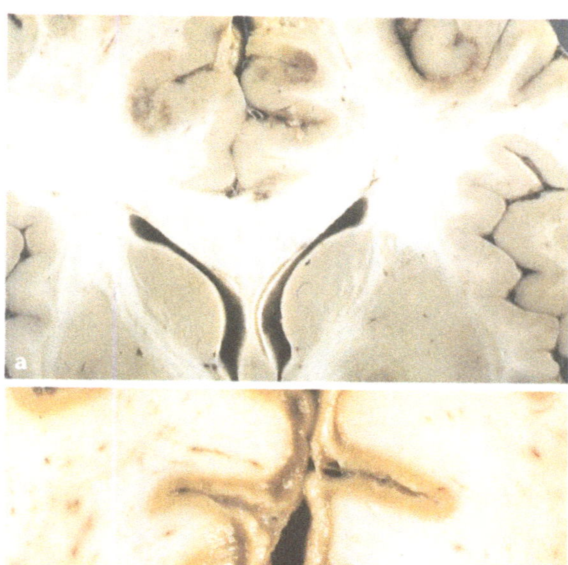

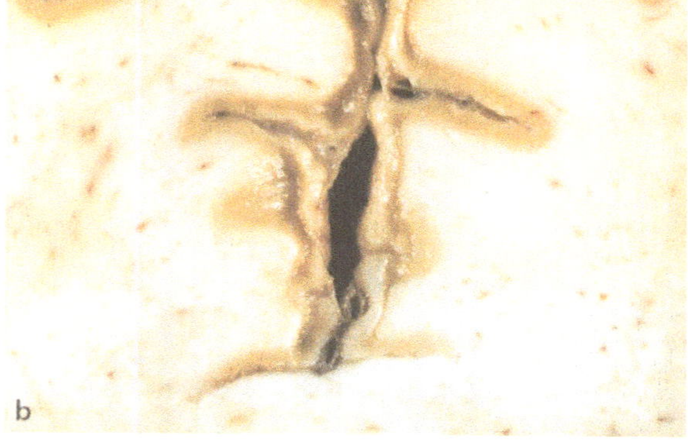

Abb. 3.7. Auf die Rinde beschränkte Infarktbildung im Versorgungsgebiet der Arteria cerebri anterior. **a** Stadium I: Die Windungstäler sind bevorzugt betroffen. An den Stellen der Verfärbung ist die Rinde gegenüber dem Mark schlecht abgegrenzt im Unterschied zu der scharfen Begrenzung unmittelbar daneben, **b** Stadium III: Demarkierung, Einschmelzung, Verschmälerung und Verfärbung der gesamten Rinde

Stadien oft unverändert ist. Neben der A. recurrens Heubner entspringen noch die medialen Stammgangliengefäße aus der A. cerebri anterior. Ihre Infarkte sind kaum fassbar.

Relativ häufig trifft man Infarkte im Versorgungsgebiet der lateralen Stammganglienarterien. Sie entstammen der Arteria cerebri media, ihr Verlauf folgt in der Frontalebene ziemlich genau der gekrümmten Anordnung des Putamens in mehreren parallel verlaufenden Zweigen, während sie sich in der Sagittalebene fächerförmig aufzweigen (s. Abb. 3.2b,c). Die entstehenden Infarkte sind weitgehend auf das Striatum beschränkt; vielfach betreffen auch diese Infarkte die ausgesparte innere Kapsel.

Medial von den lateralen Stammganglienarterien entspringt noch die A. chorioidea anterior aus der Media, die vordere Stammganglienanteile versorgt und bei Ischämie zu Infarkten führt, die die innere Kapsel und die Hirnschenkel betreffen.

Aus der A. communicans posterior gehen mehrfache kleine Äste ab, die als A. thalamotuberalis und A. thalamoperforata anterior bezeichnet werden; von diesen Arterien sind keine konstanten Infarktmuster bekannt.

Charakteristische Infarktmuster werden auch bei Durchblutungsstörungen im Bereich des Thalamus angetroffen [12]. Umfassende Beschreibungen stammen aus den Jahren 1936/37 [86], gerieten aber später in Vergessenheit [33]; die klinisch-neuropathologische Korrelation dieser Durchblutungsstörungen wurde von der französischsprachigen pathologisch ausgerichteten Neurologie gepflegt [50, 55]. Die Arteria

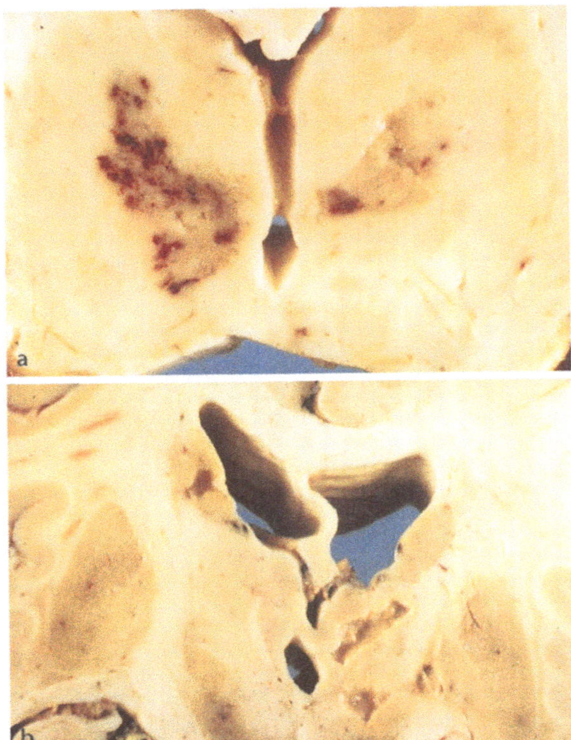

Abb. 3.8. a Doppelseitiger „schmetterlingsförmiger" Infarkt der Arteria thalamoperforata posterior. Linksseitig mit deutlicher hämorrhagischer Komponente, **b** mehrfache Stammganglieninfarkte beidseits: Angesichts der Variabilitäten der Versorgungsgebiete ist eine Zuordnung schwierig. Rechts handelt es sich um einen Infarkt der Arteria thalamoperforata und der Chorioidea anterior. Alle Infarkte sind zystisch abgebaut (Stadium III), rechts haben sie zu einer Erweiterung des Ventrikelsystems geführt; die Ventrikelwand ist ebenfalls infarziert. Links Grenzlinieninfarkt oder Teilinfarkt

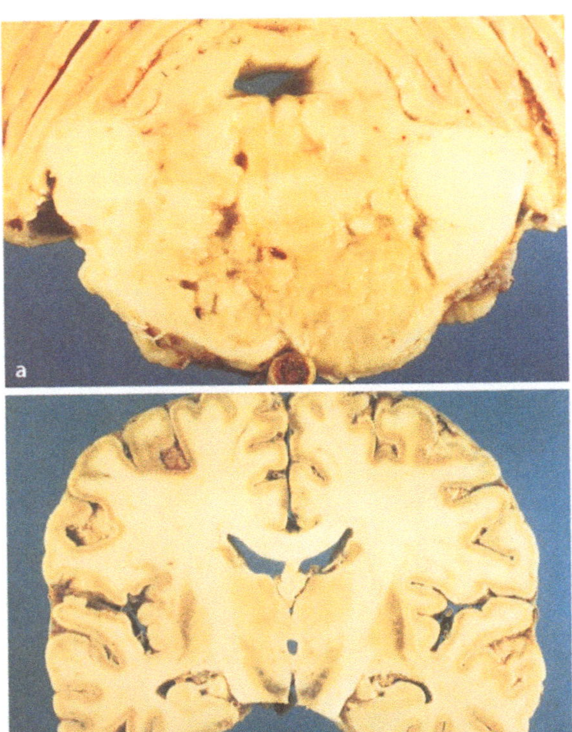

Abb. 3.9. a Brückeninfarkt im Stadium II, Erweichung mit Demarkierung. Lumenverschließende Basilaristhrombose. **b** Globale Durchblutungsstörung mit Verfärbung und Verschmälerung des Rindenbandes und beider Putamina

thalamoperforata posterior entspringt aus den Anfangsabschnitten der A. cerebri posterior; offenbar sind variable Abgänge möglich, die dann die nicht selten doppelseitigen Infarkte erklären [74] (Abb. 3.8a). Aus dem weiter peripher gelegenen Abschnitt der A. cerebri posterior stammen zwei Zweige der hinteren Chorioidalarterie (A. chorioidalis posterior medialis und lateralis). Diese Gefäße versorgen ventrikelnahe und hintere Thalamusabschnitte, sind nach eigenen Ergebnissen sehr variabel, betreffen aber immer das Pulvinar thalami [97].

Auch die A. thalamoperforata anterior und die Arteria thalamogeniculata stammen aus der Posterior. Die letztere Arterie versorgt ein Gebiet am lateralen Rand des Thalamus angrenzend an die innere Kapsel und führt dort auch zu schlitzförmigen Infarkten.

Die Stammganglienarterien (und Hirnstammarterien) werden oft als Endarterien im Cohnheimschen Sinne angesprochen. Damit wäre dieses Gebiet besonders zur Ausbildung von Grenzzoneninfarkten geneigt. Tatsächlich findet man sehr viele kleine lakunenartige substantielle Durchblutungsstörungen (s. Abb. 3.8b). Diese theoretische Betrachtungsweise muss allerdings die erhebliche Variabilität bei der Gefäßversorgung des relativ kleinen Stammgangliengebiets berücksichtigen [97]. Auch haben schon relativ frühe Untersuchungen zu dem Eindruck geführt, dass es echte Endarterien an keiner Stelle des Hirnes gebe [17].

Durchblutungsstörungen im Bereich der hinteren Schädelgrube

Territorialinfarkte im Bereich der Basilarisversorgung findet man vor allem bei Basilaristhrombosen (Abb. 3.9a, 3.10a). Sie betreffen in direkter Auswirkung den gesamten Brückenfuß mit Brückenkernen und längs- und querverlaufenden Bahnen (Abb. 3.9a), sodass hier in der

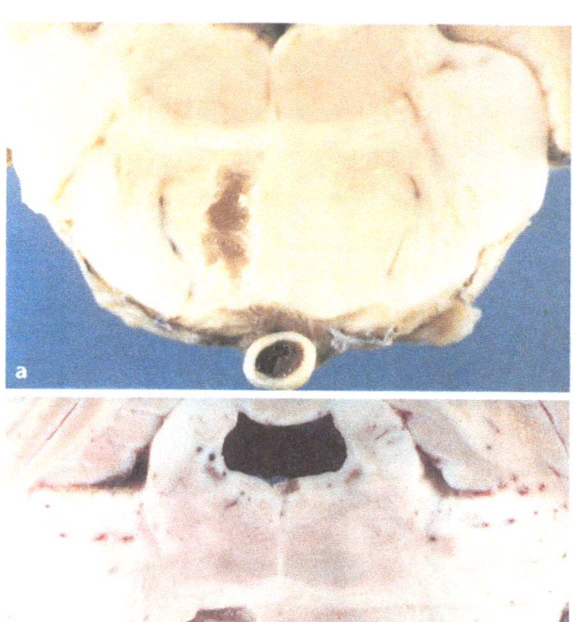

Abb. 3.10. Ältere zystisch abgebaute Infarkte in der Brücke. **a** Paramedianer Infarkt bei Basilaristhrombose, **b** mehrfache einseitige kleine Infarkte

Regel ein schweres Krankheitsbild mit Tetraparese, Hirnnervenlähmungen und Bewusstseinstrübungen resultiert.

Allerdings findet man sehr oft kleine und kleinste Infarkte im Bereich der Brücke, auch als Zufallsbefunde (Abb. 3.10b). Länger ausgezogene Infarkte der Mittellinie, ein- oder beidseitig, werden in der Regel den paramedianen Ästen der Basilaris zugeschrieben (Abb. 3.10a), während die kleinen lateralen Lakunen im Endausbreitungsgebiet der kürzeren oder längeren zirkumferenten Arterien liegen. Bei den Territorialinfarkten der kleinhirnversorgenden Arterien ist am bekanntesten der untere Hemisphäreninfarkt durch Verschluss der A. cerebellaris posterior inferior. Sehr oft geht von dieser Arterie kurz nach ihrem Abgang aus der Vertebralis der Ast zur Versorgung des dorsolateralen Oblongatagebietes ab. Bei einem Totalinfarkt bei Verschluss dieser Arterie kommt es dann zu Kleinhirnfunktionsstörungen, die aber sehr oft vom Wallenberg-Syndrom überlagert werden. Pathologisch-anatomisch kommt es in der Medulla oblongata zu einem gut umschriebenen „dorsolateralen" Oblongatainfarkt. Territoriale Totalinfarkte der oberen und mittleren Kleinhirnarterie betreffen die bekannten Versorgungsgebiete dieser Gefäße in den Kleinhirnhemisphären.

3.2.2.2 Lokalisation und Gestalt von hämodynamisch bedingten, territoriumsabhängigen Infarkten

Neben diesen Infarktgestalten, die sich zwanglos auf gesamte Versorgungsgebiete einer großen Arterie beziehen lassen, sind viele unterschiedliche Areale aus der klassischen Neuropathologie bekannt. Ihre Gestalten beruhen auf postmortalen Beobachtungen und stellen deshalb Endzustände dar, bei denen die Dynamik und pathogenetische Entwicklung erschlossen werden mussten. Eine einfache und tragfähige Erklärung war die Gestaltveränderung der Infarktterritorien durch vikariierende Kollateralversorgung [111]. Durch die Schnittbildverfahren ist es inzwischen möglich geworden, die Entwicklung solcher territorialen Sondermuster zu verfolgen und auch teilweise zu korrigieren [75].

Eine der Strukturen der zerebralen Gefäßversorgung mit besonders ausgeprägter Variabilität ist der Circulus arteriosus Willisii. Aufgrund seiner Entwicklung in der Ontogenese gibt es hier Varianten, die für die normale Blutversorgung in der Regel gut geeignet sind, bei Mangelversorgung aber zu ganz unterschiedlichen Mustern des betroffenen Territoriums führen [15]. Eine detaillierte Auflistung mit Angaben zur Häufigkeit der Varianten am basalen Gefäßkranz findet sich in der Veröffentlichung von Lindenberg [52].

Bei Kenntnis der Anatomie dieser Struktur durch eine angiographische Darstellung und der Lage des Verschlusses kann man sich die wahrscheinliche Zusammensetzung des Infarktgebietes ableiten. Die größte Bandbreite ergibt sich wie schon erwähnt bei einer einseitigen Unterbrechung der Carotis. Falls die Carotis alle Gefäße einer Hemisphäre speist, kommt es häufig zu raumfordernden sog. malignen Infarkten (s. Abb. 3.1b) [28]. Sie führen zu schwer zu beherrschenden Hirndruckzeichen mit oft letalem Ausgang.

Eine weitere Folge einer Anomalie am basalen Gefäßkranz ist der doppelseitige Anteriorinfarkt (s. Abb. 3.7a, b), wenn beide Arteriae cerebri anteriores von einer Seite gespeist werden und der Verschluss unterhalb beider Gefäße liegt. Doppelseitige Infarkte findet man beim

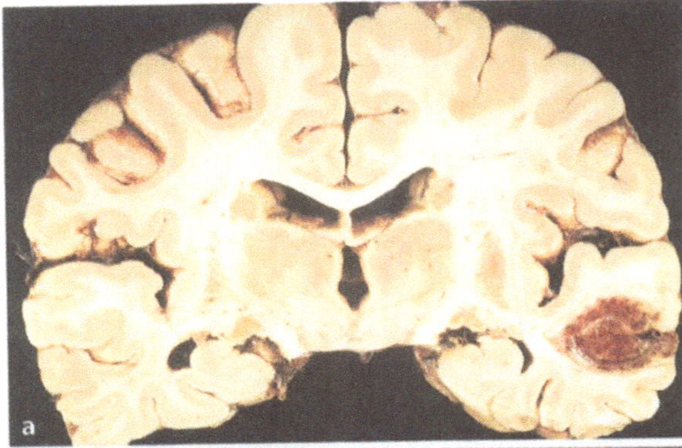

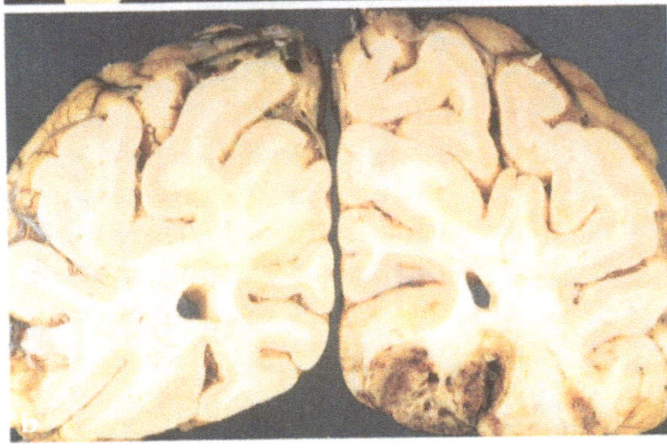

Abb. 3.11. a Hämorrhagischer frischer Grenzlinieninfarkt zwischen den Versorgungsbereichen der Arteria cerebri media und posterior, **b** hämorrhagischer Teilinfarkt der Posterior. Die Kalkarinarinde ist nicht betroffen

Verschluss der A. thalamoperforata (s. Abb. 3.8a) und im Posteriorgebiet (s. Abb. 3.6b). Doppelseitige Okzipitallappeninfarkte werden jedoch in der Regel nicht durch anatomische Varianten erklärt, sondern hämodynamisch aufgrund von Blutdruckabfall oder Hirndruck.

Eine weitere Möglichkeit der Kollateralversorgung stellen die extra-intrakraniellen Anastomosen dar. Am bekanntesten sind Zuflüsse über die A. ophthalmica, die die Versorgung von Teilen des Carotisstromgebietes übernehmen können. Weiter wurden für die stark wechselnden Formationen einzelner Territorialinfarkte vor allem die Zuflüsse aus benachbarten Gefäßen, die Heubner'schen Anastomosen, verantwortlich gemacht. Dies gilt für die Ausdehnung der Posteriorinfarkte [45], vor allem aber für die verschiedenen Muster der Mediainfarkte [76, 109].

Ein besonders umstrittenes Gebiet stellt der Grenzzonen-(Grenzlinien-)Infarkt und dessen Interpretation als letzte Wiese dar [94]. Es kann jedoch weder aus den pathologisch-anatomischen Untersuchungen noch aus den Ergebnissen der bildgebenden Verfahren bezweifelt werden, dass es substantielle Durchblutungsstörungen gibt, die im Grenzbereich zweier Versorgungsgebiete liegen (Abb. 3.11a).

Die Heubner'schen meningealen Anastomosen führen zu einer Verkleinerung der Infarkte durch kompensatorische Blutzufuhr von benachbarten Territorien. Dabei entstehen Infarktbilder, die vor allem peripher und kortikal kompensiert werden. Der Mediatotalinfarkt gewinnt dabei eine dreiecks- oder keilförmige Gestalt mit Basis nach innen (s. Abb. 3.4b). Auch Durchblutungsstörungen im Bereich der A. cerebri posterior zeigen ganz unterschiedliche Größen (s. Abb. 3.6b, 3.11b) um einen „Kern" nahe der Kalkarinarinde; auch hier liegt die Erklärung durch die Wirkung leptomeningealer Anastomosen auf der Hand.

3.2.2.3 Morphologische Muster bei globaler zerebraler Mangeldurchblutung

Globale zerebrale (teilweise) irreversible Mangeldurchblutungen sind häufig Folge von Kreislaufstillständen, auch Narkosezwischenfällen und Drogenüberdosierung. Überschreitet die Blutunterbrechung einen kritischen Zeitraum, so kommt es zum dauernden und irreversiblen Durchblutungsstillstand; eine Reperfusion bleibt dann für das irreversible geschädigte gesamte Hirn ohne (benefizitäre) Folgen und sistiert bei präfinal-postmortaler Hirnschwellung. Der langsame autolytische Abbau und das völlige Fehlen örtlicher Reparaturprozesse führen dann zu einer zunehmenden Verflüssigung des Inhaltes des intrakraniellen Raumes. Weder makroskopisch noch histologisch sind vernünftige Befunde zu erheben.

Häufig ist im neuropathologischen Untersuchungsgut aber der Fall einer teilreversiblen globalen Ischämie anzutreffen; in solchen Fällen ist die klinische Situation nach Wiederaufleben der Kreislauffunktion nicht klar, ihre weitere Entwicklung muss unter möglicherweise künstlicher Aufrechterhaltung der Vitalfunktionen analysiert werden. Eine fast regelhafte Folge dieser hypoxischen Hirnschädigung ist der Ausfall der grauen Substanz des Großhirnes (s. Abb. 3.9b) und teilweise auch des Kleinhirnes, während das weniger empfindliche Mark sich erholt und als Ort einer Organisation dient. Die ebenfalls weniger empfindlichen Hirnstammstrukturen kommen oft ebenso zur erneuten Funktion.

Beim Untergang der gesamten Großhirnrinde kommt es im Endeffekt zur Einschmelzung, Verschmälerung und Braunverfärbung des gesamten Kortex oder seines überwiegenden Anteils (s. Abb. 3.7 a, b, 3.9 b). Wird das Kleinhirn in den hypoxischen Vorgang miteinbezogen, treten generalisierte Läppchennekrosen wie bei lokalisierten Durchblutungsstörungen auf, da die gesamte Körnerschicht geschädigt ist. Hier erfolgt dann ein zystischer Abbau, bei dem es aber in der Regel nur zur Spongiosierung der Kleinhirnläppchen kommt.

3.2.3 Hämorrhagische arterielle Infarkte und venöse Infarzierungen

Als hämorrhagische Infarkte werden arterielle Durchblutungsstörungen bezeichnet, bei denen die typischen „Muster" der arteriellen Gefäßversorgung oder deren Varianten vorhanden sind, bei denen aber eine wechselnde Beimengung von Blut beobachtet wird (s. Abb. 3.1 b, 3.5 a, 3.6 a, b, 3.8 a, 3.11 a, b). Eine hämorrhagische Zeichnung findet man schon relativ früh bei einem Großteil arterieller Durchblutungsstörungen; die hämorrhagische Komponente kann so stark werden, dass eine Massenblutung vorgetäuscht wird. Findet die Blutung Anschluss an den Subarachnoidalraum, so lässt sich ein (mäßig) sanguinolenter Liquor gewinnen.

Für das Zustandekommen einer Blutung in den Infarkt werden als mögliche Mechanismen diskutiert:

- Eine venöse Abflussbehinderung in Analogie zur venösen Infarzierung,
- Erythrodiapedesen aufgrund des frühen Zusammenbruches der Bluthirnschranke und
- Wiedereröffnung des Verschlusses, möglicherweise aufgrund eines Ventilmechanismus.

Auf die letztere Pathogenese wird der druckbedingte Infarkt der Arteria cerebri posterior zurückgeführt, der fast immer hämorrhagisch ist [114].

Venöse Infarkte (Infarzierungen) sind immer hämorrhagisch. Ihre Lokalisation und Gestalt hängt vom Pathomechanismus, Lage und Ausmaß des Hindernisses, meist einer Thrombose, ab. Aufgrund der unpaaren Drainage oberflächlicher und tiefer venöser Blutleiter besitzen venöse Durchblutungsstörungen eine Tendenz, beidseitig angedeutet symmetrisch aufzutreten (s. Abb. 3.5 b). Im Wesentlichen unterscheidet man zwei Pathomechnismen: entzündliche, septische venöse Thrombosen und blande Thrombosen [39]. Septische Thrombosen, klinisch ein Mischbild aus entzündlicher und durchblutungsbedingter Hirnerkrankung, sind nach Einführung der antibiotischen Therapie an Zahl und Bedeutung zurückgegangen. Blande Sinus- und Venenthrombosen werden oft auf eine pathologisch erhöhte Koagulabilität des Blutes zurückgeführt; sie sind in der Schwangerschaft häufiger.

Thrombosen der großen Blutleiter, wie des Sinus sagittalis superior, setzen sich oft in die Konvexitätsvenen fort: Ihr pathologisch anatomisches Bild wird durch eine beidseits des Sinus gelegene hämorrhagische Infarzierung mit (symptomatischer) Subarachnoidalblutung bestimmt (s. Abb. 3.5 b). Symmetrische hämorrhagische Infarkte treten auch infolge von Verschlüssen der inneren Hirnvene in den Stammganglien auf [8].

3.3 Intrakranielle Blutungen – Typen und Differenzierung

Pathologisch-anatomisch unterscheidet man bei den intrazerebralen Blutungen Massenblutungen, kleine Kugelblutungen und die Purpura cerebri. Sowohl Kugelblutungen als auch die Purpura cerebri sind seltene Ereignisse; die Purpura ist im Wesentlichen auf die Krankheitsbilder Fettembolie, hämorrhagische Enzephalitis und diffuse leukämische Infiltratbildung beschränkt. Jede über Millimetergröße hinausgehende Blutung heißt unabhängig von ihrer Größe Massenblutung. Bei diesen Massenblutungen kann man spontane intrazerebrale Hämatome von den traumatischen unterscheiden. Die eigene Klassifikation unterteilt in typische (hypertone) und atypische (traumatische, malformative, iatrogene) Massenblutungen. Die ersteren liegen mittelliniennah, die letzteren meist lobär. Die unmittelbare Ursache typischer hypertoner Massenblutungen wird im Status cribrosus gesehen [108].

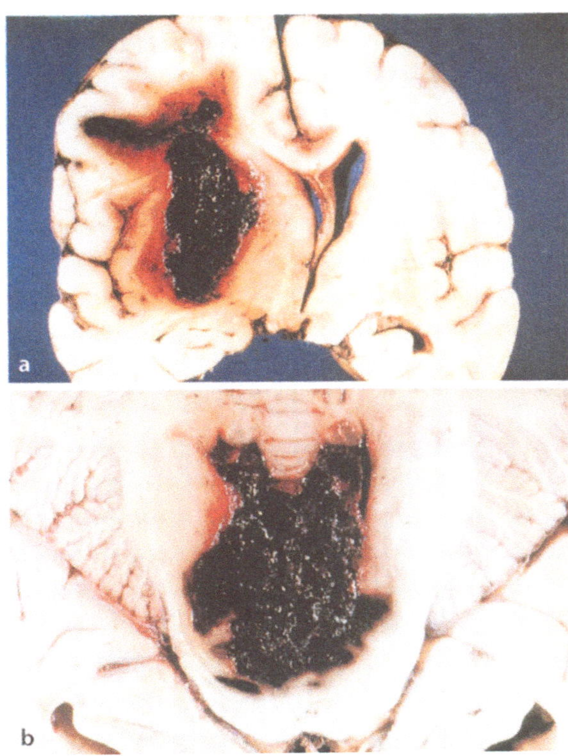

Abb. 3.12. Hypertone Massenblutungen. Die Hirne sind anämisch blass. **a** Putamen-claustrum-Blutung mit Hirndruck, **b** Brückenblutung mit Ventrikeleinbruch.

3.3.1 Lokalisation, Gestalt und Folgen typischer hypertoner Massenblutung

Typische hypertone Massenblutungen stellen in fast allen Lokalisationen eine Differentialdiagnose zu lokalisierten Durchblutungsstörungen dar. Ihre vier häufigsten Lokalisationen sind:

- Putamen-claustrum-Blutungen (Stammganglienblutungen, Capsula-externa-Blutungen),
- Thalamusblutungen,
- Kleinhirnblutungen und
- primäre Hirnstammblutungen.

Putamen-claustrum-Blutungen besitzen räumliche Beziehungen zur äußeren von Putamen und Claustrum begrenzten Kapsel. Sie führen oft zu Massenverschiebungen (Abb. 3.12a) und nach kurzer Zeit zu Ventrikeleinbrüchen. Vor Einführung der bildgebenden Verfahren entgingen kleine Blutungen oft dem klinischen Nachweis. Die bildgebenden Verfahren haben inzwischen gezeigt, dass nicht alle Stammganglienblutungen als Defekte oder letal ausgehen müssen und dass Massenblutungen rasch resorbiert werden.

Insbesondere große Stammganglienblutungen zeigen in ihrer Peripherie kleine freiliegende (Stämmler-)Randblutungen [92]. Kleinhirnblutungen sind oft makroskopisch gekammert, da sie verzweigt der Läppchenstruktur folgen.

Primäre hypertone Brückenblutungen sind oft voluminöser als die sekundären druck- und verschiebebedingten (Duret-Berner-)Hirnstammblutungen (Abb. 3.12b). Sie nehmen in der Regel den gesamten Brückenquerschnitt ein und werden im pathologischen Obduktionsgut fast ausschließlich als frische Blutungen beobachtet, da ihr Ausgang meist tödlich ist [13]. Bessere Prognosen haben tegmentale und hemipontine Blutungen. Eine letzte typische Lokalisation stellt die Thalamusblutung dar.

3.3.2 Atypische intrazerebrale und sonstige intrakranielle Blutungen

Atypische Massenblutungen liegen pathologisch-anatomisch lobär. Ihre Ursache ist ein Schädelhirntrauma oder eine hämorrhagische Diathese. Auch Tumorblutungen und Blutungen bei der kongophilen Angiopathie zeigen oft nicht die typische Lokalisation nahe den Mittellinienstrukturen wie die typischen hypertonen Massenblutungen. Eine weitere Gruppe von Blutungen, die an der Peripherie des Hirnes anzutreffen sind, sind Blutungen aus Gefäßmissbildungen. Dabei liegen die Blutungen aus Angiomen – arteriovenösen und kavernösen – oft primär in der Hirnsubstanz, während Blutungen aus basalen Aneurysmen primär subarachnoidal gelegen sind und auch entsprechende klinische Symptome machen.

3.4 Störungen der Mikrozirkulation

Störungen der Mikrozirkulation äußern sich klinisch primär als langsam zunehmende Minderung der mentalen Leistungsfähigkeit, an deren Ende die Demenz steht. Als Ursache einer vaskulären Demenz (und einer hypertonen Massenblutung) kommt in erster Linie die Hyalinose (Lipidose, Fibrose) der kleinen Hirngefäße (small vessel disease, hyalinosis, lipohyalinosis, fibrinoid arteriitis, hyaline fatty change, angionecrosis) in Frage.

Die Hyalinose der kleinen Gefäße wird als Ursache des Status lacunaris und des Status cribrosus angesehen; letzterer wieder als Grundlage von hypertonen Blutungen. Andere Gefäßveränderungen im Bereich der Mikrozirkulation können unter dem Begriff Hyalinose und Fibrose kleiner Gefäße (small vessel disease) subsummiert werden.

3.4.1 Hyalinose und Fibrose der kleinen Gefäße

Die Hyalinose der kleinen Gefäße ist eine Einlagerung von „Hyalin", oft mit Lumeneinengung in kleinen Hirngefäßen, hauptsächlich von der Größe der Arteriolen. (Bindegewebiges, hämatogenes oder vaskuläres) Hyalin gilt in der allgemeinen Pathologie als pathologisches Eiweiß mit lichtmikroskopisch definierten Färbeeigenschaften [22]. Bei der Hyalinose der kleinen Hirngefäße handelt es sich um ein viel genanntes Phänomen, das aber gerade deshalb nicht ausreichend klar definiert ist. Die schon oben angeführten reichlichen Synonyme machen diesen Umstand klar. Oft wird auch der Ausdruck Arteriolosklerose in Analogie zu den Hochdruckveränderungen an der Niere gebraucht. Bei strenger Definition beschränkt sich die Hyalinose der kleinen Hirngefäße auf die Arteriolen und lässt sich auch von der Arteriolofibrose abgrenzen [15]. Die Hyalinose der kleinen Gefäße stellt eine Hochdruckfolge dar, ist aber nicht unbedingt streng mit dem Auftreten der Arteriosklerose korreliert [4].

Das Hyalin soll aus dem Gefäß direkt stammen, möglicherweise durch Freisetzung von Mukopolysacchariden aus der Grundsubstanz infolge einer Gefäßwandnekrose oder aus dem Blut [84, 95] in Analogie zu den Frühveränderungen bei der Arteriosklerose.

Pathologisch besteht die Hyalinose in der Ablagerung einer homogenen oder aufgelockerten Substanz subendothelial und in der Media; diese Substanz färbt sich mit der van-Gieson-Methode „schmutzig" gelb an (Abb. 3.13a). Eine Lumenverlegung oder -einengung ist häufig vorhanden. Dagegen ist die Fibrose bei strenger Definition nicht auf die Arteriolen beschränkt; sie zeigt sich im van-Gieson-Präparat als durchgehende Rotfärbung des verdickten Bindegewebsanteiles der kleinen Gefäße, nicht zuletzt auch der Kapillaren und Venolen, wobei das Lumen oft nicht wesentlich eingeengt ist (Abb. 3.13b, c). Eine Angionekrose (Arteriolonekrose, fibrinoide Nekrose) erscheint als Lumenverlegung durch eine geronnene Masse, die sich färberisch nicht von der Hyalinose unterscheidet. Bei den häufigen, aber nicht obligaten Beteiligung von Erythrozyten und perivaskulär ausgetretenen Entzündungszellen ist eine morphologische Differenzierung möglich. Allerdings gibt es auch pathologisch-anatomische Darstellungen, die die Überschneidung der histologischen Befunde demonstrieren [99].

Einigermaßen deutlich mit histologischen Mitteln abzugrenzen ist die kongophile Angiopathie aufgrund der Möglichkeit des polarisationsoptischen Nachweises des Amyloids.

Gefäßwandveränderungen der kleinen Hirngefäße führen zu zwei Folgezuständen: Dem Status lacunaris und dem Status cribrosus. Beim Status lacunaris handelt es sich um kleine unre-

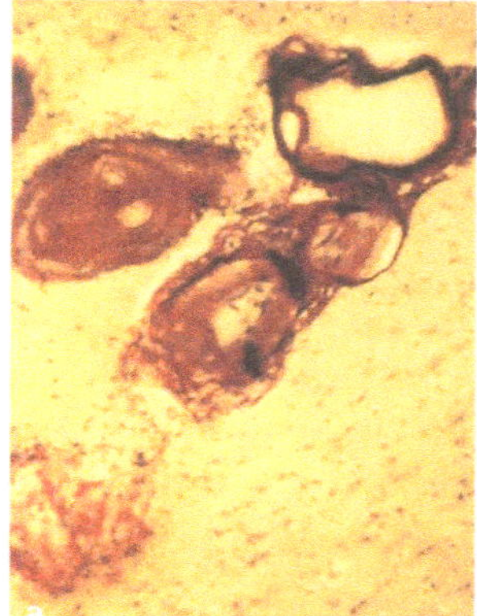

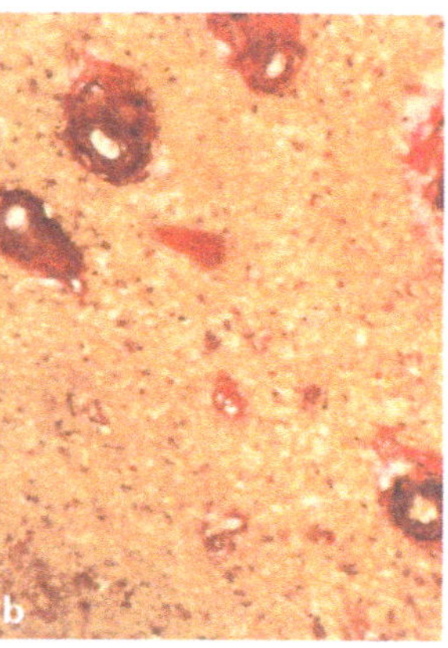

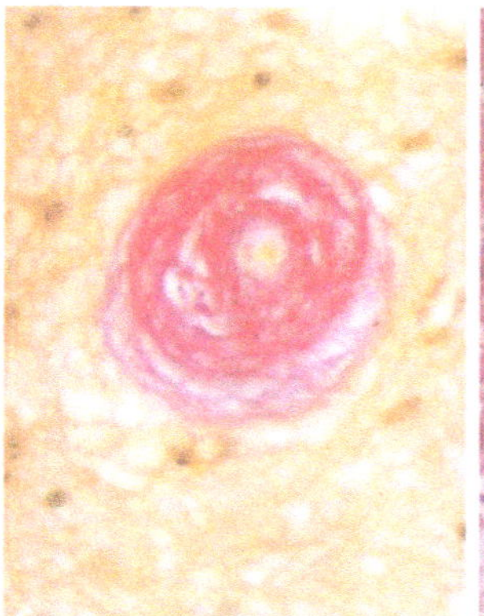

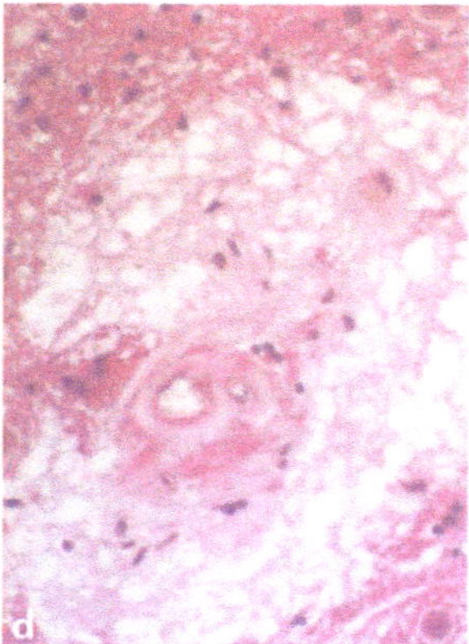

Abb. 3.13. a Hyalinose der kleinen Gefäße mit teils deutlicher Lumeneinengung. An den Arteriolen ist manchmal noch eine Elastica zu sehen. EvG ×250, **b** Hyalinose und Fibrose kleiner und kleinster Gefäße im Mark. EvG ×125, **c** Fibrose der Adventitia einer Venole. vG. ×250, **d** Kriblüre: Um eine wandverdickte Arteriole hat sich ein runder, noch von Bindegewebsfäden durchzogener Hohlraum ausgebildet. HE ×125

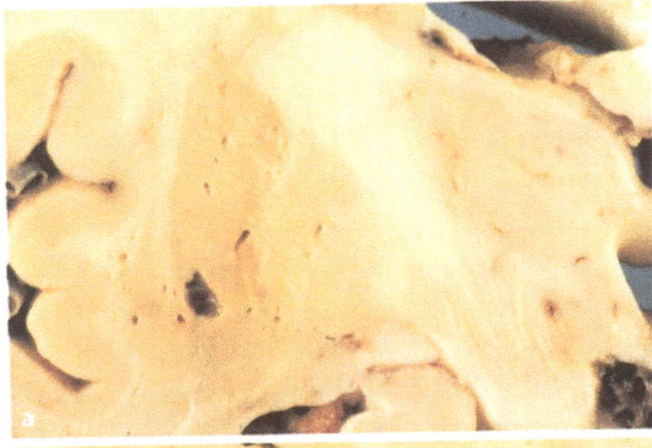

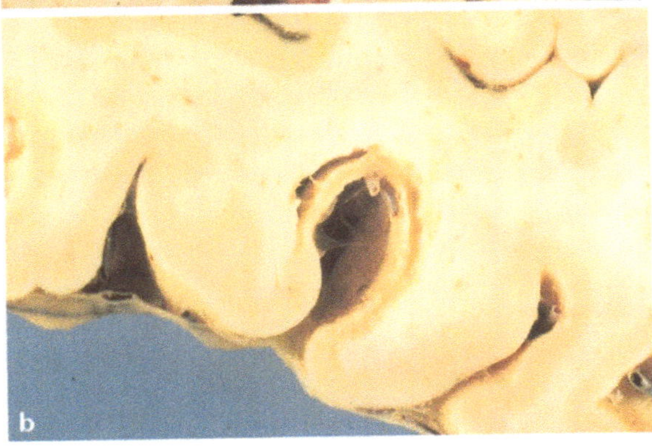

Abb. 3.14. a Kleiner Infarkt im Putamen mit charakteristischen fädigen Belägen („Spinnweben"); in der Umgebung in den Stammganglien Kribluren (Status cribrosus), **b** älterer isolierter kleiner Rindeninfarkt mit Verfärbung, Verschmälerung und Demarkierung und Erweiterung der zugehörigen Furche

gelmäßig gestaltete Infarkte als Folge des Gefäßverschlusses (Abb. 3.14 a), beim Status cribrosus um kreisrunde Hohlraumbildungen um das wandveränderte Gefäß (Abb. 3.13 d, 3.14 a), am einfachsten zu erklären als Ernährungsstörungen aufgrund einer verminderten Abgabe von Sauerstoff und Substrat. Andere mechanische Erklärungen aufgrund der Starrwandigkeit der hyalinotisch veränderten Gefäße sind ebenfalls gegeben worden [108].

3.4.2 Status lacunaris und lakunäre Syndrome

Lakunen – als solche erstmals 1843 in der französischen Neuropathologie benannt [21] – sind kleinste Infarkte, die bevorzugt im Bereich der Basalganglien und der Basis der Pons auftreten. Ätiologisch wurden früher die Arteriosklerose und Lipidose angeschuldigt, es war aber bekannt, dass in ihrer Ätiologie Diabetes und langjährige Hypertonie eine wesentliche Rolle spielen. Der Zusammenhang des Status lacunaris mit einer Hypertonie und damit das ganze pathogenetische Konzept ist allerdings auch bestritten worden [69].

Eine Häufung derartiger Prozesse führt zum Status lacunaris, état lacunaire, auch als Status desintegrationis [54] oder état criblé [105] bezeichnet. Hier werden Status lacunaris und Status cribrosus aufgrund ihrer klinischen Folgezustände unterschieden. Der Status lacunaris wurde in den letzten Jahren zu den „lakunären Syndromen" erweitert, von denen bis zu 21 unterscheidbare beschrieben wurden [26], die meist durch neurologische Ausfälle definiert sind. Synonym werden lakunäres Syndrom, Status lacunaris, lakunäre Infarkte, lakunärer Schlaganfall (lacunar syndrome, lacunar state, lacunar infarction, lacunar stroke) oder auch lakunäre Erkrankung (lacunar disease) gebraucht [42]. Unter den lakunären Syndromen wird an prominenter Stelle die lakunäre Demenz angeführt, die teilweise als identisch mit der Multiinfarktdemenz gebraucht wird, teilweise als traditioneller Prägnanztyp der vaskulären Demenz von ihr unterschieden wird.

Für die Lakunen selbst wurde folgende Definition gegeben [26]: „Small cystic trabeculated scars about 5 mm in diameter" oder auch „the cavities left as the residuum of small infarcts in the deep parts of the brain". Nach neuropathologischer Überzeugung handelt es sich bei Lakunen um disseminierte Infarkte, die Millimetergröße besitzen, während die Röntgenologen Infarkte bis zu 1,5 cm zum Status lacunaris rechnen.

Pathologisch-anatomisch handelt es sich in der Regel um kleine Infarkte im Stadium III, da bei Obduktionen meist nur Endzustände angetroffen werden. Die Konfiguration der zystisch abgebauten Infarkte ist bei solch kleinen substantiellen Durchblutungsstörungen besonders klar. Es handelt sich um kleine flüssigkeitsgefüllte Zysten, an deren Ränder fädige „spinnwebartige" Beläge zu sehen sind (s. Abb. 3.10 b, 3.14 a). Die Abbauvorgänge mit ihren Stadien sind dieselben wie beim großen Territorialinfarkt. Selbstverständlich gibt es Übergänge zu größeren und kleineren Territorialinfarkten und deren Varianten.

Das hämorrhagische Äquivalent zum Status lacunaris ist die Purpura cerebri. Es handelt sich um flohstichartige kleine Blutungen, die disseminiert über das gesamte Hirn vorkommen und ebenfalls als Störungen der Mikrozirkulation angesehen werden können. Sie kommt bei der Hurst-Enzephalitis vor, bei leukämischen Infiltratbildungen und bei der Fettembolie und ist hier nur aus differentialdiagnostischen Gründen zu erwähnen.

3.4.3 Subkortikale Durchblutungsstörungen

Subkortikale Durchblutungsstörungen wurden ebenfalls in den letzten Jahren zunehmend diskutiert. Durch das CT war es möglich, Dichteminderungen in der weißen Substanz sichtbar zu machen, die bisher, weil meist asymptomatisch, der Aufmerksamkeit entgangen waren. Für diese diffusen Veränderungen fand der neue Begriff der Leukoaraiose Anwendung [29, 106], auch in Kombination mit Lakunen und „small deep cerebral infarcts" [25, 96].

Eine ausschließlich subkortikale Durchblutungsstörung ist die subkortikale vaskuläre Markerkrankung Binswanger. Es handelt sich hierbei um eine diffuse Durchblutungsstörung des Marklagers, die sich in einem rezidivierenden oder chronisch fortschreitenden Markschwund äußert. Diese Erkrankung, Encephalopathia chronica progressive subcorticalis, wurde erstmals von Binswanger [14] beschrieben und auch von Alzheimer [2, 3] und Nissl [70] dargestellt. Es handelte sich also bei den frühen Beschreibungen im Wesentlichen um einen postmortalen Befund. Klinisch spielte die Erkrankung kaum eine Rolle, ihre Existenz wurde sogar angezweifelt [68]. Nach 1979 wird die Diagnose zunehmend computertomographisch, nach 1985 durch Kernspintomographie gestellt. Demgegenüber sollen autoptisch bis 1989 weniger als 25 Fälle verifiziert sein, zumindest in der ursprünglichen Beschreibung der Binswangerschen Enzephalopathie durch Alzheimer. Klinisch liegt immer ein deutlicher und länger bestehender Bluthochdruck vor.

Pathologisch-anatomisch scheint bis jetzt kein eindeutiges Korrelat für die häufigen Veränderungen der weißen Substanz in den bildgebenden Verfahren vorzuliegen. Nimmt man aber nur die klinisch und psychopathologisch relevanten Fälle, so dürften die neuropathologischen Veränderungen überwiegend in einer Kombination kleiner subkortikaler Infarkte und einer diffusen Markreduktion bestehen, wie dies in Einzelfällen auch gut zu belegen ist (Abb. 3.15a, b). Es ergibt sich also zunehmend das Bild, dass der Status lacunaris bis hin zu größeren subkortikalen Infarkten und subkortikale diffuse Durchblutungsstörungen und/oder die Kombination beider Zustände als Kerngebiet der Mikrozirkulationsstörungen anzusehen sind mit dementieller Entwicklung als Hauptsymptom. In den letzten Jahren wurde auch die CADASIL-Erkrankung als Ursache einer subkortikalen Leukoenzephalopathie angesehen.

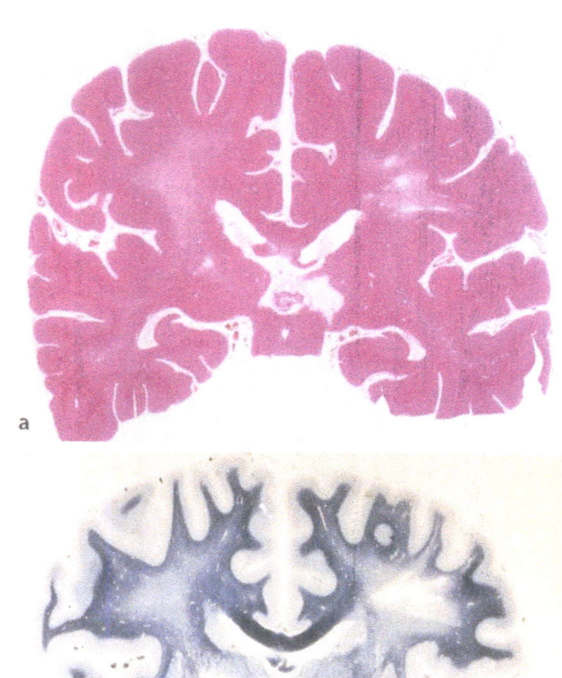

Abb. 3.15. Subkortikale Durchblutungsstörungen. **a** In der HE-Färbung sieht man mehrere kleine zystisch abgebaute Infarkte und eine geringe Entfärbung im Centrum semiovale beidseits. **b** Die Markscheidenfärbung auf einem Schnitt durch dasselbe Hirn weiter frontal zeigt einen subkortikalen Infarkt rechts und Stammganglieninfarkte links sowie eine deutliche diffuse Minderung der Markscheidendichte im linken Centrum semiovale (Heidenhain-Woelcke)

Im Zusammenhang mit den subkortikalen Durchblutungsstörungen haben die aufgrund ihrer Vieldeutigkeit eher unschönen Begriffsbildungen Multiinfarktsyndrom und Multiinfarktdemenz noch am ehesten eine Berechtigung.

Ein Gewebsuntergang im zentralen Nervensystem betrifft entweder das gesamte Gewebe oder nur die funktionell wichtigen Neurone. Im ersten Fall entsteht eine Kolliquationsnekrose, die für verschiedene Ursachen – Infarkte, Blutungen, Traumen, Entzündungen – sehr ähnlich abläuft. Die Einteilung der Abbau- und Organisationsvorgänge in drei Stadien hat sich bewährt. Bei Veränderungen der zweiten Art wird nur ein Teilprogramm der Reparatur abgewickelt.

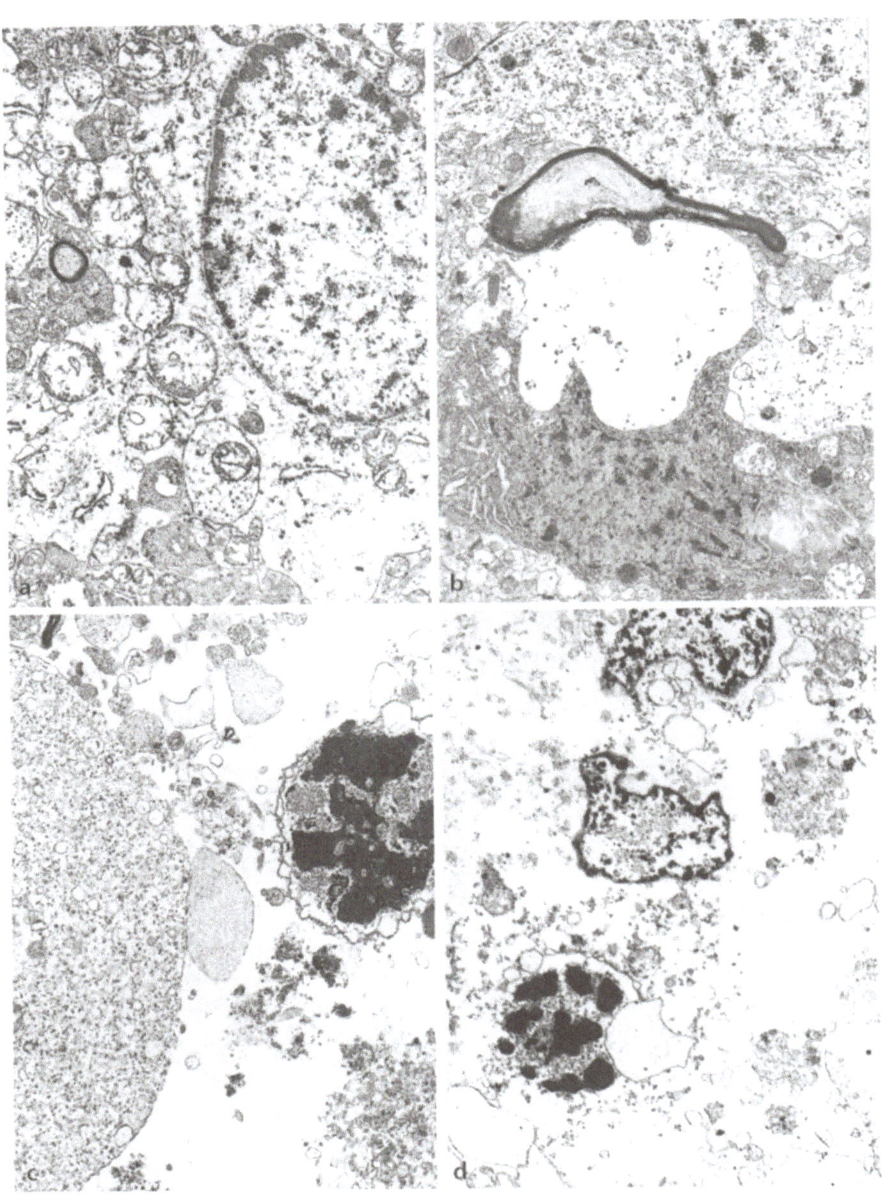

Abb. 3.16. **a** Beginnende ischämische Veränderung an einer CA-1-Pyramidenzelle nach experimenteller globaler Ischämie: Verminderung des endoplasmatischen Retikulums, mitochondriale Schwellung, Abnahme der Dichte als Ausdruck des intrazellulären Ödems. ×3000, **b** Kondensation eines dunklen Neurons in der CA-1-Region durch Schwellung eines Astrozytenfortsatzes (Mitte hell). Oben nicht veränderte Pyramidenzelle. ×3000, **c** In-vitro-Zellveränderung nach experimenteller Ischämie mit Staurosporin. Zelluläre Apoptose mit Kernfragmentierung und gut erhaltener Membran. ×3000, **d** In-vitro-Zellveränderung nach experimenteller Ischämie mit Staurosporin. Oben Nekrosen mit partiell aufgelöstem Zytoplasma, aber erhaltenem Kern, unten Apoptose. ×3000

3.5.1 Infarkte

Ein Infarkt, sei er als größerer Territorialinfarkt ausgebildet oder als kleine Lakune, führt zum vollständigen Gewebsuntergang, der Nekrose. Nekrosen in fettreichen Geweben werden meist als Kolliquationsnekrosen (Verflüssigungsnekrosen) abgebaut, die deshalb auch Erweichung oder (Enzephalo-)Malazie genannt wird. Es kommen allerdings auch Koagulationsnekrosen vor, die mit Erweichungsherden kombiniert sein können [64]. Die durchblutungsbedingte Nekrose stellt allerdings nur einen Prägnanztyp dar; vielgestaltige Prozesse im Hirn führen zu Kolliquationsnekrosen; es hat sich aber eingebürgert, Erweichungsherd oder Enzephalomalazie für

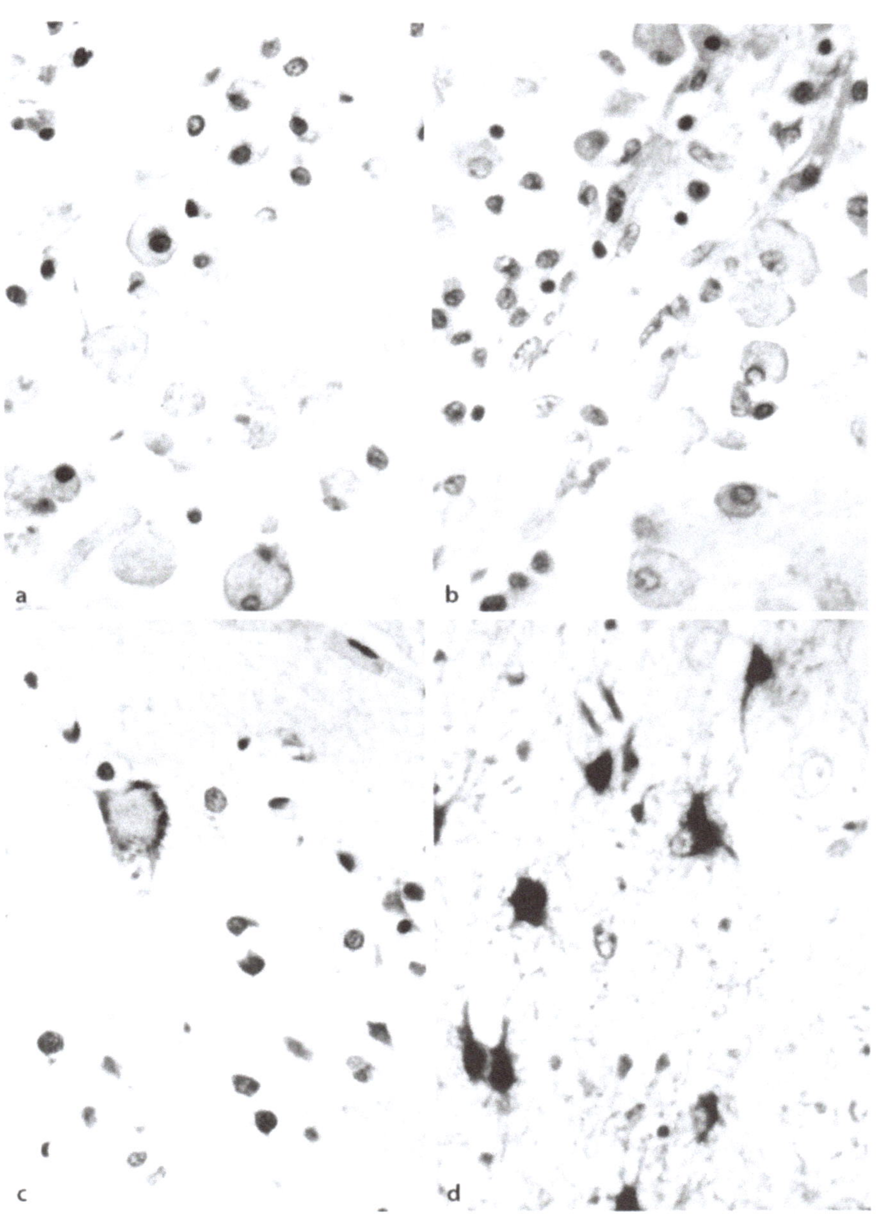

Abb. 3.17. a Infarktabbau durch frei in der sich bildenden Höhle liegende Fettkörnchenzellen. Kresylviolett ×250, **b** Ansammlung von resorbierenden Fettkörnchenzellen um ein Gefäß. Kresylviolett ×250, **c** zentrale Chromatolyse einer Ganglienzelle im Frühstadium einer kortikalen Ischämie. Kresylviolett ×250, **d** Astrogliaproliferation bei elektiver Parenchymnekrose im Ammonshorn (Ammonshornsklerose). GFAP ×250

Durchblutungsstörungen und Kolliquationsnekrose als übergeordneten allgemeinpathologischen Begriff zu gebrauchen.

Eine Kolliquationsnekrose zeigt einen charakteristischen zeitlichen Ablauf, der wiederum bei der territorialen Durchblutungsstörung ausgiebig untersucht worden ist [89, 90]. Auf einfache und sinnvolle Weise lassen sich drei Stadien unterscheiden:

- Stadium I: Nekrose im engeren Sinne
- Stadium II: Resorption und Verflüssigung
- Stadium III: Zyste oder Narbe

Allerdings gibt es vielfache Varianten und Abweichungen von einem starren zeitlichen Verlauf [85].

Im Stadium I findet man makroskopisch Veränderungen, die im Wesentlichen auf die frühe Schädigung der Bluthirnschranke und die Ödembildung zurückzuführen sind: Bald nach Sistieren der Sauerstoffzufuhr kommt es in der Rinde zu einer glasigen Verfärbung und zu einer charakteristischen schlechten Abgrenzung des Markes vom Rindenband (s. Abb. 3.7a). Das Mark wird ödematös und auf der Schnittfläche quellend. Histologisch findet man azidophile Neurone (ischämische Zellschädigungen) und dunkle Neurone (Schrumpfnekrosen) mit hyperchromatischen Kernen und Zytoplasmaanteilen (dark neurons). Ischämische Zellveränderungen zeigen Tigrolyse, Schwellung und Vakuolisierung des Zytoplasmas (Abb. 3.16a, b), gefolgt von Membranruptur [19]. Sie sind mit sauren Farbstoffen rot, mit basischen blau gefärbt. Dagegen sind dunkle Neurone mit beiden Farbstoffen hyperchromatisch.

Als charakteristisches histologisches Zeichen eines voll ausgebildeten Stadium I gilt die „Erbleichung", eine verminderte Anfärbung des infarzierten Territoriums, die sich besonders gut in der Kresylviolettfärbung zeigt. Noch im Stadium I kommt es bevorzugt in der Rinde zu Erythrodiapedesen unterschiedlichen Ausmaßes. Mikroskopisch lassen sich solche Extravasate in einem Großteil frische Infarkte nachweisen; werden sie mit dem bloßen Auge sichtbar und damit auch in den bildgebenden Verfahren, so handelt es sich um hämorrhagische Infarkte [23].

Im Stadium II findet makroskopisch eine zunehmende Erweichung und Verflüssigung des gesamten Gewebes statt, oft regional im Infarktgebiet von unterschiedlicher Stärke. Das Gewebe befindet sich sichtbar in Auflösung und ist tastbar weich (s. Abb. 3.9a). Gegenüber dem gesunden Parenchym liegt in der Regel eine deutliche schmale Demarkierungszone vor (s. Abb. 3.5a, b, 3.6a, b).

Mikroskopisch ist dieses Stadium durch das massenhafte Auftreten von Fettkörnchenzellen und Gefäßproliferaten gekennzeichnet. Die Fettkörnchenzellen besitzen in den Anilinfärbungen nach Alkoholbehandlung ein schaumiges Zytoplasma (Abb 3.17a); die Fettbeladung kann nur im Gefrierschnitt nachgewiesen werden. Sie liegen in den Maschen eines unregelmäßigen Netzes neu eingesprosster Kapillaren, die die sich abzeichnende Zyste durchziehen. Oft sieht man auch eine perivaskulär betonte Anordnung der Fettkörnchenzellen (Abb. 3.17b).

Im Stadium III hat sich dann eine danach weitgehend inerte Zyste ausgebildet, die makroskopisch meist unregelmäßig geformt ist, deren Ränder zerklüftet sind – sehr oft findet man feine spinnwebartige Fäden am Rande (s. Abb. 3.4b, 3.8b, 3.10a, b) – und deren Inhalt eine trübe Flüssigkeit ist (Kalkmilchzyste). Histologisch gibt es am Rande immer eine deutliche astrogliöse Proliferation (Abb. 3.17c) und eine wechselnde Beteiligung von (Gefäß-)Bindegewebe an der Randorganisation.

3.5.2 Blutungen

Alle intrakraniellen Blutungen bilden sich rasch zurück, soweit sie nicht zum Hirndruck und zum letalen Ausgang führen. Es erfolgt eine Organisation von einer randständigen Demarkierung her durch Abräumzellen ähnlich einem Infarkt. Da das Gewebe aber nicht unmittelbar geschädigt ist, sondern lediglich durch Druck eine möglicherweise reversible Veränderung erfährt, sind die bleibenden zystischen Defekte oft gering. Schlitzförmige Zysten mit bräunlich belegten Rändern stellen das bleibende Residuum dar. Mikroskopisch lassen sich meist auch noch nach Jahren Siderophagen in der gliös verfestigten Randzone nachweisen. Die Gestalt und Größe des verbleibenden Restes lassen kaum mehr Rückschlüsse auf die ursprüngliche Größe und Gestalt der Blutung zu.

3.5.3 Seltenere Durchblutungsstörungen

Als elektive Parenchymnekrose bezeichnet man den Untergang der besonders empfindlichen Nervenzelle, meist in einem kortikalen Gebiet bei sonst noch erhaltener Kohärenz des Gewebes [83]. Die Organisation erfolgt dann nicht über das Stadium der Verflüssigung, sondern der Schaden wird durch eine Astrogliaproliferation stabilisiert. Eine der häufigsten Formen einer solchen elektiven Parenchymnekrose dürfte die Ammonshornsklerose sein, die nach mehrfachen grenzwertigen Hypoxien (große Krampfanfälle) auftritt. Die Ganglienzellen werden dann ischämisch geschädigt und „verschwinden". Die rarefizierten Ganglienzellperikarya werden vor allem im Bandteil CA 1 durch sternförmige Astrozyten ersetzt (Abb. 3.17 d).

Offenbar treten elektive Parenchymnekrosen dort auf, wo die Nervenzellen besonders empfindlich auf Sauerstoffmangel reagieren. Diese besondere Empfindlichkeit wurde als „selektive Vulnerabilität" bekannt und ist mehrfach in der Neuropathologie im ersten Viertel unseres Jahrhunderts beschrieben worden [91, 104]. Gebiete mit besonderer Sauerstoffmangelempfindlichkeit sind die Ammonsformation, die Stammganglien und die Purkinjezellschicht des Kleinhirns. Allerdings zeigen sich die Gebiete und Befunde nicht konstant bei unterschiedlichen Hypoxie-Pathogenesen. Eine Kohlenmonoxydvergiftung führt bevorzugt zum Untergang der Pallida. Die Mechanismen dieser unterschiedlichen Sauerstoffmangelempfindlichkeiten sind nicht völlig geklärt.

Ein pathologisch-anatomisches Mischbild liegt bei unvollständigen Durchblutungsstörungen vor, die ebenfalls bevorzugt in der weißen Substanz vorkommen. Man findet solche Bilder allerdings auch kombiniert mit zystisch abgebauten Infarkten; es handelt sich dabei um unvollständige Kolliquationsnekrosen, bei denen das Myelin weitgehend verschwunden ist und im Endzustand eine diffuse Gliose besteht bei noch erhaltenem Gewebszusammenhang. Von einer Koagulationsnekrose unterscheidet sich dieses Bild dadurch, dass eine durchgehende gliöse Reparation stattgefunden hat.

Ein weiteres Mischbild ist der kleine Rindeninfarkt, der in etwa den Lakunen tiefergelegener Gebiete entspricht. Kleine auf die Rinde beschränkte (laminäre) Nekrosen kommen als Einzelerscheinungen und in Verbindung mit Territorialinfarkten vor. Solche Rindennekrosen liegen bevorzugt in der Tiefe des Windungstales (s. Abb. 3.14), auch als Früh- oder Abortivformen von Territorialinfarkten oder generalisierter Rindennekrosen bei globalen Durchblutungsstörungen. Eine Anhäufung solcher kleiner Rindennekrosen in zusammenhängenden Rindengebieten nennt man Granularatrophie [71]. Diese Granularatrophie ist als generalisierte rezidivierende Durchblutungsstörung mit dem tief gelegenen Status lacunaris verglichen worden, ist aber sicher als globale Rindenveränderung ungleich seltener.

Eine Granularatrophie soll auch die Folge einer Thrombangiitis obliterans des Hirnes sein; ein mehr unregelmäßig verteilter Typ (I) und eine charakteristische bogenförmig an der Konvexität auftretende Verteilung (Typ II) wurden beschrieben [38]. Obwohl die zerebrale von Winiwarter-Buerger'sche Erkrankung als eigenständige Entität stark angezweifelt wurde [110], spricht die charakteristische Verteilung der Granularatrophie an den Grenzen der großen Gefäßgebiete dafür, daß hier ein eigenständiges, unverwechselbares Krankheitsbild vorliegt [115].

Viele (raumfordernde) Veränderungen im Hirn sind mit Ödem verbunden; für klinische Bedürfnisse ist es ausreichend, ein zytotoxisches intrazelluläres Ödem und ein vasogenes, raumforderndes Ödem der weißen Substanz zu unterscheiden [43].

Die erste Reaktion auf zellulärer Ebene besteht in einem zytotoxischen Ödem im Bereich der astrozytären Fortsätze. Danach folgt der ischämische Zellschaden an Neuronen, Glia und Endothel. Durch die Endothelschädigung und den Zusammenbruch der Bluthirnschranke kommt es dann zum vasogenen Ödem. Makroskopisch sieht man eine deutliche Verbreiterung der weißen Substanz, die zu den Zeichen des Hirndruckes mit Windungsabplattung führt (s. Abb. 3.1 b, 3.12 a). Histologisch zeigt sich das Ödem in kleinen bis größeren zusammenfließenden Vakuolen. Zytotoxische Ödemschäden sind nur histologisch oder ultrastrukturell zu erfassen (Abb. 3.16 b).

3.6 Morphologische Befunde bei experimentellen Durchblutungsstörungen

Seit den Tagen der frühen Neuropathologie wurden experimentelle Befunde auch zur Analyse der pathologischen Veränderungen und deren zeitlicher Abläufe verwendet [19]. Reproduzierbare Tiermodelle erlauben experimentelle therapeutische und neuroprotektive Untersuchungen [35, 72]. Verschiedene Modelle ergaben unterschiedliche morphologische Schädigungsmuster [61]. Am bekanntesten sind Modelle geworden, bei denen besonders empfindliche Strukturen grenzwertig geschädigt wurden (globale Ischämie) und Modelle für umschriebene Territorialinfarkte [87]. Besonders geeignet für den Vergleich mit den Infarkten beim Menschen scheint das Modell der lokalisierten Durchblutungsstörung zu sein, bei dem ein kortikaler Infarkt durch Unterbindung der Media erreicht wird [100, 107].

Mit diesen Modellen lassen sich die zeitlichen Abläufe bei der sog. verzögerten Ischämie durch globale Drosselung der Blutzufuhr erfassen: Es kommt zu einer „Reifung" des hypoxischen Schadens, im Wesentlichen in der Ammonsformation und zu einer astrozytären Proliferation, die partiell die menschliche Ammonshornsklerose kopiert. Schäden in der Ammonsformation lassen sich durch eine Vielzahl von Noxen erreichen [6, 63], was auch die experimentelle Nutzbarkeit dieser Struktur zur Untersuchung der selektiven Vulnerabilität unterstreicht.

Lässt man die Drosselung der Blutzufuhr für längere Zeit bestehen, so kommt es zu disseminierten größeren und kleineren Kolliquations- und Koagulationsnekrosen und zu Schäden in vulnerablen Bezirken [61]. Die permanente Unterbindung einer Carotis führt zu einem gut abgegrenzten Infarkt, der innerhalb von 4–6 Wochen völlig organisiert wird. Dabei spielt sowohl eine zentrale gliöse als auch eine mesenchymale Reaktion eine Rolle, wie das in Ansätzen auch von den Organisationsvorgängen in der menschlichen Pathologie bekannt ist [24].

In diesem Zusammenhang wurde erneut die Frage nach der Bedeutung der ischämischen Zellschädigung, der sog. dunklen Neurone und der Apoptose gestellt. Nach der neuropathologischen Tradition handelt es sich bei der ischämischen Zellschädigung um einen Ablauf, der durch Chromatolyse, Schwellung und Membranschaden gekennzeichnet ist (Abb. 3.16a,b). Diese Neurone sind azidophil; sie werden bei globaler Hypoxie in der Ammonsformation regelmäßig gefunden. Dunkle Neurone galten als Artefakte (Abb. 3.16b). Heute werden sie als reversible Zellschädigungen interpretiert. Die Beteiligung der Apoptosen am Zelluntergang wird kontrovers diskutiert [102]. Da Apoptosen innerhalb 16–24 h phagozytotisch abgeräumt werden, ist ihr Nachweis beim menschlichen Infarkt schwierig. Unter experimentellen Bedingungen, in vivo und in vitro [98], lassen sie sich vor allem ultrastrukturell erfassen (Abb. 3.16c,d). Die überwiegende Zahl der Untersucher ist der Meinung, daß Apoptosen bei experimenteller Ischämie vorhanden sind [9, 20, 53]. Die Frage nach dem Mechanismus der Zellschädigung ist entscheidend für den gezielten therapeutischen Einsatz, vor allem für die heute stark in der Diskussion befindliche Neuroprotektion [7].

3.7 Durchblutungsstörungen und Blutungen am Rückenmark

Die komplexe Vaskularisation des Rückenmarkes mit der führenden Arteria spinalis anterior und deren variablen radikulären Zuflüssen macht die Analyse von Rückenmarkssyndromen außerhalb der häufigeren Schädigungen schwierig. So ist besonders die Rolle der Grenzzonen in der Längsausdehnung der arteriellen Versorgung umstritten, bei der es zu Zonen geringer Versorgung kommen soll [1]. Diese Zonen wurden wie im Hirn als Grenzzonen oder letzte Wiesen aufgefasst [113]. Eine durchgehende Bestätigung hat diese Modellvorstellung jedoch nicht finden können [37]. Die Frage der besonderen Anfälligkeit solcher Grenzzonen bleibt wohl letztlich ungeklärt angesichts der vielen Varianten des Zuflusses, zumal die Durchblutungsverhältnisse hier auch besonders stark vom venösen Abfluss abhängen [94].

Im Querschnitt findet man bei arteriellen Zuflussstörungen Bilder, die den verschiedenen pathogenetischen Störungen der Makro- und Mikrozirkulation des Hirnes entsprechen. Komplette Myelomalazien entstehen auf dem Boden globaler Zuflussstörungen und verjüngen sich nach oben und unten zu Stiftnekrosen der Hinterstränge. Daneben gibt es symmetrische Vorderhornnekrosen, subtotale Nekrosen der grauen Substanz des Rückenmarkes und Ganglienzellausfälle bei den motorischen Vorderhornzellen, die der elektiven Parenchymnekrose entsprechen.

Die stiftförmige Nekrose der Hinterstränge, die auch hämorrhagisch sein kann, wird im allgemeinen als venöse Abflussstörung oder Ödemnekrose aufgefasst. Aus diesen und weiteren Schädigungsmustern [82] lassen sich pathologisch-anatomische und klinische Korrelationen herstellen; der zeitliche Verlauf der Organisation in der weißen und grauen Substanz entspricht den Organisationsvorgängen und Stadien im Hirn.

Literatur

1. Adamkiewicz A (1881) Die Blutgefäße des menschlichen Rückenmarkes. I. Die Gefäße der Rückenmarkssubstanz. S-B Akad Wiss Wien Math Nat Kl Abt 3 84:469–502
2. Alzheimer A (1895) Die arteriosklerotische Atrophie des Gehirns. Allg Z Psychiat 51:809–812
3. Alzheimer A (1911) Über eigenartige Krankheitsfälle des späteren Alters. Z ges Neurol Psychiat 4:356–385
4. Arendt A (1972) Altern des Zentralnervensystems. In: Altmann HW, Büchner F, Cottier H, Grundmann E, Holle G, Letterer E, Masshoff W, Meessen H, Roulet F, Seifert G, Siebert G (Hrsg) Handbuch der allgemeinen Pathologie. Bd 6. Entwicklung, Wachstum, Geschwülste. Teil 4. Altern, S 490–542
5. Auer RN, Benveniste H (1997) Hypoxia and related conditions. In: Graham DI, Lantos PL (ed) Greenfield's Neuropathology, Vol I. Arnold, London, pp 263–314
6. Auer RN, Olsson Y, Siesjö BK (1984) Hypoglycemic brain damage with the EEG isoelectric time. Diabetes 33:1090–1098
7. Bähr M, Eschweiler GW, Dichgans J (1994) Neuronale Protektion bei neurologischen Erkrankungen? Nervenarzt 65:355–360
8. Bailey OT (1971) Thrombosis of dural sinuses and meningial veins. In: Minckler J (ed) Pathology of the nervous system, Vol II. Mac Graw Hill, New York, pp 1537–1543
9. Barinaga M (1998) Stroke-damaged neurons may commit cellular suicide. Science 281:1302–1303
10. Berlit P, Moor PM (1993) (eds) Vasculitis, rheumatic disease and the nervous system. Springer, Berlin
11. Bethge CC (1797) Über Schlagflüsse und Lähmungen oder Geschichte der Apoplexie, Paraplegie und Hemiplegie. Gerhard Fleischer, Leipzig
12. Bewermeyer H, Dreesbach HA, Rackl A, Neveling M, Heiss WD (1985) Presentation of bilateral thalamic infarction on CT, MRI and PET. Neuroradiology 27:414–419
13. Bewermeyer H, Hojer C, Szelies B, Haupt WF, Nevelimg M, Heiss WD (1988) Die spontane Ponsblutung. Nervenarzt 59:640–646
14. Binswanger O (1894) Die Abgrenzung der allgemeinen progressiven Paralyse. Berl Kli Wochenschr 32:1180–1188
15. Cervos-Navarro J (1980) Gefäßerkrankungen und Durchblutungsstörungen des Gehirns. In: Doerr W, Seifert G, Uehlinger E (Hrsg) Spezielle pathologische Anatomie, Bd 13/I. Springer, Berlin Heidelberg New York S 1–510
16. Charcot JM, Bouchard C (1868) Nouvelles recherches sur la pathogénie de l'hémorrhage cérébrale. Arch Physiol Norm Pathol (Paris) 1:110–127, 643–675, 725–734
17. Cobb S (1931) The cerebral circulation. XIII. The question of „End-arteries" of the brain and the mechnism of infarction. Arch Neurol Psychiat 25:273–280
18. Cohnheim J (1882) Vorlesungen über allgemeine Pathologie. Hirschwald, Berlin
19. Colmant HJ (1965) Zerebrale Hypoxie. In: Bargmann W, Doerr W (Hrsg) Zwanglose Abhandlungen aus dem Gebiet der normalen und pathologischen Anatomie. Thieme, Stuttgart
20. Du C, Hu R, Csernansky CA, Hsu CY, Choi DW (1996) Very delayed infarction after middle focal cerebral ischemia: a role for apoptosis? J Cereb Blood Flow Metabol 16:195–201
21. Durand-Fardel M (1843) Traité du ramollissement du Cerveau. Ballière, Paris
22. Eder M, Gedigk P (1977) (Hrsg) Lehrbuch der allgemeinen Pathologie und der pathologischen Anatomie. Springer, Berlin
23. Fazio C (1949) Red softening of the brain. J Neuropathol exp Neurol 8:43–60
24. Feigin I (1969) Mesenchymal tissue of the nervous system. The indigenous origin of brain macrophages in hypoxic states and in multiple sclerosis. J Neuropathol exp Neurol 28:6–24
25. Fisher CM (1965) Lacunes: small, deep cerebral infarcts. Neurology 15:774–784
26. Fisher CM (1982) Lacunar strokes and infarcts. A review. Neurology 32:871–876
27. Gautier JC, Morélot D (1977) Cardiac embolism and arterial hypertension as risk factors of cerebral infarction. In: Zülch KJ, Kaufmann W, Hossmann KA, Hossmann V (Hrsg) Brain and heart infarct. Springer, Heidelberg, S 201–205
28. Hacke W, Schwab S, Horn M, Spranger M, De Georgia M, Kummer R (1996) The malignant MCA infarction. Clinical course and neuroradiological signs. Arch Neurol 53:309–315
29. Hachinski VC, Potter P, Merskey H (1987) Leukoo-Araiosis. Arch Neurol 44:21–23
30. Heiss WD, Huber M, Fink G, Herholz K, Pietrzyk U, Wagner R, Wienhard K (1992) Progressive derangement of periinfarct viable tissue in ischemic stroke. J Cereb Blood Flow Metab 12:193–203
31. Henke F, Lubarsch O (1924) (Hrsg) Handbuch der speziellen pathologischen Anatomie und Histologie, Bd II. Herz und Gefäße. Julius Springer, Berlin
32. Heubner O (1872) Zur Topographie der Ernährungsgebiete der einzelnen Hirnarterien. Zentralbl Med Wiss 10:817–821
33. Holdorff B (1997) Paul Schuster (1867-1940) und die spätere klinisch-morphologische Forschung vasculärer Thalamus-Läsionen. In: Nissen G, Badura F (Hrsg) Schriftenreihe der Deutschen Gesellschaft für Geschichte der Nervenheilkunde, Bd 2. Königshausen und Neumann, Würzburg, S 137–144

34. Holthoff VA, Beuthien-Baumann B, Pietrzyk U, Pinkert J, Oehme L, Franke WG, Bach O (1999) Regionale Funktionsstörungen bei der Depression. Nervenarzt 70:620–626
35. Ito K, Spatz M, Walker jr J, Klatzo I (1975) Experimental cerebral ischemia in Mongolian gerbils. I Light microscopic observations. Acta Neuropathol 32:209–223
33. Jakob C (1895) Atlas des gesunden und kranken Nervensystems. JF Lehmann, München
37. Jellinger K (1966) Zur Orthologie und Pathologie der Rückenmarksdurchblutung. Springer, Wien
38. Lindenberg R, Spatz H (1939) Über die Thromboendarteriitis obliterans der Hirngefäße (zerebrale Form der v Winiwarter-Buerger'schen Krankheit). Virchows Arch path Anat 305:531
39. Kalbag RM, Woolf AL (1972) Thrombosis and thrombophlebitis of cerebral veins and dural sinuses. In: Vinken PJ, Bruyn GW (eds) Handbook of clincal neurology, Vol 12. Elsevier, New York und North Holland Amsterdam, pp 422–446
40. Kalimo H, Kaste M, Haltia M (1997) Vascular disease. In: Graham DI, Lantos PL (eds) Greenfield's neuropathology. Arnold, London, S 315–396
41. Karenberg A (1997) Der Beitrag der Pariser Klinischen Schule zu den Anfängen der Neurologie. In: Nissen G, Badura F (Hrsg) Schriftenreihe der Deutschen Gesellschaft für Geschichte der Nervenheilkunde, Band 2. Königshausen und Neumann, Würzburg, S 183–192
42. Kistler JP, Ropper AH, Martin JB (1987) Cerebrovascular disease. In: Harrison's Principles of Internal Medicine. McGraw-Hill, New York
43. Klatzo I (1969) Neuropathological aspects of brain edema. J Neuropathol Exp Neurol 26:1–14
44. Kleihues P (1966) Über doppelseitige symmetrische Okzipitallappeninfarkte. Deutsch Z Nervenheilk 188:25–52
45. Kleihues P, Hizawa K (1966) Die Infarkte der Arteria cerebri posterior: Pathogenese und topographische Beziehungen zur Sehrinde. Archiv für Psychiatrie und Zeitschrift f d ges Neurologie 208:263–284
46. Kleihues P, Kiessling M, Wiestler O (1997) Zentrales Nervensystem. In: Böcker W, Denk H, Heitz PU (Hrsg) Pathologie. Urban & Schwarzenberg, München
47. Kreutzberg GW, Blakemore WF, Graeber MB (1997) Cellular pathology of the central nervous system. In: Graham DI, Lantos PL (eds) Greenfield's neuropathology, Vol I. Arnold, London, pp 85–156
48. Kribs M, Kleihues P (1971) The recurrent artery of Heubner. In: Zülch KJ (ed) Cerebral circulation and stroke. Springer, Berlin
49. Ladurner G (1988) Chronische zerebrovaskuläre Insuffizienz – Klinik, Diagnose und Differentialdiagnose. Nervenheilkunde 7:333–341
50. Lapresle J, Haguenau M (1973) Anatomo-clinical correlation in focal thalamic lesions. Z Neurol 205: 29–46
51. Lecère B, Lhermitte J (1920) Une observation anatomo-clinique d'un cas de ramollissement cérébral consécutif à l'oblitération de l'artère sylvienne gauche par embolie métallique. Rev Neurol (Paris) 27:1116–1121
52. Lindenberg R (1957) Die Gefäßversorgung und ihre Bedeutung für Art und Ort von kreislaufbedingten Gewebsschäden und Gefäßprozessen. In: Lubarsch O, Henke F, Rössle R (Hrsg) Handbuch der speziellen pathologischen Anatomie und Histologie, Bd. XIII. IBS 1071–1164
53. Linnik MD, Zobrist RH, Hartfield MD (1993) Evidence supporting a role for programmed cell death in focal cerebral ischemia in rats. Stroke 24:2002–2009
54. Marie P (1901) Des foyers lacunaires de désintégration et de différents autres états cavitaires du cerveau. Rev méd (PARIS) 21:281–298
55. Martin JJ (1972) Thalamic syndromes. In: Vinken PJ, Bruyn GW (eds) Handbook of clinical neurology, Vol. 2. Elsevier, New York und North Holland Amsterdam, 469–496
56. Mennel HD (1986) Bernhard von Gudden. Der Nervenarzt Ludwigs II. von Bayern und die Entwicklung der nervenärztlichen Grundlagenfächer. Die medizinische Welt 37:1449–1453
57. Mennel HD (1988) Geschwülste des zentralen und peripheren Nervensystems. In: Doerr W, Seifert G, Uehlinger E (Hrsg) Spezielle pathologische Anatomie, Bd 13/III. Springer, Heidelberg, S 215–542
58. Mennel HD (1993) Neuropathologische Veränderungen bei zerebralen Gefäßprozessen. In: Huffmann G, Braune HJ, Griewing B (Hrsg) Durchblutungsstörungen im Bereich des Nervensystems, Einhorn-Presse, Reinbek, S 66–87
59. Mennel HD (1997) Kraepelin und die Neuropathologie. Ein Beitrag zum Spannungsfeld Natur- und Geisteswissenschaften in der Psychiatrie. Nissen G, Badura F (Hrsg) Schriftenreihe der Deutschen Gesellschaft für Geschichte der Nervenheilkunde, Bd 3. Königshausen und Neumann, Würzburg, S 151–165
60. Mennel HD (1999) Der Beitrag der Neuropathologie zur Psychoseforschung. In: Gross G, Klosterkötter J, Schüttler R (Hrsg) 50 Jahre Psychiatrie. Schattauer, Stuttgart, S 37–53
61. Mennel HD, Sauer D, Roßberg C, Bielenberg GW, Krieglstein J (1988) Morphology of tissue damage due to experimental cerebral ischemia. Exp Pathol 35:219–230
62. Mennel HD, Gebert G, Bewermeyer H (1992) Nervensystem. In: Thomas C (Hrsg) Grundlagen der klinischen Medizin, Bd 4. Schattauer, Stuttgart
63. Mennel HD, Stumm G, Wenzel J (1997) Early morphological findings in experimental high pressure neurological syndrome. Exp Toxic Pathol 49: 425–432
64. Meessen H, Stochdorph O (1957) Erweichung und Blutung. In: Lubarsch O, Henke F, Rössle R (Hrsg) Handbuch der speziellen pathologischen Anatomie und Histologie, Bd XIII. I B Springer, Berlin Göttingen Heidelberg, S 1383–1419
65. Meyer MWR, Meyer WW (1992) Funktionelle Strukturen der Aorta als Prädilektionsort frühester arteriosklerotischer Veränderungen. Zentralbl Pathol 138:61–65

66. Meyer R (1999) Blut- und Lymphgefäße. In: Remmele W (Hrsg) Pathologie, Bd 1. Springer, Berlin, S 277–341
67. Moossy O (1959) Development of cerebral atheroscleorsis in various age groups. Neurology 9:569–574
68. Miller Fisher C (1989) Binswanger's encephalopathy: a Review. J Neurol 236:65–79
69. Millikan K, Futrell N (1990) The Fallacy of the Lacune Hypothesis. Stroke 21:1251–1257
70. Nissl F (1920) Zur Kasuistik der arteriosklerotischen Demenz (Ein Fall von sog. „Encephalitis subcorticalis"). Z ges Neurol Psychiat 19:438–443
71. Noetzel H, Gulotta F (1986) Nervensystem. In: Grundmann E (Hrsg) Spezielle Pathologie. Urban & Schwarzenberg, München, S 394–442
72. Pulsinelli W, Brierley JB (1979) A new model of bilateral hemispheric ischemia in the anesthetised rat. Stroke 10:267–272
73. Ribbert H (1902) Lehrbuch der speziellen Pathologie und der speziellen pathologischen Anatomie. FCW Vogel, Leipzig
74. Roßberg C, Mennel HD (1986) Über ein- und doppelseitige Infarkte im Versorgungsgebiet der Arteria thalamoperforata posterior: neuropathologische Befunde. Nervenarzt 57:29–34
75. Ringelstein EB, Doherty C (1999) Durchblutungsstörungen im Bereich des Nervensystems – Grundlagen. Zur Pathogenese des Hirninfarktes anhand klinischer Befunde und bildgebender Verfahren. In: Huffmann G (Hrsg) Klinische Neurologie mit Neurophysiologie und Neuropsychiatrie, Bd. I. Springer, Berlin Göttingen Heidelberg, S 620–632
76. Ringelstein EB, Weiller C (1990) Hirninfarktmuster im Computertomogramm. Pathophysiologische Konzepte, Validierung und klinische Relevanz. Nervenarzt 61:462–471
77. Ringelstein EB, Zeumer H, Schneider R (1985) Der Beitrag der zerebralen Computertomographie zur Differentialtypologie und Differentialtherapie des ischämischen Großhirninfarktes. Fortsch Neurol Psychiat 9:315–354
78. Roggendorf W (1995) Kreislaufstörungen des zentralen Nervensystems. In: Remmele W, Peiffer J, Schröder JM (Hrsg) Pathologie. Springer, Berlin, S 62–106
79. Ruysch F (1699) Epistola anatomica problematica academica autore Mich Ernesto Etmullero etc ad virum clarissimum Fredericum Ruys etc de cerebri corticali substantia. Amsterdam
80. Saikku P, Leinonen M, Tenkanen L, Linnanmäki E, Ekman MR, Manninen V, Mäntärri M, Fink MH, Huttunen JK (1992) Chronic chlamydiae pneumoniae infection as a risk factor for coronary heart disease in the Helsinki heart study. Ann Intern Med 116:273–278
81. Salamon G (1971) Atlas de la vascularisation artérielle du cerveau chez l'homme. Sandoz editions, Paris
82. Schneider H (1980) Kreislaufstörungen und Gefäßprozesse des Rückenmarks. In: Doerr W, Seifert G, Uehlinger E (Hrsg) Spezielle pathologische Anatomie, Bd. 13/I. Springer, Berlin Göttingen Heidelberg, S 511–649
83. Scholz W (1949) Histologische und topische Veränderungen und Vulnerabilitätsverhältnisse im menschlichen Gehirn bei Sauerstoffmangel, Ödem und plastischen Infiltrationen. Arch Psychiat Nervenkr 181:621–665
84. Scholz W, Nieto D (1938) Studien zur Pathologie der Hirngefäße. I Fibrose und Hyalinose. Z ges Neurol Psychiat 162:675–693
85. Schröder R (1983) Chronomorphologie der zerebralen Durchblutungsstörungen. Springer, Berlin
86. Schuster P (1937) Beiträge zur Pathologie des Thalamus opticus. Arch Psychiat Nervenkr 106:201–233
87. Sisjö BK (1986) Cell damage in the brain caused by ischemia: An overview. In: Krieglstein J (ed) Pharmacology of cerebral ischemia. Elsevier, Amsterdam
88. Sourander P, Walinder J (1977) Hereditary multi-infarct dementia. Acta Neuropathol (Berl) 39:247–254
89. Spatz H (1939) Pathologische Anatomie der Kreislaufstörungen des Gehirns. Z Ges Neurol Psychiat 167:301–357
90. Spielmeyer W (1922) Histopathologie des Nervensystems. Springer, Berlin
91. Spielmeyer W (1925) Zur Pathogenese örtlich elektiver Gehirnveränderungen. Z Ges Neur Psych 99:756–776
92. Staemmler M (1927) Über Veränderungen der kleinen Hirngefäße in apoplektischen und traumatischen Erweichungsherden und ihre Beziehung zur traumatischen Spätapoplexie. Beitr path anat 78:408
93. Stochdorph O (1970) Pathologie des Rückenmarkes. In: Krenkel W, Olivecrona H, Tönnis W (Hrsg) Handbuch der Neurochirurgie, Bd VII/1. Springer, Berlin, S 238–340
94. Stochdorph O (1977) Der Mythos der letzten Wiese. Zbl allg Pathol path Anat 121:554
95. Stochdorph O, Meessen H (1957) Die arteriosklerotische und die hypertone Hirnerkrankung. In: Lubarsch O, Henke F, Rössle R (Hrsg) Handbuch der speziellen pathologischen Anatomie und Histologie, Bd XIII. I B Einhorn-Presse, Reinbek, S 1465–1510
96. Stuckstede H, Ulmar G, Abrahams CM, Egelhof E, Kohlmeyer K (1989) Leuko-Araiosis – ein neuroradiologischer Beitrag zur Differentialdiagnose dementieller Prozesse im Alter. Aktuelle Neurologie 16:120–124
97. Stumm G (1990) Anatomie und Pathologie der Stammganglienversorgung. Dissertation Marburg
98. Stumm G, Schlegel J, Schäfer T, Würz C, Mennel HD, Vedder H (1999) Amphetamines induce apoptosis and regulation of bcl-x splice variants in neocortical neurons. Faseb Journal 13:1065–1072
99. Ule G, Kolkmann FW (1962) Pathologische Anatomie des Hirngefäßsystems. In: Gänshirt H (Hrsg) Der Hirnkreislauf. Thieme, Stuttgart, S 47
100. Tamura A, Graham DI, McCuloch J, Teastale GM (1981) Focal central ischemia in the rat: I Description of the technique and early morphological

consequences following middle cerebral artery occlusion. J Cereb Blood Flow Metabol 1:53–60
101. Thomas C, Gebert G, Hombach V (1989) Herz und Gefäße. In: Thomas C (Hrsg) Grundlagen der klinischen Medizin, Bd 1. Schattauer, Stuttgart
102. Van Lookeren Campagne M, Gill R (1996) DNA fragmentation associated with chromatin condensation is a late consequence of ischaemic cell death rather than a hallmark of apoptosis. In: Krieglstein J (ed) Pharmacology of cerebral ischemia 1996. Medpharm Scientific Publishers, Stuttgart
103. Virchow R (1856) Phlogose und Thrombose im Gefäßsystem: Thrombose und Embolie. In: Gesammelte Abhandlungen zur wissenschaftlichen Medizin. Meidinger Sohn, Frankfurt
104. Vogt C, Vogt O (1922) Erkrankungen der Großhirnrinde im Lichte der Topistik, Pathoklise und Pathoarchitektonik. J Psychol Neurol 28:1–17
105. Vogt C, Vogt O (1937) Sitz und Wesen der Krankheiten im Lichte der topistischen Hirnforschung und des Variierens der Tiere. Joh Ambr Barth, Leipzig
106. Waterston JA, Brown MM, Butler P, Swash M (1990) Small deep cerebral infarcts associated with occlusive internal carotid artery disease. Arch Neurol 47:953–957
107. Welsh FA, Skamoto T, McLees AE, Stins RE (1987) Effect of Lactacidodis on pyrimidine nucleotide stability during ischemia in mouse brain. J Neurochem 49:846–851
108. Zülch KJ (1961) Die Pathogenese von Massenblutung und Erweichung unter besonderer Berücksichtigung klinischer Gesichtspunkte. Acta Neurochir (Suppl VII) S 51–117
109. Zülch KJ (1961) Über die Entstehung und Lokalisation der Hirninfarkte. Zentralblatt für Neurochirurgie 21:158–178
110. Zülch KJ (1969) The cerebral form of von Winiwarter-Buerger's disease: does it exist? Angiology 20:61–69
111. Zülch KJ (1971) Some basic patterns of collateral circulation of the cerebral arteries. In: Zülch KJ (ed) Cerebral circulation and stroke. Springer, Berlin, S 106–122
112. Zülch KJ (1971) Hemorrhage, Thrombosis, Embolism. In: Minckler J (ed) Pathology of the nervous system, Vol II. Mc Graw Hill, New York, S 1499–1536
113. Zülch KJ (1976) Pathogenetic and clinical observations in spinovascular insufficiency. Zentralbl Neurochir 37:1–13
114. Zülch KJ, Pilz P (1989) Thrombangiitis obliterans (Von Winiwarter-Buerger) In: Vinken PJ, Bruyn GW (eds) Handbook of clincal neurology, Vol 55. Elsevier, New York und North Holland Amsterdam, S 307–316
115. Zülch KJ, Mennel HD, Zimmermann V (1974) Intracranial hypertension. In: Vinken PJ, Bruyn GW (eds) Handbook of clincal neurology, Vol 16. Elsevier, New York und North Holland Amsterdam, pp 89–149

P. Berlit

4 Internistische Ursachen zerebrovaskulärer Erkrankungen

4.1 Kardiogene Hirnembolien

Insgesamt sind kardiogene Hirnembolien für 30% aller Hirninfarkte verantwortlich; bei Patienten bis zum 40. Lebensjahr werden Häufigkeiten bis zu 50% angegeben. Zur Routineabklärung eines Hirninfarkts zählen daher immer das möglichst frühzeitige Elektrokardiogramm (Herzrhythmusstörung?), die Langzeit-EKG-Ableitung sowie die transösophageale Echokardiographie (TEE). Schon der notfallmäßig hinzugezogene Neurologe sollte palpatorisch feststellen, ob eine Herzrhythmusstörung vorliegt und diese im Rahmen der Ultrachalldiagnostik dokumentieren. Klinisch läßt sich der Hirninfarkt durch kardiogene Hirnembolie nicht zuverlässig von Hirninfarkten anderer Genese unterscheiden. Es sollten jedoch eine begleitende Bewußtseinsstörung sowie isolierte kortikale Symptome (Aphasie, Apraxie, Neglekt, Gesichtsfelddefekt) an diese Genese denken lassen [33]. Das Rezidivrisiko kardiogener Hirnembolien ist stets erhöht, wenn eine kardiale Erkrankung nachweisbar ist (absolute Arrhythmie bei Vorhofflimmern, Herzklappenerkrankung, Herztumoren) sowie bei Nachweis von kardialen Thromben, bei AT-III-Mangel und bei Dehydratation [65]. Grundsätzlich stellt der Nachweis einer kardialen Emboliequelle eine Indikation zur Antikoagulation dar, die bei einem akuten Hirninfarkt mittels PTT-wirksamer Heparinisierung und im Verlauf (etwa nach 1 Woche) mittels oraler Antikoagulation erfolgt (PTT = partielle Thromboplastinzeit).

4.1.1 Herzrhythmusstörungen

Sicherlich wichtigster und häufigster kardialer Risikofaktor für das Auftreten einer zerebralen Ischämie ist die absolute Arrhythmie bei Vorhofflimmern. Hier ist das Hirnembolierisiko so hoch, daß bereits in der Primärprävention – d.h., ohne daß bislang neurologische Symptome oder sonstige embolische Komplikationen aufgetreten sind – eine Antikoagulation empfohlen wird [47]. Ist die absolute Arrhythmie bei Vorhofflimmern nichtrheumatischer Genese, so ist das Hirninfarktrisiko 5fach erhöht; bei rheumatischer Herzerkrankung ist das Hirnembolierisiko 17fach erhöht. Aber auch bei nichtrheumatischem Vorhofflimmern wird das Risiko, einen Hirninfarkt zu erleiten, durch zusätzliche Faktoren wesentlich beeinflußt. Hierzu zählen höheres Lebensalter (über 75 Jahre), Diabetes mellitus, arterielle Hypertonie, koronare Herzerkrankung oder bereits durchgemachte flüchtige zerebrale Ischämien. Auch das intermittierende Auftreten einer absoluten Arrhythmie bei Vorhofflimmern zeigt ein erhöhtes Hirninfarktrisiko. Hinzu kommt, daß Hirninfarkte bei Vorhofflimmern ein schwereres neurologisches Defizit mit schlechterer Rückbildungstendenz und eine erhöhte Mortalität zeigen; die Sterblichkeit ist in größeren Studien doppelt so hoch wie bei Hirninfarkten ohne Vorhofflimmern [39]. Eine vaskuläre Enzephalopathie mit Entwicklung einer Demenz ist auch ohne schlaganfalltypische Ereignisse bei absoluter Arrhythmie bei Vorhofflimmern möglich [47]. Prophylaxe der Wahl ist die Antikoagulation, wobei in Abhängigkeit vom Risikoprofil des individuellen Patienten die INR bei oraler Antikoagulation gewählt wird (Tabelle 4.1). In der Regel wird die INR bei niedrigem Risiko und in der Primärprophylaxe bei 2–3 liegen, bei höherem Risiko und in der Sekundärprophylaxe zwischen 3 und 3,5. Thrombozytenaggregationshemmer schützen bei absoluter Arrhythmie nicht ausreichend; wenn strikte Kontraindikationen gegen eine orale Antikoagulation bestehen, sollte nach Möglichkeit auf die Dauergabe von niedermolekularen Heparinen subkutan ausgewichen werden. Nur in Ausnahmefällen wird Acetylsalicylsäure und dann in einer Dosis nicht unter 300 mg täglich

Tabelle 4.1. Ziel-INR bei absoluter Arrhythmie bei Vorhofflimmern und assoziierten Risikofaktoren. (Aus Berlit, Klinische Neurologie, 1999)

Klinische Situation	INR Zielwert
Idiopathisches AF	2,0–2,5 [a]
Idiopathisches AF, Alter >65 Jahre	2,0–2,5
AF und arterielle Hypertonie	2,0–2,5
AF und KHK	2,0–2,5
AF und eingeschränkte linksventrikuläre Funktion (EF<35%)	2,5–3,0
AF, EF<35% und „Spontanechos" im linken Vorhof	3,0–3,5
AF und Hyperthyreose	3,0–3,5
AF und („rheumatischer") Herzklappenfehler	3,0–3,5
AF, Herzklappenfehler und Embolieanamnese	3,5–4,0

(AF = Vorhofflimmern, EF = Ejektionsfraktion, KHK = Koronare Herzkrankheit, INR = International normalized ratio.)

[a] Bei guter Compliance und regelmäßiger INR-Kontrolle, sonst nur Thrombozytenaggregationshemmung durch Acetylsalicylsäure 300 mg täglich

in Frage kommen. Stets sollte in Zusammenarbeit mit dem Kardiologen erwogen werden, ob eine Rhythmisierung beim individuellen Patienten in Frage kommt. Vor allem bei intermittierender absoluter Arrhythmie, bei zeitlich noch nicht allzu lange bestehendem Vorhofflimmern und bei kardialen Symptomen durch die Herzrhythmusstörung wird eine medikamentöse oder elektrische Kardioversion in Frage kommen. Diese darf grundsätzlich nur unter dem Schutz einer Antikoagulation erfolgen [10].

4.1.2 Herzklappenerkrankungen

Sowohl angeborene als auch rheumatische Herzklappenerkrankungen zählen zu den typischen kardialen Emboliequellen, v.a. bei jüngeren Schlaganfallpatienten. Grundsätzlich ist das Hirnembolierisiko bei Erkrankungen der Mitralklappen größer als bei Aortenklappenläsionen. Prophylaxe der Wahl, sofern eine operative oder intervenionelle Korrektur nicht möglich ist, ist die Antikoagulation.

Nicht zu den relevanten Herzklappenerkrankungen zählt der Mitralklappenprolaps. Klinisch ist er durch einen mitsystolischen Klick und ein Regurgitationsgeräusch charakterisiert und tritt v.a. bei älteren Männern, schlanken Personen und Menschen mit Bindegewebsschwäche auf. Die Prävalenz ist mit 2,5% geringer als früher gedacht [21]; bei Kranken mit Hirninfarkt unklarer Genese zeigt sich keine Häufung [24]. Eine operative Korrektur ist ggf. indiziert, wenn eine Regurgitation vorliegt und die Ejektionsfraktion unter 60% liegt. Wenn ein Geräusch vorhanden ist, ist die Endokarditisprophylaxe entscheidend.

4.1.3 Kardiovaskuläre Chirurgie

Künstliche Herzklappen stellen ein hohes Hirnembolierisiko dar, wobei die jährliche Inzidenz von Hirnembolien mit 4% angegeben wird. Eine Reihe von zusätzlichen Faktoren erhöht das Hirnembolierisiko; hierzu zählen der Ersatz einer Mitralklappe oder mehrerer Herzklappen, sog. Caged-ball-Klappen, das gleichzeitige Vorliegen einer Herzrhythmusstörung (insbesondere Absoluta) und ein Lebensalter von über 70 Jahren. Entsprechend sollte konsequent eine Prophylaxe mittels Antikoagulation erfolgen. Bei Bioprothesen ist die orale Antikoagulation mit einer Ziel-INR von 2–3 für 3 Monate ausreichend, danach kann die Prophylaxe mit 300 mg Acetylsalicylsäure fortgeführt werden. Bei mechanischen Herzklappen ist eine lebenslange Antikoagulation mit einer INR zwischen 3 und 4 erforderlich [10].

Hirninfarkte sind eine typische Komplikation der kardiovaskulären Chirurgie. So sind insbesondere bei Herzklappenoperationen, aber auch bei Revaskularisationseingriffen am Herzen zerebrale Ischämien häufig. Bei 1 von 6 herz-chirurgischen Maßnahmen muß mit ernsten Komplikationen gerechnet werden – gefährdet sind Kranke mit proximaler Atherosklerose der Aorta, intrakardialen Thromben und Herzrhythmusstörung [64]. Besonders oft sind hierbei die Versorgungsgebiete der Aa. cerebri media und posterior betroffen. Gesichtsfeldstörungen bis hin zur kortikalen Blindheit müssen im Einzelfall gegenüber toxischen Enzephalopathien im Rahmen von Narkose oder Kontrastmittelgabe abgegrenzt werden.

4.1.4 Endokarditiden

Bakterielle Endokarditiden stellen eine typische Komplikation künstlicher Herzklappen dar. Sie treten in dieser Gruppe bei 3–6% aller Patienten auf und werden in der Regel durch Staphylokokken hervorgerufen (Staphylokokkus epidermidis, Staphylokokkus aureus). Blutkulturen sind in über 90% positiv und sollten bei entsprechendem klinischem Verdacht aerob und anaerob durchgeführt werden. Entscheidend zur Vorbeugung ist die Endokarditisprophylaxe bei Herzklappenträgern. Kommt es in der Frühphase nach Herzklappenoperation (innerhalb der ersten 60 Tage) zum Auftreten einer Endokarditis, so ist die Mortalität mit bis zu 80% sehr hoch. Nach diesem Zeitpunkt beträgt die Sterblichkeit dieser ernsten Komplikation immer noch bis zu 20%.

Eine Endokarditis kann auch ohne operative Eingriffe am Herzen auftreten, häufig im Rahmen allgemein konsumierender Erkrankungen bzw. einer reduzierten Immunabwehr. Kranke mit Tumorleiden, unter einer Chemotherapie und chronischen Stoffwechselerkrankungen (Diabetes mellitus) sind vermehrt gefährdet. Vor allem bei Tumorleiden können die Vegetationen der Herzklappen auch nichtbakteriell sein. Diese Form der Endokarditis wird v.a. bei gynäkologischen Karzinomen (Ovarien), bei hämatologischen Tumoren und beim malignen Melanom beobachtet - beschrieben ist die nichtbakterielle Endokarditis in 3-10% aller Autopsien, wobei die Mitralklappen häufiger als die Aortenklappen betroffen sind [49].

Sowohl die bakterielle als auch die nichtbakterielle Endokarditis führt in 50% zu Embolien in den großen Kreislauf, wobei in den allermeisten Fällen das Gehirn betroffen ist. Ein Drittel der Patienten zeigt auskultierbare Herzgeräusche, typisch sind subfebrile Temperaturen und laborchemische Hinweise auf einen entzündlichen Prozeß. Auch ohne daß Fieber vorliegt, sollte bei begründetem Verdacht die Entnahme von aeroben und anaeroben Blutkulturen erfolgen und direkt mit einer Antibiotikatherapie begonnen werden.

4.1.5 Herztumoren

Insgesamt sehr selten sind Herztumoren - die Inzidenz liegt unter 0,2%, wobei drei Viertel benigne sind. Allerdings führen Herztumoren sehr häufig zu kardiogenen Embolien, v.a. bei jungen Erwachsenen. Der wichtigste Herztumor ist das Vorhofmyxom; dieser Tumor stellt die Hälfte aller Herztumoren. Weitere Tumoren des Herzens sind das Rhabdomyom, welches gehäuft bei der tuberösen Sklerose auftritt, das Fibroelastom und das Lipom.

Vorhofmyxome finden sich zu 75% im linken Vorhof. Leider führt oft erst der Hirninfarkt durch kardiogene Embolie zur Diagnose. Mit zerebralen Embolien bzw. Embolien in die Netzhautgefäße ist in 40% zu rechnen. Weitere Leitsymptome sind konstitutionelle Symptome mit Anämie und laborchemischen Entzündungszeichen (v.a. erhöhtes CRP). Die Diagnose wird mittels transösophagealer Echokardiographie, Computertomographie und MRT des Herzens gestellt. Therapie der Wahl ist die operative Entfernung des Tumors. Die Operation hat eine Mortalität zwischen 0 und 3%; wie Langzeitstudien zeigen, ist das Ergebnis in aller Regel die Restitutio ad integrum [49].

4.1.6 Herzinfarkt

Hirninfarkt und Herzinfarkt haben nicht nur nahezu identische Gefäßrisikofaktoren, sie treten auch häufig bei ein und demselben Menschen konsekutiv auf. Viele Patienten versterben nach einem Schlaganfall nicht an der zerebralen Erkrankung, sondern an den Folgen eines Myokardinfarkts. Umgekehrt sind zerebrale Ischämien nach einem Herzinfarkt nicht selten. Das 5-Jahres-Risiko einer Hirnembolie nach Myokardinfarkt beträgt 8%, etwa 1,5% pro Jahr. Gefährdet sind v.a. ältere Patienten, solche mit einer echokardiographisch nachweisbaren reduzierten Ejektionsfraktion unter 30% und Kranke mit besonders ausgedehnten Myokardinfarkten. In diesen Fällen ist die Indikation zur oralen Antikoagulation zu stellen [40].

4.1.7 Paradoxe Hirnembolie

Nach eigenen Befunden zählt bei jungen Schlaganfallpatienten bis zum 45. Lebensjahr die paradoxe Hirnembolie bei offenem Foramen ovale zu einer der häufigsten Ursachen des Hirninfarkts [7]. Zu denken ist an diese Genese bei Patienten, die über mehrere Stunden immobilisiert waren (z.B. Transatlantikflug oder längere Autofahrt) und die ihre neurologische Symptomatik während eines pressorischen Manövers (Pressen auf der Toilette, Heben eines schweren Gegenstandes, z.B. Koffer, oder Hustenstoß) erleiden. Offensichtlich können bereits relativ umschriebene Gerinnsel aus dem Beinvenenbereich zu einem Hirninfarkt führen, auch ohne daß eine Lungenembolie stattgefunden haben muß. Voraussetzung ist das Vorliegen eines Rechts-links-Shunts auf Vorhofebene, in der Regel ein offenes Foramen ovale (patent foramen ovale – PFO). Nach größeren pathoanatomischen Studien liegt ein solches PFO in bis zu 30% der Gesamtbevölkerung vor, wobei es sich entweder um ein permanent offenes Foramen ovale oder um ein nur funktionell verschlossenes Foramen ovale handeln kann. Wenn Septum primum und secundum zwar voll ausgebildet, aber nicht miteinander verwachsen sind, wird im physiologischen Falle (Druck im linken Vorhof höher als im rechten) kein Rechts-links-Shunt bestehen. Kommt es nun durch ein Valsalva-ähnliches Manöver zu einer Druckerhöhung im kleinen Kreislauf, kann vorübergehend Blut vom rechten in den linken Vorhof übertreten und damit eine paradoxe Embolisierung stattfinden. Als sog. Goldstandard zum Nachweis eines PFO dient die transösophageale Echokardiographie mit Kontrastmitteluntersuchung. Mit der zweidimensionalen Echokardiographie kann auch die Größe des offenen Foramen ovale bestimmt werden. Liegt ein permanent offenes Foramen ovale nicht vor, wird Kontrastmittel gegeben und der Patient angehalten, ein Valsalva-Manöver durchzuführen.

Weniger aufwendig und für den Patienten weniger belastend ist die Durchführung einer transkraniellen Doppler-Sonographie (TCD) mit nichtlungengängigem Kontrastmittel (sog. Bubbles-Test). Hierbei erfolgt die kontinuierliche TCD-Ableitung über der mittleren Hirnarterie beidseits, wobei dem Patienten zunächst unter Ruhebedingungen, dann unter Durchführung eines Valsalva-Manövers entweder agitierte Kochsalzlösung oder ein industriell hergestelltes Kontrastmittel appliziert werden. Lassen sich die embolietypischen Signale während der ersten 6 Herzzyklen nach Injektion nachweisen, so kann von einem Rechts-links-Shunt auf Vorhofebene ausgegangen werden [6, 34].

Wenn bei einem Patienten ein offenes Foramen ovale nachgewiesen ist und anamnestisch die Genese einer paradoxen Embolisierung wahrscheinlich ist, sollte die sonographische und ggf. auch phlebographische Untersuchung der Beinvenen erfolgen. Häufig wird in dieser Situation eine Unterschenkelvenenthrombose nicht mehr nachzuweisen sein. In diesen Fällen wird eine Koagulopathie laborchemisch ausgeschlossen und der Patient zunächst über Verhaltensmaßregeln zum Vermeiden einer venösen Stase aufgeklärt. Sollten längere Immobilisierungsphasen nicht vermeidbar sein, so ist für den entsprechenden Zeitraum die Gabe eines niedermolekularen Heparins sinnvoll, welches sich der Patient selbst applizieren kann. Eine orale Antikoagulation kann beim Nachweis einer Venenthrombose oder bei Vorliegen einer Koagulopathie indiziert sein (siehe dort). In Abhängigkeit von der Größe des PFO ovale bzw. beim Vorliegen eines Vorhofseptumdefekts kommt auch eine kardiochirurgische bzw. interventionell kardiologische Korrektur in Frage. Eine solche wird insbesondere dann indiziert sein, wenn ein größerer Vorhofseptumdefekt oder ein größeres permanent offenes Foramen ovale vorliegen [56]. Zur interventionell kardiologischen Versorgung mit einem Schirmchen, welches über einen Herzkatheter eingebracht wird (z. B. Rashkind-device), liegen allerdings bislang nur wenig Langzeiterfahrungen vor. Die Gabe von Thrombozytenaggregationshemmern ist zur Vorbeugung von Thrombosen im venösen Schenkel nicht geeignet.

4.1.8 Aortenatherome

Wie verschiedene Studien gezeigt haben, können auch Atherome der thorakalen Aorta zu embolischen Hirninfarkten führen, ohne daß eine Herzerkrankung vorliegen muß. Aortenatherome treten bei den typischen Gefäßrisikofaktoren auf. Relevant sind Wandauflagerungen von mehr als 0,4 cm Durchmesser, v. a. bei Patienten jenseits des 60. Lebensjahres. Wie mehrere Studien gezeigt haben, ist das Risiko mit etwa 12 Hirnembolien pro 100 Personenjahre zu beziffern [18]. Der Nachweis wird echokardiographisch mittels TEE erbracht. Nicht bekannt ist die ideale Prophylaxe von Embolien bei Aortenatheromen. Ob hier die Antikoagulation der Antiaggregation überlegen ist, ist strittig.

4.2 Koagulopathien

Koagulopathien zählen zu den seltenen Ursachen zerebraler Ischämien. In größeren Serien werden 1–8% aller Hirninfarkte auf eine Störung des Gerinnungssystems zurückgeführt, wobei bevorzugt jüngere Schlaganfallpatienten (<45 Jahre) betroffen sind. Grundsätzlich müssen primäre Koagulopathien, die genetisch determiniert sind, von sekundären Koagulopathien, die erworben sind, abgegrenzt werden.

Wichtigster Vertreter der genetisch determinierten Koagulopathien ist die Resistenz gegen aktiviertes Protein C (APC-Resistenz); am häufigsten unter den erworbenen Koagulopathien ist das Antiphospholipid-Syndrom. Im folgenden werden in Europa häufige Störungsbilder beschrieben; für seltene Erkrankungen wie die Sichelzellanämie mit hohem Hirnembolierisiko wird auf Spezialliteratur [11, 20 55] verwiesen.

4.2.1 Primäre Koagulopathien

Die häufigste primäre Koagulopathie ist die APC-Resistenz, die in der Normalbevölkerung eine Prävalenz von 2–10% hat. Bei Patienten mit venösen Thrombembolien bis zum 45. Lebensjahr liegt die Prävalenz bei bis zu 30% [25, 59]. Bei Hirninfarktpatienten bis zum 45. Lebensjahr werden Zahlen zwischen 8 und 16% genannt [36, 38, 45, 46]. Zugrunde liegt eine Punktmutation im Exon 10 des Gerinnungsfaktor-V-Gens; diese zerstört die Protein-Ca-Spaltungsstelle im Faktor-Va, welches die APC-Resistenz bedingt. Aus diesem Grunde wird das Krankheitsbild auch als Faktor-V-Syndrom bzw. Leiden-Syndrom (nach der holländischen Stadt Leiden) benannt.

Die Bestimmung der APC-Resistenz erfolgt durch Messung der aktivierten PTT (aPTT) als Ausgangswert, nachfolgend wird die aPTT nach Zusatz von Protein C gemessen. Der Quotient aPTT nach Zusatz von Protein C durch den aPTT-Ausgangswert liegt normalerweise über 2. Bei einem Wert unter 2, aber über 1,5 ist von einer heterozygoten Faktor-V/Leiden-Mutation auszugehen, bei Werten zwischen 1 und 1,4 von einem homozygoten APC-Resistenz-Leiden [36]. Im pathologischen Fall sollte ergänzend die Gentypisierung durch eine DNA-Sonde erfolgen. Falsch-positive Befunde kommen unter Heparin- oder Cumarintherapie sowie bei positivem Lupus-Antikoagulans vor. Bei gesichertem Zusammenhang zwischen Hirninfarkt und APC-Resistenz wird eine Antikoagulation therapeutisch empfohlen [57].

Deutlich seltener sind die anderen kongenitalen Defekte des Protein-C-Systems. Der Antithrombin-3-Mangel und der Protein-C-Mangel zeigen in der Normalbevölkerung eine Prävalenz von 0,1–0,5%, der Protein-S-Mangel ist mit 0,003% sehr selten. In Kollektiven mit venösen Thrombembolien bis zum 45. Lebensjahr zeigen die genannten Koagulopathien eine Prävalenz bis 6% [19, 36, 58].

Antithrombin 3 (AT3) führt durch irreversible Komplexbildung zu einer Inhibition der Serumproteasen Thrombin und Faktor Xa. Die AT3-Aktivität wird durch Heparin verstärkt. Die Synthese erfolgt in der Leber. Bei einem AT3-Mangel besteht eine Prävalenz für Thrombembolien von 50–60%, wobei 80% der Patienten das erste Ereignis vor dem 40. Lebensjahr haben (Hauptmanifestationsalter 15.–30. Lebensjahr). Ein erhöhtes Risiko besteht während der Schwangerschaft (v. a. im Wochenbett), bei der Einnahme von Ovulationshemmern, perioperativ sowie bei entzündlichen Prozessen [19]. Zu einem erworbenen Mangel kann es durch Blutverlust, durch Proteinurie bei nephrotischem Syndrom, bei Aszites, bei akutem Leberversagen im Rahmen einer Verbrauchskoagulopathie und einer Sepsis kommen. Wenn sich unter einer systemisch wirksamen Heparin-Dosis eine Erhöhung der PTT nicht erreichen läßt, sollte an einen AT3-Mangel gedacht werden. Normalerweise liegt die AT3-Aktivität bei 80–120%; die Messung kann amidolytisch mit chromogenen Peptidsubstraten oder immunologisch (Laurell-Elektrophorese, Laser-Nephelometer, Mancini-Platten) erfolgen. Ein erhöhtes Thromboserisiko ist bei Werten zwischen 40 und 70% zu erwarten.

Protein S ist ein Vitamin-K-abhängiger Kofaktor von Protein Ca. Es wird in Leber, Endothel und Megakaryozyten synthetisiert. Während der homozygote Protein-S-Mangel extrem selten ist und nur in Einzelfällen beschrieben wurde, lassen sich 3 Formen des heterozygoten Protein-S-Mangels differenzieren, die sich durch die Beeinträchtigung von gesamtem und/oder freiem Protein S unterscheiden. Bei jungen Patienten mit Thrombembolien wird eine Prävalenz bis 15% angegeben, wobei es sich in aller Regel um venöse Thrombosen handelt. Selten sind auch Aborte und arterielle Durchblutungsstörungen beschrieben. Bei kryptogenen Hirninfarkten bis zum 45. Lebensjahr werden Zahlen bis zu 20% genannt [19, 52].

Erworben kann ein Protein-S-Mangel durch Synthesestörung bei Lebererkrankungen, Vitamin-K-Mangel und Antikoagulantientherapie, bei regelmäßiger Einnahme von Ovulationshemmern und im Rahmen von entzündlichen Darmerkrankungen (Morbus Crohn, Colitis ulcerosa) auftreten. Eine Umsatzstörung im Rahmen der Schwangerschwaft, bei Sepsis oder nephrotischem Syndrom kann ebenfalls zu einem Protein-S-Mangel-Syndrom führen. Die

Plasmakonzentration von Gesamtprotein S liegt bei 20–25 mg/l bzw. 60–120%; das freie Protein S beträgt 7–10 mg/l bzw. 23–50% des Gesamtprotein S (60–120% im Vergleich zu Normalprobanden). Das funktionelle Protein S beträgt 68–160% im Plasma. Die Messung erfolgt koagulometrisch anhand des Faktor-V-Verbrauchs (funktionelles Protein S) bzw. immunologisch mittels ELISA oder Laurell-Elektrophorese (freies Protein S). Eine erhöhte Thromboseneigung ist bei Konzentrationen unter 60% von Gesamtprotein S oder freiem Protein S zu erwarten.

Bei Protein C handelt es sich um ein Vitamin-K-abhängiges Proenzym einer Serumprotease. Die Aktivierung zu Protein Ca führt zur Inaktivierung der Faktoren Va und VIIIa und zur Steigerung der fibrinolytischen Aktivität. Kofaktor von Protein C ist Protein S. Die Synthese erfolgt in der Leber. Der homozygote Protein-C-Mangel wurde extrem selten bei Neugeborenen mit Thrombembolien beschrieben. Der heterozygote Protein-C-Mangel zeigt eine Prävalenz von 2–13% bei venösen Thrombembolien, wobei in 80% das erste Ereignis vor dem 40. Lebensjahr auftritt. Bevorzugt zeigt sich die Erstmanifestation während (25%) oder nach (75%) einer Schwangerschaft. Erworben kann der Protein C-Mangel bei Lebererkrankungen, bei entzündlichen Darmerkrankungen, bei insulinpflichtigem Diabetes mellitus, bei Niereninsuffizienz, bei Verbrauchskoagulopathie nach Polytrauma, bei Vitamin-K-Mangel bzw. einer Therapie mit Cumarinen beobachtet werden. Die Messung erfolgt gerinnungsphysiologisch, amidolytisch oder immunologisch. Die Plasmakonzentration liegt bei 65–150%; eine erhöhte Thromboseneigung ist bei Konzentrationen unter 60% zu erwarten. Bei einem Protein-C-Mangel kommt es gehäuft unter Einleitung einer oralen Antikoagulation mit Marcumar® zu Cumarinnekrosen.

Die Indikation zu einer antikoagulativen Behandlung sollte bei allen genetisch determinierten Defekten des Protein-C-Systems individuell gestellt werden, wobei die Palette von zeitlich begrenzter Gabe niedermolekularer Heparine bis zur oralen Antikoagulation mit Marcumar oder Warfarin reicht [19, 36].

4.2.2 Erworbene Koagulopathien

Die wichtigste erworbene Koagulopathie ist das Antiphosholipid-Antikörper-Syndrom (APL). Hierbei finden sich im Serum zirkulierende Immunglobuline, die gerinnungsaktive Phospholipide hemmen und damit die PTT verlängern. Die Bezeichnung Lupus-Antikoagulans stammt von der Erstbeschreibung, die bei systemischem Lupus erythematodes (SLE) erfolgte. Ein APL kann diagnostiziert werden, wenn Antikörper gegen gerinnungsaktive Phospholipide nachweisbar sind und/oder das Lupus-Antikoagulans positiv ist und thrombotische Ereignisse aufgetreten sind. In der Normalbevölkerung können sowohl das Lupus-Antikoagulans als auch Antikardiolipinantikörper nachweisbar sein (allerdings selten hochtitrig), ohne daß sich thrombembolische Ereignisse manifestieren. Seropositivität ohne Symptomatologie ist nicht behandlungsbedürftig.

Das APL ist die häufigste erworbene Koagulopathie mit einer Prävalenz thrombotischer Ereignisse von 30%, dabei spielen sich zwei Drittel venös und ein Drittel arteriell ab – hiervon wiederum ein Viertel zerebral [25]. Besonders häufig sind Aborte in der 2. Schwangerschaftshälfte. Die Prävalenz des APL bei einem ersten ischämischen Hirninfarkt liegt bei etwa 10%. Es besteht eine Assoziation mit Kollagenosen, insbesondere dem SLE in 35%, mit Virusinfekten (HIV, Hepatitis), mit der Pneumocystis-carinii-Infektion und mit bestimmten Medikamenten (z. B. Chlorpromazin). Das Hirninfarktrisiko ist v. a. bei jüngeren Patienten erhöht, die rauchen, eine Hyperlipidämie als Risikofaktor zeigen oder begleitend Herzerkrankungen (Herzklappenerkrankungen, Herzrhythmusstörungen) haben [57].

Das Lupus-Antikoagulans wird über eine modifizierte PTT oder als Plasmaaustauschversuch, Kaolin clotting time bzw. diluted Russel viper venous time (DRVVT) ermittelt. Mittels ELISA werden Antikardiolipinantikörper, aber auch weitere Antikörper gegen Phosphatidylinositol, Phoshatigenserin, Beta-2-Glykoprotein 1 und Prothrombin nachgewiesen. Als Suchtest sollten das Lupus-Antikoagulans und Anticardiolipinantikörper (IgG und IgM) bestimmt werden; dies hat eine Treffsicherheit von etwa 90%. Als Bestätigung bzw. bei fortbestehendem klinischen Verdacht und unauffälligem Suchtest sollten Beta-2-Glykoprotein-Antikörper ermittelt werden.

Bei bestimmten Krankheitsbildern ist auch eine gezielte Suche nach Antikörpern gegen weitere gerinnungsaktive Phospholipide sinnvoll, so beim Sneddon-Syndrom, bei dem gehäuft Antiprothrombinantikörper nachweisbar sind [32], und bei jugendlichen Hirninfarktpatienten, bei denen Phoshatidylinositol-Autoantikörper als unabhängiger Risikofaktor beschrieben werden [60]. Ein erhöhtes Hirninfarktrisiko besteht auch bei IgG-Antikardiolipin-Autoantikörpertitern über 40 [38] – in diesen Fällen ist die orale Antikoagulation (Ziel-INR 2,5) indiziert. Bei venösen Thrombosen im Rahmen eines Antiphospholipidsyndroms wird für mindestens ein halbes Jahr niedermolekulares Heparin empfohlen. Aborte können durch die Gabe von niedrig dosiertem Aspirin plus Heparin verhindert werden. Beachtet werden muß bei der Behandlung mit oralen Antikoagulanzien, daß eine Thrombozytopenie zu einem erhöhten Blutungsrisiko führt und daß die INR-Werte bei positivem Nachweis eines Lupus-Antikoagulans höher ausfallen können.

Bei der thrombotischen thrombozytopenischen Purpura (TTP, Moschkowitz-Syndrom) handelt es sich um eine disseminierte thrombotische Mikroangiopathie mit Plättchenthromben in Arteriolen und Kapillaren, insbesondere des Gehirns. Diese Plättchenthromben enthalten von-Willebrand-Faktor (vWF), jedoch kein Fibrin oder Fibrinogen. Pathogenetisch finden sich große Multimere von vWF bei Fehlen der vWF-Metalloprotease [22]. Bei der häufigeren Form der akuten TTP als Einzelepisode scheinen IgG-Autoantikörper gegen dieses Enzym die entscheidende Rolle zu spielen [61]. Die Bestimmung des von-Willebrand-Faktors erfolgt mittels der Ristocetin-induzierten Thrombozytenaggregation, das Antigen wird mittels ELISA bestimmt, die Metalloprotease mittels Elektrophorese bzw. Immunoblot. Das vWF-Antigen ist ein unabhängiger Risikofaktor für zerebrale Ischämien [51]. In seltenen Fällen wurde die Auslösung einer TTP durch Ticlopidin und Clopidogrel beschrieben. Während bei der chronischen Form die Verabreichung von Plasmaprodukten, die die Metalloprotease des von-Willebrand-Faktors enthalten, ausreichend ist, muß bei der akuten Form zusätzlich eine Plasmaseparation zur Eliminierung der zugrundeliegenden IgG-Autoantikörper erfolgen.

Selten ist die Heparin-assoziierte Thrombozytopenie (HIT), die immunmediiert häufiger bei Gabe von nichtfraktioniertem Heparin als bei niedermolekularem Heparin auftritt [52]. Die HIT kann zu Hirninfarkten führen und spielt auch bei Patienten, die in der Sekundärprophylaxe nach Hirninfarkt Heparin erhalten, eine wichtige Rolle. Entscheidend ist die 2tägige Kontrolle der Thrombozytenzahl bei entsprechenden Patienten. Wenn die Zahl abnimmt, muß das Heparinpräparat abgesetzt werden, die Weiterbehandlung sollte mit Hirudinderivaten erfolgen.

4.2.3 Praktisches Vorgehen

Für die Schnellorientierung empfiehlt sich zunächst die Bewertung der 4 globalen Tests, die üblicherweise routinemäßig im klinischen Alltag eingesetzt werden: Thrombozytenzahl, INR-Wert, PTT und TZ (Tabelle 4.2).

Tabelle 4.2. Bewertung von Befundkonstellationen der 4 Globaltests der Gerinnung. (Aus Berlit, Klinische Neurologie, 1999)

Thrombozyten	INR-Wert	PTT	TZ	Interpretation
↓	Normal	Normal	Normal	Thrombozytopenie
Normal	Normal	↑	Normal	Heparineffekt, Willebrand-Syndrom, Hämophilie A und B, FXI-, FXII-Mangel
Normal	Normal	↑	↑	Heparineffekt
↓	↑	Normal	Normal	Leberzirrhose
Normal	↑	Normal	Normal	Kumarineffekt, Vitamin-K-Mangel, Leberschädigung, Hämophilie
Normal	↑	↑	Normal	Kumarineffekt, Vitamin-K-Mangel, Leberschädigung, FX-, FV-Mangel, Lupus-Antikoagulans
↓	Normal	↑	Normal	Heparin-bedingte Thrombozytopenie
Normal	↑	↑	↑	Kombinierte Heparin- und Cumarintherapie, Hyperfibrinolyse
↓	↑	↑	↑	Verbrauchskoagulopathie
↓	↑	↑	Normal	Verbrauchskoagulopathie (geringe Ausprägung)

Tabelle 4.3. Pro-C-Globalschnelltest

Wert	Beeinträchtigung	Ursachen
NR > 0,8	Normal	Kompensierte Defekte (PC, PS, LA) möglich
0,7–0,8	Leichte Störung	PC, PS-Defekte, LA, hoher Faktor VIII, Östrogene
NR > 0,8	Starke Störung	Faktor V heterozygot, PC, PS-Defekte, Cumarintherapie
< 0,4	Sehr starke Störung	Faktor V homozygot, kombinierte Defekte, Cumarintherapie

Wenn alle 4 Befunde normal sind und nach der Anamnese keine Anhaltspunkte für eine Thrombose oder Blutungsneigung bestehen, ist eine weitere Diagnostik in der Regel nicht erforderlich [52]. Gezielt sollte bei Hinweisen auf eine Koagulopathie weiter gesucht werden, wobei sich als Suchtest der Pro-C-Globalschnelltest anbietet [36]. Hierbei wird aus Citratplasma eine Heparin-unempfindliche aPTT bestimmt; dabei führt die Aktivierung des in der Probe vorhandenen Protein C zu einer Verlängerung der aPTT. Das Ausmaß der Verlängerung wird auf ein Standardplasma bezogen, sog. normalisierte Ratio (NR).

Die erhobenen Werte sind wie folgt zu interpretieren (Tabelle 4.3).

Im pathologischen Falle erfolgt eine Vorverdünnung der Probe mit Faktor-V-Mangel-Plasma zum spezifischen Nachweis der Faktor-V/Leiden-Störung (Sensitivität 100%, Spezifität 79%). Wenn diese häufigste genetisch determinierte Koagulopathie nicht vorliegt, werden gezielt Protein C, AT3 und Protein S bestimmt und ein Antiphospholipidsyndrom durch Messung von Lupus-Antikoagulans und IgG/IgM-Antikardiolipinantikörpern ausgeschlossen. Wenn das C-reaktive Protein als Hinweis auf eine Akute-Phase-Reaktion erhöht ist, sollte auch der Faktor VIII quantitativ bestimmt werden. Bei Hinweisen auf eine Verbrauchskoagulopathie wird nach D-Dimeren gesucht (disseminierte intravasale Gerinnung?).

4.3 Vaskulitis und rheumatologische Erkrankungen

4.3.1 Übersicht

Neben Enzephalopathien und Kopfschmerzen gehören zerebrale Durchblutungsstörungen zu den Leitsymptomen zerebraler Vaskulitiden, die jedoch insgesamt nur eine seltene Ursache zerebraler Ischämien darstellen. Zu den relevanten systemischen Vaskulitiden, welche zu Hirninfarkten führen können, zählen die Panarteriitis nodosa, das Churg-Strauss-Syndrom, die Riesenzellarteriitiden (Arteriitis temporalis, Takayasu-Arteriitis), die Behçet-Krankheit und selten die Wegener-Granulomatose. Eine ausgesprochen seltene Erkrankung ist die isolierte Angiitis des Zentralnervensystems, welche keinerlei systemische Manifestationen zeigt und eine Ausschlußdiagnose darstellt. Bei einer Reihe von Kollagenkrankheiten (systemischer Lupus erythematodes, Sjögren-Syndrom) sind zwar zentralnervöse Symptome einschließlich zerebraler Ischämien häufig, jedoch nur selten auf eine Vaskulitis zurückzuführen.

Eine Vaskulitis ist letztlich eine pathologisch-anatomische Diagnose, die sich ergibt, wenn eine Entzündung der Gefäßwand mit oder ohne Nekrosen und Granulome vorliegt. Die fibrinoide Nekrose bei Leukozyteninfiltration führt zu Gefäßeinengungen, Wandschädigungen mit Aneurysmabildung und Rupturgefahr und Thromboseneigung. Von einer primären Vaskulitis wird gesprochen, wenn sich die zugrundeliegende Autoimmunreaktion primär an der Gefäßwand abspielt: Beispiele sind die Panarteriitis nodosa, die Wegener-Granulomatose, die isolierte Angiitis des Zenralnervensystems, die Behçet-Erkrankung und die Riesenzellarteriitiden. Sekundär können Vaskulitiden bei Infektionen (Pneumokokken-Meningitis, Varicella-Zoster-Virus-Infektion), bei Intoxikationen (z.B. nach Zufuhr amphetaminhaltiger Drogen) oder bei Kollagenkrankheiten (z.B. systemischer Lupus erythematodes) auftreten. Neoplasmen können indirekt zu einer Vaskulitis im Sinne eines paraneoplastichen Syndroms führen oder direkt durch Tumorzellinfiltration das Bild der Vaskulitis bedingen (intravaskuläre Lymphomatose, lymphomatoide Granulomatose). Tabelle 4.4 gibt eine Übersicht über die für den Neurologen relevanten Vaskulitiden mit Hinweisen zur Häufigkeit von zerebralen Ischämien.

Tabelle 4.4. Hirninfarkthäufigkeit bei Vaskulitiden und rheumatischen Erkrankungen. (Nach [3])

	ZNS-Beteiligung (%)	Hirninfarkt (%)
Panarteriitis nodosa	30	20
Churg-Strauss-Syndrom	20	10
Arteriitis temporalis	20	10
Takayasu-Arteriitis	40	20
Wegener-Granulomatose	20	10
Isolierte Angiitis des ZNS	100	70
Behçet-Krankheit	30	10 (SVT)
Kollagenkrankheit		
– Lupus erythematodes	60	30
– Sjögren-Syndrom	30	< 5

SVT = Sinusvenenthrombose

Das klinische Bild einer zerebralen Vaskulitis ist relativ einförmig: Die Symptomtrias multifokale zerebrovaskuläre Ausfälle, Enzephalopathie mit psychischen Auffälligkeiten und anhaltende Kopfschmerzen sollte differentialdiagnostisch an eine Vaskulitis denken lassen, wobei Rückenmarkssymptome, Hirnnervenneuropathien und periphere Neuropathien sowie Myopathien fakultativ hinzutreten können. Die Diagnose wird aufgrund klinischer, laborchemischer und neuroradiologischer Befunde vermutet, die Absicherung muß stets durch eine bioptische Entnahme an geeigneter Stelle mit pathologisch-histologischer und immunhistologischer Untersuchung erfolgen.

4.3.2 Riesenzellarteriitiden

Zur Gruppe der Riesenzellarteriitiden gehören die Arteriitis temporalis (Arteriitis cranialis, Horton-Arteriitis) und die in Europa seltene Takayasu-Arteriitis (Aortenbogensyndrom, „pulseless disease"). Es handelt sich um systemische Erkrankungen mit den histologischen Charakteristika der nekrotisierenden Entzündung der gesamten Gefäßwand und der Ausbildung von Riesenzellen. Mit einer Inzidenz von 0,35–21,5/100 000 Einwohner und Jahr ist die Arteriitis temporalis in Europa eine häufige Erkrankung – wenn ausschließlich histologisch belegte Diagnosen berücksichtigt werden, beträgt die jährliche Inzidenz 5 auf 100 000 Einwohner [5]. Es handelt sich um eine Erkrankung des höheren Lebensalters mit Erstsymptomen, die nie vor dem 50. Lebensjahr, in der Regel jenseits des 65. Lebensjahres auftreten. Frauen sind zwei- bis dreimal häufiger als Männer betroffen.

Leitsymptome sind Kopfschmerzen, Polymyalgia rheumatica und konstitutionelle Symptome wie Gewichtverlust, Inappetenz, subfebrile Temperaturen, Abgeschlagenheit und Antriebsstörung. Das Bild eines Malignoms kann imitiert werden. Laborchemisch besteht eine ausgeprägte Beschleunigung der Blutkörperchensenkungsgeschwindigeit (BSG), in der Regel auf über 100 in der ersten Stunde; Werte von weniger als 50 in der ersten Stunde sind ungewöhnlich. Das C-reaktive Protein (CRP) ist erhöht, eine hypochrome Anämie mit verändertem Eisen-Kupfer-Quotienten, erhöhte Transaminasen und alkalische Phosphatase sowie eine Erhöhung des Alpha-2-Globulins sind letztlich unspezifische Begleitbefunde.

Die Kopfschmerzen der Arteriitis temporalis können temporal akzentuiert sein, häufig handelt es sich jedoch um einen unangenehmen, diffusen Dauerkopfschmerz, welcher bei einem Drittel der Patienten beim Kauen verstärkt wird. Dadurch, daß die Riesenzellarteriitis schwerpunktmäßig die A. carotis externa und ihre Äste betrifft, kann es beim Kauen fester Speisen zu einer Ischämie der Masseteren kommen, die die resultierende Claudicatio masticatoria – das Pausierenmüssen beim Kauen – erklärt. Das Übergreifen der Entzündung auf die Ziliararterien kann zu flüchtigen Sehstörungen wie Amaurosis fugax, Flimmerskotom und monokulären Gesichtsfeldstörungen führen; nicht selten und gefürchtet ist die plötzliche irreversible Erblindung.

Das Bild der Polymyalgia rheumatica ist bei jedem 2. Kranken mit Arteriitis temporalis vorhanden und ist durch eine Morgensteifigkeit der großen Gelenke, gelenknahe Muskelschmerzen, vorwiegend proximal, und eine diffuse Muskelschwäche charakterisiert. Die A. temporalis kann vermehrt geschlängelt, geschwollen und druckdolent sein – dies ist jedoch kein obligates Symptom. Die Diagnose wird über eine Biopsie aus diesem Gefäß abgesichert, wobei aufgrund des diskontinuierlichen Befalls ein Segment von wenigstens 2 cm Länge entnommen werden muß. Auch wenn die Treffsicherheit der Biopsie nach Therapiebeginn abnimmt, darf die Behandlung der Wahl – die hochdosierte Gabe von Kortikosteroiden, beginnend mit 80 mg Prednisolon – nicht verzögert werden. Bereits bei begründetem Verdacht auf das Krankheitsbild ist mit dieser Therapie zu beginnen!

Hirninfarkte kommen bei der Arteriitis temporalis bei bis zu 10% aller Kranken vor, wobei meist das Postica-Stromgebiet betroffen ist, so daß homonyme Hemianopsien resultieren. Seltener sind Media-Ischämien oder vertebrobasiläre Infarkte bzw. spinale ischämische Läsionen. Da die Arteriitis temporalis zwar eine Prädilektion für die A. carotis externa und ihre Äste zeigt, jedoch eine systemische Arteriitis darstellt, treten auch Durchblutungsstörungen an anderen Organen auf: Sowohl Extremitätengefäße als auch Koronargefäße, Lungen-, Nieren- und intestinale Gefäße können betroffen sein. Das Bild der Takayasu-Krankheit kann imitiert werden. Nur selten führt die Arteriitis temporalis über einen Herzinfarkt oder ein blutendes Aortenaneurysma zum Tod. Unter einer Behandlung mit Kortikosteroiden ist die Langzeitprognose günstig, wobei eine Behandlungsdauer von 1–3 Jahren erforderlich ist. Die Kortikosteroide dürfen nur sehr langsam unter regelmäßigen Kontrollen der BSG und des CRP und unter Berücksichtigung des klinischen Befundes reduziert werden. Wenn die Kortikosteroidbehandlung vor Ablauf von 20 Monaten nach Diagnosestellung abgesetzt wird, ist das Risiko von Rezidiven und Komplikationen signifikant höher [5].

Die Takayasu-Arteriitis ist eine Erkrankung junger Frauen und tritt im asiatischen Raum wesentlich häufiger auf als in Europa. Betroffen sind die großen, vom Aortenbogen abgehenden supraaortalen Gefäße (Aortenbogensyndrom). Die Patientinnen (Geschlechtsverhältnis Männer : Frauen 1 : 8) sind in aller Regel jünger als 30 Jahre und zeigen indirekte Hinweise auf das Vorliegen einer Hypertonie (Linksherzvergrößerung, Fundus hypertonicus bei der Augenspiegel-Untersuchung). Durch Stenosierungen der Aa. subclaviae ist der Blutdruck an den oberen Extremitäten oft nicht zu messen, der Radialispuls nicht palpabel („pulseless disease"). Neurologische Symptome sind Kopfschmerzen, Synkopen sowie fokale Ausfälle durch Ischämien. Während die Patientinnen in der Regel in der Kindheit anamnestische Hinweise auf eine systemische Entzündung bieten, fehlen oft Entzündungszeichen im Serum zum Zeitpunkt der Diagnosestellung des Aortenbogensyndroms. IgG-Antikardiolipin-Antikörper, eine BSG-Beschleunigung, ein erhöhtes C-reaktives Protein bzw. zirkulierende Immunkomplexe kommen vor. Entscheidend in der Therapie des Takayasu-Syndroms ist die Gabe von Antihypertensiva. Kortikosteroide müssen mit Immunsuppressiva wie Cyclophosphamid oder Azathioprin kombiniert werden – ggf. kommen gefäßchirurgische Eingriffe zum Einsatz [8].

4.3.3 Isolierte Angiitis des Zentralnervensystems

Bei der isolierten Angiitis des Zentralnervensystems handelt es sich um eine in der Regel subakut bis chronisch verlaufende rezidivierende Vaskulitis, die sich auf das Zentralnervensystem beschränkt und der keine faßbare Ursache zugrundeliegt. Typischerweise fehlen bei diesem Krankheitsbild Entzündungszeichen, so daß sämtliche Laborbefunde mit Ausnahme der Liquordiagnostik normal sind. Die Lumbalpunktion kann eine leichte lymphomonozytäre Pleozytose, eine Eiweißerhöhung und/oder Veränderungen der Immunglobuline ergeben, aber auch völlig normal sein. Betroffen sind kleine und mittelgroße Gefäße des Gehirns und des Rückenmarks, wobei typischerweise unterschiedliche Entzündungsstadien zu einem gegebenen Zeitpunkt vorhanden sind. Leitsymptome sind anhaltende Kopfschmerzen, eine Enzephalopathie mit Persönlichkeitsänderung, kognitiven Einbußen und Gedächtnisstörungen sowie multifokale neurologische Symptome aufgrund rezidivierender zerebraler Ischämien, gelegentlich in Kombination mit Hirnnervenausfällen. In etwa 10–15% tritt eine Myelopathie begleitend auf [43].

Die isolierte Angiitis des Zentralnervensystems ist sehr selten. Die Verdachtsdiagnose wird aufgrund der Symptomtrias Kopfschmerzen, Enzephalopathie und zerebrale Ischämien gestellt. Diagnostische Methoden der Wahl sind die Angiographie und die Magnetresonanztomographie. Angiographisch lassen sich multilokale Gefäßeinengungen, Gefäßabbrüche oder umschriebene Gefäßerweiterungen der mittleren und kleinen intrakraniellen Gefäße oft nachweisen, ein entsprechender Befund kann jedoch auch fehlen. Letztlich ist auch ein scheinbar typischer angiographischer Befund nicht für die Diagnose beweisend, wie Abb. 4.1 zeigt. Hierbei handelt es sich um das Basilarisangiogramm eines jungen Patienten mit einer drogeninduzierten Vasopathie nach Ingestion amphetaminhaltiger Substanzen.

Während die Computertomographie zur Diagnose wenig beirägt, stellt die Magnetresonanz-

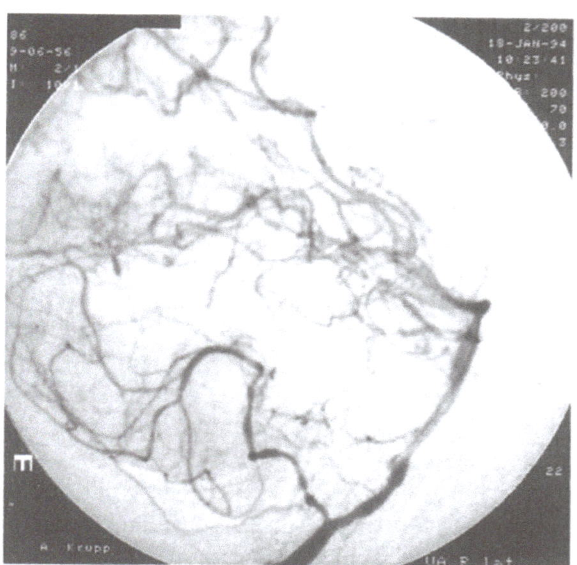

Abb. 4.1. Vaskulitis-typischer Angiographie-Befund bei einem 37jährigen Patienten mit Hirnstammsymptomatik nach Ingestion amphetaminhaltiger Designerdrogen. Es zeigen sich eine längerstreckige Einengung der A. basilaris sowie multilokuläre Einschnürungen der hinteren unteren Kleinhirnarterie (PICA)

tomographie eine sensitive Methode zum Nachweis der isolierten Angiitis dar. Typischerweise zeigen sich multifokale, herdförmige Läsionen in der weißen Substanz mit und ohne Einblutung und mit variablem Enhancement [28]. Während einzelne Autoren eine Sensitivität von 100% beschrieben haben, gibt es Fälle mit histologisch gesicherter isolierter Angiitis, bei denen die MRT unauffällig ist - so bei 4 von 17 entsprechend untersuchten Patienten von Alhalabi und Moore [2]. In dieser Studie war die selektive Angiographie bei 17 von 19 Patienten pathologisch gewesen.

Da sowohl Intoxikationen als auch Infektionen oder die zerebrale Beteiligung bei systemischen Erkrankungen das Bild der isolierten Angiitis imitieren können, muß nach Ausschluß einer systemischen Infektion oder Entzündung mittels Labordiagnostik die leptomeningeale und parenchymatöse Biopsie erfolgen, um die Diagnose abzusichern. Hierbei ist eine offene Biopsie zu bevorzugen, da die Treffsicherheit stereotaktischer Biopsien nach unserer eigenen Erfahrung nicht ausreichend ist. Möglichst sollte die Biopsie in einem MR-tomographisch betroffenen Bezirk im Bereich der nichtdominanten Hemisphäre erfolgen. Die Biopsie ist nicht nur wichtig, um die Diagnose abzusichern, sondern sie dient v.a. auch dem Ausschluß einer Infektion, bei der die Therapie der Wahl - nämlich die Kombination von Kortikosteroiden und Cyclophosphamid über mindestens 1 Jahr - für den Patienten lebensgefährlich wäre.

Für das Therapie-Monitoring bieten sich die Klinik, die Angiographie [2], die Magnetresonanztomographie [28] und - im pathologischen Falle - der Liquor an. Unter einer adäquaten Therapie ist die Prognose des Krankheitsbildes nicht ungünstig; eine Dauerbehandlung über mindestens 1 Jahr ist jedoch erforderlich. Offensichtlich gibt es neben der häufigeren chronisch-progressiven Verlaufsform der isolierten Angiitis auch eine fokale zerebrale Vaskulitis mit günstigerer Prognose, die auf eine Kortikosteroid-Monotherapie anspricht [3]. Um diese Diagnose sicher stellen zu können, ist jedoch auch hier eine bioptische Klärung erforderlich.

4.3.4 Panarteriitis-nodosa-Gruppe

Zu dieser Krankheitsgruppe zählen die klassische Panarteritiis nodosa und das Churg-Strauss-Syndrom (die allergische Granulomatose). Während bei der Panarteriits nodosa die Nieren, der Gastrointestinaltrakt, das Herz und die Augen häufig mitbetroffen sind, zeigt das Churg-Strauss-Syndrom bei allergischer Diathese als Leitsymptom eine pulmonale Beteiligung in Form von asthmatoider Bronchitis, antineutrophile Zytoplasmaantikörper mit perinukleärem Fluoreszenzmuster (pANCA) und eine massive Eosinophilie, welche bei der Panarteriitis fehlen. Beide Krankheitsbilder führen bei zwei Drittel der Patienten zu einer Mononeuritis multiplex, welche die häufigste neurologische Manifestation darstellt. Bei etwa einem Viertel der Kranken treten zerebrovaskuläre Symptome auf, allerdings im Unterschied zur Mononeuritis multiplex meist im Verlauf und nicht als Initialsymptom. Sowohl Infarkte als auch intrazerebrale oder subarachnoidale Blutungen werden beschrieben [44]. Der angiographische Befund einer Vaskulitis wird häufig nicht nur zerebral, sondern auch im Bereich der Nierengefäße gefunden. Bei peripher neurologischer Beteiligung stellen Nerv- und Muskelbiopsie günstige Entnahmeorte zur Diagnosesicherung dar, ansonsten erfolgt die diagnostische Biopsie aus den Nieren (Panarteriitis nodosa) bzw. den oberen Luftwegen (Churg-Strauss-Syndrom). Bei beiden Krankheitsbildern ist die kombinierte Gabe von Kortikosteroiden und Cyclophosphamid Therapie der Wahl.

4.3.5 Behçet-Krankheit

Leitsymptome der Behçet-Erkrankung sind Stomatitis aphthosa, aphthöse ulzerierende genitale Entzündung, Iridozyklitis und Hautmanifestationen. Neurologische Symptome treten bei etwa 30% der Kranken auf.

Die Erkrankung ist im östlichen Mittelmeerraum und in Japan häufig, in Westeuropa liegt die jährliche Inzidenz unter 1 auf 100000 Einwohner. Männer sind doppelt so häufig wie Frauen betroffen, Haupterkrankungsalter ist die 3. Lebensdekade.

Wechsler et al. [62] fanden neurologische Symptome bei 70 von 250 Patienten mit Behçet-Erkrankung – dies entspricht 28%. Ein Drittel aller Neuro-Behçet-Patienten zeigt eine Sinusvenenthrombose (n=25). Die Hauptmanifestation ist das Bild der Meningoenzephalitis mit rezidivierenden Kopfschmerzen, Fieber und enzephalopathischen Symptomen. Interessanterweise treten nur extrem selten eine Sinusvenenthrombose und eine Meningoenzephalitis bei ein und demselben Patienten auf. Öfters sind hingegen zerebrale Venenthrombosen auch mit Thrombosen in anderen Gefäßterritorien (Extremitäten, Lungen, abdominelle Venen) kombiniert. Offensichtlich können bei der Behçet-Erkrankung entweder die größeren venösen Leiter (vaskulärer Neuro-Behçet) oder die kleinsten Kapillaren und Venen mit dem Bild der Meningoenzephalitis betroffen sein [63].

Wenn es zu neurologisch fokalen Symptomen kommt, so wird das klinische Bild oft von Hirnstammsymptomen bestimmt: zentrale Augenbewegungsstörungen, Dysarthrie, zerebelläre Symptome und pontine Symptome sind häufig [29] – entsprechend zeigt die Magnetresonanztomographie typischerweise multifokale Herdläsionen mit Betonung im Bereich von Hirnstamm und Brücke (Abb. 4.2). Im Verlauf kann eine in der T1-Wichtung sichtbare Hirnstammatrophie resultieren. Im Unterschied zur multiplen Sklerose zeigen sich magnetresonanztomographisch auch Herde in der grauen Substanz sowie leptomeningeal. Die Diagnose einer Sinusvenenthrombose wird auch über MRT und MR-Angiographie gestellt, eine Angiographie ist nicht erforderlich. Die Computertomographie ist bei der Behçet-Erkrankung wenig hilfreich.

In der Regel lassen sich beim Auftreten der klinischen Symptomatologie einer Sinusvenenthrombose (Kopfschmerzen, Pseudotumor cerebri, Stauungspapillen) und/oder Meningoenzephalitis zumindest anamnestisch Hinweise auf die typischen Manifestationen im Bereich von Augen (Iridozyklitis, Hypopioniritis, Uveitis), Mund (Stomatitis aphthosa), Genitale (ulzeröse aphthöse Entzündung) und Haut (Erythema nodosum, hyperergische Reaktionen) erfassen. Trotzdem beträgt die durchschnittliche Verzögerung vom Erstsymptom bis zur Diagnose 3,1 Jahre [16]. Bei unter 3% aller Neuro-Behçet-Patienten fehlen Schleimhaut-/Hautmanifestationen, so daß die Diagnose extrem schwierig ist [41].

Im Liquor zeigt sich oft eine leichte lymphomonozytäre Pleozytose und Eiweißerhöhung. Oligoklonales IgA und IgM sind oft nachweisbar und können zur Therapiekontrolle dienen.

Die Behandlung der Wahl ist die kombinierte Gabe von Kortikosteroiden und Azathioprin, ggf. können zusätzlich Chlorambuzil und andere Immunsuppressiva eingesetzt werden. Für die Behandlung der Sinusvenenthrombose bei Neuro-Behçet wird die Kombination von Kortikosteroiden und Heparin bzw. orale Antikoagulation empfohlen, ohne daß hierzu kontrollierte Studien vorliegen [62].

4.3.6 Wegener-Granulomatose

Bei der Wegener-Granulomatose kann man eine limitierte und eine systemische Manifestationsform unterscheiden. Mit einer jährlichen Inzidenz von 0,1 pro 100000 Einwohner ist das Krankheitsbild selten. Leitsymptome sind entzündliche Granulome im Hals-Nasen-Ohren-Bereich, im Bereich der Lungen und eine Nierenbeteiligung. Neurologische Symptome kommen bei 20% aller Kranken vor [8, 44].

Bei der lokalisierten Form der Wegener-Granulomatose im Bereich der oberen Luftwege sind es vorwiegend durch die Granulome hervorgerufene Hirnnerven-Kompressionssyndrome, seltener Gesichtsfeldausfälle durch Chiasma-Kompression, ein Diabetes insipidus oder eine aseptische Meningitis, die auf neurologischem Fachgebiet auftreten. Bei der systemischen Vaskulitis im Rahmen der Wegener-Krankheit können sich sowohl peripher-neurologische Symptome (Mononeuritis multiplex) als auch zerebrale Ischämien oder Blutungen manifestieren. Typisch für die Wegener-Erkrankung sind die im Serum nachweisbaren zytoplasmatischen antineutrophilen Antikörper (cANCA), die bei 90% der Patienten nachweisbar sind [8].

Nishino et al. [48) fanden neurologische Symptome bei 109 von 324 Patienten mit Wegener-Erkrankung; dies entspricht 33,6%. Sie fanden keine Alters- oder Geschlechtsprädilektion. Am häufigsten waren periphere Neuropathien (n=53), Hirnnervenausfälle (n=21) und externe Ophthalmoplegie (n=16). Lediglich bei 13 Kranken kam es zu zerebrovaskulären Komplikationen, wobei es sich um 12 Hirninfarkte und einmal um ein subdurales Hämatom handelte. Nur in 2 Fällen war die zerebrale Ischämie Initialsymptom der Erkrankung. Neben diesen Symptomen werden intrazerebrale oder subarachnoidale Blutungen und Sinusvenenthrombosen bei der Wegener-Granulomatose beschrieben, allerdings wird nur sehr selten eine Vaskulitis histologisch tatsächlich dokumentiert. Da die Wegener-Granulomatose vorwiegend sehr kleine Gefäße betrifft, kann die Angiographie unauffällig sein.

Die Diagnose wird durch eine Biopsie aus einem Granulom (v.a. im Hals-Nasen-Ohren-Bereich) abgesichert. Therapie der Wahl ist die kombinierte Gabe von Kortikosteroiden und Cyclophosphamid; durch diese Behandlung läßt sich die Mortalität des Krankheitsbildes von 90 auf unter 10% senken.

4.3.7 Zerebrale Symptome bei Kollagen-Krankheiten

Sowohl beim systemischen Lupus erythematodes (SLE) als auch beim Sjögren-Syndrom (SS) sind neurologische Symptome häufig, jedoch nur sehr selten durch eine Vaskulitis bedingt. Die jährliche Inzidenz des SLE liegt bei 7 auf 100000 Einwohner. Frauen sind häufiger als Männer betroffen (7:1), wobei das Haupterkrankungsalter in der 4. Lebensdekade liegt. Die diagnostischen Kriterien sind in Tabelle 4.5 zusammengestellt. Neurologische Leitsymptome sind Enzephalopathie (kognitive Einbußen, Wesensänderung, Psychose), epileptische Anfälle und zerebrale Ischämien. Wenn es bei einem SLE zum Auftreten von zerebralen Ischämien mit Nachweis eines Territorialinfarkts in der CT oder MRT kommt, so ist differentialdiagnostisch in erster Linie an eine kardiogene Embolie bei Endokarditis Libman-Sacks oder an ein Antiphospholipidsyndrom mit Nachweis von Antikardiolipinantikörpern bzw. Lupus-Antikoagulans zu denken [8]. Eine Vaskulitis wurde nur sehr selten histologisch oder angiographisch dokumentiert. Bei den eher diffusen neurologischen Symptomen (psychopathologische Auffälligkeiten, epileptische Anfälle) zeigt die Magnetresonanztomographie weitgehend symmetrische subkortikale Läsionen, die vom Verteilungsmuster mit periventrikulärem Schwerpunkt an eine multiple Sklerose erinnern, sich jedoch auch im Bereich der Markrindengrenze zeigen. Derartige herdförmige Läsionen sind mit dem Nachweis antineuronaler Antikörper im Serum und/oder Liquor assoziiert und sprechen auf eine Monotherapie mit Kortikosteroiden an. Die Single-Photon-Emissions-Computertomographie (SPECT) ist bei psychiatrischen Symptomen im Rahmen eines Neuro-SLE pathologisch und erlaubt die Vorhersage von Exazerbationen in der Verlaufskontrolle [35]. In der Protonen-MR-Spektroskopie lassen sich die multilokulären Herde des diffusen Neuro-SLE nicht von MS-Herden unterscheiden – sie zeigen keinen Bezug zur neuropsychiatrischen Klinik [14]. Für das Therapie-Monitoring des Lupus erythematodes eignet sich die Bestimmung der Doppelstrang-DNA-Antikörper. Wenn es im Verlauf zu einem Anstieg dieser spezifischen Antikörper kommt, beugt die Erhöhung der Kortikosteroid-Dosis dem Auftreten schwerer schubförmiger Verschlechterungen vor [9].

Tabelle 4.5. Diagnostische Kriterien für die Diagnose des systemischen Lupus erythematodes

1. Makulöses Exanthem
2. Diskoides Exanthem
3. Photosensitivität
4. Orale Ulzerationen
5. Arthritis
6. Serositis (Pleuritis oder Perikarditis)
7. Nierenerkrankung (Proteinurie, Zylinder)
8. Neurologische Erkrankung (epileptische Anfälle, Psychose)
9. Hämatologische Erkrankung (hämolytische Anämie, Leukopenie, Lymphopenie oder Thrombozytopenie)
10. Immunologische Erkrankung (LE-Zelltest, anti-DNA, anti-Sm, Antiphospholipid, falsch-positive Luesserologie)
11. Antinukleäre Antikörper

[Bewertung: ≥4 Kriterien sprechen für die Diagnose eines systemischen Lupus erythematodes]

Die diagnostischen Kriterien des Sjögren-Syndroms sind in Tabelle 4.6 zusammengestellt. Auch hier zählen zu den neurologischen Symptomen in erster Linie psychopathologische Auffälligkeiten im Rahmen einer Enzephalopathie, häufig bestehen gleichzeitig eine Polyneuropathie, eine tonische Pupillenstörung und Sensibilitätsstörungen im Versorgungsgebiet des N.

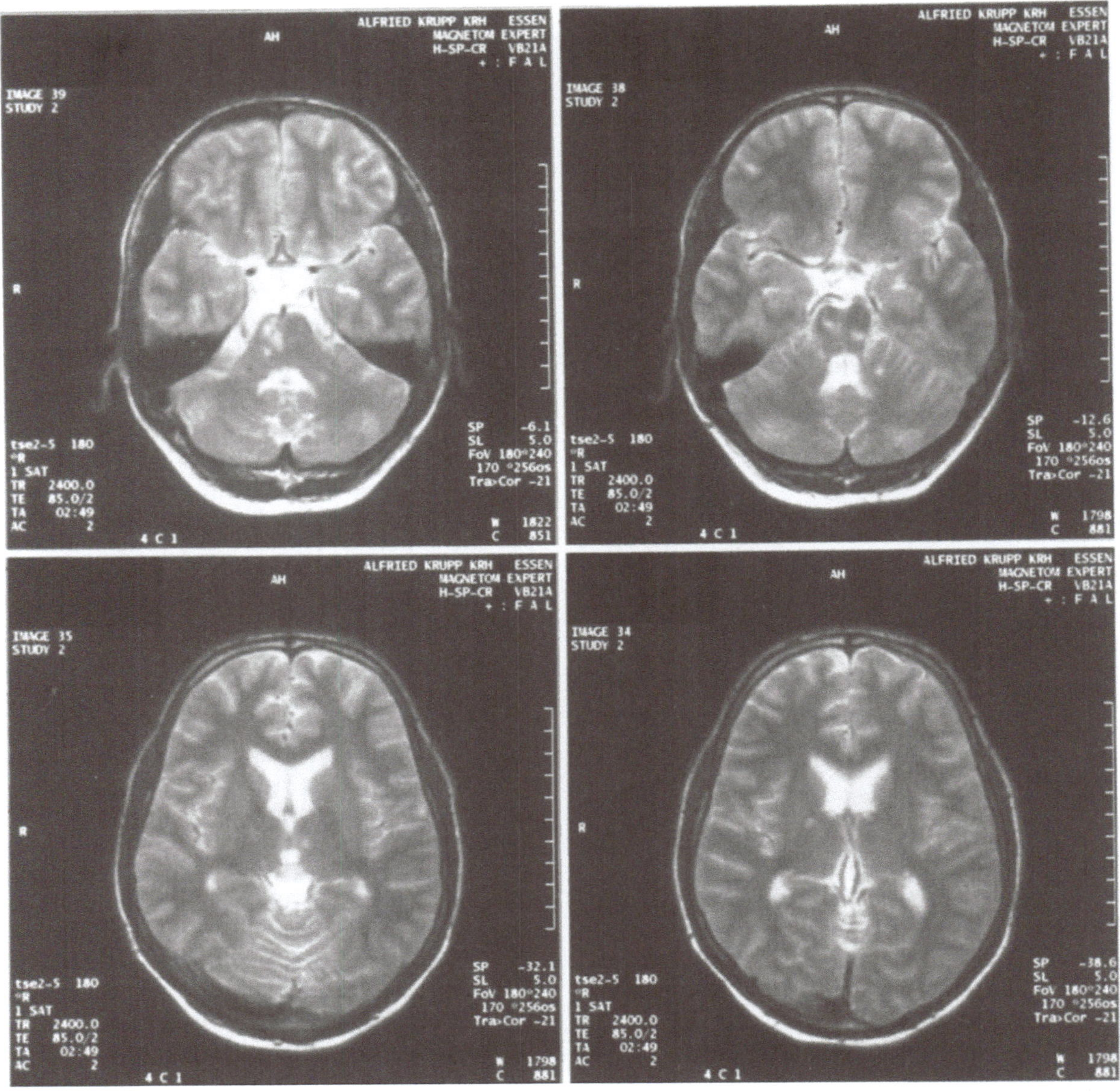

Abb. 4.2. MRT-Befund (T2-Wichtung) bei einem 17jährigen Patienten mit zerebraler Vaskulitis. Es zeigen sich multilokuläre hyperintense Läsionen, infratentoriell mehr als supratentoriell

trigeminus [1]. Nur sehr selten treten zerebrale Ischämien auf; in diesen Fällen sollte stets eine immunologisch bedingte Koagulopathie ausgeschlossen werden. Oft handelt es sich dann um ein sekundäres Sjögren-Syndrom im Rahmen einer anderen Kollagenerkrankung. Richtungsweisend für die Diagnose sind neben der Sicca-Symptomatik die Speicheldrüsen-Nadelbiopsie und der Nachweis von SSA- bzw. SSB-Autoantikörpern.

Bei der Sklerodermie können zerebrale Ischämien selten auftreten. Auch hier sind Kopfschmerzen, Enzephalopathie und peripher-neurologische Symptome häufiger. ZNS-Symptome treten in bis zu 10% der Patienten auf, eine ZNS-Vaskulitis wurde lediglich einmal angiographisch dokumentiert, wobei die Biopsie keinen beweisenden Befund erbrachte [50].

Tabelle 4.6. Diagnostische Kriterien für die Diagnose eines Sjögren-Syndroms

1. Keratoconjunktivitis sicca
   - Positiver Schirmer-Test <9 mm/5 min
   - Spaltlampenuntersuchung (Rose Bengal oder Fluoreszintest)
2. Symptomatisches Xerostomie
3. Lymphozyteninfiltrat in Speicheldrüsenbiopsat
4. Autoimmunopathie in der Labordiagnostik
   - anti-Ro (SS-A)-Antikörper/anti-La (SS-B)-Antikörper
   - ANA
   - Rheumafaktor

Bewertung: 4 positive Kriterien = primäres Sjögren-Syndrom;
3 positive Kriterien = mögliches Sjögren-Syndrom;
Sicca-Syndrom + Kollagenerkrankung = sekundäres Sjögren-Syndrom

4.3.8 Praktisches Vorgehen

Im Rahmen der Abklärung zerebraler Ischämien sollte an eine Vaskulitis dann gedacht werden, wenn

- gleichzeitig chronische Kopfschmerzen und/oder eine Enzephalopathie mit Wesensänderung, kognitiven Einbußen und psychotischen Symptomen vorliegen,
- bei einem jungen Patienten (< 45 Jahre) rezidivierende Ischämien auftreten, ohne daß Gefäßrisikofaktoren oder kardiale Emboliequellen vorliegen,
- sich laborchemische Hinweise auf eine systemische Entzündung zeigen (BSG-Beschleunigung, erhöhtes CRP, zirkulierende Immunkomplexe, Kryoglobulinämie, Paraproteinämie, Autoantikörpernachweis),
- sich arterielle und venöse Durchblutungsstörungen kombinieren (Angiographie, Magnetresonanztomographie) oder sich ein typischer angiographischer Befund zeigt (multilokuläre Stenosen und Gefäßabbrüche sowie Gefäßaussackungen).

Nicht zuletzt aus Kostengründen sollte eine Labordiagnostik gezielt erfolgen, wenn ein begründeter Verdacht auf eine Vaskulitis vorliegt. In Tabelle 4.7 werden für die Diagnosefindung wichtige Untersuchungen, wobei die Indikation zu Autoantikörperbestimmungen sich aus der Klinik ableiten läßt (SSA, SSB bei Sicca-Syndrom, ds-DNA-Antikörper bei Verdacht auf SLE, ANCA bei Verdacht auf Churg-Strauss-Syndrom bzw. Wegener-Granulomatose), hervorgehoben. Stets sollte die Liquordiagnostik erfolgen [3, 8].

Tabelle 4.7. Zweckmäßige Labordiagnostik bei Verdacht auf Vaskulitis bzw. rheumatologische Erkrankung

1. Systemische Entzündung
   - BSG, CRP
   - Immunoglobuline A, G, M, E
   - Komplement C3, C4
   - Differentialblutbild
   - Zirkulierende Immunkomplexe
2. Kollagenkrankheiten
   - Autoantikörper (ANA, ds-DNA, SSA, SSB)
   - Rheumafaktor
3. Infektionen
   - Borrelienantikörper
   - Luesserologie
   - Kryoglobuline
   - Paraproteine
   - Liquor: Zellzahl; Gesamtprotein; IgG, IgA, IgM, oligoklonale Banden
4. Viszerale Beteiligung
   - Transaminasen
   - Kreatinin-Clearance
   - Urin: Protein, Zylinder, Eosinophile
5. Assoziierte Koagulationsstörungen
   - PT, PTT
   - Antiphospholipidantikörper (Antikardiolipin, Lupus-Antikoagulans)
6. Sonstige
   - Antizytoplasmatische antineutrophile Antikörper (cANCA und pANCA)

4.4 Nichtentzündliche Vasopathien

Vor allem bei Kindern, Jugendlichen und Erwachsenen bis zum 45. Lebensjahr spielen nichtentzündliche degenerative Vaskulopathien bei der Verursachung von Schlaganfällen eine Rolle. Auch wenn die Mehrzahl der Erkrankungen selten ist, müssen sie in der Differentialdiagnose sowohl des Hirninfarkts als auch der intrakraniellen Blutungen bedacht werden [4]. Eine Übersicht über nichtentzündliche Vasopathien gibt Tabelle 4.8. Einige wichtige Krankheitsbilder sollen hier ausführlicher besprochen werden.

4.4.1 Dissektionen

Die Häufigkeit von Dissektionen als Ursache zerebraler Ischämien wurde früher deutlich unterschätzt. Nach neueren epidemiologischen Daten liegt die jährliche Inzidenz einer Dissektion der A. carotis interna bei bis zu 3/100000 Ein-

Tabelle 4.8. Übersicht über Vaskulopathien der hirnversorgenden Gefäße

Vaskulopathien in der Differentialdiagnose zerebraler Ischämien	
1. Degenerativ	Fibromuskuläre Dysplasie Marfan-Syndrom Dissektion Dolichoektasie, arteriovenöse Malformation Amyloidangiopathie Rendu-Osler-Weber-Syndrom CADASIL Moya-Moya
2. Entzündlich	Kollagenkrankheiten Sneddon-Syndrom Winiwarter-Bürger Retinokochleozerebrale Vaskulopathie
3. Maligne	Isolierte intravaskuläre Lymphomatose (lymphomatoide Granulomatose) Degos-Krankheit
4. Exogen	Strahlenvaskulopathie Trauma (Dissektion)

wohner; insgesamt stellen Dissektionen die Ätiologie für 2% aller Hirninfarkte dar. Betrachtet man jedoch die Altersruppe unter 40 Jahren, so sind 10% aller Hirninfarkte auf eine Dissektion hirnversorgender Gefäße zurückzuführen; in der Altersgruppe unter 30 Jahren sogar 20% aller zerebralen Ischämien [53].

Dissektionen der A. carotis interna betreffen zu 90% den extrakraniellen Abschnitt, zu 10% die intrakraniellen Segmente; bei Kindern und Jugendlichen sind Dissektionen in bis zu ein Drittel der Fälle intrakraniell lokalisiert [27]. Im Gegensatz zur A. carotis interna fehlen genauere Zahlen zur Inzidenz von Dissektionen der A. vertebralis und zur Verteilung extra-intrakraniell [15].

Dissektionen treten bevorzugt bei jüngeren Erwachsenen auf, am häufigsten zwischen dem 40. und 45. Lebensjahr. Eine Reihe von Erkrankungen prädisponiert zum Auftreten von Dissektionen (Tabelle 4.9). Die wichtigsten Krankheitsbilder sind fibromuskuläre Dysplasie, Ehlers-Danlos-Syndrom, Marfan-Syndrom und Pseudoxanthoma elasticum. Auch Anomalien des Gefäßverlaufs wie Knick- oder Schlingenbildungen (Kinking, Coiling) begünstigen das Auftreten von Dissektionen. In einzelnen Studien wurden Zusammenhänge mit einer positiven Migräne-Anamnese und mit kurz zurückliegenden Infekten beobachtet. Nur einem kleineren Teil von Dissektionen geht ein eigentliches Trauma voraus, wie Schleudertrauma der Halswirbelsäule, stumpfes Halstrauma, abruptes Kopfdrehen bei sportlicher Aktivität oder chiropraktische Manöver. Häufig lassen sich Bagatelltraumen, schweres Heben oder pressorische Momente eruieren, wozu auch heftiges Husten oder Naseputzen zählen, was z.T. die Assoziation mit Infektionen erklären könnte. Auch die Wirbelsäulenhyperextension bei anästhesiologischen Manövern kann zu Dissektionen führen.

Auch heute noch werden über 85% aller Dissektionen zu spät diagnostiziert, d.h. erst dann, wenn als Komplikation ein Hirninfarkt aufgetreten ist [27]. Dissektionen kommen durch eine Einblutung in die Gefäßwand, meist in die Media, zustande, wobei das echte Lumen des Gefäßes verlegt wird. Hier bilden sich typischerweise durch die Flußreduktion Appositionsthromben, von denen sich dann Embolien lösen können, die wiederum arterioarteriell embolisch zu Hirninfarkten führen. Vor allem bei subintimalen Dissektionen kann die intravasale Blutung wieder Anschluß an das echte Lumen er-

Tabelle 4.9. Bindegewebserkrankungen, die zu Dissektionen und anderen neurovaskulären Manifestationen prädisponieren. (Modifiziert nach [54])

	Intrakranielle Aneurysmen	Hirninfarkt bei Gefäßverschlüssen	Carotis-Kavernosus-Fisteln	Dissektionen
Ehlers-Danlos-Syndrom	++	–	+++	++
Marfan-Syndrom	++	–	+	++
Osteogenesis imperfecta	–	–	+	+
Pseudoxanthoma elasticum	++	+++	+	+
Neurofibromatose Typ I	+	+++	–	–
Polyzystische Nierenerkrankung	+++	+	–	+
Fibromuskuläre Dysplasie	+	–	–	+++
Alpha-1-Antitrypsin-Mangel	+	–	–	+

– = nicht vorhanden; + = selten; ++ = häufig; +++ = sehr häufig

Tabelle 4.10. Dissektionen hirnversorgender Arterien – betroffene Wandabschnitte

	Pathomechanismus	Bevorzugtes Vorkommen
Medialäsion	Einblutung in die Media Kranialwärts Progression Lumeneinengung Blutflußreduktion Zerebrale Ischämie	A. carotis interna extrakraniell
Intimaläsion	Blutflußreduktion Lokale Thrombose Arterioarterielle Embolie Zerebrale Ischämie Ruptur ins Lumen (falsches Lumen)	A. carotis interna intrakraniell A. vertebralis V3, 4
Adventitia-läsion	Aneurysmatische Aussackung (sog. Pseudoaneurysma)	A. vertebralis V3, 4 A. basilaris A. carotis interna

reichen und damit ein insgesamt falsches Lumen produzieren; dies ist insgesamt selten. Wenn die Blutung die Adventitia erreicht, können sich sog. Pseudoaneurysmen ausbilden. Es besteht dann die Gefahr der Ruptur und der Blutung. Dies ist gehäuft im V3- und V4-Abschnitt der Vertebralarterien der Fall (Tabelle 4.10). Im Bereich der A. carotis interna beginnt das Dissekat typischerweise 2 cm jenseits der Carotisgabel in Höhe der Wirbelkörper C2/C3, wobei die Lumeneinengung meist bis zum Eintritt in den Carotiskanal reicht. Die muralen Hämatome können allerdings in bis zu ein Viertel der Fälle auch bis in den intrakavernösen Abschnitt der A. carotis interna reichen. Dissektionen der Vertebralarterien betreffen bevorzugt den besonders mobilen V3- und V4-Abschnitt, wo die Gefäße bei Dreh- und Schleuderbewegungen der Wirbelsäule besonders gefährdet sind.

Klinisches Leitsymptom der akuten Dissektion ist der Schmerz, der sich bei Carotisdissektionen typischerweise als Hemikranie, bei Vertebralarteriendissektionen als akuter einseitiger Nackenschmerz zeigt. Gerade bei Karotisdissektionen wird der Schmerz oft als Migränekopfschmerz verkannt – er hält allerdings länger an und wird nicht von Übelkeit oder Erbrechen begleitet. Oft ist auch ein Gesichtsschmerz gleichzeitig oder isoliert vorhanden. Meist klingt der Schmerz innerhalb von 10 Tagen allmählich ab. Das Schmerzsyndrom kann von Hirnnervensymptomen begleitet sein [42]. Bei Carotisdissektionen ist ein assoziiertes Horner-Syndrom durch Beteiligung des sympathischen Geflechts typisch (ca. 33%), darüber hinaus sind Hirnnervenbeteiligungen häufig (XII., IX., X. und XI. Hirnnerv sind besonders oft betroffen). Seltener zeigt sich auch eine Beteiligung der Augenmuskelnerven (2,5%). Die Hirnnervenausfälle sind ebenso wie das Horner-Syndrom stets ipsilateral zur Carotisdissektion und gehen in der Regel mit Schmerzen einher (Tabelle 4.11). Bis zu 10% der Patienten geben einen pulsatilen Tinnitus an, der sich oftmals auskultieren läßt, gelegentlich sogar mit bloßem Ohr gehört werden kann. Bei Vertebralarteriendissektionen ist häufig der Schmerz das einzige Initialsymptom [30].

Tabelle 4.11. Dissektionen hirnversorgender Gefäße – klinisches Bild. (HN = Hirnnerven, HWS = Halswirbelsäule, SAB = Subarachnoidalblutung)

Dissektion			
Extrakraniell		Intrakraniell	
Vorderer Kreislauf	Hinterer Kreislauf	Vorderer Kreislauf	Hinterer Kreislauf
Hemikranie Horner Verzögerte Ischämie (TIA, Mediainfarkt) Gefäßgeräusch HN-Ausfälle (IX–XII) Synkopen, Tinnitus Pseudoaneurysma	V. a. V3-Segment (C1–C2) Öfter nach Hyperextension oder -rotation der HWS Nacken-/Hinterkopfschmerz Infarkte der Medulla, – Kleinhirn, – Posterior	V. a. Kinder und junge Erwachsene < 30 Jahre Siphon, M1-Segment Mediainfarkt Selten SAB	V4-Segment, Basilaris, seltener obere Kleinhirnarterie Nacken-/Hinterkopfschmerz Hirnstamm-/Kleinhirninfarkt Öfter SAB

Zerebrale oder retinale Ischämien sind bei 80% der Dissektionen als Komplikation zu erwarten, und meist nicht hämodynamisch, sondern arterioarteriell embolisch bei Appositionsthromben bedingt. Typischerweise tritt die ischämische Symptomatik im Intervall auf, d.h. nach Stunden bis Tagen. Einem bleibenden Hirninfarkt kann eine TIA vorausgehen (ca. 40%). Kommt es zu einer flüchtigen zerebralen ischämischen Symptomatik, so ist bei 80% innerhalb von 5–10 Tagen mit einem kompletten Hirninfarkt zu rechnen! Insgesamt kann bei 70–90% aller Dissektionen mit einem Schmerzsyndrom gerechnet werden, 5–15% aller Patienten zeigen einen pulsatilen Tinnitus und 40–80% entwickeln im Verlauf einen Hirninfarkt [27]. Entscheidend ist es, die Diagnose bereits zu einem Zeitpunkt zu stellen, zu dem noch keine bleibenden neurologischen Defizite infolge eines Hirninfarkts aufgetreten sind. Dies bedeutet, daß bei akuten Schmerzsyndromen mit oder ohne Hirnnervenbegleitsymptome und Tinnitus stets differentialdiagnostisch an eine Dissektion zu denken ist. Bei dem insgesamt günstigen Verlauf (Restitution in 85%!) läßt sich durch eine suffiziente Sekundärprophylaxe die schwerwiegende Komplikation des Hirninfarkts bei den oft jungen Patienten effektiv verhindern. Wenn davon ausgegangen wird, daß sich ein Teil der Dissektionen ausschließlich durch ein flüchtiges Kopf- oder Nackenschmerzsyndrom zeigt, es womöglich auch weitgehend asymptomatische Dissektionen gibt, wird die o.g. Zahl die Häufigkeit von Dissektionen wahrscheinlich sogar eher unterschätzen.

Diagnostische Methoden der Wahl zur Diagnose einer Dissektion sind Ultraschalldiagnostik und MRT. Die digitale Subtraktionsangiographie ist heute zur Diagnosestellung nur noch in Ausnahmefällen erforderlich. Sonographisch läßt sich ein deutlich reduzierter Fluß längerstreckig in atypischer Lokalisation nachweisen. In der konventionellen Doppler-Sonographie zeigt sich häufig ein Pendeln um die Null-Linie, ein sog. Schwapp-Phänomen. In der farbkodierten Duplexsonographie zeigt sich die hochgradige Einengung distal der Carotisgabel bzw. im Verlauf der Vertebralarterien, wobei im Querschnitt auch das falsche Lumen visualisiert werden kann. Besser noch läßt sich das intramurale Hämatom in der axialen Magnetresonanztomographie nachweisen, wobei sich die sichelförmige oder halbmondförmige Einblutung in die Gefäßwand gut von dem durchströmten Restlumen abhebt (Abb. 4.3). Angiographisch zeigt sich typischerweise eine langstreckige unregelmäßige Stenose, ca. 2 cm oberhalb der Carotisgabel beginnend und bis zum Eintritt in die Schädelbasis reichend; die langstreckige Einengung wird auch als „string sign" bezeichnet. Auch umschriebene Stenosen in atypischer Lokalisation bzw. spitz zulaufende Verschlüsse und Intimataschen sind charakteristische Befunde. Seltener zeigen sich ein gedoppeltes Gefäßlumen oder die Ausbildung eines Pseudoaneurysmas mit extravasalem Kontrastmitteldepot. Im hinteren Kreislauf zeigen sich die atypisch lokalisierte Stenose oder der Verschluß charakteristischerweise im V3- oder V4-Abschnitt der Vertebralarterien [30].

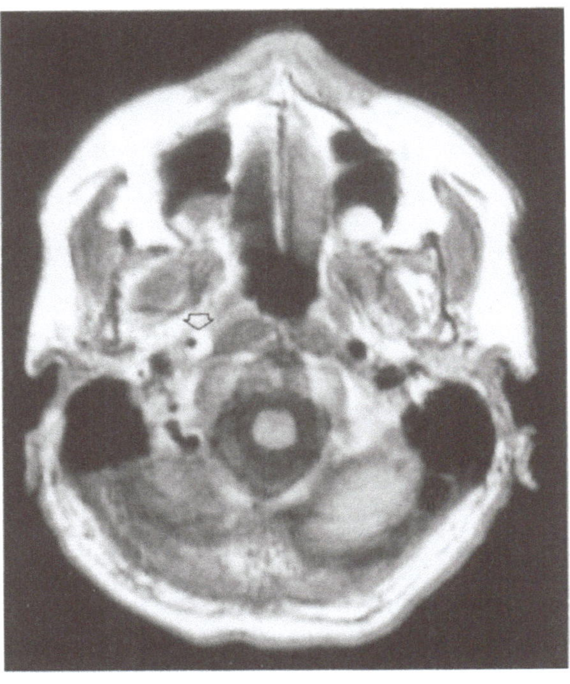

Abb. 4.3. MRT-Befund (T1-Wichtung) bei Dissektion der A. carotis interna. *Rechts:* das intramurale Hämatom ist sichelförmig hyperdens dargestellt (*offener Pfeil*), das durchströmte Restlumen stellt sich schwarz dar. Die kontralaterale A. carotis interna zeigt unauffällige Flußverhältnisse

Therapeutisch entscheidend ist eine möglichst frühe Antikoagulation zum Verhindern der Ausbildung von Appositionsthromben und arterioarteriellen Embolisierungen. Je nach Situation erfolgt zunächst die Vollheparinisierung nach PTT mit nachfolgender Gabe eines Vitamin-K-Antagonisten oder direkt die orale Antikoagulation mit Phenprocoumon. Die Prophylaxe wird unter regelmäßigen Kontrollen des sonographischen und MR-tomographischen Befundes so lange fortgeführt, bis sich die Dissektion zurückgebildet hat. Bei über 85% der Dissektionen kommt es zu einer vollständigen Ausheilung des Dissekats innerhalb eines halben Jahres. Das Risiko von Rezidiven ist mit 1–2% pro Jahr gering, wobei das Risiko für Kranke bis zum 45. Lebensjahr zwei- bis dreimal so hoch ist wie bei älteren Patienten [27].

Grundsätzlich sind auch multiple Dissektionen sowohl im vorderen als auch im hinteren Kreislauf möglich. Solche werden gehäuft bei prädisponierenden Bindegewebserkrankungen oder posttraumatisch gesehen [54].

Pseudoaneurysmen haben i.allg. eine gute Prognose. Sie können jedoch Ausgangspunkt für arterio-arterielle Embolien sein und v.a. bei Lokalisation im distalen Vertebralisabschnitt auch zu Blutungen führen. In Abhängigkeit von neuroradiologischem und sonographischem Befund wird ggf. die Indikation zu einer Stenteinlage gegeben sein, mit der wir ohne relevante Komplikationen auch große Pseudoaneurysmen sanieren konnten [7].

4.4.2 Fibromuskuläre Dysplasie

Hierbei handelt es sich um eine autosomal-dominante Erkrankung mit einer Prävalenz von 1%, die Frauen bevorzugt betrifft und sich in der 4. und 5. Lebensdekade manifestiert. Die degenerative Mediafibrose mit Mikroaneurysmen betrifft bevorzugt die zerebralen Gefäße (A. carotis interna, Vertebralarterien und A. basilaris) sowie die Nierenarterien [7]. Die renale Beteiligung kann zu einer Hypertonie führen, die Dysplasie der zerebralen Gefäße begünstigt das Auftreten spontaner Dissektionen, aber auch intrazerebraler Blutungen. Eine Carotidodynie, Kopfschmerzen und ein Tinnitus sind weitere klinische Symptome. Die Diagnose wird angiographisch gestellt, wobei sich in 90% der Fälle ein typisches Perlschnur- oder Strickleitermuster mit Gefäßabschnitten, die eingeengt und erweitert sind, zeigt. Vergleichsweise selten sind die tubuläre Form (7%) der fibromuskulären Dysplasie mit atypisch lokalisierten längerstrekkigen Einengungen oder die divertikuläre Variante (3%). Gefäßchirurgische Korrekturen sind v.a. bei renaler Hypertonie indiziert, ansonsten wird eine antihypertensive Therapie und eine medikamentöse Prophylaxe mit Thrombozytenaggregationshemmern eingeleitet.

4.4.3 Moyamoya-Syndrom

Es handelt sich um eine fortschreitende Verschlußkrankheit der intrakraniellen Abschnitte der A. carotis interna, der A. cerebri media und der A. cerebri anterior mit Ausbildung eines charakteristischen Kollateralkreislaufs, der zum angiographischen Erscheinungsbild einer Rauchwolke (Moyamoya auf Japanisch) führt. Während in Japan 1000 Erkrankungsfälle pro Jahr beobachtet werden, ist die Erkrankung in Europa und den USA selten: In den USA wurden vom Zeitpunkt der Erstbeschreibung 1957 bis 1996 insgesamt 239 Fälle beschrieben [13]. In Japan zeigt sich ein typischer doppelter Altersgipfel der Erkrankung; Im Kindesalter manifestiert sich die Erkrankung mit ischämischen Symptomen und in der 4. Lebensdekade mit intrakraniellen Blutungen. In den USA und Europa wird die Erkrankung im Kindesalter nicht beobachtet. Bei Erwachsenen, die vorwiegend in der 3. und 4. Lebensdekade erkranken, überwiegen im Gegensatz zu den japanischen Beobachtungen ischämische Symptome. Wenn es bei dieser Population zu intrakraniellen Blutungen kommt, so finden sie sich meist intraventrikulär [13].

Die Diagnose des Moyamoya-Syndroms wird angiographisch gestellt (Abb. 4.4). Typischerweise zeigen sich die Gefäßeinengungen und

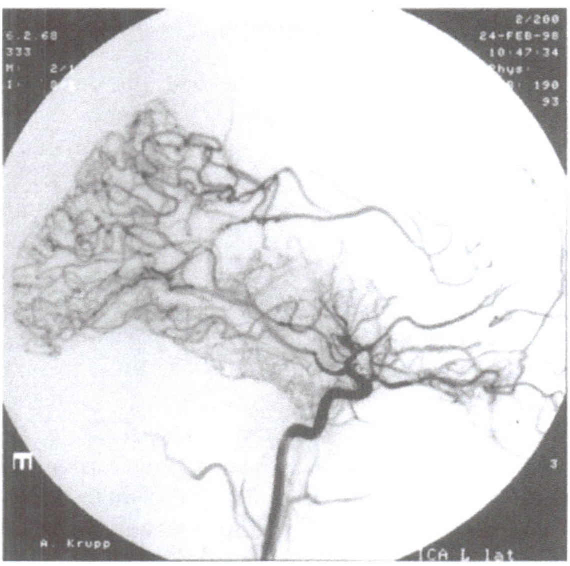

Abb. 4.4. Moyamoya-Syndrom bei einer 30jährigen Patientin: Das den Namen gebende Rete mirabile ist angiographisch dargestellt

Verschlüsse bevorzugt in der intrakraniellen vorderen Zirkulation, erst im Verlauf ist der hintere Hirnkreislauf mitbetroffen. Möglicherweise durch die flußbedingten Druckänderungen im Rahmen der Kollateralisation entwickeln sich Aneurysmen bevorzugt an der Basilarisspitze und im Bereich der A. communicans posterior. Histologisch finden sich degenerative Wandveränderungen (Endothelhyperplasie, Mediaverdünnung, Elastika-Unregelmäßigkeit), jedoch keine entzündlichen Merkmale. Therapie der Wahl sind neurochirurgische Revaskularisationsmaßnahmen, wobei nach unserer Erfahrung bei erwachsenen Patienten die extra-intrakranielle Bypass-Chirurgie genauso effektiv ist, wie die vorwiegend in Japan praktizierten indirekten Operationen wie Enzephaloduroarteriomyosynangiose [31].

Das angiographische Erscheinungsbild des Moyamoya-Syndroms ist nicht krankheitsspezifisch. Differentialdiagnostisch ist an die Sichelzellanämie [55], die Neurofibromatose Typ I, das Down-Syndrom und Zustände nach Schädelbestrahlung zu denken. Gelegentlich kann auch eine fortgeschrittene Arteriosklerose zu einem Moyamoya-ähnlichen angiographischen Erscheinungsbild führen.

4.4.4 CADASIL

Das Eponym steht für *c*erebrale *a*utosomal-*do*minante *A*rteriopathie mit *s*ubkortikalen *I*nfarkten und *L*eukenzephalopathie. Es handelt sich hierbei um eine autosominal-dominante Erkrankung der 3. und 4. Lebensdekade, die durch eine nichtarteriosklerotische Mikroangiopathie gekennzeichnet ist, ohne daß eine Amyloidose vorliegt. Es findet sich eine Verdickung der Media kleiner Gefäße durch eosinophile Granula. Obwohl sich die Erkrankung klinisch ausschließlich neurologisch zeigt, handelt es sich um eine systemische Erkrankung, die sich auch in Haut-, Nerven- und Muskelbiopsien nachweisen läßt. Der genetische Defekt ist auf Chromosom 19p13 nachweisbar; die Diagnose kann molekulargenetisch abgesichert werden [17].

Klinisch besteht eine erhebliche Variabilität: Bei etwa 70% der erkrankten Patienten zeigen sich rezidivierende zerebrale Ischämien, wobei die Mehrzahl kognitive Defekte entwickelt. Das typische Bild der zerebralen Mikroangiopathie mit Gangstörung, Blasenfunktionsstörung, pseudobulbärer Lähmung und Entwicklung einer Demenz ist häufig im Verlauf zu beobachten. In betroffenen Familien kann sich der molekulargenetische Defekt auch ausschließlich als Migräne mit Aura manifestieren. Darüber hinaus kommen psychiatrische Störungsbilder, insbesondere Anpassungsstörungen vor. Weitere neurologische Symptome sind epileptische Anfälle, extrapyramidale Symptome und sensorineurale Hörstörungen. Eine deutliche Behinderung stellt sich meist bis zum 50. Lebensjahr ein, eine wirksame Therapie ist nicht bekannt [17].

4.4.5 Ehlers-Danlos-Syndrom

Als Ehlers-Danlos-Syndrom wird eine heterogene Krankheitsgruppe bezeichnet, die das Bindegewebe betrifft. Leitsymptome sind eine vermehrt brüchige und überdehnbare Haut mit Verletzungsgefahr, Hypermobilität von Gelenken und Neigung zu dystrophischer Narbenbildung. 10 verschiedene Typen werden beschrieben, neurovaskuläre Komplikationen treten vornehmlich beim Typ IV auf. Die Prävalenz des Ehlers-Danlos-Syndroms insgesamt wird mit 1:5000 angegeben, wobei 4–12% dem Typ IV angehören [54]. Es handelt sich um einen autosomal-dominanten Vererbungsmodus, wobei sporadische Mutationen häufig sind. Der entscheidende molekulare Defekt betrifft eine Abnormalität des Typ-III-Kollagens, wobei das Gen, das das Typ-III-Prokollagen kodiert, auf Chromosom 2 lokalisiert ist. Typische zerebrovaskuläre Komplikationen des Ehlers-Danlos-Syndroms Typ IV sind das Auftreten einer spontanen Carotis-Kavernosus-Fistel in der 3. oder 4. Lebensdekade, intrakranielle Aneurysmen mit oder ohne Subarachnoidalblutung und die Manifestation spontaner Dissektionen der A. carotis interna oder A. vertebralis. Die massiv vermehrte Gefäßbrüchigkeit stellt eine erhöhte Verletzungsgefahr auch bei ärztlichen Eingriffen wie Angiographie, endovaskulärer Therapie oder gefäßchirurgischen Maßnahmen dar. So wurden Dissektionen nach Angiographie und Gefäßrupturen bei endovaskulären Eingriffen beschrieben [54]. Die vermehrte Gewebsbrüchigkeit ist insgesamt auch für die sehr hohe Mortalität und Morbidität des Krankheitsbildes verantwortlich. So können neben intrakraniellen Blutungen auch spontane Darmrupturen oder Uterusrupturen während der Schwangerschaft ad exitum führen. Meist wird die Diagnose erst nach Auftreten einer ernsten Komplikation gestellt, obwohl oftmals schon das klinische Erscheinungsbild den Verdacht einer Bindegewebserkrankung aufkommen lassen sollte. Typischerweise zeigen die Patienten eine sehr dünne und brüchige Haut mit Neigung zu Spontanverletzungen und Narbenbildungen, das Gesicht ist durch schmale Nase und Lippen bei ausdrucksstarken Augen charakterisiert. Die Diagnose wird über eine Fibroblastenkultur mit biochemischer Untersuchung des Kollagenmetabolismus oder einen genetischen Test abgesichert [54].

4.4.6 Marfan-Syndrom

Das Marfan-Syndrom betrifft die Augen, das Skelettsystem und das kardiovaskuläre System. Leitsymptome sind Arachnodaktylie, Prognathie bei hohem Gaumen, hohe schlanke Statur, Kyphoskoliose mit Fußdeformationen und hoher Gaumen sowie Gelenkhypermobilität. Augensymptome sind Myopie, Linsenektopie sowie Netzhautablösungen. Kardiovaskulär werden besonders häufig eine Insuffizienz der Aorten- und Mitralklappen, eine aneurysmatische Aufweitung der thorakalen Aorta sowie Aortendissektionen beobachtet. Neurologische Manifestationen kommen durch ein Fortschreiten der Aortendissektion in den Truncus brachiocephalicus bzw. die A. carotis communis zustande. Die Aortendissektionen können auch zu einer spinalen Ischämie mit Spinalis-anterior-Syndrom führen. Darüber hinaus werden intrakranielle Aneurysmen (v.a. des kavernösen Abschnitts der A. carotis interna) und spontane Dissektionen auch der zerebralen Gefäße isoliert beschrieben. Insgesamt ist bei etwa 20% aller Patienten mit Marfan-Syndrom mit neurologischen Komplikationen zu rechnen [54].

Die Prävalenz des Marfan-Syndroms beträgt 1:10 000. Das Krankheitsbild wird autosomal-dominant vererbt, wobei in 30% der Fälle die Familienanamnese negativ ist und damit eine neue Mutation anzunehmen ist. Der molekulare Defekt betrifft das Gen, das Fibrillin kodiert und sich auf Chromosom 15 befindet. Fibrillin ist wesentlicher Bestandteil der Elastin-assoziierten Mikrofibrillen und bei Patienten mit Marfan-Syndrom defekt. Histologisch findet sich eine zystische Medianekrose mit Verlust der elastischen Fasern, was für die vermehrte Gefäßfragilität verantwortlich ist [54].

4.4.7 Osteogenesis imperfecta

Hierbei handelt es sich um eine heterogene Gruppe von Bindegewebserkrankungen, die durch eine vermehrte Brüchigkeit der Knochen charakterisiert sind. Vier Typen sind beschrieben, welche überwiegend autosomal-dominant vererbt werden und z.T. schon im Kleinkindesalter ad exitum führen. Die wiederholten Knochenfrakturen können zu Skelettdeformitäten mit v.a. reduziertem Längenwachstum führen. Eine gestörte Zahnentwicklung, Hörstörungen sowie blaue Skleren sind weitere typische Begleitsymptome. Die Prävalenz der Osteogenesis imperfecta wird mit 1:10 000 angegeben. Molekular liegt eine Abnormität des Typ-I-Kollagens zugrunde. Die Defekte der zwei Typ-I-Prokollagen-kodierenden Gene sind auf Chromosom 17 und Chromosom 7 lokalisiert [54].

Die vaskulären Manifestationen der Osteogenesis imperfecta sind die aneurysmatische Erweiterung der thorakalen Aorta, eine exzessive Gefäßbrüchigkeit, Mitralklappenprolaps und Aneurysmen der Koronararterien und der Armarterien. Zerebral werden Carotis-Kavernosus-Fisteln und Vertebralisdissektionen beschrieben (s. Tabelle 4.9).

4.4.8 Pseudoxanthoma elasticum

Bei diesem Krankheitsbild sind Haut, Augen und kardiovaskuläres System betroffen. Leitsymptome sind runde, ovale oder strichförmige gelb-orange Papeln, die Xanthomen ähneln. Oftmals ist die Haut verdickt und vermehrt dehnbar, wobei v.a. Nacken, Achselhöhlen, Ellenbeugen und Kniekehlen betroffen sind [4]. Über 80% aller Patienten zeigen am Augenhintergrund sog. Angioidstreaks, die durch Veränderungen der Bruch-Membran bedingt sind und zu Netzhautblutungen führen können. Durchblutungsstörungen aufgrund einer fortschreitenden degenerativen Vasopathie können alle Gefäßterritorien betreffen und zu Claudicatio intermittens bei peripherer arterieller Verschlußkrankheit, zu Hypertonie bei Beteiligung der Nierenarterien und zu abdomineller Angina führen. Die Neigung zu Stenosen und Okklusionen bedingt auch zerebrale Ischämien, wobei sich die Hirninfarkte bevorzugt in der 5. Lebensdekade zeigen, jedoch auch schon ab dem 20. Lebensjahr beobachtet werden können. Angiographisch finden sich oft atypische Anastomosen zwischen extra- und intrakraniellem Carotiskreislauf bei Internahypoplasie (Rete mirabile). Darüber hinaus sind intrakranielle Aneurysmen bei Pseudoxanthoma elasticum häufig [54].

Die Prävalenz des Krankheitsbildes wird mit 1:100000 angegeben. Zugrunde liegt histologisch eine Abnormität der elastischen Fasern, wobei der molekulare Defekt bislang nicht beschrieben ist. Genetisch ist das Krankheitsbild heterogen: Es werden zwei autosomal-rezessive und zwei autosomal-dominante Typen beschrieben.

4.4.9 Neurofibromatose Typ I (Recklinghausen-Krankheit)

Während beim Typ II der Neurofibromatose das Gefäßsystem nicht mitbetroffen ist, führt die Recklinghausen-Krankheit nicht selten auch zu neurovaskulären Komplikationen [7]. Leitsymptome der Neurofibromatose Typ I sind Hautveränderungen (Neurofibrome, Café-au-lait-Flecken, Freckling der Axillen und der Leistenregion), Lisch-Knötchen der Augen und Tumoren des ZNS und des peripheren Nervensystems (Neurofibrome, Neurinome, Gliome). Hinzu treten können Skelettveränderungen wie Skoliose und endokrine Störungen (z.B. Phäochromozytom). Häufigste vaskuläre Komplikation des Morbus Recklinghausen ist die Nierenarterienstenose. Zerebral kommen Stenosen oder Verschlüsse der supraklinoidalen Carotisabschnitte vor, wobei sich angiographisch ein typisches Moyamoya-Muster der Kollateralzirkulation zeigen kann. Ursächlich wird eine vermehrte Intimaproliferation angenommen. Darüber hinaus kann es zum Auftreten von säckchenförmigen oder fusiformen Aneurysmen sowie zur Entwicklung von arteriovenösen Fisteln im Halsabschnitt der Aa. carotis interna und externa kommen. Klinisch wird die entstehende Raumforderung im Halsbereich oft als Haut- oder Nerventumor fehlgedeutet, die Ultraschalluntersuchung ist richtungsweisend!

Mit einer Prävalenz von 1:3000 ist die Neurofibromatose eine häufige genetisch determinierte Erkrankung, die autosomal-dominant vererbt wird. Das Neurofibromatose-Typ-I-Gen wurde auf Chromosom 17 lokalisiert und ist ein Tumorsuppressorgen [7, 54].

4.4.10 Polyzystische Nierenerkrankung

Leitsymptom dieses Krankheitsbildes sind multiple bilaterale Nierenzysten. Es handelt sich um eine häufige genetisch determinierte Erkrankung mit einem Defekt auf Chromosom 16. Unterschieden werden die autosomale-rezessive und die autosomal-dominante polyzystische Nierenerkrankung, wobei lediglich bei der autosomal-dominant vererbten Form vaskuläre Komplikationen beschrieben werden [54]. Zu diesen zählen der Mitralklappenprolaps, Aneurysmabildungen und Dissektionen der thorakalen Aorta sowie eine hohe Frequenz intrakranieller Aneurysmen. Im Unterschied zur sonstigen Geschlechtsverteilung sind Aneurysmen im Rahmen der polyzystischen Nierenerkrankung bei Männern häufiger als bei Frauen.

4.4.11 Sneddon-Syndrom

Die Kombination von zerebralen Ischämien mit einer Livedo racemosa wird als Sneddon-Syndrom bezeichnet. Während v.a. bei jungen Frauen eine Livedo reticularis, die ausschließlich bei niedrigen Temperaturen an den Streckseiten der Extremitäten auftritt, häufig ist, ist die Livedo racemosa, die auch den Rumpf betrifft und temperaturunabhängig besteht, selten. Die Hirninfarkte beim Sneddon-Syndrom sind auf eine thrombotische, nichtentzündliche Vaskulopathie kleiner und mittlerer Arterien zurückzuführen, wobei sich histologisch in erster Linie eine Verdickung der Intima zeigt [4, 23]. Die thrombotische Vaskulopathie läßt sich in Hautbiopsien nachweisen. Klinisch kann sich neben flüchtigen oder persistierenden fokalen zerebralischämischen Symptomen im Verlauf eine Enzephalopathie mit kognitivem Abbau entwickeln. Oft imponiert eine Diskrepanz zwischen ausgedehnten ischämischen Läsionen in MRT und CCT und relativ blander, hirnlokaler Klinik. Stets sollte ein assoziiertes Antiphospholipidsyndrom – v.a. Prothrombinantikörper [40] – ausgeschlossen werden. Therapeutisch kommen die Gabe von Thrombozytenaggregationshemmern bzw. eine Antikoagulation in Frage, wobei prospektive Studien zur optimalen Sekundärprophylaxe fehlen.

4.4.12 Maligne Vasopathien

Die lymphomatoide Granulomatose oder *intravaskuläre Lymphomatose* ist ein malignes Lymphom, das sich ausschließlich innerhalb der intrakraniellen Gefäße bildet. Klinisch wird eine Vaskulitis mit rezidivierenden Schlaganfallähnlichen Episoden, einer Enzephalopathie, Kopfschmerzen und epileptischen Anfälle imitiert [4]. Die MRT zeigt multifokale Läsionen vorwiegend der weißen Substanz, angiographisch kann ebenfalls das Bild einer Vaskulitis mit multiplen Astabbrüchen und Gefäßeinengungen mittelgroßer Arterien imitiert werden. Die Diagnose läßt sich lediglich bioptisch sichern; leider wird sie auch heute noch überwiegend post mortem bei der Autopsie gestellt. Die Behandlung erfolgt mit Kortikosteroiden, Cyclophosphamid und durch Strahlentherapie.

Die *Degos-Erkrankung* ist durch neurologische Symptome mit Vorliegen von Papeln der Haut an Rumpf und Extremitäten gekennzeichnet. Hinzu treten gastrointestinale Symptome bei Hinweisen auf eine disseminierte okklusive Vaskulopathie; oft liegt auch eine Koagulopathie assoziiert vor [66]. Klinisch-neurologisch können die Patienten unter dem Bild des Hirninfarkts, mit einem Querschnittssyndrom bei Myelopathie oder mit kognitiven Einschränkungen bei Enzephalopathie erkranken. Eine wirksame Behandlung ist nicht bekannt.

4.5 Stoffwechselerkrankungen

Metabolische Erkrankungen spielen v.a. in der Differentialdiagnose von Schlaganfallsyndromen im Kinder- und Jugendalter eine wichtige Rolle. Eine tabellarische Übersicht ist in Tabelle 4.12 zusammengestellt.

Tabelle 4.12. Schlaganfall-ähnliche Symptome bei Stoffwechselerkrankungen

- Fabry-Erkrankung
- Homozysteinurie
- Erkrankungen organischer Säuren
  - Methylmaloniazidämie
  - Propioniazidämie
  - Isovalericazidämie
  - Glutaricazidämie (Typ 1 + 2)
- Ornithintranskarbamylase-Mangel
- Karbohydratmangel - Glykoprotein-Syndrome
- MELAS

4.5.1 Mitochondropathien

Auch im Erwachsenenalter müssen Erkrankungen des Mitochondrien-Stoffwechsels bedacht werden. Obwohl die Mitochondropathien jedes körpereigene Gewebe betreffen können, sind Hirn- und Muskelgewebe besonders häufig und schwer geschädigt. In der Differentialdiagnose des Hirninfarkts, v.a. beim jüngeren Erwachsenen, spielt v.a. MELAS eine Rolle. Das Eponym steht für *m*itochondriale *E*nzephalopathie, *La*ktazidose und *S*chlaganfall-ähnliche Episoden. Die zerebralen Symptome sind vorübergehende Halbseitenlähmungen, Hemianopsien oder kortikale Erblindung. Hinzu treten häufig epileptische Anfälle, die fokal oder generalisiert sein können, Episoden eines Migräne-ähnlichen Kopfschmerzes und/oder von Erbrechen sowie eine Muskelschwäche, die bei körperlicher Belastung zunimmt. Weitere klinische Zeichen sind Hörminderung und reduziertes Längenwachstum. Die diagnostischen Kriterien des Krankheitsbildes sind in Tabelle 4.13 zusammengestellt. Typischerweise manifestiert sich die Erkrankung vor dem 40. Lebensjahr, wobei die frühkindliche Entwicklung dieser Patienten unauffällig ist. Zugrunde liegt eine Punktmutation der mitochondrialen DNA in Position 3243 [4, 7]. Da praktisch alle mitochondriale DNA von der Oozyte stammt, ist ein mütterlicher Vererbungsmodus anzunehmen. Dabei ist die Variabilität des Phenotypus sehr hoch, d.h. die MELAS-Mutation kann beispielsweise auch zum Kearns-Sayre-Syndrom oder zur chronisch progressiven externen Ophthalmoplegie führen. Histologisch finden sich typische Veränderungen in Muskelbiopsien in Form sog. „ragged red fibres", Bezirke mitochondrialer Proliferation.

Tabelle 4.13. Diagnostische Kriterien für MELAS

- Schlaganfall-ähnliche Episoden vor dem 40. Lebensjahr
- Enzephalopathie mit epileptischen Anfällen und/oder Demenz
- Laktatazidose und/oder „ragged red fibers"
- Zusatzkriterien:
  - normale frühkindliche Entwicklung
  - Migräne-ähnliche Kopfschmerzepisoden und episodisches Erbrechen

Die „ragged red fibres“ lassen sich durch Färbungen mit Gomotitrichrom und Succinatdehydrogenase darstellen; spezifisch für das MELAS-Syndrom ist die Anfärbbarkeit mit Cytochrom-c-Oxydase, wobei häufig auch Gefäße die Affinität zu dieser Substanz zeigen. Die Schlaganfall-ähnlichen Episoden bei MELAS werden nicht auf Gefäßveränderungen zurückgeführt – die Angiographie ist typischerweise unauffällig –, sondern metabolisch ausgelöst. Ursächlich angenommen werden Störungen der Transportkette, die bei vermehrtem metabolischen Bedarf zu neuronalem Zelluntergang führen. In der zerebralen Bildgebung sind die hypodensen Areale in der CT bzw. hyperintensen Signale in der T2-gewichteten MRT vorwiegend parietookzipital lokalisiert; sie halten sich nicht an die großen arteriellen Gefäßterritorien, betreffen den Kortex *und* die subkortikale weiße Substanz oder nur die tiefen Kortexabschnitte als Hinweis auf eine laminare kortikale Nekrose. In der CT zeigen sich häufig auch Verkalkungen der Basalganglien.

Bei Patienten mit entsprechender Anamnese sollte zunächst die Laktat-Bestimmung im Serum und Liquor erfolgen. Ergänzend werden dann die Muskelbiopsie zum Nachweis von „ragged red fibres“ und ein molekulargenetischer Test veranlaßt.

4.5.2 Fabry-Krankheit

Bei dieser Erkrankung handelt es sich um eine X-chromosomal vererbte Lipidspeichererkrankung aufgrund einer reduzierten Aktivität des lysosomalen Enzyms α-Galaktosidase A, die klinisch durch Angiokeratome im Bereich des Rumpfes charakterisiert ist. Weitere häufige Begleitsymptome sind Parästhesien der Akren, eine erworbene Anhidrose, abdominelle Krämpfe, episodischer Schwindel und Erbrechen sowie Schmerzkrisen bei autonomer Neuropathie [26]. Zerebrale ischämische Symptome betreffen bevorzugt die vertebrobasiläre Zirkulation, wobei sich angiographisch häufig ektatische und vermehrt geschlängelte Gefäße der hinteren Zirkulation nachweisen lassen. Ischämische Läsionen in der CT oder MRT zeigen sich meist in der weißen Substanz mit einem mikroangiopathischen Muster. Die meisten zerebralen Ischämien treten bis zum 40. Lebensjahr auf. Intrazerebrale Blutungen werden selten beschrieben. Stets sollte eine begleitende Hypertonie behandelt werden. Die Diagnose wird über die Messung des Enzyms α-Galaktosidase A gestellt. Eine spezifische Therapie existiert bislang nicht.

4.5.3 Zerebrotendinöse Xanthomatose

Hierbei handelt es sich um eine seltene autosomal-rezessiv vererbte Sterolspeicherkrankheit mit einer Ansammlung von Cholesterin und Cholestanol in verschiedenen Geweben. Zugrunde liegt ein Mangel einer Leberhydroxylase, die Cholesterin zu Gallensäuren oxidiert, bei Mutation in dem 27-Hydroxylase-Gen auf Chromosom 2 [12]. Im Serum finden sich niedrige Cholesterin-Spiegel bei erhöhten Cholestanol-Konzentrationen [4].

Klinisch manifestiert sich das Bild einer Enzephalopathie mit epileptischen Anfällen und multifokalen neurologischen Ausfällen in der 3. und 4. Lebensdekade. Typischerweise bestehen Xanthome der Sehnen, eine Osteoporose mit Neigung zu Spontanfrakturen und eine bilaterale Katarakt. In der MRT lassen sich diffuse Veränderungen der weißen Substanz neben einer Großhirn- und Kleinhirnatrophie nachweisen. Therapeutisch kommt der Einsatz von Chenodeoxycholinsäure oder Pravastatin (einem Cholesterinsynthesehemmer) in Frage. Besonders günstig scheint die Kombination beider Substanzen zu sein [37].

4.5.4 Seltene Stoffwechseldefekte

Leitsymptome der *Homozysteinurie* sind die bilaterale Linsenektopie, Kataraktentwicklung und Netzhautablösungen sowie Skelettveränderungen mit früher Osteoporose und Spontanfrakturen von Wirbelkörpern. Selten treten auch Hirninfarkte schon im Kindesalter auf [54].

Alpha-1-Antitrypsin ist ein Inhibitor proteolytischer Enzyme und damit wichtig für die Integrität von Bindegewebe. Ein Mangel kann die Balance zwischen proteolytischen Enzymen und ihren Inhibitoren stören und damit zu einer vermehrten Gefäßfragilität führen. Ein Alpha-1-Antitrypsin-Mangel wurde sowohl bei spontanen Carotisdissektionen als auch bei multiplen intrazerebralen Aneurysmen beschrieben [27].

Eine Reihe von Erkrankungen betrifft *Defekte organischer Säuren*, die über eine Beeinträchtigung des mitochondrialen Stoffwechsels zu Störungen des oxidativen Metabolismus führen.

Meist bereits im Kleinkindalter zeigen sich Enzephalopathien mit psychomotorischer Verlangsamung und epileptischen Anfällen, die häufig mit einer Hyperammoniämie einhergehen. Bestimmte Formen führen darüber hinaus zu extrapyramidalen Symptomen wie Dystonie und Tremor, zur Pyramidenbahnläsion mit spastischer Tetraparese und zu Schlaganfall-ähnlichen Episoden. Betroffen ist meist die subkortikale weiße Substanz und hier bevorzugt die Basalganglien [54].

Der häufigste Defekt des Harnstoffzyklus ist der *Ornithintranskarbamylase-Mangel*, der X-chromosomal vererbt wird. Meist treten bereits im Kleinkindesalter ein Hirnödem und Hirndruckzeichen bei Hyperammoniämie auf, wobei diese Episoden typischerweise durch interkurrente Infekte bzw. vermehrten metabolischen Bedarf getriggert werden. Schlaganfall-ähnliche Symptome manifestieren sich oft gleichzeitig mit epileptischen Anfällen und eine vorübergehende kortikale Blindheit wird beschrieben.

Auch die *Karbohydratmangelsyndrome*, die zu einer abnormalen Glykosilation von Glykoproteinen führen, manifestieren sich meist bereits in der Neugeborenenperiode. Leber- und Herzbeteiligung, Retinopathia pigmentosa, Hirnstamm- und Kleinhirnhypoplasie sowie eine Polyneuropathie treten neben Schlaganfall-ähnlichen Episoden auf.

Während die Homozysteinurie und die Fabry-Krankheit zu einer vermehrten Thromboseneigung führen und die Karbohydratmangelsyndrome zu einer Koagulopathie, spielen toxische Metaboliten bei Erkrankungen des Stoffwechsels organischer Säuren die entscheidende pathogenetische Rolle [54].

Literatur

1. Alexander EL, Ranzenbach MR, Kumar AJ, Kozachuk WE, Rosenbaum AE, Patronas N, Harley JB, Reichlin M (1994) Anti-Ro (SS-A) autoantibodies in central nervous system disease associated with Sjögren's syndrome (CNS-SS): Clinical, neuroimaging, and angiographic correlates. Neurology 44:899–908
2. Alhalabi M, Moore PM (1994) Serial angiography in isolated angiitis of the central nervous system. Neurology 44:1221–1226
3. Berlit P (1996) Vasculitis. Therapeut Umschau 53: 559–567
4. Berlit P (1994) The spectrum of vasculopathies in the differential diagnosis of vasculitis. Sem Neurol 14:370–379
5. Berlit P (1997) Giant Cell Arteritis. In: Lechtenberg R, Schutta HS (eds) Practice Guidelines for Neurologic Therapy. Marcel Dekker, New York
6. Berlit P, Klötzsch C (1997) Problems and pitfalls of TCD-diagnosis of patent foramen ovale. In: Klingelhöfer J, Bartels E, Ringelstein EB (eds) New Trends in Cerebral Hemodynamics. Elsevier, Amsterdam, pp 468–474
7. Berlit P (Hrsg) (1999) Klinische Neurologie. Springer Berlin Heidelberg New York
8. Berlit P (1999) Neurologische Manifestationen von Vaskulitiden. In: Zettl UK, Mix E (Eds) Klinische Neuroimmunologie. Gruyter, Berlin, pp 233–248
9. Bootsma H, Spronk P, Derksen R, de Boer G, Wolters-Dicke H, Hermans J, Limburg P, Gmelig-Meyling F, Kater L, Kallenberg C (1995) Prevention of relapses in systemic lupus erythematosus. Lancet 345:1595–1599
10. Budde T (1999) Kardiale Erkrankungen. In: Berlit P (ed) Klinische Neurologie. Springer, Berlin Heidelberg New York, pp 1270–1291
11. Bunn FH (1997) Pathogenesis and treatment of sickle cell disease. N Engl J Med 337:762–769
12. Chen W, Kubota S, Teramoto T, Ishida S, Ohsawa N, Katayama T, Takeda T, Kuroda K, Yahara O, Kusuhara T, Neshige R, Seyama Y (1998) Genetic analysis enables definite and rapid diagnosis of cerebrotendinous xanthomatosis. Neurology 51:865–867
13. Chiu D, Shedden P, Bratina P, Grotta JC (1998) Clinical features of moyamoya disease in the United States. Stroke 29:1347–1351
14. Davie CA, Feinstein A, Kartsounis LD, Barker GJ, McHugh NJ, Walport MJ, Ron MA, Mosely IF, McDonald WI, Miller DH (1995) Proton magnetic resonance spectroscopy of systemic lupus erythematosus involving the central nervous system. J Neurol 242:522–528
15. De Bray JM, Penisson-Besnier I, Dubas F, Emile J (1997) Extracranial and intracranial vertebrobasilar dissections: diagnosis and prognosis. J Neurol Neurosurg Psychiat 63:46–51
16. Devlin T, Gray L, Allen NB, Friedman AH, Tien R, Morgenlander JC (1995) Neuro-Behçet's disease. Factors hampering proper diagnosis. Neurology 45:1754–1757
17. Dichgans M, Mayer M, Uttner I, Brüning R, Müller-Höcker J, Rungger G, Ebke M, Klockgether T, Gasser T (1998) The phenotypic spectrum of CADASIL: clinical findings in 102 cases. Ann Neurol 44:731–739
18. Di Tullio MR, Sacco RL, Gersony D, Nayak H, Weslow RG, Kargman DE, Homma S (1996) Aortic atheromas and acute ischemic stroke: a transesophageal echocardiographic study in an ethnically mixed population. Neurology 46:1560–1566
19. Douay X, Lucas C et al (1998) Antithrombin, protein C and protein S levels in 127 consecutive young adults with ischemic stroke. Acta Neurol Scand 98:124–127

20. Epstein FH (1997) Pathogenesis and treatment of sickle cell disease. N Engl J Med 337:762–769
21. Freed LA, Levy D, Levine RA, Larson MG, Evans JC, Fuller DL, Lehmann B, Benjamin EJ (1999) Prevalence and clinical outcome of mitral-valve prolapse. N Engl J Med 341:1–7
22. Furlan M, Roble R et al (1998) Von Willebrand factor-cleaving protease in thrombotic thrombocytopenic purpura and the hemolytic-uremic syndrome. N Engl J Med 339:1578–1584
23. Geschwind DH, FitzPatrick M, Mischel PS, Cummings JL (1995) Sneddon's syndrome is a thrombotic vasculopathy: Neuropathologic and neuroradiologic evidence. Neurology 45:557–560
24. Gilon D, Buonanno FS, Joffe MM, Leavitt M, Marshall JE, Kistler JP, Levine RA (1999) Lack of evidence of an association between mitral-valve prolapse and stroke in young patients. N Engl J Med 341:8–13
25. Greaves M (1999) Antiphospholipid antibodies and thrombosis. Lancet 353:1348–1353
26. Grewal RP (1994) Stroke in Fabry's disease. J Neurol 241:153–156
27. Guillon B, Lévy C, Bousser MG (1998) Internal carotid artery dissection: an update. J Neurol Sci 153:146–158
28. Harris KG, Tran DD, Sickels WJ, Cornell SH, Yuh TC (1994) Diagnosing intracranial vasculitis. The roles of MR and angiography. Am J Neuroradiol 15:317–330
29. Hetzinkolaou P, Vaiopoulos G, Mavropoulos S, Avdelidis D, Stamatelos G, Kaklamanis Ph (1993) Adamantiadis-Behçet's syndrome. Central nervous system involvement. Acta Neurol Scand 87:290–293
30. Hosoya T, Adachi M, Yamaguchi K, Haku T, Kayama T, Kato T (1999) Clinical and neuroradiological features of intracranial vertebrobasilar artery dissection. Stroke 30:1083–1090
31. Houkin K, Kamiyama H, Abe H, Takahashi A, Kuroda S (1996) Surgical therapy for adult moyamoya disease. Can surgical revascularization prevent the recurrence of intracerebral hemorrhage? Stroke 27:1342–1346
32. Kalashnikova LA, Korczyn AD et al (1999) Antibodies to prothrombin in patients with Sneddon's syndrome. Neurology 53:223–225
33. Kittner SJ, Sharkness CM, Sloan MA, Price TR, Dambrosia JM, Tuhrim S, Wolf PA, Mohr JP, Hier DB, Caplan LR (1992) Infarcts with a cardial source of embolism in the NINDS stroke data bank: neurologic examination. Neurology 42:299–302
34. Klötzsch C, Janßen G, Berlit P (1994) Transesophageal echocardiography and contrast-TCD in the detection of a patent foramen ovale: experiences with 111 patients. Neurology 44:1603–1606
35. Kodama K, Okada S, Hino T, Takabayashi K, Nawata Y, Uchida Y, Yamanouchi N, Komatsu N, Ikeda T, Shinoda N, Nurakami A, Sakamoto T, Sago T (1995) Single photon emission computed tomography in systemic lupus erythematosus with psychiatric symptoms. J Neurol Neurosurg Psychiat 58: 307–311
36. Kraus M (1998) The anticoagulant potential of the protein C system in hereditary and acquired thrombophilia: pathomechanisms and new tools for assessing its clinical relevance. Seminars in thrombosis and hemostasis 24:337–354
37. Kuriyama M, Tokimura Y, Fujiyama J, Utatsu Y, Osame M (1994) Treatment of cerebrotendinous xanthomatosis: effects of chenodeoxycholic acid, pravastatin, and combined use. J Neurol Sci 125:22–28
38. Levine SR, Salowich-Palm L et al (1997) IgG Anticardiolipin Antibody Titer >40 GPL and the Risk of subsequent thrombo-occlusive events and death. Stroke 28:1660–1665
39. Lin, HJ, Wolf PA, Kelly-Hayes M, Beiser AS, Kase CS, Benjamin EJ, D'Agostino RB (1996) Stroke Severity in atrial fibrillation. The Framingham Study. Stroke 27:1760–1764
40. Loh E, Sutton MSJ, Wun CCC, Rouleau JL, Flaker GC, Gottlieb SS, Lamas GA, Moyé LA, Goldhaber SZ, Pfeffer MA (1997) Ventricular dysfunction and the risk of stroke after myocardial infarction. N Engl J Med 336:251–257
41. Lueck CJ, Pires M, McCartney ACE, Graham EM (1993) Ocular and neurological Behçet's disease without orogenital uceration? J Neurol Neurosurg Psychiat 56:505–508
42. Mokri B, Silbert PL, Schievink WI, Piepgras DG (1996) Cranial nerve palsy in spontaneous dissection of the extracranial internal carotid artery. Neurology 46:356–359
43. Moore PM (1989) Diagnosis and management of isolated angiitis of the central nervous system. Neurology 39:167–173
44. Moore P, Richardson B (1998) Neurology of the vasculitides and connective tissue diseases. J Neurol Neurosurg Psychiat 65:10–22
45. Munts AG, van Genderen PJJ et al (1998) Coagulation disorders in young adults with acute cerebral ischaemia. J Neurol 245:21–25
46. Nabavi DG, Junker R et al (1998) Prevalence of factor V Leiden mutation in young adults with cerebral ischaemia: a case-control study on 225 patients. J Neurol 245:653–658
47. Narayan SM, Cain ME, Smith JM (1997) Atrial fibrillation. Lancet 350:943–950
48. Nishino H, Rubino FA, DeRemee RA, Swanson JW, Parisi JE (1993) Neurological involvement in Wegener's granulomatosis. An analysis of 324 consecutive patients at the Mayo Clinic. Ann Neurol 33:4–9
49. Oppenheimer SM, Lima J (1998) Neurology and the heart. J Neurol Neurosurg Psychiat 64:289–297
50. Pathak R, Gabor AJ (1991) Scleroderma and central nervous system vasculitis. Stroke 22:410–413
51. Qizilbash N, Duffy S et al (1997) Von Willebrand factor and risk of ischemic stroke. Neurology 49:1552–1556
52. Sawicki P (1999) Gerinnungsstörungen. In: Berlit P (ed) Klinische Neurologie. Springer, Berlin
53. Schievink WI, Mokri B, Whisnant JP (1993) Internal carotid artery dissection in a community. Rochester, Minnesota, 1987–1992. Stroke 24:1678–1680

54. Schievink WI, Michels VV, Piepgras DG (1994) Neurovascular manifestations of heritable connective tissue disorders - a review. Stroke 25:889-903
55. Serjeant GR (1997) Sickle-cell disease. Lancet 350:725-730
56. Steiner MM, Di Tullio MR, Rundek T, Gan R, Chen X, Liguori C, Brainin M, Homma S, Sacco RL (1998) Patent foramen ovale size and embolic brain imaging findings among patients with ischemic stroke. Stroke 29:944-948
57. Tanne D, D'Olhaberriague L et al (1999) Anticardiolipin antibodies and their associations with cerebrovascular risk factors. Neurology 52:1368-1373
58. Tatlisumak T, Fisher M (1996) Hematologic disorders associated with ischemic stroke. J Neurol 140:1-11
59. The Antiphospholipid Antibodies and Stroke Study Group (APASS) (1997) Anticardiolipin antibodies and the risk of recurrent thrombo-occlusive events and death. Neurology 48:91-94
60. Toschi V, Motta A et al (1998) High prevalence of antiphosphatidylinositol antibodies in young patients with cerebral ischemia of undetermined cause. Stroke 29:1759-1764
61. Tsai H-M, Lian ECY (1998) Antibodies to von Willebrand factor-cleaving protease in acute thrombotic thrombocytopenic purpura. N Engl J Med 339:1585-1594
62. Wechsler B, Vidailhet M, Piette JC, Bousser MG, Dell Isola B, Blétry O, Godeau P (1992) Cerebral venous thrombosis in Behçet's disease. Neurology 42:614-618
63. Wechsler B, Dell'Isola B, Vidailhet M, Dormont D, Piette JC, Bletry O, Godeau P (1993) MRI in 31 patients with Behçet's disease and neurological involvement. Prospective study with clinical correlation. J Neurol Neurosurg Psychiat 56:793-798
64. Wolman RL, Nussmeier NA, Aggarwal A, Kanchuger MS, Roach GW, Newman MF, Mangano CM, Marschall KE, Ley CL, Boisvert DM, Ozanne GM et al (1999) Cerebral injury after cardiac surgery. Identification of a group at extraordinary risk. Stroke 30:514-522
65. Yasaka M, Yamaguchi T, Oita J, Sawada T, Shichiri M, Omae T (1993) Clinical features of recurrent embolization in acute cardioembolic stroke. Stroke 24:1681-1685
66. Yoshikawa H, Maruta T, Yokoji H, Takamori M, Yachie A, Torii Y (1996) Degos' disease: radiological and immunological aspects. Acta Neurol Scand 94: 353-356

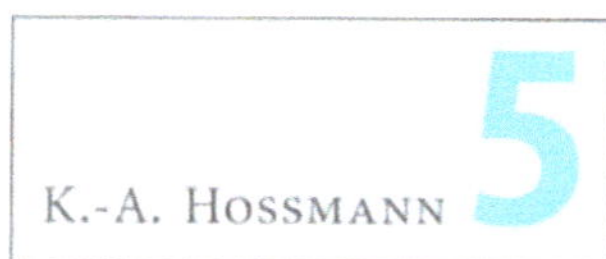

Experimentelle Pathophysiologie zerebraler Durchblutungsstörungen

5.1 Einleitung

Das Gehirn bezieht die für seine Funktion notwendige Energie fast ausschließlich aus dem oxidativen Abbau von Glukose. Bei normaler Körpertemperatur beträgt der Sauerstoffverbrauch des Primatengehirns etwa 4 ml/100g/min und der Glukoseverbrauch etwa 30 µmol/100g/min. In der absteigenden Tierreihe nimmt der Glukose- und Sauerstoffverbrauch wegen der höheren Zelldichte des Gehirns zu und beträgt bei der Katze etwa das 1,5fache und bei der Ratte und der Maus das 2- bis 3fache des Stoffumsatzes beim Primaten.

Der für die Verbrennung der Glukose erforderliche Sauerstoff wird dem Gehirn kontinuierlich durch das Blut zugeführt, wobei dem Blut 30–40% seines Sauerstoffgehaltes und 2–5% des Glukosegehaltes entzogen werden. Die Durchblutung ist unter physiologischen Bedingungen präzise an den Sauerstoff- und Glukosebedarf des Gehirns gekoppelt. Blutdruckbedingte Schwankungen und Änderungen der metabolischen Aktivität des Gehirns werden durch kontrollierte Änderungen des Gefäßwiderstandes der Hirngefäße ausgeglichen. Die Intaktheit dieser Mechanismen lässt sich durch den Nachweis der *Autoregulation* und der *CO_2-Reaktivität* überprüfen. Bei normaler Autoregulation bleibt die Hirndurchblutung über den Druckbereich von etwa 70–170 mmHg konstant, und bei intakter CO_2-Reaktivität ändert sich die Durchblutung pro mm $aPCO_2$ um etwa 2% [3].

Die physiologischen Regulationsmechanismen der Durchblutung sind dafür verantwortlich, dass Störungen der Blutzufuhr zum Gehirn durch eine Abnahme des zerebralen Gefäßwiderstandes kompensiert werden können. So beginnt die Hirndurchblutung erst dann abzusinken, wenn der Blutdruck unter den autoregulatorischen Bereich abfällt [75] oder wenn bei lokalen Gefäßveränderungen das Gefäßlumen um über 90% eingeengt wird [19]. Die dann auftretende Durchblutungsabnahme kann auch unter diesen Bedingungen noch kurzfristig durch eine erhöhte Sauerstoffausschöpfung des Blutes kompensiert werden. Sobald diese aber einen Grenzwert von etwa 60% überschreitet, lässt sich die dann eintretende Beeinträchtigung des oxidativen Abbaus der Glukose nur noch durch eine Aktivierung der *anaeroben Glykolyse* ausgleichen. Die ATP-Gewinnung bei anaerober Glykolyse beträgt jedoch nur 2 mmol ATP pro mmol Glukose und damit lediglich 5% der Ausbeute des oxidativen Glukoseabbaus, bei dem 38 mmol ATP pro mmol Glukose erzeugt werden. Dadurch kommt es trotz massiver Zunahme des Glukoseumsatzes sehr schnell zu einer Energiekrise und damit zu schwersten biochemischen und funktionellen Störungen. Diese dann sehr rasch auftretende Dekompensation ist dafür verantwortlich, dass nicht nur beim Herzstillstand oder beim akuten Gefäßverschluss, sondern auch bei langsam voranschreitenden Gefäßprozessen die neurologische Symptomatik der zerebralen Ischämie „schlagartig" auftritt.

Der weitere Verlauf des ischämischen Krankheitsbildes hängt vornehmlich von der Schwere und Dauer der Durchblutungsstörung ab, zusätzlich aber auch von einer Fülle von peri- und postischämischen Faktoren, die auf die ischämische Hirnschädigung hemmend oder fördernd einwirken. Zur Charakterisierung der zu einer Funktionsstörung führenden ischämischen Belastung werden folgende Begriffe verwendet:

- Der *Schwellenwert* einer Funktionsstörung ist die Durchblutungsrate, unterhalb derer diese Funktion in Mitleidenschaft gezogen wird.
- Die *Überlebenszeit* einer Funktion ist die Dauer der Ischämie, die verstreicht, bis die beobachtete Funktion vollständig erlischt.
- Die *Wiederbelebungszeit* ist die längste Dauer der Ischämie, in deren Anschluss noch eine Wiederbelebung der beobachteten Funktion möglich ist.

- Die *Erholungslatenz* ist die Dauer vom Beginn der Wiederdurchblutung bis zum Einsetzen der Erholung.
- Die *Erholungszeit* ist die Dauer, die bis zur vollständigen Wiederherstellung der Funktion verstreicht.

Da jede dieser Messgrößen durch die Art der Ischämie, die Tierspezies, den Allgemeinzustand des Versuchstiers und den individuellen Versuchsverlauf beeinflusst wird, sind quantitative Angaben nur bei präziser Kenntnis der Versuchsbedingungen aussagekräftig. Im Folgenden werden deshalb zunächst die tierexperimentellen Standardmodelle beschrieben und im Anschluss daran die an diesen Modellen erhobenen Befunde skizziert.

5.2 Experimentelle Modelle der zerebralen Ischämie

Die Durchblutungsstörungen des Hirns werden pathophysiologisch in zwei Kategorien unterteilt:
- die *fokalen Ischämien*, bei denen einzelne Hirngefäße eingeengt oder verschlossen sind,
- die *globalen Ischämien*, bei denen die Blutzufuhr zum Gesamthirn eingeschränkt ist.

Sowohl fokale wie globale Ischämien können *transient* oder *permanent* auftreten, wobei der Gewebeschaden nach transienter Ischämie nicht nur von der Dauer und Schwere der Ischämie, sondern auch von hämodynamischen und molekularen Abläufen während der Rezirkulationsphase bestimmt wird. Die verschiedenen Formen der Ischämie unterscheiden sich wesentlich in ihrer Pathophysiologie und erfordern unterschiedliche experimentelle Modelle.

Für die Auswahl dieser Modelle sind drei Gesichtspunkte vorrangig:
- die *Relevanz* bezüglich des klinischen Krankheitsbildes, zu deren Aufklärung das Modell beitragen soll,
- die *Reproduzierbarkeit*, mit der der ischämische Schaden nach Schwere und Ausdehnung erzeugt werden kann,
- die technische *Einfachheit* der operativen Eingriffe, die hierfür notwendig sind.

Verständlicherweise sind diese Forderungen nur bedingt miteinander in Einklang zu bringen, wie aus der Beschreibung der derzeit am häufigsten verwendeten Modelle hervorgeht.

5.2.1 Fokale Ischämie

Das Standardmodell des *experimentellen Hirninfarkts* ist der permanente Verschluss der A. cerebri media. Operative Zugriffe, die mit minimaler Traumatisierung des Hirns einhergehen, sind der transorbitale Zugang bei der Katze [71] und dem Primaten [47], der temporale Zugang bei der Ratte [91] und der transkarotidale Zugang bei der Ratte [57] oder der Maus [17]. Beim *transorbitalen Zugang* wird die A. cerebri media nach Entfernung des Auges durch das erweiterte Foramen n. optici am Abgang der A. carotis interna freigelegt und mit einer Fadenligatur oder einem Gefäßclip verschlossen. Der *retroorbitale Zugang* der Ratte erlaubt die Freilegung und Koagulation der A. cerebri media distal des Abgangs der die Basalganglien versorgenden Aa. lenticulo-striatae. Beim *transkarotidalen Zugang* wird entweder ein mit Silikon beschichteter Faden oder ein Blutgerinnsel retrograd durch die A. carotis externa in die A. carotis communis eingeschwemmt und am Abgang der A. cerebri media von der A. carotis interna plaziert. Die Applikation eines transorbitalen Gefäßclips oder der Gefäßverschluss mittels intrakarotidaler Fadenokklusion ist reversibel und ermöglicht die Erzeugung einer zeitlich definierten transienten Ischämie. Der Gefäßverschluss durch transkarotidale Embolisierung mit Blutgerinnseln kann durch arterielle Thrombolyse aufgehoben werden [72].

5.2.2 Globale Ischämie

Die häufigste Ursache für eine globale Ischämie des Gehirns ist der schwere *kardiogene Schock* bzw. der *Herzstillstand*. Andere Ursachen sind Strangulation, multiple extrazerebrale Gefäßverschlüsse oder intrakranielle Drucksteigerungen. Aus pathophysiologischer Sicht ist das wichtigste Unterscheidungskriterium der verschiedenen globalen Ischämiemodelle, ob eine Herzbeteiligung vorliegt oder nicht. Wird die Hirndurchblutung durch Herzstillstand unterbrochen, ist die Qualität der Wiederdurchblutung abhängig von der Geschwindigkeit, mit der die Herzfunktion wieder in Gang gebracht werden kann. Ein weiterer Unterschied besteht darin, dass bei

Herzstillstand die Hirndurchblutung vollständig unterbrochen wird, während bei den meisten globalen Ischämiemodellen ohne Herzbeteiligung noch eine Restdurchblutung erhalten bleibt. Beide Faktoren - Restdurchblutung und Qualität der Reperfusion - sind von entscheidender Bedeutung für die Art und Schwere der resultierenden Hirnschädigung und müssen deshalb bei der Interpretation der Befunde berücksichtigt werden.

Herzstillstandmodelle sind für alle tierexperimentell relevanten Spezies entwickelt worden. Für chronische Versuche werden wegen der Möglichkeit intensivmedizinischer Betreuung am häufigsten Hunde [80], für akute Versuche dagegen meist Ratten und Katzen verwendet [6, 46]. Der Herzstillstand lässt sich durch ventrikuläre Fibrillation oder - für das Herz schonender - durch Kardioplegie mit Kaliumchlorid oder anderen kardioplegischen Lösungen auslösen. Die Reanimation erfolgt durch extra- oder intrathorakale Herzmassage. Zur Verhinderung von Rezirkulationsstörungen werden gelegentlich auch Reperfusionen mit der Herz-Lungen-Maschine durchgeführt [49].

Das derzeit am besten etablierte *globale Ischämiemodell ohne Herzbeteiligung* ist die Viergefäßokklusion der Ratte nach Pulsinelli und Brierley [78]. Bei diesem Modell werden in einem vorbereitenden Eingriff die beiden Vertebralarterien koaguliert und zu einem späteren Zeitpunkt die beiden Halsschlagadern transient durch Gefäßclips oder Fadenokklusion verschlossen. Da kleinere zuführende Gefäße wie die aszendierenden Spinalarterien, die pterygopalatinen Arterien oder die Orbitalarterien nicht verschlossen werden, bleibt in der Regel eine Restdurchblutung erhalten. Das gleiche gilt für die ebenfalls häufig verwendete Kombination einer bilateralen Carotisokklusion der Ratte bei gleichzeitigem Entblutungsschock [86], oder für die bei normalem Blutdruck durchgeführte bilaterale Carotisokklusion des Gerbils [53]. Ein technisch aufwendiges, aber zur Vermeidung einer Restdurchblutung besonders zuverlässiges Modell ist die intrathorakale Abklemmung der von der Aorta abzweigenden A. innominata und der A. subclavia sinistra [45]. Dieser Eingriff unterbricht - insbesondere bei gleichzeitiger Blutdrucksenkung - die Durchblutung der gesamten oberen Körperhälfte und schließt damit eine Restdurchblutung des Hirns aus.

5.3 Schädigungsmuster der experimentellen zerebralen Ischämie

5.3.1 Unmittelbare Folgen von Durchblutungsstörungen

Die plötzliche vollständige Unterbrechung der Hirndurchblutung - etwa durch einen Herzstillstand - bewirkt bei normaler Körpertemperatur den fast augenblicklichen Zusammenbruch aller Hirnfunktionen. Das EEG und das Bewusstsein erlöschen in weniger als 15 s, nach 4–6 min sind die Energiereserven aufgebraucht, die Zellmembranen depolarisieren (anoxische Depolarisation) und es kommt zum Erlöschen aller endergonen metabolischen Prozesse. Bleibt eine Restdurchblutung erhalten, sind Art und Ausmaß der ischämischen Störungen von dem Grad der Durchblutungsstörung abhängig. Das *Schwellenwertkonzept* der zerebralen Ischämie besagt, dass bei abnehmender Durchblutungsgeschwindigkeit die Funktionen des Hirns in der Reihenfolge ihrer Komplexität sukzessive in Mitleidenschaft gezogen werden [36, 44]. Empfindlichster metabolischer Parameter ist die globale Proteinsynthese, die bereits bei geringfügigen Durchblutungsstörungen eingeschränkt ist und bei einem Abfall auf etwa 50% des Ausgangswertes vollständig inhibiert wird (Abb. 5.1). Bei weiterer Abnahme der Durchblutung auf etwa 35% kommt es zu einer Stimulation der anaeroben Glykolyse, einer Zunahme des Milchsäuregehalts und der Ausbildung einer Azidose. Bei Durchblutungswerten um 25% sinkt der Gehalt an Kreatinphosphat, und bei weiterem Absinken unter 20% wird auch das ATP abgebaut. Elektrophysiologisch äußern sich die beginnenden metabolischen Störungen zunächst in einer Amplitudenreduktion und bei Flusswerten um 30% in dem Erlöschen der somatosensorisch evozierten Potentiale und des spontanen EEGs. Sobald bei Flusswerten unter 20% der Energiestoffwechsel zusammenbricht, kommt es zu einer Depolarisation der Zellmembranen und damit zum Ausgleich der intra-/extrazellulären Ionengradienten und der Freisetzung von exzitatorischen und inhibitorischen Aminosäuren aus den synaptischen Endigungen.

Eine Durchblutungsminderung unter den Schwellenwert zur Aufrechterhaltung des Energiestoffwechsels und des Membranpotentials wird als *Ischämie* bezeichnet. Der zentrale Bereich des Versorgungsgebietes, in dem eine

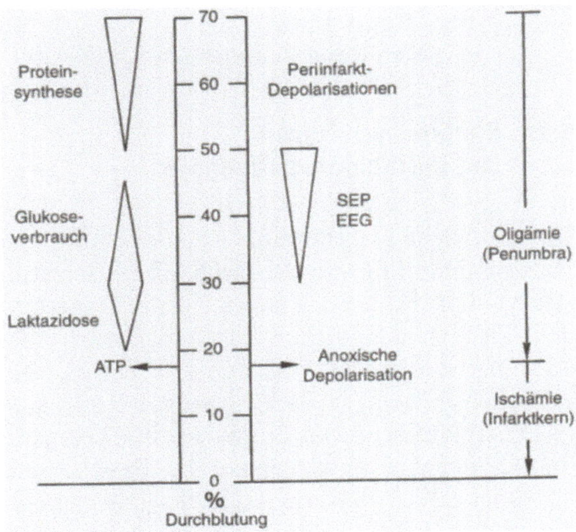

Abb. 5.1. Schematische Darstellung der Schwellenwerte hämodynamisch bedingter Störungen des Gehirns. Bei abnehmenden Durchblutungswerten kommt es zunächst zu einer Abnahme der Proteinsynthese, dann zu einer transienten Zunahme der Glukoseutilisation – infolge der Stimulation der anaeroben Glykolyse – und der Ausbildung einer Laktatazidose, und schließlich zu der Einstellung des Glukoseverbrauches, dem Zusammenbruch des Energiestoffwechsels und der anoxischen Depolarisation der Zellmembran. Die Abnahme der Durchblutung auf Flusswerte, die metabolisch-funktionelle Störungen, aber keinen Zusammenbruch des Enegiestoffwechsels bewirken, wird als *Oligämie* bezeichnet und die oligämischen Gewebeareale als *Penumbra*. Eine Durchblutungsabnahme unter den Schwellenwert des Energiestoffwechsels bezeichnet man als *Ischämie* und das entsprechende Gewebeareal als *Infarktkern*

Ischämie vorliegt ist der *Infarktkern* [90]. Die dort ablaufenden Veränderungen sind irreversibel und führen zur primären Nekrose – es sei denn, die Durchblutung wird innerhalb der Wiederbelebungszeit des Gewebes wieder voll hergestellt. Die Gewebeareale mit höheren Durchblutungswerten (*Oligämie*), in denen biochemische und elektrophysiologische Veränderungen, jedoch noch keine Beeinträchtigungen des Energiestatus vorliegen, werden als *Penumbra* bezeichnet [69, 90]. Die Penumbra umschließt ringförmig den irreversibel geschädigten Infarktkern und ist im Gegensatz zu diesem über längere Zeit überlebensfähig. Die Wiederherstellung der Funktionen in diesem Gewebeareal ist das vorrangige Ziel jeder Ischämietherapie.

5.3.2 Verzögerte Zellschäden

Ischämiebedingte Gewebeschäden treten häufig zeitlich und gelegentlich auch örtlich getrennt von der initialen Durchblutungsminderung auf. Die Ursache sind komplexe anatomische, hämodynamische, funktionelle und molekulare Interaktionen, die häufig erst bei multikausalem Zusammentreffen eine irreversible Zellschädigung bewirken (Tabelle 5.1). Im klinisch relevanten Tierversuch lässt sich keiner dieser Faktoren isoliert untersuchen; für das mechanistische Verständnis dieser Abläufe ist jedoch aus didaktischen Gründen eine separate Darstellung erforderlich.

5.3.2.1 Selektive Vulnerabilität

Eine relativ kleine Population von Nervenzellen wird bereits nach Ischämiezeiten von wenigen Minuten irreversibel geschädigt, selbst dann, wenn sich im Anschluss an die Ischämie der Energiestoffwechsel vorübergehend erholt [51]. Dieses als „selektive Vulnerabilität" bezeichnete Phänomen betrifft – in der Reihenfolge ihrer Empfindlichkeit – den Nucleus reticularis thalami, den Hilus und die CA_1-Region des Hippokampus, die dorsolateralen Anteile des Striatums, einzelne – aber nicht alle – Pyramidenzellen der zweiten und fünften Rindenschicht des paramedianen Kortex sowie einzelne Purkinje-Zellen [79]. Der Zellschaden tritt im Nucleus reticularis thalami und dem Striatum früher als im Hippokampus und nach langer Ischämiedauer früher als nach kurzem Kreislaufstillstand auf. Nach 30-minütiger Viergefäßokklusion der Ratte – einem der häufigsten hierfür verwendeten tierexperimentellen Modelle – beträgt die Latenz für die Manifestation des thalamischen und des striatalen Gewebeschadens 6–12 h und für die CA_1-Schäden bis zu 1 Woche [79]. Die kürzeste Ischämiezeit zur Auslösung signifikanter CA_1-Schäden liegt bei 2–3 min [85], also deutlich unter der Ischämiedauer, die Schäden in anderen Teilen des Hirns auslöst.

Die Ursache für die selektive Vulnerabilität ist trotz intensiver Forschung spekulativ [56]. Besonderheiten der funktionellen neuronalen Verschaltung, der Ausprägung von Rezeptoren für exzitatorische Aminosäuren, Besonderheiten des Polyaminstoffwechsels oder der Stressantwort des endoplasmatischen Retikulums sind nur einige von vielen Erklärungsversuchen [73,

Tabelle 5.1. Schädigungsmuster der zerebralen Ischämie [a]

Art der Ischämie	Hämodynamische Störungen	Funktionelle Störungen	Molekulare Störungen	Art des Zellschadens
Globale Ischämie				
Resistente Areale	No-reflow/ p.i. Hypoperfusion	–	Störung des Energiestoffwechsels	Nekrose
Selektiv vulnerable Areale	–	Hyperexitabilität	Glutamat-Toxizität Genomische Expressionsstörungen	Nekrose Apoptose
Permanente fokale Ischämie				
Infarktkern	Ischämie	–	Zusammenbruch des Energiestoffwechsels	Nekrose
Penumbra	Oligämie	Spreading depression	Störung der Proteinsynthese	Nekrose/ Apoptose
Transiente fokale Ischämie				
Infarktkern	p.i. Hypoperfusion	Entkoppelung der Durchblutung	Mitochondrialer Permeabilitätssprung/ Freisetzung von Cytochrom C Stressreaktion des endoplasmatischen Retikulums	Nekrose/ Apoptose Apoptose
Penumbra	–	–	Transiente Inhibition der Proteinsynthese	Kein Schaden

[a] In der Tabelle werden nur die dominierenden Schädigungsmuster berücksichtigt. Oligämie: Abnahme der Durchblutung unter den Schwellenwert der beginnenden metabolischen-funktionellen Störung; Ischämie: Abnahme der Durchblutung unter den Schwellenwert des Energiestoffwechsels.

84]. Möglicherweise spielen auch Besonderheiten der Gefäßanatomie und damit auch der Durchblutung eine Rolle.

Formal-pathogenetisch zeichnen sich die in den selektiv vulnerablen Arealen gelegenen Neurone dadurch aus, dass sich die Proteinsynthese im Gegensatz zum Energiestoffwechsel nach der Ischämie nur verzögert oder gar nicht zurückbildet [4]. Andere putative Mechanismen des ischämischen Zellschadens wie der Kalziumeinstrom oder die Freisetzung von Glutaminsäure unterscheiden sich dagegen nicht. Es ist deshalb denkbar, dass die der Inhibition der Proteinsynthese zugrunde liegenden Mechanismen ursächlich auch für den verzögerten Zelltod in den selektiv vulnerablen Arealen verantwortlich sind.

5.3.2.2 Hämodynamische Schädigungsmechanismen

Im Anschluss an eine transiente globale Ischämie kann es zu der Ausbildung eines *No-reflow-Phänomens* kommen, das die Erholung des Gewebes auch dann verhindert, wenn die primäre Durchblutungsstörung noch keine irreversible Zellschädigung bewirkt hat [1]. Die Ausprägung des No-reflow-Phänomens steigt mit zunehmender Ischämiedauer und abnehmendem Reperfusionsdruck und ist deshalb nach prolongiertem Herzstillstand der wichtigste limitierende Faktor der zerebralen Reanimation. So werden nach 15-minütigem Herzstillstand der Katze während der kardialen Reanimationsphase bis zu 80% und nach Erholung der Herzfunktion immer noch bis zu 40% des Hirnvolumens nicht ausreichend reperfundiert [26]. Pathogenetisch wichtige Faktoren für die Ausbildung des No-reflow-Phänomens sind die Einengung der Mikrozirkulation durch Schwellungen der Endothel- und perivaskulären Gliazellen und die Zunahme der Viskosität des Blutes. Letztere beruht zum einen auf der Vernetzung von Blutpartikeln während des Kreislaufstillstands und zum anderen auf der Dehydratation des Blutes im Gefolge der ischämischen Zellschwellung [45]. Wird der erhöhte Flusswiderstand des Blutes durch eine Erhöhung des Blutdrucks überwunden, sinkt die Viskosität des zirkulierenden Blutes rasch ab, und es kommt zu einer *postischämischen Hyperämie*. Diese hält so lange an, bis sich der Stoffwechsel und damit die Azidose des Hirngewebes zurückgebildet hat.

Nach Abklingen der postischämischen Hyperämie kommt es häufig zu einer weiteren hämodynamischen Störung, der *postischämischen Hypoperfusion* [45]. Im Gegensatz zum No-reflow-Phänomen handelt es sich hierbei um eine funktionelle Störung der Gefäßregulation, die sich unter anderem in einer Aufhebung der

CO_2-Reaktivität und damit der Kopplung zwischen Hirnfunktion und Durchblutung äußert. Postischämische Hypoperfusionen treten nach transienter globaler und fokaler Ischämie auf und können verzögerte hypoxische Schäden auslösen, insbesondere dann, wenn im Verlauf der Erholung der Sauerstoffverbrauch des Hirns über den Ausgangswert ansteigt (s. unten).

5.3.2.3 Funktionelle Schädigungsmechanismen

Durchblutungsstörungen des Hirns bewirken nicht nur funktionelle Ausfälle sondern auch Stimulationen der funktionellen Aktivität, die mit einer Erhöhung der Stoffwechselrate einhergehen. Im Anschluss an eine transiente globale Ischämie nimmt insbesondere im Hippokampus die Erregbarkeit der Neurone und damit die spontane neuronale Aktivität zu (postischämische Hyperexitabilität) [89]. Da die Kopplung zwischen Hirnfunktion und Durchblutung während der Phase der postischämischen Hypoperfusion gestört ist, resultieren relative hypoxische Belastungen, die zu einer weiteren Schädigung des Gewebes führen. Eine besonders verhängnisvolle Störung ist das Auftreten von *spreading-depression-ähnlichen Depolarisationen* in der Umgebung des Hirninfarkts [67, 68]. Diese Depolarisationen werden durch die Freisetzung von Kalium und Glutaminsäure aus den geschädigten Zellen im Infarktkern ausgelöst und breiten sich in unregelmäßigen Intervallen über die gesamte ipsilaterale Hemisphäre aus. Da die anschließende Repolarisation der Zellmembranen mit hohem Energieaufwand und einem erhöhten Sauerstoffverbrauch verbunden ist, kommt es in Regionen mit verminderter Durchblutung zu einem akuten Energiedefizit und damit zum Übergang einer reversiblen in eine irreversible Schädigung [29, 32]. Dieser Mechanismus ist vermutlich die wichtigste Ursache dafür, dass sich bei permanentem Verschluss der A. cerebri media der Infarktkern innerhalb weniger Stunden in die angrenzende Penumbra ausdehnt [2].

5.3.2.4 Molekulare Schädigungsmechanismen

In der Rezirkulationsphase nach transienter Ischämie oder in der Randzone eines ischämischen Hirninfarkts lassen sich zelluläre Störungen nachweisen, die weder durch Abnormalitäten der Durchblutung noch durch eine Beeinträchtigung des Energiestoffwechsels erklärt werden können (Abb. 5.2). Die diesen Störungen zugrunde liegenden pathophysiologischen Abläufe werden als *molekulare Mechanismen* bezeichnet [55], wobei der Begriff „molekular“ keinen Rückschluss auf Art oder Pathogenese dieser Störungen erlaubt [62]. Eine detaillierte Beschreibung dieser Mechanismen würde den Rahmen dieses Kapitels sprengen. Im Folgenden werden deshalb nur die derzeit als besonders bedeutsam erachteten Abläufe skizziert.

Exzitotoxizität

Kurz nach Einsetzen einer Durchblutungsstörung werden exzitatorische und inhibitorische Neurotransmitter aus den synaptischen Endigungen freigesetzt und bewirken an der subsynaptischen Membran eine Aktivierung ihrer spezifischen Rezeptoren [70]. Von besonderer Bedeutung sind hierbei die als Exzitotoxizität bezeichneten Auswirkungen des exzitatorischen Neurotransmitters Glutaminsäure [13]. Die Aktivierung ionotroper Glutamatrezeptoren führt zu dem Einstrom von Kalzium aus dem extrazellulären Raum in das intrazelluläre Kompartment und damit zu mitochondrialen Störungen sowie der Aktivierung zahlreicher kalziumabhängiger kataboler Enzyme. Die Erregung metabotroper Glutamatrezeptoren löst IP_3-abhängige Signaltransduktionskaskaden aus, die einerseits eine Stressantwort des endoplasmatischen Retikulums und zum anderen über die Induktion von Immediate-early-Genen (IEG) adaptative genomische Expressionen bewirken [52].

Glutaminsäure führt in hoher Konzentration zur neuronalen Nekrose [13]. Bei pharmakologischer Inhibition der ionotropen Glutamatrezeptoren lässt sich jedoch auch eine apoptotische Schädigungskomponente nachweisen, die unter bestimmten pathophysiologischen Bedingungen Bedeutung gewinnen kann [14].

Die Rolle der Exzitotoxizität für den ischämischen Zellschaden ist umstritten, nicht aber die therapeutische Wirkung von Glutamatantagonisten, insbesondere bei der Behandlung der fokalen Ischämie [77]. Eine Erklärung hierfür könnte die Rolle der Periinfarkt-Depolarisationen für das Infarktwachstum liefern. Da Glutamatantagonisten die Fortleitung der Depolarisationen inhibieren, werden dadurch auch deren pathophysiologische Auswirkungen verhindert [67].

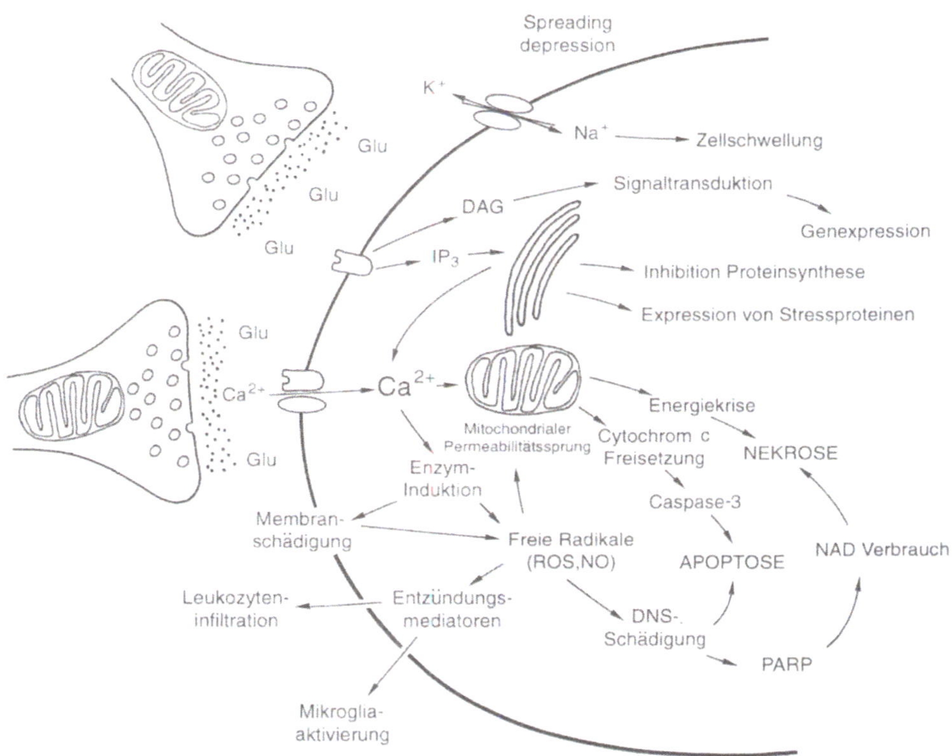

Abb. 5.2. Schematische Darstellung der wichtigsten molekularen Mechanismen der ischämischen Zellschädigung. Die Freisetzung von Glutaminsäure (Glu) aus den synaptischen Endigungen bewirkt die Aktivierung ionotroper und metabotroper Glutamatrezeptoren, die zu dem Einstrom von Kalzium aus dem extrazellulären Raum und der Freisetzung von Kalzium aus dem endoplasmatischen Retikulum führen. Die daraus resultierenden molekularen Veränderungen bewirken vielfältige Enzyminduktionen sowie Funktionsstörungen der Mitochondrien und des endoplasmatischen Retikulums. Bei transienter Ischämie kommt es in der Rezirkulationsphase zu der Bildung von freien Radikalen und damit zu einer zusätzlichen Schädigung der Zellorganellen. Die Form des ischämischen Zelltods (Apoptose oder Nekrose) hängt von den jeweils dominierenden Schädigungsmechanismen ab

Kalziumtoxizität

In der gesunden Zelle werden durch effiziente Kalziumtransportsysteme erhebliche Kalziumgradienten aufgebaut, und zwar einerseits zwischen extra- und intrazellulärem Kompartment, und zum anderen zwischen dem Zytoplasma und dem Lumen des endoplasmatischen Retikulums (ER). Nach anoxischer Depolarisation brechen die Gradienten zusammen, und es kommt zu einem steilen Konzentrationsanstieg von Kalzium im Zytoplasma und zu einem Abfall von Kalzium im ER [12]. Der zytosomale Kalziumanstieg trägt zu der Aktivierung kataboler Enzyme und zu mitochondrialen Störungen bei [83]. Die Abnahme des Kalziums im ER ist ein Auslöser der Stressantwort des ER und damit ein Mediator der ER-abhängigen Funktionsstörungen [73]. Kalziumabhängige pathologische Reaktionen lassen sich deshalb nicht auf die Kalziumüberladung des Zytosols einengen, sondern müssen auch die im ER ablaufenden Veränderungen berücksichtigen.

Freie Radikale

In minderperfundierten und insbesondere in reperfundierten Hirnbezirken werden reaktive Sauerstoffradikale (reactive oxygen species, ROS) gebildet, die peroxidative Veränderungen der Plasmamembran und der Membranen von intrazellulären Organellen nach sich ziehen [8]. Durch Reaktion mit Stickoxid kommt es darüber hinaus zur Bildung von Nitroverbindungen wie Peroxynitrit, das ebenfalls biochemisch extrem reaktiv ist [23]. Sekundärfolgen der Bildung freier Radikale sind die Freisetzung von biologisch aktiven freien Fettsäuren wie Arachidonsäure [40], die Beteiligung an der Stressantwort des endoplasmatischen Retikulums [73], die Beteiligung an den Funktionsstörungen der Mitochondrien [82] und die zur

Apoptose führenden Strangbrüche der DNA [64].

NO-Toxizität

Stickoxid (nitric oxide, NO) wird aus Arginin mit Hilfe der NO-Synthetase (NOS) gebildet. Die NOS liegt in verschiedenen Isoformen vor: eNOS wird konstitutiv in den Endothelzellen exprimiert, nNOS in den Neuronen und die induzierbare Isoform iNOS vorwiegend in den Makrophagen [81]. Pathophysiologisch hat NO zwei gegenläufige Effekte [18]. Die Bildung in den Endothelzellen bewirkt eine Gefäßdilatation und damit eine protektive Durchblutungszunahme, während die Bildung von NO in den Neuronen zur Exzitotoxizität der Glutaminsäure beiträgt und – verstärkt durch die Bildung von Peroxynitrit – die Schädigung durch freie Sauerstoffradikale verstärkt. Der Nettoeffekt von NO hängt deshalb von der individuellen pathophysiologischen Situation ab und ist im Einzelfall schwer voraussehbar.

Zinktoxizität

Zink ist ein essentielles katalytisches und strukturelles Element zahlreicher Proteine und darüber hinaus ein sekundärer Botenstoff, der während der neuronalen Aktivität von verschiedenen exzitatorischen Synapsen freigesetzt wird [15]. Neuere Arbeiten weisen darauf hin, dass die Freisetzung von Zink zu der ischämischen Zellschädigung beiträgt. Ein möglicher Schädigungsmechanismus – aber wahrscheinlich nicht der einzige – ist die Bildung von freien Radikalen [50]. Eine genaue Analyse der Zinktoxizität bedarf deshalb noch weiterer Untersuchungen.

Dysfunktion des endoplasmatischen Retikulum

Durchblutungsstörungen des Gehirns bewirken ebenso wie zahlreiche andere Formen des zellulären Stresses die Freisetzung von Kalzium aus dem ER. Die hieraus resultierende Dysfunktion des ER äußert sich in vielfältigen zellbiologischen Abnormalitäten wie der Störung von Proteinfaltungen, der Expression von Stressproteinen oder Störungen der Proteinsynthese [74]. Letztere beruht darauf, dass bei einem Abfall des Kalziums im ER die Proteinkinase R (PKR) aktiviert wird, was wiederum zu der Phosphorylierung und damit der Inaktivierung des eukaryotischen Initiationsfaktors $eIF_{2\alpha}$ führt [20]. Hierdurch kommt es zu der selektiven Inhibition der Polypeptidketteninitiierung, einer Desaggregation der Ribosomen sowie der Inhibition der globalen Proteinsynthese auf Translationsebene.

Autoradiographische Untersuchungen der regionalen Proteinsynthese zeigen, dass allen Formen der verzögerten ischämischen Zellschädigung eine irreversible Inhibition der Proteinsynthese vorangeht [43]. Es ist deshalb wahrscheinlich, dass die für die Inhibition der Proteinsynthese verantwortlichen Faktoren auch eine kausale Rolle für den verzögerten ischämischen Zellschaden spielen.

Mitochondriale Funktionsstörungen

Das Zusammentreffen einer erhöhten zytosomalen Kalziumaktivität mit der Bildung reaktiver Sauerstoffradikale löst einen Permeabilitätssprung der inneren mitochondrialen Membran (mitochondrial permeability transition, MPT) aus, der auf die Bildung von MPT-Poren zurückgeführt wird [82]. Die Permeabilitätszunahme der inneren mitochondrialen Membran hat zwei pathophysiologisch bedeutsame Auswirkungen. Durch den Zusammenbruch des elektrochemischen Gradienten wird die Atmung der Mitochondrien und damit die oxidative Phosphorylierung in Mitleidenschaft gezogen. Darüber hinaus bewirkt der Konzentrationsausgleich der Elektrolyte eine Schwellung der mitochondrialen Matrix, die bei Überschreiten eines Grenzwertes zum Aufbruch der äußeren mitochondrialen Membran und damit zu der Freisetzung von proapoptotischen mitochondrialen Proteinen führt [30]. Unter diesen wird der Freisetzung von Cytochrom c und Caspase 9 besondere Bedeutung beigemessen, da diese einen zentralen Mediator der Apoptose, die Zysteinprotease Caspase 3 aktivieren [58]. Ischämiebedingte mitochondriale Funktionsstörungen tragen somit sowohl durch Beeinflussung des Energiestatus als auch durch Aktivierung apoptotischer Mechanismen zum verzögerten Zellschaden bei.

Programmierter Zelltod

Eine besondere Form der molekularen Zellschädigung, der in den letzten Jahren zunehmende Aufmerksamkeit gewidmet wird, ist der programmierte Zelltod oder *Apoptose* [64, 65]. Im Gegensatz zum primären nekrotischen Zelltod führt die Apoptose zum geordneten, aktiven Abbau der betroffenen Zelle und damit zu der Vermeidung entzündlicher Reaktionen. Charakteristisches Merkmal ist die Kondensation des Zellkerns (bei zunächst intakten Zellorganellen), die histochemisch mit der TUNEL-Methode nachweisbare DNA-Fragmentation und das in der Gelelektrophorese sichtbare „laddering", (eine sprossenartige Auftrennung der DNA), die auf der Aufspaltung des Moleküls in gleich große Bruchstücke von etwa 180 Basenpaaren beruht. Die Schädigung der DNA aktiviert das Reparaturenzym Poly-ADP-ribosepolymerase (PARP), das als Substrat NAD verbraucht und damit indirekt eine Störung des oxidativen Abbaus der Glukose bewirkt [76].

Apoptotische Mechanismen spielen möglicherweise bei der selektiven Vulnerabilität und den Zellschäden im Anschluss an eine transiente fokale Ischämie eine Rolle [9, 63]. Ein wichtiges auslösendes Moment könnte der durch Kalzium und/oder reaktive Sauerstoffradikale bewirkte Permeabilitätssprung der Mitochondrien sein, durch den proapoptotische Proteine freigesetzt werden (s. oben) [30, 58]. Durch die enge Verknüpfung apoptotischer Abläufe mit den Störungen des Energiestoffwechsels ist es nicht immer möglich, scharf zwischen Apoptose und Nekrose zu differenzieren. Dies ist der Grund dafür, dass heute zunehmend die Auffassung vertreten wird, dass der ischämische Zellschaden eine von den reinen Formen der Apoptose und der Nekrose unterschiedliche dritte Kategorie des Zelltods darstellt [62].

5.4 Therapeutische Interventionen

Für die Aufklärung der Mechanismen der ischämischen Zellschädigung spielen therapeutische Interventionen eine bedeutende Rolle, da mögliche kausale Zusammenhänge häufig erst *ex juvantibus* aufgedeckt werden können. Die Vielzahl von Interventionen, durch die eine Minderung der ischämischen Schädigung erreicht wird, legt eine multifaktorielle Pathogenese nahe. Allerdings sind bei der Interpretation dieser Untersuchungen die jeweiligen experimentellen Modelle, die für den Nachweis der therapeutischen Wirkungen verwendet wurden, in ihrer Relevanz für das klinische Bild der zerebralen Durchblutungsstörung zu berücksichtigen. Im Folgenden werden die am besten dokumentierten therapeutischen Interventionen skizziert.

5.4.1 Hämodynamische Interventionen

Frühere Versuche, Durchblutungsstörungen des Hirns mit sog. *vasoaktiven Substanzen* zu verbessern, sind überwiegend gescheitert, da die Hirngefäße im ischämischen Hirngewebe bereits maximal erweitert sind und deshalb nicht auf Pharmaka reagieren [93]. Rheologische Maßnahmen wie die Minderung der Blutviskosität durch *Hämodilution* erhöhen zwar die Durchblutungsrate, verbessern aber kaum die Sauerstoffversorgung, da bei absinkendem Hämatokritwert die Sauerstofftransportkapazität des Blutes abnimmt.

Für die Behandlung des *No-reflow-Phänomens* nach transienter globaler Ischämie ist es notwendig und ausreichend, den Perfusionsdruck kurzfristig anzuheben, da sich die Viskosität des Blutes mit Wiedereintritt der Durchblutung rasch normalisiert [25]. Die *postischämische Hypoperfusion*, die auf einem erhöhten Gefäßtonus beruht, lässt sich dagegen nicht durch Erhöhung des Blutdrucks beheben, da die betroffenen Gefäße über eine normale Autoregulation verfügen und sich deshalb bei steigendem Blutdruck weiter verengen [45]. Die therapeutische Wirkung von Endothelinantagonisten deutet darauf hin, dass diese Störung möglicherweise auf einer Hochregulierung von Endothelinrezeptoren beruht [87].

Die therapeutisch derzeit wichtigste hämodynamische Maßnahme zur Behandlung von zerebralen Gefäßverschlüssen ist die *Thrombolyse* mit rekombinantem Gewebeplasminogen-Aktivator (rtPA) [33, 38, 66]. Im Tierexperiment führt die intraarterielle Applikation von rt-PA nach Embolisierung der A. cerebri media mit autologen Blutgerinnseln zur Auflösung des Gerinnsels, nicht aber zu einer vollständigen Rückbildung der ischämischen Hirnschädigung, selbst dann nicht, wenn das Medikament bereits 15 min nach Embolisierung verabreicht wird [7]. Der Grund liegt in dem langsamen Anstiegsprofil der Rezirkulation, das eine Wiederherstellung des Energiestoffwechsels im Infarktkern verhindert. Die Wirkung der Thrombolyse beruht deshalb vorwiegend auf der Verbesserung der Durchblutung in der Penumbra und damit der Vermeidung des Infarktwachstums, nicht aber auf einer Rückbildung der bereits eingetretenen ischämischen Schädigung.

5.4.2 Neuroprotektive Interventionen

In den vergangenen Jahren sind zahlreiche Wirkstoffe getestet worden, die in die molekularen Mechanismen der ischämischen Zellschädigung eingreifen [22, 56, 59]. Die am häufigsten verwendeten Stoffgruppen sind *Kalziumantagonisten* zur Minderung des Kalziumanstiegs im Zytoplasma [42, 54], *Glutamatantagonisten* zur Vermeidung eines exitotoxischen Zellschadens [21, 77], *Radikalenfänger* zur Minderung der Schäden, die durch reaktive Sauerstoffradikale ausgelöst werden [35, 92], sowie *antiapoptotische Pharmaka*, die die Exekution des programmierten Zelltods verhindern [11, 24]. Molekulare Schäden, die durch die Expression von endothelialen *Adhäsionsmolekülen* und die dadurch bedingte Infiltration von Leukozyten hervorgerufen werden, lassen sich entweder mit Antikörpern behandeln, die die Adhäsion und Migration der Leukozyten verhindern [88) oder mit Pharmaka, die die Wirkung der hierbei beteiligten Zytokine neutralisieren [27].

Präventive Wirkungen gegen ischämische Schäden können durch eine *ischämische Konditionierung* [10) erreicht werden, durch die sich der Gewebegehalt des Hitzestressproteins Hsp70 erhöht. Da Hsp70 eine wichtige Funktion bei der Faltung von Proteinen ausübt und Störungen der Faltung bei der Auslösung molekularer Schädigungskaskaden beteiligt sind, wird über diesen Mechanismus die Minderung eines nachfolgenden ischämischen Zellschadens erreicht [61].

Eine unspezifische aber äußerst wirksame neuroprotektive Maßnahme ist die *Hypothermie* [28]. Nach Senkung der Temperatur wird nicht nur der Zusammenbruch des Energiestoffwechsels bei Durchblutungsstörungen verzögert, sondern auch die Auswirkung molekularer Mediatoren des verzögerten Zelltodes wie die Freisetzung von Glutamat oder die Bildung von freien Radikalen gemindert. Der Einfluss auf den verzögerten Zelltod macht es verständlich, dass die Hypothermie die ischämische Hirnschädigung nicht nur präventiv, sondern auch kurativ positiv beeinflusst.

Schließlich sei noch auf die ersten Ergebnisse einer auf die vaskulären Veränderungen gerichteten *Gentherapie* [39], auf die protektive Wirkung von *Wachstumsfaktoren* [16] oder die Möglichkeit der *Transplantation* von Stammzellen oder fetalem Nervengewebe in das geschädigte Gehirn hingewiesen [5, 41]. Diese neuen therapeutischen Strategien sind jedoch noch im Entwicklungsstadium, sodass sich ihre Bedeutung für eine spätere klinische Anwendung derzeit noch nicht abschätzen lässt.

5.5 Therapeutisches Fenster

Ein wichtiges Kriterium der therapeutischen Intervention zur Vermeidung von ischämischen Zellschäden ist das Zeitfenster, innerhalb dessen eine Behandlungsmaßnahme eingeleitet werden muss [37]. Die Dauer dieses Fensters hängt zum einen von der Schwere der Durchblutungsstörung und zum anderen von der Art der Intervention ab. Bei *kompletter globaler Ischämie* ist ein Behandlungserfolg lediglich innerhalb der Wiederbelebungszeit des Gehirns zu erwarten, d.h. bei normaler Körpertemperatur innerhalb von 5 min zur Vermeidung von Schäden in den selektiv vulnerablen Arealen und innerhalb etwa 1 h in den übrigen Anteilen des Gehirns. Diese Zeiten werden aber nur dann erreicht, wenn ein No-reflow-Phänomen vermieden wird und das Gehirn vollständig und homogen reperfundiert wird [45].

Die Vermeidung von Zellschäden in den *selektiv vulnerablen Arealen* erfordert nach Überschreiten dieses Zeitfensters neben einer ungestörten Rezirkulation die Verhinderung der zum verzögerten Zelltod führenden molekularen Veränderungen. Das therapeutische Fenster ist bei der Hypothermiebehandlung oder der Behandlung mit Kalzium- und Glutamatantagonisten deutlich kürzer als 1 h, beträgt aber bei Interventionen, die auf eine Inhibition peroxidativer Schäden oder die Verhinderung einer Apoptose hinzielen, mehrere Stunden [83].

Bei *transienter fokaler Ischämie* unterscheidet sich das therapeutische Fenster prinzipiell nicht von dem nach globalem Kreislaufstillstand und beträgt für den Einsatz der meisten Interventionen einschließlich von Glutamat- und Kalziumantagonisten weniger als 1 h nach Beginn der Rezirkulation. Bei der Verwendung von freien Radikalenfängern verlängert sich das Zeitfenster aber bereits bis zu 3 h [60] und bei antiapoptotischen Pharmaka sogar bis zu 9 h [24].

Bei *permanenter fokaler Ischämie* ist eine Behandlung des Infarktkerns nicht möglich, da in diesem Areal die Durchblutung definitionsgemäß unterhalb des Schwellenwertes zur Aufrechterhaltung des Energiestoffwechsels liegt. Das Ziel jeder therapeutischen Intervention ist deshalb die Verhinderung eines sekundären Zellschadens in der Penumbra, wobei hierfür hämodynamische wie molekulare Interventionen geeignet sind [34]. Das Zeitfenster dieser Interventionen wird vorwiegend durch die Eigendynamik des Infarktwachstums bestimmt. Da sich beim unbehandelten Hirninfarkt der Infarktkern innerhalb von 6–12 h in die Penumbra ausdehnt und diese ersetzt [35a], wird der einer Behandlung zugängliche Gewebebereich mit zunehmender Verzögerung immer kleiner. So lässt sich bei sofortigem Behandlungsbeginn das Infarktvolumen durch eine Vielzahl therapeutischer Interventionen um bis zu 50% reduzieren. Bei einer Verzögerung des Behandlungsbeginns um 1,5 h reduziert sich dieser Effekt auf weniger als 20%, und nach 6 h ist ein Behandlungserfolg in der Regel nicht mehr nachweisbar.

Eine Sonderstellung zwischen permanenter und transienter fokaler Ischämie nimmt das therapeutische Fenster bei der *Thrombolysebehandlung* ein. Da die Thrombolyse nicht zu einer sofortigen Wiederherstellung der Durchblutung führt und der Infarktkern deshalb in der Regel nicht innerhalb seiner Wiederbelebungszeit ausreichend mit Blut versorgt wird, beruht die therapeutische Wirkung vorwiegend auf der Durchblutungszunahme (und damit einer Resistenzsteigerung) der Penumbra. Die Zunahme der Durchblutung verhindert die Infarktausbreitung in diesem Bereich und hat deshalb eine ähnliche Wirkung wie die molekularen Interventionen bei permanenter Ischämie. Dies erklärt, dass die maximale Infarktreduktion von etwa 50% nur dann erreicht wird, wenn die Thrombolyse unmittelbar im Anschluss an den thromboembolischen Gefäßverschluss eingeleitet wird [7]. Bei verzögertem Behandlungsbeginn sinkt der therapeutische Effekt rasch ab und ist nach 3 h - zumindestens im Rattenexperiment - nicht mehr nachweisbar [6a].

5.6 Klinische Relevanz

Ein bisher ungelöstes Problem der Ischämieforschung ist die mangelhafte Übertragbarkeit der experimentellen Tierstudien auf die klinische Praxis [31, 48, 93]. Gründe für die meist schlechteren klinischen Behandlungserfolge sind neben dem späteren Behandlungsbeginn, dem Alter der Patienten und dem Vorliegen zusätzlicher gesundheitlicher Störungen die Nichtbeachtung der pathophysiologischen Bedingungen, unter denen die experimentellen Therapieansätze getestet wurden. So bewirken die meisten Glutamatantagonisten eine Minderung der ischämischen Schädigung nach fokaler, aber nicht nach globaler Ischämie, und Apoptosehemmer bzw. Radikalenfänger eine Besserung nach transienter, aber nicht nach permanenter Ischämie. Vergleichbare Pathophysiologien wie die Lysebehandlung nach thromboembolischem Gefäßverschluss kommen dagegen in Experiment und Klinik durchaus zu vergleichbaren Resultaten. Bei präziserer Erfassung der individuellen Pathophysiologie und dem zielgerechten Entwurf einer hierauf abgestellten Therapie lassen sich deshalb auch aus experimenteller Sicht deutlich bessere Behandlungsergebnisse erwarten.

Literatur

1. Ames A, Wright RL, Kowada M, Thurston JM, Majno G (1968) Cerebral ischemia: II. The no-reflow phenomenon. Am J Pathol 52:437–453
2. Back T, Ginsberg MD, Dietrich WD, Watson BD (1996) Induction of spreading depression in the ischemic hemisphere following experimental middle cerebral artery occlusion: Effect on infarct morphology. J Cereb Blood Flow Metab 16:202–213
3. Betz E (1981) Physiologie und Pathophysiologie der Gehirndurchblutung. In: Diethelm L (Hrsg) Handbuch der Medizinischen Radiologie. Springer, Berlin, 14:193–294
4. Bodsch W, Takahashi K, Barbier A, Grosse Ophoff B, Hossmann K-A (1985) Cerebral protein synthesis and ischemia. Prog Brain Res 63:197–210
5. Borlongan CV, Koutouzis TK, Jorden JR, Martinez R, Rodriguez AI, Poulos SG, Freeman TB, McKeown P, Cahill DW, Nishino H, Sanberg PR (1997) Neural transplantation as an experimental treatment modality for cerebral ischemia. Neurosci Biobehav Rev 21:79–90
6. Böttiger BW, Schmitz B, Wiessner C, Vogel P, Hossmann K-A (1998) Neuronal stress response and neuronal cell damage after cardiocirculatory arrest in rats. J Cereb Blood Flow Metab 18:1077–1087

6a. Brinker G, Franke C, Hoehn M, Uhlenküken U, Hossmann K-A (1999) Thrombolysis of cerebral clot embolism in rat: effect of treatment delay. NeuroReport 10:3269–3272

7. Busch E, Krüger K, Allegrini PR, Kerskens CM, Gyngell ML, Hoehn-Berlage M, Hossmann K-A (1998) Reperfusion after thrombolytic therapy of embolic stroke in the rat - magnetic resonance and biochemical imaging. J Cereb Blood Flow Metab 18:407–418

8. Chan PH (1996) Role of oxidants in ischemic brain damage. Stroke 27:1124–1129
9. Chen J, Graham SH, Nakayama M, Zhu RL, Jin KL, Stetler RA, Simon RP (1997) Apoptosis repressor genes bcl-2 and bcl-x-long are expressed in the rat brain following global ischemia. J Cereb Blood Flow Metab 17:2–10
10. Chen J, Graham SH, Zhu RL, Simon RP (1996) Stress proteins and tolerance to focal cerebral ischemia. J Cereb Blood Flow Metab 16:566–577
11. Choi DW (1996) Ischemia-induced neuronal apoptosis. Curr Opin Neurobiol 6:667–672
12. Choi DW (1995) Calcium: Still center-stage in hypoxic-ischemic neuronal death. Trends Neurosci 18:58–60
13. Choi DW (1992) Excitotoxic cell-death. J Neurobiol 23:1261–1276
14. Choi DW (1993) NMDA receptors and AMPA/kainate receptors mediate parallel injury in cerebral cortical cultures subjected to oxygen-glucose deprivation. Prog Brain Res 96:137–143
15. Choi DW, Koh JY (1998) Zinc and brain injury. Annu Rev Neurosci 21:347–375
16. Conner JM, Tuszynski MH (1998) Growth factor therapy. Ment Retard Develop Disabil Res Rev 4:212–222
17. Connolly ES, Winfree CJ, Stern DM, Solomon RA, Pinsky DJ (1996) Procedural and strain-related variables significantly affect outcome in a murine model of focal cerebral ischemia. Neurosurgery 38:523–531
18. Dalkara T, Yoshida T, Irikura K, Moskowitz MA (1994) Dual role of nitric oxide in focal cerebral ischemia. Neuropharmacology 33:1447–1452
19. Date H, Hossmann K-A, Shima T (1984) Effect of middle cerebral artery compression on pial artery pressure, blood flow, and electrophysiological function of cerebral cortex of cat. J Cereb Blood Flow Metab 4:593–598
20. DeGracia DJ, Adamczyk S, Folbe AJ, Konkoly LL, Pittman JE, Neumar RW, Sullivan JM, Scheuner D, Kaufman RJ, White BC, Krause GS (1999) Eukaryotic initiation factor 2 alpha kinase and phosphatase activity during postischemic brain reperfusion. Exp Neurol 155:221–227
21. Doble A (1999) The role of excitotoxicity in neurodegenerative disease: implications for therapy. Pharmacol Ther 81:163–221
22. Dorman PJ, Counsell CE, Sandercock PAG (1996) Recently developed neuroprotective therapies for acute stroke: A qualitative systematic review of clinical trials. CNS Drugs 5:457–474
23. Eliasson MJL, Huang ZH, Ferrante RJ, Sasamata M, Molliver ME, Snyder SH, Moskowitz MA (1999) Neuronal nitric oxide synthase activation and peroxynitrite formation in ischemic stroke linked to neural damage. J Neurosci 19:5910–5918
24. Fink K, Zhu JM, Namura S, Shimizu-Sasamata M, Endres M, Ma JY, Dalkara T, Yuan JY, Moskowitz MA (1998) Prolonged therapeutic window for ischemic brain damage caused by delayed caspase activation. J Cereb Blood Flow Metab 18:1071–1076
25. Fischer EG, Ames A (1972) Studies on mechanisms of impairment of cerebral circulation following ischemia: effect of hemodilution and perfusion pressure. Stroke 3:538–542
26. Fischer M, Hossmann K-A (1995) No-reflow after cardiac arrest. Intens Care Med 21:132–141
27. Garcia JH, Liu KF, Ye ZR (1997) Cytokines and reperfusion in ischemic stroke. Brain Pathol 7: 1151–1161
28. Ginsberg MD, Sternau LL, Globus MYT, Dietrich WD, Busto R (1992) Therapeutic modulation of brain temperature – relevance to ischemic brain injury. Cerebrovasc Brain Metab Rev 4:189–225
29. Graf R, Saito R, Hübel K, Fujita T, Rosner G, Heiss W-D (1995) Spreading depression-like DC-negativations turn into terminal depolarisation after prolonged focal ischemia in cats. J Cereb Blood Flow Metab 15 (Suppl 1):15
30. Green DR, Reed JC (1998) Mitochondria and apoptosis. Science 281:1309–1312
31. Grotta J (1995) Why do all drugs work in animals but none in stroke patients? 2. Neuroprotective therapy. J Intern Med 237:89–94
32. Gyngell ML, Back T, Hoehn-Berlage M, Kohno K, Hossmann K-A (1994) Transient cell depolarization after permanent middle cerebral artery occlusion: an observation by diffusion-weighted MRI and localized ^{1}H-MRS. Magn Reson Med 31: 337–341
33. Hacke W, Kaste M, Fieschi C, Toni D, Lesaffre E, Kummer Rv, Boysen G, Bluhmki E, Höxter G, Mahagne MH, Hennerici M (1995) Intravenous thrombolysis with recombinant tissue plasminogen activator for acute hemispheric stroke. The European Cooperative Acute Stroke Study (ECASS). JAMA 274:1017–1025
34. Hakim AM (1998) Ischemic penumbra – the therapeutic window. Neurology 51 (Suppl 3):S 44–S 46
35. Hall ED (1999) Free radicals in stroke. In: Miller LP (Hrsg) Stroke Therapy: Basic, Preclinical, And Clinical Directions. Wiley-Liss, New York, pp 245–270

35a. Hata R, Maeda K, Hermann D, Mies G, Hossmann K-A (2000) Dynamics of regional brain metabolism and gene expression after middle cerebral artery occlusion in mice. J Cereb Blood Flow Metab 20: 306–315

36. Heiss WD (1992) Experimental evidence of ischemic thresholds and functional recovery. Stroke 23: 1668–1672
37. Heiss WD, Graf R (1997) Therapeutic window in ischaemic stroke – experimental concepts, neuroimaging studies and implications for pharmacological treatment. CNS Drugs 8:474–491
38. Heiss WD, Grond M, Thiel A, von Stockhausen HM, Rudolf J (1997) Ischaemic brain tissue salvaged from infarction with alteplase. Lancet 349: 1599–1600
39. Heistad DD, Faraci FM (1996) Gene therapy for cerebral vascular disease. Stroke 27:1688–1693
40. Hillered L, Chan PH (1988) Role of arachidonic acid and other free fatty acids in mitochondrial dysfunction in brain ischemia. J Neurosci Res 20:451–456

41. Hodges H, Nelson A, Virley D, Kershaw TR, Sinden JD (1997) Cognitive deficits induced by global cerebral ischaemia -prospects for transplant therapy. Pharmacol Biochem Behav 56:763–780
42. Horn J, Brouwers P, Limburg M (1999) Disturbances of calcium homeostasis in ischaemic stroke-therapeutic implications. CNS Drugs 11:373–386
43. Hossmann K-A (1993) Disturbances of cerebral protein synthesis and ischemic cell death. Prog Brain Res 96:161–177
44. Hossmann K-A (1994) Viability thresholds and the penumbra of focal ischemia. Ann Neurol 36: 557–565
45. Hossmann K-A (1997) Reperfusion of the brain after global ischemia – hemodynamic disturbances. Shock 8:95–101
46. Hossmann V, Hossmann K-A (1973) Return of neuronal functions after prolonged cardiac arrest. Brain Res 60:423–438
47. Hudgins WR, Garcia JH (1970) Transorbital approach to the middle cerebral artery of the squirrel monkey: a technique for experimental cerebral infarction applicable to ultrastructural studies. Stroke 1:107–111
48. Hunter AJ, Mackay KB, Rogers DC (1998) To what extent have functional studies of ischaemia in animals been useful in the assessment of potential neuroprotective agents. Trends Pharmacol Sci 19: 59–66
49. Iijima T, Bauer R, Hossmann K-A (1993) Brain resuscitation by extracorporeal circulation after prolonged cardiac arrest in cats. Intens Care Med 19: 82–88
50. Kim YH, Kim EY, Gwag BJ, Sohn S, Koh JY (1999) Zinc-induced cortical neuronal death with features of apoptosis and necrosis, mediation by free radicals. Neuroscience 89:175–182
51. Kirino T (1982) Delayed neuronal death in the gerbil hippocampus following ischemia. Brain Res 239:57–69
52. Knopfel T, Madge D, Nicoletti F (1996) Metabotropic glutamate receptors. Expert Opin Ther Patents 6:1061–1067
53. Kobayashi M, Lust WD, Passonneau JV (1977) Concentrations of energy metabolites and cyclic nucleotides during and after bilateral ischemia in the gerbil cerebral cortex. J Neurochem 29:53–59
54. Kobayashi T, Mori Y (1998) Ca^{2+} channel antagonists and neuroprotection from cerebral ischemia. Eur J Pharmacol 363:1–15
55. Kogure K, Hossmann K-A, Siesjö BK, Welsh FA (eds) (1985) Molecular Mechanisms of Ischemic Brain Damage. Progress in Brain Research Vol 63, Elsevier, Amsterdam
56. Kogure T, Kogure K (1997) Molecular and biochemical events within the brain subjected to cerebral ischemia (targets for therapeutical intervention). Clin Neurosci 4:179–183
57. Koizumi J, Yoshida Y, Nakazawa T, Ooneda G (1986) Experimental studies of ischemic brain edema. 1. A new experimental model of cerebral embolism in rats in which recirculation can be introduced in the ischemic area. Jpn J Stroke 8:1–8
58. Krajewski S, Krajewska M, Ellerby LM, Welsh K, Xie ZH, Deveraux QL, Salvesen GS, Bredesen DE, Rosenthal RE, Fiskum G, Reed JC (1999) Release of caspase-9 from mitochondria during neuronal apoptosis and cerebral ischemia. Proc Natl Acad Sci USA 96:5752–5757
59. Krieglstein J (1997) Mechanisms of neuroprotective drug actions. Clin Neurosci 4:184–193
60. Kuroda S, Katsura K, Hillered L, Bates TE, Siesjö BK (1996) Delayed treatment with alpha-phenyl-N-tert-butyl nitrone (PBN) attenuates secondary mitochondrial dysfunction after transient focal cerebral ischemia in the rat. Neurobiol Dis 3:149–157
61. Latchman DS (1998) Heat shock proteins – protective effect and potential therapeutic use. Int J Mol Med 2:375–381
62. Lee JM, Zipfel GJ, Choi DW (1999) The changing landscape of ischaemic brain injury mechanisms. Nature 399 (Suppl S):A7–A14
63. Li Y, Chopp M, Powers C, Jiang N (1997) Apoptosis and protein expression after focal cerebral ischemia in rat. Brain Res 765:301–312
64. Lipton SA, Nicotera P (1998) Calcium, free radicals and excitotoxins in neuronal apoptosis. Cell Calcium 23:165–171
65. MacManus JP, Linnik MD (1997) Gene expression induced by cerebral ischemia – an apoptotic perspective. J Cereb Blood Flow Metab 17:815–832
66. Marler JR et al (1995) Tissue plasminogen activator for acute ischemic stroke. N Engl J Med 333: 1581–1587
67. Mies G, Iijima T, Hossmann K-A (1993) Correlation between periinfarct DC shifts and ischemic neuronal damage in rat. NeuroReport 4:709–711
68. Nedergaard M, Hansen AJ (1993) Characterization of cortical depolarizations evoked in focal cerebral ischemia. J Cereb Blood Flow Metab 13:568–574
69. Obrenovitch TP (1995) The ischaemic penumbra: Twenty years on. Cerebrovasc Brain Metab Rev 7:297–323
70. Obrenovitch TP, Richards DA (1995) Extracellular neurotransmitter changes in cerebral ischaemia. Cerebrovasc Brain Metab Rev 7:1–54
71. O'Brien MD, Waltz AG (1973) Transorbital approach for occluding the middle cerebral artery without craniectomy. Stroke 4:201–206
72. Overgaard K, Sereghy T, Boysen G, Pedersen H, Diemer NH (1993) Reduction of infarct volume by thrombolysis with rt-PA in an embolic rat stroke model. Scand J Clin Lab Invest 53:383–393
73. Paschen W (1996) Disturbances of calcium homeostasis within the endoplasmic reticulum may contribute to the development of ischemic cell damage. Med Hypotheses 47:283–288
74. Paschen W, Doutheil J (1999) Disturbance of endoplasmic reticulum functions: a key mechanism underlying cell damage? Current Progress in the Understanding of Secondary Brain Damage From Trauma and Ischemia 73:1–5
75. Paulson OB, Strandgaard S, Edvinsson L (1990) Cerebral autoregulation. Cerebrovasc Brain Metab Rev 2:161–192

76. Pieper AA, Verma A, Zhang J, Snyder SH (1999) Poly (ADP-ribose) polymerase, nitric oxide and cell death. Trends Pharmacol Sci 20:171–181
77. Prass K, Dirnagl U (1998) Glutamate antagonists in therapy of stroke. Acta Anaesthesiol Scand 13:3–10
78. Pulsinelli WA, Brierley JB (1978) A new model of global brain ischemia in the rat. Neurology 28: 379–379
79. Pulsinelli WA, Brierley JB, Plum F (1982) Temporal profile of neuronal damage in a model of transient forebrain ischemia. Ann Neurol 11:491–498
80. Safar P (1985) Long-term animal outcome models for cardiopulmonary-cerebral resuscitation research. Crit Care Med 13:936–940
81. Samdani AF, Dawson TM, Dawson VL (1997) Nitric oxide synthase in models of focal ischemia. Stroke 28:1283–1288
82. Siesjö BK, Elmer E, Janelidze S, Keep M, Kristian T, Ouyang YB, Uchino H (1999) Role and mechanisms of secondary mitochondrial failure. Current Progress in the Understanding of Secondary Brain Damage From Trauma and Ischemia 73:7–13
83. Siesjö BK, Zhao Q, Pahlmark K, Siesjö P, Katsura K, Folbergrova J (1995) Glutamate, calcium, and free radicals as mediators of ischemic brain damage. Ann Thorac Surg 59:1316–1320
84. Sims NR, Zaidan E (1995) Biochemical changes associated with selective neuronal death following short-term cerebral ischaemia. Int J Biochem Cell Biol 27:531–550
85. Smith M-L, Auer RN, Siesjö BK (1984) The density and distribution of ischemic brain injury in the rat following 2–10 min of forebrain ischemia. Acta Neuropathol 64:319–332
86. Smith M-L, Bendek G, Dahlgren N, Rosen I, Wieloch T, Siesjö BK (1984) Models for studying long-term recovery following forebrain ischemia in the rat. 2. A 2-vessel occlusion model. Acta Neurol Scand 69:385–401
87. Spatz M, Yasuma Y, Strasser A, McCarron RM (1996) Cerebral postischemic hypoperfusion is mediated by ET(A) receptors. Brain Res 726:242–246
88. Stoll G, Jander S, Schroeter M, Witte OW (1997) Anti-adhesion molecule strategies – a new perspective in the treatment of ischaemic stroke. Aktuel Neurol 24:56–60
89. Suzuki R, Yamaguchi T, Li C-L, Klatzo I (1983) The effects of 5-minute ischemia in mongolian gerbils: II. Changes of spontaneous neuronal activity in cerebral cortex and CA1 sector of hippocampus. Acta Neuropathol 60:217–222
90. Symon L, Branston NM, Strong AJ, Hope TD (1977) The concepts of thresholds of ischaemia in relation to brain structure and function. J Clin Pathol 30, Suppl.11:149–154
91. Tamura A, Graham DI, McCulloch J, Teasdale GM (1981) Focal cerebral ischaemia in the rat: 1. Description of technique and early neuropathological consequences following middle cerebral artery occlusion. J Cereb Blood Flow Metab 1:53–60
92. Villa RF, Gorini A (1997) Pharmacology of lazaroids and brain energy metabolism – a review. Pharmacol Rev 49:99–136
93. Zoppo GJd (1995) Why do all drugs work in animals but none in stroke patients? 1. Drugs promoting cerebral blood flow. J Intern Med 237:79–88

W.-D. Heiss

6 Klinische Pathophysiologie des ischämischen Insults

6.1 Einleitung

Experimentelle Untersuchungen an Tiermodellen und in Zellkulturen haben die Grundlage für das Verständnis der Pathogenese der ischämischen Gewebsschädigung gelegt (s. Kap. 5). Der Zelltod nach Ischämie ist die Folge einer komplexen Interaktion unterschiedlicher zirkulatorischer, biochemischer und molekularer Störungen, die alle in unterschiedlichem Ausmaß und zu verschiedenen Zeiten zur Zellschädigung beitragen und alle im Prinzip – und hier im Tierversuch gezeigt – auch therapeutischen Interventionen zugänglich sind. Die Übertragung dieser Erkenntnisse, insbesondere der Befunde über sekundäre und verzögerte biochemische und molekularbiologische Schädigungsmuster aus dem Experiment in die klinische Anwendung ist schwierig und begrenzt, da diese Befunde mit an Patienten einsetzbaren Methoden nicht reproduziert werden können. Mit den zur Verfügung stehenden funktionellen bildgebenden Verfahren kann bisher nur die Dynamik der Entwicklung der ischämischen Gewebsschädigung dargestellt werden. Auch aus diesen wenigen Befunden ergeben sich bereits wichtige Konsequenzen für die Versorgung von Patienten mit akutem ischämischem Insult und für die Auswahl von Patienten, die von einer gezielt eingesetzten Therapie profitieren können.

Für die Funktion des Hirngewebes ist eine ausreichende Blutversorgung erforderlich. Wird sie unterbrochen oder unter einen bestimmten Schwellenwert gesenkt, kommt es zu funktionellen Ausfällen und bei anhaltender Störung zu morphologischen Schäden. Das Ausmaß der Schädigung ist damit von Schweregrad und Dauer der Durchblutungsstörung abhängig und wird auch durch sekundäre biochemische Veränderungen beeinflusst. Die ischämische Schädigung ist durch einen Zeitverlauf charakterisiert, der in experimentellen Modellen verfolgt werden kann. Bei Patienten nach Schlaganfall kann aber nur aus „zufälligen" Untersuchungen zu unterschiedlichen Zeitpunkten nach der auslösenden Durchblutungsstörung der Zeitverlauf rekonstruiert werden.

6.2 Zeitverlauf der ischämischen Gewebsschädigung

Die Verminderung der Durchblutung auf thromboembolischer oder hämodynamischer Basis ist das auslösende Ereignis für die funktionellen und später morphologischen Störungen, die bei Unterschreiten von im Tierexperiment gut definierten Schwellen [34] auftreten (s. Abb. 6.1a): Fällt die regionale Durchblutung unter einen Wert von etwa 20 ml/100 g/min ab (ausgehend von etwa 80 ml/100 g/min als Normalwert in der Hirnrinde und einem Mittelwert im Gehirn von etwa 50 ml/100 g/min), so treten Störungen der neuronalen Funktion ein, die bei Wiederansteigen der Durchblutung reversibel sind. Die Durchblutungsschwelle für die Aufrechterhaltung der Funktion konnte in Tierexperimenten und in der graduellen Entwicklung von Parese zur Paralyse bei Durchblutungswerten unter 22 ml/100 g/min [48], im Erlöschen des Elektrokortikogramms und der evozierten Potentiale und im Sistieren der Aktivität einzelner kortikaler Neurone gezeigt werden, wobei eine große Variabilität auf selektive Vulnerabilität hinweist. Biochemische Marker, insbesondere Substrate des Energiestoffwechsels, aber auch Transmitter und Modulatoren sowie Ionengleichgewichte zeigen ein ähnliches Schwellenverhalten, wobei aber die Proteinsynthese schon bei höheren Durchblutungswerten vermindert ist [65]. Eine Störung der Membranfunktion mit Kaliumausstrom und terminaler Depolarisation tritt bei Durchblutungswerten unterhalb der funktionel-

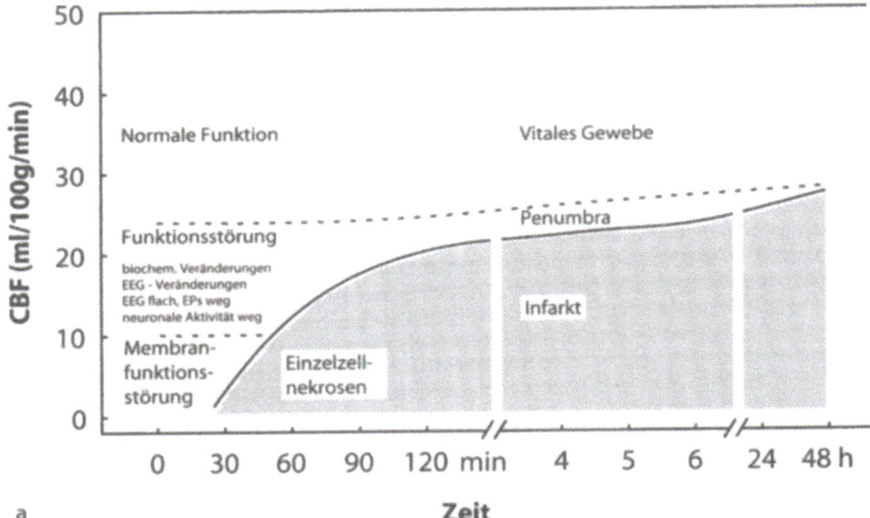

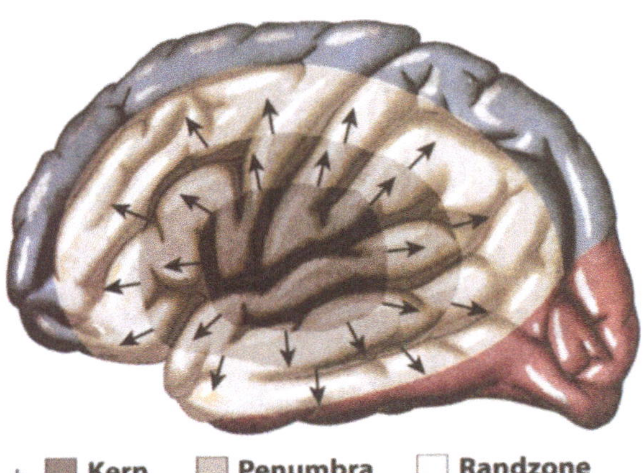

Abb. 6.1 a. Schematische Darstellung der Durchblutungsschwellen für die Erhaltung der Funktion und der Struktur des Hirngewebes. Unterschreitet die Durchblutung einen Schwellenwert (- - -), treten funktionelle Ausfälle auf. Für die Entwicklung von Einzelzellnekrosen und von Infarkten ist zusätzlich zum Unterschreiten eines niedrigeren Schwellenwertes (—) auch die Dauer der Perfusionsstörung entscheidend. Die ausgezogene Linie trennt die eingetretene strukturelle Schädigung von funktionell gestörtem, aber morphologisch intaktem Gewebe (Bereich der Penumbra), die gestrichelte Linie unterscheidet funktionsfähiges von funktionell gestörtem Gewebe. Bei länger andauernder Durchblutungsstörung kann es auch bei höheren Schwellenwerten zu Ausfällen kommen. **b** Schema der Zonen des Schweregrades der Ischämie und der Ausbreitung der Gewebechädigung im Verlauf bei Durchblutungsstörung im Versorgungsgebiet der A. cerebri media. Im Kerngebiet mit sehr niedrigen Durchblutungswerten entwickelt sich die irreversible Schädigung rasch (s. Abb. 6.1 a), in der Penumbra in Abhängigkeit der Residualdurchblutung langsamer. Der Infarkt „wächst" vom Zentrum in die Peripherie, durch Zusammenbruch der Kollateralversorgung und durch von der Ischämie ausgelöste biochemische und molekulare Prozesse kann die Randzone in das geschädigte Areal einbezogen werden

len Schwelle auf, wobei aber die Dauer dieser Störung eine Rolle spielt.

Während die Störung der Funktion sofort bei Unterschreiten entsprechender Schwellenwerte eintritt - und sich bei Verbesserung der Durchblutung rasch erholt -, ist für die Entwicklung morphologischer und damit irreversibler funktioneller Schäden das Unterschreiten der Durchblutungsschwelle für die strukturelle Integrität über eine kritische Zeitdauer erforderlich, wobei dieses Zeitfenster vom Ausmaß der Residualdurchblutung abhängt. Da die Durchblutungsstörung im Zentrum des betroffenen Areals (Ischämiekern) ausgeprägter ist als in dessen Peripherie (ischämische Randzone), ist das Zeitfenster bis zum Eintreten irreversibler morphologischer Schäden verschieden, so dass sich über die Zeit ein Infarkt vom Zentrum der

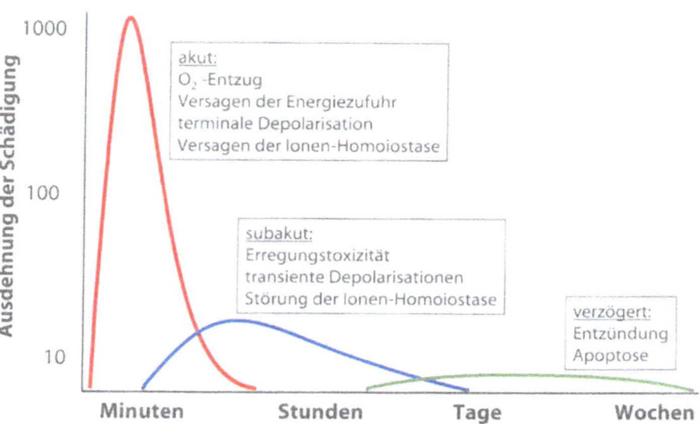

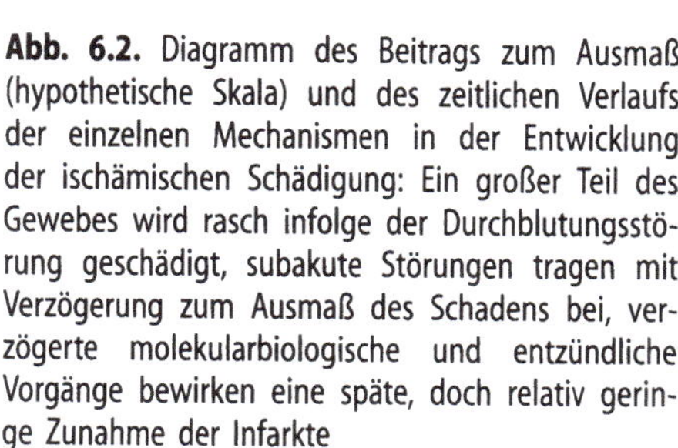
Abb. 6.2. Diagramm des Beitrags zum Ausmaß (hypothetische Skala) und des zeitlichen Verlaufs der einzelnen Mechanismen in der Entwicklung der ischämischen Schädigung: Ein großer Teil des Gewebes wird rasch infolge der Durchblutungsstörung geschädigt, subakute Störungen tragen mit Verzögerung zum Ausmaß des Schadens bei, verzögerte molekularbiologische und entzündliche Vorgänge bewirken eine späte, doch relativ geringe Zunahme der Infarkte

Ischämie in die Peripherie entwickeln wird (Abb. 6.1 a, b). Die Bedeutung dieser Beziehung zwischen Ausmaß der Residualdurchblutung und Dauer der Durchblutungsminderung für die irreversible Zellschädigung sowie für die Entstehung von Infarkten ist in zahlreichen Tierversuchen belegt, wobei Speziesunterschiede berücksichtigt werden müssen: In größeren Tieren (Affe und Katze) sterben einzelne Zellen bei Durchblutungswerten nahe 0 innerhalb etwa 25 min ab, größere Infarkte entwickeln sich innerhalb 2–3 h, wenn die Residualdurchblutung im Areal bei etwa 12 ml/100 g/min liegt. Höhere Werte – 15–18 ml/100 g/min – werden für längere und nicht klar begrenzte Zeitspannen toleriert, woraus sich besonders für Randgebiete eines mangeldurchbluteten Areals Chancen für erfolgreiche Therapien ergeben. Bei kleinen Tieren sind entsprechend dem höheren Stoffwechselniveau die tolerierten Zeitspannen kürzer, bei größeren Tieren und beim Menschen kann daraus auf längere Zeitfenster extrapoliert werden.

Der Zustand der „Penumbra" – nach der Definition [2] Gewebe, dessen Durchblutung oberhalb der Schwelle für die morphologische Integrität und unterhalb der Schwelle für die Aufrechterhaltung der Funktion liegt – charakterisiert somit ischämisch bedrohtes, aber noch vitales Gewebe, das bei Weiterbestehen der Durchblutungsstörung zugrunde gehen wird, sich bei Verbesserung der Durchblutung aber erholen kann [36]. Aufgrund gradueller Unterschiede in der Residualdurchblutung vom Zentrum in die Randzone der Ischämie findet sich Penumbra-Gewebe für unterschiedliche Zeitspannen in einem von Mangelversorgung betroffenen Gefäßterritorium (s. Abb. 6.1 b): Im Ischämiekern für Minuten, in peripheren Gebieten für Stunden, evtl. für Tage. Die zeitliche Dynamik der zentrifugalen Umwandlung von Penumbra zum Infarkt kann mittels funktioneller bildgebender Verfahren dargestellt werden.

Bei der Ausdehnung eines Infarkts über das ursprünglich kritisch hypoperfundierte Volumen hinaus und in der Entwicklung ischämischer Schäden im grenzwertig perfundierten Gewebe bzw. nach Wiedereinsetzen einer ausreichenden Durchblutung sind eine Vielzahl von biochemischen und molekularen Vorgängen beteiligt. Die Übertragung dieser tierexperimentell gewonnenen Erkenntnisse (s. Kap. 5) auf die Entwicklung der neurologischen Ausfälle und der irreversiblen morphologischen Schäden nach zerebrovaskulären Attacken ist aber schwierig, da die beteiligten regionalen biochemischen und molekularen Veränderungen im Zeitverlauf beim Menschen nicht untersucht werden können. Im allgemeinen überwiegen aber die durch die primäre Mangeldurchblutung ausgelösten Gewebsschäden den von sekundären und verzögerten Störungen verursachten Anteil am Gesamtvolumen des endgültigen Infarkts (Abb. 6.2).

6.3 Bildliche Darstellung der Entwicklung des Infarkts

Die Untersuchung der pathophysiologischen Veränderungen, die zur ischämischen Zellschädigung führen, im klinischen Umfeld ist schwierig und muss sich auf einige physiologische Parameter beschränken. Da zum Verständnis des Gewebszustands – irreversibel geschädigt, funktionell beeinträchtigt, vital – mehrere Meßgrö-

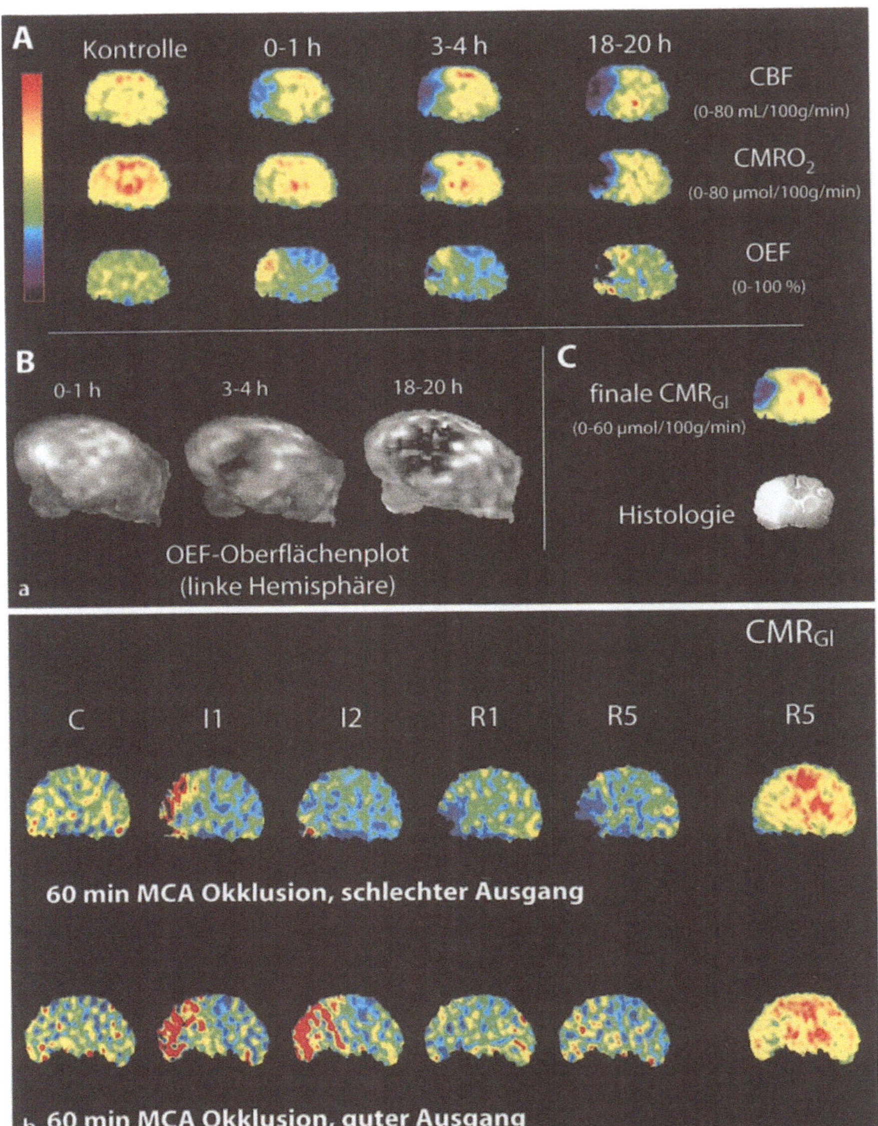

Abb. 6.3. **a** Entwicklung der Störung der regionalen Durchblutung (CBF), des Sauerstoffverbrauchs ($CMRO_2$) und der Sauerstoffextraktion (OEF) bis 20 h nach Verschluß der linken A. cerebri media der Katze. Das zentrifugale Wachstum der irreversiblen Schädigung kann in den PET-Schnittbildern verfolgt (*A*) und am besten in Oberflächenrekonstruktionen der OEF (*B*) dargestellt werden. Im Glukosestoffwechselbild (CMR_{glc}) nach 20 h zeichnet sich der im histologischen Schnitt markierte Infarkt ab (*C*). **b** Schnittbilder der Sauerstoffextraktionsrate (OEF) während und nach 60minütigem Verschluß der A. cerebri media der Katze. Verminderung der OEF am Ende der Okklusion (I2) weist auf irreversible Gewebsschädigung hin, die Reperfusion kann den Infarkt nicht verhindern, der sich in der Verminderung der OEF und der CMR_{glc} ankündigt. Bleibt die OEF bis zum Ende der Okklusion (I2) erhöht, weist dies auf noch vitales Gewebe hin, die Reperfusion verhindert die Entwicklung einer irreversiblen Schädigung

ßen notwendig sind, ist die Logistik der Untersuchungen aufwendig und deren Einsatz nur begrenzt möglich. Daraus folgt, dass nur Momentaufnahmen in der Entwicklung der ischämischen Schädigung aus begrenzten Patientenzahlen an unterschiedlichen Zeitpunkten nach Beginn der Symptomatik zur Verfügung stehen, aus denen der pathophysiologische Ablauf in Analogie zu tierexperimentellen Befunden rekonstruiert werden muss. Von den klinisch einsetzbaren funktionellen bildgebenden Verfahren erlaubt die Positronenemissionstomographie (PET) die regionale Messung der zerebralen Durchblutung (CBF), der metabolischen Rate für Sauerstoff ($CMRO_2$) und Glukose ($rCMR_{glc}$) und des zerebralen Blutvolumens (CBV). Diese Messgrößen erlauben quantitative Aussagen über Durchblutung und Energiestoffwechsel des Gewebes und die Entwicklung des Infarkts, während andere Verfahren – Single-Photon-Emissions-Computertomographie (SPECT), kernspintomographische Verfahren, wie die fusions- und perfusionsgewichtete (DW- und PW-) MRT und Magnetresonanzspektroskopie (MRS) – die Gewebsperfusion in Relativwerten erfassen und in Beziehung zu Dichteänderungen des Gewebes oder zu relativen Konzentrationsänderungen unterschiedlicher Metabolite setzen können.

Die aus PET-Untersuchungen gewonnenen Momentaufnahmen der Durchblutungs- und Stoffwechseländerungen können mit analogen Veränderungen in wiederholten PET-Untersuchungen im Verlauf nach permanenter oder reversibler Durchblutungsstörung im Tierexperiment verglichen werden. In Abb. 6.3 sind die Veränderungen von Durchblutung und Energiestoffwechsel nach permanentem (s. Abb. 6.3a) und reversiblem Verschluss (s. Abb. 6.3b) der mittleren Hirnarterie der Katze dargestellt, um den zeitlichen Ablauf der Veränderungen unterschiedlich schwerer Perfusionsausfälle und deren Reversibilität durch Reperfusion anschaulich zu machen. Mit diesen Bildern können die Untersuchungen bei Patienten zu unterschiedlichen Zeiten nach Schlaganfall verglichen werden. An den im Tierexperiment gewonnenen Schnittbildern durchs Gehirn können die für die Ischämie wichtigen pathophysiologischen Veränderungen am besten veranschaulicht werden: Mit dem Verschluss der Arterie fällt sofort die Durchblutung im Versorgungsgebiet auf unter 30% der Kontrollwerte ab, während der Sauerstoffverbrauch durch erhöhte Sauerstoffextraktion (OEF) aus dem Blut noch über einen Schwellenwert gehalten wird. Dieser Zustand mit erhöhter OEF (von 40% unter Normalbedingungen bis auf 90% während Durchblutungsstörung) wurde als „misery perfusion“ [8] bezeichnet und ist ein Hinweis auf Penumbra-Gewebe. In Abhängigkeit von der Residualdurchblutung bricht in der Folgezeit die Sauerstoffversorgung zusammen, vom Zentrum ausgehend wird das Gewebe nekrotisch, an der Randzone bleibt die Sauerstoffextraktion erhöht als Hinweis auf noch vitales Gewebe (s. Abb 6.3a). Erfolgt die Reperfusion durch Eröffnen des verschlossenen Gefäßes zu einem Zeitpunkt, an dem die OEF noch erhöht ist, erholt sich das Gewebe (s. Abb. 6.3b). Das Absinken der OEF während des Gefäßverschlusses zeigt das Eintreten der irreversiblen Gewebsschädigung an – die Reperfusion kann das Gewebe nicht mehr retten und den Infarkt nicht verhindern (Abb. 6.3b).

6.3.1 Durchblutungsschwellen für Ischämie und Infarzierung

Aus PET-Messungen in den ersten Stunden nach Insult und aus später im CT definierten Infarkten lassen sich Schwellenwerte für die CBF und $CMRO_2$ ableiten, wobei die Zeitdauer der Störung, die für die Entwicklung der Infarkte notwendig ist, aus Patientendaten nicht ermittelt werden kann. Als Richtgrößen wurden Verminderung der Durchblutung auf Werte unter 12 ml/100 g/min und des Sauerstoffverbrauchs auf unter 65 µmol/100 g/min (entspricht 1,5 ml/100 g/min) angegeben [8, 75], doch wurden auch Regionen mit niedrigerer CBF, aber höherer $CMRO_2$ außerhalb der endgültigen Infarkte gefunden [6]. Regionen mit einem Durchblutungswert zwischen 12 und 22 ml/100 g/min liegen in der Randzone der Durchblutungsstörung, die über dem Schwellenwert erhaltene $CMRO_2$ zeigt die Vitalität des Gewebes zum Zeitpunkt der Messung an. Dieser Bereich wird als Penumbra eingestuft [31] und findet sich in Regionen, die von transitorisch ischämischen Attacken (TIA) betroffen wurden [76]. Die Durchblutungsschwelle, die für funktionelle Ausfälle während TIA verantwortlich ist, findet sich auch in den Werten wieder, die zu Veränderungen im EEG führen [84].

In den ersten Stunden nach einer vaskulären Attacke lassen sich somit verschiedene Zonen der ischämischen Gefährdung darstellen [6, 40] (Abb. 6.4): Im Zentrum der Ischämie zeigen CBF-Werte unter 12 ml/100 g/min und $CMRO_2$ Werte unter 65 µmol/100 g/min die zu diesem Zeitpunkt bereits irreversible Gewebsschädigung an, wo ein Infarkt mit hoher Wahrscheinlichkeit entstehen wird. Die Penumbra – CBF 12–22 ml/100 g/min, $CMRO_2$ über 65 µmol/100 g/min – ist als Zone mit gesteigerter OEF zu erkennen. Dieses Gewebe ist noch (partiell) vital, hier kann eine therapeutische Intervention noch erfolgreich einsetzen. Die Penumbra ist in unterschiedlicher Lokalisation und Ausbreitung über längere Zeitperioden – in Ausnahmefällen 16 [24]–48 h [40] nachzuweisen. Zusätzlich finden sich Areale (s. Abb. 6.4), in denen die Aufnah-

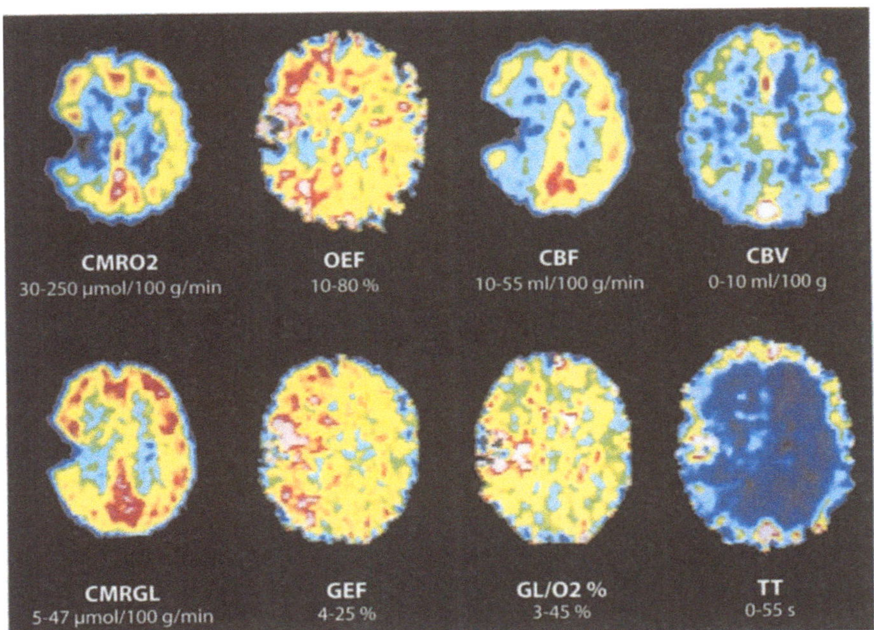

Abb. 6.4. PET-Multitracer-Untersuchung einer Patientin am 1. Tag nach ischämischem Insult im rechten Mediagebiet. Die koregistrierten Schnittbilder durch das Centrum semiovale stellen Sauerstoffverbrauch ($CMRO_2$), Sauerstoffextraktionsrate (OEF), Durchblutung (CBF), Blutvolumen (CBV), Glukosestoffwechsel (CMR_{glc}), Glukoseextraktionsrate (GEF), Glukose-/Sauerstoff-Quotienten (GL/O_2%) und Transitzeit (TT) dar. Aus den einzelnen Bildern können unterschiedliche Veränderungen im Gewebe festgestellt werden: Die Durchblutungsstörung (CBF) betrifft ein großes Areal im Mediaversorgungsgebiet; in dessen vorderem Anteil ist der Sauerstoffverbrauch erhalten ($CMRO_2$), damit die OEF erhöht: „misery perfusion" als Hinweis auf noch vitales Gewebe. Im hinteren Anteil der Mangeldurchblutung ist der Glukoseumsatz trotz Mangel an Sauerstoff noch aufrechterhalten, der Quotient Glukoseaufnahme/Sauerstoffaufnahme verschoben: Hinweis auf oxydative Glykolyse mit Laktatproduktion. Blutvolumen ist im Zentrum der Mangelperfusion bereits vermindert trotz Zunahme der Transitzeit

me von Glukose relativ hoch ist, Durchblutung und Sauerstoffverbrauch aber reduziert sind. Solche Hinweise auf Areale mit nichtoxidativer Glykolyse (Abb. 6.5) finden sich in frischen Ischämien häufig [92] und korrespondieren zur erhöhten Konzentration von Laktat, die mittels Protonen-MRS in experimenteller Ischämie und beim ischämischen Insult nachgewiesen werden konnte [11, 56]. Gesteigerte Laktat-Konzentrationen fanden sich aber nicht nur in akuten Phasen der Ischämie, sondern auch während der subakuten, durch erhöhte Perfusion (Luxusperfusion) charakterisierten Stadien. Dies könnte auch als postischämische Stoffwechselstörung mit Produktion von Laktat unter äroben Bedingungen gedeutet werden. In späteren Stadien kann auch die Invasion von Makrophagen zur Steigerung des Glukoseverbrauchs beitragen [78].

6.3.2 Postakute Veränderungen im ischämischen Gewebe

Das weitere Schicksal des ischämisch kompromittierten Gewebes kann in Studien erfasst werden, in denen in Analogie zum Tierexperiment die Veränderungen der physiologischen Parameter bis zum Endzustand – Erholung oder Infarkt – verfolgt werden. Aus mehreren Untersuchungen, in neuen Studien mittels Koregistrierung unterschiedlicher Messungen mit der CT und MRT, geht hervor, dass der Großteil des Penumbra-Gewebes im Verlauf nekrotisch und in den Infarkt einbezogen wird, obwohl in mehreren Untersuchungen auch gezeigt wurde, dass sich Gewebe aus der Mangeldurchblutung (misery perfusion) erholen kann, ohne dass funktionelle Ausfälle bzw. große morphologische Defekte bestehen bleiben. In den Studien von Wise et al. [91] und Hakim et al. [31] nahm in allen Gewebsanteilen, in denen die OEF kurz nach dem Insult erhöht war, die $CMRO_2$ im Verlauf von 7 Tagen unter den kritischen Wert ab, und dieses Gewebe

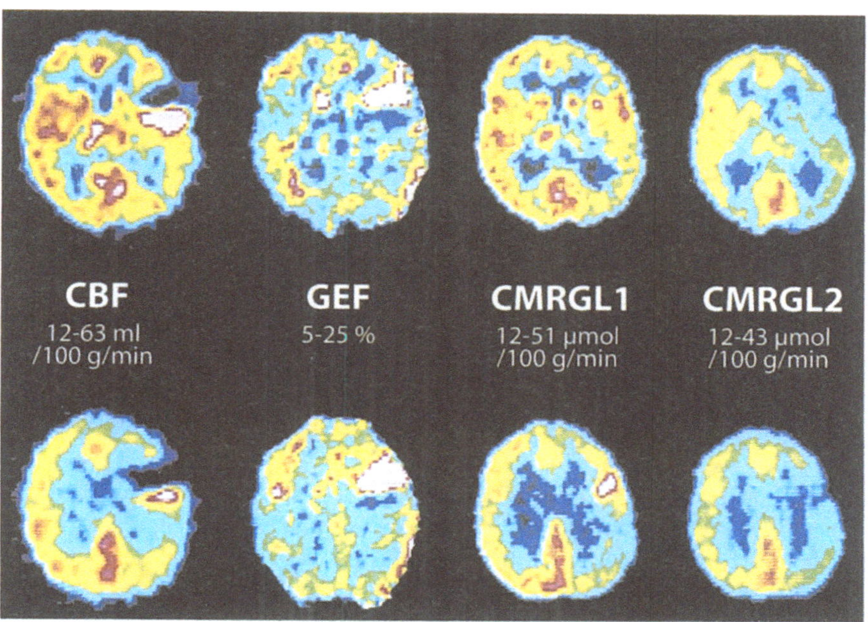

Abb. 6.5. Durchblutungs- und Glukosestoffwechsel-Untersuchung eines Patienten am 1. und Glukosestoffwechsel-Untersuchung am 14. Tag (CMR_{glc}) nach ischämischem Insult im Mediagebiet links. Die Schnittbilder durch die Basalganglien (*obere Reihe*) und das Centrum semiovale (*untere Reihe*) zeigen Mangeldurchblutung und Hyperperfusion am ersten Tag, Glukoseaufnahme im mangelperfundierten Areal ist hoch (GEF gesteigert) als Hinweis auf nicht-oxydative Glykolyse. In diesem Areal entwickelt sich der Infarkt (CMR_{glc}), die hyperperfundierte Region ist partiell erhalten

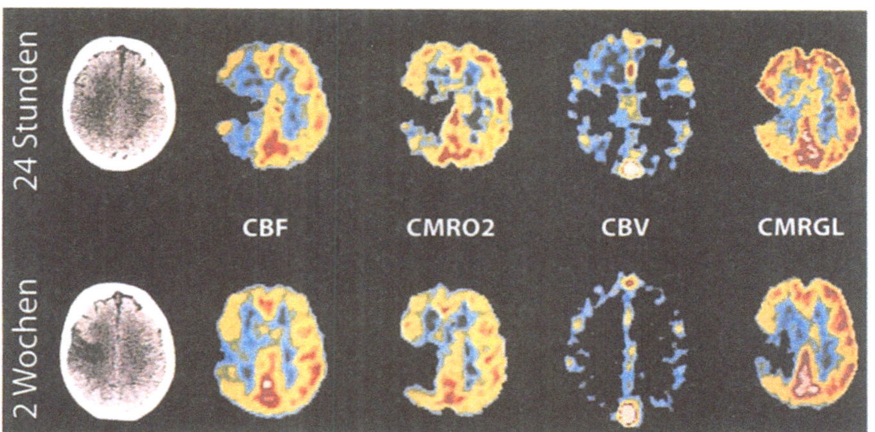

Abb. 6.6. PET-Multitracer-Untersuchung einer Patientin am 1. und 15. Tag nach ischämischem Insult im rechten Mediagebiet (Patient aus Abb. 6.4). Die koregistrierten Schnittbilder durch das Centrum semiovale stellen CT, CBF, $CMRO_2$, CBV und CMR_{glc} dar. Die vordere Region mit relativ gutem Sauerstoffverbrauch ($CMRO_2$) überlebt, der Infarkt dehnt sich in das hintere Areal mit verminderter Sauerstoffaufnahme und erhaltenem Glukoseumsatz aus

wurde infarziert. In Untersuchungen mit höherer räumlicher Auflösung und Koregistrierung funktioneller und morphologischer Schnittbilder [40, 60] sank der Energiestoffwechsel in den meisten Penumbra-Gebieten, die durch Steigerung der OEF um 25% gegenüber der Gegenseite charakterisiert waren, im Verlauf ab; und diese Areale wurden nekrotisch, obwohl die $CMRO_2$ bei der ersten Messung (6–48 h nach dem Insult) im Mittelwert nur mäßig vermindert war (9 ± 13,9% gegenüber der Gegenseite). Nur in wenigen Arealen hielt sich der Sauerstoffverbrauch nahe den Normalwerten – und diese Areale blieben morphologisch intakt (Abb. 6.6 – vorderes Randgebiet).

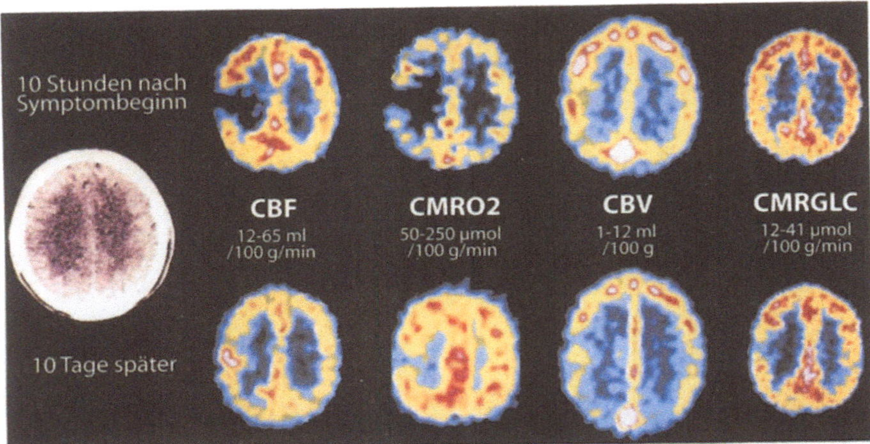

Abb. 6.7. PET-Multitracer-Untersuchung eines Patienten 10 h und 10 Tage nach insultartigem Beginn einer Halbseitensymptomatik rechts, die sich zwischen den Untersuchungen vollständig zurückbildete. Die koregistrierten Schnittbilder durch das Centrum semiovale zeigen die initale ausgeprägte Durchblutungsstörung, während Sauerstoffaufnahme (Skala von 50–250 µmol/100 g/min) und Glukoseumsatz weniger betroffen und oberhalb kritischer Schwellen erhalten sind. Nach Rüchbildung der Symptomatik zeigt sich ein kleines Areal mit Hyperperfusion sowie leichter Minderung von Sauerstoff- und Glukosestoffwechsel (evtl. Neuronenverlust), ein ausgedehnter Infarkt ist nicht nachweisbar

Nur ausnahmsweise war die Störung im Großteil der ischämischen Zone reversibel [24, 35], ohne dass funktionelle Ausfälle bestehen blieben oder morphologische Infarkte fassbar wurden (Abb. 6.7). Das Bestehen von vitalem Gewebe im Bereich der Ischämie für mehrere Stunden und der Nachweis, dass dieses Gewebe erhalten werden kann, weisen auf die Möglichkeit der funktionellen Erholung hin und sind wichtige Grundlagen für therapeutische Strategien beim Schlaganfall.

6.3.3 Tracer für Nekrose und Penumbra

In den morphologischen bildgebenden Verfahren (CT und MRT) zeigen evtl. Frühzeichen der Ischämie [53] und Änderungen der Wasserdiffusion [89] das Zentrum des sich entwickelnden Infarkts an, die Ausdehnung der Durchblutungsstörung und des gefährdeten Gewebes wird damit in den Frühstadien aber nicht erfasst [26]. Weitere Tracer sind daher für die Früherkennung der irreversiblen Gefäßschädigung bzw. des noch vitalen, aber funktionell beeinträchtigten (Penumbra) Gewebes notwendig, insbesondere wenn Entscheidungen für potentiell gefährliche Therapiemaßnahmen (z. B. Thrombolyse) getroffen werden sollen. Nur mit den aufwendigen PET-Multitracer-Untersuchungen kann diese Differenzierung mit hoher Sicherheit durchgeführt werden, doch verbietet sich häufig die für die quantitative Auswertung notwendige arterielle Blutentnahme. Tracer, die sich in irreversibel hypoxisch geschädigtem Gewebe anreichern, wie das Imidazol-Derivat ^{18}F-Fluoromisonidazol [80], oder die sich nur an intakte Rezeptoren von Neuronen binden, wie der zentrale Benzodiazepinrezeptorligand ^{11}C-Flumazenil [37] können als Marker für irreversibel geschädigtes bzw. vitales Gewebe in mangelperfundierten Arealen herangezogen werden. F^{18}-Misonidazol markiert hypoxisch geschädigtes Gewebe in der Peripherie und der Umgebung des Infarkts 6,25–42 h nach dem Insult, das später nicht mehr nachgewiesen werden konnte. Mittels C^{11}-Flumazenil war es möglich, innerhalb der ersten 3,5–16 h nach Insult irreversibel geschädigtes Gewebe zu erkennen, dessen Volumen mit der Ausdehnung des nach 2–3 Wochen im CT oder MRT nachgewiesenen Infarkts weitgehend übereinstimmte (Abb. 6.8). Irreversibel geschädigte Anteile konnten auch in Arealen mit gesteigerter OEF (Penumbra) nachgewiesen werden, so dass auch in diesen Bereichen vitales von zumindest partiell irreversibel geschädigtem Gewebe (selektiver Neuronenverlust) unterschieden werden konnte. Auch wenn dieser Tracer nur für Durchblutungsstörungen, die die Hirnrinde betreffen, eingesetzt werden kann, ist damit doch eine Selektion von Patienten, die von therapeutischen Maßnahmen profitieren können, möglich.

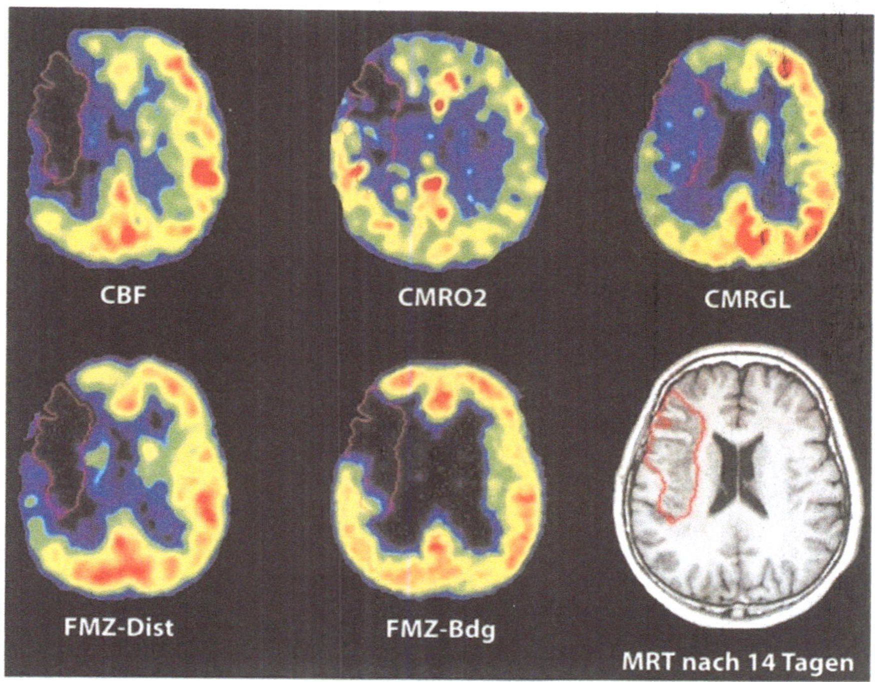

Abb. 6.8. PET-Multitracer-Untersuchung eines Patienten 12–13 h (CBF, $CMRO_2$, FMZ) und 14 Tage (CMR_{glc} und MRT) nach ausgedehntem ischämischem Insult im rechten Mediagebiet. Die koregistrierten Schnittbilder durch das Corpus nuclei caudati zeigen die ausgedehnte Durchblutungsstörung im CBF und gleichermaßen im Flumazenil-Verteilungsbild (FMZ-Dist.). Die Bindung für Flumazenil (FMZ-Bdg.) ist in einem eingegrenzten Bereich reduziert, das dem Bereich mit vermindertem Sauerstoff-Stoffwechsel ($CMRO_2$) entspricht. In diesem Kortexareal entwickelt sich der Infarkt (MRT nach 14 Tagen), während der Kortex im hinteren Mediabereich morphologisch erhalten bleibt, durch den in der weißen Substanz ausgedehnten Infarkt aber metabolisch deaktiviert bleibt (CMR_{glc})

6.3.4 Postischämische Hyperperfusion

Eine über dem Normwert gesteigerte Hyperperfusion kann im infarzierten Gewebe oder in Randgebieten der ischämischen Zone in bis zu 33% der Patienten während der ersten 48 h (s. Abb. 6.5) gelegentlich auch viel später beobachtet werden [1]. Prinzipiell können vom Zeitverlauf her zwei Arten der Hyperperfusion unterschieden werden: Eine Wiederdurchblutung im irreversibel geschädigten Gewebe aufgrund der maximalen Vasodilatation infolge der Laktatazidose, die als Luxusperfusion [57] bezeichnet wurde, da sie zur Erholung des bereits infarzierten Gewebes nicht mehr beitragen kann; und die über den Normwert erfolgende Reperfusion in der frühen Phase nach Mangeldurchblutung bei Wiedereröffnen eines passager verschlossenen Gefäßes (s. Abb. 6.7). Da die Wiederherstellung der Blutversorgung oder sogar die forcierte Reperfusion therapeutische Strategien beim akuten Insult sein können, ist der Einfluss einer Reperfusion auf das ischämisch vorgeschädigte Gewebe von Interesse, da besonders aus tierexperimentellen Studien auch Schädigungsmuster nach Reperfusion bekannt sind [19]. Aus Untersuchungen mit reversiblem MCA-Verschluss (s. Abb. 6.3b) und aus den Ergebnissen der Thrombolysestudien [29] kann geschlossen werden, dass ein Reperfusionsschaden vor allem bereits irreversibel beeinträchtigtes ischämisches Gewebe betrifft, in dem die Blut-Hirn-Schranken-Funktion der Endothelzellen gestört ist, so dass ein zusätzlich entstehendes vasogenes Ödem den raumfordernden Effekt des Infarkts verstärkt und zum ungünstigen Verlauf beiträgt. Eine frühe spontane Reperfusion, die sich in gesteigerter CBF bei nahezu normaler $CMRO_2$ ausdrückt, zeigte eine gute Kollateraldurchblutung an und war üblicherweise von guter Rückbildung der neurologischen Ausfälle und relativ kleinen Infarkten gefolgt [22, 60, 61]. Dieser günstige Effekt der Reperfusion konnte auch in wiederholten SPECT-Studien während der ersten 48 h nach Schlaganfall nachgewiesen werden [3].

6.3.5 Zunahme des Infarkts durch sekundäre und verzögerte Effekte

In experimentellen Modellen der fokalen Ischämie kommt sekundär und verzögert einsetzenden Effekten eine bedeutsame Rolle für die Größe des endgültigen Infarkts zu, so dass auch die Ausdehnung der Schädigung durch Intervention mit diesen Mechanismen vermindert werden kann. Da das Zeitfenster zur Verminderung dieser sekundär schädigenden biochemischen und molekularbiologischen Veränderungen deutlich länger als das für die effiziente Reperfusion ist, standen diese Störungen im Zentrum der experimentellen Ischämieforschung, wobei die Bedeutung der exzitatorischen Aminosäuren [15], der freien Sauerstoffradikale [14] von freigesetztem Stickoxyd [16] und der Induktion entzündlicher [18] sowie apoptotischer Kaskaden [20] gezeigt wurde. Gerichtete interventionelle Strategien konnten in speziellen experimentellen Modellen die Infarktgröße um bis zu 50% reduzieren. Diese tierexperimentell beschriebenen Mechanismen konnten an Schlaganfall-Patienten bisher nicht überprüft werden, obwohl der gesteigerte Einstrom von Ca^{2+}-Ionen durch Markierung der aktivierten Kanäle mit markierten Kalziumantagonisten [32] und die Aktivierung der Glutamatrezeptoren durch die gesteigerte Bindung von NMDA-Antagonisten [71] nachgewiesen werden könnte. Bisher fehlt auch der eindeutige Nachweis der klinischen Wirksamkeit analoger Therapiestrategien [27, 58].

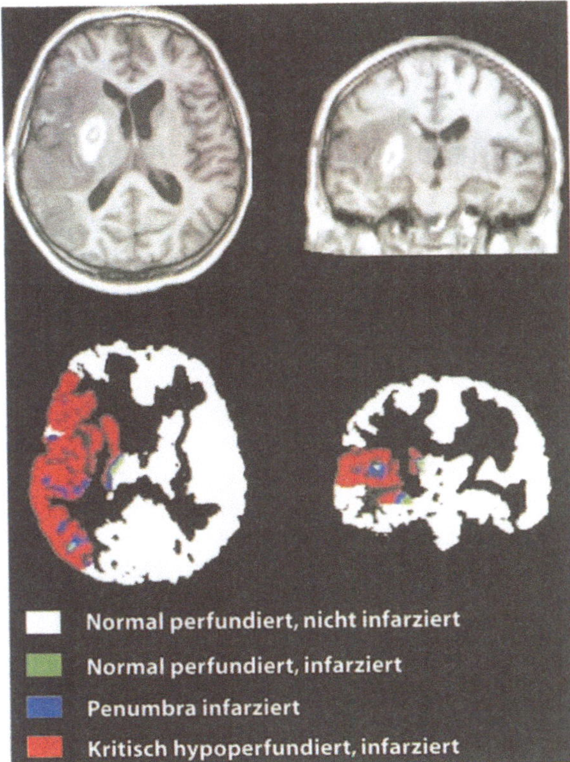

Abb. 6.9. Anteile des Infarkts im T2-gewichteten MRT 14 Tage nach Insult (obere Reihe) entsprechend des Schweregrades der Durchblutungsstörung im Mediagebiet 120 min nach Auftreten der Symptomatik bei einem 64jährigen Patienten. Der Großteil des Infarktes resultiert aus einer kritischen Mangeldurchblutung (unter ~12 ml/100 g/min), Penumbra-Bereiche (12–18 ml/100 g/min) bzw. ausreichend perfundierte Areale (>19 ml/100 g/min) tragen nur wenig zum Infarktvolumen bei

Eine Analyse des Beitrags von in der Akutphase unterschiedlich perfundierten Gewebskompartimenten zum Volumen des endgültigen Infarkts [41] ergab, dass im Mittel 12% des endgültigen infarzierten Gewebes in den ersten Stunden nach der Attacke ausreichend perfundiert waren, so dass dieser Anteil aufgrund sekundärer und verzögerter Effekte der Ischämie geschädigt wurde (Abb. 6.9). Bei im Mittel 70% des Infarktvolumens war die initiale Durchblutungsstörung so hochgradig, dass sie direkt die Gewebszerstörung bewirkte. Weitere 18% des Infarkts betrafen initiales Penumbra-Gewebe, in dem die Schädigung aufgrund der Durchblutungsstörung verzögert eintrat, wozu auch biochemische Mechanismen beitragen können. Solche Unterschiede in der relativen Bedeutung von Schädigungsmechanismen müssen bei der Übertragung experimenteller Befunde in die klinische Anwendung berücksichtigt werden.

6.4 Hämodynamische und metabolische Reserve bei chronischer Mangeldurchblutung

Patienten mit arteriellen Gefäßstenosen oder Verschlüssen sind gegen ischämische Episoden durch Kompensationsmechanismen geschützt, die kritische Mangelzustände bei Absinken des Perfusionsdrucks verhindern können. Der erste Kompensationsmechanismus, der in PET-Studien mit ^{15}O-Tracern bei Patienten mit ein- oder beidseitigen Veränderungen an der A. carotis interna nachgewiesen wurde [25], besteht in einer regionalen Vasodilatation mit Zunahme des CBV im Versorgungsbereich der betroffenen Arterie. Da ein kritisches CBV zur Differenzierung zwischen verschlossenen und nichtverschlossenen Carotiden nicht definiert werden konnte, wurde der Quotient aus CBF und CBV als Indikator für den lokalen Perfusionsdruck herangezogen. Dieser CBF/CBV-Quotient mit einem Normalwert von 10 konnte zwischen den Territorien offener, einseitig verschlossener und beidseitig betroffener Carotiden unterscheiden und damit den Schweregrad des Effekts einer Gefäßerkrankung auf das Gewebe erfassen (Abb. 6.10). Der Quotient gibt den Reziprokwert der mittleren vaskulären Transitzeit an und ist ein Maß für die hämodynamische Reserve des Gefäßsystems: je niedriger der Wert, desto langsamer die Flussgeschwindigkeit, desto länger die Verweildauer des Blutes im Gefäßbezirk. Die niedrigsten Quotienten wurden bei Patienten gefunden, deren Symptome eher auf eine hämodynamische als eine thromboembolische Genese hinwiesen. Bei den Patienten mit CBF/CBV-Quotienten bis zu 5,5 sind die Gefäße maximal erweitert und der Perfusionsdruck sehr niedrig. Wenn die hämodynamische Reserve bei maximaler Vasodilatation erschöpft ist, löst eine weitere Reduktion des Drucks in der versorgenden Arterie eine proportionale Verminderung der CBF und des CBF/CBV-Quotienten aus (s. Abb. 6.10). Tritt diese hämodynamische Dekompensation ein, muss das Gehirn auf die Sauerstofftransport-Reserve zurückgreifen, um den Zusammenbruch der Energieversorgung und damit der Funktion zu verhindern: die OEF steigt vom Normalwert von 40 auf über 50% bis auf 85% an. Patienten mit niedrigem CBF/CBV-Quotient und submaximaler Steigerung der OEF stellen einen Anteil von 10–15% der Patienten mit zervikalen Gefäßprozessen. Sie leiden an fortgeschrittenen arteriosklerotischen Veränderungen, und ihre Symptome weisen auf hämodynamische Störungen hin. Die Beziehungen zwischen CBF und CBV und zu OEF sind sehr variabel, und der Quotient alleine zeigt die hämodynamische Störung oft nicht sicher an [46], so dass die Häufigkeit von zerebralen Insulten nicht zur Perfusionsreserve korreliert war. Die Reaktion auf Azetazolamide – einen Carboanhydrasehemmer, der die Gefäße erweitert – kann zur Testung der hämodynamischen Reserve mittels SPECT herangezogen werden [42].

Aufgrund dieser funktionellen Untersuchungen ist es möglich, Patienten mit gestörter hämodynamischer Reserve zu identifizieren und das Ausmaß der Störung mit dem CBF/CBV-Quotienten zu quantifizieren. Patienten, deren hämodynamische Reserve erschöpft und deren OEF gesteigert ist, sind einer besonderen Gefährdung ausgesetzt. Diese zwei Kompensationsmechanismen werden nacheinander aktiv, um die Abnahme der Sauerstoffversorung des Gewebes zu verhindern und damit funktionellen Störungen vorzubeugen.

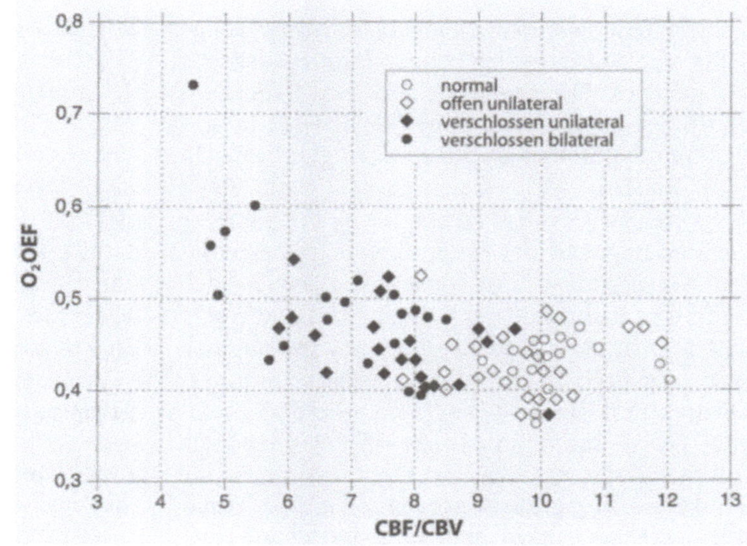

Abb. 6.10. Beziehung zwischen Sauerstoffextraktionsrate (OEF) und Quotient aus Durchblutung und Blutvolumen (CBF/CBV) in 82 Regionen des A.-cerebri-media-Versorgungsgebietes von 32 Patienten mit Veränderungen an den Carotiden (einseitig durchgängig, einseitig verschlossen, beidseitig verschlossen) und von 8 Kontrollpersonen. Die Sauerstoffextraktionsrate bleibt bis auf einen CBF/CBV-Quotienten von 5,5 herab konstant (hämodynamische Reserve), unter diesen kritischen Wert steigt sie an (metabolische Reserve), um die Funktion des Gewebes aufrecht zu erhalten (modifiziert nach Gibbs et al. 1984)

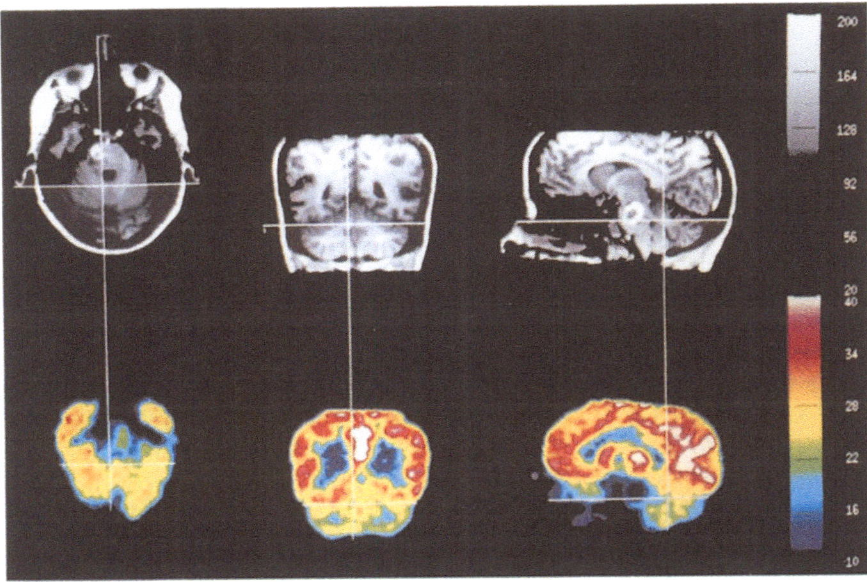

Abb. 6.11. Koregistrierte MRT-PET-(CMR_{glc})-Schnittbilder bei Patienten mit Läsion im Pons rechts. Die metabolische Inaktivierung betrifft nur das Kleinhirn (Kleinhirn-Diaschise), Thalamus, Basalganglien bzw. Kortexareale sind im Stoffwechsel nicht beeinträchtigt

6.5 Diaschisis – Deaktivierung entfernter Regionen

Schon die ersten PET-Studien bei Patienten mit fokalen ischämischen Läsionen [52] zeigten Verminderungen von Stoffwechsel und Durchblutung außerhalb des morphologisch geschädigten Gewebes – ein Befund, der seither regelmäßig auch mit anderen funktionellen bildgebenden Verfahren, z.B. SPECT, bestätigt wurde. Dieses von Monakow [68] als transneurale Deaktivierung beschriebene Phänomen war besonders als Reduktion der CBF und $rCMR_{glc}$ im Kleinhirn kontralateral zu einem Hemisphären-Infarkt auffällig und wurde *gekreuzte zerebelläre Diaschise* [7] genannt. Sie entwickelt sich sofort mit dem Auftreten von Läsionen in der kortiko-pontozerebellären Bahn und bleibt permanent bestehen [66]. Dabei handelt es sich eindeutig um einen neuronal ausgelösten Effekt, da eine vaskuläre Genese aufgrund der unterschiedlichen arteriellen Versorgungsgebiete ausgeschlossen werden kann. Die Reduktion der CBF und des Stoffwechsels betrifft aber auch Regionen im ipsilateralen Kortex außerhalb der primären Durchblutungsstörung und die Basalganglien sowie den Thalamus [72] – und könnte in diesen Regionen auch durch selektiven Zellverlust oder unzureichende Blutversorgung mitbedingt sein. Da aber ähnliche Deaktivierungen infolge nichtischämischer Läsionen, z.B. bei Tumoren und intrazerebralen Hämatomen, beobachtet wurden, sind sie aus der Lokalisation des Herdes und nicht aus der Art der primären Schädigung erklärbar [21]. Von den Hemisphären-Insulten verursachen vor allem Infarkte im Parietal- und Frontallappen ausgeprägte Verminderungen der CBF und des Stoffwechsels in Basalganglien und Kleinhirn, da von dort die massivsten efferenten Bahnen ihren Ausgang nehmen [62].

Infarkte in den Basalganglien können sowohl ipsilaterale kortikale als auch kontralaterale zerebelläre Deaktivierungen auslösen. Thalamische Infarkte führen vor allem zu diffusen kortikalen Effekten, während eine zerebelläre Diaschisis nur bei Beteiligung der inneren Kapsel eintritt. Infarkte, die den Nucleus medialis thalami miteinbeziehen, verursachen ausgedehntere kortikale Deaktivierungen (und diffuse, schwer lokalisierbare Symptome) als Läsionen, die sich auf den Nucleus anterior, ventrolateralis oder posterior beschränken [86]. Infarkte im Hirnstamm und Kleinhirn bewirken üblicherweise keine signifikanten asymmetrischen Inaktivierungen im Telenzephalon (Abb. 6.11).

Klinische Symptome, die nur schwer auf die Lokalisation des ischämischen Herdes zu beziehen sind, lassen sich oft aus den funktionellen Deaktivierungen entfernter Hirnareale erklären, so dass der Schweregrad der metabolischen Auswirkungen in Beziehung zur späteren funktionellen Erholung steht [54]. Besonders wichtig sind diese funktionellen Effekte auf entfernte Zentren in neuronalen Netzwerken, deren Zusammenspiel für komplexere Funktionen, wie z. B. die Sprache, notwendig ist. Bei unterschiedlichen Aphasie-Typen zeigte sich daher eine Störung des Stoffwechsels in der temporoparietalen Region [63], wobei die Verminderung des regionalen Glukosemetabolismus mit der Störung des Sprachverständnisses korrelierte [50]. Auch andere komplexere neuropsychologische Defizite sind aus metabolischen und damit funktionellen Inaktivierungen komplexer Netzwerke erklärbar, z. B. die Störung der Sprachflüssigkeit aus Effekten im Frontallappen und in den Basalganglien [64]. Die klinische Wertigkeit der auffälligsten Diaschise – der gekreuzten Kleinhirndeaktivierung – ist jedoch unklar [81], obwohl in Einzelfällen ataktische Symptome infolge kortikaler Infarkte beobachtet wurden.

6.6 Ischämie-bedingtes Hirnödem

Die Entwicklung eines raumfordernden Hirnödems ist eine der wichtigsten Komplikationen des Schlaganfalls und von entscheidender Bedeutung für den Verlauf [90]. Die Letalität nach einem Schlaganfall wird mit 5–45% angegeben, sie erreicht bei Patienten mit Infarzierung des gesamten Mediaterritoriums bis zu 78% [30]. Bei den Patienten, die in den ersten Tagen an den Folgen des Schlaganfalls versterben, ist dies meist durch die Ausbildung eines ausgedehnten („malignen") Ödems mit intrakranieller Drucksteigerung und transtentorieller Herniation bedingt. Das maligne Ödem entwickelt sich üblicherweise 2–5 Tage nach dem Insult, transtentorielle Einklemmung wurde in einzelnen Fällen aber schon 20 h nach Beginn der Symptomatik beobachtet. Auch bei Patienten, die den Schlaganfall überlebten, bewirkte die Zunahme des Ödems eine Verschlechterung der neurologischen Ausfälle und beeinflusste den Verlauf [13], da es durch die Steigerung des intrakraniellen Drucks zu einer Gefäßkompression führt und dadurch zur Ausbreitung der ischämischen Zellschädigung beitragen kann.

Entsprechend dem Zustand der Blut-Hirn-Schranke (BHS) wird ein zytotoxisches und ein vasogenes Ödem unterschieden [51]: Beim zytotoxischen Ödem ist die Blut-Hirn-Schranke intakt und die Zellen schwellen auf Kosten des Extrazellularraums an. Beim vasogenen Ödem ist die Permeabilität der BHS gesteigert, der Extrazellularraum nimmt infolge einströmender Plasmaanteile zu. In der Initialphase des ischämischen Insults tritt durch den Mangel an energiereichen Phosphaten eine Störung der aktiven Ionenpumpen ein, und die normal bestehenden Ionenkonzentrationsgradienten können nicht mehr aufrecht erhalten werden. Da der Einstrom von Natrium auch wegen der Aktivierung von Ionenkanälen durch Glutamat den Kaliumverlust übertrifft, nimmt der intrazelluläre osmotische Druck zu und Wasser strömt in die Zellen ein [9]. Da es sich dabei vor allem um eine Verschiebung der extrazellulären zu den intrazellulären Kompartimenten handelt, kommt es in der Anfangsphase, die sich vor allem in der grauen Substanz abspielt, zu keiner Zunahme des Gesamtvolumens. Erst verzögert kommt es auch zu einem Einstrom von Natrium aus dem Plasma in den extrazellulären Raum und damit zu einer Zunahme von Ionen und Wasser im Hirngewebe. Solange die BHS intakt ist, kann die Ödembildung durch den Natriumeinstrom über die Endothelzelle kontrolliert und in Schranken gehalten werden. Bei Weiterbestehen der Mangeldurchblutung kommt es dann zur Störung der Blut-Hirn-Schranke, und vermehrt und unkontrolliert strömen Natriumionen in den Extrazellularraum ein. Damit schwellen auch die Zellen weiter an, das Ödem nimmt stark zu und breitet sich vermehrt in der weißen Substanz aus. Der Einstrom von Natrium- und Chloridionen, zuerst durch die intakte, dann durch die gestörte BHS, ist der entscheidende Faktor für die zytotoxische und vasogene Komponente bei der Ödementwicklung, während Albumin keinen wichtigen Beitrag leistet, wohl aber als Indikator der BHS-Störung verwendet werden kann.

Der Ablauf der Ödembildung mit einer initialen zytotoxischen Komponente, auf die nach mehreren Stunden die Störung der BHS und Bildung eines raumfordernden Ödems folgt, findet sich vor allem in experimentellen Modellen mit externem Gefäßverschluss [83]. Bei intravaskulären Thrombosen und Embolien kommt es häufig zu einem frühen Zusammenbruch der BHS-Funktion mit rascher Entwicklung eines vasogenen Ödems, so dass beide Komponenten – Zellschwellung und BHS-Störung – zur Steigerung des Gewebevolumens und des intrakraniellen Druckes beitragen. Besonders unter solchen Bedingungen kann eine Reperfusion den Effekt der BHS-Störung und damit das Ausmaß des vasogenen Ödems verstärken („Reperfusionstrauma", [19]) und zu einer massiven Verschlechterung im klinischen Verlauf führen. Zur Verstärkung der BHS-Störung können auch andere Substanzen wie Glutamat, freie Sauerstoffradikale, Leukotriene, Prostaglandine und Adhäsionsmoleküle beitragen, die im Verlauf der biochemischen Ischämiekaskade gebildet werden [9].

Bei Patienten nach Schlaganfall weisen frühe Infarktzeichen (Unschärfe der Grenzen zwischen weißer und grauer Substanz in den Basalganglien und in der Hirnrinde, Anschwellen der Rinde mit Verstreichen der Furchen, [53]) sowie eine Zunahme der Hounsfield-Einheiten im CT und hyperintensive Signalveränderungen mit Abnahme der ADC (apparent diffusion coefficient) in der DW-MRT [4] auf zytotoxische Veränderungen hin. Das Ausmaß des vasogenen Ödems, insbesondere in der weißen Substanz, wird durch die Verminderung der Dichte im CT und typische Signalveränderungen im T2-gewichteten MRT erfasst.

6.7 Einsatz weiterer funktioneller bildgebender Verfahren

Die mit PET erarbeiteten pathophysiologischen Veränderungen während und nach Ischämie konnten z.T. mit anderen bildgebenden Verfahren reproduziert werden, wobei aber üblicherweise quantitative Bestimmungen physiologischer Parameter nicht möglich waren und sich die Aussagen mit semiquantitativen Ergebnissen bzw. relativen Änderungen nicht klar definierter Meßgrößen begnügen mussten.

6.7.1 Kernspintomographische Verfahren

Der Einsatz kernspintomographischer Verfahren beim Schlaganfall wird im Kap. 9 ausführlich dargestellt. Insbesondere die Magnetresonanztomographie (MRT) hat als Methode zur Darstellung der Morphologie mit höchster räumlicher Auflösung eine herausragende Rolle in der Diagnostik herdförmiger Läsionen im Zentralnervensystem erlangt. Neue MR-Technologien liefern zusätzliche Einblicke in die Funktion und Pathophysiologie, so dass MR-Verfahren vielseitig und für unterschiedliche Fragestellungen eingesetzt werden können. Aufgrund des nichtinvasiven Charakters der Untersuchungen, des Fehlens einer Strahlenbelastung für den Patienten und der Schnelligkeit, mit der die unterschiedlichen MR-Untersuchungen durchgeführt werden können, wird sich die Kernspintomographie als wichtigstes diagnostisches Verfahren beim Schlaganfall durchsetzen. Dem steht derzeit noch die beschränkte Verfügbarkeit der komplexen Logistik für multiparametrische Untersuchungen und die Schwierigkeiten der Untersuchung schwerkranker und überwachungspflichtiger Patienten im Wege.

6.7.1.1 Diffusionsgewichtete Magnetresonanztomographie (DW-MRT)

Die diffusionsgewichtete Magnetresonanztomographie zeigt Änderungen der Diffusion von Wasser im Hirngewebe an und kann damit die ischämischen Veränderungen wenige Minuten nach arteriellen Verschlüssen nachweisen [69]. Diese Methode, die die Berechnung des „apparenten Diffusionskoeffizienten" als Maß für die Umverteilung von Wasser aus dem extrazellulären in den intrazellulären Raum erlaubt und damit indirekt die Reduktion der Aktivität der Na^+-K^+-ATPase anzeigt [43], erlaubt es, frühe Gewebsschäden zu identifizieren sowie die Ausdehnung und den Schweregrad der ischämischen Veränderungen zu erfassen [4]. Die Änderung der ADC-Werte im Verlauf nach akuter Durchblutungsstörung und der Gradient zwischen Zentrum und Randzone der Ischämie entsprechen der räumlich-zeitlichen Dynamik der metabolischen Veränderungen in ischämisch kompromittiertem Gewebe, wobei als Schwellenwert für die ATP-Reserven ein Durchblutungswert von 18 ml/100 g/min errechnet wurde. Bei rascherer Perfusion können sich Signaländerungen im DWI (diffusion weighted imaging) rückbilden: Ein Anstieg der Signalintensität über einen Wert von 1,46 im Vergleich zur Gegenseite zeigte aber irreversible Schäden an. Auch eine weitere Abnahme der ADC in der Reperfusionsphase war von großen Infarkten gefolgt [33], während eine Stabilisierung des ADC-Wertes über einer Schwelle die Erholung des Gewebes voraussagte. Hier bestand auch eine Beziehung zwischen Schweregrad und Dauer der Störung, so dass DWI auch Penumbra-Gewebe erkennen kann [67]. In diesem Zusammenhang ist das Auftreten von „spreading depression like depolarizations" im Tierexperiment interessant, während derer das Areal der ischämischen Schädigung zunimmt [12]. Solche Depolarisationswellen wurden bei Patienten bisher nicht beobachtet.

Die im Tierexperiment erhobenen Befunde ließen sich weitgehend auf Untersuchungen in der Frühphase nach Schlaganfall übertragen. Besonders die Kombination der DW-MRT und perfusionsgewichteten (PW-)MRT verbesserte den Nachweis von mangelperfundiertem, aber noch nicht irreversibel geschädigtem Gewebe [4, 85]. Während DW-hyperintense Regionen mit verminderter ADC bereits in den ersten 6 h nach der Attacke die Kernregion des zukünftigen Infarkts vorhersagen, ist die Randzone mit verminderter Perfusion noch vital und kann sich erholen.

6.7.1.2 Magnetresonanzspektroskopie (MRS)

Mit der Magnetresonanzspektroskopie ist es möglich, einzelne chemische Bestandteile der Zellen und Membranen sowie Substrate und Metabolite des Stoffwechsels regional darzustellen. Von besonderem Interesse ist hier der Nachweis von Laktat mittels ^{1}H-MRS, das in den ersten Stunden nach Ischämie die Änderung des Energiestoffwechsels in Richtung nicht-oxydative Glykolyse anzeigt, in späteren Stadien aber auch Ausdruck einer anhaltenden Stoffwechselstörung sein kann [5, 56]. In den ^{1}H-MRS-Spektren kann die Gewebschädigung im ischämischen Areal auch aus der Verminderung des N-Acetyl-Aspartat-Peaks (Hinweis auf Neuronenverlust ?) und Vergrößerung des Cholin-Peaks (Membranschädigung ?) abgelesen werden [77]. Mittels ^{31}P-MRS kann die Beeinträchtigung des Energiestoffwechsels (Verminderung der ATP-Peaks) sowie die pH-Verschiebung (am anorganischen Phosphat) nachgewiesen werden [59]. Wegen der Aufwendigkeit der MRS, den relativ großen Gewebevolumina, die zur Ableitung von Spektren notwendig sind, und der technischen Beschränkung der Untersuchung auf einzelne dicke Scheiben durchs Gehirn ist der klinische Einsatz dieser wissenschaftlich wichtigen Methode noch sehr beschränkt, so dass sich die Erwartungen für die Routineanwendung [77] bisher nicht erfüllt haben.

6.7.1.3 Single-Photon-Emissions-Computertomographie (SPECT)

Die SPECT ist ein seit vielen Jahren weit verbreitetes Verfahren, das routinemäßig vor allem zur Darstellung der Hirnperfusion eingesetzt wird. Mit unterschiedlichen Tracern (^{133}Xenon, ^{123}Iodamphetamin – IMP, ^{99m}Tc-Hexamethylpropylenamin-Oxime – HMPAO, und ^{99m}Tc-Äthylen-diylbiscyteine – ECD) kann die regionale Perfusion bildlich dargestellt werden, wobei die Quantifizierung der Durchblutung aufgrund technischer Gegebenheiten (Unsicherheit der Korrektur für Abschwächung und Scatter) und der chemischen Eigenschaften der Tracer (Unterschiede der Bindung und Rückverteilung) für alle Tracer außer ^{133}Xe problematisch ist (Überblick bei [74]). Mittels SPECT-Untersuchungen kann die den Insult auslösende Durchblutungsstörung in 90% der Fälle objektiviert und in Ausdehnung und Schweregrad erfasst werden [17], wobei Ausdehnung und Schweregrad der im SPECT nachweisbaren Störung zum klinischen Verlauf korrelierten [55]. Auch in den ersten 24 h nach TIA sind in der Mehrzahl der Fälle regionale Durchblutungsstörungen nachweisbar [10]. Vergleichbar zur PET erlaubt die SPECT den Nachweis von Luxusperfusion, die in der subakuten Phase die Entkopplung von Durchblutung und Stoffwechsel beim Übergang in die permanente Gewebsschädigung anzeigt. Auch eine spontane frühe Reperfusion, die meist einen günstigen Verlauf voraussagte [49], kann in wiederholten SPECT-Studien nachgewiesen werden. In SPECT-Bildern ist auch die aus der PET bekannte Deaktivierung entfernter Regionen, z.B. die gekreuzte zerebelläre Diaschise [45] zu beobachten. Doch hat dieses Phänomen keine prognostische Aussagekraft.

Die Perfusionsreserve bzw. vaskuläre Reservekapazität kann mittels SPECT mit dem CBF/CBV-Quotienten errechnet oder durch die Reaktionsfähigkeit auf CO_2-Inhalation oder Azetazolamid-Injektion ermittelt werden. Dafür notwendige Bestimmungen des CBV erfolgen nach Markierung der Erythrozyten mit ^{99m}Tc. Mit dieser Methode kann die Zunahme des CBV bei Senkung des CBF nachgewiesen werden, wobei nach Schweregrad der Gefäßveränderungen unterschiedliche Muster für kompensierte (noch normale CBF) bis dekompensierte Regulation (unter die Schwelle abgefallene CBF) sprechen. Das Stadium mit niedriger CBF und hohem CBV entsprach bei Abfall des Perfusionsdrucks unter die Autoregulationsschwelle der „misery perfusion“ [88].

Der klinische Wert des CO_2 bzw. Azetazolamid-Tests für die Bestimmung der Vasoreaktivität ist immer noch umstritten, da Befunde sowohl eine Beziehung zur OEF, aber nicht zur $CMRO_2$ nahelegten [42]. Die Verminderung der Reaktion auf Azetazolamid kann als Hinweis auf eine Einschränkung der vaskulären Reservekapazität betrachtet und damit auch zur Selektion von Patienten für gefäßchirurgische Maßnahmen herangezogen werden [73, 79].

Ein weiterer wichtiger Einsatz von SPECT könnte mit ^{123}I-Iomazenil erfolgen, das ähnlich wie ^{11}C-Flumazenil als Marker der neuronalen Integrität herangezogen werden kann. Nakagawara et al. [70] konnten nachweisen, dass in mehreren Regionen, in denen nach einer Embolie die Durchblutung wieder auf über 15 ml/100 g/min anstieg und die im CT nicht im Infarktbereich lagen, die Benzodiazepinrezeptorbindung deutlich vermindert war. In diesen Regionen entwickelten sich inkomplette Infarkte mit Verlust einer begrenzten Zahl von Neuronen. Dieser SPECT-Tracer könnte somit auch zum frühen Nachweis irreversibler kortikaler Schäden eingesetzt werden, die therapeutisch nicht mehr beeinflusst werden können.

6.8 Therapie-Effekte auf pathophysiologische Veränderungen

Das komplexe Zusammenspiel der Durchblutungsstörung und der dadurch getriggerten biochemischen Kaskade läßt auf unterschiedliche Zeitfenster für den Einsatz erfolgversprechender Behandlungsstrategien schließen: Nach den tierexperimentellen und wenigen klinischen Befunden steht ein kurzes Fenster von etwa 3–6 h für die Wiederherstellung einer ausreichenden Reperfusion offen. Die Zeitspanne, innerhalb der interventionelle Maßnahmen gegen biochemische Veränderungen erfolgreich sein können, dürfte etwas länger sein und sich auf 12 h erstrecken. Hier ist die Residualdurchblutung von entscheidender Bedeutung, von der die Zeit des Überlebens des Gewebes abhängt. Außerdem muss berücksichtigt werden, dass neuroprotektive Strategien nicht wirksam sein können, wenn die Reperfusion nicht ausreicht – sie könnten aber zu einer Verlängerung der in einer Mangelsituation tolerierten Zeitspanne führen und damit besonders im Penumbra-Gewebe das therapeutische Fenster verlängern. Weiter ist der Beitrag einzelner Mechanismen zum end-^gültigen Infarkt bei Überlegungen über Erfolgsaussichten gezielter therapeutischer Interventionen einzubeziehen. Es wäre damit anzustreben, zukünftige Studien zur therapeutischen Effizienz neuer Behandlungsstrategien beim Schlaganfall auch nach ihrer Wirksamkeit auf objektiv beobachtbare pathophysiologische Veränderungen zu beurteilen. Dafür bieten sich Untersuchungen mit funktionellen bildgebenden Verfahren in begrenzten Patienten-Kollektiven an [23].

In mehreren Studien wurde mit unterschiedlichen Methoden der Effekt der Reperfusion überprüft, der auch klinisch bei Spontanrekanalisation verschlossener Gefäße beobachtet wurde [82]: Bei Wiedereröffnen des Gefäßes innerhalb 8 h war der klinische Verlauf signifikant besser und die resultierenden Infarkte kleiner als bei den Fällen, bei denen die Reperfusion später als 8 h einsetzte. Die in kontrollierten Multizenterstudien bewiesene Wirksamkeit der Thrombolyse-Therapie mit rt-PA innerhalb von 3 h nach Insult [87] spiegelte sich im mittels SPECT festgestellten Ausmaß der damit erreichten Reperfusion wider [28]. Mittels rt-PA-induzierter Reperfusion konnte ein großer Anteil des kritisch mangelperfundierten Gewebes (in der H_2O-PET unter etwa 12 ml/100 g/min) vor der Umwandlung in Infarkt bewahrt werden (Abb. 6.12); das reperfundierte Volumen korrelierte signifikant zur Verbesserung der neurologischen Ausfälle [38]. Der Effekt der mit rt-PA erreichten Kanalisation war bereits nach 2 Tagen in einer Reduktion der in der DW-MRT nachweisbaren Schädigung von Gewebe, das initial in der PW-MRT mangelperfundiert war, nachweisbar; dies hatte einen günstigen Verlauf zur Folge [47].

In einzelnen Untersuchungen ließen sich auch Effekte neuroprotektiver Medikamente auf Durchblutung und Stoffwechsel in ischämischen Randgebieten und in der Penumbra nachweisen, die zur Verbesserung im klinischen Verlauf beitragen konnten: So steigerte der Kalziumantagonist Nimodipin die CBF und $CMRO_2$ [31] und die $rCMR_{glc}$ [39] in Randzonen und in der Umgebung des Infarkts und verbesserte den erreichten Rehabilitationszustand. Eine Minderung der Glutamattoxizität durch Hemmung der Adenosin-Wiederaufnahme mittels Propen-

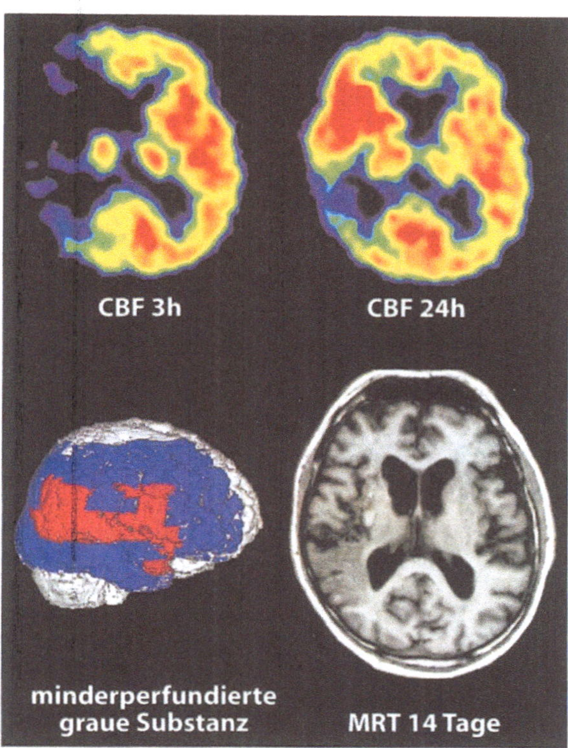

Abb. 6.12. PET-Durchblutungsmessung vor (3 h nach Beginn der Symptomatik) und nach (24 h nach Beginn der Symptomatik) intravenöser rt-PA-Gabe bei 76jähriger Patientin mit ischämischem Insult. Ein großer Anteil (blaues Areal in der Oberflächenrekonstruktion) des ausgedehnten, kritisch mangelperfundierten Areals (<12 ml/100 g/min) wird reperfundiert (Hyperperfusion 24 h nach Insult) und nicht infarziert. Nur der Kern des mangelperfundierten Areals (rot in der Oberflächenrekonstruktion) stellt sich im MRT nach 14 Tagen als Infarkt dar

tofylline [44] glich ebenfalls Defekte von Durchblutung und Energiestoffwechsel in ischämischen Randgebieten aus. Neuroprotektive Therapie mittels Citicoline reduzierte das Volumen der aus den Dichteänderungen im DW-MRT zu erwartenden Infarkte [4]. Diese wenigen Beispiele zeigen den Wert des Einsatzes von funktionellen bildgebenden Verfahren bei der Testung der Wirkungsart medikamentöser Therapien beim Schlaganfall. Die klinische Wirksamkeit einer jeden Behandlung muss aber in großen Studien bewiesen werden.

Literatur

1. Ackerman RH, Correia JA, Alpert NM, Haley ECJr, Buxton RB, Elmaleh DR, Taveras JM (1985) PET studies of stroke. In: Reivich M, Alavi A (eds) Positron Emission Tomography. Liss, New York, pp 249–262
2. Astrup J, Siesjö BK, Symon L (1981) Thresholds in cerebral ischemia – the ischemic penumbra. Stroke 12:723–725
3. Baird AE, Donnan GA (1993) Prognostic value of reperfusion during first 48 hours of ischaemic stroke. Lancet 342:236
4. Baird AE, Warach S (1998) Magnetic resonance imaging of acute stroke. J Cereb Blood Flow Metab 18:583–609
5. Barker PB, Gillard JH, van Zijl PCM, Soher BJ, Hanley DF, Agildere AM, Oppenheimer SM, Bryan RN (1994) Acute stroke: Evaluation with serial proton MR spectroscopic imaging. Radiology 192:723–732
6. Baron JC (1999) Mapping the ischaemic penumbra with PET: Implications for acute stroke treatment. Cerebrovasc Dis 9:193–201
7. Baron JC, Bousser MG, Comar D, Castaigne P (1980) „Crossed cerebellar diaschisis" in human supratentorial brain infarction. Trans Am Neurol Assoc 105:459–461
8. Baron JC, Rougemont D, Soussaline F, Bustany P, Crouzel C, Bousser MG, Comar D (1984) Local interrelationships of cerebral oxygen consumption and glucose utilization in normal subjects and in ischemic stroke patients: A positron tomography study. J Cereb Blood Flow Metab 4:140–149
9. Betz AL, Dietrich WD (1998) Blood-brain barrier dysfunction in cerebral ischemia. In: Ginsberg MD, Bogousslavsky J (eds) Cerebrovascular Disease: Pathophysiology, Diagnosis, and Management. Blackwell Science, Malden, Mass, USA, pp 358–370
10. Bogousslavsky P, Delaloye-Bischof A, Regli F, Delaloye B (1990) Prolonged hypoperfusion and early stroke after transient ischemic attack. Stroke 21:40–46
11. Bruhn H, Frahm J, Gyngell ML, Merboldt KD, Hanicke W, Sauter R (1989) Cerebral metabolism in man after acute stroke – New observations using localized proton NMR spectroscopy. Magn Res Med 9:126–131
12. Busch E, Gyngell ML, Eis M, Hoehn-Berlage M, Hossmann K-A (1996) Potassium-induced cortical spreading depressions during focal cerebral ischemia in rats: contribution to lesion growth assessed by diffusion-weighted NMR and biochemical imaging. J Cereb Blood Flow Metab 16:1090–1099
13. Caronna JJ, Levy DE (1983) Clinical predictors of outcome in ischemic stroke. Neurol Clin 1:103–117
14. Chan PH (1996) Role of oxidants in ischemic brain damage. Stroke 27:1124–1129
15. Choi D (1998) Antagonizing excitotoxicity: A therapeutic strategy for stroke? The Mount Sinai J Med 65:133–138

16. Chopp M, Zhang ZG (1996) Anti-adhesion molecule and nitric oxide protection strategies in ischemic stroke. Curr Opin Neurol 9:68–72
17. De Roo M, Mortelmans L, Devos P, Verbruggen A, Wilms G, Carton H, Wills V, Van Den Bergh R (1989) Clinical experience with Tc-99m-HM-PAO high resolution SPECT of the brain in patients with cerebrovascular disease. Eur J Nucl Med 15:9–15
18. DeGraba TJ (1998) The role of inflammation after acute stroke. Utility of pursuing anti-adhesion molecule therapy. Neurology 51:S62–S68
19. Dietrich WD (1994) Morphological manifestations of reperfusion injury in brain. Ann NY Acad Sci 723:15–24
20. Endres ME, Namura S, Shimizu-Sasamata M, Waeber C, Zhang L, Gómez-Isla T, Hyman BT, Moskowitz MA (1998) Attenuation of delayed neuronal death after mild focal ischemia in mice by inhibition of the caspase family. J Cereb Blood Flow Metab 18:238–247
21. Feeney DM, Baron JC (1986) Diaschisis. Stroke 17:817–830
22. Fink GR, Herholz K, Pietrzyk U, Huber M, Heiss W-D (1993) Peri-infarct perfusion in human ischemia: Its relation to tissue metabolism, morphology, and clinical outcome. J Stroke Cerebrovasc Dis 3:123–131
23. Fisher M (1997) Characterizing the target of acute stroke therapy. Stroke 28:866–872
24. Furlan M, Marchal G, Viader F, Derlon J-M, Baron J-C (1996) Spontaneous neurological recovery after stroke and the fate of the ischemic penumbra. Ann Neurol 40:216–226
25. Gibbs JM, Wise RJS, Leenders KL, Jones T (1984) Evaluation of cerebral perfusion reserve in patiens with carotid-artery occlusion. Lancet I:310–314
26. Grond M, Kummer R von, Sobesky J, Schmülling S, Heiss W-D (1997) Early computed-tomography abnormalities in acute stroke. Lancet 350:1595–1596
27. Grotta J (1994) The current status of neuronal protective therapy: Why have all neuronal protective drugs worked in animals but none so far in stroke patients? Cerebrovasc Dis 4:115–120
28. Grotta JC, Alexandrov AV (1998) tPA-associated reperfusion after acute stroke demonstrated by SPECT. Stroke 29:429–432
29. Hacke W, Kaste M, Fieschi C, Kummer R von, Davalos A, Meier D, Larrue V, et al (1998) Randomised double-blind placebo-controlled trial of thrombolytic therapy with intravenous alteplase in acute ischaemia stroke (ECASS II). Lancet 352:1245–1251
30. Hacke W, Schwab S, Horn M, Spranger M, De Georgia M, Kummer R von (1996) „Malignant“ middle cerebral artery territory infarction. Arch Neurol 53:309–315
31. Hakim AM, Evans AC, Berger L, Kuwabara H, Worsley K, Marchal G, Beil C, Pokrupa R, et al. (1989) The effect of nimodipine on the evolution of human cerebral infarction studied by PET. J Cereb Blood Flow Metab 9:523–534
32. Hakim AM, Hogan MJ (1991) In vivo binding of nimodipine in the brain: I. The effect of focal cerebral ischemia. J Cereb Blood Flow Metab 11:762–770
33. Hasegawa Y, Fisher M, Latour LL, Dardzinski BJ, Sotak CH (1994) MRI diffusion mapping of reversible and irreversible ischemic injury in focal brain ischemia. Neurology 44:1484–1490
34. Heiss W-D (1992) Experimental evidence for ischemic thresholds and functional recovery. Stroke 23:1668–1672
35. Heiss W-D, Fink GR, Huber M, Herholz K (1993) Positron emission tomography imaging and the therapeutic window. Stroke 24, Suppl I:I-50-I-53
36. Heiss W-D, Graf R (1994) The ischemic penumbra. Curr Opin Neurology 7:11–19
37. Heiss W-D, Grond M, Thiel A, Ghaemi M, Sobesky J, Rudolf J, Bauer B, Wienhard K (1998) Permanent cortical damage detected by flumazenil positron emission tomography in acute stroke. Stroke 29:454–461
38. Heiss W-D, Grond M, Thiel A, Stockhausen H-M von, Rudolf J, Ghaemi M, Löttgen J, Stenzel C, Pawlik G (1998) Tissue at risk of infarction rescued by early reperfusion: a positron emission tomography study in systemic recombinant tissue plasminogen activator thrombolysis of acute stroke. J Cereb Blood Flow Metab 18:1298–1307
39. Heiss W-D, Holthoff V, Pawlik G, Neveling M (1990) Effect of nimodipine on regional cerebral glucose metabolism in patients with acute ischemic stroke as measured by positron emission tomography. J Cereb Blood Flow Metab 10:127–132
40. Heiss W-D, Huber M, Fink G, Herholz K, Pietrzyk U, Wagner R, Wienhard K (1992) Progressive derangement of periinfarct viable tissue in ischemic stroke. J Cereb Blood Flow Metab 12:193–203
41. Heiss W-D, Thiel A, Grond M, Graf R (1999) Which targets are relevant for therapy of acute ischemic stroke? Stroke 30:1486–1489
42. Hirano T, Minematsu K, Hasegawa Y, Tanaka Y, Hayashida K, Yamaguchi T (1994) Acetazolamide reactivity on ^{123}I-IMP single photon emission computed tomography in patients with major cerebral artery occlusive disease: Correlation with positron emission tomography parameters. J Cereb Blood Flow Metab 14:763–770
43. Hoehn-Berlage M, Norris DG, Kohno K, Mies G, Leibfritz D, Hossmann K-A (1995) Evolution of regional changes in apparent diffusion coefficient during focal ischemia of rat brain: the relationship of quantitative diffusion NMR imaging to reduction in cerebral blood flow and metabolic disturbances. J Cereb Blood Flow Metab 15:1002–1011
44. Huber M, Kittner B, Hojer C, Fink GR, Neveling M, Heiss W-D (1993) Effect of propentofylline on regional cerebral glucose metabolism in acute ischemic stroke. J Cereb Blood Flow Metab 13:526–530
45. Infeld B, Davis SM, Lichtenstein M et al (1995) Crossed cerebellar diaschisis and brain recovery after stroke. Stroke 26:90–95
46. Itoh M, Hatazawa J, Pozzilli C, Fukuda H, Abe Y, Fujiwara T, Kubota K, Yamaguchi K, Sato T, Watanabe H et al (1987) Hemodynamics and oxygen

metabolism in patients after reversible ischemic attack or minor ischemic stroke assessed with positron emission tomography. Neuroradiology 29:416–421
47. Jansen O, Schellinger P, Fiebach J, Hacke W, Sartor K (1999) Early recanalisation in acute ischaemic stroke saves tissue at risk defined by MRI. Lancet 353:2036–2037
48. Jones TH, Morawetz RB, Crowell RM, Marcoux FW, Fitzgibbon SJ, DeGirolami U, Ojemann RG (1981) Thresholds of focal cerebral ischemia in awake monkeys. J Neurosurg 54:773–782
49. Jorgensen HS, Sperling B, Nakayama H et al (1994) Spontaneous reperfusion of cerebral infarcts in patients with acute stroke. Incidence, time course, and clinical outcome in the Copenhagen Stroke Study. Arch Neurol 51:865–873
50. Karbe H, Herholz K, Szelies B, Pawlik G, Wienhard K, Heiss W-D (1989) Regional metabolic correlates of token test results in cortical and subcortical left hemispheric infarction. Neurology 39:1083–1088
51. Klatzo I (1967) Neuropathological aspects of brain edema. J Neuropathol Exp Neurol 26:1–14
52. Kuhl DE, Phelps ME, Kowell AP, Metter EJ, Selin C, Winter J (1980) Effects of stroke on local cerebral metabolism and perfusion: Mapping by emission computed tomography of 18FDG and 13NH3. Ann Neurol 8:47–60
53. Kummer R von, Meyding-Lamade U, Forsting M, Rosin L, Rieke K, Hacke W, Sartor K (1994) Sensitivity and prognostic value of early CT in occlusion of the middle cerebral artery trunk. Am J Neuroradiol 15:9–15
54. Kushner M, Reivich M, Fieschi C, Silver F, Chawluk J, Rosen M, Greenberg J, Burke A, Alavi A (1987) Metabolic and clinical correlates of acute ischemic infarction. Neurology 37:1103–1110
55. Laloux P, Richelle F, Jamart J et al (1995) Comparative correlations of HMPAO SPECT indices, neurological score and stroke subtypes with clinical outcome in acute carotid infarcts. Stroke 26:816–821
56. Lanfermann H, Kugel H, Heindel W, Herholz K, Heiss W-D, Lackner K (1995) Metabolic changes in acute and subacute cerebral infarctions: Findings at proton MR spectroscopic imaging. Radiology 196:203–210
57. Lassen NA (1966) The luxury-perfusion syndrome and its possible relation to acute metabolic acidosis localized within the brain. Lancet II:1113–1115
58. Lees KR (1998) Does neuroprotection improve stroke outcome? Lancet 351:1447–1448
59. Levine SR, Helpern JA, Welch KMA, Linde AMQ Vande, Sawaya KL, Brown EE, Ramadan NM (1992) Human focal cerebral ischemia: Evaluation of brain pH and energy metabolism with P-31 NMR spectroscopy. Radiology 185:537–544
60. Marchal G, Serrati C, Rioux P, Petit-Taboué MC, Viader F, de la Sayette V, le Doze F, Lochon P, et al. (1993) PET imaging of cerebral perfusion and oxygen consumption in acute ischaemic stroke: relation to outcome. Lancet 341:925–927
61. Marchal G, Young AR, Baron J-C (1999) Early postischemic hyperperfusion: Pathophysiologic insights from positron emission tomography. J Cereb Blood Flow Metab 19:467–482
62. Martin WRW, Raichle ME (1983) Cerebellar blood flow and metabolism in cerebral hemisphere infarction. Ann Neurol 14:168–176
63. Metter EJ, Kempler D, Jackson C, Hanson WR, Mazziotta JC, Phelps ME (1989) Cerebral glucose metabolism in Wernicke's, Broca's, and conduction aphasia. Arch Neurol 46:27–34
64. Metter EJ, Riege WH, Hanson WR, Jackson CA, Kempler D, Lancker Dvan (1988) Subcortical structures in aphasia. An analysis based on (F-18)fluorodeoxyglucose, positron emission tomography, and computed tomography. Arch Neurol 45:1229–1234
65. Mies G, Ishimaru S, Xie Y, Seo K, Hossmann K-A (1991) Ischemic thresholds of cerebral protein synthesis and energy state following middle cerebral artery occlusion in rat. J Cereb Blood Flow Metab 11:753–761
66. Miura H, Nagata K, Hirata Y, Satoh Y, Watahiki Y, Hatazawa J (1994) Evolution of crossed cerebellar diaschisis in middle cerebral artery infarction. J Neuroimaging 4:91–96
67. Miyabe M, Mori S, van Zijl PC, Kirsch JR, Eleff SM, Koehler RC, Traystman RJ (1996) Correlation of the average water diffusion constant with cerebral blood flow and ischemic damage after transient middle cerebral artery occlusion in cats. J Cereb Blood Flow Metab 16:881–891
68. Monakow C von (1914) Die Lokalisation im Großhirn und der Abbau der Funktion durch kortikale Herde. Bergmann, Wiesbaden
69. Moseley ME, Cohen Y, Mintorovitch J, Chileuitt L, Shimuzu H, Kucharczyk J, Wendland MF, Weinstein PR (1990) Early detection of regional cerebral ischemia in cats: comparison of diffusion- and T2-weighted MRI and spectroscopy. Magn Res Med 14:330–346
70. Nakagawara J, Sperling B, Lassen NA (1997) Incomplete brain infarction of reperfused cortex may be quantitated with iomazenil. Stroke 28:124–132
71. Owens J, Wyper DJ, Patterson J, Brown DRP, Elliott AT, Teasdale GM, McCulloch J (1997) First SPET images of glutamate (NMDA) receptor activation in vivo in cerebral ischaemia. Nucl Med Communications 18:149–158
72. Pawlik G, Herholz K, Beil C, Wagner R, Wienhard K, Heiss W-D (1985) Remote effects of focal lesions on cerebral blood flow and metabolism. In: Heiss W-D (ed) Functional Mapping of the Brain in Vascular Disorders. Springer, Berlin, pp 59–84
73. Piepgras A, Leinsinger G, Kirsch CM, Schmiedek P (1994) STA-MCA bypass in bilateral carotid artery occlusion: clinical results and long-term effect on cerebrovascular reserve capacity. Neurol Res 16:104–107
74. Podreka I (1998) Application of single photon emission computed tomography to the study of cerebral ischemia. In: Ginsberg MD, Bogousslavsky J (eds) Cerebrovascular Disease: Pathophysiology, Diagnosis, and Management. Malden, Mass, USA, Blackwell Science, pp 773–779

75. Powers WJ, Grubb RL Jr, Darriet D, Raichle ME (1985) Cerebral blood flow and cerebral metabolic rate of oxygen requirements for cerebral function and viability in humans. J Cereb Blood Flow Metab 5:600–608
76. Powers WJ, Press GW, Grubb RL Jr, Gado M, Raichle ME (1987) The effect of hemodynamically significant carotid artery disease on the hemodynamic status of the cerebral circulation. Ann Intern Med 106:27–35
77. Prichard JW (1998) Nuclear magnetic resonance spectroscopy of brain ischemia. In: Ginsberg MD, Bogousslavsky J (eds) Cerebrovascular Disease: Pathophysiology, Diagnosis, and Management. Malden, Mass, USA, Blackwell Science, pp 793–805
78. Ramsay SC, Weiller C, Myers R, Cremer JE, Luthra SK, Lammertsma AA, Frackowiak RSJ (1992) Monitoring by PET of macrophage accumulation in brain after ischaemic stroke. Lancet 339:1054–1055
79. Ramsay SC, Yeates MG, Lord RS et al (1991) Use of technetium-HMPAO to demonstrate changes in cerebral blood flow reserve following carotid endarterectomy. J Nucl Med 32:1382–1386
80. Read SJ, Hirano T, Abbott DF, Sachinidis JI, Tochon-Danguy HJ, Chan JG, Egan GF, Scott AM, et al. (1998) Identifying hypoxic tissue after acute ischemic stroke using PET and 18F-fluoromisonidazole. Neurology 51:1617–1621
81. Reivich M (1992) Crossed cerebellar diaschisis. Am J Neuroradiol 13:62–64
82. Ringelstein EB, Biniek R, Weiller C, Ammeling B, Nolte PN, Thron A (1992) Type and extent of hemispheric brain infarctions and clinical outcome in early and delayed middle cerebral artery recanalization. Neurology 42:289–298
83. Schuier FJ, Hossmann K-A (1980) Experimental brain infarcts in cats. II. Ischemic brain edema. Stroke 11:93–601
84. Sharbrough FW, Messick JM, Sundt TMJr (1973) Correlation of continuous electroencephalograms with cerebral blood flow measurements during carotid endarterectomy. Stroke 4:674–683
85. Sorensen AG, Copen WA, Ostergard L, Buonanno FS, Gonzalez RG, Rordorf G, Rosen BR (1999) Hyperacute stroke: Simultaneous measurement of relative cerebral blood volume, relative cerebral blood flow, and mean tissue transit time. Radiology 210:519–527
86. Szelies B, Herholz K, Pawlik G, Karbe H, Hebold I, Heiss W-D (1991) Widespread functional effects of discrete thalamic infarction. Arch Neurol 48:178–182
87. The National Institute of Neurological Disorders and Stroke rt-PA Stroke Study Group (1995) Tissue plasminogen activator for acute ischemic stroke. New Engl J Med 333:1581–1587
88. Toyama H, Takeshita G, Takeuchi A, Anno H, Ejiri K, Maeda H, Katada K, Koga S, Ishijama N, Kanno T, Yamaoka N (1990) Cerebral hemodynamics in patients with chronic obstructive carotid disease by rCBF, rCBV, and rCBV/rCBF ratio using SPECT. J Nucl Med 31:55–60
89. Warach S, Gaa J, Siewert B, Wielopolski P, Edelman RR (1995) Acute human stroke studied by whole brain echo planar diffusion-weighted magnetic resonance imaging. Ann Neurol 37:231–241
90. White DB, Norris JW, Hachinski VC (1979) Death in early stroke: causes and mechanisms. Stroke 10:743
91. Wise RJS, Bernardi S, Frackowiak RSJ, Legg NJ, Jones T (1983) Serial observations on the pathophysiology of acute stroke. Brain 106:197–222
92. Wise RJS, Rhodes CG, Gibbs JM, Hatazawa J, Palmer T, Frackowiak RSJ, Jones T (1983) Disturbance of oxidative metabolism of glucose in recent human cerebral infarcts. Ann Neurol 14:627–637

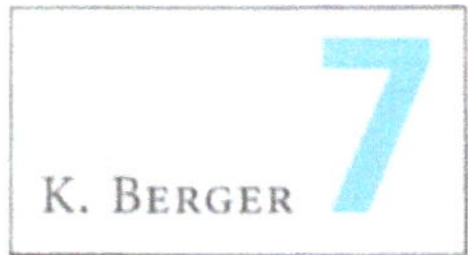

Epidemiologie zerebrovaskulärer Erkrankungen

K. Berger

Häufigkeiten und Risikofaktoren für ischämische Insulte, intrazerebrale Blutungen und Subarachnoidalblutungen

7.1 Einleitung

Der Schlaganfall zählt zu den häufigsten Erkrankungen in Deutschland und nimmt mit einem Anteil von 11,4% Platz drei der deutschen Todesursachenstatistik [6] ein. Die Folgen eines aufgetretenen Schlaganfallereignisses sind sowohl für den Betroffenen als auch für die Gesellschaft enorm. 15–25% aller Hirninfarktpatienten entwickeln eine bedeutsame kognitive Funktionseinschränkung. Etwa 30% aller überlebenden Schlaganfallpatienten haben Sprach- oder Sprechfunktionsstörungen. Aufgrund der verbleibenden Residualsymptomatik ist ein großer Prozentsatz von Depressionen betroffen [86]. In den USA wurden die Kosten pro Person (life-time cost) für jeden Schlaganfall auf im Mittel $103 576 im Jahre 1990 geschätzt [147]. Die errechneten Ausgaben variierten dabei zwischen $91 000 für den ischämischen Insult und $228 000 für die Subarachnoidalblutung. Aufgrund der Häufigkeit des Schlaganfalls stellen die Kosten für Akutbehandlung, Rehabilitation und Folgekosten für die Therapie verbliebener Symptome bedeutende Ausgaben im Gesundheitswesen dar. Schlüsselt man die Kosten nach dem Ort der Entstehung auf, so entfallen über die Hälfte auf die sog. indirekten Kosten, die Folgen einer verlorenen Produktivität des bzw. der Patienten/in sind.

Der Begriff Schlaganfall selbst wird heterogen benutzt. Im nachfolgenden Kapitel werden Häufigkeiten und Risikofaktoren für Hirninfarkte, intrazerebrale Blutungen und Subarachnoidalblutungen beschrieben. Die in epidemiologischen Studien gefundenen Häufigkeiten und Risikofaktoren der genannten zerebrovaskulären Erkrankungen stellen die Basis für klinische Interventionen und für Präventionsempfehlungen zur Vermeidung von Schlaganfällen dar.

7.2 Epidemiologische Begriffe

Zur besseren Interpretation der Zahlen ist zunächst die Erläuterung einiger Begriffe erforderlich. Bei der Untersuchung der Häufigkeit des Schlaganfalls wird zwischen *Prävalenz* und *Inzidenz* unterschieden. Die Prävalenz gibt die Anzahl der (lebenden) Schlaganfallpatienten innerhalb einer Bevölkerung zu einem bestimmten Zeitpunkt an, unabhängig davon, wann das Ereignis aufgetreten ist (Lebenszeitprävalenz). Die Inzidenz beschreibt die Anzahl neu aufgetretener Schlaganfälle innerhalb einer Bevölkerung während eines definierten Zeitraums, z. B. 1 Jahr.

Die Schlaganfallsterblichkeit wird durch zwei Maßzahlen angegeben. Die Mortalität erfasst alle an einem Schlaganfall Verstorbenen im Vergleich zu anderen Todesursachen in einer Bevölkerung, die Letalität (im Englischen als *case fatality* bezeichnet) alle einem Schlaganfall Verstorbenen bezogen auf alle aufgetretenden Schlaganfälle. Beim Vergleich von Häufigkeiten muss die jeweils gewählte Definition des Schlaganfalls berücksichtigt werden. In der Regel beinhaltet der Begriff „Schlaganfall" (im Englischen *total stroke*) Hirninfarkte (*ischemic stroke*), Hirnblutungen (*hemorrhagic stroke*) und nicht weiter klassifizierbare (*undetermined*) Schlaganfallereignisse. In einigen Studien werden transitorisch ischämische Attacken (TIA) dazugerechnet, in anderen hingegen Subarachnoidalblutungen bei den Hirnblutungen ausgeschlossen. Stumme Hirninfarkte (*silent stroke*) sind Infarktereignisse, die ohne bemerkte klinische Symptomatik ablaufen und kernspin- bzw. computertomographisch nachweisbar sind. Wegen der Notwendigkeit der Bildgebung und der variablen Definition von „stumm" müssen methodische Aspekte beim Häufigkeitsvergleich besonders berücksichtigt werden.

Risiken werden in epidemiologischen Studien mit verschiedenen Maßzahlen angegeben. Das *Relative Risiko RR* beschreibt den Quotienten aus zwei Inzidenzen. Die Inzidenz des Schlaganfalls bei Personen mit einem bestimmten Risikofaktor im Verhältnis zur Inzidenz ohne diesen Risikofaktor. Daraus folgt, dass das Relative Risiko angibt, um wieviel häufiger die Erkrankung mit dem Risikofaktor auftritt.

Das *Odds-Ratio* (OR) beschreibt Risiken in Fall-Kontroll-Studien und auch in Querschnittsstudien. Der Begriff „Odds" kommt aus dem Englischen und beschreibt dort die Erfolgschance. Bei einem Treffer von 10 Versuchen wird nicht von einer Wahrscheinlichkeit von 10% gesprochen, sondern dass die „Odds" bei 1:9 oder 1/9 liegen. Am einfachsten wird der Begriff mit Chancenverhältnis übersetzt. Das Odds-Ratio errechnet sich als Quotient aus dem Chancenverhältnis für das Vorliegen eines bestimmten Risikofaktors bei den Fällen gegenüber dem bei den Kontrollen. Bei prospektivem Design und großer Probandenzahl entsprechen sich Odds-Ratio und Relatives Risiko. Relative Risiken und Odds-Ratios über 1 bedeuten ein gesteigertes Risiko, solche unter 1 einen protektiven Effekt.

Das Attributable Risiko (AR) schließlich beschreibt, welchen prozentualen Anteil ein bestimmter Risikofaktor an der Inzidenz des Schlaganfalls bei denjenigen hat, die diesen Faktor aufweisen. Die besondere Bedeutung des Attributablen Risikos ergibt sich daraus, dass es das Potenzial an vermeidbaren Ereignissen bei konsequenter Behandlung des Risikofaktors angibt. Konfidenzintervalle sind ähnlich dem p-Wert ein statistisch bestimmtes Maß für die Präzision, mit der Effekte (z. B. Risiken) in einer Studie bestimmt werden. Ein 95% Konfidenzintervall besagt theoretisch, dass bei einer 100mal mit gleicher Methodik durchgeführten Studie die Höhe des angegebenen Risikos in 95 Studien innerhalb des vom Konfidenzintervall umschlossenen Bereiches liegen würde. In 5 Studien liegt es darüber oder darunter. Die Weite des Konfidenzintervalls hängt ab von der Anzahl der Studienteilnehmer und der Genauigkeit, mit der die untersuchten Riskofaktoren gemessen werden können. Konfidenzintervalle, deren Bereich die 1 miteinschließt sind nicht signifikant.

7.3 Methodische Aspekte verschiedener Datenquellen

Grundsätzlich lassen sich vier große Datenquellen zur Häufigkeit des Schlaganfalls unterscheiden:

- Daten aus Bevölkerungsstudien,
- Daten aus Bevölkerungsregistern,
- Daten aus Krankenhausregistern,
- Daten aus Sekundärdatenquellen.

Prospektive Bevölkerungsstudien erfordern in der Regel den größten Aufwand und sind kostenintensiv. Sie liefern präzise Zahlen zur Häufigkeit einer Erkrankung innerhalb der Studienpopulation in Abhängigkeit der gewählten Methodik zur Krankheitserfassung und Validierung. Eingeschränkt wird ihre Aussagekraft durch mögliche Selektionseffekte. Studienteilnehmer an dieser Art von Studien sind in der Regel gesundheitsbewusster und unterscheiden sich häufig im Risikofaktorprofil von Nichtteilnehmern.

Die Vorteile von Bevölkerungsregistern sind durch den Aufbau von Krebsregistern zunehmend ins Bewusstsein gerückt. Ursprünglich entwickelt zur besseren Erfassung seltener Erkrankungen werden sie gerade beim Schlaganfall in den letzten Jahren vermehrt aufgebaut. In einem Bevölkerungsregister werden alle auftretenden Schlaganfallereignisse einer geographisch genau definierten Region (z.B. einer Stadt oder einem Landkreis) erfasst, unabhängig davon, ob sie ambulant oder stationär behandelt werden. Voraussetzung dafür ist, dass in allen stationären Behandlungseinrichtungen der Region sowie bei allen niedergelassenen Ärzten behandelte Patienten mit einem Schlaganfallereignis standardisiert erfasst werden. Die Zahl der Einwohner in dieser Region, über die entsprechenden Meldeämter aktualisiert verfügbar, bildet die Bezugsbevölkerung. Essentiell für die Qualität der Registerdaten ist die vollständige Erfassung von Schlaganfällen in der umschriebenen Region. Nur Registerdaten, die über 90% aller aufgetretenen Ereignisse erfassen, sind methodisch von ausreichender Qualität. Problematisch in der Registrierung sind Patienten mit Schlaganfällen, die aufgrund der Schwere der Symptomatik früh (innerhalb von Stunden) versterben oder verlegt werden. Schlaganfallregister erfassen Inzidenzen, Prävalenzen können in der Regel nur beschrieben werden, wenn gleichzeitig die Mortalität der untersuchten Bevölkerung registriert wird.

Krankenhausbasierte Register sind in der letzten Zeit in Deutschland vor allem im Rahmen von Qualitätssicherungsprojekten entstanden [77] oder befinden sich in zahlreichen Regionen im Aufbau. Im Unterschied zu bevölkerungsorientierten Registern erfassen sie den ambulanten Bereich nicht. Neben dem Schweregrad der Symptome gibt es aber zahlreiche andere medizinische und nichtmedizinische Faktoren, die die Krankenhausaufnahme beeinflussen. Deswegen sind krankenhausbasierte Register für die Allgemeinbevölkerung nicht repräsentativ. Sie bilden jedoch die Situation stationär betreuter Schlaganfälle ab.

Fehlende Daten aus Bevölkerungsstudien hatten in der Vergangenheit dazu geführt, dass Daten aus routinemäßig erhobenen Statistiken, sog. Sekundärdatenquellen, herangezogen wurden. Hierzu zählen vor allem die auf der ICD-Kodierung basierenden Krankheitsartenstatistiken der Krankenkassen, die Todesursachenstatistik des Statistischen Bundesamtes oder auch Daten von Rentenversicherungsträgern. Die Verwendung von Sekundärdaten für Häufigkeitsabschätzungen ist problematisch, da sie auf Grund methodischer Einschränkungen in der Regel nicht präzise genug sind. Für den Schlaganfall stehen verschiedene ICD-Kodes zur Verfügung, die uneinheitlich eingesetzt werden. Deshalb ist bei ICD-kodierten Schlaganfallereignissen mit einer deutlichen Rate an falschen Klassifikationen zu rechnen. In der Todesursachenstatistik trägt neben der Differenz zwischen tatsächlicher und eingetragener Todesursache, die unterschiedliche ICD-Kodierung (Signierung) der eingetragenen Klartext-Ursachen zur Fehlklassifizierung bei [53].

Andererseits stellen Sekundärdaten in Abwesenheit präziserer Zahlen häufig die einzig mögliche Datenquelle dar.

7.4 Prävalenzen und Inzidenzen

Alle genannten zerebrovaskulären Erkrankungen sind deutlich altersabhängig. Die Prävalenz des Schlaganfalls (total stroke) variiert in internationalen Bevölkerungsstudien [27, 136, 154] zwischen 1 und 3,5% in der Altersgruppe 55–64 Jahre und zwischen 5 und 8% in der Altersgruppe über 75. Bei Männern liegen dabei die Prävalenzen in den genannten Altersgruppen etwa 30% über denen von Frauen (Tabelle 7.1). Die Prävalenz des Schlaganfalls ist abhängig von der Inzidenz und der Letalität. Bei sinkender Letalität und gleichbleibender Inzidenz muss die Anzahl der überlebenden Schlaganfallbetroffenen wachsen. Zur Prävalenz der TIA gibt es nur wenige Studien, eine davon aus Deutschland (s. Tabelle 7.3). Ihre Erhebung ist mit besonderen methodischen Problemen verknüpft. In der ARIC-Studie [153] betrug die Prävalenz 3,0% bei Männern und 5,0% bei Frauen der Altersgruppe 45–64 Jahre. In der Cardiovascular Health Study stieg die Prävalenz von 2,7% bei Männern im Alter von 65–69 auf 3,6% bei den 75- bis 79Jährigen und sank in höherem Alter wieder leicht ab. Bei Frauen zeigte sich ein ähnliches Bild mit vergleichbaren Zahlen [109].

Die jährliche Inzidenz des Schlaganfalls schwankt altersabhängig in internationalen Studien um den Faktor 100, zwischen 30/100 000 im 3.–4. Lebensjahrzehnt bis 3 000/100 000 in der Altersgruppe über 85 Jahren [26, 149]. Männer sind, vor allem in höheren Altersgruppen, häufiger betroffen. Das WHO-MONICA-Projekt gab Gelegenheit, die Inzidenz in 10 Ländern mit 17 Studienzentren standardisiert zu erheben und zu vergleichen [10, 149, 150]. Die jährliche Inzidenz des Schlaganfalls (die Definition beinhaltete Hirninfarkt, Hirnblutung einschließlich Subarachnoidalblutung und unbestimmbaren Typ) variierte zwischen 388 Ereignissen pro

Tabelle 7.1. Die Prävalenz des Schlaganfalls in verschiedenen Bevölkerungsstudien

Studie	Land	Zeitraum	Altersgruppe	Prävalenz [%]	
				Männer	Frauen
Rotterdam Study	Niederlande [27]	1990–1993	55 +	3,5	3,0
Cardiovascular Health Study	USA [109]	1989–1990	65 +	6,8	3,2
ARIC-Study	USA [154]	1987–1989	45–64	2,3	2,4
ILSA-Study	Italien [43]	1992–1993	65–84	8,0	6,6

100 000 Männern der Altergruppe 35–64 Jahre in Nowosibirsk, Russland, und 124/100 000 in Friaul, Italien. Bei Frauen fand sich mit 312/100 000 bzw. 61/100 000 in beiden Städten eine noch größere Variation. Generell waren Männer dieser Altersgruppe fast doppelt so häufig betroffen wie Frauen. In dem 5- bzw. 6jährigen Erhebungszeitraum, nahm die Schlaganfallinzidenz in fast allen Studienzentren ab (für Männer 0,4–6,5% pro Jahr, für Frauen 0,3–13,8% pro Jahr). Ein internationaler Vergleich von Inzidenzen in 11 Bevölkerungsregistern in 4 Erdteilen, die ab 1984 oder später Schlaganfälle erfassten, zeigt in der Altersgruppe 45–84 Jahre Schwankungen der jährlichen Inzidenz überwiegend zwischen 300 und 500/100 000 Personen (alters- und geschlechtsadjustiert). Die Inzidenzen in Dijon, Frankreich, mit 238 und in Nowosibirsk, Russland, mit 627/100 000 bildeten die Extreme [146]. Männer hatten stets höhere Raten (20–50%) als Frauen. Die Inzidenzen zwischen den jüngeren (45–54 Jahre) und höheren (85+) Altersgruppen variierten überwiegend um den Faktor 15–25, innerhalb der Altersgruppe 75–84 Jahre zwischen den Registern um den Faktor 2. In einer gepoolten Analyse europäischer Kohortenstudien [43], die auf höhere Lebensalter beschränkt war, stieg die Inzidenz des ersten Schlaganfalls von 7,1/1000 Personenjahren (Pj) in der Altersgruppe 65–69 Jahre auf 38,1/1000 Pj bei den über 90Jährigen an. Inzidenzen des Schlaganfalls (total stroke) aus verschiedenen Bevölkerungsstudien sind in Tabelle 7.2 aufgeführt.

In einigen Studien werden Inzidenzen für die unterschiedlichen Schlaganfalltypen angegeben. In dem bereits genannten Vergleich internationaler Schlaganfallregister [146] variiert die alters- und geschlechtsspezifische jährliche Inzidenz des Hirninfarkts zwischen 262 und 349 pro 100 000 Personen, die der intrazerebralen Blutung zwischen 33 und 60 pro 100 000 und die der Subarachnoidalblutung zwischen 6 und 19 pro 100 000, jeweils in der Altersgruppe 45–84 Jahre. Nur in Frankreich lagen die Raten z. T. deutlich niedriger. Im Oxfordshire Community Stroke Project [13] war die jährliche Hirninfarktinzidenz über alle Altersgruppen mit 1,3 pro 1000 Personen erwartungsgemäß deutlich höher als die der intrazerebralen Blutung (0,2/1000) und der Subarachnoidalblutung (0,1/1000) sowie den nicht bestimmbaren Schlaganfalltypen (0,1/1000). Die Inzidenz der intrazerebralen Blutung stieg dabei von 0,4/1000 in der Altersgruppe 55–64 Jahre auf 1,5/1000 bei den 75- bis 84Jährigen. Mit 28–42% aller intrazerebralen Blutungen ist am häufigsten das Putamen betroffen [151]. Danach folgen Thalamus (10–26%), Lappenblutungen (19–30%), Kleinhirn- (8–15%) und Hirnstammblutungen (4–11%). In Rochester, Minnesota, hat die Inzidenz der Hirnblutung in den drei Dekaden von 1945–1974 von 20/100 000 Personen auf 9/100 000 abgenommen [31]. Im folgenden Zeitraum 1975–1984 stieg sie hingegen auf 14/100 000 wieder an. In diesen Zeitraum fällt aber auch die Einführung der Computertomographie.

Tabelle 7.2. Inzidenz des Schlaganfalls in verschiedenen Bevölkerungsstudien

Studie	Land	Zeitraum	Inzidenz/1000 Personenjahre/Altersgruppe		
			55–64	65–74	75–84
Männer					
Soderhamm	Schweden [26]	1985	3,4	10,6	22,7
Tilburg	Niederlande [71]	1978–1980	2,8	7,5	16,0[a]
Rotterdam	Niederlande [43]	1990–1996	2,7	7,7	13,6
Kopenhagen	Dänemark [29]	1968–1983	5,2	9,8	23,9
Graz	Österreich [43]	1991–1995	2,6	9,1	–
Frauen					
Soderhamm	Schweden [26]	1985	3,4	10,6	22,7
Tilburg	Niederlande [71]	1978–1980	2,8	7,5	16,0[a]
Rotterdam	Niederlande [43]	1990–1996	2,7	7,7	13,6
Copenhagen	Dänemark [29]	1968–1983	5,2	9,8	23,9
Graz	Österreich [43]	1992–1996	0,9	1,6	–

[a] Altersgruppe 75 Jahre und älter

Die Inzidenz der TIA unterscheidet sich ebenfalls in internationalen Bevölkerungsstudien. Im Schlaganfallregister Dijon [99] variierte die jährliche TIA-Inzidenz zwischen 11,3 und 29,2 pro 100 000 Personen im Zeitraum 1985 bis 1994 und über alle Altersgruppen. In dieser Studie stieg ebenso wie in der Honolulu Heart Study [124] die Inzidenz der TIA mit dem Alter an. Die ARIC-Studie [153] und die Augsburger Seniorenstudie [18] konnten zeigen, dass nur 10–12% aller Studienteilnehmer die zumindest ein TIA-verdächtiges Symptom berichten, letztendlich auch als TIA-Ereignis klassifiziert werden. Aufgrund der „transienten“ Symptomatik besteht hierin die besondere Schwierigkeit der Erfassung. Vergleiche von Häufigkeiten der TIA sind deshalb nur eingeschränkt möglich.

Langlaufende Forschungsprojekte wie die Framingham-Studie bieten Gelegenheit, Inzidenztrends zu beobachten [170]. Im Zeitraum von 30 Jahren (1953–1983) blieb die 10-Jahres-Schlaganfallinzidenz für Männer der Altersgruppe 55–64 in der Framingham-Studie gleich (5,4–5,8%), während sie für Frauen abnahm (von 5,4 auf 3,7%). Die 10-Jahres-Inzidenz der TIA hingegen nahm von 3 auf 28% bei Männern und Frauen dieser Altersgruppe zu. In Rochester, Minnesota, nahm die jährliche Schlaganfallinzidenz im 25-Jahres-Zeitraum von 1950–1954 bis 1975–1979 um 46% ab. Sie stieg in der Periode 1980–1984 gegenüber den 70er Jahren allerdings wieder um 17% an [108]. In Finnland [155] nahm im Zeitraum 1983–1993 die Schlaganfallinzidenz jährlich um 1,7% ab. Ein ähnliches Bild zeigte sich in Japan [138], wo die Schlaganfallinzidenz für die Altersgruppe 40–69 Jahre (Männer und Frauen) im Zeitraum 1964–1983 um 60% abnahm. Ein umgekehrtes Bild zeigte sich in Ostdeutschland, wo sich von 1972–1973 bis 1985–1988 die Schlaganfallinzidenz bei Männern von 48,4 pro 10 000 auf 88/10 000 fast verdoppelte. Für Frauen blieb sie hingegen gleich [46]. Der erneute Anstieg der Inzidenz nach jahre- bzw. jahrzehntelangem Absinken wurde von einigen Autoren mit der Einführung der Bildgebung (Computertomographie) in der ersten Hälfte der 80er Jahre in Zusammenhang gebracht.

Das Risiko für das Auftreten eines Rezidivs nach abgelaufenem ersten Schlaganfall ist beträchtlich. Es ist in den ersten 30 Tagen unmittelbar nach Ereignis mit 3–8% am höchsten [128]. In der Framingham-Studie hatten von 394 initialen Schlaganfallpatienten 84 ein Zweit- und 27 ein Drittereignis während eines 26jährigen Follow-ups erlitten [133]. Die Rezidivrate für Männer war fast doppelt so hoch wie die für Frauen. In der Stroke-Data-Bank [73] war die Rezidivrate an 1200 Patienten mit einem Hirninfarkt und einem mittlerem Follow-up von 13 Monaten 14,1%. In einer neueren Studie aus New York [132] erlitten 71 von 323 Patienten mit einem Hirninfarkt ein Rezidiv während der Nachbeobachtung von im Mittel 3,3 Jahren. Das Rezidivrisiko betrug dabei innerhalb der ersten 30 Tage 6%, innerhalb der ersten 12 Monate 12% und 25% innerhalb von 5 Jahren nach Erstereignis.

7.5 Mortalität und Letalität

Die Rate tödlicher Schlaganfälle (total stroke) variiert weltweit um den Faktor 8. Nach einer von der WHO 1991 veröffentlichten Statistik [148], die die Schlaganfallhäufigkeit altersstandardisiert in 52 Ländern vergleicht, liegen dabei osteuropäische Länder an der Spitze. Basierend auf Zahlen des Statistischen Bundesamtes errechnet die WHO für Deutschland eine Schlaganfallsterblichkeit von 71/100 000 bei Männern und 44/100 000 bei Frauen aller Altersgruppen in den alten Bundesländern und von 76/100 000 bei Männern bzw. 50/100 000 bei Frauen in den neuen Ländern (unter Zugrundelegung von Daten der ehemaligen DDR aus 1989). Vergleihende Mortalitätsstatistiken dieser Art haben zwei große Probleme. Zum einen werden nur 35% der Weltbevölkerung von einem auswertbaren Totenscheinregister erfasst, so dass Zahlenangaben auf Basis dieser Daten nur für bestimmte Länder möglich sind. Zum anderen sind die Angaben auf den Totenscheinen häufig nicht präzise genug, um eine adäquate Vergleichsstatistik zu erstellen.

Mortalitätstrends für den Schlaganfall wurden in zahlreichen Regionen untersucht. Auch für diese Analysen gelten die genannten Einschränkungen, denn in der Regel basieren sie auf Daten von amtlichen Mortalitätsstatistiken. In einer 1993 erschienenen Übersicht [148] finden sich kontinentbezogen die höchsten Mortalitätsraten für Portugal (Westeuropa), Sowjetunion und Bulgarien (Osteuropa), Trinidad (Nord- und Zentralamerika), Paraguay (Südamerika) sowie China (Asien). Für die genannten Länder liegt die Schlaganfallmortalität zwischen 200 und 300 pro 100 000 Einwohner. Während im Zeitraum 1972–1982 die Mortalität in fast allen der 29 erfassten Ländern sank, stieg sie für Männer und Frauen in osteuropäischen Ländern (Bulgarien, Jugoslawien, Polen, Ungarn) an. Im Bevölkerungsregister in Rochester, Minnesota, sank die Schlaganfallmortalität 1960–1990 von etwa 80/100 000 Personen auf etwa 28/100 000 [108]. Diese Abnahme der Mortalität war etwas stärker als für den Rest der USA [144]. In der Framingham-Studie nahm im Verlauf von 30 Jahren [170] die 1-Jahres-Letalität des Schlaganfalls bei Männern der Altersgruppe 53–64 Jahre signifikant von 34% in den ersten 10 Jahren auf 13% in der 3. Dekade ab. Bei Frauen der gleichen Altersgruppe zeigte sich kein signifikanter Unterschied (21 versus 18%). Im WHO-MONICA-Projekt [149] variierte die 28-Tage-Letalität bei Männern zwischen 14,9% in Schweden und 39,5% in Russland. Bei Frauen war der Unterschied zwischen Finnland mit 17,5% und Polen mit 52,5% noch deutlich größer. In fast allen, bis auf die russischen Zentren, nahm die Letalität in dem angegebenen 5–6-Jahres-Zeitraum ab.

Die Letalität der verschiedenen Schlaganfalltypen ist sehr unterschiedlich. In Oxford [13] waren 10% aller registrierten Patienten mit Hirninfarkt nach 30 Tagen und 23% nach 1 Jahr verstorben. Von Patienten mit einer intrazerebralen Blutung waren zum Zeitpunkt 30 Tage bereits 50% und zum Zeitpunkt 1 Jahr 62% aller Betroffenen verstorben, während sich für die Subarachnoidalblutung zwischen beiden Zeitpunkten mit 46% bzw. 48% kein Unterschied fand. Fasst man alle Schlaganfalltypen in Oxford zusammen, so ist die 30 Tage Letalität mit 19%, die 1-Jahres-Letalität mit 31% anzugeben. In bevölkerungsbasierten Schlaganfallregistern variiert die Letalität der intrazerebralen Blutung zwischen 30 und 50% [151]. Dabei sind nur Studien berücksichtigt, die nach Einführung der Computertomographie durchgeführt werden. In älteren Studien ist die Letalität deutlich höher.

7.6 Schlaganfallhäufigkeit in Deutschland

Wie für viele andere Erkrankungen auch war die Datenlage zur Häufigkeit des Schlaganfalls in Deutschland sehr schmal, hat sich jedoch in den letzten Jahren etwas verbreitert. Beigetragen haben dazu vor allem bevölkerungsbezogene Schlaganfallregister und einige wenige Bevölkerungsstudien.

Schlaganfallprävalenzen für eine ältere Bevölkerung wurden 1997/98 in der Augsburger Seniorenstudie [18] erhoben (Tabelle 7.3). Diese Studie ist ein Follow-up-Projekt des WHO-MONICA-Surveys 1989/90. Die Seniorenstudie hat 385 ehemalige MONICA-Teilnehmer im Alter von 65–83 Jahren mit epidemiologischen, klinischen und apparativen Methoden nachuntersucht. Für die Erfassung der Schlaganfälle wurde ein spezieller Fragebogen entwickelt, der auf 6 verschiedenen Symptomfragen beruhte. Alle Teilnehmer wurden zusätzlich neurologisch untersucht. Positive Angaben zum Schlaganfall wurden durch herangezogene medizinische Unterlagen validiert. Die Definition des Begriffes Schlaganfall beinhaltete Hirninfarkte, intrazerebrale Blutungen und Subarachnoidalblutungen. TIAs wurden getrennt erfasst. Die Gesamtprävalenz des Schlaganfalls in dieser Altersgruppe betrug für Männer 8,4%, für Frauen 5,0%, die Prävalenz der TIA 3,0% bzw. 3,3%. Die Studie konnte zeigen, dass durch die Verwendung des Fragebogens anstelle einer einzelnen Screeningfrage etwa 30% mehr Ereignisse erfasst wurden.

Für Schlaganfallinzidenzen gibt es in Deutschland Daten aus vier Studien (Tabelle 7.4). Im Erlanger Schlaganfallprojekt [94] werden seit 1994 alle Schlaganfälle, die im Stadtgebiet von Erlangen auftreten, standardisiert erfasst. Dazu wurde eine umfangreiche Infrastruktur etabliert, die alle behandelnden Kliniken und niedergelassenen

Tabelle 7.3. Prävalenz von Schlaganfall und TIA in der Augsburger Seniorenstudie 1997/98 (n=384)

	Schlaganfall [a]		TIA [b]	
	%	(n)	%	(n)
Gesamt	6,8	(26/384)	3,1	(12/384)
Altersgruppe				
65–69 Jahre	1,9	(2/105)	2,9	(3/105)
70–74 Jahre	8,2	(13/135)	2,2	(3/135)
75–83 Jahre	7,6	(11/144)	4,2	(6/144)
Geschlecht				
Männer	8,4	(17/203)	3,0	(6/203)
Frauen	5,0	(9/181)	3,3	(6/181)

[a] Schlaganfall = Hirninfarkt plus Hirnblutung (einschließlich Subarachnoidalblutung) plus unbestimmter Schlaganfalltyp

[b] Transitorisch ischämische Attacke

Ärzte einschließt. Im Zeitraum 1994–1996 fand sich eine jährliche Schlaganfallinzidenz von 174/100000 Einwohner über alle Altersgruppen. Die Inzidenz stieg dabei von 4/100000 in der Altersgruppe 25–34 Jahre auf 2117/100000 bei den über 84Jährigen. Aus diesem Bevölkerungsregister sind auch Inzidenzen zu einzelnen Schlaganfalltypen verfügbar. Dabei betrug die Inzidenz des Hirninfarkts 137/100000 Einwohner, der intrazerebralen Blutung 24/100000 und der Subarachnoidalblutung 6/100000 Einwohner. Die Letalität des Schlaganfalls (case fatality rate) wurde zu den Zeitpunkten 28 Tage, 3 Monate und 12 Monate dokumentiert. 19,4% aller Patienten mit einem Schlaganfall waren innerhalb von 28 Tagen verstorben; 28,5% zum Zeitpunkt 3 Monate und 37,3% nach 1 Jahr. Die Letalität der Blutungen war zu allen drei Zeitpunkten etwa doppelt so hoch wie die der Hirninfarkte. Neben der Schlaganfallinzidenz und der Letalität werden im Erlanger Projekt eine Vielzahl relevanter Parameter für die Schlaganfallversorgung erfasst [72].

Bevölkerungsbasierte Schlaganfallregister bestehen in den neuen Bundesländern bereits seit 1972. 1984 wurden für die WHO-MONICA-Studie in 14 Kreisen Schlaganfallregister aufgebaut, ab 1990 wegen der Einigung jedoch auf einen Kreis reduziert [47, 64]. Dieses letzte Schlaganfallregister in Zwickau wurde bis 1993 weitergeführt. Schlaganfälle wurden standardisiert nach der Definition des MONICA-Projekts erhoben [11]. Die jährliche Inzidenz des Schlaganfalls betrug für Männer der Altersgruppe 25–64 Jahre 114/100000 im Zeitraum 1984–1993. Für Frauen wurde eine Inzidenz von 68,2/100000 in der gleichen Altersgruppe erhoben [64]. Auch hier zeigte sich die deutliche Altersabhängigkeit. So stieg die Inzidenz bei Männern von 8,5/100000 in der Altersgruppe 25–34 auf 1004,9 in der Altersgruppe 65–75 Jahre. Bei Frauen war die Inzidenz in der jüngeren Altersgruppe mit 11,3/100000 ähnlich, in der hohen Altersgruppe hingegen mit 778,5/100000 deutlich geringer. Auch das MONICA-Register Ostdeutschland konnte Inzidenzen für verschiedene Schlaganfalltypen getrennt erfassen. Die Inzidenz des Hirninfarkts betrug 71,8/100000 in der Altersgruppe 25–64 Jahre, die der intrazerebralen Blutung 28,5 und der Subarachnoidalblutung 13,7 bei Männern. Bei Frauen lagen die Inzidenzen der verschiedenen Schlaganfalltypen niedriger (Hirninfarkt 41,6/100000, intrazerebrale Blutung 15/100000, Subarachnoidalblutung 11,6/100000). Die 28-Tage-Letalität aller Schlaganfälle betrug für Männer 37% und für Frauen 40%. Die PROCAM-Studie [19] untersucht Betriebsangehörige im Münsterland und ist deshalb nur bedingt auf die Allgemeinbevölkerung generalisierbar. Bedingt durch den „healthy worker effect“ finden sich bei Studien von Arbeitnehmern niedrigere Erkrankungsraten als bei der Allgemeinbevölkerung. Dieser Effekt wurde auch in der PROCAM-Studie nachgewiesen, die im Vergleich zu den beiden genannten Registern deutlich niedrigere Inzidenzen des Schlaganfalls gefunden hat. In der Altersgruppe 25–64 war sie für Männer etwa halb so groß wie in Erlangen bzw. dem ostdeutschen MONICA-Register. Sie ist jedoch gut vergleichbar mit einer Studie aus Norwegen, die Schlaganfallinzidenzen speziell von gesunden Männern in ähnlicher Alterspanne im Vergleich zu solchen, die eine Komorbidität mit anderen Erkrankungen aufwiesen untersuchte [63]. Die niedrigere Schlaganfallinzidenz in der PROCAM-Studie korrespondiert mit einer etwa 30% niedrigeren Mortalität in dieser Kohortenstudie verglichen mit der deutschen Todesursachenstatistik.

In der Augsburger Seniorenstudie (18) konnte die Schlaganfallinzidenz von einer kleiner Kohorte von Teilnehmern in höherem Lebensalter bestimmt werden. In der Altersgruppe 65–74 Jahre sind sie bei Männer und Frauen gut mit den Ergebnissen aus Erlangen vergleichbar. Die Inzidenzen im ostdeutschen MONICA-Projekt hingegen sind in dieser Altersgruppe deutlich höher. In höherem Lebensalter liegen die Augsburger Ergebnisse jedoch deutlich unter den Inzidenzen in Erlangen. Hierzu können die kleine Teilnehmerzahl in dieser Altersgruppe und Selektionseffekte durch das Studiendesign beigetragen haben.

Tabelle 7.4 zeigt die alters- und geschlechtsspezifischen Inzidenzraten in den vier Studien. Zusammenfassend sind die Inzidenzen in den Altersgruppen 25–44 Jahre sowohl für Männer als auch für Frauen in den drei aufgeführten Studien (PROCAM nur Männer) relativ gut vergleichbar. Ab dem 45. Lebensjahr findet sich in der PROCAM-Studie eine deutlich niedrigere Inzidenz, während die Erlanger und die ostdeutschen Daten bis zum 64. Lebensjahr gut vergleichbar bleiben. In höherem Lebensalter finden sich z.T. deutliche Unterschiede. Zu berücksichtigen sind dabei zum einen die unterschiedlichen Erhebungszeiträume, zum anderen die verschiedenen Bevölkerungen und Erhebungstechniken.

Tabelle 7.4 Jährliche Schlaganfallinzidenz pro 100 000 in vier deutschen Bevölkerungsstudien

Studie Design Zeitraum	Erlanger Schlaganfallregister Register[b] 1994–1996		MONICA-Projekt Ostdeutschland Register[b] 1984–1993		Augsburger Seniorenstudie Kohorte[c] 1989–1998		PROCAM-Studie Kohorte[c] 1980–1990
Altersgruppe	Frauen	Männer	Frauen	Männer	Frauen	Männer	Männer
25–34	2	6	11	9	–	–	8
35–44	29	14	28	27	–	–	12
45–54	81	128	65	118	–	–	55
55–64	203	188	214	389	–	–	117
65–74	437	610	779	1005	410	633	
75–84[d]	1197	1288	–	–	626	897	
85 +	2013	2415	–	–	–	–	–
Gesamt[a]							
25–64	67,5	73,4	68	114	–	–	41,5

[a] Gerundet und altersstandardisiert (direkt) auf die (west-) deutsche Bevölkerung am 31.12.1980
[b] Rate pro 100 000 Personen pro Jahr (kumulative Inzidenz)
[c] Rate pro 100 000 Personenjahren (Inzidenzdichte)
[d] In Augsburg Altersgruppe 75–83 Jahre

7.7 Risikofaktoren

Klinische und epidemiologische Forschungen haben in der Vergangenheit zahlreiche Risikofaktoren für das Auftreten des Schlaganfalls identifiziert. Neben morbiditätsbedingten Faktoren wie der Hypertonie, dem Diabetes mellitus und verschiedenen Herzerkrankungen haben verhaltensabhängige Risikofaktoren wegen ihrer zumindest theoretisch einfachen Beeinflussbarkeit besonderen Stellenwert [32]. Hierzu zählen in erster Linie das Rauchen, ein sportlich aktiver Lebensstil, Übergewicht und Alkoholkonsum. Studien haben deutlich gemacht, dass viele dieser Faktoren einen unterschiedlichen Stellenwert für Hirninfarkt und Hirnblutung besitzen und deshalb eine differenzierte Betrachtung von Schlaganfalltyp und Risikofaktor notwendig ist. Eine Übersicht für Risikofaktoren des ischämischen Insults gibt Tabelle 7.5.

7.7.1 Risikofaktorenkonzepte

Das Risikofaktorenkonzept ist eines von mehreren theoretischen Modellen der Krankheitsentstehung. Es beruht darauf, dass Risikofaktoren definierbare Ursachen darstellen, durch deren Wirkung eine erhöhte Erkrankungs- oder Mortalitätswahrscheinlichkeit entsteht [30]. Grundlage dieses Konzeptes sind deshalb berechenbare Wahrscheinlichkeiten. Gegenüber anderen Konzepten unterscheidet sich dieses in der Betrachtungsweise von kausalen Zusammenhängen. Ein Risikofaktor führt nicht zwangsläufig zu einer Erkrankung, sondern es werden für das Auftreten Wahrscheinlichkeiten angegeben. Außerdem kann die gleiche Erkrankung auch bei Personen entstehen, die den Risikofaktor nicht haben. Das *Risikofaktorenkonzept* ermöglicht eine geschlossene Theorie der Krankheit, das auch soziale und gesellschaftliche Aspekte einschließen kann [30]. Innerhalb des Konzeptes lassen sich Erkrankungswahrscheinlichkeiten mit epidemiologischen Risikomaßen (Relatives Risiko RR, Odds-Ratio OR und Attributables Risiko AR, s. 7.2) beschreiben. Das Risikofaktorenkonzept ist in der Medizin weit verbreitet. Andere Konzepte der Krankheitsentstehung sind das erweiterte *Koch-Model* und das in neuerer Zeit entwickelte *handlungstheoretische Model*. Die nachfolgende Beschreibung von Risikofaktoren für den Schlaganfall beruht auf dem Risikofaktorenkonzept.

Die Einteilung in kausale Faktoren und Intermediärfaktoren ist bei der Riskoabschätzung einzelner Faktoren bedeutsam. Kausale Faktoren sind solche, die ein Ursache-Wirkungs-Verhältnis zum Schlaganfall haben. Dieses zeigt sich in einem zugrunde liegenden pathophysiologischen Modell, in einer eindeutigen zeitlichen Beziehung (die Ursache muss der Wirkung zeit-

Tabelle 7.5. Risikofaktoren des ischämischen Insults. (Modifiziert nach Sacco 1997)

Gut dokumentierte Faktoren

- Beeinflussbar (bzw. behandelbar)
  - Hypertonie
  - Herzerkrankungen
    - Vorhofflimmern
    - Infektiöse Endokarditis
    - Frischer Herzinfarkt
  - Zigarettenrauchen
  - TIA
  - Asymptomatische Carotisstenosen
- Potentiell beeinflussbar
  - Diabetes mellitus
  - Linksventrikuläre Hypertrophie
  - Mitralklappenstenose
- Nicht beeinflussbar
  - Alter
  - Geschlecht
  - Ethnische Zugehörigkeit
  - Genetische Disposition

Mögliche/wahrscheinliche Risikofaktoren

- Beeinflussbar (bzw. behandelbar)
  - Erhöhte Cholesterinwerte
  - Orale Kontrazeptiva
  - Übergewicht
  - Körperliche Inaktivität
  - Alkoholkonsum
  - Drogeneinnahme
  - Ernährungsfaktoren
- Potentiell beeinflussbar
  - Herzerkrankungen
    - Kardiomyopathie
    - Nichtinfektiöse Endokarditis
    - Mitralringverkalkung
    - Offenes Foramen ovale
    - Vorhofseptumaneurysma
  - Migräne
  - Erhöhte Spiegel für
    - Hämatokrit
    - Fibrinogen
    - Insulin/Insulinresistenz
    - Antikardiolipin-Antikörper
  - Intima-Media-Dicke
  - Soziale Schicht

lich vorangehen) und in der Regel auch in einer deutlichen Dosis-Wirkungs-Kurve. Typisches Beispiel für eine Ursache-Wirkungs-Beziehung ist der Zusammenhang zwischen der Hypertonie als ursächlichem Faktor und dem Auftreten des Hirninfarkts.

Intermediärfaktoren sind solche, die als Zwischenschritt im pathophysiologischen Modell zwischen Ursache und Erkrankung auftreten. Beispielsweise erhöht Alkoholkonsum den HDL-Anteil des Cholesterins. Ein erhöhtes HDL-Cholesterin geht mit einem verminderten Schlaganfallrisiko einher. In einer Risikofaktoranalyse mit Regressionsverfahren, die Alkoholkonsum und HDL-Cholesterin einschließen, würde so nur eine Riskobeurteilung des Alkoholanteils möglich, der nicht über HDL vermittelt wird. Ein weiteres Beispiel ist der Zusammenhang zwischen Intima-Media-Dicke der A. carotis und dem Risiko des Schlaganfalls. Eine verdickte Intima-Media ist die gemeinsame Endstrecke einer Reihe von Risikofaktoren, in erster Linie einer Hypertonie. Bei der Interpretation von Ergebnissen muss deshalb stets berücksichtigt werden, ob ein Riskofaktor ursächlich oder intermediär wirksam ist.

7.7.2 Präventionskonzept

In Abhängigkeit der unterschiedlichen Stadien der Manifestation von Erkrankungen wird zwischen *primärer, sekundärer* und *tertiärer Prävention* unterschieden. Die primäre Prävention umfasst neben der Förderung der Gesundheit die Verhütung von Erkrankungen durch Beseitigung eines oder mehrerer ursächlicher Faktoren. Die Primärprävention will der Entstehung von Störungen und Krankheiten zuvorkommen [30, 62]. Ziel der sekundären Prävention ist es, Krankheiten möglichst frühzeitig zu erkennen, d.h. die asymptomatische Krankheitsphase zu verkürzen, um durch eine vorzeitige Diagnose und Behandlung die Prognose einer Erkrankung zu verbessern [62]. Die bekannteste Maßnahme der Sekundärprävention ist das Screening. Es zielt auf die Identifikation einer Erkrankung bzw. eines Risikofaktors für eine Erkrankung in der vorklinischen Phase. Screening-Tests müssen nicht diagnostisch sein, sondern sollen in erster Linie Personen identifizieren, bei denen das Vorliegen einer bestimmten Erkrankung wahrscheinlich ist. Diese müssen mittels weiterer Untersuchungen abgeklärt werden. In der Klinik wird der Begriff „Sekundärprävention" häufig in Zusammenhang mit der Verhinderung erneuter Ereignisse nach eingetretenem Schlaganfall benutzt. Diese Aufgabe ist jedoch das Ziel der tertiären Prävention. Diese will Folgeerkrankungen bzw. Rezidive nach eingetretenem Ereignis verhindern.

Neben den verschiedenen Ebenen der Prävention ist eine Unterscheidung in *Verhaltens-* und

Verhältnisprävention sinnvoll. Die Verhaltensprävention umfasst die Beeinflussung von Gewohnheiten, Einstellungen und Handlungsweisen einzelner Personen mit dem Ziel der Vermeidung bzw. Früherkennung von Erkrankungen [30]. Die Verhältnisprävention beeinflusst gesellschaftliche oder staatliche Gegebenheiten in der Art, dass Krankheiten vermieden oder früh erkannt werden können. Beispielsweise ist ein Projekt zur Raucherentwöhnung im Betrieb eine Maßnahme der Verhaltensprävention, die Schaffung rauchfreier Räume, die Entfernung von Zigarettenautomaten und ähnlichen sind ergänzende Maßnahmen der Verhältnisprävention [30]. Die Verhältnisprävention wird in der Regel vom Gesetzgeber, den Kommunen, Krankenkassen oder Institutionen des öffentlichen Gesundheitsdienstes durchgeführt.

Bei der Beurteilung des Schlaganfallrisikopotenzials einzelner Faktoren ist schließlich die Unterscheidung in eine *Bevölkerungs-* und eine *Hochrisikoträgerperspektive* sinnvoll. Die erste Strategie richtet sich an die Gesamtbevölkerung und bemüht sich um eine krankheitsspezifische Prävention (z.B. Förderung des Nichtrauchens oder der körperlichen Aktivität). Die Hochrisikostrategie richtet sich an Personen, die aufgrund eines oder mehrerer Riskofaktoren ein erhöhtes Krankheitsrisiko haben. Sie will Schlaganfallereignisse bei Personen mit spezifischen Verhaltensweisen oder Risiken verhindern [62]. Beide Strategien bieten spezifische Vorteile und werden ergänzend eingesetzt. Die Hochrisikostrategie wird der Sekundärprävention zugerechnet.

Die Bedeutung der verschiedenen Risikofaktoren für den Schlaganfall beruht auf unterschiedlich großer Evidenz. Im Präventionskonzept ist es deshalb wichtig, eine Unterscheidung in sicher dokumentierte Risikofaktoren sowie wahrscheinliche/mögliche Faktoren vorzunehmen. In die erste Gruppe fallen solche Risikofaktoren, die in mehreren unabhängigen epidemiologischen oder klinischen Studien identifiziert wurden, für die eine Ursache-Wirkungs-Beziehung auf einem plausiblen biologischen Modell besteht und deren Modifikation, z.B. in Interventionsstudien, zu einer Senkung der Schlaganfallhäufigkeit geführt hat. Wahrscheinliche Faktoren wurden in mehreren Studien als Risiko identifiziert, in anderen nicht bestätigt. Häufig besteht für diese Kategorie nur eine kleine Anzahl an Studien. Mögliche Faktoren sind in der Regel erst bzw. nur in Einzelstudien als Risiko beschrieben worden und ihr Status als Risikofaktor ist unklar. Tabelle 7.5 gibt eine Übersicht von Risikofaktoren.

7.7.3 Risikomarker

Risikomarker stellen Faktoren dar, die nicht beeinflussbar, jedoch mit dem Auftreten von Hirninfarkt und Hirnblutung assoziiert sind. Dazu zählen in erster Linie das Alter, das Geschlecht, genetische Dispositionen und ethnische Zugehörigkeit. Die ausgeprägte Altersabhängigkeit des Schlaganfalls ist im Abschnitt 7.4 bereits beschrieben worden. Die Inzidenz steigt in der Lebensspanne zwischen dem 30. und 80. Lebensjahr um den Faktor 100 an. Außer bei juvenilen Schlaganfällen (Auftreten vor dem 45. Lebensjahr) sind Männer in allen Altersgruppen häufiger betroffen. Dieser Geschlechtsunterschied konnte mit Zahlen aus deutschen Studien (s. 7.6) untermauert werden.

Im Zeitalter des Human Genom Project und der zunehmenden Zahl an Gentypisierungen von Erkrankungen gewinnt das schon früh beobachtete gehäufte Auftreten von Schlaganfällen innerhalb von Familien eine neue Bedeutung. Hier haben generationsübergreifende Langzeitstudien wie die Framingham-Studie große Bedeutung. Sie konnte nachweisen, dass sowohl die positive mütterliche als auch väterliche Familienanamnese mit einem erhöhten Schlaganfallrisiko verbunden war [91]. Neben der Typisierung seltener Gendefekte gewinnt insbesondere die genetische Disposition, die im Zusammenhang mit anderen Schlaganfallrisikofaktoren im Sinne einer Gen-Umwelt-Interaktion das Schlaganfallrisiko erhöht, an Interesse. In ethnisch sehr heterogenen Bevölkerungen, beispielsweise in den USA, sind Unterschiede in der Schlaganfallinzidenz und -mortalität zwischen den verschiedenen Rassenzugehörigkeiten seit langem bekannt. Diese Unterschiede sind nur z.T. durch Differenzen in den bekannten Schlaganfallrisikofaktoren zu erklären. Risikomarker sind nicht modifizierbar, erlauben jedoch im Zusammenhang mit dem Risikofaktorprofil diejenigen Individuen zu erkennen, deren Schlaganfallrisiko besonders hoch ist.

7.7.4 Hypertonie

Die Hypertonie ist der wichtigste einzelne Risikofaktor des Schlaganalls. Dies gilt sowohl für den Hirninfarkt als auch für die intrazerebrale Blutung, die SAB und die TIA. Die Hypertonie ist ein ursächlicher Faktor des Schlaganfalls. Es existiert eine direkte Dosis-Wirkungs-Beziehung zwischen der Höhe des Blutdrucks und der Größe des Risikos. Letzteres steigt linear mit der Höhe sowohl des diastolischen als auch des systolischen Blutdrucks an. In der Physicians' Health Study [114], einer großen Studie an 22 000 amerikanischen Ärzten, fanden sich, verglichen mit systolischen Blutdruckwerten unter 120 mmHg, bereits bei Teilnehmern mit Blutdruckwerten zwischen 120 und 129 mmHg eine Risikoerhöhung um 40% (Relatives Risiko RR 1,4). Systolische Blutdruckwerte über 140 mmHg waren mit einem Relativen Risiko von 2,7 verknüpft. In einer gepoolten Analyse aus 45 prospektiven Kohortenstudien konnte gezeigt werden, dass das Risiko des Schlaganfalls (total stroke) zwischen einem diastolischen Druck von 55 mmHg und einem von 102 mmHg um den Faktor 5 ansteigt [45, 121]. Die Dosis-Wirkungs-Kurve für das Risiko der Hirnblutung verläuft dabei steiler als die des Hirninfarkts. In der Honolulu Heart Study war das Risiko der Hirnblutung unter den männlichen Teilnehmern in der obersten Quintile (20%) des systolischen Blutdrucks 9,5fach und des diastolischen Blutdrucks 5,6fach höher als das derjenigen in der niedrigsten Quintile [80]. Studien, die die unterschiedlichen Schlaganfalltypen berücksichtigen, finden für die Hirnblutung überwiegend ein 4- bis 5faches Risiko bei Vorliegen einer Hypertonie [151].

Der Stellenwert als gesicherter Risikofaktor ist durch zahlreiche Interventionsstudien belegt. In einer gemeinsamen Auswertung von 14 klinischen Studien zum Effekt einer Blutdruckbehandlung fand sich eine Reduzierung der Schlaganfallinzidenz um 42%, wenn der diastolische Blutdruck um 5–6 mmHg medikamentös gesenkt wurde [38]. Darüber hinaus konnte gezeigt werden, dass bereits die Behandlung eines leicht erhöhten Blutdrucks, der noch nicht die bis vor kurzem gebräuchlichen üblichen Definitionen der Hypertonie (systolischer Wert >160 mmHg oder diastolischer Wert >95 mmHg) erfüllt, die Schlaganfallrate senken kann [114]. Darauf gründet sich auch die Empfehlung des amerikanischen „Joint National Committee on Prevention, Detection, Evaluation and Treatmentof High Blood PRESSURE" [5], dass das Ziel einer Blutdruckbehandlung die Senkung unter den Grenzwert 140/90 sein sollte.

Die Hypertoniebehandlung zur Prävention des Schlaganfalls ist keine Frage des Alters. Auch im höheren Lebensalter ist in Interventionsstudien die Schlaganfallinzidenz durch eine Behandlung der Hypertonie reduziert worden.

In der SHEP-Studie konnte die Schlaganfallinzidenz bei den über 60jährigen Teilnehmern mit einer Hypertonie (Definition systolisch ≥160 mmHg und diastolisch <90 mmHg) durch die Behandlung um 36% gegenüber Plazebo gesenkt werden [1]. Im schwedischen „STOP Hypertension Trial", das Teilnehmer zwischen 70 und 84 Jahren mit einer diastolischen Hypertonie einschloss, betrug das Relative Risiko in der behandelten Gruppe für den tödlichen Schlaganfall 0,24, für alle Schlaganfälle zusammen 0,53, verglichen mit der Plazebogruppe [42]. Besonders auffällig dabei war, dass, obwohl die Teilnehmer vermutlich seit Jahren eine Hypertonie hatten, der protektive Effekt bereits nach 1jähriger Blutdruckbehandlung einsetzte. Diese Ergebnisse konnten in der Syst-Eur-Trial-Studie an 4695 Teilnehmern mit isoliertem systolischen Hypertonus bestätigt werden. Da etwa zwei Drittel der älteren Hypertoniker im Alter zwischen 65 und 69 Jahren diese Hochdruckform haben, ist eine Blutdruckbehandlung hier besonders effektiv. Neben dem Erkennen einer Hypertonie ist die Effektivität der Behandlung jedoch weiterhin ein Problem. In den USA wird geschätzt, dass nur 21% derjenigen mit erhöhtem Blutdruck über 140/90 bzw. derjenigen mit antihypertensiver Medikation eine optimale Blutdruckkontrolle erreichen [5]. In der deutschen PROCAM-Studie [19] war der Behandlungsgrad einer bekannten Hypertonie bei Teilnehmern, die später einen Schlaganfall erlitten, deutlich niedriger im Vergleich zu Hypertonikern, die während des 7jährigen Follow-ups kein Ereignis hatten. Im Augsburger MONICA-Projekt stieg die Prävalenz der Hypertonie (Definition ≥140 mmHg systolisch und/oder diastolisch ≥90 mmHg oder Einnahme antihypertensiver Medikamente) in dem 10-Jahres-Zeitraum von 1984/85 bis 1994/95 leicht von 37,8 auf 39,3% bei Männern und blieb konstant bei Frauen (24,6 bzw. 24,8) [51]. Von den männlichen Hypertonikern waren 1984/85 17,6% behandelt, 10 Jahre später 25,5%. Bei den Frauen betrugen die entsprechenden Prozentzahlen 30,2 und 36,6%.

7.7.5 Rauchen

In der Gruppe der potentiell beeinflussbaren Risikofaktoren kommt dem Rauchen, vor allem dem Zigarettenrauchen, eine besondere Bedeutung zu. Nach der Hypertonie stellt das Zigarettenrauchen einen der bedeutsamsten Risikofaktoren für ischämische Insulte und Subarachnoidalblutungen dar. In einer Metaanalyse von 32 Einzelstudien [140] wurde gezeigt, dass Zigarettenrauchen das Schlaganfallrisiko generell um 50% gegenüber Nichtrauchern steigert. Dabei findet sich eine klare Dosis-Wirkungs-Beziehung zwischen der Anzahl der täglich gerauchten Zigaretten und dem Risikoanstieg. Starke Raucher (über 40 Zigaretten pro Tag) erhöhen ihr Risiko gegenüber moderaten Rauchern (weniger als 10 Zigaretten Pro Tag) nochmals um das 2fache. Das Risiko für Frauen ist etwas größer als für Männer. Ebenso zeigte sich eine deutliche Altersabhängigkeit des Risikos. Unter 55 Jahre (Relatives Risiko RR 2,9) war es gegenüber den Altersgruppen 55–74 Jahre (RR 1,8) und über 75 Jahre (RR 1,1) deutlich höher. Die Ursache liegt am ehesten in der „Selektion der Fitten" in höherem Lebensalter. Das Risiko für ehemalige Raucher war gegenüber Nichtrauchern noch minimal um 17% (RR 1,17; 95% CI 1,05–1,30) erhöht. Die Framingham-Studie konnte allerdings zeigen, dass nach Aufgabe des Zigarettenrauchens das Risiko des Schlaganfalls innerhalb von 5 Jahren auf das von Nichtrauchern zurückgeht [169]. Dabei bildete sich die Hälfte des erhöhten Risikos der Raucher bereits im ersten Jahr nach Aufgabe des Zigarettenkonsums zurück. Diese rasche Rückbildung mit Normalisierung des Risikos 2–4 Jahre nach Aufgabe des Rauchens konnte auch für eine große amerikanische Studie an Frauen [83] bestätigt werden. Der Rückgang des Risikos ist unabhängig von der Anzahl der täglich gerauchten Zigaretten oder dem Vorhandensein weiterer Schlaganfall-Risikofaktoren.

Die Metaanalyse konnte auch Unterschiede im Risiko des Rauchens für die verschiedenen Schlaganfalltypen aufzeigen. Die Risikoerhöhung war für Subarachnoidalblutungen (RR 2,9) stärker als für Hirninfarkte (RR 1,9). Für intrazerebrale Blutungen hingegen fand sich keine Risikoerhöhung. Ein etwas anderes Bild ergab sich in der Physicians Health Study [125], deren Teilnehmer sich von der Allgemeinbevölkerung durch ein günstigeres Risikofaktorprofil unterscheiden. Das Rauchen von 20 und mehr Zigaretten pro Tag war mit einem Relativen Risiko von 2,5 für den Hirninfarkt und 2,1 für die Hirnblutung verbunden. Allerdings wurden in der Analyse Subarachnoidalblutung und Intrazerebralblutungen zusammen betrachtet. Für Hirninfarkte fand sich die bekannte Dosis-Wirkungs-Kurve. Die besondere Bedeutung des Rauchens als Risikofaktor für Subarachnoidalblutungen aus beerenförmigen Aneurysmen des Circulus Willisii konnte in weiteren Studien bestätigt werden [102]. Zum jetzigen Zeitpunkt hingegen findet sich aufgrund widersprüchlicher Studienergebnisse keine sichere Evidenz für einen Zusammenhang zwischen Rauchen und der intrazerebralen Blutung [151]. Das Attributable Risiko (Prozentsatz aller Schlaganfälle bei Rauchern, die durch Nikotinkonsum bedingt sind) für alle Schlaganfalltypen zusammen beträgt etwa 12–15% [32], ist allerdings stark von der Prävalenz des Rauchens in einer Bevölkerung abhängig.

7.7.6 Herzerkrankungen

Unter den krankheitsbedingten Risikofaktoren des Schlaganfalls haben Herzerkrankungen eine Schlüsselstellung. Kardiale Dysfunktion stellt durch verminderte Pumpleistung und vor allem als Quelle von Embolien einen bedeutenden Risikofaktor dar. Herzerkrankungen nehmen mit dem Alter ebenso wie die Schlaganfallinzidenz zu. In höherem Lebensalter stellen die koronare Herzkrankheit, die Herzinsuffizienz, die linksventrikuläre Hypertrophie und insbesondere das Vorhoffimmern bedeutsame, aber potentiell behandelbare Risikofaktoren vor allem des Hirninfarktes dar. Umfangreiche Untersuchungen zur Bedeutung von Herzerkrankungen als Risikofaktoren des Schlaganfalls stammen aus der Framingham-Heart-Study [15, 166]. Das altersadjustierte Risiko des Hirninfarkts verdoppelte sich bei Vorliegen einer koronaren Herzkrankheit, verdreifachte sich bei elektrokardiographisch diagnostizierter ventrikulärer Hypertrophie, nahm um den Faktor 3 bis 4 bei vorliegender Herzinsuffizienz und um den Faktor 5 beim Vorhofflimmern zu [165]. Die linksventrikuläre Hypertrophie stellt sich auch bei echokardiographisch durchgeführter Diagnostik als Risikofaktor heraus [21].

Aufgrund des hohen Risikos hat das Vorhofflimmern innerhalb der Herzerkrankungen eine Sonderstellung. Seine Inzidenz verdoppelt sich mit jeder Lebensdekade nach dem Alter von 55.

In 75% der Schlaganfallpatienten, bei denen zum Zeitpunkt des Ereignisses ein Vorhofflimmern bestand, ist ein Embolus vom linken Vorhof die wahrscheinlichste Insultursache [25]. Daten aus der Framingham-Studie zeigen auch, dass etwa 35% aller Menschen mit einem Vorhofflimmern während ihrer Lebenszeit einen Schlaganfall erleiden. Das Vorhofflimmern unterscheidet sich jedoch auch im Attributablen Risiko von anderen Herzerkrankungen. Das Attributable Risiko AR gibt den Teil der Schlaganfallinzidenz an, der verhindert werden könnte, würde der Risikofaktor eliminiert. Für die koronare Herzkrankheit und die Herzinsuffizienz bleibt das Attributable Risiko in den verschiedenen Altersgruppen zwischen 50 und 90 Jahren gleich oder sinkt ab. 11–12% aller Schlaganfälle in diesem Alter sind in der Framingham-Studie auf eine koronare Herzerkrankung zurückzuführen. Für die Herzinsuffizienz ist das AR in der Altergruppe 50–59 2,3% und im 7. Lebensjahrzent 5,6%. Für das Vorhofflimmern hingegen steigt das Attributable Risiko mit dem Alter deutlich an. Im 5. Lebensjahrzent beträgt es aufgrund der geringen Prävalenz nur 1,5%. Im 8. Lebensjahrzent hingegen sind 23,5% aller Schlaganfälle auf das Vorhofflimmern zurückzuführen [164]. Durch eine Antikoagulation bei vorliegendem Vorhofflimmern kann aber das Risiko des Schlaganfalls um 68% reduziert werden [3]. Die Zunahme der älteren Bevölkerung, die Altersabhängigkeit des Vorhofflimmerns und die zunehmende Bedeutung des Vorhofflimmerns für den Schlaganfall in höherem Lebensalter lassen allerdings erwarten, dass diese Form der Herzrhythmusstörung die schlaganfallbedingte Morbidität und Mortalität in Zukunft steigert [130].

Veränderungen der Herzklappen, insbesondere Verkalkungen der Mitralklappe verdoppeln in der Framingham-Heart-Study das Risiko des ischämischen Insults [16]. Mitralklappenverkalkungen bei gleichzeitig vorliegendem Vorhofflimmern multiplizieren das Risiko des Hirninfarkts. Treten beide zusammen auf, verfünffacht es sich. Die Vergrößerung des linken Vorhofs wurde in dieser Studie ebenfalls als Risikofaktor beschrieben [15]. Für jeden Anstieg des linken Vorhofs um 10 mm erhöht sich das altersadjustierte Risiko auf etwa das Doppelte.

7.7.7 Diabetes mellitus

Erhöhte Blutzuckerspiegel und die Hyperinsulinämie sind bereits seit langem als Risikofaktor des Hirninfarkts bekannt. Beide Faktoren haben eine atherogene Wirkung und verstärken des Wachstum glatter Muskelzellen, die Teil der Atherome sind. Das Risiko des Hirninfarkts bei Diabetikern ist um den Faktor 2–3 erhöht [33, 105]. In der deutschen PROCAM-Studie [19] war der Diabetes mellitus ein signifikanter Risikofaktor (RR 2,21) für den Schlaganfall. In die Analyse waren nur Männer im Alter von 30–64 Jahren einbezogen. Obwohl Diabetiker eine höhere Prävalenz kardiovaskulärer Risikofaktoren haben, insbesondere der Hypertonie, der Adipositas und der Dyslipoproteinämie konnte in zahlreichen Studien gezeigt werden, dass der Effekt nicht nur über diese Faktoren vermittelt wird, sondern der Diabetes mellitus einen eigenständigen und unabhängigen Risikofaktor des Hirninfarkts darstellt. Für diesen unabhängigen Effekt des Diabetes mellitus werden verschiedene biologische Mechanismen angenommen. Neben einer verstärkten Atherogenese, reduzierter fibrinolytischer Aktivität sind dies eine verstärkte Thrombozytenaggregration und erhöhte Spiegel von Fibrinogen, Faktor 7 und Faktor 8. Für die Hirnblutung gibt es keine Daten, die ein Risiko des Diabetes belegen. Nur in einer Studie [105] zeigte sich bei Frauen ein insignifikant erhöhtes Risiko der Subarachnoidalblutung für Diabetikerinnen. Das Attributable Risiko des Diabetes für den Schlaganfall beträgt 2–5%. Neben dem manifesten Diabetes mellitus konnte jedoch gezeigt werden, dass selbst bei Individuen mit normalem Glukosestatus eine erhöhte Insulinresistenz bzw. eine Hyperinsulinämie als Risikofaktor für den Hirninfarkt einzustufen ist [139].

7.7.8 Transitorisch ischämische Attacke (TIA)

TIAs sind ein bedeutender Risikofaktor des Hirninfarkts. Das durchschnittliche Risiko bei TIA-Patienten beträgt 4%. Das Risiko wird z.T. durch die vorher beschriebenen Faktoren erklärt, TIAs sind darüber hinaus aber als unabhängiger Risikofaktor beschrieben [76]. Das Risiko ist größer bei Vorliegen einer ipsilateralen Carotisstenose und in der ersten Zeit nach Auftreten der TIA [130]. Vorangehende TIAs waren bei 21% der Patienten mit ischämischen Insulten in der Stroke Data Bank aufgetreten [131].

7.7.9 Körperliche Aktivität

Ein sportlich aktiver Lebensstil beeinflusst zahlreiche Risikofaktoren für Herz-Kreislauf-Erkrankungen positiv. Die Beziehung zwischen körperlicher Aktivität und dem Risiko des Schlaganfalls ist weniger häufig untersucht als die der vorher beschriebenen Faktoren. Jedoch gerade in den letzten Jahren lässt sich eine Senkung des Schlaganfallrisikos durch regelmäßige körperliche Aktivität sowohl bei Männern [90, 98, 160] als auch bei Frauen [55, 101, 141] aus mehreren Studien belegen. Die Ergebnisse sind dabei konsistent. In einer britischen Studie war das Relative Risiko für ischämische Insulte auf 0,6–0,3 reduziert [160]. Amerikanische Studien fanden ähnliche Risikoreduktionen von 40–50% sowohl bei Frauen als auch bei Männern [7, 55, 90]. In der Physicians Health Study [98] zeigte sich der protektive Effekt bereits bei einmaligem sportlichem Training in der Woche. Der Effekt war bei häufigerem Training nicht größer. Die Beobachtung einer konstanten Risikoreduzierung anstelle einer Dosis-Wirkungs-Beziehung wurde auch in anderen Studien gemacht. In der Framingham-Studie fand sich für moderate körperliche Aktivität ein RR von 0,41 (95% CI 0,24–0,69) und für schwere Aktivtitäten ein RR von 0,53 (0,34–0,84) [92]. Der Follow-up-Zeitraum dieser Studie betrug 18 Jahre. In der Honolulu Heart Study fand sich wähend eines 22jährigen Nachbeobachtungszeitraums eine Risikoreduktion um 64% (RR 0,36; 95% CI 0,15–0,83) für schwere körperliche Aktivitäten [7]. Die Definition von „körperlicher Aktivitität" ist jedoch unterschiedlich zwischen den Studien. Einige erfassen ausschließlich sportliches Training, andere schließen alle Tätigkeiten, die mit verstärkter körperlicher Aktivität am Arbeitsplatz oder im Freizeitbereich einhergehen, ein. Nur ein kleiner Teil versuchte durch detaillierte Fragebögen körperliche Belastungen in Art und Dauer zu differenzieren.

Körperliche Aktivität reduziert das Schlaganfallrisiko sowohl für ischämische Insulte als auch für Hirnblutungen [8]. In den meisten Studien, die verschiedene Schlaganfallformen unterscheiden, ist dabei der Effekt auf die Hirnblutungen etwas größer als auf den ischämischen Insult. Die Risikoreduzierung wird durch eine Reihe von biologischen Mechanismen erklärt. So reduziert körperliche Aktivität die Aggregation von Thrombozyten, erhöht die Sensitivität gegenüber dem Insulin, erhöht das HDL-Cholesterin und reduziert Gewicht und Blutdruck. Mit der Wirkung auf den Blutdruck wird auch die etwas größere Wirkung auf Hirnblutungen erklärt. In vielen Studien wird der protektive Effekt der körperlichen Aktivität über diese biologischen Mechanismen erklärt [49, 98]. In anderen Studien bestand der Effekt jedoch unabhängig von den genannten physiologischen Veränderungen.

7.7.10 Übergewicht

Übergewicht als Risikofaktor ist einerseits eng mit fehlender körperlicher Aktivität, andererseits mit erhöhtem Blutdruck, einer Dyslipidämie, einer Hyperinsulinämie sowie einer gestörten Glukosetoleranz verbunden. Aufgrund dieser Assoziationen stellen die verschiedenen physiologischen und pathophysiologischen Abläufe bedeutsame Mediatoren des Schlaganfallrisikos dar. Darüber hinaus konnte in einigen Beobachtungsstudien gezeigt werden, dass das Übergewicht jedoch auch ein unabhängiger Risikofaktor ist. Verschiedene Meßgrößen des Übergewichts wurden auf ihre Beziehung zum Schlaganfall hin untersucht. Die bekannteste ist der Bodymass-Index (BMI=kg/m^2). In einigen Studien wird das Waist-to-hip-Ratio (Quotient von Taillen- zu Hüftumfang), der Taillenumfang oder die subskapuläre Hautfaltendicke angegeben [41, 70, 142, 143, 159, 163]. Vorwiegend findet sich ein etwa 2fach erhöhtes Risiko für die Studienteilnehmer in der obersten Quintile (20%) der Meßparameter verglichen mit der untersten. In den meisten Studien lässt sich dieses erhöhte Risiko über die angesprochenen Mediatoren erklären. In einigen wenigen Studien hingegen bleiben die Maße der Adipositas auch nach Kontrolle für klassische Herz-Kreislauf-Risikofaktoren bestehen. Dabei findet sich z.T. für das Waist-to-hip-Ratio, z.T. für den BMI die größere Aussagekraft bezüglich des Schlaganfallrisikos.

Als Ursache für diese unabhängige Risikofaktorkonstellation, gerade der abdominellen Adipositas, wurden verschiedene Wirkungsmechanismen vorgeschlagen. Intraabdominelles Fett hat eine hohe lipolytische Aktivität und ist weniger sensitiv als kutanes Fettgewebe gegenüber den inhibitorischen Effekten des Insulins auf die Lipolyse. Ein Anstieg des intraabdominellen Fettgewebes ist deshalb mit einem Anstieg von freien Fettsäuren in der Leber assoziiert [22]. Mit der altersbedingt unterschiedlichen Ablagerung von Fettgewebe wird auch erklärt, dass der BMI als besseres Maß bei jüngeren Menschen (unter 50 Jahren) angesehen wird, die Waist-to-hip-Ratio hingegen in höherem Lebensalter. Im Augsburger MONICA-Projekt erfüllten 35% der Männer und 29% der Frauen die Definition des Übergewichts (BMI ≥27,8 kg/m^2) und immerhin noch 17% der Männer und 15% der Frauen die Definition des starken Übergewichtes (BMI ⩾ 30) [44]. Im höheren Lebensalter (55 und älter), aufgrund der Altersabhängigkeit für den Schlaganfall besonders bedeutsam, waren es sogar 24% (Männer) bzw. 30% (Frauen). In den 3 Surveys zwischen 1984 und 1995, die im 5-Jahres-Abstand durchgeführt wurden, stieg die Prävalenz des starken Übergewichts bei Männern von 16,7 über 16,0 auf 18,2%. Bei Frauen war der Anstieg noch etwas deutlicher (15,5%, 16,8%, 18,6%) [69]. Ein besonderer Stellenwert des Übergewichts als Risikofaktor ergibt sich aus der Tatsache, dass er bereits im Kindesalter wirksam wird. In einer Langzeitstudie aus Finnland [157] konnte gezeigt werden, dass 50% aller übergewichtigen Kinder auch im Erwachsenenalter an deutlichem Übergewicht leiden und speziell ein hohes Risiko für das Metabolische Syndrom (gekennzeichnet durch die Symptomkombination Hyperinsulinämie und erhöhte Insulinresistenz, Hypertonie, Dyslipidämie und Adipositas) tragen.

7.7.11 Alkoholkonsum

Die Beziehung zwischen Alkoholkonsum und Schlaganfall wurde mit verstärktem Interesse untersucht, nachdem eine U-förmige Beziehung, d.h. protektiver Effekt für moderate Mengen zwischen Alkoholaufnahme und koronarer Herzkrankheit gefunden wurde [123]. Alkoholkonsum zählt ebenfalls zu den verhaltensabhängigen Faktoren. Zahlreiche Studien haben einen protektiven Effekt von moderatem Alkoholkonsum für bestimmte Schlaganfallformen gefunden [17, 36, 37, 129, 135]. Dabei zeigt sich eine deutlich unterschiedliche Wirkung des Alkohols auf Hirninfarkt und Hirnblutung. In den meisten Studien findet sich eine bemerkenswerte Übereinstimmung in Form einer Dosis-Wirkungs-Beziehung zwischen der Menge des aufgenommenen Alkohols und dem Risiko der Hirnblutung. Diese im Prinzip lineare Beziehung findet sich in verschiedenartigen Bevölkerungen und Studienregionen. Der Risikofaktoranstieg mit starkem Alkoholkonsum ist beträchtlich. Oberhalb von 50 g Alkohol/Tag, in anderen Studien drei und mehr „Drinks" am Tag, findet sich ein 5- bis 11faches Risiko der Hirnblutung [151]. Die Ergebnisse für den Hirninfarkt sind hingegen weniger eindeutig. Studien in Europa und Nordamerika haben überwiegend eine U- oder J-förmige Beziehung gefunden, die eine Risikoreduzierung für leichte bis moderate Alkoholmengen beschreibt [36, 126, 129, 145, 167]. Mehrere Studien in asiatischen Populationen, vor allem in Japan, konnten einen protektiven Effekt auf den Hirninfarkt nicht bestätigen. Als Gründe für diesen Unterschied zu europäischen oder amerikanischen Studien werden, neben Ernährungsfaktoren, vor allem Unterschiede in der Häufigkeit der einzelnen Schlaganfallformen angenommen. Der Prozentsatz an Hirnblutungen ist in asiatischen Bevölkerungen deutlich höher. Der Vergleich von Studienergebnissen wird jedoch auch durch unterschiedliche Definitionen erschwert. Die Definition des Begriffs „moderater Alkoholkonsum" variiert beträchtlich. Einzelne Studien basierten auf der Häufigkeit des Alkoholkonsums (Anzahl von „Drinks"), andere gaben die Menge (g/Tag oder g/Woche) an. Unter einem „Drink" werden üblicherweise 360 ml Bier oder 200 ml Wein oder 20 ml Spirituosen verstanden.

Häufig wird nicht zwischen einzelnen Schlaganfallformen unterschieden, sondern es werden nur Ergebnisse für den Schlaganfall (total stroke) insgesamt berichtet. Durch die Heterogenität in den Definitionen variieren die Kategorien mit dem niedrigsten Hirninfarktrisiko zwischen „1–150 g/Woche" [116], „1–33 g/Tag" [93], „weniger als 2 Drinks/Tag" [37, 129] und „weniger als täglich" [152]. Neben den unterschiedlichen Definitionen wurde auch Kritik an dem Vergleich von Alkoholkonsumierenden mit Abstinenten geübt, da zu dieser Gruppe häufig Individuen zählen, die einen Alkoholkonsum aus gesundheitlichen Gründen aufgegeben haben. Daraufhin durchgeführte Studien, die diese umschriebene Gruppe mit gesundheitlichen Problemen ausschlossen [24, 39], haben jedoch die selbe U- oder J-förmige Beziehung gefunden.

Entsprechend der Heterogenität in der Definition variiert die Risikoreduzierung für den Hirninfarkt zwischen 20 und 90%, zumeist jedoch zwischen 20 und 40%. In einer Bevölkerungsstudie aus New York fand sich eine Reduktion um 49% [129] für moderaten Konsum von weniger als 2 Drinks/Tag. In der US-amerikanischen Physicians Health Study [17] zeigte sich eine Risikoreduzierung um etwa 20%. Bemerkenswert ist hier neben der Tatsache, dass selbst in dieser Studie mit Teilnehmern, die ein besonders günstiges Risikofaktorprofil aufweisen, ein protektiver Effekt nachgewiesen werden konnte, das Ergebnis, dass der Effekt schon bei sehr geringen Mengen Alkohol (1 „Drink"/Woche) einsetzte. Er nahm auch bei stärkerem Konsum bis zu 1 Drink/Tag nicht weiter zu. Neben der Häufigkeit und der Menge des Alkoholkonsums sind auch Trinkgewohnheiten für den Stellenwert als Risikofaktor von Bedeutung. Das sog. „binge drinking" (intermittierende Alkoholexzesse, z. B. an Wochenenden) wurde in einigen Studien als Risikofaktor sowohl für Hirninfarkte, aber besonders für Subarachnoidal- und parenchymatöse Hirnblutungen, vor allem bei jüngeren Erwachsenen beschrieben [74, 75, 78, 79].

Alkohol hat zahlreiche Effekte auf biologische Mechanismen. Moderater Alkoholkonsum hat eine inverse Beziehung zur Arteriosklerose der Carotiden und der Gefäße des Circulus Willisii [88, 89], jedoch nicht zu den kleinen, penetrierenden, intrazerebralen Arterien [122]. Lipoprotein A, das zum Ausmaß der Arteriosklerose in der A. carotis in Beziehung steht [161], kann eine Ursache für diese Ergebnisse sein. Es wird durch Alkoholaufnahme reduziert [111]. Eine bereits länger bekannte Wirkung des Alkohols ist die Steigerung des HDL-Cholesterins [40, 50], für das inverse Beziehungen zur Arteriosklerose in vielen Gefäßregionen, einschließlich der Carotiden gefunden wurde. HDL-Cholesterin-Spiegel sind bei Schlaganfallpatienten niedriger als bei Kontrollen [20, 57]. Unterschiede in den HDL-Spiegeln können jedoch nur einen Teil des protektiven Alkoholeffekts erklären [40]. In den letzten Jahren ist deshalb hämostasiologischen Faktoren mehr Aufmerksamkeit gewidmet worden. Alkohol reduziert die Koagulation durch verschiedene Mechanismen. Es reduziert die Thrombozytenaggregation durch Veränderung des Prostazyklin-Thromboxan-Quotienten [97]. Alkohol verstärkt die Fibrinolyse durch Verminderung des Fibrinogen [48] und fördert die Sekretion von t-PA (Tissue-Plasminogen-Aktivator). Auch reduziert er die Aggregation roter Blutkörperchen und verbessert ihre Verformbarkeit [9].

Auch wenn die Evidenz für einen protektiven Effekt leichter bis moderater Alkoholmengen auf das Risiko des ischämischen Insultes sich weiter verstärkt, sollten daraus keine Schlussfolgerungen für die Allgemeinheit gezogen werden. Zum einen bleibt unverändert das deutliche Risiko für die Hirnblutung bestehen. Zum anderen ist mit dem Alkoholkonsum eine enorme soziale Problematik, Suchtverhalten und Komorbidität verbunden. In einer Studie aus England [127] konnte gezeigt werden, dass ein mittlerer Anstieg des Alkoholkonsums um 1 Drink/Woche zu 10% mehr Alkoholkranken führt. Daraus lässt sich ableiten, dass jede Empfehlung zu verstärktem Alkoholkonsum mehr Schaden als Nutzen anrichtet [107].

7.7.12 Cholesterin

Die Bedeutung des Cholesterins als Risikofaktor des Schlaganfalls ist noch nicht endgültig geklärt. Vorliegende Studienergebnisse weisen auf eine unterschiedliche Bedeutung für die verschiedenen Schlaganfallformen hin. In einer Todesursachenanalyse der Mr.-Fit-Studie [112] in den USA wurde eine doppelt so hohe Letalität der Hirnblutung bei einem Gesamtcholesterin-Spiegel unter 160 mg/dl als bei höheren Werten gefunden. Die Letalität des Hirninfarkts hingegen stieg mit steigenden Serum-Cholesterinwerten an. Ein ähnliches Ergebnis fand sich in einer gemeinsamen Auswertung von zwölf Studien aus China und Japan [45]. Das Risiko der Hirnblutung stieg mit sinkendem, das des Hirninfarkts hingegen bei steigendem Cholesterinspiegel. Die inverse Beziehung zwischen Cholesterin und Hirnblutung konnte aber auch in Einzelstudien bestätigt werden. In der Honolulu Heart Study [171] war die Beziehung nichtlinear, der Schwellenwert des Cholesterins, ab dem ein erhöhtes Risiko nachweisbar war, fand sich bei <189 mg/dl. Das mit niedrigen Cholesterinwerten verbundene Risiko war beträchtlich (RR 2,59; 95% CI 1,58–4,12) [171]. Mit dem unterschiedlichen Effekt auf die verschiedenen Schlaganfallformen wird auch das negative Ergebnis einer großen Metaanalyse [12] von klinischen Studien zur Cholesterinreduktion begründet. In diesen Studien erfolgte keine Unterscheidung zwischen Hirninfarkt und Hirnblutung. Der Nachweis einer Senkung der Schlaganfallmortalität und -morbidität durch eine Intervention ließ sich deshalb nicht belegen. Auch eine 1995 publizierte, gepoolte Analyse von 45 prospektiven Kohortenstudien zu diesem Thema konnte keine Beziehung zwischen Gesamtcholesterin und Schlaganfall aufweisen. Auch hier war eine Unterscheidung in Hirnblutung und Hirninfarkt nicht möglich und wird als Begründung für das negative Ergebnis angeführt [121].

Die unterschiedlichen Effekte des Cholesterins auf Hirninfarkt und Hirnblutung bedürfen einer weiteren Abklärung. Der Nachweis, dass sowohl das Gesamt- als auch das LDL-Cholesterin die Arteriosklerose der A. carotis verstärkt und dass HDL-Cholesterin sie vermindert, stellt dabei einen wichtigen biologischen Mechanismus dar [65]. Die aufgeführten Metaanalysen von klinischen Studien hatten HMG-CoA-Reduktase-Hemmer als Medikamentenklasse noch nicht berücksichtigt. In klinischen Studien an Hochrisikopopulationen konnten sowohl Pravastatin [35, 134] als auch Simvastatin [2] die Schlaganfallinzidenz um 30–46% reduzieren. In einer kürzlich durchgeführten Metaanalyse von klinischen Studien mit HMG-CoA-Reduktase-Hemmern konnte dieser protektive Effekt für den Schlaganfall bestätigt werden [23].

7.7.13 Ernährung

Nur wenige Studien beschreiben Beziehungen zwischen einzelnen Ernährungsfaktoren und dem Risiko des Schlaganfalls. Auf Interesse sind dabei vor allem zwei Faktoren gestoßen, der Konsum von Fisch bzw. mehrfach ungesättigten Fettsäuren aus Fischöl einerseits und die Aufnahme von Antioxidanzien, insbesondere Betakarotin, Vitamin E und C aus Früchten und Gemüsen bzw. durch Substitution andererseits.

In einer prospektiven Studie aus den Niederlanden [84] war der Verzehr von einer Fischportion pro Woche mit einer 45%igen Risikoreduktion des Schlaganfalls (total stroke) verbunden. In einer großen US-amerikanischen Studie wurde der protektive Effekt durch Geschlecht und ethnische Zugehörigkeit modifiziert [56]. Während bei schwarzen und weißen Frauen sowie schwarzen Männern, die mindestens eine Fischmahlzeit in der Woche verzehrten, das Risiko des Schlaganfalls um 50% sank, konnte für weiße Männer kein Effekt nachgewiesen werden. Zwei andere Studien aus den USA [110, 115] fanden hingegen keinen protektiven Effekt des Fischkonsums. Fischkonsum vermindert die Thrombozytenaggregation und die Blutviskosität sowie den Blutdruck und steigert die fibrinolytische Aktivität. Diese Effekte erklären möglicherweise die gefundene Risikoreduktion.

Protektive Effekte von Antioxidanzien auf kardiovaskuläre Erkrankungen sind in zahlreichen Beobachtungsstudien beschrieben worden. Beim angenommenen Wirkmechanismus steht insbesondere die Reduzierung freier Radikale im Vordergrund. Diese oxidieren das LDL-Cholesterin mit der Folge einer verstärkten Arteriosklerose, verstärken die Thrombose und wirken direkt toxisch auf endotheliale Funktionen. In der Framingham-Studie [54] konnte ein protektiver Effekt von Früchten und Gemüsen für den Schlaganfall und die TIA nachgewiesen werden. Das altersadjustierte Relative Risiko nahm mit steigender Portionsanzahl ab. Die Inzidenz des Hirninfarkts während eines Follow-ups von 20 Jahren war bei Teilnehmern, die 8 und mehr Obst- oder Gemüseportionen pro Tag verzehrten, um mehr als die Hälfte gegenüber denjenigen, die keine oder maximal 2 Portionen aßen, reduziert (51,4/1000 versus 121,3/1000). Dieses Ergebnis war unabhängig von anderen bekannten Risikofaktoren. In der Zutphen-Study [85] war die Flavonoidaufnahme (zu 70% aus schwarzem Tee stammend) mit einem signifikant erniedrigten Risiko des Schlaganfalls verbunden (RR 0,27; 95% CI 0,11–0,70). In dieser, wie auch in mehreren anderen Beobachtungsstudien [52, 85, 106], waren niedrige Plasma-Betakarotin-Spiegel (<18,3 versus ≥28,6 mg/dl) mit einem erhöhten Risiko des Schlaganfalls (total stroke) verbunden. Bei diesem Antioxidans besteht jedoch eine bemerkenswerte Diskrepanz zwischen den Ergebnissen aus Beobachtungsstudien und zwei, methodisch deutlich überlegenen, großen, randomisierten klinischen Studien. Letztere konnten keinen Effekt auf das Schlaganfallrisiko nachweisen [4, 68].

7.7.14 Homozystein

Homozystein gehört zu den wahrscheinlichen Risikofaktoren, die in den letzten Jahren beschrieben wurden und für die bis jetzt keine gesicherte Evidenz vorliegt. Zwar konnte gezeigt werden, dass hohe Homozysteinspiegel atherogen und prothrombotisch wirken. Auch wurden in verschiedenen Studien Assoziationen zwischen erhöhtem Homozystein und der Arteriosklerose in verschiedenen Gefäßterritorien nachgewiesen. Bedeutsam im Zusammenhang mit dem Hirninfarkt war insbesondere das Aufzeigen einer Korrelation mit dem Grad von Carotisstenosen [137] und der Intima-Media-Dicke der Carotiswand [104]. Es besteht jedoch ein auffälliger Unterschied zwischen Ergebnissen aus Fall-Kontroll-Studien, die überwiegend ein erhöhtes Hirninfarktrisiko für die Hyperhomozysteinämie finden [28] und prospektiven Kohortenstudien, die überwiegend keine Assoziation beschreiben [28, 158]. Bisher wurde nur in einer prospektiven Studie aus Großbritannien [117] Homozystein als Risikofaktor mit einer Dosis-Wirkungs-Beziehung für den Hirninfarkt nachgewiesen.

Der Stellenwert des Homozysteins als Risikofaktor bleibt zu klären, wird jedoch auch durch die Prävalenz der Hyperhomozysteinämie determiniert werden. Die schwere Hyperhomozysteinämie ist selten [162]. Dabei spielen genetische Ursachen eine besondere Rolle. Die ernährungsbedingte Unterversorgung mit Vitamin B6, B12 und Folsäure als Ursache eines erhöhten Homozysteinsspiegels spielt in den westlichen Industrienationen in der Regel keine Rolle. Der Stellenwert einer Vitaminsupplementierung in diesem Zusammenhang ist noch offen. Unklar bleibt deshalb zunächst auch die Einstufung des Homozysteins als ursächlicher Faktor oder Mediator. Die Prävalenz der milden Hyperhomozysteinämie wird auf 5–7% in der Allgemeinbevölkerung geschätzt [162]. Gerade für diese Gruppe von Betroffenen ist jedoch das Homozystein als Risikofaktor des Hirninfarkts nicht etabliert. Für die Hirnblutungen ist das Homozystein bisher nicht als Risikofaktor beschrieben.

7.7.15 Hormonsubstitution

Bei der Bewertung als Risikofaktor für den Schlaganfall muss die Hormoneinnahme als Kontrazeptivum von der postmenopausalen Östrogensubstitution unterschieden werden. Bei prämenopausalen Frauen, bei denen die Einnahme überwiegend als Kontrazeptivum erfolgt, wurde im Rahmen einer großen Metaanalyse von 47 Fall-Kontroll- und Kohortenstudien ein Risiko von 1,8 (95% CI 1,6–2,0) für alle Schlaganfalltypen zusammen gefunden [82]. Das Risiko in den Studien, die als methodisch von besserer Qualität eingestuft wurden, war etwas geringer als in solchen mit niedriger Qualität. In einer 1996 publizierten Multizenterstudie, die von der WHO initiiert war, wurde das Risiko der Einnahme oraler Kontrazeptiva für den ischämischen Insult in vier Erdteilen untersucht [120]. In einem Krankenhaus basierten Fall-Kontrolldesign fand sich ein signifikantes Odds-Ratio von 2,99 in Europa. Das Odds-Ratio für Kontrazeptiva mit weniger als 50 µg Östrogen war dabei mit 1,53 (nicht signifikant) deutlich niedriger als das für höher dosierte Formulierungen (Odds-Ratio 5,3, signifikant). Für Teilnehmerinnen mit einer Hypertonie in der Vorgeschichte oder aktuelle Raucherinnen war das Odds-Ratio im Vergleich zu Frauen ohne weiteren Risikofaktor stark erhöht (7- bis 11fach). In einer getrennten Auswertung war das Risiko für die Hirnblutung in Europa leicht (Odds-Ratio 1,38) und nicht signifikant erhöht [119]. In weiteren Analysen konnte aber gezeigt werden, dass Kontrazeptiva-Benutzerinnen mit einer Hypertonie in der Vorgeschichte ein stark erhöhtes Odds-Ratio (10- bis 15fach) für die Hirnblutung hatten. Die Effekte unterschieden sich dabei nicht bei der intrazerebralen Blutung und der Subarachnoidalblutung. Anhand der Ergebnisse dieser beiden letztgenannten Studien wird geschätzt, dass in Europa etwa 13% aller Schlaganfälle (total stroke), die bei Frauen im Alter von 20–44 Jahren auftreten, auf orale Kontrazeptiva zurückzuführen sind.

Der Stellenwert der Hormoneinnahme als Risikofaktor unterscheidet sich bei postmenopausalen gegenüber prämenopausalen Frauen deutlich. Die postmenopausale Hormontherapie wird häufig eingesetzt, um menopausale Symptome zu behandeln und zunehmend auch um einer Osteoporose vorzubeugen. Die Östrogensubstitution in dieser Altersgruppe reduziert das Gesamt- und LDL-Cholesterin und erhöht den HDL-Anteil. Dem protektiven Effekt auf die koronare Herzkrankheit und die Osteoporose [14, 60] stehen erhöhte Risiken des Brustkrebses und des Endometriumkarzinoms gegenüber [59]. In der Nurses Health Study, einer großen prospektiven Beobachtungsstudie an amerikanischen Krankenschwestern, war die Mortalität bei postmenopausalen Hormonbenutzerinnen deutlich niedriger (RR 0,63; 95% CI 0,56–0,70) als bei Frauen, die nie Hormone eingenommen hatten. Der protektive Effekt wurde aber mit zunehmender Benutzungsdauer geringer und war für Frauen mit einem niedrigen Risikofaktorprofil für Herz-Kreislauf-Erkrankungen kleiner [61]. Die Ergebnisse zum Schlaganfall sind widersprüchlich. Während in einigen Beobachtungsstudien ein protektiver Effekt der postmenopausalen

Hormonsubstitution beschrieben wird [67], konnte er in anderen Studien nicht bestätigt werden. In einer 1992 veröffentlichten Metaanalyse findet sich weder ein Risiko noch ein protektiver Effekt [59]. In dieser Auswertung wurde aber weder zwischen einzelnen Schlaganfallformen noch unterschiedlich hoch dosierten, bzw. zusammengesetzten Östrogenpräparaten unterschieden. Mehr Klarheit bezüglich des Stellenwertes der postmenopausalen Hormonsubstitution als Risikofaktor des Schlaganfalls wird von großen klinischen Studien in den USA, die vor kurzem begonnen wurden, erwartet.

7.7.16 Migräne

Die Bedeutung der Migräne als Risikofaktor für den Schlaganfall ist nicht eindeutig geklärt. Es gibt nur sehr wenige Studien, die diese Beziehung prospektiv untersucht haben. Dabei wurde nur in der Physicians Health Study die Migräne als unabhängiger Risikofaktor des Hirninfarkts bei Männern über 40 Jahren beschrieben [34]. Das relative Risiko war dabei auf 1,84 erhöht. Darüber hinaus gibt es eine Reihe von Fall-Kontroll-Studien, überwiegend bei juvenilen Schlaganfällen, die einen Risikozusammenhang angeben. Die Odds-Ratios des Hirninfarkts, die mit einer Migräne-Anamnese assoziiert sind, liegen dabei zwischen 3 und 4. Bei diesem Studiendesign sind jedoch besonders Verzerrungen (bias) durch selektive Erinnerung zu berücksichtigen. Über einen Zusammenhang der Migräne mit Hirnblutungen existieren nur kasuistische Berichte.

7.7.17 Drogenmissbrauch

Neben der Suchtproblematik, den enormen sozialen Auswirkungen und der erhöhten Komorbidität, insbesondere an Hepatitis und der HIV-Infektion gibt es zahlreiche Kasuistiken oder Fallserien, die einen Zusammenhang zwischen Drogeneinnahme und Hirninfarkt bzw. Hirnblutung herstellen. Das Spektrum der Drogeneinnahme umfasst dabei Heroin, Amphetamin, LSD und Marihuana. Die häufigsten Berichte jedoch betreffen die Einnahme von Kokain [87]. In Daten aus Fall-Kontroll-Studien und Schlaganfallregistern [58, 118] wird Kokainmissbrauch als bedeutender Risikofaktor bei jungen Erwachsenen (Odds-Ratio 7–11) beschrieben. In einer Fall-Kontroll-Studie aus San Francisco, die zwischen 1979 und 1988 in einem großen Krankenhaus alle Schlaganfälle von Patienten zwischen dem 15. und 44. Lebensjahr untersuchte, fand sich bei 34% der Fälle und 8% der Kontrollen ein Drogenmissbrauch. Bei Patienten unter 35 Jahren stieg der Prozentsatz auf 47%. In dieser Altersgruppe war Drogenmissbrauch der einzige signifikante Prädiktor des Schlaganfalls (Odds-Ratio 11,7). Kokain war auch hier die am häufigsten benutzte Droge [81].

Die Häufung der Berichte über einen Zusammenhang zwischen Drogenmissbrauch und insbesondere der Hirnblutung in den letzten Jahren wird auch mit der steigenden „Beliebtheit" einer Form des Kokains, des sog. „Cracks" begründet. Diese Kokainform kann geraucht werden. Dadurch erfolgt eine rasche Absorbtion mit hohen Plasma-Konzentrationen [151]. In einer prospektiven Autopsie-Studie [113] aus Connecticut in den USA waren 10 von 17 letalen nichttraumatischen Hirnblutungen in jungem Erwachsenenalter mit der Einnahme von Kokain assoziiert. Insbesondere bei unerklärten juvenilen Schlaganfällen sollte ein Drogenmissbrauch in der Ätiologie berücksichtigt werden.

7.7.18 Soziale Faktoren

Der Einfluss von sozialer Schicht auf das Risiko des Schlaganfalls ist komplex und schwierig zu bestimmen, da der Begriff „soziale Schicht" eine heterogene Mischung aus Aspekten von Verhalten, Bildung, Ökonomie und Morbidität darstellt. Es ist seit langem bekannt, dass die Prävalenz klassischer Risikofaktoren für Herz-Kreislauf-Erkrankungen (Rauchen, Übergewicht, hohe Cholesterinwerte, Bluthochdruck) mit steigender sozialer Schicht abnimmt. In mehreren Studien, die den Zusammenhang von sozioökonomischem Status und Schlaganfall untersucht haben, fand sich eine inverse Beziehung, d.h. wachsendes Risiko bei sinkender sozialer Schicht [96, 101, 156]. Während in einigen dieser Studien die genannten Risikofaktoren den Effekt der sozialen Schicht erklären, wurde sie in anderen jedoch als unabhängiger Risikofaktor beschrieben [156].

Bei der Definition von „sozialer Schicht" werden verschiedene Strategien beschritten. Häufig basiert die Klassifikation auf der Berufsausbildung, bzw. der erreichten beruflichen Stellung, dem Einkommen oder der Schulausbildung. In manchen Studien werden Sozialschichtenindizes, die auf mehreren dieser Parameter beruhen, eingesetzt. Durch unterschiedliche Klassifikationen sind die gefundenen Ergebnisse nicht immer problemlos vergleichbar. Andererseits konnten auch Studien, die einer standardisierten Klassifikation folgten, große Unterschiede in der sozialschichtspezifischen Mortalität in Westeuropa aufzeigen [103]. In einer gemeinsamen Auswertung von prospektiven Studien und Querschnittsstudien überwiegend aus europäischen Ländern [96], die die Schlaganfallletalität bei 30–64jährigen Männern untersuchten, konnten deutliche Sozialschichtunterschiede gefunden werden. In allen Ländern hatten Arbeiter (manual class) eine höhere Schlaganfallletalität als Angestellte (non-manual class). Der Unterschied war in Großbritannien und Finnland besonders hoch, relativ klein dagegen in den anderen skandinavischen und in südeuropäischen Ländern. Auch konnte gezeigt werden, dass die sozialschichtbedingten Unterschiede bezüglich Mortalität beim Schlaganfall größer sind als für die koronare Herzkrankheit. Das steigende Risiko mit sinkender sozialer Schicht konnte auch in einer deutschen Studie [66] bestätigt werden. In dieser Studie beruhte die Schlaganfallklassifikation jedoch ausschließlich auf Selbstangaben der Teilnehmer, so dass von einer deutlichen Missklassifikation der Schlaganfallereignisse auszugehen ist.

7.7.19 Weitere Risikofaktoren

Auf die Bedeutung asymptomatischer Carotisstenosen wird in Kap. 15, auf den Stellenwert seltener kardialer Erkrankungen und genetischer Defekte im Kap. 13 eingegangen.

7.8 Multiple Risikofaktoren

Die bisher vorgenommene Darstellung von Risikofaktoren für den Schlaganfall erfolgte univariat, d.h. in jedem Abschnitt wurde ein einzelner Faktor beschrieben. Tatsächlich treten viele der genannten Risikofaktoren gemeinsam auf und beeinflussen sich gegenseitig. Ein Beispiel für die Interaktion verschiedener Risikofaktoren ist das Multiple Metabolische Syndrom. Es beinhaltet Störungen des Glukosestoffwechsels einschließlich einer Insulinresistenz, erhöhten Blutdruck sowie Störungen des Lipidstoffwechsels, insbesondere der Triglyzeride und verschiedener Lipoproteine. Manche Autoren rechnen auch eine zentrale Adipositas hinzu [100]. Bei Berücksichtigung multipler Faktoren kann die Risikosteigerung additiv oder multiplikativ sein. Andererseits ergeben sich auch Konstellationen, in denen sich das Risiko gegenüber den einzelnen Faktoren nicht erhöht. Es entstehen z.T. sehr komplexe und häufig schwer abschätzbare Risikosituationen. Insbesondere für die große Zahl von Personen, die mehrere grenzwertige Erhöhungen von bekannten Risikofaktoren aufweisen, hat dies unter Präventionsgesichtspunkten große Bedeutung.

Risikofaktorenprofile sind in diesem Fall ein einfacher und klarer Weg, Abschätzungen zum Schlaganfallrisiko sowohl auf individueller Ebene als auch für Populationen mit gleicher Risikofaktorstruktur zu machen. Die Framingham-Studie hat, basierend auf ihren Ergebnissen, das Schlaganfallrisiko über 10 Jahre von Frauen und Männern in Abhängigkeit vom Alter und dem Vorliegen weiterer in diesem Kapitel besprochener Faktoren errechnet [168] (Abb. 7.1 und 7.2) . Danach steigt die Wahrscheinlichkeit für einen 70jährigen Mann mit einem systolischen Blutdruck von 130 mmHg ohne weiteren Risikofaktor im genannten 10-Jahres-Zeitraum von 5,4% auf 79,0%, wenn der Blutdruckwert auf medikamentöser Behandlung als Folge einer bekannten Hypertonie beruht und zusätzlich eine koronare Herzkrankheit, eine linksventrikuläre Hypertrophie, ein Vorhofflimmern, ein Diabetes und Rauchen als Risikofaktoren vorliegen. Für eine gleichaltrige Frau mit identischer Risikofaktorkombination steigt das Risiko in diesem Zeitraum noch stärker (von 4,3% auf über 90%). Mit derart aufbereiteten Ergebnissen epidemiologischer Studien lassen sich auch in der täglichen Praxis Präventions- und Therapieempfehlungen für individuelle Patienten anschaulich darstellen.

Der Schlüssel zur Effektivität von Verhaltensempfehlungen und medikamentösen Maßnahmen in der Primär-, Sekundär- und Tertiärprävention des Schlaganfalls ist die Patientencompliance.

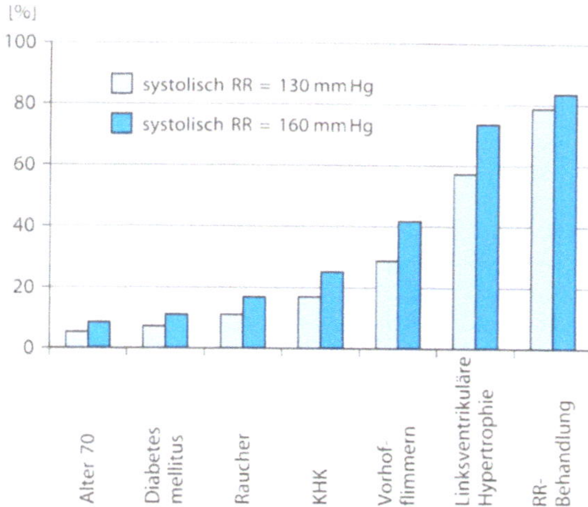

Abb. 7.1. Wahrscheinlichkeit für das Auftreten eines Schlaganfalls in den nächsten 10 Jahren bei einem 70jährigen Mann, in Abhängigkeit von der Höhe des Blutdrucks und dem Vorliegen weiterer Risikofaktoren. (Errechnet mit dem Algorithmus der Framingham-Studie (Wolf PA et al., Stroke 1991, 22:312–318)

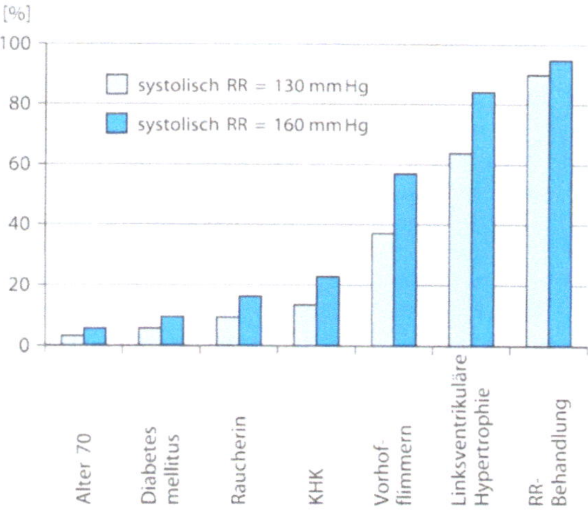

Abb. 7.2. Wahrscheinlichkeit für das Auftreten eines Schlaganfalls in den nächsten 10 Jahren bei einer 70jährigen Frau, in Abhängigkeit von der Höhe des Blutdrucks und dem Vorliegen weiterer Risikofaktoren. (Errechnet mit dem Algorithmus der Framingham-Studie (Wolf PA et al., Stroke 1991, 22:312–318)

Die Inzidenz des Schlaganfalls könnte bereits durch die vier Maßnahmen

- konsequenter Rauchverzicht,
- strikte Einstellung der Hypertonie auf Werte unter 140/90 mmHg,
- Normalisierung des Gewichts und
- Antikoagulation von Patienten mit Vorhofflimmern

auf einen Bruchteil der heutigen Rate reduziert werden.

Diese vier Maßnahmen haben zusätzlich den Vorteil, dass sie kostengünstig durchzuführen sind. Ansporn bei der Umsetzung von Präventionsmaßnahmen sollte die Tatsache sein, dass die Lebensqualität eines Menschen, bei dem ein Ereignis verhindert wurde, stets höher sein wird, als die eines noch so gut behandelten Schlaganfallpatienten.

1. Anonymous (1991) Prevention of stroke by antihypertensive drug treatment in older persons with isolated systolic hypertension. Final results of the Systolic Hypertension in the Elderly Program (SHEP). SHEP Cooperative Research Group. Jama 265:3255–3264
2. Anonymous (1994) Randomised trial of cholesterol lowering in 4444 patients with coronary heart disease: the Scandinavian Simvastatin Survival Study (4S). Lancet 344:1383–1389
3. Anonymous (1994) Risk factors for stroke and efficacy of antithrombotic therapy in atrial fibrillation. Analysis of pooled data from five randomized controlled trials. Arch Intern Med 154:1449–1457
4. Anonymous (1994) The effect of vitamin E and beta carotene on the incidence of lung cancer and other cancers in male smokers. The Alpha-Tocopherol, Beta Carotene Cancer Prevention Study Group. N Engl J Med 330:1029–1035
5. Anonymous (1997) The sixth report of the Joint National Committee on prevention, detection, evaluation, and treatment of high blood pressure. Arch Intern Med 157:2413–2446
6. Anonymous (1998) Statistisches Bundesamt, Wiesbaden.
7. Abbott RD, Rodriguez B (1994) Physical activity in older middle-aged men and reduced risk of stroke: The Honolulu heart program. Am J Epidemiol 139:881–893
8. Abbott RD, Rodriguez BL, Burchfiel CM, Curb JD (1994) Physical activity in older middle-aged men and reduced risk of stroke: the Honolulu Heart Program. Am J Epidemiol 139:881–893
9. Altura BM, Altura BT (1994) Role of magnesium and calcium in alcohol induced hypertension and strokes as probed by in vivo television microscopy, digital image microscopy, optical spectroscopy, P-31-NMR spectroscopy and a unique magnesium ion-selective electrode. Alcoholism, Clinical & Experimental Research 18:1057–1068
10. Asplund K, Rajakangas A-M, Kuulasmaa K, Thorvaldsen P, Bonita R, Stegmayr B, Suzuki K, Eisenblätter D (1996) Multinational Comparison of Diagnostic Procedures and Management of Acute Stroke: The WHO MONICA Study. Cerebrovascular Diseases 6:66–74

11. Asplund K, Tuomilehto JT, Stegmayr B, Wester PO, Tunstall-Pedoe H (1988) Diagnostic Criteria and Quality Control of the Registration of Stroke Events in the MONICA Project. Acta Medica Scandinavica:26–37
12. Atkins D, Psaty BM, Koepsell TD, Longstreth WT, Larson EB (1993) Cholesterol reduction and the risk for stroke in men. A meta- analysis of randomized, controlled trials. Ann Intern Med 119:136–145
13. Bamford JM, Sandercock PA, Dennis M, Burn JP, Warlow CP (1990) A prospective study of acute cerebrovascular disease in the community stroke project-1981–1986. Journal of Neurology 53:16–22
14. Barrett-Connor E (1998) Hormone replacement therapy. BMJ 317:457–461
15. Benjamin EJ, D'Agostino RB, Belanger AJ, Wolf PA, Levy D (1995) Left atrial size and the risk of stroke and death. The Framingham Heart Study. Circulation 92:835–841
16. Benjamin EJ, Plehn JF, D'Agostino RB, Belanger AJ, Comai K, Fuller DL, Wolf PA, Levy D (1992) Mitral annular calcification and the risk of stroke in an elderly cohort. N Engl J Med 327:374–379
17. Berger K, Ajani UA, Kase CS, Gaziano JM, Buring JE, Glynn RJ, Hennekens CH (1999) Light to moderate alcohol consumption and decreased risk of stroke among US male physicians. N Engl J Med 341:1557–1564
18. Berger K, Hense H-W, Rothdach A, Weltermann B, Keil U (2000) A single question about prior stroke versus a stroke questionnaire to assess stroke prevalence in populations. Neuroepidemiology 19:245–257
19. Berger K, Schulte H, Stögbauer F, Assman G (1998) Incidence and risk factors for stroke in an occupational cohort – The PROCAM Study. Stroke 29: 1562–1566
20. Bihari-Varga M, Szekely J, Gruber E (1981) Plasma high density lipoproteins in coronary, cerebral and peripheral vascular disease. The influence of various risk factors. Atherosclerosis 40:337–345
21. Bikkina M, Levy D, Evans JC, Larson MG, Benjamin EJ, Wolf PA, Castelli WP (1994) Left ventricular mass and risk of stroke in an elderly cohort. The Framingham heart study. Jama 272:33–36
22. Bjorntorp P (1990) „Portal" adipose tissue as a generator of risk factors for cardiovascular disease and diabetes. Arteriosclerosis 10:493–496
23. Blauw GJ, Lagaay AM, Smelt AH, Westendorp RG (1997) Stroke, statins, and cholesterol. A meta-analysis of randomized, placebo-controlled, double-blind trials with HMG-CoA reductase inhibitors. Stroke 28:946–950
24. Boffetta P, Garfinkel L (1990) Alcohol drinking and mortality among men enrolled in an American Cancer Society prospective study. Epidemiology 1:342–348
25. Bogousslavsky J, Van-Melle G, Regli F, Kappenberger L (1990) Pathogenesis of anterior circulation stroke in patients with nonvalvular atrial fibrillation: the Lausanne Stroke Registry. Neurology 40:1046–1050
26. Bonita R (1992) Epidemiology of stroke. Lancet 339:342–344
27. Bots ML, Looman SJ, Koudstaal PJ, Hofman A, Hoes AW, Grobbee DE (1996) Prevalence of Stroke in the General Population: The Rotterdam Study. Stroke 27:1499–1501
28. Boushey CJ, Beresford SA, Omenn GS, Motulsky AG (1995) A quantitative assessment of plasma homocysteine as a risk factor for cardiovascular disease. Probable benefits of increasing folic acid intakes. Jama 274:1049–1057
29. Boysen G, Nyboe J, Appleyard M, Soerensen PS, Boas J, Somnier F, Jensen G, Schnohr P (1988) Stroke Incidence an Risk Factors for Stroke in Copenhagen, Denmark. Stroke 19:1345–1353
30. Brennecke R, Schelp P (1993) Sozialmedizin. Enke Stuttgart
31. Broderick JP, Phillips SJ, Whisnant JP, O'Fallon WM, Bergstralh EJ (1989) Incidence rates of stroke in the eighties: the end of the decline in stroke? Stroke 20:577–582
32. Bronner LL, Kanter DS, Manson JE (1995) Primary Prevention of Stroke. N Engl J Med 23:1392–1400
33. Burchfiel CM, Curb JD, Rodriguez BL, Abbott RD, Chiu D, Yano K (1994) Glucose intolerance and 22-year stroke incidence. The Honolulu Heart Program. Stroke 25:951–957
34. Buring JE, Hebert PR, Romero J, Kittross A, Cook N, Manson JE, Peto R, Hennekens CN (1993) Migraine and subsequent risk of stroke in the Physicians' Health Study. Arch Neurol 52:129–134
35. Byington RP, Jukema JW, Salonen JT, Pitt B, Bruschke AV, Hoen H, Furberg CD, Mancini GB (1995) Reduction in cardiovascular events during pravastatin therapy. Pooled analysis of clinical events of the Pravastatin Atherosclerosis Intervention Program. Circulation 92:2419–2425
36. Camargo CA (1989) Moderate alcohol consumption and stroke. The epidemiologic evidence. Stroke 20:1611–1626
37. Camargo CA (1996) Case-control and cohort studies of moderate alcohol consumption and stroke. Clin Chim Acta 246:107–119
38. Collins R, Peto R, MacMahon SW, Hebert PR, Fiebach NH, Eberlein KA, Godwin J, Qizilbash N, Taylor JO, Hennekens CH (1990) Blood pressure, stroke, and coronary heart disease. Part 2, Short-term reductions in blood pressure: overview of randomised drug trials in their epidemiological context. Lancet 335:827–838
39. Criqui MH (1990) The reduction of coronary heart disease with light to moderate alcohol consumption: effect or artifact? Br J Addict 85:854–857
40. Criqui MH, Cowan LD, Tyroler HA, Bangdiwala S, Heiss G, Wallace RB, Cohn R (1987) Lipoproteins as mediators for the effects of alcohol consumption and cigarette smoking on cardiovascular mortality: results form the Lipid Research Clinics Follow-up Study. Am J Epidemiol 126:629–637
41. Curb JD, Marcus EB (1991) Body fat, coronary heart disease, and stroke in Japanese men. American J Clin Nutrition 53:1612S–1615S

42. Dahlof B, Lindholm LH, Hansson L, Schersten B, Ekbom T, Wester PO (1991) Morbidity and mortality in the Swedish Trial in Old Patients with Hypertension (STOP-Hypertension). Lancet 338:1281–1285
43. Di Carlo A, Baldereschi, M, Breteler MMB, Fratiglioni L, Lobo A, Martinez-Lage JM, Schmidt R, Hofman A, Launer LJ (1999) Sex-specific stroke prevalence and incidence of first ever stroke in the elderly: A pooled analysis of european population based studies. Neurology 52(Suppl 2):A 313
44. Döring A, Hense H-W, Stieber J, Keil U (1992) Prävalenz des Übergewicht. Ergebnisse in einer süddeutschen Bevölkerung im nationalen Vergleich. MMW 134:480–482
45. Eastern Stroke and Coronary Heart Disease Collaborative Research Group (1998) Blood pressure, cholesterol, and stroke in eastern Asia. Lancet 352:1801–1807
46. Eisenblätter D, Heinemann L, Classen E (1995) Community-based stroke incidence trends from the 1970s through the 1980s in East Germany. Stroke 26:919–923
47. Eisenblätter D, Classen E, Schädlich H, Heinemann L (1994) Häufigkeit und Prognose von Schlaganfallerkrankungen in der Bevölkerung Ostdeutschlands. Nervenarzt 65:95–100
48. Ernst E, Resch KL (1993) Fibrinogen as a cardiovascular risk factor: a meta-analysis and review of the literature. Ann Intern Med 118:956–963
49. Eveneson KR, Rosamond WD, Cai J, Toole JF, Hutchinson RG, Shahar E, Folsom AR (1999) Physical activity and ischemic strike risk – The Atherosclerosis Risk in Communities Study. Stroke 30:1333–1339
50. Flegal KM, Cauley JA (1985) Alcohol consumption and cardiovascular risk factors. Recent Developments in Alcoholism 3:165–180
51. Gasse C, Stieber J, Döring A, Keil U, Hense H-W (1999) Population Trends in Antihypertensive Drug use: Results from the MONICA Augsburg Project 1984 to 1995. J Clin Epidemiol 52:695–703
52. Gey KF, Stahelin HB, Eichholzer M (1993) Poor plasma status of carotene and vitamin C is associated with higher mortality from ischemic heart disease and stroke: Basel Prospective Study. Clin Investig 71:3–6
53. Giersiepen K, Greiser E (1989) Verschlüsselung von Todesursachen für Mortalitätsstatistiken – Vergleich von Signierergebnissen in verschiedenen statistischen Ämtern der Bundesrepublik Deutschlands und West-Berlins. Öff Gesundh-Wes 51:40–47
54. Gillman MW, Cupples LA, Gagnon D, Posner BM, Ellison RC, Castelli WP, Wolf PA (1995) Protective effect of fruits and vegetables on development of stroke in men. JAMA 273:1113–1117
55. Gillum RF, Mussolino ME, Ingram DD (1996) Physical activity and stroke incidence in women and men. Am J Epidemiol 143:860–869
56. Gillum RF, Mussolino ME, Madans JH (1996) The relationship between fish consumption and stroke incidence. The NHANES I Epidemiologic Follow-up Study (National Health and Nutrition Examination Survey). Arch Intern Med 156:537–542
57. Glueck CJ, Rorick MH, Schmerler M, Anthony J, Feibel JH, Bashir M, Glueck HI, Stroop D, Wang Y, Tracy TM (1995) Hyperfibrinolytic and atherogenic risk factors for stroke. J Lab Clin Med 125:319–325
58. Goldstein LB, Bonito AJ, Matchar DB, Duncan PW, Samsa GP (1996) US National Survey of Physician Practices for the Secondary and Tertiary Prevention of Ischemic Stroke. Carotid endarterectomy. Stroke 27:801–806
59. Grady D, Rubin SM, Petitti DB, Fox CS, Black D, Ettinger B, Ernster VL, Cummings SR (1992) Hormone therapy to prevent disease and prolong life in postmenopausal women. Ann Intern Med 117:1016–1037
60. Grodstein F (1996) Invited Commentary: Can Selection Bias Explain the Cardiovascular Benefits of Estrogen Replacement Therapy? Am J Epidemiol 143:979–982
61. Grodstein F, Stampfer MJ, Colditz GA, Willett WC, Manson JE, Joffe MM (1997) Postmenopausal Hormone Therapy and Mortality. N Engl J Med 336:1769–1775
62. Gutzwiller F, Wydler H, Jeanneret O (1996) In: Gutzwiller F, Jeanneret O (eds) Sozial- und Präventivmedizin, Public Health. Huber, Bern
63. Haheim LL, Holme I, Hjermann I, Leren P (1993) Risk factors of stroke incidence and mortality. A 12-year follow-up of the Oslo Study. Stroke 24:1484–1489
64. Heinemann L, Barth W, Garbe E, Willich SN, Kunze K (1998) Epidemiologische Daten zur Schlaganfallerkrankung – Daten des WHO-MONICA Projekts in Deutschland. Nervenarzt 69, 1091–1099
65. Heiss G, Sharrett AR, Barnes R, Chambless LE, Szklo M, Alzola C (1991) Carotid atherosclerosis measured by B-mode ultrasound in populations: associations with cardiovascular risk factors in the ARIC study. Am J Epidemiol 134:250–256
66. Helmert U, Maschewsky-Schneider U, Mielck A, Greiser E (1993) Soziale Ungleichheit bei Herzinfarkt und Schlaganfall in West-Deutschland. Soz Präventivmed 38:123–132
67. Hendrie HC, Gao S, Hall KS, Hui SL, Unverzagt FW (1996) The relationship between alcohol consumption, cognitive performance, and daily functioning in an urban sample of older black Americans. J Am Geriatr Soc 44:1158–1165
68. Hennekens CH, Buring JE, Manson JE, Stampfer M, Rosner B, Cook NR, Belanger C, LaMotte F, Gaziano JM, Ridker PM, Willett W, Peto R (1996) Lack of effect of long-term supplementation with beta carotene on the incidence of malignant neoplasms and cardiovascular disease. N Engl J Med 334:1145–1149
69. Hense H-W, Filipiak B, Döring A, Stieber J, Liese A.D, Keil U (1999) 10-year trends of cardiovascular risk factors in the MONICA Augsburg Region in Southern Germany – Results from the 1984/85, 1989/90 and 1994/95 surveys. CVD Prevention, in press

70. Herman B, Leyten AC, Van Luijk JH, Frenken CW, Op de Coul AA, Schulte BP (1982) An evaluation of risk factors for stroke in a Dutch community. Stroke 13:334–339
71. Herman B, Leyten AC, van-Luijk JH, Frenken CW, Op-de CA, Schulte BP (1982) Epidemiology of stroke in Tilburg, the Netherlands. The population-based stroke incidence register: 2. Incidence, initial clinical picture and medical care, and three-week case fatality. Stroke 13:629–634
72. Heuschmann PU, Kolominsky-Rabas P, Kremer R, Neundörfer B (1998) Pflege- und Versorgungsbedarf nach Schlaganfall am Beispiel des populationsbasierten Erlanger Schlaganfall Projektes. Akt Neurologie S3
73. Hier DB, Foulkes MA, Swiontoniowski M, Sacco RL, Gorelick PB, Mohr JP, Price TR, Wolf PA (1991) Stroke recurrence within 2 years after ischemic infarction. Stroke 22:155–161
74. Hillbom M, Haapaniemi H, Juvela S, Palomäki H, Numminen H, Kaste M (1995) Recent alcohol consumption, cigarette smoking, and cerebral infarction in young adults. Stroke 26:40–45
75. Hillbom M, Kaste M (1982) Alcohol intoxication: A risk factor for primary subarachnoid hemorrhage. Neurology 32:706–711
76. Howard G, Evans GW, Crouse JR, Toole JF, Ryu JE, Tegeler C, Frye PJ, Mitchell E, Sanders L (1994) A prospective reevaluation of transient ischemic attacks as a risk factor for death and fatal or nonfatal cardiovascular events. Stroke 25:342–345
77. Janzen RWC, Kugler C (1998) Eine Schlaganfalldatenbank für die Qualitätssicherung beim Hirninfarkt. Nervenheilkunde 17:S21–S25
78. Juvela S, Hillbom M, Numminen H, Koskinen P (1993) Cigarette smoking and alcohol consumption as risk factors for aneurysmal subarachnoid hemorrhage. Stroke 24:639–644
79. Juvela S, Hillbom M, Palomäki H (1995) Risk factors for spontaneous intracerebral hemorrhage. Stroke 26:1558–1564
80. Kagan A, Popper JS (1985) Dietary and other risk factors for stroke in hawaiian japanese men. Stroke 16:390–396
81. Kaku DA, Lowenstein DH (1990) Emergence of recreational drug abuse as a major risk factor for stroke in young adults. Ann Intern Med 113:821–827
82. Katerndahl DA, Realini JP, Cohen PA (1992) Oral contraceptive use and cardiovascular disease: is the relationship real or due to study bias? Journal of Family Practice 35:147–157
83. Kawachi I, Colditz GA, Stampfer MJ, Willett WC, Manson JE, Rosner BA, Speizer FE, Hennekens CH (1993) Smoking cessation and decreased risk of stroke in women. Jama 269:232–236
84. Keli SO, Feskens EJ, Kromhout D (1994) Fish consumption and risk of stroke. The Zutphen Study. Stroke 25:328–332
85. Keli SO, Hertog MG, Feskens EJ, Kromhout D (1996) Dietary flavonoids, antioxidant vitamins, and incidence of stroke: the Zutphen study. Arch Intern Med 156:637–642
86. Kelly-Hayes M, Robertson JT, Broderick JP, Duncan PW, Hershey LA, Roth EJ, Thies WH, Trombley CA (1998) The american heart association stroke outcome classification. Stroke 29:1274–1280
87. Kelly MA, Gorelick PB, Mirza D (1992) The role of drugs in the etiology of stroke. Clin Neuropharmacol 15:249–275
88. Kiechl S, Willeit J, Egger G, Oberhollenzer M, Aichner F (1994) Alcohol consumption and carotid atherosclerosis: evidence of dose-dependent atherogenic and antiatherogenic effects. Results from the Bruneck Study. Stroke 25:1593–1598
89. Kiechl S, Willeit J, Rungger G, Egger G, Oberhollenzer F, Bonora E (1998) Alcohol consumption and atherosclerosis: what is the relation? Prospective results from the Bruneck Study. Stroke 29: 900–907
90. Kiely DK, Wolf PA, Cupples LA, Beiser AS, Kannel WB (1994) Physical activity and stroke risk: the Framingham study. Am J Epidemiol 140:608–620
91. Kiely DK, Wolf PA, Cupples LA, Beiser AS, Myers RH (1993) Familial aggregation of stroke. The Framingham Study. Stroke 24:1366–1371
92. Kiely DK, Wolf PA, Cupples LA, Beiser AS, Kannel WB (1994) Physical activity and stroke risk: the Framingham Study. Am J Epidemiol 140:608–620
93. Kiyohara Y, Kato I, Iwamoto H, Nakayama K, Fujishima M (1995) The impact of alcohol and hypertension on stroke incidence in a general Japanese population – The Hisayama Study. Stroke 26:368–372
94. Kolominsky-Rabas P, Sarti C, Heuschmann P, Graf C, Siemonsen S, Neundörfer B, Katalinic A, Lang E, Gassmann KG, Stockert TR (1998) A prospective community-based study of stroke in Germany – The Erlangen Stroke Project (ESPro). Stroke 29: 2501–2506
95. Koudstaal PJ, Gerritsma JG, van-Gijn J (1989) Clinical disagreement on the diagnosis of transient ischemic attack: is the patient or the doctor to blame? Stroke 20:300–301
96. Kunst AE, del-Rios M, Groenhof F, Mackenbach JP (1998) Socioeconomic inequalities in stroke mortality among middle-aged men: an international overview. European Union Working Group on Socioeconomic Inequalities in Health. Stroke 29:2285–2291
97. Landolfi R, Steiner M (1984) Ethanol raises prostacyclin in vivo and in vitro. Blood 64:679–682
98. Lee IM, Hennekens CH, Berger K, Buring JE, Manson JE (1999) Exercise and risk of stroke in male physicians. Stroke 30:1–6
99. Lemesle M, Milan C, Faivre J, Moreau T, Giroud M, Dumas R (1999) Incidence trends of ischemic stroke and transient ischemic attacks in a well-defined French population from 1985 through 1994. Stroke 30:371–377
100. Liese AD, Mayer DE, Haffner SM (1998) Development of the multiple metabolic syndrome: an epidemiologic perspective. Epidemiol Rev 20:157–172
101. Lindenström E, Boysen G, Nyboe J (1993) Lifestyle factors and risk of cerebrovascular disease in

women. The Copenhagen City Heart Study. Stroke 24:1468–1472
102. Longstreth WTJ, Nelson LM, Koepsell TD, van-Belle G (1992) Cigarette smoking, alcohol use, and subarachnoid hemorrhage. Stroke 23:1242–1249
103. Mackenbach JP, Kunst AE, Cavelaars AE, Groenhof F, Geurts JJ (1997) Socioeconomic inequalities in morbidity and mortality in western europe. Lancet 349:1655–1659
104. Malinow MR, Nieto FJ, Szklo M, Chambless LE, Bond G (1993) Carotid artery intimal-medial wall thickening and plasma homocyst(e)ine in asymptomatic adults. The Atherosclerosis Risk in Communities Study. Circulation 87:1107–1113
105. Manson JE, Colditz GA, Stampfer MJ, Willett WC, Krolewski AS, Rosner BA, Arky RA, Speizer FE, Hennekens CH (1991) A prospective study of maturity-onset diabetes mellitus and risk of coronary heart disease and stroke in women. Arch of Int Med 151:1141–1147
106. Manson JE, Stampfer MJ, Willett WC, Colditz GA, Speizer FE, Hennekens CH (1993) Antioxidant vitamin consumption and incidence of stroke in women. Circulation 87 (Suppl 1), abstract
107. Marmot MG, Brunner E (1991) Alcohol and cardiovascular disease: the status of the U-shaped curve. BMJ 303:565–568
108. McGovern PG, Burke GL, Sprafka JM, Xue S, Folsom AR, Blackburn H (1992) Trend in Mortality, Morbidity, and Risk Factor Levels for Stroke From 1960 Through 1990. Jama 268:753–759
109. Mittelmark MB, Psaty BM, Rautaharju PM, Fried LP, Borhani NO, Tracy RP, Gardin JM, O'Leary DH (1993) Prevalence of cardiovascular diseases among older adults. The Cardiovascular Health Study. Am J Epidemiol 137:311–317
110. Morris MC, Manson JE, Rosner BA, Buring JE, Willett WC, Hennekens CH (1995) Fish consumption and cardiovascular disease in the physicians' health study: a prospective study. Am J Epidemiol 142:166–175
111. Nago N, Kayaba K, Hiraoka J, Matsuo H, Goto T, Kario K, Tsutsumi A, Nakamura Y, Igarashi M (1995) Lipoprotein(a) levels in the japanese population: influence of age and sex, and relation to atherosclerotic risk factors. Am J Epidemiol 141:815–821
112. Neaton JD, Blackburn H, Jacobs DR, Kuller LH, Duck-Joo L, Sherwin R, Shih J, Stamler J, Wentworth D (1992) Arch Intern Med 152:1490–1500
113. Nolte KB, Brass LM, Fletterick CF (1996) Intracranial hemorrhage associated with cocaine abuse: a prospective autopsy study. Neurology 46:1291–1296
114. O'Donnell CJ, Ridger PM, Glynn RJ, Berger K, Ajani U, Manson JE, Hennekens CH (1997) Hypertension and borderline isolated systolic hypertension increase risks of cardiovascular disease and mortality in male physicians. Circulation 95:1132–1137.
115. Orencia AJ, Daviglus ML, Dyer AR, Shekelle RB, Stamler J (1996) Fish consumption and stroke in men. 30-year findings of the Chicago Western Electric Study. Stroke 27:204–209
116. Palomäki H, Kaste M (1993) Regular light-to-moderate intake of alcohol and the risk of ischemic stroke – Is there a beneficial effect? Stroke 24:1828–1832
117. Perry IJ, Refsum H, Morris RW, Ebrahim SB, Ueland PM, Shaper AG (1995) Prospective study of serum total homocystein concentration and risk of stroke in middle-aged British men. Lancet 346:1395–1398
118. Petitti DB, Sidney S, Quesenberry C, Bernstein A (1998) Stroke and cocaine or amphetamine use. Epidemiology 9:596–600
119. Poulter NR, Chang CL, Farley TM, Meirik O, Marmot MG (1996) Haemorrhagic stroke, overall stroke risk, and combined oral contraceptives: results of an international, multicentre, case-control study. Lancet 348:505–510
120. Poulter NR, Chang CL, Farley TM, Meirik O, Marmot MG (1996) Ischaemic stroke and combined oral contraceptives: results of an international, multicentre, case-control study. Lancet 348:498–504
121. Prospective Studies Collaboration (1995) Cholesterol, diastolic blood pressure, and stroke: 13000 strokes in 450,000 people in 45 cohorts. Lancet 346:1647–1653
122. Reed DM, Resch JA, Hayashi T, MacLean CJ, Yano K (1988) A prospective study of cerebral artery atherosclerosis. Stroke 19:820–825
123. Renaud S, Criqui MH, Farchi G, Veenstra J (1993) In: Verschuren PM (ed) Health issues related to alcohol consumption. International Life Science Institute, Washington, Brussels, pp 81–124
124. Rhoads GG, Popper JS, Kagan A, Yano K (1980) Incidence of Transient Cerebral Ischemic Attack in Hawaii Japanese Men: The Honolulu Study. Stroke 11:21–26
125. Robbins AS, Manson JE, Lee I-M, Satterfield S, Hennekens CH (1994) Cigarette Smoking and Stroke in a Cohort of US Male Physicians. Ann Intern Med 120:458–462
126. Rodgers H, Aitken P (1993) Alcohol and stroke. Stroke 24:1473–1477
127. Rose G, Day S (1990) The population mean predicts the number of deviant individuals. BMJ 301:1031–1034
128. Sacco RL (1995) Risk factors and outcomes for ischemic stroke. Neurology 45:S 10–S 14
129. Sacco RL, Elkind M, Boden-Albala B, Lin IF, Kargman DE, Hauser WA, Shea S, Paik MC (1999) The protective effect of moderate alcohol consumption on ischemic stroke. Jama 281:53–60
130. Sacco RL, Benjamin EJ, Broderick JP, Dyken M, Easton JD, Feinberg WM, Goldstein LB, Gorelick PB, Howard G, Kittner SJ, Manolio TA, Whisnant JP, Wolf PA (1997) American Heart Association Prevention Conference. IV. Prevention and Rehabilitation of Stroke. Risk factors. Stroke 28:1507–1517
131. Sacco RL, Ellenberg JH, Mohr JP, Tatemichi TK, Hier DB, Price TR, Wolf PA (1989) Infarcts of un-

determined cause: the NINCDS Stroke Data Bank. Ann Neurol 25:382–390
132. Sacco RL, Shi T, Zamanillo MC, Kargman DE (1994) Predictors of mortality and recurrence after hospitalized cerebral infarction in an urban community: the Northern Manhattan Stroke Study. Neurology 44:626–634
133. Sacco RL, Wolf PA, Kannel WB, McNamara PM (1982) Survival and recurrence following stroke. The Framingham study. Stroke 13:290–295
134. Sacks FM, Pfeffer MA, Moye LA, Rouleau JL, Rutherford JD, Cole TG, Brown L, Warnica JW, Arnold JM, Wun CC, Davis BR, Braunwald E (1996) The effect of pravastatin on coronary events after myocardial infarction in patients with average cholesterol levels. Cholesterol and Recurrent Events Trial investigators. N Engl J Med 335:1001–1009
135. Scherr PA, LaCroix AZ, Wallace RB, Berkman L, Curb JD, Cornoni Huntley J, Evans DA, Hennekens CH (1992) Light to moderate alcohol consumption and mortality in the elderly. J Am Geriatr Soc 40:651–657
136. Schoenberg BS, Anderson DW, Haerer AF (1986) Racial differentials in the prevalence of stroke: Copiah County, Mississipi. Arch Neurol 43:565
137. Selhub J, Jacques PF, Bostom AG, D'Agostino RB, Wilson PW, Belanger AJ, O'Leary DH, Wolf PA, Schaefer EJ, Rosenberg IH (1995) Association between plasma homocysteine concentrations and extracranial carotid-artery stenosis. N Engl J Med 332:286–291
138. Shimamoto T, Komachi Y, Inada H, Doi M, Iso H, Sato S (1989) Trends for Coronary Heart Disease and Stroke Their Risk Factors in Japan. Circulation 79:503–515
139. Shinozaki K, Naritomi H, Shimizu T, Suzuki M, Ikebuchi M, Sawada T, Harano Y (1996) Role of insulin resistance associated with compensatory hyperinsulinemia in ischemic stroke. Stroke 27: 37–43
140. Shinton R, Beevers G (1989) Meta-analysis of relation between cigarette smoking and stroke. BMJ 298:789–794
141. Shinton R, Sagar G (1993) Lifelong exercise and stroke. BMJ 307:231–234
142. Shinton R, Sagar G, Beevers G (1995) Body fat and stroke: unmasking the hazards of overweight and obesity. J Epidemiol Community Health 49: 259–264
143. Shinton R, Shipley M, Rose G (1991) Overweight and stroke in the Whitehall study. J Epidemiol Community Health 45:138–142
144. Soltero I, Liu K, Cooper R, Stamler J, Garside D (1978) Trends in Mortality from Cerebrovascular Diseases in the United States, 1960 to 1975. Stroke 9:549–558
145. Stampfer MJ, Colditz GA, Willett WC, Speizer FE, Hennekens CH (1988) A prospective study of moderate alcohol consumption and the risk of coronary disease and stroke in women. N Engl J Med 319:267–273
146. Sudlow CL, Warlow CP (1997) Comparable studies of the incidence of stroke and its pathological types: results from an international collaboration. International Stroke Incidence Collaboration. Stroke 28:491–499
147. Taylor TN, Davis PH, Torner JC, Holmes J, Meyer JW, Jacobson MF (1996) Liftime Cost of Stroke in the United States. Stroke 27:1459–1466
148. Thom TJ (1993) Stroke Mortality Trends. Ann Epidemiol 3:509–518
149. Thorvaldsen P, Kuulasmaa K, Rajakangas A-M, Rastenytė D, Sarti C, Wilhelmsen L (1997) Stroke Trends in the WHO MONICA Projekt. Stroke 28:500–506
150. Thorvaldsen P, Asplund K, Kuulasmaa K, Rajakangas AM, Schroll M (1995) Stroke incidence, case fatality, and mortality in the WHO MONICA project. World Health Organization Monitoring Trends and Determinants in Cardiovascular Disease. Stroke 26:361–367
151. Thrift AG, Donnan GA, McNeil JJ (1995) Epidemiology of intracerebral hemorrhage. Epidemiologic Reviews 17:361–381
152. Thun MJ, Peto R, Lopez AD, Monaco JH, Henley SJ, Heath CW, Doll R (1997) Alcohol consumption and mortality among middle-aged and elderly US adults. N Engl J Med 337:1705–1714
153. Toole JF, Lefkowitz DS, Chambless LE (1996) Self-reported Transient Ischemic Attack and Stroke Symtoms: Methods and Baseline Prevalence: The ARIC Study, 1987–1989. Am J Epidemiol 144:849–856
154. Toole JF, Chambless LE, Heiss G, Tyroler HA, Paton CC (1993) Prevalence of stroke and transient ischemic attacks in the Atherosclerosis Risk in Communities (ARIC) study. Ann Epidemiol 3: 500–503
155. Tuomilehto J, Rastenyte D, Sivenius J, Sarti C, Immonen RP, Kaarsalo E, Kuulasmaa K, Narva EV, Salomaa V, Salmi K, Torppa J (1996) Ten-year trends in stroke incidence and mortality in the FINMONICA Stroke Study. Stroke 27:825–832
156. van Rossum CTM, van de Mheen H, Breteler MMB, Grobbee DE, Mackenbach JP (1999) Socioeconomic differences in stroke among Dutch elderly women. The Rotterdam Study. Stroke 30:357–362
157. Vanhala M, Vanhala P, Kumpusalo E, Halonen P, Takala J (1998) Relation between obesity from childhood to adulthood and the metabolic syndrome: population based study. BMJ 317:319–319
158. Verhoef P, Hennekens CH, Malinow MR, Kok FJ, Willett WC, Stampfer MJ (1994) A prospective study of plasma homocyst(e)ine and risk of ischemic stroke. Stroke 25:1924–1930
159. Walker SP, Rimm EB, Ascherio A, Kawachi I, Stampfer MJ, Willett WC (1996) Body size and fat distribution as predictors of stroke among US men. Am J Epidemiol 144:1143–1150
160. Wannamethee G, Shaper AG (1992) Physical activity and stroke in British middle aged men. BMJ 304:597–601

161. Watts GF, Mazurkiewicz JC, Tonge K, Nelson V, Warburton FG, Slavin BM (1995) Lipoprotein(a) as a determinant of the severity of angiographically defined carotid atherosclerosis. QJM 88:321–326
162. Welch GN, Loscalzo J (1998) Homocysteine and atherothrombosis. N Engl J Med 338:1042–1050
163. Welin L, Svärdsudd K, Wilhelmsen L, Larsson B, Tibblin G (1987) Analysis of risk factors for stroke in a cohort of men born in 1913. N Engl J Med 317:521–525
164. Wolf PA (1993) Contributions of epidemiology to the prevention of stroke. Circulation 88:2471–2478
165. Wolf PA, Abbott RD, Kannel WB (1991) Atrial fibrillation as an independent risk factor for stroke: the Framingham Study. Stroke 22:983–988
166. Wolf PA, Abbott RD, Kannel WB (1991) Atrial fibrillation as an independent risk factor for stroke: the Framingham Study. Stroke 22:983–988
167. Wolf PA, D'Agostino RB (1988) Alcohol consumption as a risk factor for stroke: The Framingham study (abstract). Ann Neurol 24:177
168. Wolf PA, D'Agostino RB, Belanger AJ, Kannel WB (1991) Probability of stroke: a risk profile from the Framingham Study. Stroke 22:312–318
169. Wolf PA, D'Agostino RB, Kannel WB, Bonita R, Belanger AJ (1988) Cigarette smoking as a risk factor for stroke. The Framingham Study. Jama 259:1025–1029
170. Wolf PA, D'Agostino RB, O'Neal M.A, Sytkowski P, Kase CS, Belanger AJ (1992) Secular Trends in Stroke Incidence and Mortality: The Framingham Study. Stroke 23:1551–1555
171. Yano K, Reed DM, MacLean CJ (1989) Serum cholesterol and hemorrhagic stroke in the Honolulu Heart Program. Stroke 20:1460–1465

M. Hennerici
M. Daffertshofer
S. Meairs

8 Ultraschalldiagnostik extra- und intrakranieller Gefäße

8.1 Einleitung

Bei der raschen Entwicklung der Ultraschalldiagnostik der Gefäße in den vergangenen 30 Jahren stehen wir heute vor der Abbildung von Perfusionsphänomenen des Gehirns, der dreidimensionalen intrakraniellen Untersuchung der großen Hirnarterien, einer hochdifferenzierten, abbildenden Diagnostik von stenosierenden Gefäßprozessen im extrakraniellen Carotis- und Vertebralissystem als Alternative zur angiographischen Untersuchungstechnik und zur regelhaften Dokumentation der Atherogenese beim einzelnen Patienten als Indikator für eine atherosklerotische Gefäßerkrankung und Maß für Notwendigkeit, Erfolg oder Misserfolg von Primär- und Sekundärpräventionsmaßnahmen. Standard sind bereits heute die regelhaften Untersuchungen der hirnversorgenden Arterien mit der *kontinuierlichen und gepulsten Doppler-Sonographie* bzw. *Duplexsonographie* im Rahmen der Diagnostik von Schlaganfallpatienten, aber auch von neurologisch asymptomatischen Patienten mit koronarer Herzkrankheit oder peripherer arterieller Verschlusskrankheit. Während die ursprünglich hämodynamischen Verfahren durch apparative und technologische Entwicklungen sich zunehmend in eine abbildende Gefäßdiagnostik mit Ultraschall erweitert haben [38] und die transkranielle Anwendung der gepulsten Doppler-Sonographie, insbesondere im Neuromonitoring, sowohl bei Akutpatienten auf Schlaganfallstationen als auch bei Verlaufskontrollen bis zur Emboliedetektion und funktionellen Untersuchungen der neurovaskulären Kopplung seit den 80iger Jahren zunehmend Verbreitung fand, werden heute Echokontrastmittel und spezielle Analysenmodelle der Ultraschallsignale für interventionelle und operative Verfahren entwickelt, die auch die Diagnostik der Arteriolen und Kapillaren ermöglichen. Damit sind therapeutische Maßnahmen mit Echokontrastpartikeln als Träger von pharmakologischen und radioaktiven Substanzen denkbar.

Dieses Kapitel will in einem Überblick die aktuellen Möglichkeiten des Einsatzes von Ultraschallverfahren zur Gefäßdiagnostik beim Schlaganfallpatienten zusammenfassen, kann dabei aber ein Lehrbuch nicht ersetzen – beschrieben wird daher über den aktuellen Stand hinaus ein Ausblick über die weitere Entwicklung der Ultraschallverfahren in der Gefäßdiagnostik auf jetzt schon verfügbare, aber noch nicht in der Routine eingesetzte Untersuchungsmöglichkeiten.

8.2 Doppler-Duplexsonographie des extrakraniellen Carotissystems

Während mit der kontinuierlichen Doppler-Sonographie eine hämodynamische Beurteilung von größeren Stenosen und Verschlüssen (>50% Lumeneinengung) der Carotiden im Halsbereich bereits zu Beginn der 70er Jahre entwickelt wurde und die ersten verfügbaren B-Bild-Geräte in Kombination mit der gepulsten Doppler-Sonographie auch topographisch orientierte Messungen der Blutströmung in definierten Gefäßabschnitten sowie den Nachweis kleinerer Plaquebildungen im gesamten extrakraniellen Carotissystem erlaubten, sind diese – gleichwohl heute noch immer in der Praxis geübten Verfahren – durch die Einführung der farbkodierten Duplexsonographie inzwischen ergänzt und z.T. auch zurückgedrängt worden. Mit dieser Methode werden Geschwindigkeit und Richtung des strömenden Blutes auf dem Hintergrund struktureller Befunde in den Gefäßen dargestellt [36, 37]. Die Strömungsrichtung des Blutes wird meist in einer rot/blau-Kodierung abgebildet, zusätzlich werden Doppler-Frequenzverschiebungen, Phasenverschiebungen und deren sog.

Tabelle 8.1. Technische und diagnostisch relevante Unterschiede zwischen farbkodierter Duplexsonographie (FDS) und Power-Farbduplex (PFD)

	FDS	PFD
▪ Physikalisches Prinzip	Frequenz- und Phasenverschiebung	Echoamplitude
▪ Farbkodierung des Blutes	Geschwindigkeit und Richtung der Blutströmung	Dichte der Erythrozyten
▪ Winkelabhängigkeit der Farbkodierung	Ja	Nein
▪ Aliasing-Phänomen	Oberhalb des Nyquist-Limits	Nein
▪ Intravaskulärer Farbkontrast	Gute Charakterisierung der Oberfläche von Plaques	Verbesserte Darstellung hochgradiger Stenosen, verbesserte Darstellung bei kalzifiziertem Plaque
▪ Bewegungsartefakte	Selten	Häufig

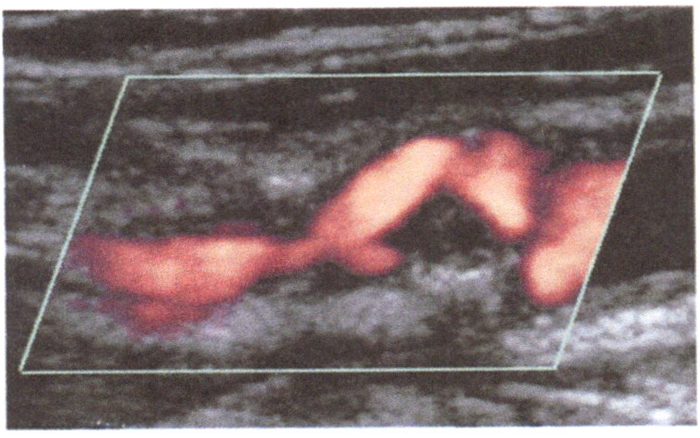

Abb. 8.1. Power-Farbduplexsonogramm einer Carotis-interna-Stenose mit hoher Auflösung der irregulären Plaquestruktur – so zeigt sich der heterogen atheromatöse Charakter ohne wesentliche Kalzifizierung der ausgedehnten Plaquebildung sowohl an der Unter- wie an der Oberseite (Rück- und Vorderwand der A. carotis interna) in der Farbströmung (rot), der Abgang der A. carotis externa liegt gerade noch angeschnitten in der Bildebene (rechter unterer Bildrand), eine Nischenbildung mit fehlendem Strömungssignal ist Ausdruck einer zentralen Ulkusnische in der Plaquebildung in Bildmitte an der unteren Grenzflächenreflexion (Hinterwand der ACI)

Autokorrelation zur Darstellung der mittleren und maximalen Strömungsgeschwindigkeit genutzt, um eine Echtzeitdarstellung zu ermöglichen (Tabelle 8.1). Für die Diagnostik wichtig ist, dass sowohl eine quantitative Abbildung der Strömungsgeschwindigkeiten innerhalb eines Herzzyklus entsprechend der Dopplerverschiebung dargestellt werden kann (sog. Geschwindigkeitsmodus), andererseits aber auch die Dichte der reflektierenden Partikel in Abhängigkeit zur Signalintensität registriert werden kann (sog. Amplitudenmodus) [38, 45]: Dadurch ergibt sich nicht nur eine exakte Beschreibung von Einengung oder Erweiterung eines Gefäßes beim Vorliegen atherosklerotischer Veränderungen, sondern es lassen sich auch schwer darstellbare echoarme Strukturen wie frische thrombotische Ablagerungen oder Plättchenaggregate erkennen. Vorteilhaft wirkt sich die relativ homogene intravaskuläre Farbsättigung zur Objektivierung selbst komplizierter Strukturen von Gefäßveränderungen in einem mehrdimensionalen Analysesystem aus (Abb. 8.1). Schließlich sind als dritte Modalität Doppler-Einzelspektrumanalysen notwendig, die den zeitvariablen hämodynamischen Stenosegrad beschreiben und die strukturelle Klassifikation aus Quer- und Längsschnitten ergänzen [14].

Kleine Carotisplaques, die das Gefäßlumen kaum einengen, können mit der farbkodierten Duplexsonographie zuverlässig und genau dokumentiert und in ihrer Echomorphologie differenziert dargestellt werden. Eindeutige prognostische Aussagen lassen sich aber leider aufgrund dieser Daten nicht ableiten, wie intensive Untersuchungen der letzten Jahre gezeigt haben. Alle Versuche, Plaquekonfiguration und Oberflächenstruktur so zu charakterisieren, dass ein sicherer prognostischer Parameter daraus erkennbar würde, der das Risiko einer zerebralen Ischämie auf dem Boden einer Embolisation ablesen ließe, sind enttäuscht worden [13, 26, 32, 36, 43, 51]. Aktuelle Bemühungen konzentrieren sich daher auf eine Bewegungs- bzw. Aktivitätsanalyse der Plaque- und Gefäßwandstrukturen. Sie haben erstmals Anhaltspunkte für eine erhöhte Fragibilität einzelner atheromatöser Veränderungen ergeben, die in enger Korrelation

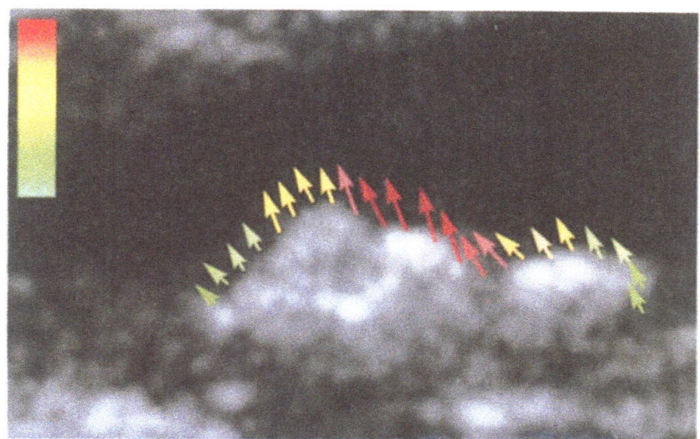

Abb. 8.2. Oberflächenbewegungsstudie eines Carotisplaques auf zwei digitalisierten Volumenbestimmungen bei einem symptomatischen Patienten (80 ms bzw. 120 ms nach der R-Zacke). Farbkodierte Bewegungsvektoren an der Oberfläche repräsentieren Richtung und Größe der errechneten Bewegung entsprechend der topographischen Lokalisation. Alle Vektoren sind verstärkt (3×) zur besseren Darstellung. Zu beachten ist ein diskrepantes Bewegungsmuster mit unterschiedlichen Weiten an der Plaqueoberfläche (rote Farben höchste, grüne Farben niedrigste Geschwindigkeiten von maximal 5,7 mm/s bis 3,2 mm/s)

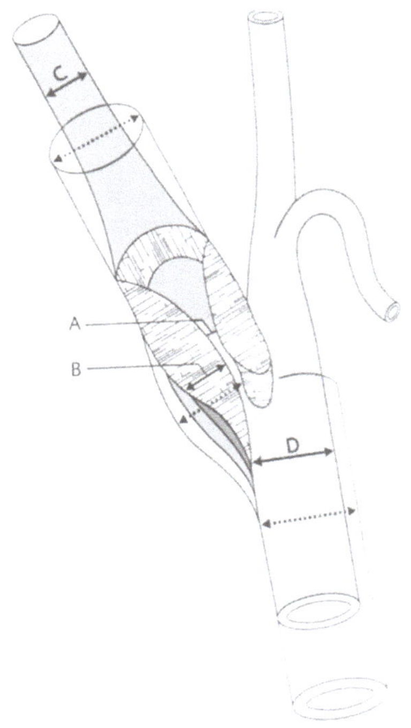

Abb. 8.3. Schematische Darstellung verschiedener Parameter bei Stenosegradberechnungen und deren Problematik bei anatomischen Normvarianten. *A* = Restlumen, *B* = Plaqueausdehnung, *C* = distaler Gefäßdurchmesser, *D* = Standardlumen unterhalb der Bifurkation. *Lokaler Stenosegrad* (1–A/B) × 100%; *distaler Stenosegrad* (1–A/C) × 100%; *proximaler Stenosegrad* (1–A/D) × 100%. (Modifiziert nach [38])

zu klinischen Verlaufsformen stehen (asymptomatisch versus symptomatisch) [33, 34] (Abb. 8.2) – inwieweit sich damit aber auch eine echte Prognose für den einzelnen Träger solcher Gefäßprozesse noch vor Eintritt der Embolisation oder als Ausdruck einer rascheren Progredienz ableiten lässt, bleibt abzuwarten. Notwendige klinische Studien sind schwierig und langfristig auszulegen, da die Arteriosklerose sich durch ein nichtlineares Entwicklungsmuster mit kurzen Regredienz- und Progredienzphasen neben längeren konstanten Perioden auszeichnet, die von zahlreichen von Patient zu Patient unterschiedlichen, aber auch intraindividuell instabilen Variablen charakterisiert sind.

Größere, lumeneinengende Veränderungen im extrakraniellen Carotissystem sind mit Ultraschall nahezu regelhaft zu erkennen, sodass auch vor einer Carotisoperation bis auf wenige Einzelfälle (etwa 15%) eine konventionelle Angiographie inzwischen verzichtbar ist. Dabei sollten für die Stenosebestimmung die radiologischen Kriterien, die den nordamerikanischen und europäischen Studien zur operativen Behandlung von symptomatischen Carotis-interna-Stenosen (North American Symptomatic Carotid Endarterectomy Trial – NASCET und European Carotid Surgery Trial – ECST) zugrunde lagen (Abb. 8.3), zwar berücksichtigt, aber aus methodischen Gründen nicht vorbehaltlos übernommen werden, da beide großen Studien ausschließlich auf angiographischer Basis eine Evaluierung der Nutzen-Risiko-Kalkulation von Carotisdesobliterationen vorgenommen haben [19, 40]. Dabei liegen die Ultraschalldaten der farbkodierten Duplexsonographie für die amplitudenmodulierte Darstellung systematisch zwischen den Werten, wie sie zur Bestimmung des lokalen Stenosegrades (wie in ECST) verwendet wurden und den Werten zur Bestimmung des distalen Stenosgrades (wie er in der NASCET definiert wurde): Letzterer unterschätzt, ersterer überschätzt den Stenosegrad (Abb. 8.4) [52]. Dass dieser Ansatz sinnvoll ist, haben kürzlich veröffentlichte Nachanalysen der NASCET-Daten [3] gezeigt. Auch kommt es weniger auf den absoluten Stenosegrad und seine genaue Bestimmung für die Indikation zur Operation einer symptomatischen Carotis-interna-Stenose an. Vielmehr ist die Konstellation anderer Risikoparameter der Arteriosklerose und das individuelle Ausmaß der Erkrankung beim einzelnen Patienten entscheidend, wenn eine Vielzahl unnötiger Operationen vermieden werden soll.

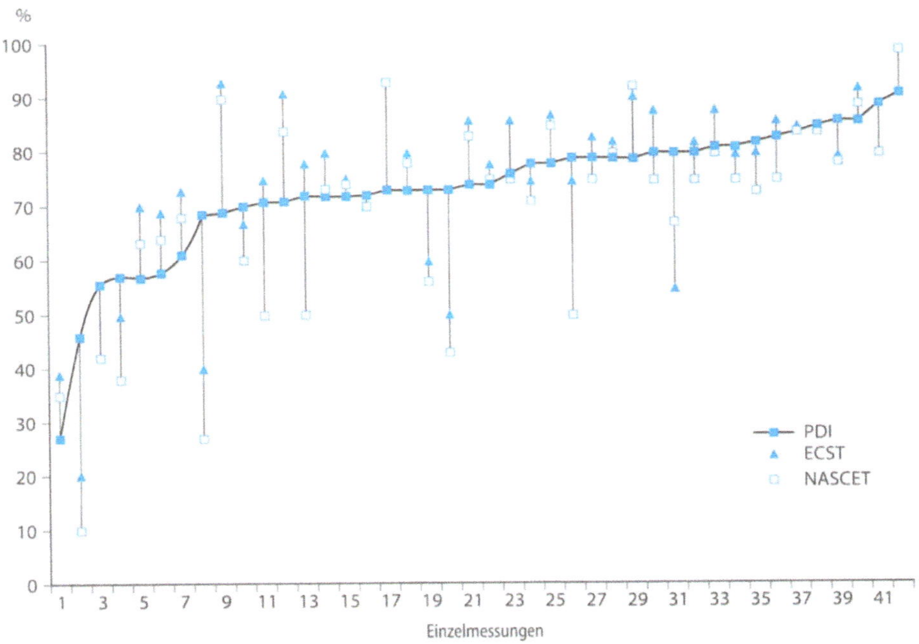

Abb. 8.4. Vergleichsanalyse der Bestimmung einzelner Stenosegrade der ACI aus Power-Duplexsonographie und Angiographie (ECST- und NASCET-Methoden), Ordinate (% Stenosegrad), Abszisse (individuelle Einzelmessungen). (Modifiziert nach [52])

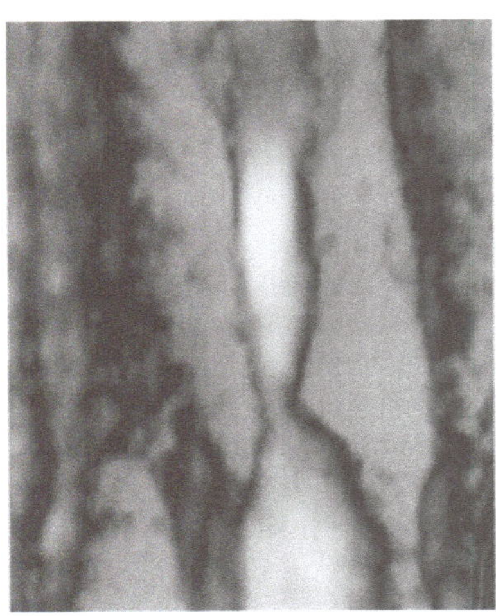

Abb. 8.5. Dreidimensionale Rekonstruktion einer Carotisstenose im Halsbereich mit sanduhrförmiger Konfiguration

Die Klassifizierung und Erfassung von Carotisstenosen ist also von erheblicher therapeutischer Bedeutung für den einzelnen Patienten, wobei die nichtinvasive Ultraschalldiagnostik nicht nur als Screeningmethode, sondern auch zur Vermeidung von Komplikationen der Angiographie als regelmäßige und meist auch einzige gefäßdarstellende Untersuchungstechnik vor einer Carotisoperation fungiert (immerhin lag in der ACAS die Komplikationsrate der konventionellen Angiographie bei 1,2% [20]). Dies gilt allerdings nur für die kombinierten hämodynamisch-strukturellen Ultraschallverfahren, mit denen der Gefäßprozess mindestens in mehreren Längs- und Querschnitten, besser noch in einer dreidimensionalen Rekonstruktion (Abb. 8.5) eindeutig und zuverlässig erfassbar sein muss, während die überwiegend hämodynamischen Methoden eher im Vorfeld der Diagnostik anzusiedeln sind (kontinuierliche und gepulste Doppler-Sonographie). Die Quantifizierung von Carotisstenosen mit der farbkodierten Duplexsonographie stützt sich im wesentlichen auf [14]

- direkte Messung des minimalen Restlumens im Längs- und Querschnitt der Stenose,
- bestimmte Parameter des Doppler-Frequenzspektrums,
- indirekte Parameter über die hämodynamische Wirksamkeit der Gefäßeinengung.

Zusammenfassende morphologische und hämodynamische Kriterien für die Bestimmung von Stenosegraden an der A. carotis interna sind in Tabelle 8.2 abgebildet – modifizierte Parameter gelten für Stenosen der Aa. carotis communis/externa ebenso wie für Mehrgefäßprozesse sowohl im extra- wie im extra-/intrakraniellen Be-

Tabelle 8.2. Morphologische und hämodynamische Kriterien für die Bestimmung von Stenosegraden an der A. carotis interna – Frequenzangaben beziehen sich auf 4-MHz-Sendefrequenz

	I Nichtstenosierende Plaques	II Geringgradige Stenose	III Mittelgradige Stenose	IV Hochgradige Stenose	V Subtotale Stenose
Angiographische Kriterien					
– Lokaler Stenosegrad (ECST-Methode)	< 40%		70%	Um 80%	> 90%
– Distaler Stenosegrad (NASCET-Methode)	0	< 30%	Um 50%	~ 70%	> 90%
Doppler-Sonographische Kriterien					
– Indirekte Bestimmung	Kein Hinweis auf Strömungsbehinderung			A. ophthalmica: Nullströmung oder retrograd, A. carotis communis: Strömung vermindert	
Direkte Bestimmung					
– Systolische Spitzenfrequenz	< 4 kHz	> 4 kHz	> 4,5 kHz	> 8 kHz	Variabel
– Enddiastolische Frequenz	< 1,3 kHz	< 1,3 kHz	> 1,3 kHz	> 3,3 kHz	Variabel
– Systolische Spitzengeschwindigkeit (cm/s)	< 120	> 120	> 135	> 240	Variabel
– Enddiastolische Spitzengeschwindigkeit	< 40	< 40	> 40	> 100	Variabel
– Systolischer Carotisindex ACI/ACC	< 1,5	> 1,5	> 1,8	> 4,0	Variabel
B-Bild					
– Nachweisgüte	+++ Geringe Plaqueausdehnung	+++	++ Mittelgradige Lumeneinengung	+ Hochgradige Lumeneinengung	+ Hochgradige Lumeneinengung
Farbdopplermode	Keine oder lokale Verwirbelung	Segmentale systolische Strömungsbeschleunigung, systolische Farbensättigung	Segmentale systolische Strömungsbeschleunigung, Farbensättigung, Turbulenzen	Umschriebene segmentale hochgradige Strömungsbeschleunigung poststenotische Rückströmungsanteile (Mosaikmuster), sekundäre Vortexzonen, Aliasing	

reich. Unter den wichtigen pathologischen Konstellationen sind der ipsilaterale Internaverschluss in Kombination mit einer Externastenose, der Externaverschluss bei ipsilateraler Internastenose, die Etagenstenose im Carotissystem, Mehrgefäßprozesse an beiden Carotiden oder im Carotis- und Vertebralissystem am häufigsten.

Voraussetzung für eine zuverlässige Diagnostik ist eine ausreichende Erfahrung der Untersucher, Standardisierung der Untersuchungsparameter und -normwerte in einem Ultraschalllabor sowie regelmäßige Kontrollen der Befundergebnisse durch Vergleiche mit anderen – meist ebenfalls nichtinvasiven – bildgebenden Verfahren sowie letztendlich den intraoperativen Ergebnissen bzw. der konventionellen angiographischen Darstellung [13, 14].

Schwierig ist für alle bildgebenden Verfahren die Abgrenzung einer subtotalen Stenose von einem kompletten Carotisverschluss (sog. Pseudookklusion) – auch anfängliche Hoffnungen auf eine endgültige Differenzierung durch den Einsatz von Echokontrastmitteln [49] haben sich bisher nicht erfüllt [24], obwohl eine Verbesserung der Bildgebung durch die Echokontrastmittel bestätigt werden konnte. Die Spezifität liegt aber mit ca. 85–90% zu niedrig, um auf eine gelegentlich notwendige operative Exploration bei Pseudookklusion verzichten zu können. Dies scheint nach neuesten Subgruppenanalysen aus ECST [44a] allerdings seltener als bislang angenommen notwendig zu sein, da das Risiko zerebraler Infarkte dem Niveau niedriggradiger Plaquebildungen liegt und damit deutlich geringer als für hochgradige (80–95%) Stenosen einzuschätzen ist. Eine operative Intervention könnte aber dennoch zur Rekanalisation der Carotisstrombahn und Vermeidung eines kompletten Verschlusses sinnvoll sein, da dieser Zustand zwar nur mit einem gemäßigten, aber nicht unbedeutenden – weil permanenten – Risiko einer zerebralen Ischämie assoziiert ist [24a, 24b].

Der Verschluss der A. carotis communis ist im Vergleich zum Internaverschluss relativ selten, hat jedoch ein wesentlich höheres Risiko zerebrovaskulärer Ereignisse. Verantwortlich dafür dürfte das Zusammentreffen von Perfusionsbehinderung und Emboliequelle sein, was die Entstehung von zerebralen Ischämien begünstigt [8]. Die Diagnose des Strömungshindernisses ist relativ einfach und zuverlässig mit der farbkodierten Duplexsonographie einschließlich der Darstellung des klassischen Kollateralisationswegs über das ipsilaterale Vertebralissystem und retrograd durchströmte Äste der A. carotis interna möglich. Wiederum kann es aber äußerst schwierig sein, durch die nichtinvasive Bildgebung zu klären, ob die A. carotis interna noch offen oder bereits verschlossen ist, was eine sinnvolle Rekonstruktion durch den Gefäßchirurgen ausschließen würde.

Stenosen der A. carotis communis sind meist proximal am Abgang gelegen und entziehen sich somit in aller Regel dem direkten Nachweis der farbkodierten Duplexsonographie, wenn nicht aufgrund der indirekten hämodynamischen Ergebnisse gezielt danach gesucht wird: Mit der gepulsten Doppler-Sonde ist in der Regel der Nachweis der Stenose leicht zu führen [38].

Stenosierungen im mittleren Abschnitt der A. carotis communis sind selten und meist Ausdruck nicht-atherosklerotischer Gefäßprozesse, z. B. der seltenen Vaskulitiden in den großen hirnversorgenden Arterien oder einer ungewöhnlichen Lokalisation einer Dissektion.

Dissektionen der A. carotis interna werden mehr und mehr diagnostiziert, nachdem das Krankheitsbild besser bekannt ist und die sonographischen Kriterien beachtet werden – pathognomonisch ist ein Schwapp-Phänomen im gesamten extrakraniellen distalen Gefäßbett [27], farbduplexsonographisch sind zusätzlich die indirekten Zeichen der von submandibulär retrograd auf die extrakranielle Carotisbifurkation zulaufenden Hämatomausbildung zu erkennen. Bisweilen lassen sich auch flottierende innere Gefäßwandanteile oder lokales thrombotisches Material nachweisen. Die Farbsignale entsprechen den Doppler-Signalen bei erhaltener minimaler Strömung mit bidirektionalen Strömungskomponenten im gesamten extrakraniellen Abschnitt. Bei mehr als zwei Drittel aller Patienten zeigen sonographische Verlaufsuntersuchungen innerhalb einiger Wochen bis Monate eine spontane Rekanalisation, bisweilen können auch Pseudoaneurysmen gut abgebildet werden, deren Prognose ebenfalls in der Regel günstig ist [23].

Mit der Duplexsonographie ist aufgrund des gestreckten Verlaufs der Arterie im Halsbereich die Darstellung der Gefäßwand der A. carotis communis besonders einfach: Charakteristisch ist eine doppelte Reflexion mit der zwischengeschalteten Schallzone. Messungen dieser sog. Intima-Media-Dicke (IMT) wurden bei multizentrischen Studien in zahlreichen standardisierten Verfahren als Atheroskleroseindikator und prognostischer Parameter (Progredienz versus Regredienz) benutzt, wobei Veränderungen im Bereich von 100 µ noch aufgelöst werden können [17]. In größeren Studien wurden Normwerte von 0,96 ± 0,19 mm für Frauen und 1,04 ± 0,22 mm für Männer bei nachweisbaren Risikofaktoren der Atherosklerose berichtet. Waren zusätzlich Zeichen oder die Vorgeschichte einer koronaren Herzkrankheit bzw. einer klinisch manifesten Atherosklerose bekannt, so lagen die mittleren Werte signifikant höher (1,00 ± 0,22 mm und 1,10 ± 0,26 mm) [41]. Ähnliche Befunde wurden für die A. carotis interna und für die A. carotis externa bzw. den Carotisbulbus gefunden und fanden Eingang in ein statistisches Evaluierungsprogramm, das inzwischen auch beim einzelnen Patienten zur Verlaufskontrolle der Atherogenese und Effizienzbestimmung von Maßnahmen zur Risikofaktorreduktion der Atherosklerose Eingang findet. Eine computerisierte Analyse ist Voraussetzung für die zuverlässige Erkennung relevanter Veränderungen und wird in Zukunft von wachsender Bedeutung sein (Abb. 8.6).

Verschiedene Versuche, aus dem Duplexsonogramm eine quantitative Volumenbestimmung der Carotisperfusion vorzunehmen, haben zunächst zu widersprüchlichen Befunden geführt – ohne eine exakte Rekonstruktion der Schallebenen mehrerer gepulster Doppler-Elemente war aber infolge der komplizierten laminären Strömung besonders an der Bifurkation und distal davon eine zu hohe Fehlerquote von 20–40% be-

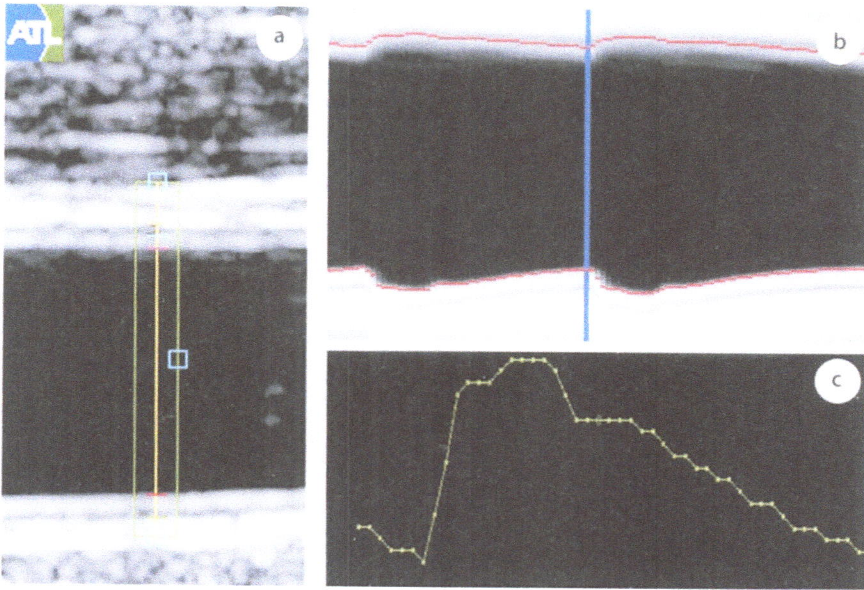

Abb. 8.6. Bestimmungsmöglichkeiten der Intima-Media-Dicke (IMT) an der A. carotis communis **a**. **b** zeigt die Darstellung im M-Mode, **c** die rekonstruierte Zeitkurve über eine Herzaktion

richtet worden. Jüngste Befunde mit verfeinerten Techniken [18, 47] haben im Vergleich zu volumetrischen Bestimmungen mit der MR-Tomographie wesentlich engere Validitätsbereiche ergeben (um 10–12% Fehlerbreite). Ob aus solchen Messungen allerdings klinisch relevante Informationen abzuleiten sind, ist noch unklar.

8.3 Doppler-Duplexsonographie des extrakraniellen Vertebralissystems

Die Beschallung der Vertebralarterien ist vom Abgang aus der A. subclavia bis zum Zusammenfluss in die A. basilaris möglich – allerdings bedarf die lokalisatorische Zuordnung der hämodynamischen Messdaten in der Regel einer erweiterten Bildgebung (z.B. durch ergänzende MRA, Spiral-CT oder farbkodierte Duplexsonographie). Die farbkodierte Duplexsonographie hat die Beurteilung des vertebrobasilären Stromgebietes deutlich verbessert, sodass jetzt auch Segmente zwischen den Querfortsätzen des 3.–6. Halswirbelkörpers und an der Atlasschleife selbst, einschließlich des weiter distal gelegenen V4-Segments der Vertebralarterien zuverlässig untersucht werden können [15, 38]. Wegen der besonderen Anatomie und Variabilität des vertebrobasilären Zusammenflusses (Tabelle 8.3), der komplexen Kollateralversorgung im Bereich des Halses und häufigen Anomalieformen (Hypoplasie und Aplasie) ist die Diagnose aber schwieriger als im Carotissystem.

In nordamerikanischen Studien wird ein Durchmesser von >2 mm als Vertebralishyperplasie definiert. Neuere Untersuchungen mit der farbkodierten Duplexsonographie haben diese Größenangaben bestätigt und gezeigt, dass ein Durchmesser <2 mm zu einer Verminderung der systolischen wie diastolischen Strömungsgeschwindigkeit führt [15]. Liegen jedoch pathologisch erniedrigte Strömungsgeschwindigkeiten bei einem normalen Volumen der Vertebralarterien vor, so muss ein proximal oder distal der Messstelle gelegenes Strömungshindernis von hämodynamischer Relevanz angenommen werden. Am häufigsten kommt es am Abgang der A. vertebralis zu einer Stenose, während die Atlasschleife und der intrakranielle Abschnitt ebenso wie die Zwischenwirbelabschnitte selten isoliert betroffen sind, nur gelegentlich finden sich hier – und dann meist in erheblicher Ausdehnung – stenosierende Gefäßprozesse. Die Erfassung und topographische Zuordnung der Vertebralisstenosen wird durch die farbkodierte Duplexsonographie wesentlich erleichtert, wobei zur Graduierung der Stenose vergleichbare Kriterien des Doppler-Spektrums und der direkten Messung wie im Carotissystem angewendet werden können – allerdings sind bei hypoplastischen Gefäßen Modifikationen notwendig. Erfahrungen mit der amplitudenmodulierten farbkodierten Duplexsonographie bei Gefäßstenosen der Vertebralarterien liegen inzwischen vor und bestätigen die Zuver-

Tabelle 8.3. Zusammenstellung der Befundkonstellationen am Vertebralissystem (modifiziert nach [38]) (n normales Strömungssignal; ⇓ reduziertes Strömungssignal; ⇑ erhöhtes Strömungssignal; ∅ kein Strömungssignal; <2 SS: weniger als 2 Stenosezeichen; >2 SS: mehr als 2 Stenosezeichen)

Pathologische Befunde	Abgang (V1)	Halsabschnitt (V2)	Atlasbogen (V3)	Intrakraniell (V4)	Spezieller Beitrag der farbkodierten Verfahren
Abgangsstenose					
Hochgradig	>2 SS	⇓	⇓	⇓	Stenosenachweis am Abgang möglich
Geringgradig	<2 SS	n	n	n	Stenosenachweis am Abgang schwierig
Atlasbogenstenose					
Hochgradig	⇓	⇓	>2 SS	⇓	Stenosenachweis am Atlasbogen möglich
Geringgradig	n	n	<2 SS	n	Stenosenachweis am Atlasbogen möglich
Stenose					
Intrakraniell, hochgradig	⇓	⇓	⇓	>2 SS	Normales Lumen, evtl. reduziertes Farbsignal
Intrakraniell, geringgradig	n	n	n	>2 SS	
Verschluss (V0–V4)	∅	∅	∅	∅	Gefäßvolumen ohne Farbsignal
Segmentverschluss (V1–V2, z. B. proximale Dissektion)	∅	∅	n	n	Zervikale Kollateralen u. U. nachweisbar, Wandläsion direkt nachweisbar
Verschluss distal (V3, V4, z. B. distale Dissektion)	⇓	⇓	⇓	∅	Normales Lumen, reduziertes Farbsignal im Halsbereich
Hypoplasie	⇓	⇓	⇓	⇓	Lumen schmal
Kollaterale bei Carotisverschluss	⇑	⇑	⇑	⇑	Lumen oft erweitert

lässigkeit der diagnostischen Aussage. Bei hochgradigen intrakraniellen Vertebralisstenosen und -verschlüssen im nachgeschalteten Basilarisstromgebiet kommt es aufgrund der hämodynamisch wirksamen Obstruktion schon proximal zu einer Reduktion der systolischen Strömungsgeschwindigkeit sowie zu einer stark verminderten oder fehlenden diastolischen Strömung: Dieses sog. *Widerstandssignal* ist ein guter Hinweis auf eine intrakranielle Läsion, insbesondere auf eine Basilarisobstruktion, was im Zusammenhang mit einem entsprechenden klinischen Bild wegweisend für eine weitere Diagnostik mit dem Ziel einer interventionellen Therapie (z. B. Thrombolyse und Dilatation) entscheidend sein kann. Die gleichzeitige Darstellung eines normalen extrakraniellen Gefäßdurchmessers ermöglicht die Abgrenzung zu relativ häufig vorkommenden Formen der Vertebralishypoplasie.

Bei besserer Kenntnis des Krankheitsbildes werden inzwischen auch Vertebralisdissektionen sonographisch nachgewiesen, die zu den wichtigsten Ursachen von Ischämien des Hirnstamms – insbesondere der lateralen medullären Infarzierungen – bei jüngeren Patienten gehören und die sich in aller Regel allein mit hämodynamischen Verfahren nicht erkennen lassen. Auch charakteristische Veränderungen des Strömungssignals, wie sie im Carotissystem regelhaft anzutreffen sind, fehlen hier mitunter oder sind nicht pathognomotrisch [53]. Die Strömungsgeschwindigkeit kann bei einer Dissektion des V1- oder V2-Segments, eine Lokalisation, die möglicherweise häufiger als bislang angenommen auftritt [4], noch normal oder nur gering vermindert sein, wenn das Wandhämatom nicht sehr ausgeprägt ist. Mitunter lässt sich aber das Wandhämatom wie bei den Carotisdissektionen nach partieller Resorption nicht mehr nachweisen, sodass eine eindeutige Diagnostik eine weitere Bildgebung, z. B. MR-tomographische Abbildung des Wandhämatoms erfordert. Häufiger ist die Dissektion im V4-Segment und schließt den Abgang der A. cerebelli inferior posterior ein – auch hier ist die farbkodierte Duplexsonographie gelegentlich in der Lage, einen positiven Nachweis des Wandhämatoms zu führen. Hämodynamische Veränderungen sind mitunter schwer zu interpretieren, wenn das Gefäßlumen nicht gleichzeitig gut dargestellt werden kann. Am wichtigsten ist der Verlauf der Okklusion bis zur Rekanalisation, was ähnlich wie bei Carotisdissektionen bei mehr als zwei Drittel aller Patienten dokumentiert werden kann.

Lokale Stenosen und Verschlüsse der proximalen A. subclavia und des Truncus brachiocephalicus führen in der Regel zu einem sog. Subclavia-Anzapfphänomen, wobei eine breite Variation der Strömungsphänomene vom orthograden Signal in der ipsilateralen Vertebralis bis zur retrograden Perfusion und sogar der A. basilaris über intermittierende Pendelsignale zu finden ist, z. T. je nach Untersuchungsdatum wechselnd. Die Zunahme der retrograden Strömung bei postischämischer Hyperämie einer zuvor komprimierten ipsilateralen Armarterie beweist im einfachen Doppler-Sonogramm ebenso wie in der farbkodierten Duplexsonographie das Steal-Phänomen. Klinisch kommt diesen hämodynamisch oft eindrucksvollen Veränderungen nur in Ausnahmefällen eine Bedeutung zu und nur ganz selten wird eine Operationsindikation daraus abzuleiten sein, etwa wenn Beschwerden im Sinne einer hämodynamischen Mangelversorgung des Armes oder mit Embolien in die Fingerarterien auftreten. Dies gilt auch für die moderneren interventionellen Behandlungsmöglichkeiten, die einer gleichstrengen Indikation bedürfen [25].

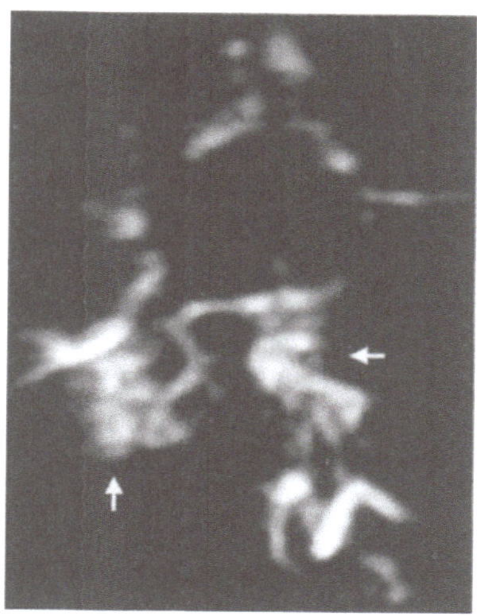

Abb. 8.7. Dreidimensionale Power-Duplexsonographie (PFD) eines Patienten mit bilateralen parietookzipitalen Infarkten im Territorium der ACM bei Moja-Moja-Erkrankung. Ein bilaterales rete mirabile zeigt sich distal der bilateralen Stenose (*Pfeil*) in einer 2–5 MHz dynamischen PFD mit Echokontrastmittel. Da sich die Strömungssignale in kleinen Gefäßen besonders gut abbilden, lässt sich auch das rete mirabile vorzüglich demonstrieren, das der MRA vollständig entging

8.4 Doppler-Duplexsonographie der intrakraniellen hirnversorgenden Arterien

Mit dem gepulsten Doppler-Verfahren wurden zunächst in den 80er Jahren die Hirnbasisarterien untersucht und anhand der möglichen Tiefenlokalisation der Position des Informationsvolumens auf dem Schallstrahl die Richtung der Strömung und die Veränderung unter Kompressionstests der extrakraniellen Carotis identifiziert. Seit 1990 sind farbkodierte Duplexsysteme eingeführt, die inzwischen durch dreidimensionale Datenverarbeitung zu Bildverbesserungen führen, die der Magnetresonanzangiographie (MRA) und der Spiral-CT in nichts nachstehen, aber den Vorteil einer zusätzlich hohen Auflösung auch langsamer Signale haben (Abb. 8.7). Stand der Untersuchungstechnik sind heute die Registrierung sämtlicher Gefäße des Circulus arteriosus Willisii (A. cerebri anterior – ACA, A. cerebri media – ACM, A. cerebri posterior – ACP, A. communicans anterior – AcomA, A. communicans posterior – AcomP und des distalen Abschnittes der A. vertebralis – AV sowie der A. basilaris – AB) über 3 Knochenfenster transtemporal, transorbital und transnuchal (Abb. 8.8) [33]. Ebenfalls zum Repertoire gehören Vasomotorenreagibilitäts- sowie Autoregulationstests, die unter Bedingungen der Hyper- und Hypokapnie zur Bestimmung der zerebralen Autoregulationsreserve herangezogen werden. Initiale Hoffnungen, über diese Maßnahmen einen relevanten prognostischen Parameter bei der Indikation zur Carotisdesobliteration zu finden, haben sich nicht bestätigt [56].

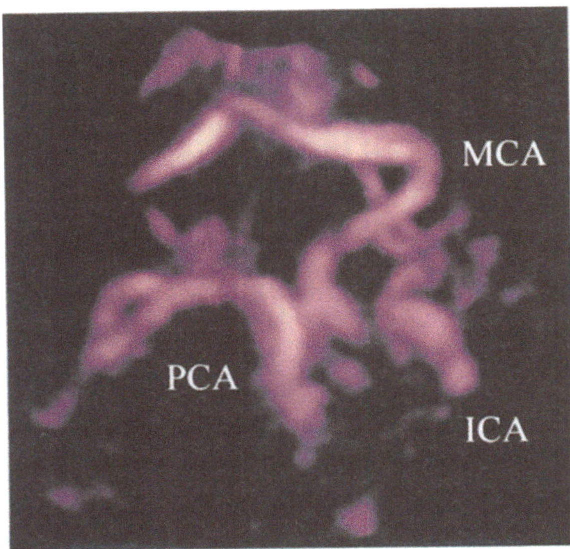

Abb. 8.8. Dreidimensionale PFD der intrakraniellen Arterien in einer Abbildung von schräg oben auf den Circulus arteriosus Willisiii ohne Echokontrastmittel

Erfolgreicher sind Untersuchungstechniken der vasoneuronalen Kopplung, die zeigen konnten, dass durch funktionelle Aktivierung bestimmter Hirnregionen Veränderungen der Strömungsverhältnisse in den zuführenden Hirnarterien induziert werden können, deren zeitliche Modulationen sich sonographisch leicht nachweisen lassen (z. B. Aktivierung des visuellen, sensomotorischen, temporoparietalen Kortex durch verschiedene Reizbedingungen) [1, 9–11, 16, 48]. Sie ergänzen Untersuchungen, die mit der Positronenemissionstomographie (PET) bzw. der funktionellen Magnetresonanztechnik (fMRI) durchgeführt werden, wobei zu beachten ist, dass gegenüber der quantitativen Messung in der PET, transkranielle Dopplersonographie (TCD) und MRI nur relative Veränderungen beschreiben können. Dabei ist die topische Genauigkeit der fMRI bei weitem größer als bei der TCD. Der Vorteil der TCD liegt in der besseren zeitlichen Auflösung. Während bei der fMRI die lokalen Änderungen des Metabolismus (deoxygeniertes Hb) gemessen werden, wird mit der TCD die Blutflussgeschwindigkeit weit proximal der aktivierten Hirngewebsareale gemessen. Dies bedingt auch, dass mit der TCD eine Messung der vasoneuronalen Kopplung nur bei Stimulation einer ausreichenden Menge von Neuronen gelingt. Eine mit der fMRI z. B. vielfach untersuchte möglichst isolierte Aktivierung des prämotorischen Kortex ist messtechnisch mit der TCD deshalb kaum durchzuführen, da der lokale Blutflussanstieg dort nur zu geringen Anstiegen unterhalb der per se bestehenden physiologischen Oszillationen des Gesamtflusses des beschallbaren Gefäßes (ACM) führt. Man kann wie bei den evozierten Potentialen über eine Mittelung einzelner Antworten den Effekt der physiologischen Blutflussgeschwindigkeitsoszillationen herausmitteln, jedoch ist bei der TCD die Anzahl der möglichen Einzelstimulationen im Vergleich zu anderen elektrophysiologischen Verfahren wegen der deutlich längeren Zeitkonstanten der Einzelantworten geringer und insofern neben der räumlichen natürlich auch die funktionelle Auflösung bei Messung der vasoneuronalen Kopplung mit der TCD begrenzt. Die bisher am weitesten in die klinische Diagnostik eingeführte Stimulationssituation zur vasoneuronalen Kopplung ist deshalb auch die Messung der Blutflussgeschwindigkeitszunahme im visuellen System [39]. Da die ACP zu fast 90% visuell assoziierte neuronale Strukturen versorgt, kann bei Ausnutzen möglichst komplexer visueller Reizparameter ein ausreichender Effekt im vorgeschalteten Arteriensegment erreicht werden (Abb. 8.9). Der Vorteil der TCD zur Messung der vasoneuronalen Kopplung besteht dabei vor allem in der exzellenten zeitlichen Auflösung und der beliebigen Wiederholbarkeit bei geringerem Aufwand.

Praktische Bedeutung erlangt dieses Verfahren in der Differentialdiagnose verschiedener Erkrankungen, z. B. wenn zwischen Ischämie, Migräne mit Aura und iktalen Ergebnissen im Einzelfall anders nicht zu entscheiden ist.

Aufgrund des nichtinvasiven Charakters und der guten zeitlichen Auflösung wird die intrakranielle Duplexsonographie auch als Monitoringverfahren bei operativen Eingriffen und auf den Intensivstationen angewendet (z. B. Untersuchungen der Hirnzirkulation während Herz-, gefäßchirurgischen Eingriffen, bei interventionellen radiologischen Maßnahmen etc.). Während solcher Registrierungen konnten bei Patienten mit künstlichen Herzklappen hochamplitudige Signalüberllagerungen (HITS = high intensity transient signals) beobachtet werden, die zunächst als zerebrale Embolien fehlinterpretiert wurden [50]. Obwohl die klinische Bedeutung dieser Befunde ebenso wie insbesondere die der spontanen HITS bei Carotisstenosen noch immer unklar ist [12, 17, 28], spricht vieles dafür, dass sie in der Mehrzahl andere Ursachen als echte Embolien haben, z. B. Mikrokavitationen, transiente Strömungsunregelmäßigkei-

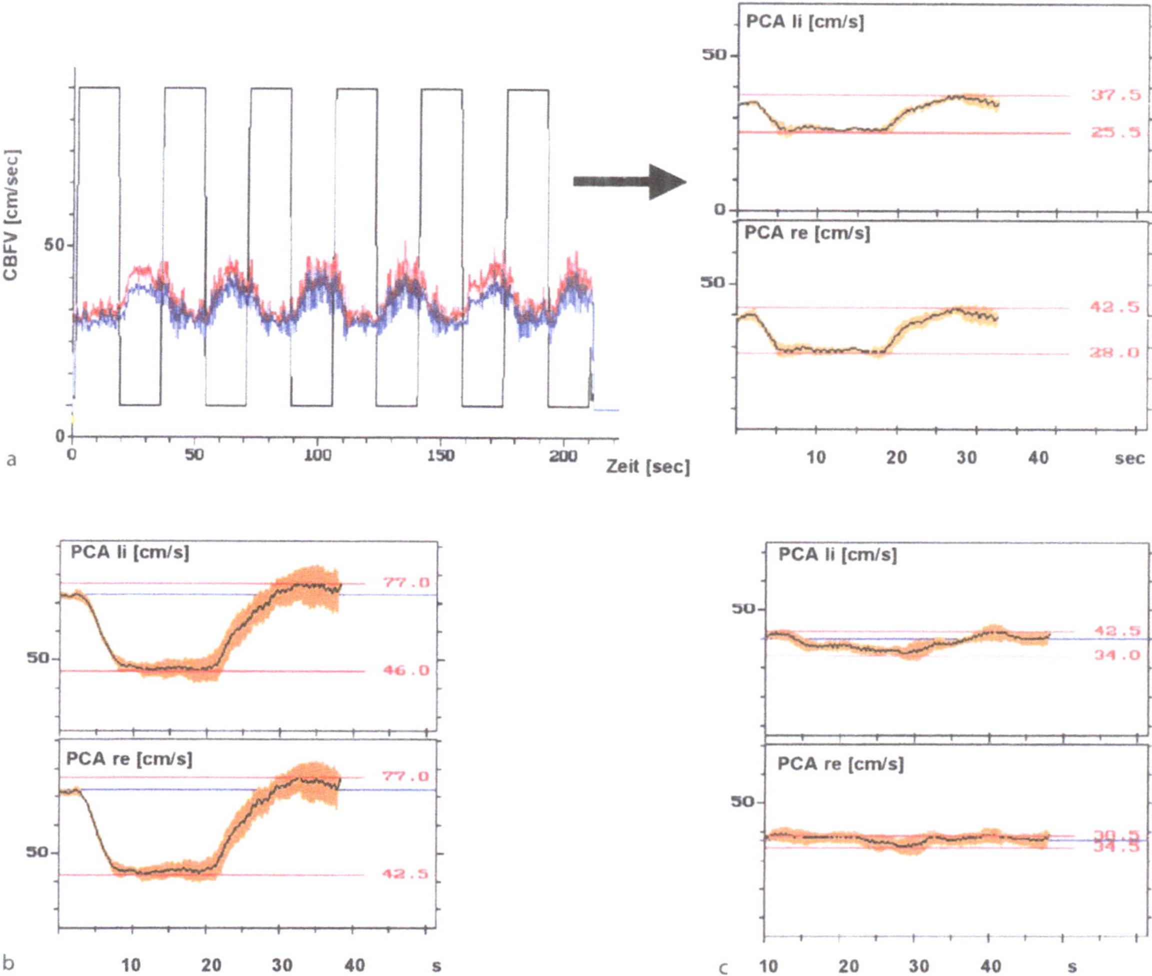

Abb. 8.9. Zusammenfassende Darstellung der neurovaskulären Kopplung im visuellen System. **a** Zerebrale Blutflussgeschwindigkeiten (CBFV) modulieren entsprechend der Phase visueller Stimulation (on-off). Summationen der Einzelexpositionen lassen sich in einer für jede A. cerebri posterior (PCA) entsprechenden Überlagerungskurve mit geringer Standardabweichung regelhaft darstellen (*Pfeil*). **b** Bei Patienten mit einer Migräne zeigt sich eine weit höhere Amplitude und Variabilität der CBFV nach identischer visueller Stimulation. **c** Bei Patienten mit einer Mikroangiopathie findet sich bei entsprechender Lipohyalinose im Kapillarbett eine signifikant erniedrigte bis nahezu fehlende Reizreaktion

ten etc. So konnten erst kürzlich HITS nach Einatmung von konzentriertem Sauerstoff bzw. durch eine besondere Untersuchungsstrategie mit zwei gepulsten Doppler-Systemen als harmlose Artefakte identifiziert werden [35]. Bereits bei intravenöser und intraarterieller Injektion wurden schon in den 80er Jahren solche Mikrobläschen beschrieben, die intravaskulären Artefakten entsprachen [21, 42].

Andererseits sind bei symptomatischen hochgradigen Carotisstenosen beobachtete HITS nach Häufigkeit und clusterförmigem Auftreten embolieverdächtig (Abb. 8.10) – auch die mehrfach beschriebene Beeinflussbarkeit durch Therapiemaßnahmen (Plättchenaggregationshemmer, Antikoagulation, Haparin und Desobliteration) kann als Hinweis für die Generierung von Mikroembolien aus atherosklerotischen Beeten gelten und sogar zur individuellen Therapieplanung genutzt werden [6]. Bislang fehlt allerdings der Beweis, dass tatsächlich mit dem Auftreten dieser Veränderungen ein prognostisch valider Parameter zur individuellen Beurteilung der Schlaganfallgefahr eines Patienten gegeben ist.

Neben den obstruktiven Veränderungen an den Hirnbasisarterien (Stenosen und Verschlüsse) sind es insbesondere Kollateralisationen extrakranieller Carotisobstruktionen wie in-

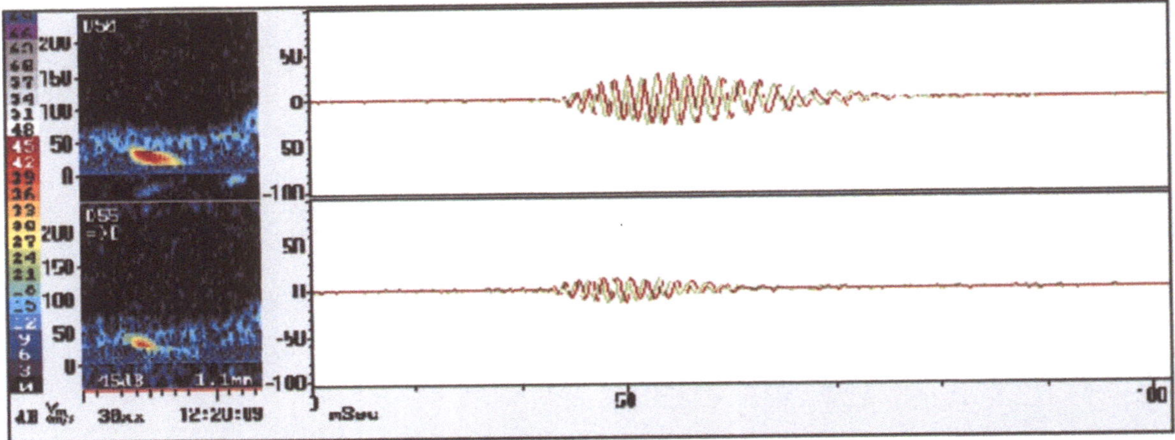

Abb. 8.10. HTS (high intensity transient signals) in benachbarten Messvolumina der A. cerebri media – es ist deutlich erkennbar, dass das Mikroemboliesignal im tiefergelegenen (unterer Abbildungsteil) Informationsvolumen, d.h. im proximal gelegenen Gefäßsegment Millisekunden früher eintritt als im distal gelegenen (oberflächennäheren) Abbildungsteil (oben)

trakranielle Anlageanomalien, die die Domäne der intrakraniellen Duplexsonographie ausmachen. Daneben können dilatative Prozesse, Sinus-cavernosus-Fisteln, arteriovenöse Malformationen, Spasmen nach Subarachnoidalblutungen sowie die Diagnostik der intrakraniellen Druckerhöhung des zerebralen Kreislaufstillstandes hilfreiche Empfehlungen für den Kliniker ableiten [38].

Besonders interessant sind die Möglichkeiten, passagere Phänomene, wie intrakranielle Steal-Phänomene oder auch funktionelle Störungen der zerebralen Autoregulation zu dokumentieren. Dies erweitert den Aussagebereich der vaskulären Ultraschalldiagnostik über die Untersuchung obstruktiver makroangiopathischer, arteriosklerotischer, emboligener oder funktioneller Prozesse und ermöglicht die Beurteilung des arteriolären, distalen, ansonsten nicht mit dem Ultraschall zu untersuchenden Gefäßgebietes. Durch die polygraphische Ableitung kreislaufphysiologischer Parameter (z.B. Blutdruck, pCO_2, und Herzfrequenz) kann dabei die statische, aber vor allem die dynamische zerebrale Autoregulation untersucht werden [2, 7]. Vor allem die Kreislaufregulation unter Orthostaseveränderungen kann mit einem standardisierten Verfahren gut untersucht werden. Man kann über den normalen Schellong-Test hinaus feststellen, ob bei pathologischer systemischer Kreislaufregulation die Hirnperfusion noch sichergestellt ist oder aber ein Blutdruckabfall kompensiert wird – insbesondere die Pathologie der Dysregulation der Hirnarterien bei regelmäßiger Körperkreislaufreaktion im Orthostasetest ist eine Domäne dieses Verfahrens [10, 29]. Zudem ist eine Bestimmung der Autoregulation aus den schon physiologisch vorhandenen spontanen Blutdruckoszillationen möglich. Dieses elegante Verfahren erfordert aber die Registrierung einer kontinuierlichen Pulsdruckkurve und die Kohärenzanalyse der dynamischen Druckwerte mit der zerebralen Blutflussgeschwindigkeit [22]. Im Prinzip kann damit eine nicht-invasive Hirndruckmessung erfolgen, da die CBFV (zerebrale Blutflussgeschwindigkeit) und der arterielle Druck dem intrakraniellen Druck direkt proportional sind. Aufgrund der geringen Verbreitung der nichtinvasiven kontinuierlichen Druckmessung, die ansonsten wegen ihrer Einschränkung bei der Absolutdruckbestimmung wenig valide ist, ist dieses Verfahren jedoch noch experimentell und nur auf wenigen intensivmedizinischen Stationen mit kontinuierlicher invasiver Blutdruckmessung etabliert.

Die Anwendung von *Echokontrastmitteln* ist unter verschiedenen Gesichtspunkten in den letzten Jahren etabliert worden: Zum einen ergeben sich nicht selten bei älteren, weiblichen Patienten wegen Hyperostosen Schallleitungsschwierigkeiten durch die Schädelkalotte – hier kann eine Signaldetektion erleichtert bzw. ein schwaches Signal verstärkt werden. Darüber hinaus ist nach intravenöser Injektion eines Kontrastmittels der Nachweis von Mikrobubbles in den Hirnbasisarterien – spontan und nach einem Vasalva-Manöver – als Diagnose eines in-

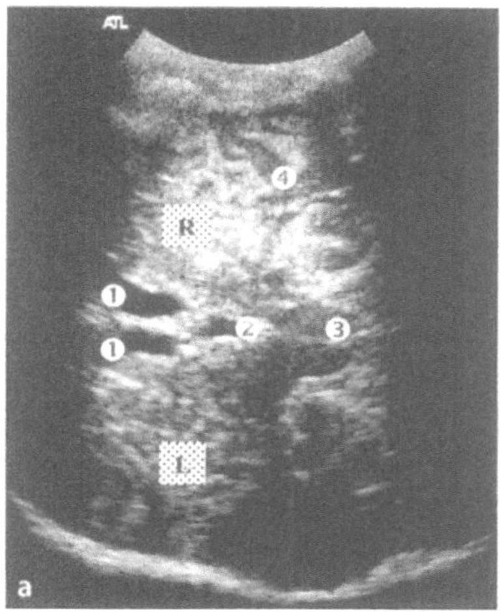

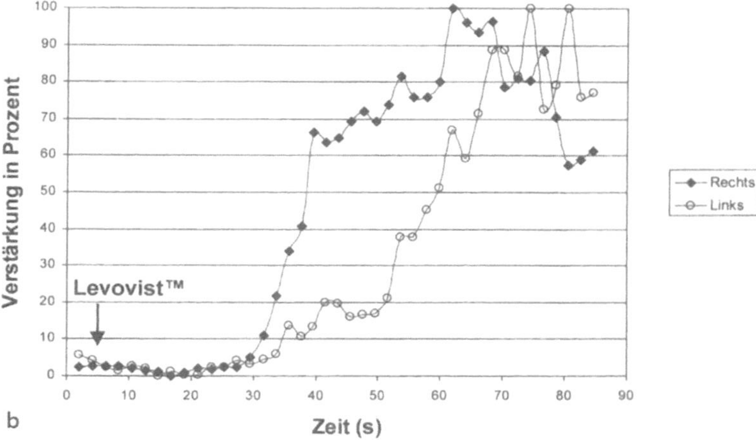

Abb. 8.11. a „Pulse inversion harmonic imaging" mit Echokontrast eines koronaren Querschnitts durch das Gehirn – die Hirnstrukturen sind ipsilateral detailliert und kontralateral ebenfalls noch mit guter Auflösung durch die Schädelkalotte darstellbar – im einzelnen zeigen sich die Seitenventrikel (1), der 3. Ventrikel (2), der Hirnstamm mit seiner schmetterlingsförmigen Konfiguration (3) und die Inselregion mit ihren gyralen Strukturen (4). Zwei „regions of interest" (ROI) (10 mm³) sind symmetrisch in den Temporallappen zur Analyse von Mikrobläschen-Enhancement markiert. **b** Die prozentuale Kontraststeigerung im Bereich der Temporallappen nach Echokontrastmittelapplikation (Levovist®) zeigt, dass innerhalb von 22 s rechts und nach 28 s auch links in der ROI harmonische Resonanzsignale aus Mikrobläschen nachweisbar sind. Insgesamt zeigen sich 70% der Gesamt-dB-Anreicherung des rechten Temporallappens innerhalb von 6 s, während die Anflutungskurve im linken Temporallappen erst wesentlich später (30 ms) eine Perfusion zeigt. Diese Methode ist zum Nachweis von Perfusionsstörungen bei beginnenden Ischämien geeignet

traatrialen Rechts-links-Shunts und damit eines paradoxen Embolisationswegs hilfreich und erspart dem Patienten die noch unangenehmen Begleiterscheinungen einer transösophagealen Echokardiographie: Ein sog. offenes Foramen ovale [31, 46] ist die zunehmend vermittelte Ursache zerebraler Embolien.

Neueste Anwendungsgebiete von Echokontrastmitteln betreffen die direkte Darstellung des Kapillarbetts beim akuten Schlaganfall - dadurch lassen sich Perfusionsstudien durchführen, die minderperfundierte Hirnareale nichtinvasiv und beliebig wiederholbar erfassen lassen, vorausgesetzt, dass bestimmte technologische und apparative Vorbereitungen der Ultraschallgeräte geschaffen wurden (Abb. 8.11). Insbesondere das sog. „Pulse-Inversion Contrast Harmonic Imaging" ist eine aus der Kardiologie bereits bekannte Verfahrensweise, die eine praktische Nutzung unter Echtzeitbedingungen in der Schlaganfallbetreuung ermöglichen sollte [32 a].

8.5 Doppler-Duplexsonographie der intrakraniellen Hirnvenen

Hirnvenen sind über viele Jahre hinweg ultraschalldiagnostisch nicht untersucht worden, da die niedrigen Strömungsverhältnisse, Variabilität der Gefäßanlage und ungünstige Beschallungwinkel als wesentliche Hindernisse für eine sonographische Diagnostik galten. In der Zwischenzeit sind eine Reihe von methodischen Zugängen erarbeitet worden, die im wesentlichen die großen Venen und die Sinus der Hirnbasis einer Beschallung zugänglich machen (Abb. 8.12) und insbesondere in Kombination mit anderen bildgebenden Verfahren die Möglichkeit der Rekanalisationsbeobachtung eröffnen. Wenn auch der direkte Nachweis einer Sinusthrombose nach wie vor ultraschalldiagnostisch problematisch ist, so helfen doch indirekte Hinweise auf eine Durchflussverzögerung, wenn venöse Abflussbehinderungen mit intrakranieller Drucksteigerung zu beobachten sind. Außerdem können venöse Kollateralen als kompensatorische Drainagesysteme durch Zunahme der Strömungsgeschwindigkeit imponieren [44, 54, 55]. Auch im Zusammenhang mit Sinusthrombosen entstandene Durafisteln lassen sich

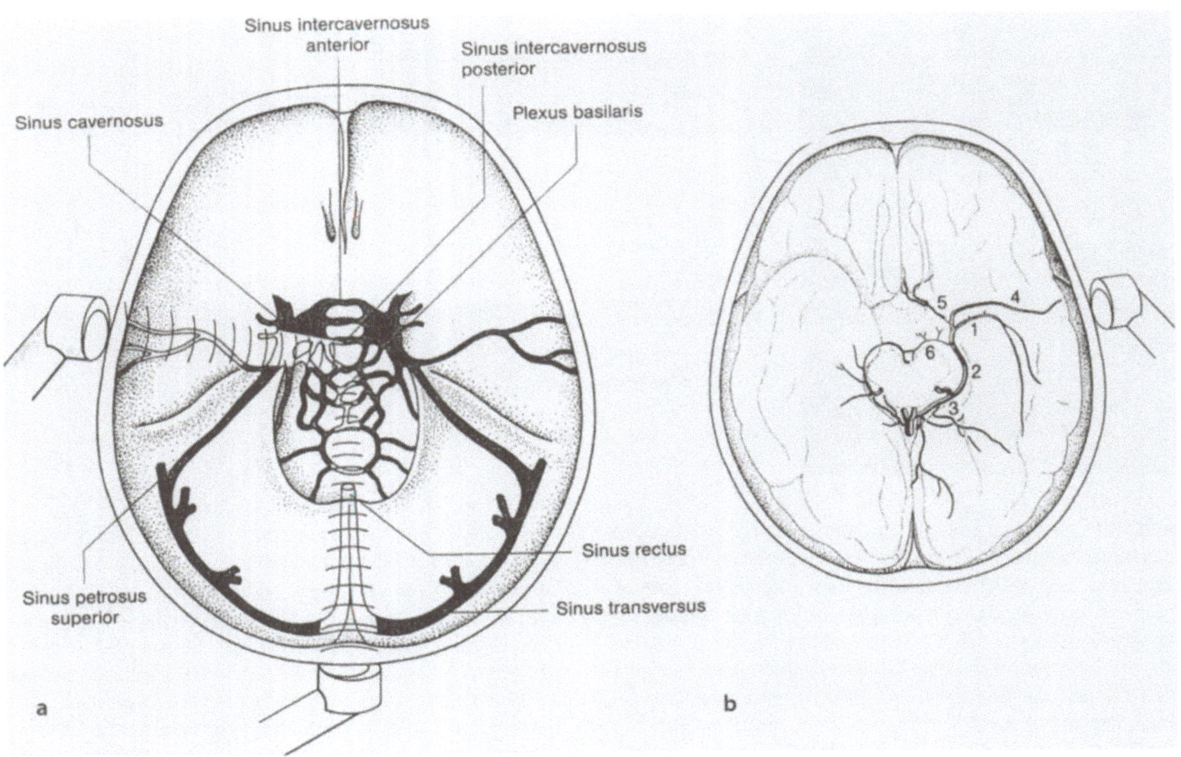

Abb. 8.12. Schematische Darstellung der basalen Sinusgruppe (**a**) und der basalen Hirnvenen (**b**) – V. basalis Rosenthal vorderes Segment (1), mittleres Segment (2), hinteres Segment (3); tiefe V. cerebri media (4), vordere Hirnvene (5), Hirnschenkelvene (6). (Modifiziert nach [38])

gelegentlich durch ein erhöhtes Shuntvolumen nachweisen. Die transkranielle farbkodierte Duplexsonographie mit Echokontrastmittel erleichtert die Diagnose, insbesondere wenn es sich um sehr niedrige Strömungssignale handelt, die noch dazu in der Nachbarschaft von Hirnarterien dem gepulsten Doppler-Verfahren allein entgehen [5, 44]. Unter Bildkontrolle zeigen die systolischen Spitzengeschwindigkeiten im Seitenvergleich in der Regel keine Asymmetrien: Die Strömungsgeschwindigkeiten liegen in einem Bereich von 15–20 cm/s (Mittelwert 17,5 ± 1,9 cm/s), bei hypoplastischen oder teilweise blockiertem Sinus transversus wurden signifikante Reduktionen der Strömungsgeschwindigkeit ipsilateral beschrieben (Mittelwert 9,4 ± 0,4 cm/s), im Gegenzug erhöhten sich die Strömungsgeschwindigkeiten im kontralateralen Sinus transversus (Mittelwert 28,4 ± 6,5 cm/s) [44]. In Kombination mit der MR-Phlebographie ist dieses Verfahren zu Verlaufsuntersuchungen hilfreich, auch können eher uncharakteristische Symptome wie einzelne Hirnnervenläsionen, denen nicht selten eine Sinus-transversus-Thrombose zugrunde liegt [30], mit diesem Verfahren besser zugeordnet werden. Ob darüber hinaus zuverlässige Erstdiagnosen mit diesem Verfahren allein oder in Kombination mit anderen und unter welcher Sensitivität/Spezifität möglich sein werden, ist bislang wegen den in der Literatur nur mit kleinen Fallzahlen berichteten Kasuistiken nicht zu beurteilen.

Literatur

1. Aaslid R (1987) Visually evoked dynamic blood flow response of the human cerebral circulation. Stroke 18:771–775
2. Aaslid R, Lindegaard KF, Sorteberg W, Nornes H (1989) Cerebal autoregulation dynamics in humans. Stroke 20:45–52
3. Barnett HJ, Taylor DW, Eliasziw M, Fox AJ, Ferguson GG, Haynes RB, Rankin RN, Clagett GP, Hachinski VC, Sackett DL, Thorpe KE, Meldrum HE (1998) Benefit of carotid endarterectomy in patients with symptomatic moderate or severe stenosis. North American Symptomatic Carotid Endarterectomy Trial Collaborations. N Engl J Med 339:1415–1425

4. Bartels E, Flügel KA (1996) Evaluation of extracranial vertebral artery dissection with duplex colorflow imaging. Stroke 27:290–295
5. Becker G, Bogdahn U, Gehlberg C, Fröhlich T, Hofmann E, Schlief MD (1995) Transcranial colorcoded real-time sonography of intracranial veins. Normal values of blood flow velocities and findings in superior sagittal sinus thrombosis. J Neuroimaging 5:87–94
6. Behrens S, Daffertshofer M, Hennerici MG (1999) Stroke treatment guided by transcranial Doppler monitoring in a patient unresponsive to standard regimens. Cerebrovasc Dis 9:175–177
7. Birch AA, Dirnhuber MJ, Hartley-Davies R, Iannotti F, Neil-Dwyer G (1995) Assessment of autoregulation by means of periodic changes in blood pressures. Stroke 26:834–837
8. Caplan LR, Hennerici M (1998) Impaired clearance of emboli (washout) is an important link between hypoperfusion, embolism, and ischemic stroke. Arch Neurol 55:1475–1482
9. Conrad B, Klingelhöfer J (1989) Dynamics of regional cerebral blood flow for various visual stimuli. Exp Brain Res 77:437–441
10. Daffertshofer M, Diehl RR, Ziems GU, Hennerici M (1991) Orthostatic changes of cerebral blood flow velocity in patients with autonomic dysfunction. J Neurol Sci 104:32–38
11. Daffertshofer M, Hennerici M (1995) Cerebrovascular regulation and vasoneuronal coupling. J Clin Ultrasound 23:125–138
12. Daffertshofer M, Ries S, Schminke U, Hennerici M (1996) High-Intensity transient signals in patients with cerebral ischemia. Stroke 27:1844–1849
13. De Bray JM, Baud JM, Dauzat M (1997) Consensus concerning the morphology and the risk or carotid plaques. Cerebrovasc Dis 7:289–296
14. De Bray JM, Glatt B (1995) Quantification of atheromatous stenosis in the extracranial internal carotid artery. For the international Consensus Conference. Cerebrovasc Dis 5:414–426
15. Delcker A, Diener HC (1992) Die verschiedenen Ultraschallmethoden zur Untersuchung der A. vertebralis – eine vergleichende Wertung. Ultraschall Med 13:213–220
16. Droste DW, Harders AG, Rastogi E (1989) A transcranical Doppler study of blood flow velocity in the middle cerebral arteries performed at rest and during mental activities. Stroke 20:1005–1011
17. Easton D (1999) Cerebral embolism and Doppler ultrasound. Cerebrovasc Dis 9:188–192
18. Eicke BM, Tegeler C (1995) Ultrasonic quantitative flow volumetry of the carotid arteries: initial experience with a color flow M-mode system. Cerebrovasc Dis 5:145–149
19. European Carotid Surgery Trialists' Collaborative Group (1991) MRC European Carotid Surgery Trial: interim results for symptomatic patients with severe (70–99%) or with mild (0–29%) carotid stenosis. Lancet 337:1235–1243
20. Executive Committee for the Asymptomatic Carotid Atherosclerosis Study (1995) Endarterectomy for asymptomatic carotid artery stenosis. JAMA 273:1421–1428
21. Gerraty RP, Bowser DN, Infeld B, Mitchell PJ, Davis SM (1996) Microemboli during carotid angiography. Association with stroke risk factors or subsequent magnetic resonance imaging changes? Stroke 27:1543–1547
22. Giller CA, Iacopino DG (1977) Use of middle cerebral velocity and blood pressure for the analysis of cerebral autoregulation at various frequencies: the coherence index. Neurol Res 19:634–640
23. Guillon B, Brunereau L, Biousse V, Djouhri H, Levy C, Bousser MG (1999) Long-term follow-up of aneurysms developed during extracranial internal carotid artery dissection. Neurology 53:117–122
24. Hennerici M [on behalf of the Carotid Echocontrast Duplexsonography vs. Arteriography Study CEDAS] (1998) Echocontrast duplexsonography is as effective and valid as angiography for the diagnosis of high-grade carotid obstruction. Cerebrovasc Dis 8 (Suppl 4):18
24a. Hennerici M, Hülsbömer HB, Hefter H, Lammerts D, Rautenberg W (1987) Natural history of asymptomatic extracranial arterial diseases. Results of a long term prospective study. Brain 10:777–791
24b. Hennerici M, Hülsbömer HB, Rautenberg W, Hefter H (1986) Spontaneous history of asymptomatic internal carotid occlusion. Stroke 17:718–722
25. Hennerici M, Klemm C, Rautenberg W (1988) The subclavian steal phenomenon: a common vascular disorder with rare neurologic deficits. Neurology 38:669–673
26. Hennerici M, Reifschneider G, Trockel U, Aulich A (1984) Detection of early atherosclerotic lesions by duplex scanning of the carotid artery. J Clin Ultrasound 12:455–463
27. Hennerici M, Steinke W, Rautenberg W (1989) High-resistance Doppler flow pattern in extracranial carotid dissection. Arch Neurol 46:670–672
28. Hennerici MG (1994) High intensity transcranial signals (HITS): a questionable ‚jackpot' for the prediction of stroke risk (editorial). J Heart Valve Dis 3:124–125
29. Jacob G, Atkinson D, Jordan J, Shannon JR, Furlan R, Black BK, Robertson D (1999) Effects of standing on cerebrovascular resistance in patients with idiopathic orthostatic intolerance. Am J Med 106:59–64
30. Kuehnen J, Schwartz A, Neff W, Hennerici M (1998) Cranial nerve syndrome in thrombosis of the transverse/sigmoid sinuses. Brain 121:381–388
31. Lechat P, Mas JL, Lascault G, Loron P, Theard M, Klimczac M, Drobinski G, Thomas D, Grosgogeat Y (1988) Prevalence of patent foramen ovale in patients with stroke. N Engl J Med 318:1148–1152
32. Londrey GL, Spadone DP, Hodgson KJ, Ramsey DE, Barkmeier LD, Sumner DS (1991) Does colorflow imaging improve the accuracy of duplex carotid evaluation? J Vasc Surg 13:659–663
32a. Meairs S, Daffertshofer M, Neff W, Eschenfelder C, Hennerici M (2000) Pulse-inversion contrast har-

monic imaging: ultrasonographic assessment of cerebral perfusion. Lancet 355:550–551
33. Meairs S, Hennerici M (1999) Four-dimensional ultrasonographic characterization of plaque surface motion in patients with symptomatic and asymptomatic carotid artery stenosis. Stroke 30:1807–1813
34. Meairs S, Röther J, Neff W, Hennerici M (1995) New and future developments in cerebrovascular ultrasound, magnetic resonance angiography, and related techniques. J Clin Ultrasound 23:139–149
35. Mess WH, Titulaer BM, Ackerstaff RG (1999) Middle cerebral artery anatomy and characteristics of embolic signals: a dual gate computer simulation study. Ultrasound Med Biol 25:531–539
36. Middleton WD, Foley WD, Lawson TL (1988) Color-flow Doppler imaging of carotid artery abnormalities. Am J Roentgenol 150:419–425
37. Mitchell DG (1990) Color Coppler imaging: principles, limitations, and artifacts. Radiology 177:1–10
38. Neuerburg-Heusler D, Hennerici M (1999) Gefäßdiagnostik mit Ultraschall. Thieme, Stuttgart
39. Newell DW (1995) Transcranial Doppler measurements. New Horiz 3:423–430
40. North American Symptomatic Carotid Endarterectomy Trial Collaborators (1991) Beneficial effect of carotid endarterectomy in symptomatic patients with high-grade carotid stenosis. N Engl J Med 325:445–453
41. O'Leary DH, Polak JF, Kronmal RA, Savage PJ, Borhani NO, Kittner SJ, Tracy R, Gardin JM, Price TR, Furberg CD (1996) Thickening of the carotid wall. A marker for atherosclerosis in the elderly? Cardiovascular Health Study Collaborative Research Group. Stroke 27:224–231
42. Rautenberg W, Schwartz A, Hennerici M (1987) Transkranielle Dopplersonografie während der Angiografie. In: Widder B (ed) Transkranielle Dopplersonografie bei zerebrovaskulären Erkrankungen. Springer, Heidelberg
43. Ricotta JJ (1990) Plaque characterization by B-mode scan. Surg Clin North Am 70:191–199
44. Ries S, Steinke W, Neff KW, Hennerici M (1997) Echocontrast-enhanced transcranial color-coded sonography for the diagnosis of transverse sinus venous thrombosis. Stroke 28:696–700
44a. Rothwell PM, Warlow CP (2000) Low risk of ischemic stroke in patients with internal carotid artery lumen diameter distal to severe symptomatic carotid stenosis: cerebral protection due to low poststenotic flow? On behalf of the European Carotid Surgery Trialists' Collaborativ Group. Stroke 31: 622–630
45. Rubin JM, Bude RO, Carson PL, Bree RL, Adler RS (1994) Power Doppler US: a potentially useful alternative to mean frequency-based color Doppler US. Radiology 190:853–856
46. Schminke U, Ries S, Daffertshofer M, Staedt U, Hennerici M (1995) Patent foramen ovale: A potential source of cerebral embolism? Cerebrovasc Dis 5:133–138
47. Schwartz A, Neff KW, Georgi M, Hennerici M (1999) Quantification of collateralisation in unilateral stenotic internal carotid artery disease using 2D cine phase-contrast MR imaging. Cerebrovasc Dis 9 (Suppl 1):62
48. Sitzer M, Diehl RR, Hennerici M (1992) Visually evoked cerebral blood flow responses: normal and pathological conditions. J Neuroimaging 2:65–70
49. Sitzer M, Rose G, Fürst G, Siebler M, Steinmetz H (1997) Characterized and clinical value of an intravenous echoenhancement agent in evaluation of high-grade internal carotid stenosis. J Neuroimaging 7 (Suppl 1):S 22–25
50. Spencer MP, Thomas GI, Nicholls Sc, Sauvage LR (1990) Detection of middle cerebral artery emboli during carotid endarterectomy using transcranial Doppler ultrasonography. Stroke 21:415–423
51. Steinke W, Kloetzsch C, Hennerici M (1990) Carotid artery disease assessed by color Doppler flow imaging: correlation with standard Doppler sonography and angiography. Am J Neuroradiol 11:259–266
52. Steinke W, Ries S, Artemis N, Schwartz A, Hennerici M (1997) Power Doppler imaging of carotid artery stenosis. Comparison with color Doppler flow imaging and angiography. Stroke 28:1981–1987
53. Sturzenegger M, Mattle HP, Rivoir A, Rihs F, Schmid C (1993) Ultrasound findings in spontaneous extracranial vertebral artery dissection. Stroke 24:1910–1921
54. Valdueza JM, Schultz M, Harms L, Einhäupl KM (1995) Venous transcranial Doppler ultrasound monitoring in acute dural sinus thrombosis. Report of two cases. Stroke 26:1196–1199
55. Wardlaw JM, Vaughan GT, Steers AJ, Sellar RJ (1994) Transcranial Doppler ultrasound findings in cerebral venous sinus thrombosis. Case report. J Neurosurg 80:332–335
56. Widder B, Paulat K, Hackspacher J, Mayr E (1986) Transcranial Doppler CO_2 test for the detection of hemodynamically critical carotid artery stenoses and occlusions. Eur Arch Psychiatr Neurol Sci 236:162–168

H. Urbach
S. Flacke

9 Computertomographie und Magnetresonanztomographie beim Schlaganfall

9.1 Einleitung

Nach der klinischen Untersuchung ist die Untersuchung mit bildgebenden Verfahren der in der Regel nächste und wichtigste Untersuchungsschritt beim Schlaganfallpatienten. Es werden verschiedene, z.T. komplementäre Untersuchungsverfahren eingesetzt. Welches Verfahren gewählt wird, hängt nicht nur von der Fragestellung, sondern auch von der Verfügbarkeit ab. Grundsätzlich sollen folgende Fragen beantwortet werden:

- Handelt es sich um einen ischämischen oder hämorrhagischen Schlaganfall?
- Warum ist es zur Gewebsschädigung gekommen?
- Wo liegt die Gewebsschädigung und welche Ausdehnung hat sie?
- Kann die Gewebsschädigung die klinische Symptomatik erklären?
- Wie schwer ist die Schädigung des Gewebes, d.h. wie viel Gewebe ist irreversibel und wie viel Gewebe noch nicht irreversibel geschädigt?
- Welche weiterführenden diagnostischen Maßnahmen sind zu ergreifen?
- Welche therapeutischen Möglichkeiten gibt es? Kommt eine Thrombolysetherapie in Betracht? Soll der Patient therapeutisch heparinisiert werden? Kommt eine Operation (Ausräumung einer Blutung, dekompressive Kraniektomie) in Frage?

Im Abschnitt 9.2 werden die zur Beantwortung dieser Fragen eingesetzten Schnittbildverfahren, Computertomographie (CT) und Magnetresonanztomographie (MRT), dargestellt. Verschiedene jüngere, speziell beim Schlaganfall eingesetzte Untersuchungstechniken werden ausführlich beschrieben. Im Abschnitt 9.3 wird die Anwendung der verschiedenen Verfahren im klinischen Kontext erörtert.

9.2 Untersuchungsverfahren und -techniken

9.2.1 Computertomographie (CT)

Technische Ausrüstung: Computertomographen sind heutzutage praktisch nur Geräte der 3. Generation, bei denen Röntgenröhre und Detektorensystem um den Patienten rotieren. Eine wichtige Weiterentwicklung ist die Spiral (Helix)-CT, bei der sich die Röntgenröhre und das Detektorensystem kontinuierlich drehen, während sich die Patientenliege über eine entsprechend der Untersuchungsregion definierte Distanz bewegt. Hierdurch wird ein Volumendatensatz akquiriert, aus dem beliebig dünne (über das sog. Rekonstruktionsinkrement definierte) Schichten, multiplanare Rekonstruktionen oder dreidimensionale Abbildungen berechnet werden können. Wichtige Größen der Spiral-CT sind die „Schichtdicke“ (Kollimation) und das Verhältnis Tischvorschubgeschwindigkeit pro 360°-Umdrehung zu Schichtdicke (Pitchfaktor); hiermit werden Voxelgröße und Untersuchungsvolumen definiert. Die Leistungsfähigkeit der Spiral-CT-Scanner hängt v.a. von der Belastbarkeit der Röntgenröhre ab. Diese muß über einen ausreichenden Zeitraum Dauerstrahlung abgeben können. Neuere Entwicklungen in der Spiral-CT-Technik sind sog. Mehrzeilensysteme mit 2–8 parallelen Detektorkränzen. Hiermit kann entsprechend entweder die Ortsauflösung verbessert oder die Größe des untersuchten Volumens erhöht werden.

9.2.1.1 Nativuntersuchung

Native CT-Untersuchungen des Gehirns sind weiterhin „konventionelle“ Schichtuntersuchungen mit parallel zur Kanthomeatallinie akquirierten Schichten. Die Schichtdicke sollte infratentoriell 4–5 mm, supratentoriell 8–10 mm betragen. Eine Reduktion der Schichtdicke verbessert zwar die räumliche Auflösung, ist aber aufgrund des schlechteren Signal-zu-Rausch-Verhältnisses nachteilhaft. Um geringe Dichteabweichungen erkennen zu können, sollte die Fenstereinstellung infratentoriell etwa 120/60 und supratentoriell etwa 90/40 Hounsfield-Einheiten (HE) betragen.

9.2.1.2 Kontrastmitteluntersuchung

Es wird empfohlen, ausschließlich nichtionische Kontrastmittel mit einem Jodgehalt von 270–300 mg/ml zu verwenden. Eine Dosis von 1 ml/kg Körpergewicht ist in der Regel ausreichend.

9.2.1.3 CT-Angiographie (CTA)

CT-Angiogramme werden mit Hilfe der *Spiral-CT-Technik* erstellt. Für die Darstellung der Hirnarterien an der Schädelbasis werden etwa 120 ml Kontrastmittel mit einer Geschwindigkeit von 4–5 ml/s kontinuierlich injiziert. Etwa 20 s nach Injektionsbeginn wird ein Spiral-CT gestartet, das in Abhängigkeit von der klinischen Symptomatik und der Leistungsfähigkeit des CT-Scanners entweder den Circulus Willisii und/oder die A. basilaris erfassen sollte. Die Schichtdicke beträgt in Abhängigkeit vom abzudeckenden Volumen 1–2 mm, der Pitchfaktor 1–1,25. Der akquirierte 3D-Datensatz wird üblicherweise durch Volumenrendering-Technik nachverarbeitet, die Nachverarbeitungszeit beträgt in der Regel weniger als 10 min [29].

9.2.1.4 Perfusions-CT

Wie CTA-Untersuchungen werden auch Perfusions-CT-Untersuchungen mit der Spiral-CT erstellt. Verschiedene Ansätze wurden in der Vergangenheit verfolgt; am häufigsten wird das sog. Bolustracking-Verfahren angewendet. Bei diesem Verfahren wird die Passage eines kompakten Kontrastmittelbolus durch das Gefäßsystem mit hoher zeitlicher Auflösung „verfolgt". Während der Passage des Kontrastmittelbolus kommt es zu einem zur Kontrastmittelkonzentration proportionalen Dichteanstieg des Gewebes, so daß unter der Voraussetzung einer intakten Blut-Hirn-Schranke und auf der Basis der Indikatorverdünnungsmethode verschiedene *relative* Perfusionsparameter wie regionales zerebrales Blutvolumen (rCBV), mittlere Passagezeit (MTT), Bolus-Ankunftszeit (T0) und Bolus-Spitzenzeit (TTP) berechnet werden können. Die mathematischen Grundlagen für die Berechnung dieser Perfusionparameter werden in Abschnitt 9.2.2.3 näher erläutert. In einem vereinfachten Modell kann als Maß für das regionale zerebrale Blutvolumen der Quotient aus maximaler Gewebsanreicherung und maximaler Gefäßanreicherung herangezogen werden [30, 38]. Aufgrund der kurzen Kontrastmittelpassagezeit im Hirnparenchym kann der maximale Gefäßkontrast auch einer drainierenden Vene bestimmt werden, so daß nicht unbedingt die zuführende Arterie in der Meßschicht erhalten sein muß.

Bei der Perfusions-CT werden z.B. 50 ml Kontrastmittel mit einer Geschwindigkeit von 10 ml/s über eine in einer Ellenbeugevene liegende großlumige Kanüle injiziert und anschließend für etwa 30–40 s eine Schicht mit einer Frequenz von etwa 1/s wiederholt akquiriert. Beim frischen ischämischen Schlaganfall wird ein Perfusions-CT unmittelbar im Anschluß an die Nativuntersuchung angefertigt; der Zeitaufwand für die Durchführung und die Nachbearbeitung beträgt in der Regel weniger als 15 min. Nachteilhaft zum gegenwärtigen Zeitpunkt ist, daß in der Regel nur eine und nur bei wiederholter Kontrastmittelinjektion mehrere Schichten akquiriert werden können.

9.2.2 Magnetresonanztomographie (MRT)

Technische Ausrüstung: Für die Schlaganfalldiagnostik optimierte MR-Tomographen sind in der Regel mit starken, leistungsfähigen Gradienten (Gradientenstärke etwa ab 10 mT/m, Gradientenanstiegszeit <1000 ms) ausgerüstete, sog. echoplanar-imaging-fähige 1,5-Tesla-Systeme. Echo planar imaging (EPI) bedeutet, daß zahlreiche Profile des Rohdatensatzes eines Bildes nach einer einzigen Anregung mit einem Echozug aus Gradientenechos gemessen werden können [36]. In dem als Single-shot-Technik bezeichneten Verfahren wird sogar der gesamte Rohdatensatz nach einer einzigen Anregung akquiriert. Die Gradientenechos besitzen einen Abstand von 1 ms oder weniger. Aufgrund der Länge des gesamten Echozugs sind EPI-Sequenzen empfindlich gegenüber Feldinhomogenitäten oder Suszeptibilitätssprüngen in den Geweben.

9.2.2.1 „Konventionelle" MRT

„Konventionelle" üblicherweise beim Schlaganfallpatienten eingesetzte MRT-Sequenzen sind *T2-gewichtete TSE- und FLAIR-Sequenzen:*

Bei der T2-gewichteten TSE-Sequenz erfolgt die Signalauslesung nach einem 90°-Anregungs- und einem 180°-Refokussierungspuls mittels eines Echozugs von mehreren unterschiedlich phasenkodierten Spinechos. Die Anzahl der Echos, die pro Anregung in einen Rohdatensatz geschrieben werden, entspricht dem sog. Turbofaktor. Der T2-Kontrast des Bilds wird durch die Echos bestimmt, die den mittleren Zeilen der Rohdatenmatrix (k-Raum) zugeordnet werden. Die peripher abgelegten Echos enthalten die Hauptinformation für die Detailauflösung im Bild. Axiale TSE-Sequenzen durch das gesamte Hirn dauern in der Regel ca. 3 min. Je nach Länge des Echozugs kann sich die Meßzeit deutlich verkürzen; allerdings haben diese Bilder häufig eine Abnahme der Detailauflösung zur Folge. Beim Schlaganfallpatienten häufig notwendige Meßzeitverkürzungen der T2-gewichteten Sequenzen können auch mit anderen Verfahren erreicht werden: So ist z. B. die T2-gewichtete GraSE-Sequenz eine kombinierte TSE- und Gradientenechosequenz, bei der durch die Anordnung von Gradientenechos vor und nach jedem Spinecho eine Meßzeitverkürzung gegenüber der TSE-Sequenz erzielt wird (Meßzeit ca. 1 min). Bei der HASTE-Sequenz werden 128 Echos nach einer einzelnen 90°-Anregung akquiriert und durch eine spezielle Bildberechnung (Half-Fourier-Rekonstruktion) der gesamte Rohdatensatz einer Schicht aufgefüllt.

FLAIR-TSE-Sequenzen unterscheiden sich von den T2-gewichteten TSE-Sequenzen durch die Schaltung eines zusätzlichen 180°-Pulses. Durch diesen Puls werden die Spins zunächst invertiert; sie relaxieren dann während der Inversionszeit TI. Der 90°-Anregungspuls wird nach etwa 1900 ms gesendet, nämlich zu dem Zeitpunkt, wenn die Relaxationskurve von Liquor ihren Nulldurchgang hat. Hierdurch hat der Liquor bei der anschließenden Signalauslesung kein Signal. Aufgrund der durch die T1-Relaxationskurve von Liquor vorgegebenen Inversionszeit TI sind die Möglichkeiten der Meßzeitverkürzung begrenzt.

9.2.2.2 Diffusionsgewichtete MRT

Die diffusionsgewichtete MRT erfaßt Veränderungen der *freien molekularen Protonenbewegung*. Protonenbewegungen innerhalb des Gewebes entstehen u. a. durch die temperaturabhängige Brownsche Molekularbewegung und die Perfusion des Kapillarbetts. Sie werden zusammenfassend als IVIM (intra voxel incoherent motion) bezeichnet [33]. Maß für diese Bewegungen ist der ADC (apparent diffusion coefficient – scheinbarer Diffusionskoeffizient) mit der Einheit m^2/s. Da physikalische Barrieren wie Zell- und Organellmembranen oder chemische Wechselwirkungen mit Makromolekülen die Diffusion einschränken, unterscheiden sich diese Bewegungen im Gewebe von der in physikalischen Lösungen gemessenen sog. Eigendiffusion. Dieses soll mit der Bezeichnung „scheinbarer Diffusionskoeffizient" zum Ausdruck gebracht werden.

In „konventionellen" MR-Sequenzen ist der durch IVIM verursachte Signalverlust in einem Voxel gering. In diffusionsgewichteten Sequenzen wird dieser durch die Phaseninkohärenz erzeugte Signalverlust zur Bildgebung ausgenutzt. Hierzu werden z. B. in einer Spinechosequenz diffusionsempfindliche Gradientenpulse von ausreichender Amplitude und Länge symmetrisch auf jeder Seite des 180°-Refokussierungspulses plaziert. Durch das Einschalten des ersten Gradientenpulses kommt es aufgrund der unterschiedlichen Präzessionsfrequenzen der Spins im Magnetfeld zu einer Spindephasierung. Ein zweiter „entgegengesetzter" Gradientenpuls refokussiert die unterschiedlichen Spinphasen. Protonen mit IVIM in einem Voxel lassen sich aber nicht vollständig refokussieren. Als Folge tritt eine Schwächung des MR-Signals für dieses Voxel ein. Der Signalverlust ist entsprechend in Geweben mit hohen Diffusionskoeffizienten (Liquor, Zysten) größer. Gewebe, das wie der frische ischämische Hirninfarkt eine eingeschränkte Diffusion aufweist, kommt hell zur Darstellung.

Diffusionsbildgebung funktioniert nicht nur mit Spinechosequenzen. Zahlreiche Varianten in Verbindung mit echoplanarer oder spiraler k-Raum-Auslesung sowie die Integration diffusionssensitiver Gradienten in Multiecho-, Gradientenecho- oder FLAIR-Sequenzen sind beschrieben. Durch die Schaltung von Gradienten mit erheblicher Stärke und Zeitdauer wird die Diffusionsbildgebung nicht nur gegenüber inkohärenten Bewegungen der Spins innerhalb eines Voxels, sondern auch gegenüber kohärenten Bewegungen, z.B. geringen Bewegungen des Kopfes oder Hirn- und Liquorpulsationen empfindlich. Um den Einfluß dieser makroskopischen Bewegungen klein zu halten, sind schnelle echoplanare Spinechosequenzen in segmentierter (Multi-shot-Technik) oder unsegmentierter (Single-shot-Technik) Form am weitesten verbreitet. Teilweise wird in diese Messungen eine gleichzeitige Registrierung von Navigatorechos zur rechnerischen Korrektur von Bewegungen integriert [42].

Für den Signalverlust durch Diffusion ergibt sich:

$$ln(S/S_0) = -[\gamma^2 G_a{}^2 \delta^2 (\Delta - \delta/3)(ADC)] \,, \quad (1)$$

wobei S das gemessene Signal, S_0 das Signal ohne Einfluß von Diffusion, γ das gyromagnetische Verhältnis, G die Amplitude der gepulsten Gradienten in Richtung a, δ die Gradientendauer und Δ das Zeitintervall zwischen den ansteigenden Schenkeln der diffusionssensitiven Gradienten ist. Die Größen $(\gamma G\delta)^2(\Delta - \delta/3)$ werden als b-Wert zusammengefaßt und beschreiben die Diffusionssensitivität der gewählten Sequenz; für die Schlaganfalldiagnostik werden üblicherweise b-Werte um 1000 s/mm^2 gewählt.

Die Einschränkung der Diffusion kann über die Berechnung des scheinbaren Diffusionskoeffizienten ADC Voxel für Voxel erfaßt werden:

$$ADC = -ln\,(S/S_0)/b \,. \quad (2)$$

In einer halblogarithmischen Darstellung mit dem Signalabfall als y-Achse und den b-Werten als x-Achse entspricht der ADC der Steigung der Verbindung der einzelnen Meßpunkte. Bedingt durch den Einfluß von Gewebeperfusion auf die Protonenbewegung in einem Voxel zeigt das Verhältnis $ln(S/S_0)$ zu den b-Werten für kleine b-Werte ein exponentielles Verhalten, bevor es in ein lineares Verhältnis übergeht. Werden wenigstens 2 Meßpunkte im Bereich der linearen Beziehung von $ln(S/S_0)$ zu den gewählten b-Werten, d.h. im Bereich von b-Werten größer als 100 s/mm^2 gewählt, wird die Genauigkeit der ADC-Bestimmung erhöht.

Aufgrund der Einschränkung der Diffusion kommt der frische ischämische Hirninfarkt in der diffusionsgewichteten MRT hyperintens zum umgebenden normalen Hirnparenchym zur Darstellung. Bei der Beurteilung hyperintenser Regionen auf diffusionsgewichteten Aufnahmen muß der Untersucher jedoch folgendes beachten:

- Gewebe, das sich bereits vor Einschalten des diffusionssensitiven Gradientenpaares, also auf dem T2-gewichteten Bild hyperintens darstellt, kann auf dem diffusionsgewichteten Bild eine erhöhte Signalintensität aufweisen, obwohl die Diffusion innerhalb des Gewebes nicht herabgesetzt ist. Dieser Effekt wird „T2-shine-through-Effect" genannt.
- Die Diffusion im Gewebe ist anisotrop, d.h. sie ist z.B. entlang der röhrenförmig gewundenen Myelinscheiden größer als senkrecht zu ihnen. Dies führt zur hyperintensen Darstellung eines Fasersystems, wenn der Diffusionsgradient senkrecht zur Verlaufsrichtung dieses Fasersystems geschaltet wird. Anisotropie-Effekte werden durch die Berechnung „isotroper" diffusionsgewichteter sog. „Spur"-Aufnahmen reduziert. Hierzu wird der Diffusionsgradient mit entsprechendem höherem Zeitaufwand nacheinander in 3 orthogonale Raumrichtungen geschaltet.

Tierexperimentell sinkt der ADC nach Auslösen eines A.-cerebri-media-Verschlusses um etwa 40–50% im Infarktkern und um etwa 20–30% in der Peripherie ab [52]. Der ADC-Abfall ist dabei bereits 5 min nach dem Verschluß nachweisbar [49]. Geringe ADC-Abfälle (ca. 20–30%) sind bei Reperfusion des Gewebes reversibel [24]. Inwieweit diese Aussagen auf den Menschen übertragen werden können, ist zum gegenwärtigen Zeitpunkt noch unklar.

Die Einschränkung der Diffusion und der ADC-Abfall beim ischämischen Hirninfarkt sind eng mit der Entstehung des zytotoxischen Ödems und der Flüssigkeitsverschiebung vom Extra- in den Intrazellulärraum verbunden [41]. Der genaue Mechanismus ist unklar: Vornehmlich die Volumenabnahme des Extrazellulärraums [44, 45], aber auch eine erhöhte intrazelluläre Viskosität [12, 64, 69] werden als ursächlich angesehen. Es soll an dieser Stelle erwähnt werden, daß Einschränkungen der Diffusion nicht ausschließlich beim arteriellen Infarkt, sondern auch bei anderen Erkrankungen wie globaler Ischämie, Hypoglykämie oder Status epilepticus auftreten können [1, 17, 32]. Eine Unterscheidung ist beim Status epilepticus z.B. dadurch möglich, daß die Veränderungen in der Regel nicht auf ein Gefäßterritorium begrenzt sind und das veränderte Gewebe hyperperfundiert ist. Nach Auftreten eines thromboembolischen Gefäßverschlusses sinkt der ADC im infarzierten Gewebe bis etwa zum 3. Tag kontinuierlich ab; anschließend kommt es zu einer stetigen Zunahme. Etwa zwischen dem 8. und dem 25. Tag liegen die relativen ADC-Werte um 1. Die höchsten Werte werden schließlich in pseudozystisch transformierten Infarkten mit liquorähnlichen Werten um 3 gemessen [16].

9.2.2.3 Perfusions-MRT

Wie bei der Perfusions-CT kommt bei der Perfusions-MRT beim Schlaganfallpatienten üblicherweise das Bolustracking-Verfahren zur Anwendung. Andere auf dem BOLD-Effekt oder der arteriellen Spinmarkierung beruhende methodische Ansätze sind zeitaufwendig und erzeugen im Falle einer gestörten Hirnperfusion nur wenig meßbares Signal; sie haben daher noch keine wesentliche klinische Anwendung erfahren.

Grundsätzlich ist es möglich, bei den Bolustracking-Verfahren sowohl T1- als auch T2*-abhängige Eigenschaften der applizierten Kontrastmittel auszunutzen [7, 31]. T1-gewichtete Aufnahmen sind sehr empfindlich für Gewebsanreicherungen und zeigen nur ein sehr geringes Signal-zu-Rausch-Verhältnis. Aus diesen Gründen haben suszeptibilitätsgewichtete (T2*-gewichtete) Meßtechniken die weiteste klinische Verbreitung gefunden. Während der Passage des Kontrastmittelbolus - es werden etwa 20 ml Gadolinium-DTPA mit einer Geschwindigkeit von 5–8 ml/s über eine großlumige, in einer Ellenbeugenvene liegenden Kanüle injiziert - kommt es aufgrund lokaler Magnetfeldinhomogenitäten zu einem Signalabfall des Gewebes. Ursächlich hierfür sind Suszeptibilitätsunterschiede zwischen intravaskulärem Raum mit hoher Kontrastmittel-Konzentration und Gefäßumgebung, in der wenig oder kein Kontrastmittel vorhanden ist. Der meßbare Signalabfall ist proportional zur Kontrastmittel-Konzentration und erlaubt unter Verwendung der Indikatorverdünnungsmethode eine unmittelbare Berechnung verschiedener Perfusionparameter [46, 66, 68]. Die gemessenen Signalveränderungen für jedes einzelne Voxel werden zunächst in Konzentrations-Zeit-Kurven umgerechnet. Hierzu wird angenommen, daß die Änderungen der Relaxivität R $[\Delta R = \Delta(1/T2^*)]$ proportional zur zeitlichen Änderung der Kontrastmittel-Konzentration ist:

$$\Delta R(t) = k\,[Kontrastmittel]\ , \tag{3}$$

wobei k eine für die Pulssequenz und Magnetfeldstärke charakteristische Konstante ist. Setzt man weiterhin ein monoexponentielles Verhalten voraus, können die gemessenen Signalveränderungen in Konzentrations-Zeit-Kurven, $C_{gem}(t)$, umgewandelt werden:

$$C_{gem}(t) = -(k/TE) \times \ln\left(S(t)/S_0\right) \tag{4}$$

wobei S_0 das gemittelte Basissignal vor Injektion des Kontrastmittels, $S(t)$ das gemessene Gewebssignal zu Zeitpunkt t während der Bolus-Passage und TE die Echozeit ist. Durch die Messung über einen Zeitraum von mehr als 30 Sekunden wird jedoch nicht nur die Erstpassage, sondern auch die Bolus-Rezirkulation miterfaßt. Ebenso kann im venösen Schenkel verbleibendes Kontrastmittel eine Abweichung von dem zu erwartenden exponentiellen Abfall des Signals erzeugen. Aus diesen Gründen kann die ermittelte Konzentrations-Zeit-Kurve nicht direkt zur Berechnung von Perfusionsparametern benutzt werden. Sie muß vielmehr durch eine Γ-Funktion der Form

$$\begin{aligned} C_\Gamma(t) =& A \times ((t-D)^B \\ & \times \exp(-(t-D)/C)\ \text{für}\ t > D \end{aligned} \tag{5}$$

extrapoliert werden, wobei t die Zeit und A, B, C und D 4 unbekannte Variablen sind [2, 8, 58]. Dieser letzte Schritt beinhaltet die Minimierung der Fehlerquadrate zwischen gemessener Konzentrations-Zeit-Kurve und Γ-Funktion [38].

Die Fläche unter der so ermittelten Funktion ist Maß für das regionale *zerebrale Blutvolumen (rCBV)*:

$$rCBV \cong \int_0^\infty C_\Gamma(t)\,dt\ . \tag{6}$$

Das Verhältnis der normierten ersten Momente stellt eine flußabhängige Größe dar, die i. allg. mit relativer *mittlerer Passagezeit (MTT)* beschrieben wird, auch wenn dieses mathematisch nicht präzise ist [68]:

$$MTT \cong \frac{\int_0^\infty t \times C_\Gamma(t)\,dt}{\int_0^\infty C_\Gamma(t)\,dt} \tag{7}$$

Ebenso können die Bolus-Ankunftszeit (*T0*) und die Zeit bis zur Bolus-Spitze (*TTP* = time to peak) für jedes Voxel ermittelt und als Parameterbilder dargestellt werden. Die mit suszeptibilitätsgewichteten MR-Verfahren bestimmten

Perfusionsparameter zeigen eine gute Übereinstimmung mit Daten nuklearmedizinischer Meßverfahren bei einer deutlich höheren Ortsauflösung [13, 25].

Die derart berechneten MR-Perfusionsdaten liefern jedoch nur relative Werte. Eine absolute Quantifizierung des zerebralen Flusses mit Hilfe der MR-Perfusionsbildgebung ist erst möglich, wenn neben der Hirnparenchymperfusion auch der arterielle Einstrom gemessen wird und zusätzlich Annahmen über die Verteilung eines Bolus im Gefäßbett gemacht werden. Die Funktion, die die Verteilung eines Bolus im Gefäßbett beschreibt, entspricht einer Impulsantwortfunktion [R(t)]. Während das regionale Blutvolumen weiterhin durch direkte Integration der Konzentrations-Zeit-Kurve bestimmt werden kann, läßt sich der *absolute Blutfluß* über folgende Beziehung berechnen:

$$C_{gem}(t) = F_t \int_0^t C_a(t) \times R(t-\tau)\,d\tau \,, \qquad (8)$$

wobei $C_{gem}(t)$ die gemessene Konzentrations-Zeit-Kurve eines Voxels, F_t den Fluß im Gewebe, $C_a(t)$ die arterielle Einstromfunktion und $R(t)$ die Impulsantwortfunktion darstellt. Die Lösung dieser Gleichung über die Berechnung der Rückfaltung der Gewebe-Konzentrations-Zeit-Kurve über die arterielle Einstromfunktion hat einige inhärente Schwierigkeiten. So ist z.B. das Aussehen der Impulsantwortfunktion nicht bekannt. Die Gleichung (8) kann jedoch numerisch unter der Annahme einer guten Durchmischung in der Gefäßperipherie für jedes Bildelement gelöst werden und die Ergebnisse zeigen eine gute Korrelation mit absolut quantifizierten PET-Daten [47]. Diese Berechnungen absoluter Perfusionsdaten sind aufwendig, so daß in der klinischen Diagnostik, insbesondere der Notfalldiagnostik, überwiegend Parameterbilder mit relativen Perfusionsdaten herangezogen werden.

Für die Güte der Berechnung von Perfusionsparametern aus den Meßwerten eines MR-Experiments spielen die gewählten Sequenzparameter eine wesentliche Rolle. So wird die Meßgenauigkeit durch eine höhere zeitliche Auflösung und ein größeres Signal-zu-Rausch-Verhältnis verbessert. Um die erforderliche zeitliche Auflösung – es werden mindestens 5 Meßpunkte während der etwa 10 s dauernden Bolus-Passage benötigt – zusammen mit einer entsprechenden räumlichen Auflösung und einer ausreichenden Schichtanzahl zu erreichen, kommt wie bei der diffusionsgewichteten MRT i. allg. das Echo-Planar-Imaging-Verfahren (EPI) zur Anwendung. Viele Arbeitsgruppen benutzen unsegmentierte echoplanare Akquisitionen in Verbindung mit Gradientenecho-Anregungsverfahren. Lange Echozüge der echoplanaren Akquisitionen verursachen häufig Bildverzerrungsartefakte in Regionen großer Suszeptibilitätsunterschiede wie z.B. der Schädelbasis. Weniger suszeptibilitätsbedingte Artefakte werden bei Multishot- und Multiechoverfahren beobachtet. Die Einführung einer T2*-sensitiven, weniger suszeptibilitätsempfindlichen 3D-Technik gestattet sogar die Darstellung von Perfusionsparametern des gesamten Hirnparenchyms [34]; sie hat damit Vorteile gegenüber der in der Regel auf eine oder wenige Schichten beschränkten Perfusions-CT-Untersuchung.

9.2.2.4 MR-Angiographie (MRA)

Zur Gefäßdarstellung mit Hilfe der MR-Tomographie stehen prinzipiell 2 Ansätze zur Verfügung. Zum einen können Signalveränderungen, die durch den Blutfluß hervorgerufen werden, zur Erstellung eines Gefäßbildes benutzt werden. Zum anderen kann durch die Gabe eines paramagnetischen Kontrastmittels die T1-Relaxationszeit von Blut so gesenkt werden, daß auf stark T1-gewichteten Sequenzen die Blutgefäße ein starkes und das umliegende Gewebe ein geringes Signal aufweisen.

Time of flight-MR-Angiographie (TOF-MRA)
Pulssequenzen mit 2 oder mehr selektiven Hochfrequenzpulsen (RF-Pulsen), wie z.B. Spinechosequenzen oder Inversion-Recovery-Sequenzen, sind empfindlich für den Ausstrom und Einstrom von Spins in die angeregte Schicht. Strömen z.B. Spins im Intervall zwischen 2 RF-Pulsen aus der Schicht, so stehen sie zur Signalgebung nicht mehr zur Verfügung und das gemessene Signal im Blutgefäß verringert sich. Dieses Ausstromphänomen von angeregten Spins wird zur Negativdarstellung („black blood") von Gefäßen benutzt. In Gradientenechosequenzen mit nur einem RF-Puls lassen sich diese Ausstromphänomene nicht beobachten. Aufgrund der kurzen TR-Zeiten dieser Sequenzen entsteht jedoch ein Sättigungsgleichgewicht der Spins einer angeregten Schicht. Der Einstrom frischer noch ungesättig-

ter Spins erhöht die Magnetisierbarkeit und die eingeströmten Spins zeigen im Vergleich zu den gesättigten stationären Spins einen Signalanstieg. Dieser Signalanstieg durch einströmende Spins in eine Meßschicht wird auch als *paradoxe Anreicherung* bezeichnet und bildet die Grundlage der TOF-MRA. Um die Signalzunahme einfließender Spins zu maximieren und das Signal des stationären Gewebes zu minimieren, werden i. allg. Gradientenechosequenzen mit kurzen TR-Zeiten benutzt. Die Stärke des meßbaren Signals ist abhängig von Schichtdicke, Flußgeschwindigkeit, Flipwinkel, T1-Relaxationszeit und TR. In der 2D-TOF-MRA werden mehrere kontinuierliche Schichten nacheinander akquiriert und aus den Daten ein 3D-Volumendatensatz berechnet. In der 3D-TOF-MRA wird eine dicke Schicht als ganzes Volumen angeregt und die Daten werden nach räumlicher Kodierung in 3 Richtungen akquiriert. Die 3D-TOF-Angiographie hat gegenüber der 2D-Technik den Vorteil, ein bestimmtes Volumen mit hoher räumlicher Auflösung messen zu können. Das ist bei der Darstellung kleiner und schräg zur Untersuchungsebene verlaufender Gefäße wichtig, die sonst wegen überlappender Schichtprofile und Teilsättigung nur mit geringem Kontrast abgebildet werden. Nachteil der 3D-Technik ist die geringere Empfindlichkeit für langsamen Fluß: Langsam durch das Bildvolumen fließende Spins erfahren wiederholte, die Längsmagnetisierung verringernde Hochfrequenzpulse, die zur teilweisen Sättigung und Signalverlust führen.

Phasenkontrastangiographie (PC-MRA)

Die Bewegung von Spins beeinflußt den Phasenwinkel der Magnetisierung in einem Voxel unabhängig von den Veränderungen der Amplitude des Magnetisierungsvektors. Die Veränderungen der Phasenlagen lassen sich individuell für einzelne Sequenzen berechnen. Für die Phasenverschiebung φ, die durch eine lineare Bewegung während der Meßzeit t in einem konstanten magnetischen Feld der Stärke G hervorgerufen wird, gilt:

$$\varphi = \gamma \times v \times \int t \times G(t)\, dt\ , \qquad (9)$$

wobei γ das gyromagnetische Verhältnis und v die Geschwindigkeit der Spins ist [23]. Entsprechend dieser Gleichung können durch die Wahl der Gradientenfelder unterschiedliche Phasenverschiebungen erzeugt werden. Die Phasenkontrast-MRA ist eine Subtraktionstechnik, bei der normalerweise 2 Gradientenechobilder mit unterschiedlichen Gradientenstärken in einer physikalischen Raumrichtung aufgenommen und dann vektoriell voneinander subtrahiert werden. Mit dieser Strategie werden sowohl Modulus- als auch Phaseninformation gewonnen. In der Regel werden die Modulusbilder zur Rekonstruktion von anatomischen Darstellungen benutzt, die Analyse der Phaseninformation erlaubt eine quantitative Flußmessung. Durch die Einführung spezieller Gradientenschaltungen und Berechnungen konnte die initiale Notwendigkeit von 6 Messungen, je 2 Messungen mit unterschiedlichen Gradientenstärken für jede Raumrichtung auf insgesamt 4 Messungen beschränkt werden [11]. Trotz dieser Verbesserung ist die PC-MRA eine zeitaufwendige Meßmethode. Wie bei der TOF-Angiographie gibt es 2D- und 3D-Meßverfahren. Bei der 2D-Technik wird eine einzelne, sehr dicke Schicht angeregt, so daß ein Projektionsbild aller Gefäße in der angeregten Schicht entsteht. Bei der 3D-Technik wird ein Volumen (slab) definierter Dicke angeregt und mit Hilfe eines zweiten phasenkodierten Gradienten in multiple dünne Schichten (Partitionen) unterteilt. Hieraus werden mit Hilfe eines Maximum-Intensity-Projection-Algorithmus (MIP) Projektionsangiogramme erstellt, indem entlang einer Linie durch den Datensatz die signalreichen Volumenelemente selektiert und auf eine Ebene projiziert werden. In der diagnostischen Routine hat es sich durchgesetzt, diese Projektionsangiogramme zu betrachten; für die gezielte Auswertung müssen jedoch auch die anatomischen und Flußbilder herangezogen werden.

Kontrastverstärkte MR-Angiographie (CE-MRA)

Die kontrastverstärkte MR-Angiographie nutzt den Effekt der T1-Relaxationszeitverkürzung von Blut nach der Gabe eines paramagnetischen Kontrastmittels aus. Wie bei anderen angiographischen Methoden kann sowohl die *arterielle Passage des Kontrastmittels* als auch der *venöse Rückfluß* dargestellt werden. Zahlreiche Strategien zur Gefäßdarstellung mit Hilfe der CE-MRA sind in den letzten Jahren für die einzelnen Gefäßterritorien entwickelt worden. Im allgemeinen wird eine 3D-Gradientechotechnik mit kurzen TR- und TE-Zeiten verwendet. Die technische Ausstattung derzeitiger MR-Scanner gestattet durch eine Reduktion der TR-Zeiten auf wenige ms eine Aufnahme größerer Gefäßterritorien innerhalb von 10–20 s, so daß diese Aufnahmen sogar in Atemanhaltetechnik durchgeführt werden können. Die Verkürzungen der TR-Zeiten durch schnellere Gradientenschaltungen erhöht darüber hinaus den Kontrast zwischen Gefäß und umliegendem Gewebe, da bei diesen kurzen TR-Zeiten das stationäre Gewebe beinahe vollständig unterdrückt werden kann. Die wesentliche Schwierigkeit dieser Technik liegt in der richtigen Zeitanpassung zwischen Bolus-Injektion und Datenakquisition. Ziel ist eine Datenakquisition der für den Kontrast wichtigen Datenprofile zum Zeitpunkt der maximalen Kontrastmittelkonzentration im zu untersuchenden Gefäßbett. Hierdurch gelingt es, eine isolierte Darstellung der arteriellen Gefäßstrombahn ohne venösen Gefäßkontrast zu erzielen. Zahlreiche Methoden der Bolus-Anpassung sind beschrieben. Am gebräuchlichsten ist eine Testinjektion einer kleinen Kontrastmittelmenge und die zeitlich hochaufgelöste Registrierung der Bolus-Passage im zu untersuchenden Gefäßbett zur Bestimmung des Kontrastoptimums. Der wesentliche Vorteil der CE-MRA gegenüber flußabhängigen MRA-Techniken ist die schnelle Datenakquisition. Durch Messungen in Atemanhaltetechnik werden Bewegungsartefakte durch Atemexkursion minimiert, so daß z. B. eine Darstellung der Aorta und der supraaortalen Gefäße möglich wird. Für die Darstellung der intrakraniellen Gefäße spielen Bewegungsartefakte durch Atemexkursion eine untergeordnete Rolle, so daß flußabhängige MRA-Techniken bisher nicht durch die CE-MRA verdrängt worden sind.

9.3 Klinische Anwendung

9.3.1 Geschichtliche Entwicklung

Seit der Einführung der Computertomographie (CT) durch Godfrey Hounsfield im Jahre 1973 gilt die CT als wichtigstes bildgebendes Verfahren beim Schlaganfallpatienten. Domäne der CT ist der Nachweis einer intrakraniellen Blutung. Da in der Anfangszeit der CT-Ära weniger als die Hälfte der innerhalb von 24 h untersuchten ischämischen Hirninfarkte erkannt wurde, betrachtete man den Ausschluß einer intrakraniellen Blutung lange Zeit als Hinweis auf das Vorliegen eines ischämischen Hirninfarkts. Mit der Weiterentwicklung der Computertomographen und der Beachtung diskreter Veränderungen (sog. früher Ischämiezeichen) wurde die Erkennbarkeit ischämischer Hirninfarkte Anfang der 90er Jahre deutlich gesteigert. Mittlerweile wird die Mehrzahl der innerhalb von 6 h untersuchten Hirninfarkte im CT erkannt.

Mit der Magnetresonanztomographie (MRT) wurde zwischenzeitlich ein alternatives Untersuchungsverfahren in den klinischen Alltag integriert. Aufgrund des höheren Weichteilkontrasts und der Möglichkeit der multiplanaren Schnittführung hat dieses Verfahren methodische Vorteile gegenüber der CT. Mit Weiterentwicklungen der MRT-Scanner konnten in den letzten Jahren schnelle „ischämieempfindliche“ Untersuchungssequenzen (diffusionsgewichtete MRT und Perfusions-MRT) implementiert werden. Mit Zeiten von z. T. weniger als 1 min pro Untersuchungssequenz wurde schließlich auch die Untersuchung der häufig unruhigen Schlaganfallpatienten möglich [15, 53].

9.3.2 Nachweis intrakranieller Blutungen

Da ca. 15% der Schlaganfälle durch intrakranielle Blutungen verursacht werden, kommt dem Nachweis bzw. Ausschluß dieser Blutungen eine wichtige Bedeutung zu.

Der Nachweis frischer parenchymaler Blutungen (oder besser gesagt frischer parenchymaler Hämatome) ist mit der nativen CT-Untersuchung sicher möglich, da sich die Dichtewerte von Blutung, Hämatom und Umgebung unterscheiden. Venöses Vollblut hat beim Gesunden mit normalem Hämatokrit und Hämoglobingehalt Dichtewerte zwischen 55 und 60 Hounsfield-Einheiten (HE), graue Substanz Werte um 40 HE. Kommt es zu einem Blutaustritt in das Hirnparenchym, bildet sich innerhalb von Minuten eine inhomogene Masse aus Thrombozyten- und Erythrozytenaggregaten innerhalb einer proteinreichen Matrix. Es findet dann eine Hämokonzentration durch Retraktion des Fibrins statt, so daß frische parenchymale Hämatome nach kurzer Zeit einen Hämatokrit von 80–90% und Dichtewerte um 80 HE aufweisen. Die Dichtewerte der Hämatome wie auch des fließenden Blutes hängen maßgeblich von Hämatokrit und Hämoglobingehalt ab: Bei Patienten mit sehr niedrigen Hämoglobinspiegeln können die Dichtewerte der Hämatome kaum höher als die der grauen Substanz sein. Umgekehrt ähneln native CT-Untersuchungen bei Patienten mit hohem Hämatokrit aufgrund der hohen Dichtewerte in den Gefäßen Kontrastmitteluntersuchungen. Parenchymale Hämatome haben in den meisten Fällen einen zu ihrer Größe proportionalen raumfordernden Effekt und sind von einem schmalen hypodensen Saum umgeben. Ihre Dichte nimmt in den folgenden Tagen von der Peripherie zum Zentrum kontinuierlich ab, wobei Dichtewerte des gesunden Gehirns in Abhängigkeit von der Größe der parenchymalen Hämatome nach etwa 2 Wochen bis 4 Monaten erreicht werden. Da die parenchymalen Hämatome nur ihre Dichte ändern, bleibt der raumfordernde Effekt in der Regel länger als die Hyperdensität nachweisbar. Schließlich ist nach Monaten ein häufig relativ umschriebener Substanzdefekt nachweisbar. Daß dieser Substanzdefekt umschrieben ist, wird damit erklärt, daß spontane parenchymale Hämatome das Hirngewebe dissezieren und verdrängen, während bei ischämischen Hirninfarkten das gesamte ischämische Gewebe „abgeräumt" wird.

MRT-Untersuchungen zum Nachweis frischer parenchymaler Blutungen bei Schlaganfallpatienten sind rar und es wird übereinstimmend davon ausgegangen, daß die CT der MRT im Nachweis dieser Blutungen überlegen ist. Untersuchungen der jüngeren Vergangenheit zeigen jedoch, daß frische parenchymale Blutungen auch im MRT, und zwar in Hochfeldgeräten mit suszeptibilitätsempfindlichen Meßsequenzen zuverlässig erfaßt werden [48, 53]. Schlüsselsubstanz für den Nachweis frischer parenchymaler Blutungen im MRT ist *Desoxyhämoglobin*. Kommt es zu einem Blutaustritt in das Hirnparenchym, sind die Erythrozyten zunächst sauerstoffgesättigt, d.h. sie enthalten oxygeniertes Hämoglobin. Oxygeniertes Hämoglobin (Oxyhämoglobin) ist diamagnetisch und hat daher keinen Einfluß auf die Relaxationszeiten im Gewebe. Frische parenchymale Hämatome sind infolge des vermehrten Flüssigkeitsgehalts des Gewebes auf T1-gewichteten Aufnahmen gering hypointens bis isointens und auf T2-gewichteten Aufnahmen leicht hyperintens [8]. Innerhalb von Stunden verlieren die Erythrozyten ihre O_2-Sättigung und es entsteht Desoxyhämoglobin. Desoxyhämoglobin enthält 4 ungepaarte Elektronen und ist paramagnetisch. Aufgrund der Anordnung im Hämoglobinmolekül kommt es jedoch nicht zu einer Verkürzung der T1-Relaxationszeiten im Gewebe, so daß frisches intrazelluläres Desoxyhämoglobin enthaltende parenchymale Hämatome auf T1-gewichteten Bildern weiterhin weitgehend isointens bleiben. Es entstehen jedoch über magnetische Suszeptibilitätseffekte T2-Relaxationszeit-Verkürzungen, die zu einer Signalabschwächung bzw. einem Signalverlust auf T2-gewichteten Bildern führen [8]. Ob und zu welchem Zeitpunkt das in frischen parenchymalen Hämatomen entstehende Desoxyhämoglobin erfaßt wird, hängt wesentlich von der Magnetfeldstärke (Suszeptibilitäts-Effekte nehmen mit dem Quadrat der Magnetfeldstärke zu), aber auch von der Suszeptibilitätsempfindlichkeit der verwendeten Meßsequenzen ab. Suszeptibilitätsempfindliche, in modernen Stroke-Protokollen implementierte Meßsequenzen sind die T2*-gewichteten Perfusionssequenzen, aber auch diffusionsgewichtete Spinechosequenzen mit EPI-Auslesemodus [15, 53].

Im weiteren Verlauf wird die Signalintensität parenchymaler Hämatome v.a. von der Oxidation von Oxyhämoglobin und/oder Desoxyhämoglobin zu *Methämoglobin*, von der Lage des Methämoglobins (intra- oder extrazellulär) und von den am Rande des Hämatoms beginnenden Umbauvorgängen beeinflußt [8]. Das etwa nach 2 Tagen nachweisbare Methämoglobin ist stark paramagnetisch und führt zu einer T1-Relaxationszeit-Verkürzung im Hämatom, was eine Signalerhöhung auf T1-gewichteten Bildern bedeutet. Die Signalerhöhung schreitet dabei von der Peripherie zum Zentrum fort. Auf den T2-gewichteten Aufnahmen sind parenchymale Hämatome anfangs noch signalarm, nach etwa 1 Woche werden sie jedoch ebenfalls vom Rand her zunehmend hyperintens [8]. An der Peripherie der Hämatome entsteht durch Hämosiderinablagerungen in den Makrophagen zudem ein signalarmer Saum. Entsteht nach einer parenchymalen Blutung schließlich ein größerer Defekt, ist dieser im T1-gewichteten Bild hypointens, im T2-gewichteten Bild hyperintens mit einem durch Hämosiderinablagerungen bedingten hypointensen Randsaum. Wird eine Blutung ohne größeren Substanzdefekt vollständig resorbiert, so ist eine im T2-gewichteten Bild nachweisbare Signalminderung oft einziges Residuum der Blutung [8].

Subarachnoidalblutungen können v.a. bei länger als 48 h zurückliegendem Blutungsereignis im CT nicht nachgewiesen werden, in diesen Fällen wird die Diagnose durch Lumbalpunktion gesichert. Mit welcher Sicherheit Subarachnoidalblutungen im MRT erkannt werden, ist zur Zeit noch unklar. Sequenz der Wahl für ihren Nachweis ist die FLAIR-Sequenz; hier kommt die frische Blutung im signallosen Liquor hell zur Darstellung. Vor allem isodense chronische, aber auch schmale akute Subduralhämatome sind im MRT häufig einfacher erkennbar als im CT. Um diese Hämatome im CT nicht zu übersehen, ist eine exakte Analyse des Furchen-Windungs-Reliefs und häufig eine veränderte Fensterwahl (Fensterweite etwa 180 HE) notwendig.

Lokalisation und Erscheinungsbild parenchymaler Blutungen in CT (und MRT) bestimmen in Zusammenhang mit klinischen Befunden das weitere diagnostische Vorgehen: Blutungen in den Stammganglien (Putamen) (Abb. 9.1), im Thalamus, im Hirnstamm und den Kleinhirnhemisphären werden häufig durch die Ruptur kleiner perforierender Arterien (Durchmesser 50–200 μ) verursacht. Diese Blutungen treten v.a. bei länger bestehender arterieller Hypertonie auf, so daß eine weitere (angiographische) Abklärung beim älteren Patienten und Nachweis eines Hochdrucks in der Regel unterbleibt.

Für die übrigen Blutungen sind eine Vielzahl von Differentialdiagnosen in Betracht zu ziehen. Das weitere Vorgehen hängt maßgeblich vom CT- oder MRT-Bild ab: Oberflächliche, überwiegend subkortikale Blutungen beim älteren Patienten (>60 Jahre) ohne Hypertonieanamnese lassen an eine zerebrale Amyloidangiopathie („kongophile" Angiopathie) denken. Charakte-

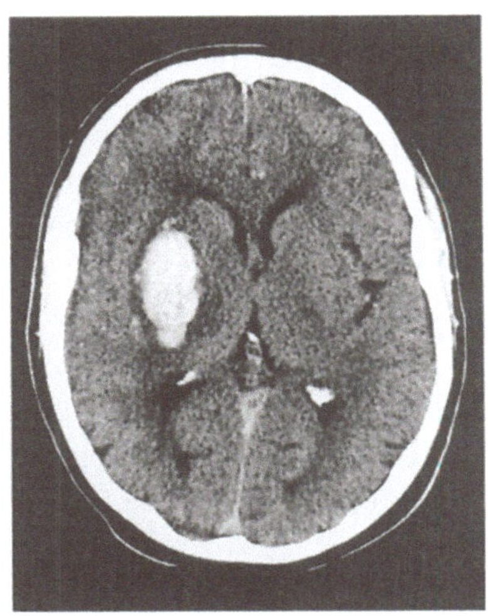

Abb 9.1. „Typisches" Stammganglien-Hämatom bei einem 60jährigen Patienten mit seit längerem bestehender arterieller Hypertonie

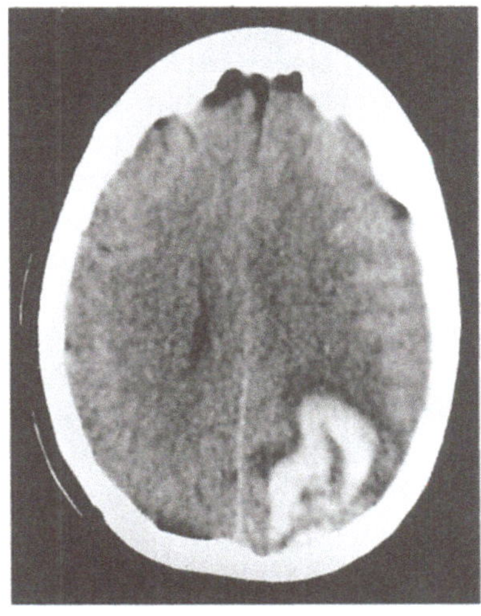

Abb. 9.2. Oberflächliche, überwiegend subkortikale, links parietale Blutung bei einer 70jährigen Patientin ohne Hypertonie-Anamnese

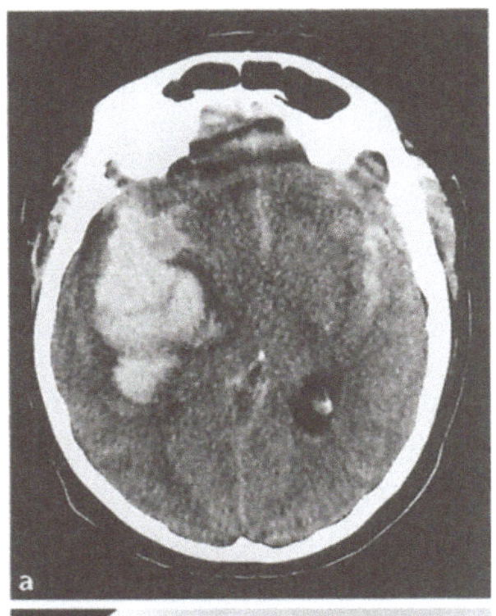

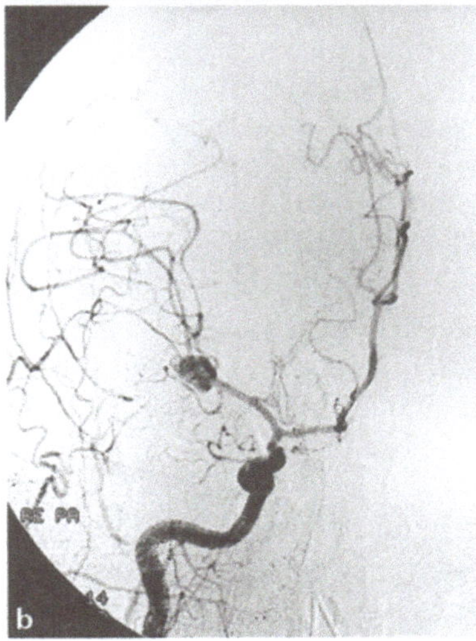

Abb. 9.3. Subarachnoidalblutung mit Einbruch in das Hirnparenchym rechts frontotemporal (**a**). Ursächlich ist ein rupturiertes Aneurysma der A. cerebri media im Bereich der Bifurkation (**b**)

ristisch für diese Blutungen ist, daß sie lobär, an der kortikomedullären Grenze auftreten, die Stammganglien und den Hirnstamm aussparen und nach Monaten bis Jahren rezidivieren können (Abb. 9.2). Beim Nachweis einer parenchymalen Blutung mit Kontakt zum Subarachnoidalraum kann ein rupturiertes Aneurysma mit Einwühlen der Blutung ins Hirnparenchym Blutungsursache sein. In diesen Fällen ist daher eine weiterführende Abklärung mittels Katheterangiographie dringend notwendig (Abb. 9.3).

Bei subkortikalen Blutungen mit größerem perifokalen Ödem, v.a. aber bei beidseitigen bzw. im Abflußgebiet von großen Venen gelegenen Blutungen muß an venöse Stauungsblutungen, z.B. im Rahmen einer Sinusthrombose oder einer Durafistel mit kortikaler venöser Drainage gedacht werden (Abb. 9.4). Typisch ist ein epileptischer Anfall in der Anamnese.

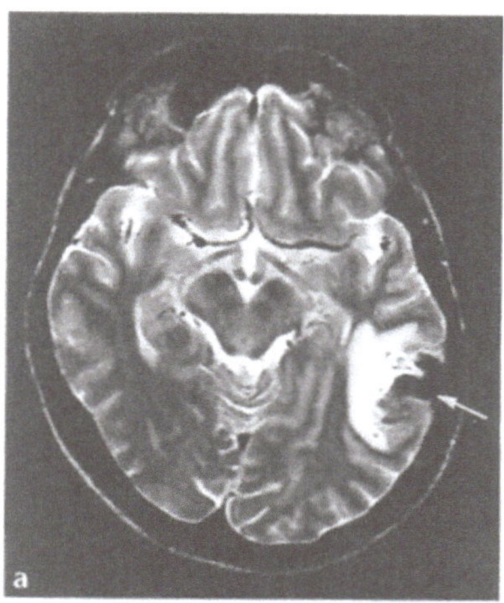

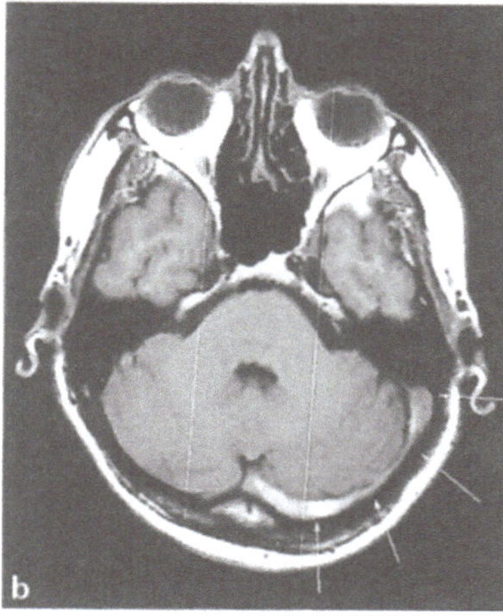

Abb. 9.4. Venöse Stauungsblutung im Drainagegebiet der V. Labbé bei Thrombose des linken Sinus transversus. Die etwa einen Tag alte Blutung ist im T2-gewichteten TSE-Bild infolge von Suszeptibilitäts-Effekten des Desoxyhämoglobins hypointens (*Pfeil*) (**a**). Der thrombosierte Sinus transversus kommt im nativen T1-gewichteten SE-Bild hyperintens zur Darstellung (*Pfeile*) (**b**)

Fleckig konfluierende auf ein arterielles Gefäßversorgungsgebiet beschränkte, überwiegend kortikale und kaum raumfordernde Blutungen sprechen für einen hämorrhagisch transformierten ischämischen Infarkt. Insbesondere beim jüngeren Patienten sind arteriovenöse Malformationen (AVM) und Kavernome als Blutungsursachen in Betracht zu ziehen. Zirka 10% der parenchymalen Blutungen sind schließlich Folge einer Antikoagulanzienbehandlung. Weiterhin sind Gerinnungsstörungen, Vaskulitiden oder eingeblutete Tumoren seltene Ursachen parenchymaler Blutungen. Tumorblutungen entstehen durch die Ruptur der pathologischen Tumorgefäße; maligne Tumoren bluten daher häufiger als benigne Tumoren. Vor allem Metastasen maligner Melanome, von Nierenzellkarzinomen oder - weniger häufiger - von Kolonkarzinomen haben eine große Blutungstendenz.

9.3.3 Nachweis ischämischer Hirninfarkte

Zirka 80% der Schlaganfälle sind ischämische Hirninfarkte. Die Erkennbarkeit dieser Infarkte im CT hängt v.a. vom *Zeitintervall zwischen Eintreten des Schlaganfalls und CT-Untersuchung*, aber auch von *Infarkttyp, Größe und Lokalisation des Infarkts* sowie der *Untersuchererfahrung* ab [60].

Für die Einordnung in verschiedene Infarkttypen ist die Kenntnis der Gefäßversorgung des Gehirns sowie der in den Abb. 9.15 und 9.16 halbschematisch auf MRT-Schichten übertragenen Versorgungsgebiete der einzelnen Hirnarterien unerläßlich [56, 57]. Hierbei muß berücksichtigt werden, daß die Größe der einzelnen Versorgungsgebiete innerhalb gewisser Grenzen variieren kann [65]. Die großen Hirnarterien sind an der Basis des Gehirns über den Circulus Willisii und auf der Hirnoberfläche über sog. leptomeningeale Anastomosen miteinander verbunden. Kortex und subkortikale U-Fasern werden über ein dichtes Netzwerk aus kurzen, aus diesen Arterien abgehenden Ästen versorgt. Die weiße Substanz wird über lange perforierende Marklagerarterien gespeist, die etwa bis in Höhe des Balkens reichen und nicht über Kollateralen miteinander verbunden sind. Die Stammganglien werden u.a. von bis zu etwa 20, rechtwinklig aus dem horizontalen Segment der

A. cerebri media (M_1-Segment) abgehenden Gefäßen versorgt. Diese sog. lentikulostriatären Arterien sind ebenfalls wie die langen perforierenden Marklagerarterien funktionelle Endarterien.

Eine einheitliche Klassifikation verschiedener Infarkttypen existiert nicht. Eine auf pathoanatomischen Arbeiten [71] basierende Klassifikation ist die Einteilung von Ringelstein [51]. In dieser werden mikro- und makroangiopathische Infarkte unterschieden.

Mikroangiopathische Infarkte sind weniger als 1,5 cm große, sog. lakunäre Infarkte, die durch Verschlüsse perforierender Arterien entstehen und in der Regel in den Stammganglien lokalisiert sind. Warum lakunäre Infarkte in der über die langen perforierenden Marklagerarterien versorgten supraventrikulären weißen Substanz seltener sind, ist unklar. Neben den lakunären Infarkten in den Stammganglien findet sich häufig eine relativ symmetrische durch Demyelinisierung bedingte periventrikuläre Dichteminderung der weißen Substanz (Abb. 9.5).

Beim Vorliegen einer länger bestehenden arteriellen Hypertonie geht man davon aus, daß die Lipohyalinose als Form einer Arteriosklerose kleiner Gefäße (Durchmesser 50–200 μ) ursächlich für die lakunären Infarkte und die periventrikulären Dichteminderungen ist. Mikroangiopathische Veränderungen können aber auch ohne länger bestehende Hypertonie entstehen. Ein Beispiel ist die CADASIL-Erkrankung (cerebral autosomal dominant arteriopathy with subcortical infarcts and leucoencephalopathy), bei der die Patienten meist zwischen dem 40. und 50. Lebensjahr mit rezidivierenden transitorischen Attacken (TIAs) symptomatisch werden. An die CADASIL-Erkrankung sollte z.B. gedacht werden, wenn die Patienten über etwa um das 30. Lebensjahr beginnende Migräneattacken mit Aura berichten und sich im MRT eine temporal betonte Leukenzephalopathie zeigt [39].

Zirka 80% der ischämischen Infarkte sind makroangiopathischer Natur; hierbei werden Territorialinfarkte und hämodynamische Infarkte unterschieden. Territorialinfarkte sind in den Versorgungsgebieten einzelner oder mehrerer oberflächlicher Hirnarterien gelegene Infarkte und werden in der Regel durch kardiale oder arterio-arterielle Embolien hervorgerufen. Hämodynamische Infarkte sind entweder zwischen den Versorgungsgebieten der großen hirnversorgenden Arterien gelegene sog. Grenzzoneninfarkte oder in den Endversorgungsgebieten der langen perforierenden Marklagerarterien gelegene sog. Endstrominfarkte.

Nach bildmorphologischen Kriterien sind Territorialinfarkte auf das Versorgungsgebiet einer Hirnarterie begrenzte, häufig keilförmige, stets den Kortex einbeziehende Infarkte. Eine Sonderform sind die sog. erweiterten Linsenkerninfarkte, die durch den Verschluß des horizontalen Segments der A. cerebri media (M_1-Segment) und damit einer Verlegung der Abgänge der Aa. lenticulostriatae entstehen. Territorialinfarkte treten am häufigsten im Stromgebiet der A. cerebri media auf (ca. 70% aller Territorialinfarkte). Etwa 20% liegen im Stromgebiet der A. cerebri posterior, etwa je 5% im Stromgebiet

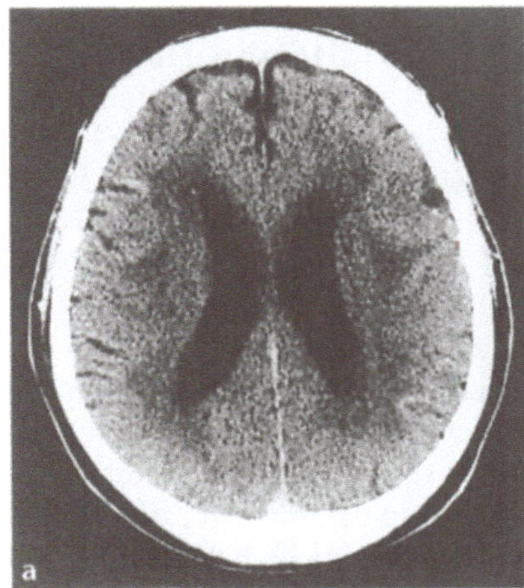

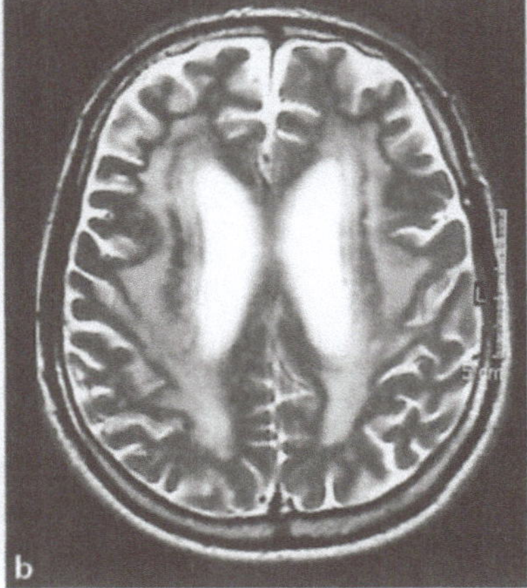

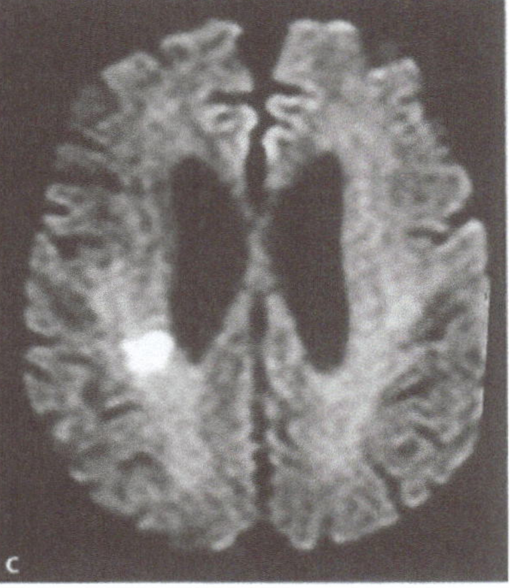

Abb. 9.5. Ausgeprägte „Mikroangiopathie" mit flächiger periventrikulärer Hypodensität des Marklagers im CT (**a**) bzw. Hyperintensität im T2-gewichteten MRT (**b**). Im diffusionsgewichteten MRT ist ein frischer rechts paraventrikulärer Infarkt erkennbar (**c**)

der A. cerebri anterior bzw. im Kleinhirn. Die Erkennung frischer Territorialinfarkte im CT wurde v.a. durch die Beachtung sog. früher Ischämiezeichen verbessert. Frühe Ischämiezeichen sind das sog. hyperdense Mediazeichen sowie die diskrete Hypodensität und Schwellung des Gewebes. Das hyperdense Mediazeichen entspricht definitionsgemäß einer A. cerebri media, die dichter als ihr Gegenstück und als jedes andere nichtkalzifizierte Gefäß ähnlicher Größe ist (s. Abb. 9.8a, 9.13d).

Prinzipiell zeigt dieses Zeichen nur den thrombotischen oder embolischen Verschluß eines Gefäßes an, es kann somit auch in anderen Gefäßen nachweisbar sein. Ein hyperdenses Mediazeichen ist bei weniger als 20% der aufgrund von klinischen und CT-Kriterien für eine systemische Thrombolysetherapie ausgewählten Patienten nachweisbar [35]. Berücksichtigt man nur Patienten mit angiographisch nachgewiesenen A. cerebri-media-Verschlüssen, so ist bei etwa der Hälfte der Verschlüsse ein hyperdenses Mediazeichen im CT erkennbar. Umgekehrt jedoch ist der eindeutige Nachweis des hyperdensen Mediazeichens im CT praktisch beweisend für den thromboembolischen Gefäßverschluß. Das hyperdense Mediazeichen ist das am frühesten auftretende und am leichtesten erkennbare frühe Ischämiezeichen [60]; es wird i.allg. als prognostisch ungünstiges Zeichen angesehen. Allerdings ist nicht das hyperdense Mediazeichen per se, sondern die mit diesem Zeichen signifikant verknüpfte Hypodensität des Gewebes prognostisch ungünstig [35]. Zirka 25% der Patienten mit hyperdensem Mediazeichen im CT weisen auch ohne Thrombolysetherapie einen guten klinischen Verlauf auf. Durch die Thrombolysetherapie wird der Anteil der Patienten mit gutem klinischen Verlauf allerdings signifikant gesteigert [5, 35]. Ein guter klinischer Spontanverlauf bei Patienten mit hyperdensem Mediazeichen im CT ist häufiger zu beobachten, wenn es zu einem frischen Verschluß der A. carotis-interna an der A. carotis-communis-Teilungsstelle und konsekutivem em-

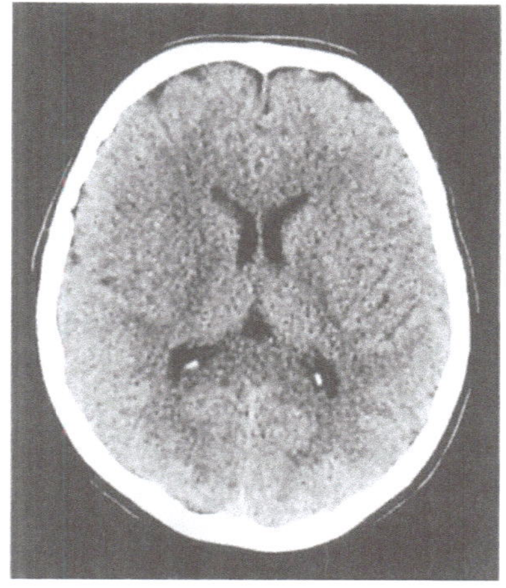

Abb. 9.6. Frischer Linsenkerninfarkt rechts. Beachte die fehlende Abgrenzbarkeit von N. caudatus-Kopf und Linsenkern gegenüber der Capsula interna auf der rechten Seite, das CT wurde 125 min nach Symptombeginn angefertigt

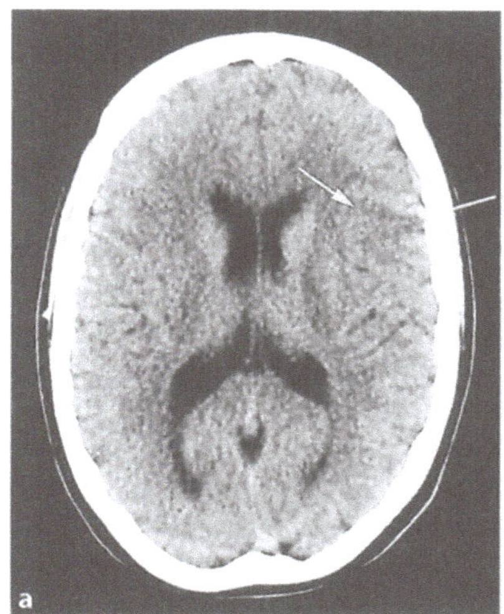

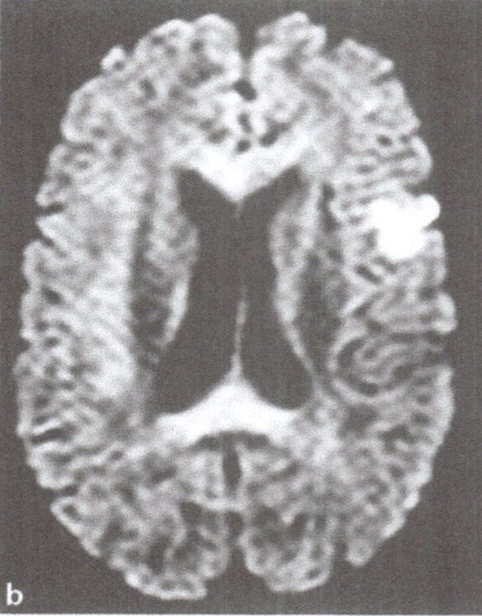

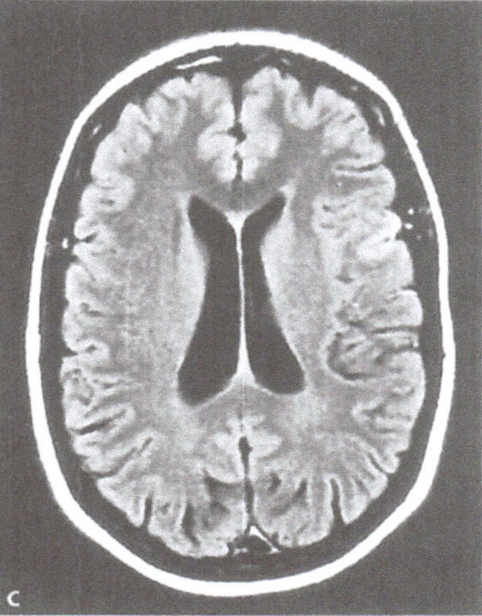

Abb. 9.7. Frontaler Mediaterritorialinfarkt links, der im CT (360 min nach Symptombeginn) teilweise von Streifenartefakten überdeckt ist (*Pfeile*) (**a**). Sowohl in der diffusionsgewichteten (**b**) als auch in der FLAIR-Sequenz (**c**) (295 bzw. 300 min nach Symptombeginn ist der Infarkt klar erkennbar

bolischen A. cerebri-media-Verschluß gekommen ist; diese Konstellation tritt bei ca. 15% der Patienten auf.

Ein weiteres frühes Ischämiezeichen im CT ist die Hypodensität des Gewebes. Die anfangs diskrete Hypodensität des Gewebes entsteht durch die Zunahme des Wassernettogehalts. Eine Zunahme des Wassernettogehalts um 1% entspricht einem Abfall der Dichtewerte um 2,5–2,6 HE [59]. Beim frischen A. cerebri-media-Territorialinfarkt sinken die Dichtewerte um etwa 5–10 HE ab [4]. Da das menschliche Auge nur ca. 15–20 Graustufen unterscheiden kann, entspricht dies bei einer üblichen Fensterweite von 90 HE einem Abfall von nur 1–2 Graustufen. Die Hypodensität des Gewebes tritt in der Regel zuerst im Bereich des Linsenkerns, also im von Endarterien versorgtem Hirnparenchym auf. Sie ist anfangs diskret und nur an der fehlenden Abgrenzbarkeit des Linsenkerns gegenüber der Capsula interna erkennbar (Abb. 9.6).

Die Hypodensität des Kortex tritt in der Regel nach der Hypodensität von Linsenkern und Inselkortex auf. Sie ist zudem schwieriger zu erkennen, da Aufhärtungs- und Streifenartefakte durch die Kalotte ihren Nachweis erschweren (Abb. 9.7, 9.8).

Neben der Hypodensität des Gewebes wird die ebenfalls durch eine Zunahme des Wassernettogehalts hervorgerufene Schwellung des Gewebes als frühes Ischämiezeichen betrachtet. Hypodensität und Schwellung sind oft gleichzeitig nachweisbar, bei großen Infarkten ist die Schwellung des Gewebes jedoch leichter zu erkennen (Abb. 9.9).

Da das infolge eines ischämischen Schlaganfalls im CT hypodense Gewebe irreversibel geschädigt ist, kann es nicht von einer Thrombolysetherapie profitieren. Im Gegenteil, es besteht ein signifikant erhöhtes Risiko für symptomatische Einblutungen unter dieser Therapie. Der Nachweis einer mehr als 1/3 des Mediastromgebiets umfassenden Hypodensität oder Schwellung ist mittlerweile ein akzeptiertes Ausschlußkriterium für die Durchführung einer Thrombolysetherapie [20]. Patienten mit ausgedehnten Veränderungen im initialen CT, d.h. mit Nachweis einer mehr als 50% des Mediastromgebiets umfassenden Hypodensität und einem raumfordernden Effekt (s. Abb. 9.9) weisen häufig ein uniformes klinisches Bild mit einer Hemiplegie, einer fixierten Blickdeviation und einer progredienten Verschlechterung der Bewußtseinslage innerhalb von 2 Tagen auf. Bis zu 80% dieser Patienten versterben aufgrund der zunehmenden Raumforderung mit konsekutiver transtentorieller Herniation [21]. Durch eine dekompressive Kraniektomie kann die Mortalität auf 20–30% gesenkt werden [54] (s. Abb. 9.9). Der Zeitpunkt für die operative Intervention bei Nachweis dieser für einen sog. malignen Mediainfarkt sprechenden Ischämiezeichen ist unklar. Es ist aber wichtig, daß diese Patienten vor Auftreten eines wesentlichen raumfordernden Effekts operiert werden bzw. das Vorliegen eines solchen Infarkts entsprechend erkannt wird.

Verglichen mit den durch thromboembolische Gefäßverschlüsse ausgelösten Territorialinfarkten sind hämodynamische Infarkte selten. Verläßliche Zahlen über die Häufigkeitsverteilung existieren nicht; häufig finden sich kombinierte hämodynamische und thromboembolische Infarktmuster.

Bildmorphologisches Korrelat der unter den hämodynamischen Infarkten wesentlich selteneren Grenzzoneninfarkte sind streifenförmige subkortikale und kortikale Infarkte zwischen den Versorgungsgebieten der großen hirnversorgenden Arterien. Es ist letztlich ungeklärt, ob Grenzzoneninfarkte tatsächlich existieren; zumindest ist die Abgrenzung von kleinen embolischen Astverschlüssen schwierig [10, 19].

Bildmorphologisches Korrelat der sog. Endstrominfarkte sind ketten- bzw. streifenförmige, konfluierende oder solitäre Läsionen im supraventrikulären, seltener im paraventrikulären Marklager [43] (Abb. 9.10). Diese Läsionen liegen somit in den Endversorgungsgebieten der langen perforierenden Marklagerarterien. Die Läsionen können den Kortex v.a. in der Tiefe der Furchen beteiligen. Eine Abgrenzung zu thromboembolisch verursachten Infarkten ist nicht immer möglich.

Eine besondere Schwierigkeit stellt die Einordnung solitärer subkortikaler Infarkte dar, die auch durch einen mikroangiopathischen oder mikroembolischen Verschluß einer Marklagerarterie bedingt sein können. Zu den subkortikalen Infarkten zählt auch der mit ca. 3% aller Infarkte relativ häufige A. choroidea-anterior-Infarkt [50]. Bildmorphologisches Korrelat dieses Infarkts ist eine Hypodensität im hinteren Schenkel der Capsula interna und/oder im periventrikulären Marklager. Diese Regionen werden durch perforierende Äste der A. choroidea anterior versorgt. Ein A. choroidea-anterior-Infarkt ist v.a. häufig, wenn für eine Thrombolysetherapie selektionierte Patienten diagnostisch

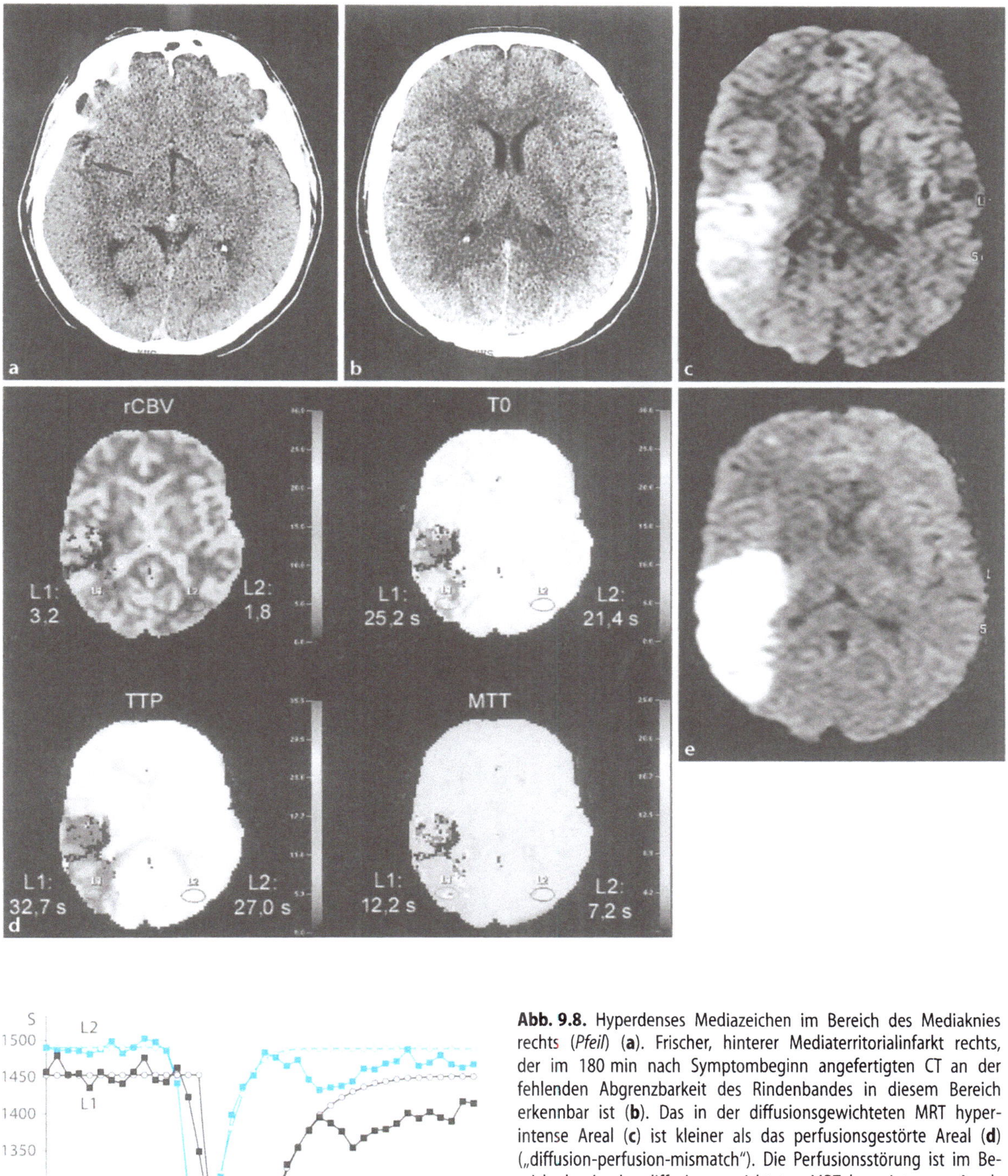

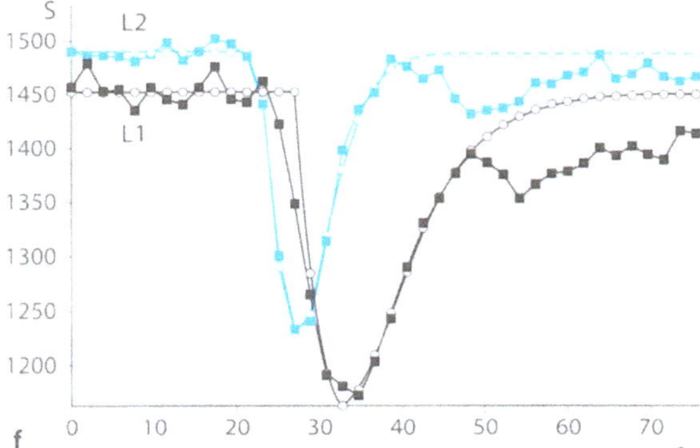

Abb. 9.8. Hyperdenses Mediazeichen im Bereich des Mediaknies rechts (*Pfeil*) (**a**). Frischer, hinterer Mediaterritorialinfarkt rechts, der im 180 min nach Symptombeginn angefertigten CT an der fehlenden Abgrenzbarkeit des Rindenbandes in diesem Bereich erkennbar ist (**b**). Das in der diffusionsgewichteten MRT hyperintense Areal (**c**) ist kleiner als das perfusionsgestörte Areal (**d**) („diffusion-perfusion-mismatch"). Die Perfusionsstörung ist im Bereich des in der diffusionsgewichteten MRT hyperintensen Areals am ausgeprägtesten, parietal davon findet sich jedoch Gewebe, das im Verlauf in einen Infarkt übergeht (**e**). Die Signalintensitäts-Zeit-Kurven für 2 ROIs in diesem Gewebe und in einem korrespondierenden Areal der Gegenseite sowie die mit der Γ-Funktion korrigierten Kurven sind in Abb. 9.8**f** dargestellt. Das rCBV ist im Vergleich zur Gegenseite um das 1½–2fache erhöht, T0, TTP und MTT sind deutlich verlängert (*d*)

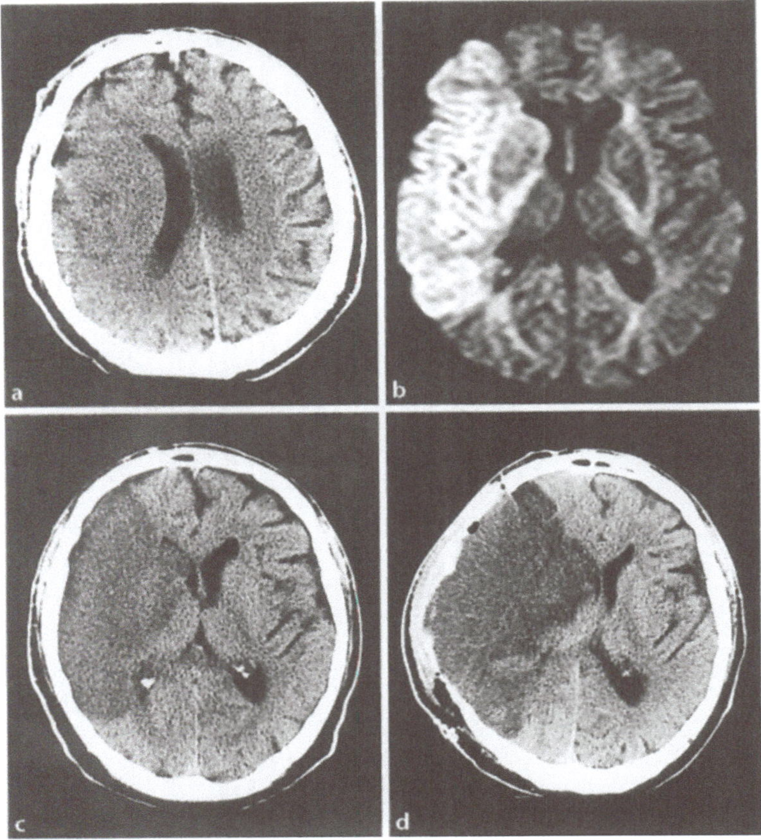

Abb. 9.9. Kompletter Mediaterritorialinfarkt rechts. Im CT (105 min nach Symptombeginn) erkennt man eine Schwellung und leichte Dichteabsenkung des rechten Mediastromgebiets (**a**). Im 80 min später angefertigten diffusionsgewichteten MRT (Diffusionsgradient in Phasenkodierrichtung) ist das Mediastromgebiet deutlich hyperintens (**b**). Bei der 24 h später durchgeführten Verlaufsuntersuchung ist der Infarkt auch im CT gut demarkiert (**c**). Zwei Tage später ist der Infarkt deutlich raumfordernd, wobei sich trotz der Vorwölbung in die Kraniotomielücke eine Mittellinienverlagerung nach links zeigt (**d**)

angiographiert werden und keine Stenosen oder Verschlüsse der extra- oder intrakraniellen Gefäße nachweisbar sind.

Es ist aufgund des oben Erörterten verständlich, daß große Territorialinfarkte im CT leichter und früher als z.B. Endstrom- oder andere subkortikale Infarkte erkannt werden. Entsprechend den in den jeweiligen Studien ausgewählten Patientenkollektiven finden sich daher unterschiedliche Zahlenangaben über die Sensitivität der initialen, in der Regel innerhalb von 6 h angefertigten CT-Untersuchung. Berücksichtigt man nur Patienten mit angiographisch nachgewiesenen Verschlüssen des M_1-Segments der A. cerebri media, sind insgesamt etwa 80% der Infarkte auf den initialen, innerhalb von 6 h angefertigten CTs bzw. alle frühestens nach 3 h untersuchten Infarkte im CT erkennbar [67]. Von den in der ECASS-II-Studie untersuchten Patienten wiesen 28% der Patienten erst auf Verlauf-CTs erkennbare Infarkte auf (Sensitivität 66%) [6]. In einer eigenen Vergleichsstudie CT versus diffusionsgewichtete MRT waren 12 von 27 im diffusionsgewichteten MRT erkennbare Hemisphäreninfarkte im CT nicht erkennbar (Sensitivität 55%) [63].

Ein weiteres Problem in der CT-Diagnostik ist die Erkennbarkeit infratentorieller Infarkte. Aufgrund von Aufhärtungsartefakten durch die Felsenbeine entgehen v.a. die relativ kleinen Hirnstamminfarkte häufig dem Nachweis. Wird aufgrund der klinischen Symptomatik ein Hirnstamminfarkt vermutet, ist daher der MRT-Untersuchung der Vorzug zu geben (Abb. 9.11).

Beim frischen ischämischen Hirninfarkt sind die Signalveränderungen im MRT auf T2-gewichteten TSE- und FLAIR-Sequenzen innerhalb der ersten 6 h nach Symptombeginn diskret. Neben einer diskreten Signalanhebung des Gewebes ist bei den Territorialinfarkten zusätzlich häufig eine geringe Volumenvermehrung nachweisbar (s. Abb. 9.7). FLAIR-Sequenzen sind aufgrund der signallosen Darstellung des Liquors für die Erkennbarkeit kortikaler Infarkte vorteilhaft. T2-gewichtete TSE-Sequenzen haben wegen der besseren anatomischen Darstellung Vorteile bei der Erkennbarkeit und Zuordnung von Hirnstamminfarkten (s. Abb. 9.11).

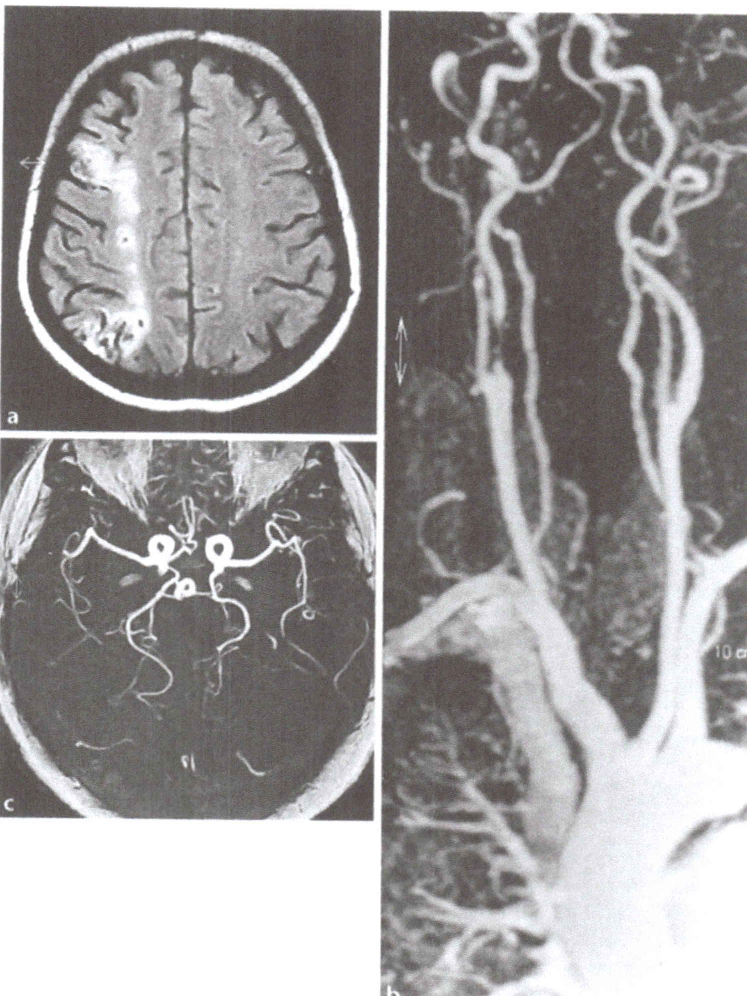

Abb. 9.10. Streifenförmiger Endstrominfarkt rechts, der den Kortex in der Tiefe der Furchen, das hintere Grenzzonengebiet zwischen *A. cerebri media, anterior und posterior* und das vordere A. cerebri-media-Stromgebiet einbezieht (**a**). Ursächlich ist eine hochgradige A. carotis-interna-Stenose rechts (**b**), die vermutlich aufgrund eines hypoplastischen A1-Segments der linken A. cerebri anterior unzureichend kollateralisiert wird (**c**)

Innerhalb des Frühstadiums des ischämischen Hirninfarkts (<6 h) bestehen keine signifikanten Unterschiede hinsichtlich der Erkennbarkeit ischämischer Hirninfarkte zwischen T2-gewichteter TSE-, FLAIR- und nativer CT-Untersuchung. Nach diesem Zeitraum sind die MRT-Sequenzen v.a. bezüglich der Darstellung kleiner. Nach diesem Zeitraum sind die MRT-Sequenzen v.a. bezüglich der Darstellung kleiner und infratentorieller Infarkte der CT überlegen.

Frische ischämische Hirninfarkte (<6 h) kommen in der diffusionsgewichteten MRT hyperintens zur Darstellung, bevor eindeutige Signalveränderungen auf T2-gewichteten TSE- oder FLAIR-Aufnahmen erkennbar sind. Sie werden mit einer Sensitivität von etwa 90% erkannt. Aufgrund von Bewegungsartefakten beim häufig unruhigen Schlaganfallpatienten oder Suszeptibilitätsartefakten an der Schädelbasis können kleine kortikale Infarkte dem Nachweis entgehen. Im Verlauf nimmt die Signalintensität des ischämischen Hirninfarkts in der diffusionsgewichteten MRT zunächst zu und dann etwa ab Ende der 1. Woche kontinuierlich ab. Zu einem bestimmten Zeitpunkt, an dem sich die oben beschriebenen T2-shine-through-Effekte und diffusionsabhängige Signalveränderungen kompensieren, kann der ischämische Hirninfarkt im diffusionsgewichteten Bild vorübergehend nicht vom umgebenden normalen Hirnparenchym abgrenzbar sein („Pseudonormalisierung"). Infarkte im Stadium III (Stadium der Pseudozysten und Narbenbildung) [55] kommen in der diffusionsgewichteten MRT i.allg. dunkel zur Darstellung.

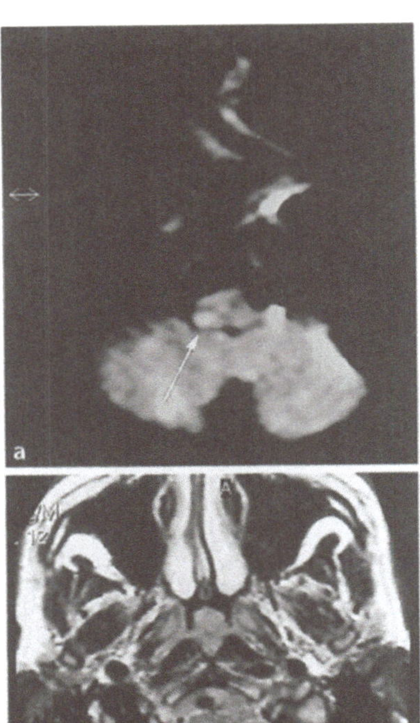

Abb. 9.11. Frischer im CT nicht erkennbarer dorsolateraler Medulla-oblongata-Infarkt rechts. Axiales diffusionsgewichtetes Bild (**a**) und T2-TSE-Bild (**b**). Ursächlich für den Infarkt war eine nur angiographisch nachweisbare Dissektion der rechten A. vertebralis; die Patientin wies klinisch ein Wallenberg-Syndrom auf

Vergleicht man die verschiedenen bildgebenden Verfahren, so ist die diffusionsgewichtete MRT der „konventionellen" MRT und der CT hinsichtlich der Erkennbarkeit frischer ischämischer Hirninfarkte signifikant überlegen. Für die nach 6 h untersuchten Hirninfarkte trifft das nur insofern zu, daß mit der diffusionsgewichteten MRT frische und ältere ischämische Hirninfarkte voneinander unterschieden werden können (s. Abb. 9.5). Interessante Aspekte ergeben sich v.a. für die Einordnung subkortikaler Infarkte. Viele, in der Vergangenheit im CT nicht erkennbare bzw. als mikroangiopathisch eingestufte Infarkte lassen sich nun diagnostizieren. Teilweise sind diese Infarkte nicht Folge einer Lipohyalinose der perforierenden Marklagerarterien sondern von kardialen oder arterioarteriellen Mikroembolien.

9.3.4 Nachweis des thromboembolischen Gefäßverschlusses

Erste Hinweise für das Vorliegen eines thromboembolischen Gefäßverschlusses ergeben sich durch den Nachweis des *hyperdensen Mediazeichens* in der nativen CT-Untersuchung. Das hyperdense Zeichen (s. Abb. 9.8 a, 9.13 d) hat zwar eine hohe Spezifität, ist jedoch nur bei etwa der Hälfte der Patienten mit entsprechenden angiographisch nachgewiesenen thromboembolischen A. cerebri-media-Verschlüssen nachweisbar.

Ähnlich wie der Nachweis der parenchymalen Blutung kann der Nachweis des thromboembolischen Gefäßverschlusses mit T2*-gewichteten Meßsequenzen gelingen. Ursächlich hierfür ist vermutlich der hohe Desoxyhämoglobingehalt des frischen Thrombus (s. Abb. 9.13 e). Für den Nachweis des thromboembolischen Gefäßverschlusses („A. cerebri-media-Suszeptibilitätszeichen") muß allerdings eine gegenüber den an der Schädelbasis stets vorhandenen Suszeptibilitätssprüngen nicht zu empfindliche Meßsequenz gewählt werden [18].

Wesentliches Ziel der CT-Angiographie (CTA) beim frischen ischämischen Schlaganfall ist der Nachweis des zugrundeliegenden thromboembolischen Gefäßverschlusses. Mit der CTA werden Verschlüsse der A. basilaris bzw. der intrakraniellen A. carotis interna und der A. cerebri media bis in die Ebene der Mediabifurkation sicher nachgewiesen (Abb. 9.12). In der Diagnose von Astverschlüssen ist die CTA der Katheterangiographie unterlegen [29].

Analysiert man das vaskuläre Enhancement auf den Quellbildern der CTA, ist mit dieser Untersuchung zudem eine Einschätzung der Ausdehnung und des Schweregrads des minderperfundierten Areals möglich [29].

Welche MR-Angiographie-Technik beim Schlaganfallpatienten eingesetzt werden sollte, hängt von der klinischen Fragestellung und der Untersuchbarkeit des Patienten ab. Vor einer evtl. Thrombolysetherapie kann eine schnelle (ca. 30 s dauernde) 2D-Phasenkontrastangiographie eine Orientierung darüber geben, ob ein Verschluß bis in die Ebene des Circulus Willisii vorliegt. Mit der ca. 3 min dauernden 3D-TOF-MRA in Höhe des Circulus Willisii werden die Äste der A. cerebri media bis in den Bereich der Sylv-Fissur dargestellt. Andere Techniken haben beim frischen ischämischen Schlaganfall bisher keine Verbreitung gefunden.

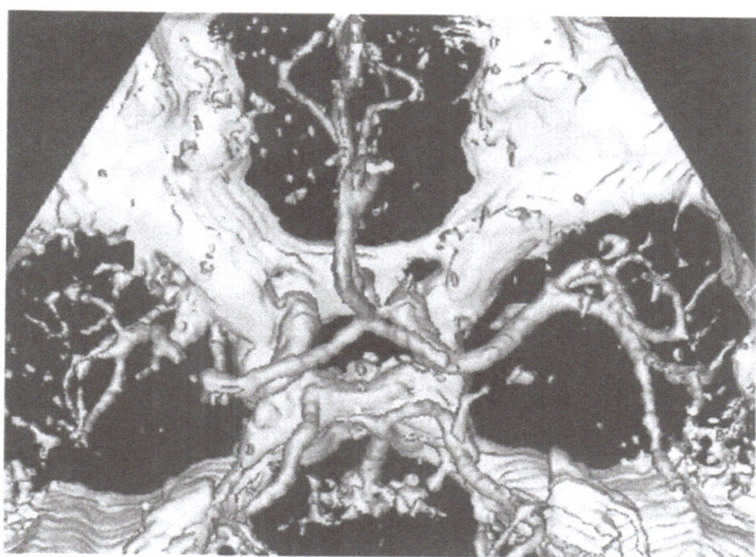

Abb. 9.12. Die 3D-Rekonstruktion der CT-Angiographie zeigt einen Verschluß des M1-Segments der rechten A. cerebri media (*Pfeil*). (Freundliche Überlassung von Prof. Dr. R. Biniek, Rheinische Kliniken Bonn)

9.3.5 Ursachenklärung beim Schlaganfall

MR-Angiogramme werden häufiger akquiriert, wenn die Ursachenklärung für einen Schlaganfall im Vordergrund steht. Eine typische Fragestellung ist der Nachweis bzw. Ausschluß einer aufgrund der klinischen Symptomatik (einseitige Gesichts-/Kopfschmerzen, ipsilaterales Horner-Syndrom, kontralaterale Halbseitensymptome bzw. Nacken-Hinterkopf-Schmerzen, vertebrobasiläre Ischämie) vermuteten Dissektion der A. carotis interna oder A. vertebralis (Abb. 9.13).

Es wird angenommen, daß bei jungen Erwachsenen bis zu 20% der ischämischen Schlaganfälle Folge einer Dissektion der hirnzuführenden Arterien sind. Während mit der Katheterangiographie nur das durchströmte Lumen dargestellt wird, bilden MRT und MRA auch die Gefäßwand einschließlich des evtl. vorhandenen Wandhämatoms ab. Der Nachweis dieser Wandveränderungen erfordert allerdings die Betrachtung der Einzelschichten (Partitionen) des 3D-Datensatzes. Bei der 3D-PCA sollten anatomische und Flußbilder miteinander verglichen werden. Die diagnostische Sicherheit kann weiter erhöht werden, wenn axiale T1-gewichtete Spinechoaufnahmen mit Fettunterdrückung (SPIR) akquiriert werden. Auf diesen Aufnahmen kommt das die Gefäßwand charakteristisch halbmondförmig aufweitende Wandhämatom hyperintens zur Darstellung (s. Abb. 9.13). Die Sensitivität von MRT und MRA für den Nachweis für Dissektionen der hirnzuführenden Arterien beträgt etwa 90% [28]. Diskrete Befunde sowie zugrundeliegende Gefäßwanderkrankungen, z.B. eine fibromuskuläre Dysplasie können dem Nachweis entgehen und nur in der Katheterangiographie nachweisbar sein.

Zur Beurteilung atherosklerotischer Veränderungen der hirnzuführenden und intrakraniellen Arterien ist ebenfalls die Katheterangiographie weiterhin Goldstandard. Vorteile der Katheterangiographie sind die vollständige Beurteilbarkeit des Gefäßsystems einschließlich des Aortenbogens und der intrakraniellen Gefäße, die exaktere Beurteilung des Stenosegrades und die Erfassung evtl. vorhandener Kollateralkreisläufe. Nichtinvasive Methoden wie die CT- und MR-Angiographie haben jedoch ihre Bedeutung als Screening-Untersuchungen, als Kontrolluntersuchungen nach chirurgischen Eingriffen und zur regelmäßigen Beurteilung der Entwicklung atheromatöser Plaques. Eine vielversprechende jüngere MR-Technik ist die kontrastverstärkte MR-Angiographie, da hiermit die supraaortalen Gefäße einschließlich des Aortenbogens dargestellt werden können (s. Abb. 9.10b). Nachteil aller MRT-Techniken sind die Überschätzung des Stenosegrades, die ungenügende Beurteilbarkeit des poststenotischen Gefäßabschnitts und die häufig schwierige, aber wichtige Unterscheidung zwischen filiformer Stenose mit langsamem Fluß und Verschluß. Wesentlicher Nachteil der CT-Angiographie ist die schlechte Beurteilbarkeit der A. carotis interna im petrösen Segment. Da die Katheterangiographie bei „Gefäßpatienten" ein etwa 2%iges Risiko

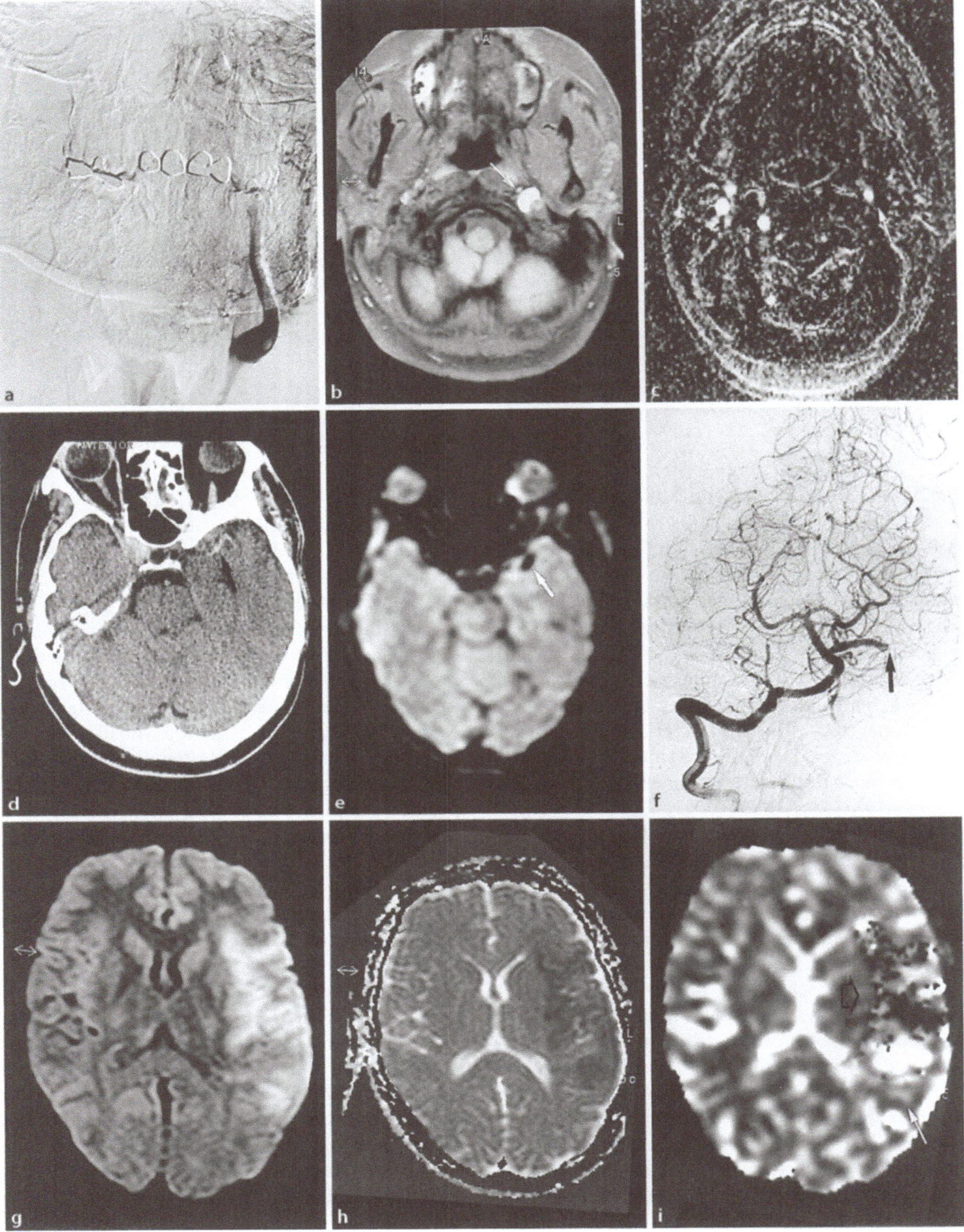

Abb. 9.13 a–i

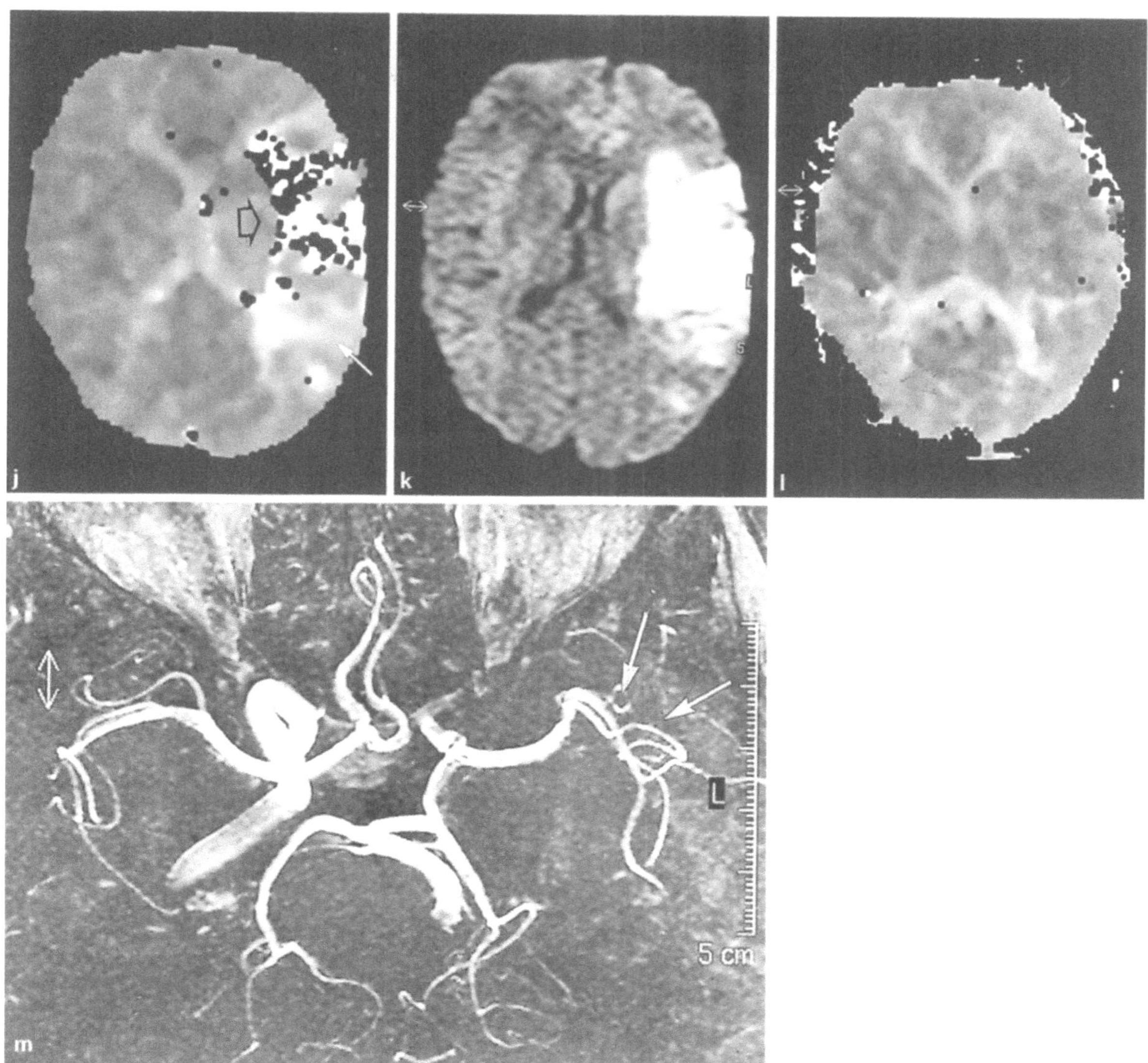

Abb. 9.13. Verschluß der linken A. carotis interna infolge einer Dissektion der Gefäßwand. Im Angiogramm erkennt man den klassischerweise unterhalb des Eintritts der A. carotis interna in das Felsenbein gelegenen Gefäßverschluß (**a**). In der T1-gewichteten Spinechosequenz mit Fettunterdrückung (SPIR) ist das halbmondförmige Wandhämatom als hyperintense Struktur erkennbar (**b**), in den Flußbildern der 3D-Phasenkontrastangiographie fehlt ein Flußsignal der linken A. carotis interna (**c**). Als Folge des durch die Dissektion verursachten Gefäßverschlusses ist ein Embolus in die linke A. cerebri media „disloziert", dieser kommt auf der nativen CT-Untersuchung in Form des hyperdensen Mediazeichens (*Pfeil*) (**d**), in der T2*-gewichteten Sequenz der Perfusions-MRT als signallose Struktur („A. cerebri-media-Suszeptibilitätszeichen") (*Pfeil*) (**e**) und bei der angiographischen Darstellung der linken A. vertebralis als Gefäßabbruch zur Darstellung (*Pfeil*) (**f**). Weil das linke A1-Segment der A. cerebri anterior hypoplastisch ist (s. auch Abb. 9.13 **m**), wird die A. cerebri media über die A. communicans posterior und das distal des Verschlusses liegende Hirnparenchym über leptomeningeale Kollateralen aus der A. cerebri anterior und posterior gefüllt. In der diffusionsgewichteten MRT ist das kortikale Stromgebiet der A. cerebri media hyperintens (**g**), auf den ADC-Karten kommt es dunkel zur Darstellung (**h**). In der Perfusions-MRT (**i** = rCBV-Bild, **j** = TTP-Bild) weist das vordere Stromgebiet ein vermindertes rCBV und eine deutliche Verlängerung der TTP auf (*offener Pfeil*), das hintere Stromgebiet ein vermehrtes rCBV und eine geringere TTP-Verlängerung auf (*Pfeil*). Fünf Tage später ist der Infarkt in der diffusionsgewichteten MRT deutlich hyperintens und v. a. in den hinteren Abschnitten leicht „gewachsen" (**k**). Zu diesem Zeitpunkt ist die Reperfusion des Hirnparenchyms ausweislich des TTP-Bilds der Perfusions-MRT (**l**) nachweisbar, die A. cerebri media ist im 3D-TOF-MR-Angiogramm rekanalisiert (**m**)

für das Auftreten permanenter neurologischer Defizite hat [14], wird derzeit untersucht, ob und inwieweit z.B. die Kombination aus farbkodierter Duplexsonographie und MR-Angiographie die Katheterangiographie ersetzen kann.

9.3.6 Nachweis von infarktgefährdetem Gewebe („tissue at risk")

Ziel der Perfusions-CT ist die Darstellung des *minderperfundierten Gewebes*. Dieses Gewebe wird durch die Perfusions-CT mit hoher Sensitivität erfaßt, wenn es im Untersuchungsvolumen liegt [30]. In der Perfusions-CT minderperfundiertes, in der nativen CT-Untersuchung nicht hypodenses Gewebe entspricht zudem dem infarktgefährdeten Gewebe, also dem eigentlichen Zielgewebe einer Thrombolysetherapie. Berücksichtigt man die Ausdehnung und den Schweregrad der Minderperfusion des Gewebes, sind mit der Kombination von nativer und Perfusions-CT-Untersuchung Aussagen möglich, unter welchen Bedingungen eine Thrombolysetherapie überhaupt sinnvoll ist (Abb. 9.14). Nachteilig zum gegenwärtigen Zeitpunkt ist, daß mit der Perfusions-CT in der Regel nur eine und nur bei wiederholter Kontrastmittelinjektion mehrere Schichten akquiriert werden. Hierdurch wird das minderperfundierte Hirnparenchym unter Umständen nicht erfaßt bzw. das Ausmaß der Minderperfusion falsch eingeschätzt [30].

Wie bei der Perfusions-CT besteht der Wert der Perfusions-MRT in der Darstellung des ischämischen, noch nicht irreversibel geschädigten Hirnparenchyms. Unter der Voraussetzung, daß das in der diffusionsgewichteten MRT hyperintense Gewebe irreversibel geschädigt ist, entspricht das in der Perfusions-MRT minderperfundierte, in der diffusionsgewichteten MRT „normale" Gewebe dem infarktgefährdeten Gewebe (s. Abb. 9.8, 9.13). Ähnlich wie bei der Perfusions-CT kann nicht nur die Ausdehnung, sondern auch der Schweregrad der Minderperfusion eingeschätzt werden. Stark infarktgefährdetes Gewebe weist nach eigenen Erfahrungen eine geringe Erhöhung des rCBV und eine deutliche Verlängerung der Passagezeiten MTT, T0 und TTP auf. Gewebe mit einer deutlichen rCBV-Erniedrigung hingegen ist in der Regel bereits in der diffusionsgewichteten MRT hyperintens und damit wahrscheinlich irreversibel geschädigt. Da mit der Perfusions-MRT eine Vielzahl von Parametern (rCBV, MTT, T0, TTP) ermittelt werden, besteht zur Zeit noch keine Übereinstimmung darüber, welche Parameter für die Beurteilung der Infarktgefährdung herangezogen werden sollen [25, 27, 37]. Ebenso gibt es noch keine verläßlichen „quantitativen" Daten.

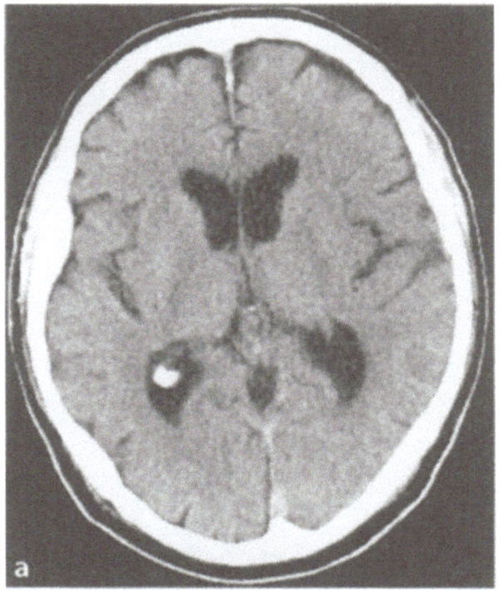

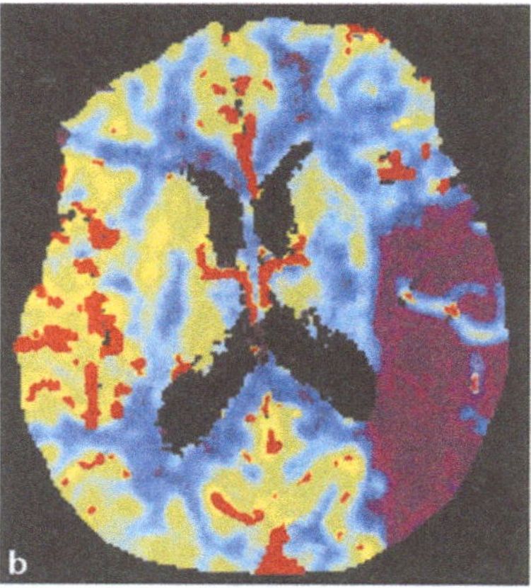

Abb. 9.14. Bei unauffälligem Nativ-CT (**a**) zeigt das rCBF-Bild des Perfusions-CTs eine ausgeprägte Minderperfusion des hinteren A. cerebri-media-Stromgebiets auf der linken Seite (**b**). (Freundliche Überlassung von Dr. M. Koenig, Univ. Bochum, KKH Langendreer)

Aufgrund theoretischer Überlegungen besteht die Indikation zu einer Thrombolysetherapie nur für Patienten mit einem Mißverhältnis zwischen struktureller (CT bzw. diffusionsgewichteter MRT) und funktioneller Untersuchung (SPECT, PET, Xenon-CT, Perfusions-CT, Perfusions-MRT). Patienten mit einem Mißverhältnis zwischen diffusionsgewichteter MRT und Perfusions-MRT profitieren von der mit der Thrombolysetherapie angestrebten Rekanalisation insofern, daß sie kleinere Infarkte und einen besseren klinischen Verlauf im Vergleich zu Patienten mit nicht-rekanalisierten Verschlüssen aufweisen [27].

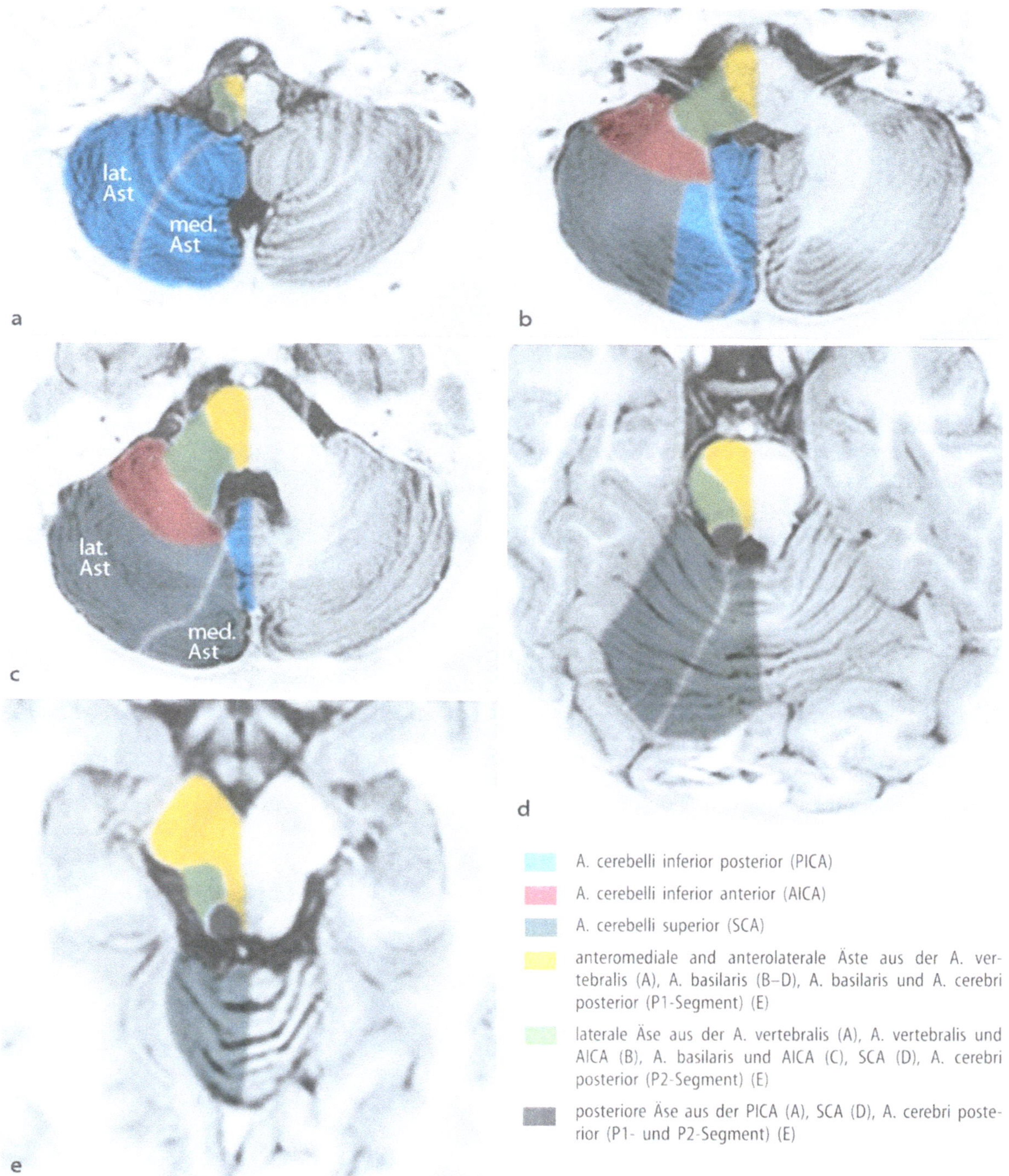

Abb. 9.15. Axiale MRT-Schichten in Höhe der oberen Medulla oblongata (**a**), des unteren Pons (**b**), des mittleren Pons (**c**), des pontomesenzephalen Übergangs (**d**) und des Mittelhirns (**e**). Farbliche Darstellung der einzelnen Gefäßterritorien in der rechten Hirnhälfte. Die Größe der Territorien der einzelnen Kleinhirnarterien ist stark variabel; die Territorien sind in ihrer Größe zueinander reziprok

Da das wahrscheinlich irreversibel geschädigte Gewebe mit der diffusionsgewichteten MRT sensitiver als mit der CT erfaßt wird und die Ergebnisse verschiedener Untersucher stärker miteinander übereinstimmen, scheint die Kombination von diffusionsgewichteter MRT und Perfusions-MRT zur Zeit am besten in der Lage zu sein, das infarktgefährdete Gewebe („tissue at risk") ohne größere Zeitverzögerung zu ermitteln und damit geeignete Kandidaten für eine Thrombolysetherapie zu selektionieren [37].

9.3.7 Verlaufsuntersuchungen ischämischer Hirninfarkte

Weil 1. der ischämische Hirninfarkt auf der initialen (CT-)Untersuchung manchmal nicht erkennbar ist, 2. ein Wachstum des Infarkts im Verlauf auftreten und 3. der Infarkt in unterschiedlichem Maß hämorrhagisch transformiert werden kann, werden in der Regel CT-Verlaufsuntersuchungen zwischen dem 1. und 3. Tag nach Auftreten des Schlaganfalls sowie bei klinischer Verschlechterung angefertigt. Durch das etwa nach 4–6 h beginnende und etwa bis zum 5. Tag zunehmende vasogene Ödem wird die Abgrenzbarkeit ischämischer Hirninfarkte im CT zunächst deutlich verbessert, etwa am 3. bis 4. Tag ist die Erkennung im CT am besten möglich. In der Folgezeit nehmen das vasogene Ödem und der raumfordernde Effekt ab, gleichzeitig nimmt mit den Umbauvorgängen im Gewebe die Dichte des nekrotischen Gewebes zu. Etwa in der 2.–3. Woche, also zu einem Zeitpunkt, an dem fettbeladene Makrophagen („Fettkörnchenzellen") und aussprossende Kapillaren das histologische Bild dominieren, kann der ischämische Hirninfarkt vorübergehend isodens zur Darstellung kommen (*Fogging-Effekt*) [3]. In diesen Fällen kann eine Kontrastmitteluntersuchung über den Nachweis der Blut-Hirn-Schranken-Störung diagnostisch wegweisend sein. Die Blut-Hirn-Schranken-Störung im CT beginnt etwa am 3. Tag und hat ihr Maximum zwischen dem 12. und 21. Tag, als ursächlich wird wie beim Fogging-Effekt das Aussprossen der Kapillaren und die zunehmende Kapillardichte angenommen. Es muß an dieser Stelle betont werden, daß auch eine alleinige Kontrastmitteluntersuchung in dieser Infarktphase nicht ausreichend ist, da ein Teil der ischämischen Hirninfarkte eine homogene Blut-Hirn-Schranken-Störung aufweist und somit bei alleiniger Kontrastmitteluntersuchung dem Nachweis ebenfalls entgehen kann. In der MRT ist eine nach Kontrastmittelgabe nachweisbare Blut-Hirn-Schranken-Störung etwas früher und deutlicher und v.a. auch bei kleinen Infarkten sichtbar. Sie sollte jedoch nicht mit einem flußbedingten Enhancement der Gefäße verwechselt werden, das z.B. bei einem A. carotis-interna-Verschluß und retrograder Füllung der A. cerebri-media-Äste auftreten kann.

Das endgültige Infarktstadium (Stadium der Pseudozysten- und Narbenbildung nach Spatz) [55] wird in Abhängigkeit von der Infarktgröße

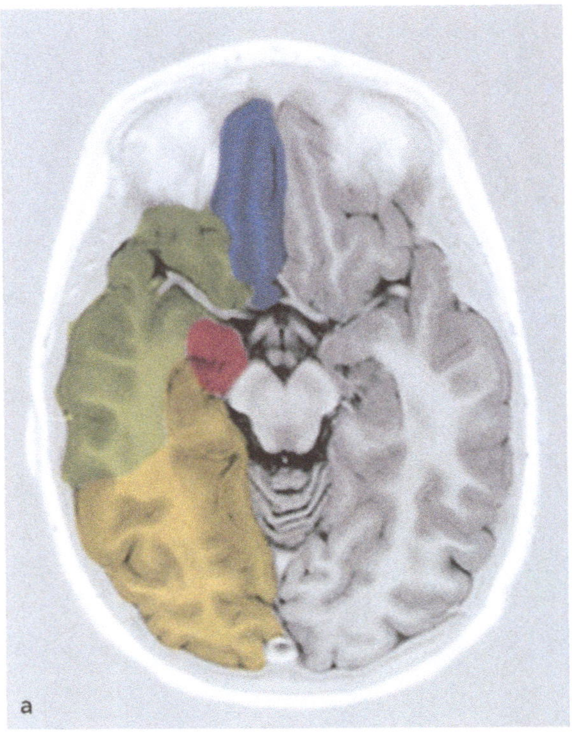

Abb. 9.16a

- leptomeningeale Äste der A. cerebri media (MCA)
- leptomeningeale Äste der A. cerebri anterior (ACA)
- leptomeningeale Äste der A. cerebri posterior (PCA)
- perforierende Äste der A. cerebri media
- perforierende Äste der. A. cerebri anterior
- A. choroidea anterior
- perforierende Äste der A. basilaris und der PCA (P1-segment)
- perforierende Äste der A. communicans posterior
- Aa. thalamogeniculatae aus der PCA (P2-segment)
- A. choroidea posteromedialis
- A. choroidea posterolateralis

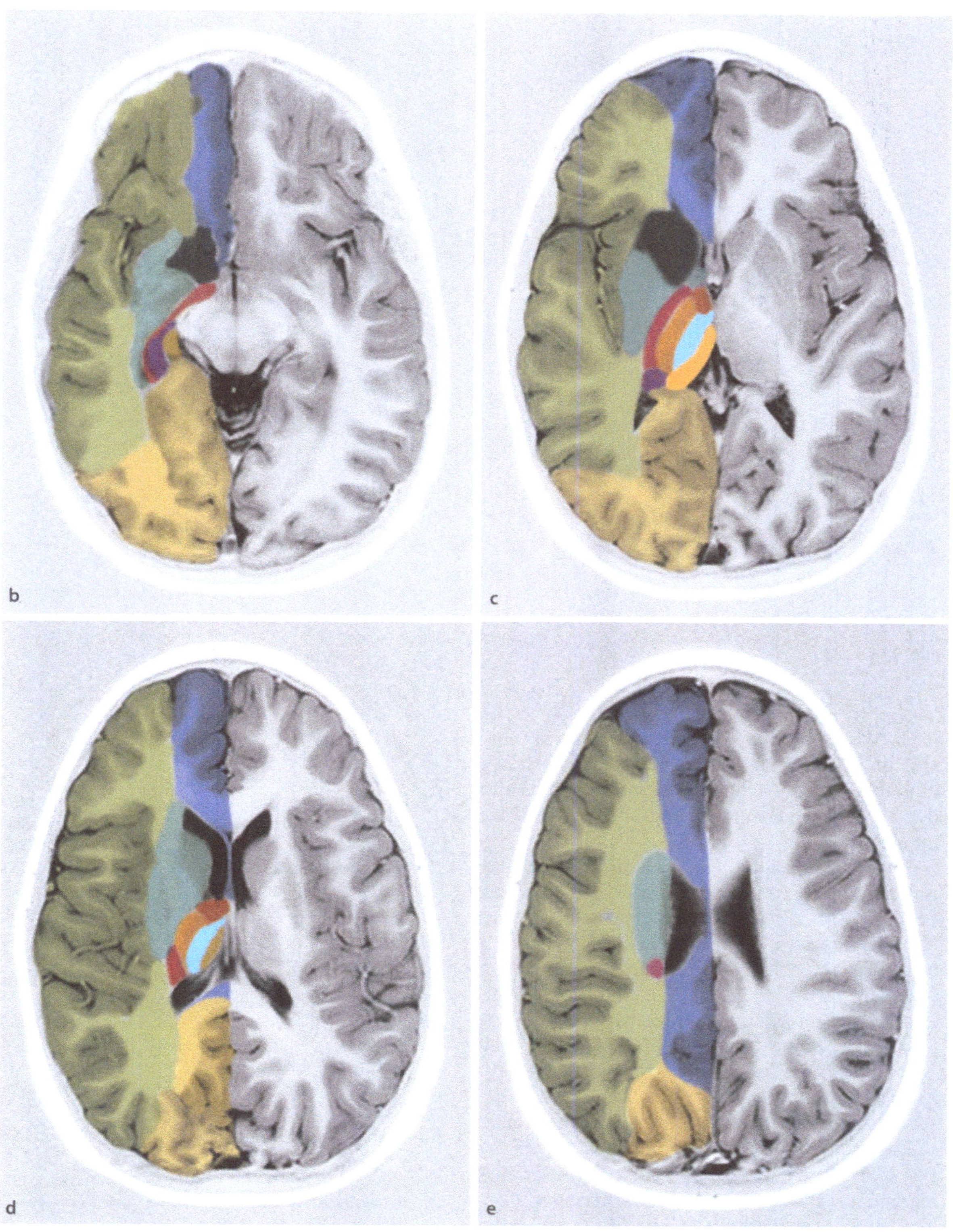

Abb. 9.16. Axiale MRT-Schichten in Höhe der Sylvischen Fissur (**a**), der Stammganglien (**b–d**), der Seitenventrikeldächer (**e**) und supraventrikulär (**f–g**). Farbliche Darstellung der einzelnen Gefäßterritorien in der rechten Hirnhälfte

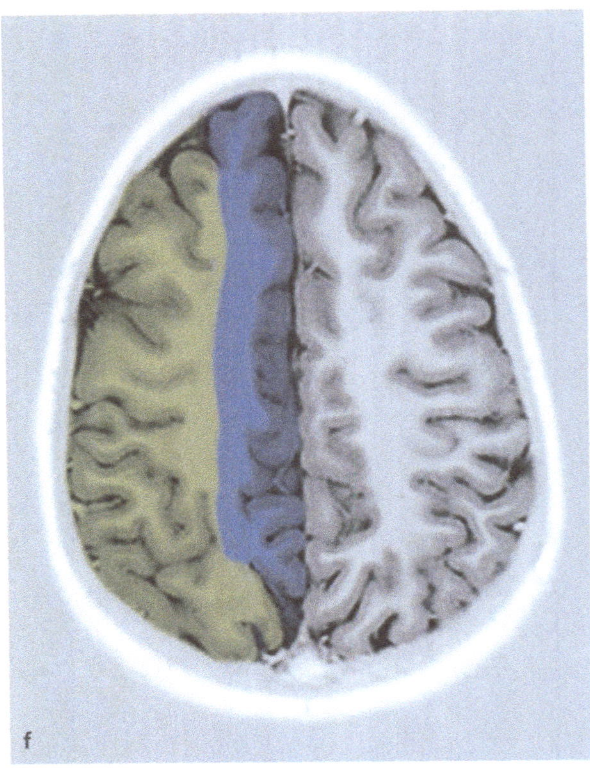

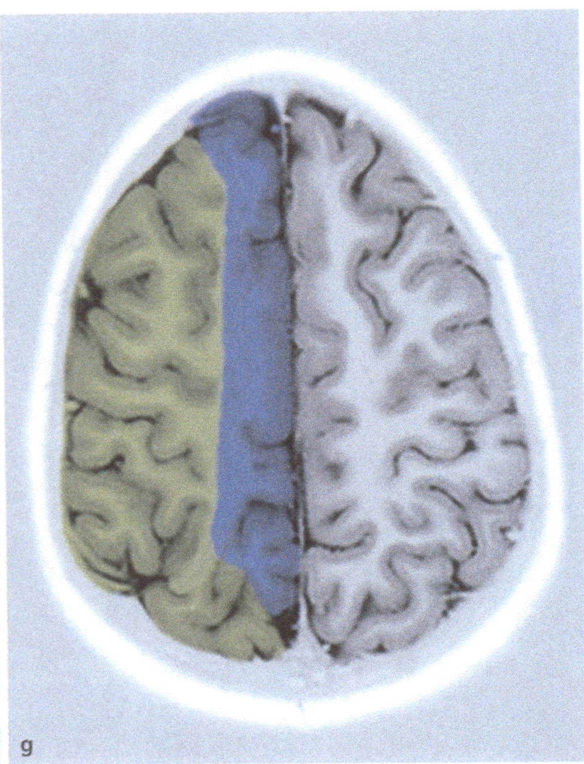

Abb. 9.16 f und **g**

nach Wochen oder Monaten erreicht. Es entspricht in der Regel einem Substanzdefekt mit liquorähnlichen Dichtewerten und Erweiterung der benachbarten inneren und/oder äußeren Liquorräume.

Die hämorrhagische Transformation eines ischämischen Hirninfarkts ist auch im Spontanverlauf nicht selten: 15-43% aller ischämischen Hirninfarkte werden im Verlauf hämorrhagisch transformiert [26]. Zwei Formen sind zu unterscheiden:

- ohne Raumforderung und in der Regel ohne klinische Verschlechterung einhergehende hämorrhagische Infarkte,
- mit Raumforderung und klinischer Verschlechterung einhergehende parenchymale Hämatome [20].

Das Risiko für ein Auftreten parenchymaler Hämatome unter oder nach systemischer oder lokaler Thrombolysetherapie ist mit etwa 15% signifikant höher als im Spontanverlauf (etwa 5%) [20, 22, 61]. Dieser Unterschied ist das wichtigste Argument für eine sorgfältige, mit bildgebenden Verfahren gestützte Selektion der Patienten, für die diese Therapieform geeignet ist.

Literatur

1. Baird AE, Warach S (1998) Magnetic resonance imaging of acute stroke. J Cereb Blood Flow Metab 18:583–609
2. Bassingthwaighte JB, Chan IS, Goldstein AA (1988) An efficient method for smoothing indicator-dilution and other unimodal curves. Comput Biomed Res 21:192–202
3. Becker H, Desch H, Hacker H, Pencz A (1979) CT fogging effect with ischemic cerebral infarcts. Neuroradiology 18:185–192
4. Bendszus M, Urbach H, Meyer B, Schultheiß R, Solymosi L (1997) Improved CT diagnosis of acute middle cerebral artery territory infarctions with the density-difference analysis. Neuroradiology 39:127–131
5. Bendszus M, Urbach H, Ries F, Solymosi L (1998) Outcome after local intra-arterial fibrinolysis compared with the natural course of patients with a dense middle cerebral artery on early CT. Neuroradiology 40:54–58
6. Bourquain H, Elsner E, Gerber J, Müller A, Straube T, von Kummer R (1998) Prospektiver Wert der frühen CT bei zerebraler Ischämie. Klin Neuroradiol 8:135–136
7. Boxerman JL, Rosen BR, Weisskoff RM (1997) Signal-to-noise analysis of cerebral blood volume

maps from dynamic NMR imaging studies. J Magn Reson Imaging 7:528–537

8. Bradley WG (1993) MR appearance of hemorrhage in the brain. Radiology 189:15–26
9. Davenport R (1983) The derivation of the gamma-variate relationship for tracer dilution curves. J Nucl Med 24:945–948
10. Dettmers C, Solymosi L, Hartmann A, Buermann J, Hagendorff A (1997) Confirmation of CT criteria to distinguish pathophysiologic subtypes of cerebral infarction. AJNR Am J Neuroradiol 18:335–342
11. Dumoulin CL, Souza SP, Walker MF, Wagle W (1989) Three-dimensional phase contrast angiography. Magn Reson Med 1989 9:139–145
12. Duong TQ, Ackerman JJH, Ying HS, Neil JJ (1998) Evaluation of extra and intracellular apparent diffusion in normal and globally ischemic rat brain via ^{19}FNMR. Magn Reson Med 40:1–13
13. Ernst T, Chang L, Itti L, Speck O (1999) Correlation of regional cerebral blood flow from perfusion MRI and spect in normal subjects. Magn Reson Imaging 17:349–354
14. Executive Committee for the asymptomatic Carotid atherosclerosis study (1995) Endarterectomy for asymptomatic stenosis. JAMA 282:1421–1428
15. Flacke S, Keller E, Hartmann A, Mürtz P, Textor J, Urbach H, Folkers P, Träber F, Gieseke J, Block W, Leutner C, Pauleit D, Schild HH (1998) Verbesserte Diagnostik des frühen Hirninfarktes durch den kombinierten Einsatz von Diffusions- und Perfusionsbildgebung. Fortschr Röntgenstr 168:493–501
16. Flacke S, Urbach H, Keller E, Hartmann A, Block W, Traeber F, Gieseke J, Schild HH (1999) Zeitliche Veränderungen der Diffusionskoeffizienten beim Schlaganfall. Fortschr Röntgenstr 170:290–297
17. Flacke S, Wüllner U, Keller E, Hamzei F, Urbach H (2000) Reversible changes of echoplanar perfusion and diffusion weighted MRI during status epilepticus. Neuroradiology 42:92–95
18. Flacke S, Urbach H, Keller E, Träber F, Hartmann A, Textor J, Gieseke J, Block W, Folkers PJM, Schild HH (2000) The middle cerebral artery susceptibility sign on susceptibility-based perfusion MRI: clinical significance and comparison with the hyperdense middle cerebral artery sign on CT. Radiology 215:476–482
19. Graeber MC, Jordan E, Mishra SK, Nadeau E (1992) Watershed infarction on computed tomographic scan. An unreliable sign of hemodynamic stroke. Arch Neurol 49:311–313
20. Hacke W, Kaste M, Fieschi C, Toni D, Lesaffre E, von Kummer R, Boysen G, Bluhmki E, Höxter G, Mahagne MH, Hennerici M (1995) Intravenous thrombolysis with recombinant tissue plasminogen activator for acute hemispheric stroke. JAMA 274: 1017–1025
21. Hacke W, Schwab S, Horn M, Spranger M, De Georgia M, von Kummer R (1996) Malignant middle cerebral artery territory infarction: clinical course and prognostic signs. Arch Neurol 53: 309–315
22. Hacke W, Kaste M, Fieschi C, von Kummer R, Davalos A, Meier D, Larrue V, Bluhmki E, Davis S, Donnan G, Schneider D, Diez-Tejedor E, Trouillas P (1998) Randomised double-blind placebo-controlled trial of thrombolytic therapy with intravenous alteplase in acute ischaemic stroke (ECASS II). Lancet 352:1245–1251
23. Hahn EL (1960) Detection of sea-water motion by nuclear precession. J Geophys Res 65:776
24. Hasegawa Y, Fisher M, Latour LL, Dardzinski BJ, Sotak CH (1994) MRI diffusion mapping of reversible and irreversible ischemic injury in focal brain ischemia. Neurology 44:1484–1490
25. Hatazawa J, Shimosegawa E, Toyoshima H, Ardekani BA, Suzuki A, Okudera T, Miura Y (1999) Cerebral Blood Volume in acute brain infarction. A combined study with dynamic susceptibility contrast MRI and 99mTc-HMPAO-SPECT. Stroke 30:800–806
26. Hornig C, Dorndorf W, Agnoli AL (1986) Hemorrhagic cerebral infarction – a prospective study. Stroke 17:179–185
27. Jansen O, Schellinger P, Fiebach J, Hacke W, Sartor K (1999) Early recanalisation in acute ischaemic stroke saves tissue at risk defined by MRI. Lancet 353:2036–2037
28. Keller E, Flacke S, Gieseke J, Sommer T, Brechtelsbauer D, Gass S, Pauleit D, Textor J, Schild HH (1997) Kraniozervikale Dissektionen: Untersuchungsstrategien in der MR-Tomographie und MR-Angiographie. Fortschr Röntgenstr 167:565–571
29. Knauth M, von Kummer R, Jansen O, Hähnel S, Dörfler A, Sartor K (1997) Potential of CT Angiography in acute ischemic stroke. Am J Neuroradiol 18:1001–1010
30. Koenig M, Klotz E, Luka B, Venderink DJ, Spittler JF, Heuser L (1998) Perfusion CT of the brain. New diagnostic approach for early detection of ischemic stroke. Radiology 209:85–93
31. Kwong KK, Chesler DA, Weisskoff RM, Donahue KM, Davis TL, Ostergaard L, Campbell TA, Rosen BR (1995) MR perfusion studies with T1-weighted echo planar imaging. Magn Reson Med 34:878–887
32. Lansberg MG, O'Brien MW, Norbash AM, Moseley ME, Morrell M, Albers GW (1999) MRI abnormalities associated with partial status epilepticus. Neurology 52:1021–1027
33. Le Bihan D, Breton E, Lallemand D, Grenier P, Cabanis E, Laval-Jeantet M (1986) MR imaging of intravoxel incoherent motions: application to diffusion and perfusion in neurologic disorders. Radiology 161:401–407
34. Liu G, Sobering G, Duyn J, Moonen C (1993) A functional MRI technique combining principles of echo-shifting with a train of observations (PRESTO). Magn Reson Med 30:764–768
35. Manelfe C, Larrue V, von Kummer R, Bozzao L, Ringleb P, Bastianello S, Iweins F, Lesaffre E (1999) Association of hyperdense middle cerebral artery sign with clinical outcome in patients treated with tissue type plasminogen activator. Stroke 30:769–772

36. Mansfield P, Coxon R, Glover P (1994) Echo-planar imaging of the brain at 3.0T: first normal volunteer results. J Comput Assist Tomogr 18:339–343
37. Marks MP, Tong DC, Beulieu C, Albers GW, de Crespigny A, Moseley ME (1999) Evaluation of early reperfusion and iv tPA therapy using diffusion and perfusion-weighted MRI. Neurology 52:1792–1798
38. Marquardt DW (1963) An algorithm for least squares estimation of non-linear parameters. J Soc Ind Appl Math 11:431–441
39. Mellies JK, Calabrese P, Roth H, Gehlen W (1999) CADASIL. Klinik, Neuroradiologie, Genetik und Diagnose. Fortschr Neurol Psychiat 67:426–433
40. Miles KA (1991) Measurement of tissue perfusion by dynamic computed tomography 64:409–412
41. Moseley M, Cohen Y, Mintorovitch J, Chileuitt L, Shimizu H, Kucharczyk J, Wendland MF, Weinstein PR (1990) Early detection of regional cerebral ischemia in cats: comparison of diffusion- and T2-weighted MRI and spectroscopy. Magn Reson Med 14:330–346
42. Mürtz P, Flacke S, Träber F, Keller E, Gieseke J, Folkers P, Schild HH (1998) Diffusion-weighted MR imaging: Navigated multi-shot SE EPI technique for clinical use. Fortschr Röntgenstr 168:580–588
43. Mull M, Schwarz M, Thron A (1997) Cerebral hemodynamic low-flow-infarcts in arterial occlusive disease. Lesion patterns and angiomorphological conditions. Stroke 28:118–123
44. Nicholson C, Philips JM (1981) Ion diffusion modified by tortuosity and volume fraction in the extracellular microenvironment of the rat cerebellum. J Physiol 312:225–257
45. Norris DG, Nierndorf T, Leibfritz D (1994) Healthy and infarcted brain tissue studied at short diffusion times: the origines of apparent restriction and the reduction in apparent diffusion coefficient. NMR in Biomedicine 7:304–310
46. Ostergaard L, Weiskoff RM, Chesler DA, Gyldensted C, Rosen BR (1996) High resolution measurement of cerebral blood flow using intravascular tracer bolus passage. Part I: Mathematical approach and statistical analysis. Magn Reson Med 36:715–725
47. Ostergaard L, Smith DF, Vestergaard-Poulsen P, Hansen SB, Gee AD, Gjedde A, Gyldensted C (1998) Absolute cerebral blood flow and blood volume measurements by magnetic resonance imaging bolus tracking: comparison with PET values. J Cereb Blood Flow Metab 18:425–432
48. Patel MR, Edelman RR, Warach S (1996) Detection of hyperacute primary intraparenchymal hemorrhage by magnetic resonance imaging. Stroke 27: 2321–2324
49. Reith W, Hasegawa Y, Latour LL, Dardzinski BJ, Sotak CH, Fisher M (1995) Multislice diffusion mapping for 3-D evolution of cerebral ischemia in a rat stroke model. Neurology 45:172–177
50. Reul J, Schäfer S, Isensee C, Thron A (1995) Der A. chorioidea anterior (ACHA)-Infarkt. Embolischer Territorialinfarkt oder Lakune? Klin Neuroradiol 5:128–134
51. Ringelstein EB, Zeumer H, Schneider R (1985) Der Beitrag der zerebralen Computertomographie zur Differentialtypologie und Differentialtherapie des ischämischen Großhirninfarkts. Fortschr Neurol Psychiat 53:315–336
52. Roberts TP, Vexler Z, Derugin N, Moseley ME, Kucharczyk J (1993) High-speed MR imaging of ischemic brain injury following stenosis of the middle cerebral artery. J Cereb Blood Flow Metab 13:940–946
53. Schellinger PD, Jansen O, Fiebach JB, Hacke W, Sartor K (1999). A standardized MRI stroke protocol: comparison with CT in hyperacute intracerebral hemorrhage. Stroke 30:765–768
54. Schwab S, Steiner T, Aschoff A, Schwarz S, Steiner HH, Jansen O, Hacke W (1998) Early hemicraniectomy in patients with complete middle cerebral artery infarction. Stroke 29:1888–1893
55. Spatz H (1939) Pathologische Anatomie der Kreislaufstörungen des Gehirns. Z Neur 167:301–349
56. Tatu L, Moulin T, Bogousslavsky J, Duvernoy H (1996) Arterial territories of the human brain. Brainstem and cerebellum. Neurology 50:1125–1135
57. Tatu L, Moulin T, Bogousslavsky J, Duvernoy H (1998) Arterial territories of the human brain. Cerebral hemispheres. Neurology 50:1699–1708
58. Thompson HK, Starmer CF, Whalen RE, McIntosh HD (1964) Indicator transit time considered as a gamma variate. Circ Res 14:502–515
59. Unger E, Littlefield J, Gado M (1988) Water content and water structure in CT and MR signal changes: possible influence in detection of early stroke. AJNR Am J Neuroradiol 9:687–691
60. Urbach H, Klotz S, Solymosi L (1996) Über die Erkennbarkeit ischämischer Großhirninfarkte im CT. Akt Neurol 23:146–150
61. Urbach H, Hartmann A, Hegemann J, Solymosi L (1996) Wirksamkeit und Sicherheit der lokalen intraarteriellen Fibrinolyse im Karotisstromgebiet. Klin Neuroradiol 6:226–230
62. Urbach H, Brechtelsbauer D, Klotz S, Bendszus M, Solymosi L (1997) Erkennbarkeit frischer Mediainfarkte im CT: Zeitliches Auftreten von Ischämiezeichen. Fortschr Röntgenstr 166:502–506
63. Urbach H, Flacke S, Keller E, Textor J, Berlis A, Hattingen J, Hartmann A, Gieseke J, Reul J, Solymosi L, Schild HH (2000) Detectability and detection rate of acute hemispheric infarcts on CT and diffusion-weigthed MRI. Neuroradiology 42: 722–727
64. Van der Toorn A, Dijkhuizen RM, Tulleken CAF, Nicolay K (1996) Diffusion of metabolites in normal and ischemic rat brain measured by localized ^{1}H MRS. Magn Reson Med 36:914–922
65. Van der Zwan A, Hillen B, Tulleken CA, Dujovny M, Dragovic L (1992) Variability of the territories of the major cerebral arteries. J Neurosurg 77:927–940
66. Visel CR, Ackerman JL, Buxton RB, Garrido L, Belliveau JW, Rosen BR, Brady TJ (1991) MR contrast due to microscopically heterogeneous magnetic susceptibility: numerical simulations and ap-

plications to cerebral physiology. Magn Reson Med 17:336–347

67. von Kummer R, Meyding-Lamade U, Forsting M, Rosin L, Rieke K, Hacke W, Sartor K (1994) Sensitivity and prognostic value of early CT in occlusion of the middle cerebral artery trunk. AJNR Am J Neuroradiol 15:9–15
68. Weisskoff RM, Chesler D, Boxerman JL, Rosen BR (1993) Pitfalls in MR measurements of tissue blood flow with intravascular tracers: which mean transit time? Magn Reson Med 23:553–559
69. Wick M, Nagatomo Y, Prielmeier F, Frahm J (1995) Alteration of intracellular metabolite diffusion in rat brain in vivo during ischemia and reperfusion. Stroke 26:1930–1934
70. Zierler KL (1965) Theoretical basis of indicator-dilution methods for measuring blood flow and volume. Circ Res 16:393–407
71. Zülch KJ (1961) Über die Entstehung und Lokalisation der Hirninfarkte. Zentralbl Neurochir 21: 158–178

F. Zanella

10 Interventionelle Neuroradiologie an Gehirn und Rückenmark

10.1 Allgemeines

Die interventionelle Neuroradiologie an Gehirn und Rückenmark läßt sich in 2 große Gruppen unterteilen, die entgegengesetzte Zielsetzungen haben. Zum einen den Verschluß von pathologischen Gefäßen oder Gefäßanteilen, zum anderen die Wiedereröffnung (Rekanalisation) von verschlossenen oder hochgradig verengten Gefäßen.

Der *endovaskuläre Verschluß von hirn- und rückenmarkversorgenden Arterien* oder Teilen dieser Gefäße findet heute bei zahlreichen unterschiedlichen Pathologien Anwendung und gilt als etabliertes interventionell neuroradiologisches Verfahren. Diese Gruppe ist in ihrer Gesamtheit sehr umfangreich, weil sie einen kurativen, adjuvanten und palliativen Ansatz aufweist.

Ein typisches Beispiel für ein *kuratives Ziel* ist die Behandlung eines Aneurysmas in einem chirurgisch schwer zugänglichen Gefäßgebiet (z. B. Basilarisspitze) oder einer direkten Carotis-Sinus-cavernosus-Fistel, ein Beispiel für den *adjuvanten Ansatz* ist die Embolisation von ausgedehnten gefäßreichen Tumoren (insbesondere Meningeome). Eine Zwischengruppe stellen die Gefäßmalformationen dar, bei denen in Abhängigkeit von Größe, Lage und Gefäßterritorium sowohl ein kurativer als auch ein adjuvanter Ansatz (vor Operation, vor Radiotherapie) vorliegen kann.

In ausgesuchten Fällen (z. B. Patienten in schlechtem klinischen Zustand, Ablehnung der Operation) kann der neuroendovaskuläre Gefäßverschluß auch als *palliative Maßnahme* vertreten werden. Inkurable maligne Tumoren oder stark vaskularisierte ossäre Metastasen können sehr schmerzhaft und einer analgetischen Medikation schwer zugänglich sein. In diesen Fällen reduziert eine Embolisation die Schmerzen schnell und eindrucksvoll und verringert durch die erzeugte Tumornekrose den raumfordernden Effekt mit den damit verbundenen neurologischen Symptomen innerhalb weniger Tage.

Für die Behandlung der verschiedenen intrakraniellen und intraspinalen Läsionen werden unterschiedliche Zugänge und Materialien benutzt. Dieser Artikel faßt die Indikationen, die grundsätzlichen Prinzipien, die gegenwärtig benutzten interventionellen Techniken und die möglichen Komplikationen von Embolisationen an Hirn und Rückenmark zusammen.

Allerdings würde die Beschreibung aller Möglichkeiten neuroradiologischer Embolisationen die Thematik dieses Buches weit überschreiten, so daß das Hauptaugenmerk auf die für zerebrovaskuläre Erkrankungen wichtige Behandlung von Aneurysmen und Gefäßmalformationen gelegt wird. Andere Indikationen für interventionell okkludierende Maßnahmen sind beispielsweise die Tumorembolisation oder die intraarterielle Chemotherapie.

Am Gehirn finden 2 *rekanalisierende Verfahren* regelmäßig Anwendung, die interventionell neuroradiologisch tätige Ärzte beherrschen sollten. Zum einen die *lokale intraarterielle Fibrinolyse* der hirnversorgenden Arterien, zum anderen die *Angioplastie* der supraaortalen und zunehmend auch der intrakraniellen Gefäße. In der letzten Gruppe hat insbesondere die Implantation von Gefäßstützen (Stents) arteriosklerotisch bedingter Stenosen der A. carotis interna an Interesse gewonnen, so daß die primäre Stent-Applikation die alleinige perkutane transluminale Angioplastie weitestgehend verdrängt hat. Auf beide Verfahren wird im folgenden ausführlich eingegangen werden.

Rekanalisierende Verfahren am Rückenmark spielen demgegenüber derzeit keine Rolle.

10.1.1 Diagnostische Angiographie

Vor jedem interventionellen Eingriff ist eine diagnostische Angiographie erforderlich. Sie soll das zuführende arterielle System, die vaskulären Besonderheiten der Läsion, den venösen Abfluß und die physiologischen Kollateralen (Circulus Willisii, leptomeningeale Anastomosen, extra-/intrakranielle Anastomosen) darstellen, um insbesondere gefährliche Äste oder Anastomosen rechtzeitig zu identifizieren. Die Verbesserung der selektiven (und superselektiven) Angiographie bewies das deutlich häufigere Vorkommen von Verbindungen zwischen der A. carotis externa und interna sowie der A. vertebralis als vorher angenommen wurde [30].

Die Versorgung neuroendovaskulär angehbarer Prozesse erfolgt im Bereich des Kopfes über Äste der A. carotis interna und des vertebrobasilären Systems, gelegentlich auch über Äste der A. carotis externa und im Bereich des Spinalkanals über die Radikular- und Spinalarterien. Für ein neuroendovaskuläres Vorgehen zwingend, aber auch bereits für die Therapieplanung erforderlich ist die *selektive Sondierung der hirnversorgenden Arterien* im Sinne einer gezielten Carotis- oder Vertebralisangiographie. Dabei empfiehlt sich bei Veränderungen im vorderen Hirnkreislauf zunächst die genaue angiographische Inspektion der Carotisgabel, um hier Stenosen - ggf. mit frischen Thromben - nicht zu übersehen. Jede Angiographie sollte einem für die jeweilige Fragestellung erarbeiteten spezifischen Protokoll folgen, welches insbesondere auf das Gefäßterritorium und alle mit diesem Gefäßterritorium assoziierten funktionellen Aspekte Rücksicht nimmt.

Die *digitale Subtraktionsangiographie (DSA)* ist in einer modernen neuroradiologischen Abteilung zwingend erforderlich, weil sie über eine exzellente Bildqualität verfügt, die Untersuchungszeit durch die permanente Produktion von subtrahierten Bildern verkürzt und damit die Menge erforderlichen Kontrastmittels senkt. Die DSA verfügt über eine höhere Kontrastauflösung als die konventionelle Filmangiographie, ohne daß ein wesentlicher Verlust an räumlicher Auflösung vorliegt. Es ist mindestens eine Bildmatrix von 512×512 zu fordern, wobei eine höhere Matrix von 1024×1024 insbesondere für Neurointerventionen wünschenswert ist. Obwohl prinzipiell die diagnostischen und neuroendovaskulären Maßnahmen mit einer Einebenenangiographie durchgeführt werden können, haben sich in den letzten Jahren vielfach *Zweiebenengeräte* durchgesetzt, die eine schnellere und sicherere Gefäßdarstellung durch die Möglichkeit des Simultanbetriebs in 2 orthogonalen Ebenen erlauben.

Während in einigen Fällen die diagnostische Abklärung und die nachfolgende Intervention in einer Sitzung durchgeführt werden können oder müssen (z.B. Notfallbehandlung von Aneurysmen), erfordern andere Eingriffe eine genaue Planung (z.B. Angiomembolisation). Da die Diagnostik unter Umständen durch Kernspintomographie und Computertomographie ergänzt werden muß, empfehlen sich in diesen Fällen getrennte Sitzungen für Diagnostik und Therapie. Eine Limitierung der Kombination von diagnostischer und therapeutischer Angiographie liegt oftmals bereits in dem Kontrastmittelverbrauch für die Diagnostik.

Die *Punktion der A. femoralis in der Technik nach Seldinger* stellt den routinemäßigen Zugang dar, weil von hier aus alle Arterien von einer einzigen Punktionsstelle aus erreicht werden können. Alternative Zugänge sind die transaxilläre oder transbrachiale Punktion, wohingegen die früher gebräuchliche Brachialisgegenstromangiographie und die Gefäßdarstellung nach Carotisdirektpunktion zugunsten der transfemoralen Angiographie vollständig verlassen wurden. Für selektive diagnostische Angiographien werden üblicherweise Polyethylenkatheter mit einem Durchmesser von 4–6 French benutzt, weil sie flexibel genug sind und eine ausreichende Drehstabilität für die Katheterisierung der zuführenden Gefäße aufweisen [16]. Die modernen Systeme unterschiedlicher Größe erlauben zusätzlich die koaxiale Einführung von Mikrokathetern.

Die diagnostische zerebrale Angiographie beinhaltet in Händen erfahrener Neuroradiologen ein geringes Risiko. Dion et al. fanden bleibende neurologische Ausfälle von 0,1% im Gesamtkrankengut und von 0,3% bei Patienten, die primär wegen zerebrovaskulärer Symptome angiographiert wurden [13]. Grzyska et al. bestätigten mit einer bleibenden Komplikationsrate von 0,09% diese Angaben [19].

10.1.2 Voraussetzungen für neuroradiologische Interventionen

Endovaskulär tätige Neuroradiologen sollten mit der Gefäßanatomie und mit den klinischen Symptomen vertraut sein, die bei den Ausfällen eines zugehörigen Hirnareals auftreten. Nur dieses Wissen erlaubt eine adäquate Patientenselektion mit genauer Definition des therapeutischen Ziels, vermeidet gefährliche Komplikationen und verbessert die Zuverlässigkeit und Sicherheit endovaskulärer Verfahren.

Sie müssen ferner die zur Verfügung stehenden Katheter und Materialien kennen, weil u.a. die Selektivität der Katheterisierung und die richtige Wahl des Materials den Erfolg der Neurointervention bestimmen. Für die *superselektive Sondierung* stehen eine Reihe von Mikrokathetern zur Verfügung, wobei abhängig von der Gefäßmorphologie, Flußgeschwindigkeit und persönlichen Erfahrung des Anwenders 2 prinzipiell unterschiedliche Systeme Anwendung finden. Die von Hand steuerbaren *flußunabhängigen Mikrokatheter,* bei denen die zuführenden Arterien primär mit einem feinen Führungsdraht sondiert werden, über den dann der eigentliche Mikrokatheter vorgeschoben wird (z.B. Tracker-Katheter). Die *flußabhängigen Systeme* zeichnen sich durch sehr weiche und dünne Katheter aus, die nicht mehr direkt manipuliert werden können. Sie sind auch zu weich und zu dünn um dem Führungsdraht über die Spitze hinaus Durchlaß zu gewähren und gelangen ausschließlich durch den im Gefäß herrschenden Blutfluß zum Zielpunkt (z.B. Magic Microkatheter).

Die erst in jüngster Zeit entwickelten Mikrokatheter und -führungsdrähte sind Voraussetzung für die superselektive Angiographie von sehr schmalkalibrigen Arterien, die bis zu diesem Zeitpunkt als völlig unzugänglich galten. Diese punktgenaue *periphere Sondierung* ermöglicht erst die zuverlässige Applikation unterschiedlicher Substanzen oder Materialien wie Fibrinolytika, Spasmolytika, Mikropartikel, Flüssigembolisate oder Mikrospiralen. Dabei limitiert grundsätzlich das Verhältnis des inneren Gefäßdurchmessers zu dem äußeren Durchmesser des Mikrokatheters und die Geometrie des Gefäßes die erreichbare Peripherie, so daß der Versuch der möglichst weit distalen Sondierung von geschlängelt verlaufenden Arterien zu Spasmen oder einem Flußstillstand durch vollständige Verlegung des Gefäßlumens führen kann.

Einige neuroendovaskulär tätige Gruppen versuchen die Beteiligung funktionell wichtiger Hirnareale durch den sog. *WADA-Test* auszuschließen. Bei diesem Test wird ein äußerst kurz wirksames Barbiturat (Amobarbital, Amytal) über den Mikrokatheter appliziert. Das Medikament führt zu einem rasch vorübergehenden Funktionsausfall im zerebralen Territorium des nachgeschalteten Gefäßes. Bestehen keine Ausfälle nach der Injektion, wird die gefäßverschließende Maßnahme eingeleitet. Andere Gruppen halten aber die Verläßlichkeit des WADA-Tests für nicht ausreichend und verzichten deshalb auf ihn.

Interventionelle Eingriffe werden z.T. in *Allgemeinnarkose* und z.T. in *Lokalanästhesie* durchgeführt. Die Allgemeinnarkose garantiert optimale Arbeitsbedingungen, insbesondere wenn die therapeutischen Maßnahmen zu Kopfschmerzen, Gesichtsschmerzen durch transiente Hirnnervenalteration oder Hustenreiz durch Schleimhautirritation führen. Viele neuroendovaskuläre Eingriffe (z.B. Aneurysmabehandlung) erfordern eine absolut ruhige Kopflage während der Maßnahme, was meist nur durch eine Allgemeinnarkose erreicht werden kann. Andere Eingriffe (z.B. Stent-Implantation an der A. carotis, Ballontestokklusion) benötigen die aktive Mitarbeit des Patienten zum frühzeitigen Nachweis neurologischer Störungen, was nur in Lokalanästhesie möglich ist. Die Einführung der extrem flexiblen Mikrokatheter hat zudem die Häufigkeit der oft schmerzhaften Spasmen drastisch gesenkt, was ebenfalls zu einer Zunahme der Eingriffe in Lokalanästhesie geführt hat. Bei in Lokalanästhesie geplanten Neurointerventionen empfiehlt sich eine gezielte Aufklärung des Patienten über die Bedeutung der ruhigen Lage während der neuroendovaskulären Maßnahme.

10.2 Gefäßverschließende Verfahren

Das Hauptziel aller gefäßverschließenden Verfahren muß die *möglichst zentrale Okklusion* sein, sei es des kapillären Tumorbettes, des Fistelpunkts oder des arteriovenösen Nidus. Der ausschließliche Verschluß weit proximal gelegener Arterien ohne vorhergehende Obliteration des zentralen Anteils ist sinnlos. Dies konterkariert durch die unweigerlich folgende Ausbildung von ungewöhnlichen und chirurgisch nicht oder schlecht angehbaren Kollateralarterien das Ziel einer kurativen oder adjuvanten Embolisation.

10.2.1 Endovaskuläre Behandlung von intrakraniellen Aneurysmen

Intrakranielle Aneurysmen stellen weltweit ein nicht unerhebliches Gesundheitsproblem dar. Die geschätzte Häufigkeit bei Erwachsenen liegt in Abhängigkeit von der zitierten Quelle zwischen 0,2 und 9%, die Inzidenz der angiographisch gefundenen Aneurysmen liegt zwischen 0,5 und 1% [1, 33]. Die *Behandlungsentscheidung* basiert unabhängig vom therapeutischen Vorgehen (neurochirurgisch oder endovaskulär) auf dem individuellen klinischen Bild, der Pathogenese, dem natürlichen Verlauf verschiedener Aneurysmen und dem mit einer spezifischen Behandlung assoziierten Nutzenrisikoverhältnis.

Die Behandlung intrakranieller Aneurysmen ist durch die Verbreitung mikrochirurgischer Techniken und die Fortschritte in der neurointerventionellen Therapie erheblich verbessert worden. Das neurochirurgische Clipping ist in der Behandlung von aneurysmatisch bedingten Subarachnoidalblutungen und inzidentellen Aneurysmen anerkannt. Trotz der Weiterentwicklung der chirurgischen Techniken können der komplexe Aufbau des Aneurysmas, die Schwierigkeit des chirurgischen Zugangs und der klinische Zustand des Patienten zu einer Verzögerung des operativen Eingriffs oder dem Wunsch nach einer alternativen Behandlung führen. Unter diesen Voraussetzungen bietet die *endovaskuläre Therapie* eine weniger invasive Möglichkeit der frühen Intervention, was das Risiko einer Nachblutung verringert und eine aggressive Therapie der Vasospasmen in der subakuten posthämorrhagischen Phase zuläßt. Die neuroendovaskuläre Behandlungsoption von intrakraniellen Aneurysmen wird durch die spezifische Morphologie, die Ätiologie und die Lage jedes einzelnen Aneurysmas beeinflußt. Alle neurointerventionellen Methoden zielen auf die Okklusion oder Thrombose des aneurysmatischen Lumens ab und lassen sich in 2 Behandlungsansätze einteilen, in die gefäßopfernden und die gefäßerhaltenden Methoden.

10.2.1.1 Gefäßopfernde Verfahren

Diese Verfahren gehen mit einem *Verschluß des das Aneurysma tragenden Gefäßes* einher. Die neurochirurgische Ligatur der A. carotis war vor der Entwicklung der mikrochirurgischen Techniken eine gängige Behandlungsmethode bei intrakraniellen Aneurysmen [37]. Die alternative neuroendovaskuläre Behandlungsmethode der *permanenten Okklusion der A. carotis interna (ACI)* bietet im Vergleich mit dem chirurgischen Verschluß der A. carotis communis zahlreiche Vorteile [11, 41]. Die *Ballontestokklusion* der ACI vor dem permanenten Gefäßverschluß ermöglicht am wachen Patienten eine kontinuierliche neurologische Beobachtung. Im Falle einer fehlenden Toleranz wird eine sensomotorische und/oder kognitive Dysfunktion schnell erkennbar. Das neurologische Monitoring wird normalerweise für 20–30 min durchgeführt, um auch verzögerte neurologische Defizite zu erkennen. Gleichzeitig kann angiographisch die Kollateralversorgung des okkludierten Gefäßterritoriums dargestellt werden, was die klinische Verläßlichkeit des Okklusionstests erhöht. Zudem läßt sich die Möglichkeit eines Restflusses in das Aneurysma für jede geplante Okklusionsstelle überprüfen.

Im Vergleich zu der hohen Komplikationsrate des chirurgischen Gefäßverschlusses erwies sich der neuroendovaskuläre Zugang als sehr effektiv und sicher, weil bei fehlender Toleranz des Ballonokklusionstests vor dem Gefäßverschluß ein *extraintrakranieller Bypass* angelegt werden kann. Die Größe eines Aneurysmas nimmt nach der Okklusion der ACI eindrucksvoll ab, was in der Regel mit einer raschen Rückbildung der durch den raumfordernden Charakter bedingten Symptome einhergeht [42]. Dies gilt in besonderem Maße für die Riesenaneurysmen der distalen ACI.

Der permanente neuroendovaskuläre Gefäßverschluß wird mit ablösbaren Ballons (aus Latex oder Silikon) oder Platinspiralen durchgeführt. Die Vorteile der Verwendung von Ballons liegen in dem sofortigen Sistieren des Blutflusses und der damit kürzeren Therapiezeit im Vergleich zu Platinspiralen. Der Nachteil liegt in der Möglichkeit einer *vorzeitigen Deflation mit der Gefahr der Ballonwanderung* in intrakranielle Gefäße, falls der 2. Ballon – zur Sicherung – noch nicht appliziert werden konnte. Insgesamt ist das Risiko einer vorzeitigen Ballondeflation mit Migration jedoch gering.

Während die neuroendovaskuläre Okklusion der großen proximalen Gefäße meist mit ablösbaren Ballons durchgeführt wird, kommen für mehr distale Okklusionen der intrakraniellen Gefäße üblicherweise *Mikrospiralen* zur Anwendung. Das Risiko der Okklusion mit Platinspiralen liegt in der längeren Dauer bis zum vollständigen Sistieren des orthograden Blutstroms, der Möglichkeit der Embolisation kleiner Spiralen in die distale intrakranielle Zirkulation und der Gefahr thrombembolischer Ereignisse durch den sich nur langsam reduzierenden Fluß. Die erheblichen Verbesserungen der Mikrospiralentechnologie und insbesondere die Entwicklung der *Guglielmi-Detouchable-Coil (GDC)* haben durch die Genauigkeit der Positionierung und die Möglichkeit ihrer Entfernung die Sicherheit dieses Verfahrens deutlich gesteigert [20]. Im Vergleich mit der Ballonokklusion der ACI ist allerdings der endovaskuläre Verschluß sonstiger intrakranieller Gefäße mit GDC-Spiralen eher selten.

10.2.1.2 Gefäßerhaltende Verfahren

Romodanov und Shcheglov berichteten 1982 erstmals über den gezielten Verschluß von zerebralen Aneurysmen mit einem Ballon unter Erhalt des zuführenden Gefäßes [39]. Die selektive Okklusion von intrakraniellen Aneurysmen fand großes Interesse, erforderte aber eine große Geschicklichkeit und Erfahrung. Inzwischen ist die Methode der selektiven Ballonokklusion ebenso wie die zwischenzeitlich propagierte Füllung des Aneurysmas mit flüssigem Embolisat oder nicht ablösbaren Spiralen nahezu vollständig verlassen, weil nach der *Entwicklung* und *Einführung der ablösbaren Spiralen* ein Verfahren mit hoher Effektivität und Sicherheit zur Verfügung steht.

Die ablösbaren Systeme beruhen auf 3 unterschiedlichen Ablösemechanismen:

- der mechanischen Aktivierung,
- der elektrolytischen Aktivierung,
- der Laser-Aktivierung.

Von all diesen hat das GDC-System mit der elektrolytischen Ablösung die größte Akzeptanz gefunden [21]. Es revolutionierte mit seiner Einführung im Jahre 1991 die neuroendovaskuläre gefäßerhaltende Behandlung von intrakraniellen Aneurysmen, so daß der interventionelle Ansatz eine zunehmende Rolle in der Aneurysmatherapie spielt. In Anhängigkeit von den einzelnen Zentren und abhängig von geographischen Gegebenheiten nimmt die endovaskuläre Behandlung von intrakraniellen Aneurysmen weltweit inzwischen einen Anteil zwischen 20 und 80% ein, wobei in Deutschland in den großen, mit der Neurochirurgie interdisziplinär eng zusammenarbeitenden Zentren die Rate meist zwischen 40 und 60% liegt. Die *Vorteile der GDC-Coil* bestehen in 3 wesentlichen Punkten:

- Die genau planbare Ablösung der auf einen Mikroführungsdraht aufgebrachten Platinspirale ermöglicht die *Kontrolle* und ggf. *Korrektur* der Lage der Spirale vor der endgültigen Freisetzung. Dies erleichtert die optimale Okklusion des Aneurysmas wesentlich.
- Die zahlreichen *Modifikationen* der Platinspiralen hinsichtlich *Länge* und *Konfiguration* erlauben die Anpassung an unterschiedlichste Aneurysmaformen.
- Die *geringe Thrombogenität* der Platinspiralen erlaubt die einfache Entfernung und Repositionierung von suboptimal gelegenen Coils ohne Angst vor Abstreifthromben während der Korrekturmaßnahme.

Abbildung 10.1 gibt die endovaskuläre Behandlung eines distalen Carotisaneurysmas mit GDC-Coils wieder.

Die *immer vorgeschaltete diagnostische Angiographie* gibt Informationen über den anatomischen Zugang und Kollateralen, aber auch über die für die Therapieplanung wichtige Größe, Form und Richtung des zu behandelnden Aneurysmas. Der Nachweis möglicher Thromben innerhalb des Aneurysmas zeigt ein erhöhtes Thrombembolierisiko an. Die endovaskuläre Therapie intrakranieller Aneurysmen mit Platinspiralen wird in der überwiegenden Zahl der Fälle in *Vollnarkose* durchgeführt, weil durch die ruhige Patientenlage eine bessere Bildqualität, präzise Positionierung und sichere Ablösung der Platinspiralen erzielt wird.

Weil *thrombembolische Komplikationen* das wesentliche Risiko der endovaskulären GDC-Okklusion darstellen, führen die meisten neuroradiologischen Zentren die interventionelle Behandlung unter Antikoagulation durch. Es hat sich bisher kein einheitliches Antikoagulationsschema durchgesetzt, in der Regel wird jedoch während der Behandlung mit Heparin oder einer Kombination von Heparin und Plättchenhemmern begonnen und für 24–48 h nach der Aneurysmaokklusion fortgesetzt.

10.2.2 Endovaskuläre Behandlung von zerebralen Gefäßmalformationen

Es gibt zahlreiche Versuche der Klassifikation von zerebralen Gefäßmalformationen in Abhängigkeit von dem angiographischen und MR-tomographischen Bild. Prinzipiell lassen sie sich in 2 große Gruppen einteilen, wobei der wesent-

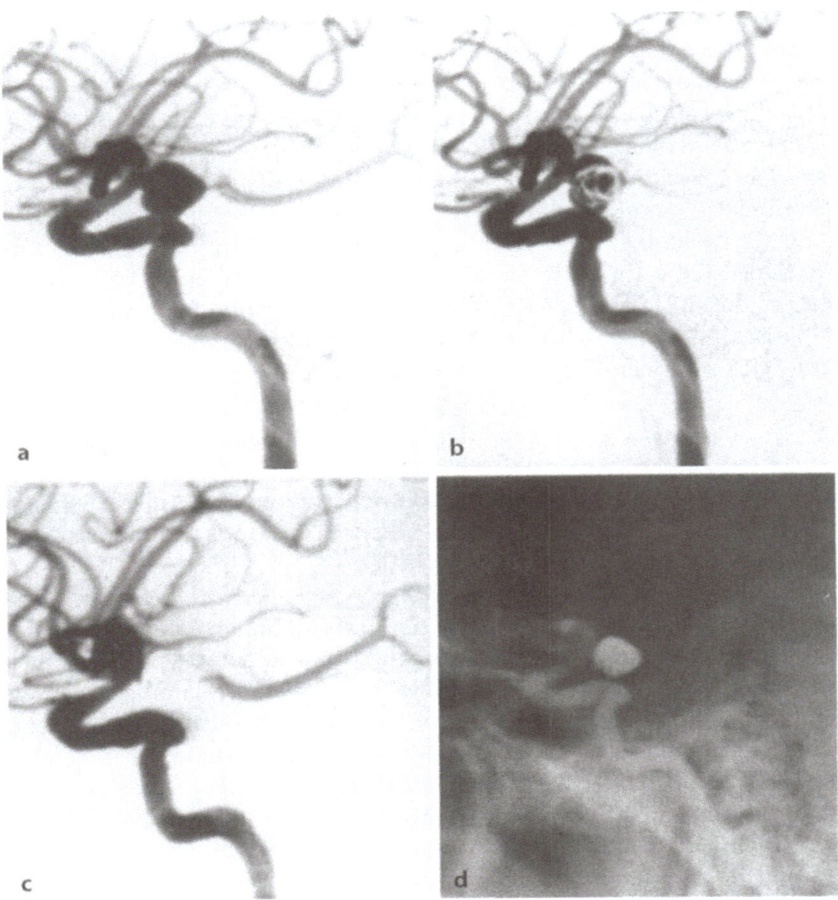

Abb. 10.1. Endovaskulärer Verschluß eines Aneurysmas der distalen A. carotis interna. **a** Großes sackförmiges, nach dorsal und dorsal gerichtetes Aneurysma der distalen A. carotis interna. **b** Partielle Okklusion des Aneurysmas durch die erste Platinspirale (GDC-Coil). **c** Vollständige Okklusion des Aneurysmas nach Applikation von mehreren Platinspiralen. Aneurysma in der DSA-Technik (subtrahierte Bilder) nicht mehr kontrastiert. **d** Im nicht subtrahierten Bild völlige Okklusion des Aneurysmas mit den Schatten gebenden Coils. Frei durchgängige A. carotis interna

liche Unterschied der Nachweis oder das Fehlen von *Kurzschlußverbindungen (Shunts)* ist [48]. Für die interventionelle Neuroradiologie ist insbesondere die *Gruppe mit arteriovenösen Shunts* von Bedeutung, die sich wiederum in 2 Untergruppen einteilen läßt. Zum einen in die Gruppe der klassischen *angeborenen arteriovenösen Fisteln* als direkte Verbindung zwischen arteriellem Zufluß und venösem Abfluß. Derartige Fisteln werden aufgrund des häufig hohen Shuntvolumens überwiegend bereits im Kindesalter diagnostiziert, wobei als typisches Beispiel die V. galeni-Malformation genannt sei.

Die 2. Gruppe enthält einen plexiformen Kern, in dem über einzelne oder mehrere Verbindungen ein Konglomerat von feinen arteriovenösen Verbindungen vorliegt, aus dem dann eine oder mehrere kräftige abführende Venen drainieren. Dieses Konglomerat wird als Nidus, dieser Typ der Gefäßmißbildung auch als *Angiom* bezeichnet und überwiegend im Erwachsenenalter diagnostiziert. Es gibt hinsichtlich der Prävalenz zerebraler AVMs keine eindeutigen Zahlen, in Nordamerika wird sie zwischen 0,02% und 0,08% geschätzt [3]. Die Blutung gilt neben Anfällen als das Leitsymptom zerebraler AVMs, sie wird als primäre Manifestation der Erkrankung bei etwa 50% der Patienten gesehen. Die auf Hämosiderinablagerungen sehr sensitive Kernspintomographie gibt Hinweise darauf, daß die Inzidenz der Blutungen höher liegt und kleinere Blutungen symptomlos oder symptomarm verlaufen. Die Indikation zum neuroendovaskulären Vorgehen liegt vorrangig in der Verhinderung von Blutungen oder Reblutungen. Nach Literaturangaben liegt die jähr-

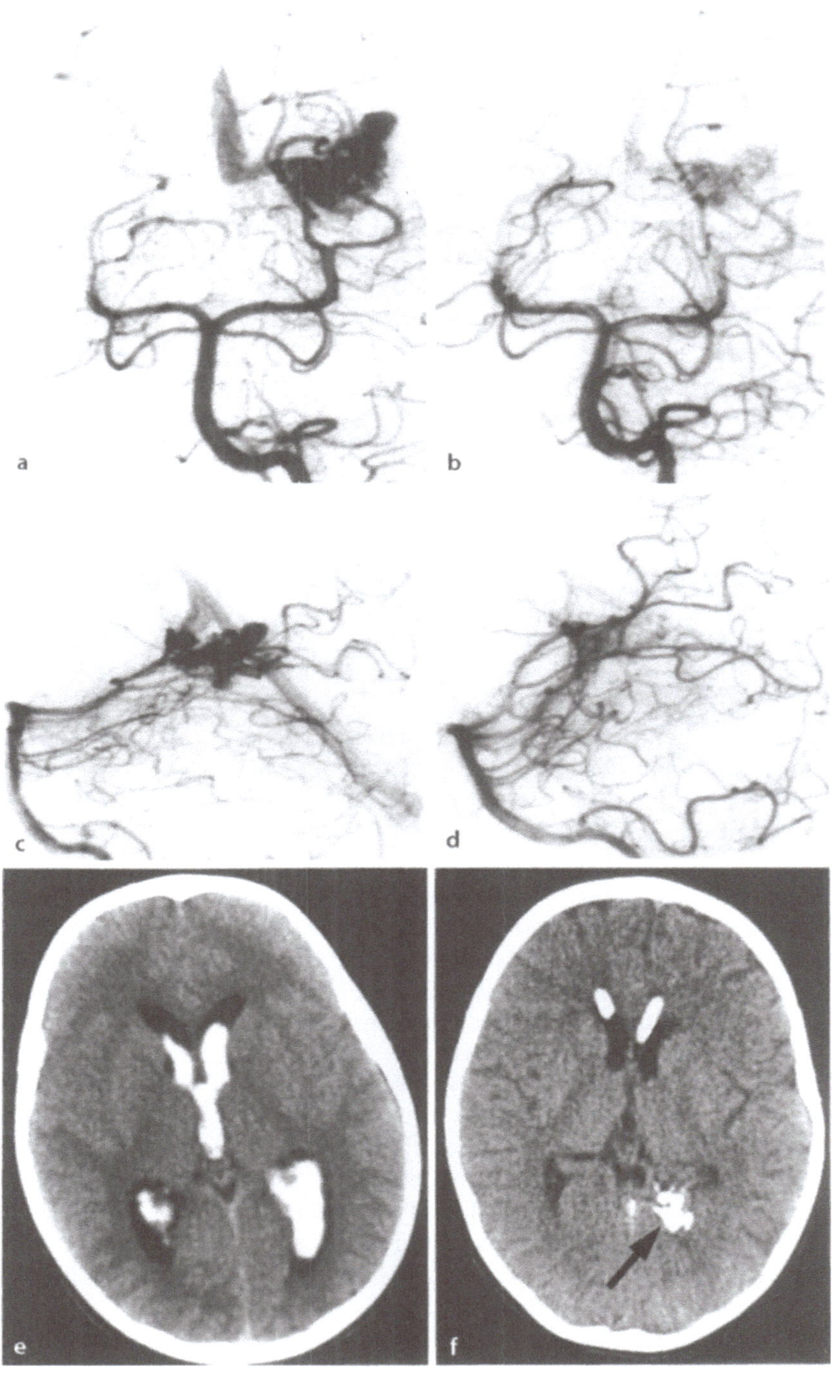

Abb. 10.2. Endovaskulärer Verschluß einer arteriovenösen Malformation (Angiom). **a** Ausgedehnte arteriovenöse Malformation, überwiegend gespeist aus Ästen der linken A. cerebri posterior. Zahlreiche feinste arteriovenöse Kurzschlüsse im Sinne eines großen Angiomnidus mit kräftiger, nach medial drainierender Vene. **b** Als adjuvanter Ansatz präoperative Embolisation des Angioms. Im Vergleich zum Ausgangsbefund deutliche Reduktion der Größe des Nidus, des Flusses in den zuführenden Arterien und nur noch schemenhafte Darstellung der drainierenden Vene. **c** Seitliche Aufnahme vor der Embolisation. **d** Seitliche Aufnahme nach der Embolisation. **e** Computertomographie des Schädels mit Nachweis der Blutung aus dem AVM mit massivem Ventrikeleinbruch. **f** Präoperative CT-Kontrolle. Zustand nach Shunt-Anlage in Projektion auf beide Vorderhörner. Ausgedehnte intraventrikuläre Blutansammlung zwischenzeitlich resorbiert. Bizarr konfiguriertes Embolisat im Angiomnidus links (*Pfeil*)

liche Blutungsrate unabhängig von dem primären klinischen Erscheinungsbild bei 4%, wobei die erste Blutung eine Mortalität von 10% besitzt, Rezidivblutungen dann jeweils mit bis zu 20% Mortalität behaftet sind [38]. Aus diesem Grunde sollte die Behandlungsindikation gerade bei jüngeren Patienten eher großzügig gestellt werden. Abbildung 10.2 gibt den Ablauf der Diagnostik und die adjuvante Angiomembolisation bei einer okzipital gelegenen AVM wieder.

In der präinterventionellen Abklärung der arteriovenösen Malformationen ist immer eine diagnostische Angiographie erforderlich. Allerdings kann eine Blutung aus einer solchen Malformation gerade in der akuten Phase den Nidus derartig komprimieren, daß die frühe diagnostische Angiographie unter Umständen nicht das gesamte Ausmaß der Gefäßmißbildung darstellt. Aus diesem Grund sollte nach der Hämatomresorption die zerebrale Angiographie wiederholt werden, um die wahre Größe, die Angioarchitektur und die Flußbedingungen innerhalb des Angiomnidus ggf. auch durch superselektive Serien zu zeigen [5].

Die weitere Einteilung der arteriovenösen Malformationen nach kernspintomographischen und angiographischen Kriterien würde den Rahmen dieses Kapitels sprengen. Valavanis hat sich in grundlegenden Arbeiten ausführlich mit deren Angioarchitektur auseinandergesetzt [45]. Für die hier interessierende Darstellung der neuroendovaskulären Möglichkeiten ist davon insbesondere *die Klassifikation der zuführenden Arterien* von Bedeutung. Man unterscheidet zwischen dem *terminalen Typ*, dem *pseudoterminalen Typ* und dem *indirekten Typ*, wobei eine sichere Embolisation bei dem direkt und ausschließlich in den Angiomnidus führenden terminalen Typ durchgeführt werden kann. Voraussetzung ist die weit distale Positionierung des Katheters innerhalb der zuführenden Arterie distal des Abgangs von physiologischen Arterien. Der pseudoterminale Typ hat ein höheres Embolisationsrisiko, weil der zuführende Ast direkt in den Nidus zu gehen scheint, sich dann aber weiter distal fortsetzt. Dieser distale Anteil kann durch den Sog-Effekt des Angioms in der frühen Phase der Embolisation nicht sichtbar sein, so daß hier sehr engmaschige Kontrollen der einzelnen Schritte erforderlich sind. Der indirekte Typ beinhaltet das größte Embolisationsrisiko und ist vielfach nicht embolisierbar. In diesem Falle gehen die das Angiom versorgenden Gefäße aus einem an der Malformation vorbeiziehenden Hauptgefäß ab, das für die Versorgung von gesundem Hirngewebe verantwortlich ist. Die superselektive Sondierung derartiger kleinster Gefäße ist vielfach technisch schwierig oder unmöglich.

Hinsichtlich der Embolisationsmaterialien besteht unter den einzelnen Gruppen keine Einheitlichkeit. Während die überwiegende Zahl der endovaskulär auf diesem Gebiet tätigen Neuroradiologen Flüssigembolisate wie Ethibloc® oder Histoacryl® benutzt, verwenden einige wenige andere Gruppen auch Platinspiralen, Seidenfäden oder Partikel. Wesentlich ist aber übereinstimmend die möglichst zentrale Embolisation des Gefäßnidus zur Vermeidung einer Neubildung von Gefäßen oder Kollateralen.

Unterschiedliche Auffassungen bestehen ebenfalls hinsichtlich der Häufigkeit eines kurativen oder rein adjuvanten Ansatzes. Während Valavanis in seinen jüngsten Arbeiten von einer kurativen Behandlungsmöglichkeit bei arteriovenösen Malformationen von bis zu 40% berichtet, sehen andere Gruppen die Möglichkeit für eine kurative Angiomtherapie bei etwa 10%. Auch für das weitere interdisziplinäre Vorgehen bei präoperativ embolisierten AVM's existieren Differenzen. Während einige Neuroradiologen die präoperative Embolisation und die anschließende Operation in einer Sitzung und Narkose vornehmen, lassen andere einen Zeitraum von wenigen Tagen zwischen Intervention und neurochirurgischer Ausschaltung vergehen. Bei komplexen und ausgedehnten AV-Malformationen sind präoperativ gelegentlich Embolisationen in mehreren Sitzungen über Wochen oder Monate erforderlich. Aufgrund der insgesamt geringen Fallzahlen und sicherlich auch von den Rahmenbedingungen in jedem Einzelfall abhängig ist eine eindeutige Stellungnahme über das optimale Procedere derzeit nicht möglich.

10.2.3 Endovaskuläre Therapie von erworbenen AV-Fisteln

In die Gruppe der *direkten arteriovenösen Kurzschlüsse* gehören die Carotis-Sinus cavernosus-Fisteln, die Vertebralis-Fisteln und die duralen AV-Fisteln (Durafisteln). Die direkte AV-Verbindung zwischen ACI und Sinus cavernosus ist überwiegend traumatisch (insbesondere nach Schädelbasisfrakturen) bedingt, wobei die Zahl derartiger Fisteln aber seit der Anschnallpflicht

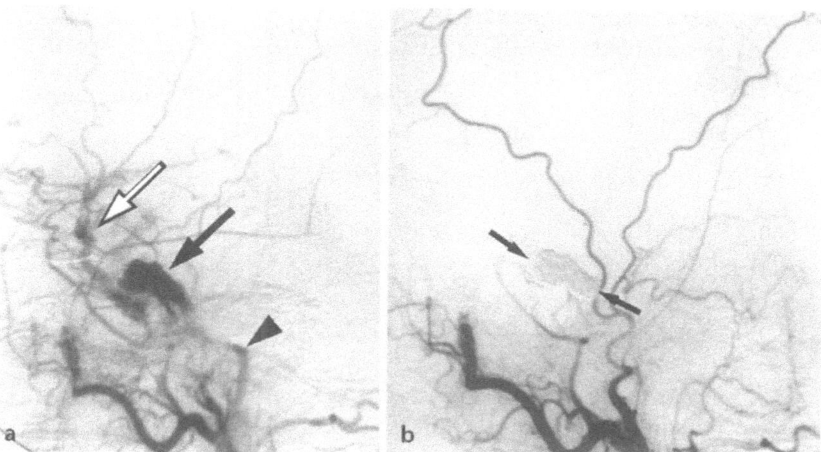

Abb. 10.3. Endovaskulärer Verschluß einer duralen AV-Fistel. **a** Bei selektiver Darstellung der Strombahn der A. carotis externa Nachweis eines ausgedehnten duralen Fistelsystems mit Kontrastierung des Sinus cavernosus (*Pfeil*), aus dem das Blut nach vorne oben (*offener Pfeil*) und hinten unten in den Sinus petrosus (*Pfeilspitze*) drainiert. Gefährdung für den Patienten durch (venöses) Blutungsrisiko aus dem retrograd gefüllten venösen System. **b** Über den transvenösen Zugang völlige Okklusion des primär von Kontrastblut gefüllten Sinus cavernosus. Das Paket von Platinspiralen ist auf der Aufnahme in DSA-Technik nur schemenhaft abgrenzbar (*Pfeile*). Das präinterventionell bestehende Gangsystem ist verschlossen, keine retrograde Drainage in das venöse System mehr nachweisbar

deutlich abgenommen hat. Die direkten spontanen Carotis-Sinus-cavernosus-Fisteln entstehen meist durch Ruptur eines vorbestehenden intrakavernösen Aneurysmas.

Da dieser direkte Fisteltyp durch einen hohen Fluß mit entsprechend ungünstigem Verlauf in der Langzeitprognose vergesellschaftet ist, werden derartige Fisteln heute oftmals notfallmäßig neuroendovaskulär behandelt. Dabei stellt bei guter Kollateralisierung der *Verschluß der ACI* – vergleichbar mit der bereits erwähnten Therapie von Carotisriesenaneurysmen – eine komplikationsarme und definitive Behandlungsform dar. Er wird aber heute aufgrund der Weiterentwicklung der ablösbaren Ballons meist durch *die elektive Sondierung des Fistelgangs* vom arteriellen Schenkel aus mit entsprechender Plazierung eines Ballons in diesem Fistelgang ersetzt. Dieses Verfahren erlaubt den Erhalt der ACI [10].

Gelingt der Ballonverschluß über den arteriellen Schenkel nicht, so benutzt man auch venöse Zugangswege über die V. jugularis interna und den Sinus petrosus. In diesen Fällen wird über den venösen Weg der gesamte Sinus cavernosus mit Platinspiralen ggf. GDC-Coils ausgefüllt, bis der Fistelgang geschlossen ist [6].

Von großer klinischer Bedeutung sind die *duralen AV-Fisteln (Durafisteln)*, die als erworbene AV-Fisteln an jeder Stelle der Dura auftreten können, aber überwiegend am Sinus sigmoideus gefunden werden. Die Durafisteln lassen sich insgesamt in 5 Typen einteilen, wobei die Indikation zur endovaskulären Therapie vom Blutungsrisiko (venöse Stauungsblutung) und der Gefahr neurologischer Schädigungen abhängt. Die Therapie der Wahl besteht in der Embolisation des sog. Fistelpunkts mit definitiv verschließenden Materialien, wobei über den arteriellen Schenkel flüssige Permanentkleber wie Ethibloc® oder Histoacryl® zur Anwendung kommen. Auch hier hat sich in letzter Zeit der transvenöse Zugang mit Füllung des entsprechenden Sinus mit Platinspiralen von der venösen Seite aus als alternative Möglichkeit durchgesetzt. Abbildung 10.3 zeigt die endovaskuläre Okklusion einer Durafistel mit Spiralen über einen transvenösen Zugang. Aufgrund des komplexen Fistelgangsystems gelingt jedoch der komplette endovaskuläre Verschluß nicht immer, so daß vielfach wiederholte endovaskuläre Behandlungen oder in wenigen Fällen auch ein nachgeschalteter neurochirurgischer Eingriff erforderlich werden.

10.2.4 Endovaskuläre Therapie bei spinovaskulären Erkrankungen

Zu den endovaskulär behandelbaren spinalen Erkrankungen gehören die AV-Malformationen (Durafisteln, Angiome) und gefäßreiche Tumoren.

Bereits die diagnostische spinale Angiographie setzt Erfahrung mit der speziellen Untersuchungstechnik und fundierte Kenntnisse der spinalen Gefäßanatomie voraus und sollte daher ausgewiesenen Zentren vorbehalten bleiben [36]. Angiographisch darstellbar sind bei selektiver Technik Radikular- und Spinalarterien mit einem größeren Kaliber als 0,2–0,4 mm. Fast immer ist die A. radicularis magna Adamkiewic über eine throrakolumbale Segmentalarterie darstellbar, im mittleren und unteren Zervikalbereich ist die A. spinalis anterior in 80% der Fälle nachzuweisen.

Bei den endovaskulären Eingriffen am Spinalkanal werden die gleichen Techniken wie bei der Behandlung zerebraler Angiodysplasien angewendet. Allerdings sind aufgrund der geringen anatomischen Abmessungen der überwiegenden Zahl der spinalen Arterien und der oft schwieriger zu definierenden genauen Embolisationspunkte eher umfangreichere Diskussionen vor einer Neurointervention erforderlich, als dies bei intrazerebralen Gefäßen der Fall ist.

In dem Rahmen dieses Kapitels sind lediglich die Behandlung *von duralen AV-Fisteln und von AV-Malformationen* von Bedeutung, obwohl diese noch seltener als intrakraniell gefunden werden. Das Ziel der Behandlung der duralen AV-Fistel ist der dauerhafte Verschluß der duralen Shuntzone samt Ursprung der drainierenden Vene, wobei dies sowohl chirurgisch als auch endovaskulär erfolgen kann. Jegliche endovaskuläre Behandlung dieser Fisteln ist allerdings kontraindiziert, wenn ein Zufluß in das Rückenmark nachgewiesen wird. Die Embolisation sollte mit Permanentkleber erfolgen, eine Embolisation mit Partikeln gilt wegen der hohen Rekanalisationsrate als unzureichend [34].

Sowohl die Operation als auch die endovaskuläre Therapie sind bei Beachtung der Vorsichtsmaßnahmen komplikationsarme Verfahren. Bei suffizienter neuroradiologischer Darstellung des Fistelpunkts gelingt die Behandlung der duralen AV-Fisteln operativ mit hoher Sicherheit. Da ein Vorteil der Operation in der höheren Zuverlässigkeit des Fistelverschlusses liegt, bevorzugen zahlreiche interdisziplinäre Zentren heute den neurochirurgische Eingriff.

AV-Malformationen am oder im Rückenmark sind insgesamt sehr selten und erfordern meist eine kombinierte endovaskulär-neurochirurgische Therapie. Ähnlich wie bei den zerebralen Angiomen werden auch spinal verschiedene Unterformen von AV-Malformationen unterschieden, deren Beschreibung den Rahmen dieses Kapitels sprengen würde. Ebenso wie bei den zerebralen Angiomen muß auch bei den spinalen Formen eine nidusnahe Applikation der Embolisationsmaterialien erreicht werden, wobei insbesondere auf die A. spinalis anterior zu achten ist. Aufgrund der häufig schwierigeren Gefäßsituation im Bereich des Rückenmarks wird hier im Gegensatz zur intrazerebralen Angiomtherapie gelegentlich auch eine Behandlung mit Partikeln vorgenommen [17].

Insgesamt sollte eine derartige komplexe interdisziplinäre Therapie nur in dafür ausgerichteten Zentren durchgeführt werden.

10.3 Gefäßeröffnende Verfahren

Zwei Gegebenheiten beeinflussen grundsätzlich die Möglichkeiten und Grenzen aller rekanalisierender Verfahren. Zum einen ist dies die *kollaterale Perfusion* als wichtigster Faktor für die Aufrechterhaltung einer grenzwertigen Vita minima auf struktureller Ebene. Zwar ist das Zeitfenster bis zum definitiven Zelltod nicht genau bekannt und für verschiedene Gewebe unterschiedlich, dennoch zeigten Ringelstein et al. im Falle ausreichender Kollateralgefäße eine symptomfreie Toleranz einer Hirnhemisphäre bei einem passageren Verschluß der A. cerebri media von etwa 4 h. Ein zweiter Faktor ist das *Blutungsrisiko,* weil die ebenfalls der Anoxie ausgesetzten verschlossenen Gefäße mit zunehmender Okklusionszeit vulnerabler werden und deshalb das Risiko einer Rupturblutung nach Beseitigung des Verschlusses steigt.

10.3.1 Lokale intraarterielle Fibrinolyse der hirnversorgenden Gefäße

Die lokale intraarterielle Fibrinolyse (LIF) stellt den Versuch einer kausalen Schlaganfallbehandlung dar [8]. Jede Schlaganfalltherapie gilt derzeit als prophylaktische Maßnahme mit dem

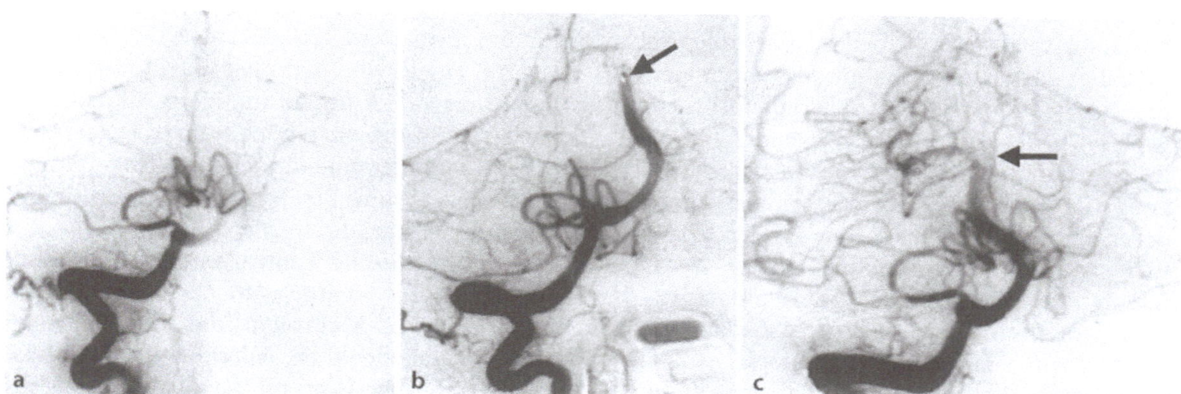

Abb. 10.4. Lokale intraarterielle Fibrinolyse bei einem Verschluß der A. basilaris. **a** Verschluß der A. basilaris. Abbruch der kräftigen A. vertebralis rechts in Höhe des PICA-Abganges. **b** Nachweis des Mikrokatheters (*Pfeil*) in der bereits partiell rekanalisierten A. basilaris. Nachweis von residualen Thromben im proximalen Abschnitt der A. basilaris. A. cerebri posterior und A. cerebelli superior beidseits noch nicht wieder eröffnet. **c** Orthograde Perfusion in der A. basilaris, der A. cerebelli superior beidseits sowie der A. cerebri posterior rechts. Fehlende Darstellung der A. cerebri posterior links und von Teilen der A. cerebri posterior rechts durch hier nicht abgebildete kräftige Kollateralen aus dem vorderen Kreislauf. Restthromben (*Pfeil*) im Bereich der Basilarisspitze, dennoch Abbruch wegen Erreichen des Zeitfensters

Ziel der Minimierung eines definitiven Untergangs von Hirngewebe im Gefolge einer Ischämie. Weil eine totale Ischämie innerhalb von wenigen Minuten zum Absterben der Nervenzellen führt, verbleibt in aller Regel eine zu kurze Zeitspanne für einen erfolgversprechenden Therapieansatz. Andererseits erhalten aber bereits etwa 20% des Gesamtstoffwechsels die Zellen bei gestörtem Funktionsstoffwechsel am Leben. Es fallen allerdings bei reduziertem Stoffwechsel in Abhängigkeit vom Ischämiegrad unterschiedlich rasch toxische Stoffwechselprodukte an, die dann endgültig den Reststoffwechsel zusammenbrechen lassen und damit letztendlich ebenfalls zum Gewebsuntergang führen [24].

Im *vertebrobasilären Territorium* werden Gefäßverschlüsse besonders häufig durch Thrombembolien verursacht. Dabei zeigen *akute Verschlüsse* beider Vertebralarterien oder der A. basilaris eine Mortalitätsrate von mehr als 90%, wohingegen chronisch progrediente Stenosierungen und letztendlich Verschlüsse aufgrund der dann möglichen Kollateralisierung oft überraschend lange Zeit symptomlos toleriert werden. Während etwa 30% aller vertebrobasilären Verschlüsse unmittelbar zu tiefem Koma und Tetraplegie mit dementsprechend fehlendem Zeitfenster für eine sinnvolle Therapie führen, verlaufen die verbleibenden 70% als klinisch mehr oder weniger langsam progrediente Schlaganfälle und weisen damit ein ausreichendes Zeitfenster auf [49].

Die rechtzeitige Diagnose der Basilaristhrombose und die Bestimmung der Ausdehnung eines vorliegenden Hirnstamminsults stellen neurologisch oftmals ein Problem dar, weshalb die häufig schwer zu deutende Symptomatik und die extrem schlechte Spontanprognose die Entscheidung zur frühzeitigen diagnostischen Angiographie fällen sollten. Die Indikation zur lokalen Lyse ist aufgrund des häufig schleichenden Symptombeginns bei jedem progredienten Schlaganfall mit noch inkomplettem Defizit großzügig zu stellen, wenn Verschlüsse beider Aa. vertebrales oder der A. basilaris vorliegen.

Trotz der gebotenen Eile bei Verdacht auf einen Gefäßverschluß im hinteren Kreislauf sollte zunächst der vordere Kreislauf zur Beurteilung der Kollateralisierung über die Aa. communicantes posteriores dargestellt werden. Bei einem vertebrobasilären Verschluß zeigt bereits die Probeinjektion in die A. vertebralis meist einen erheblich verzögerten Kontrastmittelabstrom. Nach selektiver angiographischer Darstellung des Verschlusses aus der A. vertebralis wird über den weiterhin in der Vertebralarterie liegenden Katheter der Mikrokatheter für die Fibrinolyse koaxial eingeführt und superselektiv möglichst im Bereich der Thromben plaziert. Abbildung 10.4 gibt den Verlauf einer lokalen intraarteriellen Fibrinolyse im hinteren Kreislauf wieder.

Die durch Verschlüsse im *Carotisterritorium* bedingten Infarkte besitzen demgegenüber eine weniger desolate Spontanprognose. Die große Variabilität der verbleibenden neurologischen Ausfälle nach Rehabilitation erschwert jedoch die Beurteilung jeglicher Therapieform erheblich [46]. Die derzeit vorliegenden Resultate weisen darauf hin, daß die Gesamtmortalität zwar nur schwer zu beeinflussen ist, die Zahl der nach Lysetherapie symptomfreien oder -armen Patienten aber deutlich höher als beim Spontanverlauf eingeschätzt werden darf.

Im vorderen Kreislauf stellt die *akute Hemisymptomatik* nach bildmorphologischem Ausschluß einer Blutung die entscheidende Indikation für eine rasche Angiographie dar, allerdings nur bei therapeutischen Konsequenzen. Da hier ein enges Zeitfenster besteht, ist dies nur bei genau bekanntem Erkrankungszeitpunkt mit entsprechendem Beginn der *Therapie innerhalb von 4 h* gerechtfertigt. Mit den derzeit zur Verfügung stehenden Medikamenten scheint nur eine Behandlungsdauer von etwa 2 h sinnvoll. Da selbst unter optimalen logistischen Voraussetzungen die diagnostischen Maßnahmen etwa 1 h in Anspruch nehmen und das Blutungsrisiko 6 h nach Infarkteintritt offenkundig signifikant steigt, muß der *Patient maximal 3 h nach Eintritt des Schlaganfalls in der Klinik* eintreffen.

Bei Verdacht auf einen Gefäßverschluß im vorderen Kreislauf wird zunächst das klinisch unbeteiligte Carotisterritorium im p.a. Strahlengang dargestellt, um insbesondere im Falle eines Carotisverschlusses über den Cross-flow via A. communicans anterior eine Aussage über die Versorgungssituation der nachgeschalteten kontralateralen A. cerebri media zu treffen. Die Untersuchung der A. vertebralis ist nur zur Klärung von Kollateralen erforderlich. Danach wird die symptomatische ACI selektiv katheterisiert und bei einem Mediaverschluß die A. cerebri media mit einem Mikrokatheter superselektiv sondiert.

Unmittelbar nach Blutungsausschluß werden 5000 I.E. Heparin als Bolus appliziert und dann zur Katheterspülung 1000 I.E. Heparin/h infundiert. Da derzeit kaum gesichtete Daten vorliegen, gibt es in der Literatur keine einheitlichen Therapieschemata. Einige Autoren verabreichen jeweils 500 000 I.E. Urokinase in der 1. und 2. h. als Perfusorinfusion in je 50 ml Kochsalzlösung. Andere Autoren verabreichen bis zu 25 000 I.E. Urokinase als superselektiven Bolus in den Thrombus mit nachfolgender Infusion, wieder andere halten Gesamtdosen von 1,2–1,5 Mio. Einheiten Urokinase für möglich. Gleiches gilt für die intraarterielle Lyse mit r-TPA. Eher vorsichtig eingestellte Gruppen beschränken sich auf 10 mg r-TPA in 2 h, mutigere Anwender akzeptieren 30 mg oder noch höhere Dosierungen [29]. Übereinstimmend sollte die Therapie aber unabhängig vom Ergebnis nach zweistündiger Behandlung beendet werden.

Angiographische Kontrollen des Lyseverlaufes sind in 20- bis 30minütigen Abständen sinnvoll, wobei koaxiale Kontrollen über den Führungskatheter unbedenklich, allerdings insbesondere zu Beginn der Lyse oft wenig aussagekräftig sind. Die demgegenüber sehr genauen superselektiven Kontrollen zeigen den Lyseverlauf am Thrombus deutlich und erleichtern evtl. erforderliche Korrekturen der Katheterlage, erfordern aber größte Vorsicht, da es bei zu hohem Druck zu Fragmentdislokationen kommen kann. Bei Verwendung von Urokinase und mehr als 10 mg r-TPA/h verbleibt das Einführungsbesteck nach Lyseende in der Femoralarterie und wird erst entfernt, wenn die PTT nicht mehr als das Zweifache der Norm beträgt.

Bereits im spontanen Verlauf von Schlaganfällen mit Mediaokklusion besteht eine 20–40%ige Wahrscheinlichkeit *sekundärer hämorrhagischer Transformationen* als Folge der körpereigenen Fibrinolyse. Dieses somit auch bei der therapeutischen Fibrinolyse gegebene Risiko steigt nach den bisherigen Erfahrungen bei Behandlungen jenseits der kritischen Grenze von 6 h nach Schlaganfallbeginn deutlich an, so daß auch ein inkomplettes Rekanalisationsergebnis zu keiner Weiterbehandlung über dieses Zeitfenster hinaus führen darf.

Die Fortsetzung der Heparinisierung oder eine Behandlung mit Antikoagulanzien vom Cumarintyp ist nach erfolgreicher Thrombolyse nur bei vorgeschalteten stenosierenden arteriosklerotischen Veränderungen oder einer kardiogenen Emboliequelle erforderlich.

Die bisherigen Erfahrungen zeigen *unterschiedliche Erfolgsaussichten* in Abhängigkeit von dem verschlossenen Gefäßsegment. So bestehen gute prognostische Aussichten bei einem auf das *M_1-Segment beschränkten embolischen Gefäßverschluß* ohne zusätzliche Astokklusionen. Allerdings verlegen derartige Verschlüsse nahezu regelhaft die Abgänge der Aa. lenticulostriatae, die über keinerlei Kollateralen verfügen und somit ebenfalls einer kompletten Anoxie ausgesetzt sind. Deshalb muß selbst in dem günstigsten Fall einer vollständigen Rekanalisation der A. cerebri media mit einem umschriebenen Linsenkerninfarkt gerechnet werden. Die Rekanalisationsrate für das M_1-Segment der A. cerebri media ist zwar hoch, dennoch sind verbleibende Thrombusreste in den nachgeschalteten Mediaästen oft für das klinische Resultat entscheidend. Deshalb sollten bei nicht ausgeschöpfter Therapiezeit diese meist proximal gelegenen Astverschlüsse ggf. nach Korrektur der Katheterlage ebenfalls lokal behandelt werden. Die *Okklusion des Carotissiphons* mit Verlegung der intrakraniellen Carotisteilung ist aufgrund der damit fehlenden Kollateralisierungsmöglichkeit über die A. cerebri anterior und media ein sehr ungünstiger und schwer behandelbarer Verschlußtyp [25]. Die größten Erfolgsaussichten weist die LIF bei *thrombembolisch bedingten Angiographiekomplikationen* während diagnostischer oder interventioneller Maßnahmen auf, weshalb in diesen Fällen die Therapie ohne Verzögerung nach Diagnosestellung einsetzen sollte.

Generelle *Kontraindikationen* für die Durchführung jeglicher LIF sind intrakranielle Blutungen, erhöhte Blutungsneigung, Schwangerschaft, kurze Zeit zurückliegende operative Eingriffe und bekannte Hirntumoren oder Gefäßmißbildungen. Bei Patienten über 70 Jahre bestehen erhöhte Komplikationsraten (z.B. Pneumonie, Beinvenenthrombose) in der Nachsorge, so daß die invasive lokale Fibrinolyse hier nur eine genau abzuwägende relative Indikation darstellt. Weitere Kontraindikationen für die Lyse im vertebrobasilären Territorium sind computertomographisch bereits erkennbare Infarkte im Hirnstamm, anhaltend tiefes Koma und Tetraplegie sowie das Fehlen der klinisch und elektrophysiologisch prüfbaren Hirnstammreflexe. Kontraindikationen im vorderen Kreislauf sind sich bereits demarkierende ausgedehnte frische ischämiebedingte Nekrosen (mehr als ein Drittel des Mediaterritoriums) und fehlende Angaben über den genauen Beginn des Schlaganfalls [28].

Bei Beachtung der Ausschlußkriterien und der Verwendung von Urokinase (oder r-TPA) in der angegebenen Kombination mit Heparin sind keine lokalen Blutungskomplikationen im Punktionsgebiet oder bedrohliche Reduktionen des Serumfibrinogenspiegels zu erwarten.

Der Therapieerfolg wird bei Verschlüssen der *vertebrobasilären Strombahn* entscheidend von den morphologischen Gegebenheiten beeinflußt, wobei die Langzeitprognose embolischer Verschlüsse günstiger ist als die atherothrombotischer Läsionen [22]. Die rechtzeitige Erkennung des progredienten Schlaganfalls mit entsprechend frühzeitigerer Therapie könnte die Erfolgsrate wesentlich verbessern. Allerdings sollte im hinteren Kreislauf die Indikationsstellung zur LIF ausschließlich vom klinischen Zustand des Patienten und nicht vom Zeitablauf seit Auftreten der ersten Symptome abhängig gemacht werden. Eine restriktive Begrenzung des Zeitfensters bei oft unscharfem Symptombeginn würde zahlreiche Patienten mit einem langsam progredienten Schlaganfallverlauf von einer erfolgversprechenden und in der Regel das Leben erhaltenden Therapiemöglichkeit ausschließen.

Die LIF im *Carotisterritorium* setzt sich demgegenüber nur sehr zögernd durch, weil r-TPA potentiell auch bei i.v. Gabe als wirksames Fibrinolytikum gilt [23]. Die ersten Ergebnisse einer ersten Vergleichsstudie weisen, bei allerdings kleiner Fallzahl, auf eine Überlegenheit der lokalen im Vergleich zur systemischen Lyse hin [12]. Dennoch handelt es sich bei der lokalen Medialyse noch um ein experimentelles Verfahren, so daß nur Patienten mit genau bekanntem Erkrankungsbeginn und nur nach entsprechend kritischer Aufklärung als Heilversuch behandelt werden sollten.

Die bisher vorliegenden Ergebnisse zeigen, daß eine Rekanalisation mit den erwähnten Maßnahmen technisch in den meisten Fällen möglich, zur Zeit aber oft noch inkomplett und damit gerade im Carotisterritorium von möglicherweise begrenztem Effekt ist. Zudem sind die klinischen Resultate bei schlechter Datenlage über die spontane Lyse und über den Vergleich mit der systemischen Lyse derzeit noch außerordentlich schwer zu bewerten, so daß weitere randomisierte klinische Studien erforderlich sind.

10.3.2 Angioplastie der supraaortalen Äste

Die *perkutane transluminale Angioplastie (PTA)* wurde als nichtchirurgische Technik der Gefäßerweiterung 1964 von Dotter und Judkins eingeführt [14]. Erst die Entwicklung entsprechender Materialien ermöglichte die heute angewandte Methode der Ballonangioplastie, wobei Grüntzig und Hopff erstmals 1976 Dilatationen von Gefäßstenosen mit einem von ihnen entwickelten Doppellumen-Ballonkatheter durchführten [18].

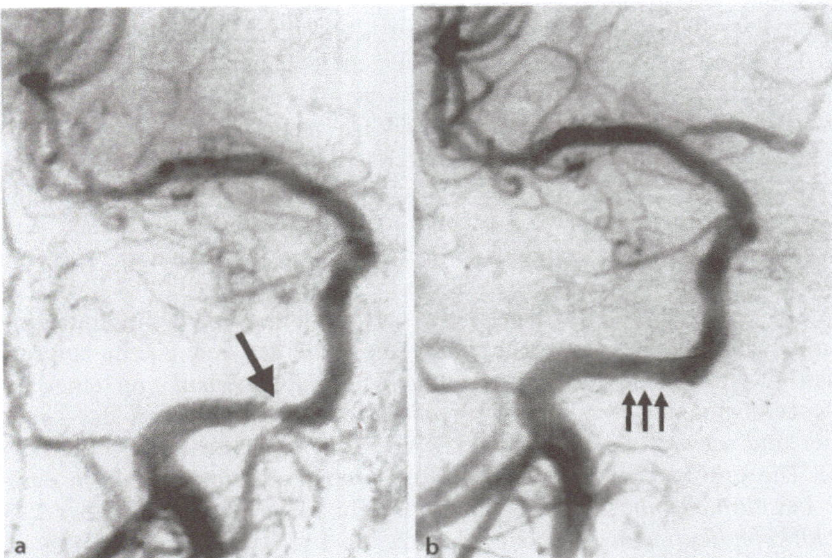

Abb. 10.5. Perkutane transluminale Angioplastie (PTA) der A. carotis interna (ACI). **a** Patient mit rezidivierender Symptomatik trotz optimaler konservativer Behandlung. Hochgradige Stenose der rechten ACI (*Pfeil*) im Bereich der Schädelbasis. Stenose aufgrund der Lokalisation chirurgisch nicht angehbar. Fehlende Kontrastierung der A. cerebri anterior. **b** Zustand nach PTA der ACI rechts. Noch leichte Konturunregelmäßigkeiten an der kaudalen Gefäßbegrenzung (*kleine Pfeile*), dennoch nahezu vollständige Wiederherstellung des Gefäßlumens. Als Ausdruck der hämodynamischen Wirksamkeit der Maßnahme deutlich kräftigere Perfusion im Bereich der A. cerebri media und ihrer nachgeschalteten Äste sowie jetzt erkennbare Kontrastierung der A. cerebri anterior

Während sich die Angioplastie im Bereich der peripheren Gefäße, der Koronar- und Nierenarterien bei geeigneter Indikationsstellung rasch als eine Alternative zur operativen Behandlung etablierte, entwickelte sich die PTA an der A. carotis nur zögerlich, weil man insbesondere das Risiko embolischer Komplikationen mit der Folge eines Schlaganfalls fürchtete. Zudem war das PTA-Ergebnis in vielen Fällen im mittel- und langfristigen Verlauf nicht vorhersehbar. Die Glättung der Dissektate durch neointimale Proliferation führt im Langzeitverlauf häufig zu einem Verlust des durch die Dilatation gewonnenen Lumens, so daß Restenoseraten von bis zu 25% beschrieben wurden.

Dennoch hat sich die PTA der supraaortalen Äste in den letzten Jahren allmählich zu einer Alternative zur Operation entwickelt, wobei aber die Diskussion über die Indikationen, den optimalen technischen Weg und die möglichen Gefahrenquellen der interventionellen Behandlung bislang keinesfalls abgeschlossen sind.

Es ist das *Ziel* jeder endoluminalen Carotis-Therapie durch Verbesserung der Transportkapazität des Gefäßes die Gefahr hämodynamisch bedingter Endstrom- oder Grenzzoneninfarkte zu reduzieren und durch die Beseitigung vaskulärer Emboliequellen das Risiko embolisch bedingter Territorialinfarkte zu vermindern. Abbildung 10.5 zeigt die endovaskuläre Behandlung einer distalen ACI-Stenose durch alleinige PTA.

Die genaue Angabe des Stenosegrades ist für die Indikationsstellung unabdingbar, weil derzeit nur die symptomatische, in der selektiven intraarteriellen Angiographie mehr als 70% betragende Carotisstenose als gesicherte Indikation akzeptiert wird. Es gibt durchaus Indikationen zur Behandlung von symptomatischen 30–70%igen oder asymptomatischen über 70%igen Stenosen, diese sind aber relativ und auf den Einzelfall abzustimmen.

Die *NASCET-Studie* (North American Symptomatic Carotid Endarterectomy Trial) definiert eine gut dokumentier- und reproduzierbare Meßmethode [35]. Zwar lassen sich individuelle Ungenauigkeiten (z.B. hinsichtlich des wieder normalen Lumens der ACI) auch mit dieser Meßmethode nicht vollständig vermeiden, sie ermöglicht aber dennoch eine zuverlässige angiographische Stenosegraduierung, insbesondere hinsichtlich der derzeit entscheidenden 70%-Grenze.

Die *korrekte technische Durchführung der PTA* ist Voraussetzung für die Minimierung möglicher Komplikationen. Die entscheidenden

Faktoren liegen in der adäquaten Wahl des Ballonkatheters und der Höhe und Dauer des Drucks, der vom aufgeblähten Ballon auf das Gefäß einwirkt. Dabei kann die Anpassung des Ballondurchmessers an das Gefäßlumen ein Problem darstellen, weil eine objektive Messung der Weite der ACI schwierig ist. Deshalb verwenden die meisten Autoren in Abhängigkeit von dem subjektiven angiographischen Eindruck primär Ballondurchmesser von 5 oder (meist) 6, maximal 7 mm bei einer Ballonlänge zwischen 2 und 4 cm.

Wegen der grundsätzlichen Unterschiede der Hämodynamik in den peripheren und hirnversorgenden Gefäßterritorien scheint an den supraaortalen Ästen die vollständige angiographische Wiederherstellung des Lumens nicht unabdingbare Voraussetzung für den klinischen Nutzen zu sein. Unterdilatationen bedingen in der überwiegenden Zahl der Fälle eine Glättung der Stenose mit entsprechender Verringerung des Embolierisikos und ebenfalls eine deutliche Verbesserung der hämodynamischen Effekte.

Der zweite wichtige technische Faktor liegt in der Höhe und Dauer des auf den Ballon einwirkenden Drucks. Bei korrekter Wahl des Ballondurchmessers besteht eine bemerkenswerte Korrelation zwischen Schmerzen im Bereich der Halsweichteile und Intimaeinrissen; deshalb sollte eine Drucksteigerung im Ballon spätestens mit dem Einsetzen von Schmerzen beendet werden. An der ACI werden derzeit geringere Ballondrücke als an den peripheren Gefäßen angewendet; ein Maximaldruck von 8 atm wird in der Regel als ausreichend erachtet [26].

Insbesondere bei höchstgradigen Stenosen und/oder bei einer Elongation vorgeschalteter Gefäße bzw. sehr steilen Gefäßabgängen gelingt in einigen Fällen mit den heute zur Verfügung stehenden Materialien die Passage nicht. Letztendlich verursacht dabei der Verlust der Schubkraft auf die Katheterachse durch die zu überwindenden Kurven den fehlenden axialen Druck an der Katheterspitze.

Der zunehmende *Einsatz von Gefäßstützen (Stents)* in den peripheren Gefäßterritorien ließ in den letzten Jahren auch das Interesse an der endovaskulären Behandlung von Carotisstenosen weiter ansteigen. Unter der Vorstellung der Fixation von Plaquematerial an der Gefäßwand durch derartige Gefäßendoprothesen mit entsprechend sicherer und maximaler Aufweitung des Gefäßlumens wurde die Carotis-Stentimplantation dann schnell als Alternative zur Operation propagiert. Die kontroverse Diskussion über die Methode setzte dann vehement nach der Publikation erster klinischer Ergebnisse mit größeren Fallzahlen ein. Viele Befürworter der interventionellen Behandlung halten diese im Vergleich zur etablierten Gefäßchirurgie bereits jetzt für ausreichend sicher und effektiv, so daß die Methode innerhalb und außerhalb klinischer Studien zunehmend Verbreitung findet [4, 27, 47].

Stents sind über einen Katheter endovaskulär implantierbare Gefäßendoprothesen und stellen eine wesentliche Weiterentwicklung und Ergänzung der traditionellen PTA-Technik dar. Sie bestehen in der heutigen Form aus einem biokompatiblen Metallgitter oder Maschenwerk aus Edelstahl, Tantal oder Nickel-Titan-Legierungen. Unterschieden werden auf einen Dilatationsballon montierte und durch Inflation des Ballons freigesetzte *ballonexpandierbare Stents* von *selbst expandierenden Stents*, die sich durch eigene federnde Aufstellkräfte nach Ziehen einer Schutzhülle entfalten. Stents verbessern die durch Dissektion oder elastische Rückstellkräfte bedingten unbefriedigenden PTA-Ergebnisse und erreichen durch ihre radialen Rückstellkräfte eine Wiederherstellung des Gefäßlumens. Wandunregelmäßigkeiten wie Intimaeinrisse werden durch die Prothese geglättet und anmodelliert. Heute bietet sich die primäre Stentimplantation als interventionelle Behandlungsoption bei solchen Stenosen an, die erfahrungsgemäß mit PTA alleine nicht befriedigend rekanalisiert werden können.

Nach der Implantation werden die Maschen metallischer Stents zunächst von einer dünnen Fibrinschicht überzogen, danach heilt die Prothese unter Ausbildung einer Neointimaschicht innerhalb von 6–18 Wochen in die Gefäßwand ein. Im Rahmen des Einheilungsvorgangs kommt es regelmäßig zu einer Proliferation der Neointima, die dem Behandlungsziel einer dauerhaften Aufweitung des Lumens entgegenwirkt und zur Ausbildung von Rezidivstenosen innerhalb des Stentlumens oder an den Stentenden führen kann. Stents wurden im Bereich der Carotisbifurkation zunächst zur Behandlung von PTA-Komplikationen wie Dissektionen benutzt [44]. Mathias et al. propagierten 1989 als erste eine primäre Stentimplantation zur Behandlung von Carotisstenosen mit exzentrischen Plaques und irregulärer Oberfläche unter Verwendung selbst expandierender Wall-Stents, um das Plaquematerial vor der Dilatation an der Wand zu fixieren und so embolische Komplikationen zu verhindern [31].

Zahlreiche Arbeiten in der Zeit zwischen 1996 und 1999 publizierten erste Bewertungen der Ergebnisse primärer Stentimplantationen und belegten die auch mit der Stentimplantation gegebenen Komplikationsmöglichkeiten. Demnach schwankten die neurologischen Komplikationsraten zwischen 2,7 und 15%. Bezüglich der Langzeiteffektivität der Carotis-Stentimplantation in der Prävention von Schlaganfällen fehlen aufgrund der kurzen Nachbeobachtungszeiten derzeit noch verläßliche Daten.

Allerdings weist die endovaskuläre Therapie der ACI im Vergleich mit der Operation *zahlreiche Vorteile* auf. Sie wird in *Lokalanästhesie* vorgenommen und eröffnet daher die Möglichkeit permanenter neurologischer Kontrollen, wobei diese wichtige Option aber gleichzeitig als Verpflichtung zu sehen ist. Die primär klinische neurologische Untersuchung kann durch ein Monitoring mit dem *transkraniellen Doppler (TCD)* erleichtert werden, der eine permanente Überprüfung der mittleren Flußgeschwindigkeit innerhalb der ipsilateralen A. cerebri media vor, während und nach dem Eingriff ermöglicht. Diese Methode erlaubt die Detektion abrupter Strömungsänderungen in der A. cerebri media beim Auftreten neurologischer Symptome und ggf. die rasche Zuordnung zu einer embolischen Genese, so daß die Intervention bei entsprechenden klinischen oder sonographischen Warnzeichen jederzeit unter- oder abgebrochen werden kann. Diese sensitiven Kontrollmöglichkeiten erklären auch die im Vergleich zur Desobliteration höhere Rate perioperativer neurologischer Auffälligkeiten, weil bei einer Operation die Narkose eine sichere neurologische Beurteilung erst Stunden später zuläßt. Allerdings gehen in jüngster Zeit auch einige Operateure dazu über, den chirurgischen Eingriff an der Carotis in Lokalanästhesie durchzuführen. Die Mehrzahl der Eingriffe findet aber weiterhin in Vollnarkose statt.

Die endovaskuläre Therapie führt zu *keiner Verletzung der Halsweichteile* mit dem nicht zu unterschätzenden lokalen Komplikationsrisiko, das insbesondere in der Verletzung von Hirnnerven (N. vagus, N. hypoglossus, N. glossopharyngeus) und Hautnerven, Hämatomen und lokalen Wundheilungsstörungen besteht. Die interventionelle Maßnahme kann bei *Patienten mit erhöhtem Narkoserisiko* oder mit *Kontraindikationen für eine Carotischirurgie* durchgeführt werden, wie z.B. bei ischämischen Herzerkrankungen oder bei Patienten mit operativ schlecht erreichbaren hochsitzenden Stenosen. Insgesamt scheint sich bei den oft multimorbiden Patienten der stationäre Aufenthalt mit entsprechenden finanziellen und sozialen Vorteilen zu verkürzen.

Zahlreiche Arbeitsgruppen beschreiben nicht atheromatös bedingte Lumeneinengungen der ACI als für die alleinige PTA geeignet. Bei der fibromuskulären Dysplasie, die eine der Hauptursachen solcher Stenosen darstellt, sollte aber der gestörte Wandaufbau des Gefäßes mit entsprechend hohem Dissektionsrisiko bedacht werden, was äußerste Sorgfalt bei der Sondierung erfordert. Weitere Ursachen fibrotischer Lumeneinengungen sind Narben nach Carotischirurgie oder Strikturen nach Radiotherapie.

Im Gegensatz zu früheren Publikationen ist heute ein Schwerpunkt der endovaskulären Behandlung die Therapie *atheromatös bedingter, hochgradiger Carotisstenosen*, bei denen selbst Ulzerationen innerhalb eines atheromatösen Plaques nicht mehr als risikoträchtiger gesehen werden. Dies ist auf die primäre Stentapplikation zurückzuführen, die gerade bei derartigen Stenosen die alleinige PTA völlig verdrängt hat und heute als interventionelles Verfahren der Wahl anzusehen ist. Abbildung 10.6 zeigt die primäre Stentapplikation bei einer höchstgradigen und ulzerösen Stenose an der Carotisgabel. Unbefriedigende Ergebnisse liefert die endovaskuläre Therapie weiterhin noch bei stark verkalkten Plaques, insbesondere wenn sie sich exzentrisch bis in die A. carotis communis ausdehnen. Eine präoperative Darstellung der Menge und der Lage des Kalks mit einer hochauflösenden Dünnschnitt-CT des Halses liefert wichtige Zusatzinformationen. Angiographisch nachgewiesene Thromben stellen eine absolute Kontraindikation für jegliche Manipulation an der Stenose dar.

Ein weiterer Vorteil der primären Stentapplikation liegt in der offensichtlich *geringen Restenoserate*, wobei als Restenose eine Lumenverringerung um mindestens 30% nach erfolgreicher Gefäßaufweitung definiert wird. Während nach alleiniger PTA in der Literatur noch Restenosen in einer Häufigkeit zwischen 3 und 15% beschrieben wurden, verringerten sich diese bei primärer Stentapplikation auf unter 5%, eine deutlich niedrigere Rate als bei der Dilatation und/oder Stentapplikation an den Koronararterien.

Hinsichtlich einer Aussage über die *Risiken und Komplikationen* der alleinigen PTA oder der primären und sekundären Stentapplikation sollte derzeit noch Zurückhaltung geübt werden, da große Zahlen mit verläßlichen Angaben fehlen. Die häufigsten Komplikationen betreffen transiente neurologische Symptome, asymptomatische Carotisdissektionen und Gefäßspasmen, wobei die Dissektionen ein primäres Problem der alleinigen PTA sind und durch die primäre oder sekundäre Stentapplikation beherrscht werden.

Das offensichtlich höchste Risiko besteht in einem *embolisch bedingten Schlaganfall*, wobei die Emboliegefahr während der Intervention entweder von einem abgescherten vorbestehenden Thrombus, der Entwicklung eines frischen Thrombus distal des Ballonkatheters durch die veränderten Strömungsverhältnisse während der Okklusion oder durch die Scherkräfte des sich expandierenden Stents ausgeht. Da die interventionelle Maßnahme zwingend unter Heparinisierung durchgeführt wird, scheint nach jüngsten Beobachtungen das Hauptrisiko eine Abschilferung von Plaquematerial durch den Stent zu sein, was Ausgangspunkt für die Einführung der „Neuroprotektion" durch einige mit dem Stent befaßte Gruppen war. So beschrieb Bockenheimer bereits in den 80er Jahren einen Dilatationskatheter, der neben dem PTA-Ballon einen weiteren Ballon zur temporären Okklusion der ACI oberhalb der Stenose und einen Kanal zur Aspiration und Spülung besaß [7]. Theron entwickelte dann aus seinen unbefriedigenden Erfahrungen mit embolischen Komplikationen bei der Carotis-PTA ein Protektionssystem, das aus einem dreifach koaxialen Katheter besteht. Die Passage der Stenose erfolgt dann mit einem anstelle eines Führungsdrahts eingebrachten Mikroballonkatheter, dessen Ballon während aller Manipulationen im Bereich der atheromatösen Plaques distal der Stenose in der ACI inflatiert bleibt und so die Verschleppung embolischer Partikel in den zerebralen Kreislauf verhindern soll. Nach erfolgter Stentimplantation und Dilatation wird der Führungskatheter an den Ort der Angioplastie vorgeschoben und Blut zur Entfernung des embolischen Materials aspiriert, anschließend evtl. noch vorhandene Partikel durch Spülung in das Territorium der A. carotis externa transportiert und erst nach Aspiration und Spülung wird der Blutstrom wieder freigegeben. Die Ballonokklusion der ACI während aller Schritte der Intervention dauert zwischen 10 und 20 min, wobei eine Intoleranz nur bei einzelnen Patienten mit schlechter Kollateralversorgung auftritt [43].

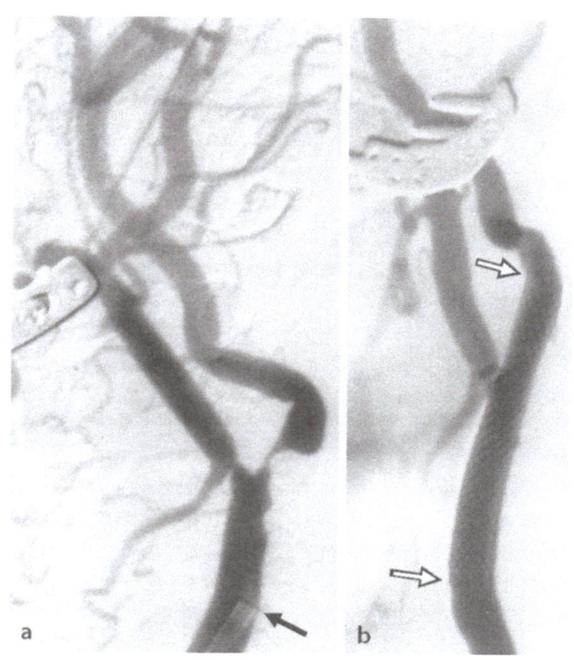

Abb. 10.6. Primäre Stent-Applikation bei atheromatöser Stenose der linken Carotisgabel. **a** Höchstgradige filiforme Stenose der proximalen A. carotis interna (nach NASCET-Kriterien 95%). Plaque reicht bis in die A. carotis communis. Abgangsstenose der A. carotis externa. Einführungskatheter mit seiner Spitze (*Pfeil*) in der distalen A. carotis communis erkennbar. **b** Beseitigung der höchstgradigen Stenose in der Carotisgabel durch Implantation eines Wall-Stents (*Pfeile*). Noch leichte Taillierung im Bereich der ehemaligen Stenose, insgesamt aber nahezu vollständige Wiederherstellung des Gefäßlumens. A. carotis externa trotz der Überbrückung durch den Stent weiterhin orthograd perfundiert

Die Gefahr derartiger *hämodynamisch bedingter Ischämien* ist bei regelrecht ausgeführter PTA und/oder Stentapplikation gering, kann aber bei zu langer Okklusion der ACI und verminderter Reservekapazität der Kollateralen auftreten. In extremen Fällen reicht hierzu die zur PTA unabdingbar notwendige Verschlußzeit oder die Okklusion der Carotis im Rahmen der „Neuroprotektion" bereits aus. Bei sorgfältiger Beobachtung und klinischer Untersuchung des wachen Patienten durch den anwesenden Neurologen wird diese Gefahr aber minimiert, weil beim Auftreten der ersten klinischen Symptome der PTA-Ballon oder Okklusionsballon sofort deflatiert werden kann.

Die Gefahr eines zeitlich verzögerten Territorialinfarkts durch die sowohl bei der Dilatation als auch bei der Operation auftretenden thrombogenen Intimawundflächen ist durch die Stentapplikation deutlich gesenkt worden.

Gefäßspasmen können distal des dilatierten Bereichs entstehen und beruhen auf einer Irritation der Gefäßmuskulatur durch die Katheterspitze, durch die Dilatation oder durch den Okklusionsballon. Derartige Spasmen bilden sich aber regelhaft nach Beseitigung des irritierenden Agens zurück und stellen keine ernsthafte Komplikation dar.

Eine *Stimulation des Sinus caroticus* mit Bradykardie bis hin zu einer transitorischen Asystolie tritt häufig auf. Die sichere Handhabung dieser Begleiterscheinung macht die Anwesenheit eines erfahrenen Anästhesisten erforderlich. Engmaschige Blutdruckkontrollen sind auch nach dem interventionellen Eingriff notwendig, weil eine länger anhaltende Hypotonie nicht ungewöhnlich ist und zu einer unerwünschten Verschlechterung der zerebralen Hämodynamik führen kann, falls gleichzeitig noch eine Beeinträchtigung der Autoregulationsmechanismen vorliegt. Aufgrund der erwähnten Risiken wird derzeit eine 24stündige Überwachung auf einer Intensiv- oder Überwachungsstation bei Vollheparinisierung empfohlen.

Verglichen mit der bereits 1954 durch Eastcott et al. eingeführten und über lange Jahre etablierten Carotisendarterektomie besteht derzeit verständlicherweise noch eine erhebliche Unsicherheit hinsichtlich des Stellenwerts der interventionellen Therapie an der Carotis [15]. Nach den bisher vorgelegten Ergebnissen wird sich diese Therapieform in genau definierten Fällen als alternative Behandlungsmethode durchsetzen, ohne daß sie den chirurgischen Eingriff ersetzen kann.

Die *Indikation zur Carotis-Stent-Implantation* ist derzeit nicht gesichert, wobei aber prinzipiell die gleichen Kriterien wie für die Carotischirurgie gelten können. Solange nicht mehr Daten bezüglich der Komplikationsrate der interventionellen Behandlung vorliegen, sollten in erster Linie Patienten behandelt werden, die aufgrund eines hohen Schlaganfallrisikos am ehesten von einer präventiven Intervention profitieren. Dies gilt in besonderem Maße für die symptomatischen über 70%igen atheromatösen Stenosen und mit größerer Zurückhaltung für die asymptomatischen Patienten bei präokklusiven oder progredienten Stenosen über 80%. Eine *interdisziplinäre Konferenz* zwischen Neurologen, Gefäßchirurgen und interventionellen Neuroradiologen ist dringend zu empfehlen, um eine ausgewogene Indikationsstellung zu gewährleisten.

Die vorgelegten *Ergebnisse über die interventionellen Therapiemöglichkeiten* an der ACI widersprechen allen bisher geäußerten Befürchtungen über eine sehr gefährliche und hirninfarktträchtige Methode und sind insgesamt ermutigend. Dennoch müssen die veröffentlichten Resultate mit Vorsicht bewertet werden, weil sie von technisch erfahrenen Untersuchern vorgelegt wurden. Diese neuartige, teilweise noch als experimentell anzusehende interventionelle Behandlungsoption sollte deshalb unter den Bedingungen einer klinischen Studie mit einem streng definierten Protokoll erfolgen, das die Endpunkte sowie die Ein- und Ausschlußkriterien festlegt und ein prospektives Follow-up der Patienten mit definierten Nachuntersuchungsintervallen gewährleistet. In diesem Protokoll muß festgelegt sein, daß die Indikationsstellung eine kooperative Aufgabe von Neurologen, mit der Carotischirurgie erfahrenen Chirurgen und interventionell tätigen Neuroradiologen ist. Die klinische Betreuung sollte aber verpflichtend durch die neurologischen Fachärzte dieses Teams wahrgenommen werden, weil eine eindeutige Trennung von technischer Durchführung und klinischer Beobachtung die Voraussetzung für eine sorgfältige klinische Studie ist.

Die Patienten sind über den neuartigen Charakter der Stentimplantation und die Verfügbarkeit der wissenschaftlich gesicherten Standardbehandlung der Operation aufzuklären und müssen schriftlich ihr Einverständnis erklären.

10.3.3 Endovaskuläre Behandlung von zerebralen Spasmen

Eine spezielle Form der gefäßeröffnenden Verfahren ist die Behandlung intrakranieller Vasospasmen, die ebenfalls kontrovers diskutiert wird. Während einige Gruppen diese Therapie für effektiv und sinnvoll halten, lehnen andere sie als überflüssig und zu aufwendig ab. Behandelbare intrakranielle Vasospasmen betreffen die ACI, die A. cerebri media und die A. cerebri anterior. Hauptindikationen sind Gefäßspasmen nach Subarachnoidalblutung und operativen oder interventionellen Eingriffen an diesen Gefäßen. Die Behandlung erfolgt entweder durch superselektive intraarterielle Gabe von Papaverin oder der PTA mit einem Mikroballonkatheter. Dabei stellt die medikamentöse Therapie mit Papaverin sicher das schonendere Verfahren dar und wird daher meist primär angewendet, zeigt aber in der Regel eine nur kurzfristige Wirkung. Die Ballonangioplastie traumatisiert die Gefäßwand deutlich stärker und läßt sich mit vertretbarem Risiko nur an der distalen ACI, dem M_1-Segment der A. cerebri media und der A. basilaris anwenden. Jüngste Arbeiten mit Anwendung beider Verfahren berichten über angiographisch und Doppler-sonographisch belegte sigifikante Flußverbesserungen nach entsprechender endovaskulärer Therapie [40]. Ein Behandlungserfolg wurde danach bei 73,3% der Patienten gesehen, wobei die A. cerebri anterior (A_1-Segment 82%) und media (81%) bessere Ergebnisse als die ACI zeigten (71%).

Literatur

1. Atkinson JLD, Sundt TM Jr, Houser OW et al. (1989) Angiographic frequency of anterior circulation intracranial aneurysms. J Neurosurg 70:551–555
2. Berenstein A, Lasjaunias P (1991) Surgical Neuroangiography, Vol. 4. Springer, Berlin Heidelberg New York
3. Berenstein A, Lasjaunias P, Choi IS (1993) Endovascular treatment of arteriovenous malformations of the brain. In: Valavanis A (ed): Interventional Neuroradiology, Springer, Berlin Heidelberg New York
4. Bettmann MA, Katzen BT, Whisnant J et al (1998) Carotid stenting and angioplasty: a statement for heathcare professionals from the councils on cardiovascular radiology, stroke, cardio-thoracic and vascular surgery, epidemiology and prevention, and clinical cardiology, American Heart Association. Stroke 29: 336–338
5. Bien S, Voigt K (1992) Interventionelle Neuroradiologie im Hals- und Kopfbereich. In: Dichgans J, Brandt TH, Diener HC (Hrsg) Therapie in der Neurologie. Kohlhammer, Stuttgart S 417–450
6. Bitzer M, Bien S (1993) Endovaskuläres Therapiekonzept bei traumatischen Arteria carotis-Sinus cavernosus Fisteln unter Berücksichtigung neuer Embolisationstechniken. Klin Neuroradiol 3:63–72
7. Bockenheimer SA, Mathias KA (1983) Percutaneous transluminal angioplasty in arteriosclerotic internal carotid artery stenosis. Am J Neurorad 4:791–792
8. Burnette WC, Nesbit GM, Barnwell SL (1999) Intraarterial thrombolysis for acute stroke. Neuroimag Clin North Am 9:491–508
9. CAVATAS (1996) Major ongoing stroke trials. Carotid and Vertebral Artery Transluminal Angioplasty Study (CAVATAS). Stroke 27:358
10. Debrun G, Lacour P, Caron JP et al (1975) Experimental approach of the treatment of carotid-cavernous fistulas with inflatable and isolated balloon. Neuroradiology 9:9–12
11. Debrun G, Fox A, Drake C et al (1981) Giant unclippable aneurysms: Treatment with detachable balloons. Am J Neuroradiol 2:167–173
12. Del Zoppo GJ, Higashida RT, Furlan AJ et al (1998) PROACT: A phase II randomized trial of recombinant pro-urokinase by direct arterial delivery in acute middle cerebral artery stroke. Stroke 29:4–11
13. Dion JE, Gates PC, Fox AJ et al (1987) Clinical events following neuroangiography: A prospective study. Stroke 26:997–1004
14. Dotter CT, Judkins MP (1964) Transluminal treatment of arteriosclerotic obstruction: description of a new technic and a preliminary report of its application. Circulation 30:654–670
15. Eastcott HHG, Pickering GW, Rob CG (1954) Reconstruction of internal carotid artery in a patient with intermittent attacks of hemiplegia. Lancet 2:994–996
16. Forsting M, Sahl H, Sartor K (1995) Selektive Darstellung der supraaortalen Arterien. In Kauffmann GW, Rau WS, Roeren T, Sartor K (Hrsg) Röntgenfibel. Springer, Heidelberg 1995
17. Geuguen B, Merland JJ, Riche MC et al (1987) Vascular malformations of the spinal cord: intrathecal perimedullary arteriovenous fistulas fed by medullary arteries. Neurology 37:969–974
18. Grüntzig A, Hopff H (1974) Perkutane Rekanalisation chronischer arterieller Verschlüsse mit einem neuen Dilatationskatheter. Dtsch Med Wochenschr 99:2502
19. Grzyska U, Freitag J, Zeumer H (1990) Selective cerebral intraarterial DSA. Complication rate and control of risk factors. Neuroradiology 32:296–299
20. Guglielmi G, Vinuela F, Sepetka I et al (1991) Electrothrombosis of saccular aneurysms via endovascular approach: part I. Electrochemical basis, technique, and experimental results. J Neurosurg 75:1–7
21. Guglielmi G, Vinuela F (1994) Intracranial aneurysms: Guglielmi electrothrombotic coils. Neurosurg Clin North Am 5:427–435
22. Hacke W, Zeumer H, Ferbert A et al (1988) Intraarterial thrombolytic therapy improves outcome in patients with acute vertebrobasilar occlusive disease. Stroke 19:1216–1222
23. Hacke W, Kaste M, Fieschi C et al (1995) Intravenous thrombolysis with recombinant tissue plasminogen activator for acute hemispheric stroke. The European Cooperative Acute Stroke Study (ECASS). JAMA 274:1017–1024
24. Heiss D (1992) Experimental evidence of ischemic tresholds and functional recovery. Stroke 12:1668–1672
25. Jansen O, von Kummer R, Forsting M et al (1995) Thrombolytic therapy in acute occlusion of the intracranial internal carotid artery bifurcation. Am J Neuroradiol 16:1977–1986
26. Kachel R (1998) Current status and future possibilities of balloon angioplasty in the carotid artery. In: Connors JJ, Wojak JC (Hrsg.) Interventional Neuroradiology. Saunders, Philadelphia S 473–483

27. Koch C, Eckert B, Grzyska U et al (1999) Die stentgeschützte perkutane Karotisangioplastie. Klin Neuroradiol 9:30–44
28. von Kummer R, Nolte PN, Schnittger H et al (1996) Detectability of cerebral hemisphere ischaemic infarcts by CT within 6 h of stroke. Neuroradiology 38:31–33
29. von Kummer R (1996) Thrombolyse. In: Sartor K (Hrsg) Neuroradiologie. Thieme, Stuttgart New York S 286–289
30. Lasjaunias P, Berenstein A (Hrsg) (1990) Surgical Neuroangiography. Springer, Berlin Heidelberg New York
31. Mathias K, Jäger H, Sahl H et al (1999) Interventionelle Behandlung der atherosklerotischen Carotisstenose. Radiologe 39:125–134
32. Mathur A, Roubin GS, Iyer SS et al (1998) Predictors of stroke complicating carotid artery stenting. Circulation 97:1293–1245
33. McCormick WF, Nofzinger JD (1965) Saccular intracranial aneurysms: An autopsy study. J Neurosurg 22:155–159
34. Merland JJ, Reizine D, Laurent A et al (1992) Embolisation of spinal cord vascular lesions. In: Vinuela F (ed) Interventional Neuroradiology: Endovascular Therapy of the Central Nervous System. Raven, New York, S 153–165
35. North American Symptomatic Carotid Trial Collaborators (1991) Beneficial effect of carotid endarterectomy in symptomatic patients with high grade stenosis. N Engl J Med 325: 445–453
36. Nelson PK, Setton A, Berenstein A (1996) Vertebrospinal angiography in the evaluation of vertebral and spinal cord disease. Neuroimag Clin North Am 6:589–605
37. Nishioka H (1966) Report on the Cooperative Study of Intracranial Aneurysms and Subarachnoid Hemorrhage: Section VIII, Part I. Results of the treatment of intracranial aneurysms by occlusion of the carotid artery in the neck. J Neurosurg 25:660–682
38. Ondra SL, Troupp H, George ED et al (1990) The natural history of symptomatic arteriovenous malformations of the brain: a 24 years follow up assessment. J Neurosurg 73:387–391
39. Romodanov AP, Shcheglov VI (1982) Intravascular occlusion of saccular aneurysms of the cerebral arteries by means of a detachable balloon catheter. In: Krayenbuhl H, Sweet WH (eds) Advances and technical Standards in Neurosurgery. Springer, New York, S 25–49
40. Schuknecht B, Fandino J, Yuksel C et al (1999) Endovascular treatment of cerebral vasospasm: assessment of treatment effect by cerebral angiography and transcranial Doppler sonography. Neuroradiology 41:453–462
41. Serbinenko FA (1974) Balloon catheterization and occlusion of major cerebral vessels. J Neurosurg 41:125–145
42. Strother CM, Eldevik P, Kikuchi Y et al (1989) Thrombus formation and structure and the evolution of mass effect in intracranial aneurysms treated by balloon embolisation: emphasis on MR findings. Am J Neuroradiol 10:787–796
43. Theron J, Courtheoux P, Alachkar F et al (1990) New triple coaxial catheter system for carotid angioplasty with cerebral protection. Am J Neuroradiol 11: 869–874
44. Theron J, Payelle GG, Coskun O et al (1996) Carotid artery stenosis: Treatment with protected balloon angioplasty and stent placement. Radiology 201:627 - 636
45. Valavanis A (1996) The role of angiography in the evaluation of cerebral vascular malformations. Neuroimag Clin North Am 6:679–704
46. Wardlaw JM, Warlow CP, Counsell C (1997) Systematic review of evidence on thrombolytic therapy for acute ischaemic stroke. Lancet 350:607–614
47. Wholey MH, Wholey M, Bergeron P et al (1998) Current global status of carotid artery stent placement. Cathet Cardiovasc Diagn 44:1–6
48. Yasargil MG (1987) Microneurosurgery IIIA. Thieme, Stuttgart
49. Zeumer H, Freitag HJ, Zanella F et al (1993) Local intraarterial fibrolytic therapy in patients with stroke: urokinase versus recombinant tissue plasminogen activator (r.TPA). Neuroradiology 35: 159–162

11 Klinik des akuten ischämischen Insults

A. Hartmann

11.1 Klassifikationen des akuten ischämischen Insults

Der „Schlaganfall“ ist eine akute Erkrankung auf dem Boden eines pathologischen Prozesses der Blutgefäße im Zentralnervensystem (Gefäßruptur oder -verschluss bzw. -einengung) oder durch Veränderung der Fließeigenschaften des Blutes mit einer Vielzahl klinischer Manifestationsformen und hieraus resultierenden differentialdiagnostischen und differentialtherapeutischen Anforderungen. Die Notwendigkeit einer möglichst frühen Differenzierung ergibt sich aus folgenden Gegebenheiten:

- spezifische Behandlungsmaßnahmen sind häufig nur innerhalb eines eng begrenzten „Behandlungsfensters“ sinnvoll.
- Maßnahmen zur Vermeidung oder Behandlung spezifischer Insultkomplikationen, wie z. B. Entwicklung eines Hirnödems oder einer sekundären Blutung, sind rechtzeitig zu ergreifen.
- Die Sekundärprophylaxe erfordert spezifische auf die Ursache des vorliegenden Insults ausgerichtete Präventionsmaßnahmen.

Voraussetzung einer auf den individuellen Patienten zugeschnittenen einheitlichen Strategie von Diagnose und Therapie ist somit eine verlässliche klinische, topische, ätiologische und prognostische Zuordnung der akuten zerebralen Ischämie. Unter pragmatischen Gesichtspunkten erfolgt diese zweckmäßigerweise in folgender Reihenfolge (Tabelle 11.1):

- Topographische Zuordnung (Lokalisation der Ischämie),
- Identifikation des Subtyps der Ischämie (Differenzierung zwischen Ischämie und intrazerebraler Blutung, TIA, Lakune, stummer Ischämie, Grenzzoneninfarkt),
- klinische Differentialdiagnostik,
- Zuordnung unter Verwendung diagnostischer Klassifikationen oder klinischer Skalen, meist im Rahmen klinischer Studien sowie auf Veranlassung der Kostenträger.

Aufgrund der Komplexität der klinischen Symptomatik der zerebralen Ischämie und der Interdependenz klinischer Symptome mit anatomischen und pathophysiologischen Grundlagen, epidemiologischen Daten und ätiologischen Faktoren ergeben sich für das folgende Kapitel naturgemäß Überschneidungen mit anderen Buchkapiteln, auf die jeweils gesondert hingewiesen wird.

11.1.1 Ätiologische Zuordnung

Sobald der klinische Verdacht auf eine akute Durchblutungsstörung des zentralen Nervensystems erhoben wird, muss die ätiologische und pathogenetische Klassifikation mit Hilfe adäquater Zusatzuntersuchungen vorgenommen werden.

Hinsichtlich der Ursache der Schlaganfälle sind atherothrombotische Schlaganfälle von embolischen Schlaganfällen auf dem Boden entweder einer arterioarteriellen, einer kardialen oder systemischen Embolie und beide wiederum von hämodynamischen Insulten mit Abfall des Perfusionsdrucks bei systemischer Blutdrucksenkung zu unterscheiden (Tabelle 11.2). Infarkte mit Thrombosen großer Arterien kommen heutzutage seltener vor als in früheren Jahren, da die präventive Frühdiagnostik mit Ultraschallverfahren frühzeitig Gefäßeinengungen aufdecken kann und die Patienten dann einer sinnvollen Prävention zugeführt werden können. Zirka 20% aller Insulte sind auf eine Atherosklerose der großen Gefäße mit unterschiedlichen Formen der Infarkte zurückzuführen, 20% auf Lakunen, 20% auf Herzerkrankungen mit territorialen und hämodynamischen Infarkten, 5% auf seltene Entitäten (z. B. Vaskulitiden, Kollagenosen u. a.).

Bei etwa 35% aller Hirninfarkte gelingt trotz ausführlicher Laboruntersuchungen und trotz früher Diagnostik, auch mit Wiederholung der

- **Nach Art des Gewebeschadens**
  - Ischämischer Insult: ohne und mit hämorrhagischer Komponente
  - Intrakranielle Blutung:
    - Intrazerebrale Massenblutung
    - Subarachnoidalblutung
- **Nach Symptomdauer**
  - Transitorisch ischämische Attacke
  - Prolongiertes ischämisches Defizit
  - Kompletter Infarkt
  - Progredienter Insult
- **Nach topographischer Verteilung**
  - Territorialinfarkt
  - Endstrominfarkt
  - Lakunärer Infarkt
  - Grenzzoneninfarkt
- **Nach Ursache** (s. Tabelle 11.2)
  - Arterioarterielle Thromboembolie
  - Kardiogene Embolie
  - Sytemisch bedingtes hämodynamisches Versagen
  - Gerinnungsstörung, hämatologische Erkrankungen
  - Gefäßwandschäden ohne Arteriosklerose
  - Venöse Durchblutungsstörungen mit Thrombose
  - Andere Ursachen
    - Wegner-Granulomatose
    - Panarteriitis nodosa
    - Takayashu-Erkrankung
    - Behçet-Syndrom
    - Churg-Strauss Syndrom
  - **Kollagen-Erkrankungen**
    - Lupus erythematodes
    - Sneddon-Syndrom
    - Winiwarter-Buerger-Erkrankung
    - Retinocochleozerebrale Vaskulopathie
    - Maligne Gefäßerkrankung
    - Lymphomatoide Granulomatose
    - Neoplastische Angioendotheliose
    - Degos-Erkrankung
  - **Exogene Schäden**
    - Trauma
    - Drogen
    - Strahlenvaskulopathie
  - **Hämatologische Erkrankungen**
    - Gerinnungserkrankungen
    - Blutbilderkrankungen
    - Anämie
    - Polyzythämie
    - Gemischte Kryoglobulinämie
    - Hyperviskositätssyndrom

Tabelle 11.1 (Fortsetzung)

- **Stoffwechselerkrankungen**
  - Mitochondropathien (MELAS)
  - Fabry-Krankheit
  - Pseudoxanthoma elasticum
  - Lipohyalinose
  - Glykogenose Typ I
- **Andere Ursachen**
  - Migräne
  - Gefäßspasmus
  - Hyperparathyreoidismus
  - Peripartale Toxämie

Tabelle 11.2. Klassifikation des ischämischen Insults anhand der Ursachen

- **Ortsständige Thrombose bei Arteriosklerose**
  - Makroangiopathie
  - Mikroangiopathie
- **Embolische Hirninfarkte**
  - Arterioarterielle Embolien aus vorgeschalteten Arterien (Aorta, A. carotis, A. vertebralis)
  - Embolien bei Herzerkrankungen:
    - Vorhofflimmern und andere Herzrhythmusstörungen
    - Herzklappenerkrankungen
    - Aneurysmen
    - Herzmuskelerkrankungen (Kardiomyopathie)
    - Entzündliche Herzerkrankungen (Endokarditis)
    - Thrombotische Embolie (paradoxe Embolie)
    - Vorhofmyxom
    - Rhabdomyom bei tuberöser Sklerose
    - Chagas-Krankheit
  - Embolien aus arteriovenösen Missbildungen
  - Ektasien
  - Embolien aus extra-/intrakraniellen Aneurysmen
  - Durafisteln
- **Gefäßerkrankungen**
  - *Degenerative Erkrankungen*
    - Amyloidangiopathie
    - Dolichoektasien
    - Dissektionen
    - Marfan-Syndrom
    - Fibromuskuläre Dysplasie
    - CADASIL
    - Moya-Moya-Erkrankung
    - Rendu-Osler-Weber-Syndrom
  - *Entzündliche Erkrankungen*
    - Vaskulitiden
    - Isolierte Angiitis des Zentralnervensystems

einzelnen Untersuchungen, keine ätiologische Zuordnung. Dies hängt sicherlich auch damit zusammen, dass nicht alle Patienten einer frühzeitigen angiographischen, kardiologischen und gerinnungsphysiologischen Abklärung unterzogen werden. Spontane Rekanalisationen des verschlossenen Gefäßes mit Wiederaufnahme einzelner Zellfunktionen modifizieren weiterhin das klinische Bild.

11.1.2 Differenzierung zwischen zerebraler Ischämie und intrazerebraler Blutung

Die Differentialdiagnose zwischen einer intrazerebralen Massenblutung und einem Infarkt ist auf dem Boden klinischer Symptome nicht zweifelsfrei möglich. Weitere differentialdiagnostische Abgrenzungen des ischämischen Insults müssen gegenüber Hirntumoren erfolgen. Gerade bei intrazerebralen Tumoren finden sich häufig Prodromalzeichen mit länger bestehenden Kopfschmerzen und weiteren Anzeichen, z.B. einer durch den Patienten subjektiv empfundenen Wesensänderung. Blutungen in den Hirntumor können aber auch zu einem apoplektiform einsetzenden Krankheitsbild führen, das dann, wenn die Prodromalsymptome des Hirntumors nicht berücksichtigt werden, leicht fehlerhaft als Schlaganfall interpretiert wird.

In die differentialdiagnostischen Überlegungen bei Patienten mit plötzlich auftretenden neurologischen Ausfällen müssen auch das chronische subdurale Hämatom und das epidurale Hämatom einbezogen werden. Beim subduralen Hämatom findet man in der Anamnese bei genauer Befragung neben dem Trauma häufig Hinweise auf Prodromalsymptome wie länger bestehende Kopfschmerzen und Störungen von Intellekt und Affekt. Auch das epidurale Hämatom, das ein sehr schnelles therapeutisches Eingreifen erfordert, muss berücksichtigt werden. Ein ätiologisch nicht immer einwandfrei zu klärender Sturz, gefolgt von Kopfschmerzen, Übelkeit und Erbrechen, kann durch mehrere Ursachen wie eine akute Ischämie, spontane Blutungen in den intrakraniellen Raum, aber auch durch ein Schädelhirntrauma mit epiduralem Hämatom verursacht werden.

Die differentialdiagnostischen Überlegungen müssen auch einen meist passageren neurologischen Ausfall nach einem meist fokal beginnenden epileptischen Anfall im Sinne einer sog. postiktualen Parese (Todd-Parese) berücksichtigen. Die differentialdiagnostische Abgrenzung ist v.a. dann schwierig, wenn zum ersten Mal im Leben ein epileptischer Anfall auftritt. Der Betroffene kann sich an den Anfall aufgrund des Grand-mal-Charakters bzw. der bei sekundärer Generalisierung auftretenden Bewusstlosigkeit und auch wegen der damit einhergehenden retrograden und anterograden Amnesie nicht erinnern. Die Todd-Parese dauert jedoch nur selten länger als 24 h, so dass die Beobachtung des klinischen Verlaufs zumindestens die Abgrenzung gegen den kompletten Infarkt oder den RIND erleichtert.

Die klinische Symptomatik entwickelt sich bei einer Hirnarterienthrombose sehr unterschiedlich, weist im zeitlichen Verlauf und der Ausbreitung der Symptomatik eine größere Variation auf als Insulte nach Embolien oder auf dem Boden einer intrazerebralen Blutung. Bei nahezu drei Viertel der Patienten lassen sich vor Manifestation des endgültigen Bildes Warnzeichen im Sinne einer TIA nachweisen. Im vertebrobasilären System können sich derartige Warnzeichen eines drohenden Insults durch Episoden von Sehstörungen, Sprechstörungen, Schwindel und ähnlichen Phänomenen äußern, auch durch Sturzattacken. Im vertebrobasilären Gebiet können diese Warnzeichen beide Körperseiten betreffen, während sie bei Insulten des vorderen Stromgebiets in den meisten Fällen das dann auch endgültig in die Ischämie einbezogene Gebiet betreffen. Ein typisches Charakteristikum des thrombotischen Gefäßverschlusses ist auch das Auftauchen der Symptomatik während der Nacht. Die Ursache dieses Phänomens besteht darin, dass bei hochgradiger Stenose während des Schlafs der abfallende Blutdruck die ausreichende Perfusion nicht mehr garantiert oder während des niedrigen Blutdrucks sogar die Thrombose das Gefäß komplett verschließt. Kopfschmerzen treten beim thrombotischen Verschluss der intrakraniellen Gefäße seltener auf als bei embolischem Verschluss; Ausnahmen sind lediglich die halbseitigen Schädelschmerzen bei A. carotis-interna-Dissektion oder A. carotis-interna-Verschluss (mit gleichzeitigem Auftreten eines Horner-Syndroms durch Mangelversorgung in den Vasa nervorum des N. sympathicus im Parallelverlauf zur Halsschlagader). Wenn bei intrakraniellem Gefäßverschluss Kopfschmerzen auftreten, finden sich diese meistens auf der betroffenen Seite und sind weniger stark ausgeprägt als bei einer intrakraniellen Blutung.

Arterielle Embolien, die zu einem Hirninsult führen, stammen oft aus dem Herzen, es sei denn, es handelt sich um arterioarterielle Embolien aus der Aorta oder ihrer großen Äste. Embolien aus einem thrombotischen Gefäßverschluss sind selten, ebenso Embolien aus Fettgewebe oder Tumorzellen. Embolische Infarkte neigen viel häufiger zur hämorrhagischen Entwicklung als Infarkte auf dem Boden einer kompletten Gefäßthrombose. Gerade der embolische Insult neigt zu der typischen Symptomatik des schlagartig auftretenden Anfalls neurologischer Symptomatik. Diese Symptomatik entsteht innerhalb weniger Sekunden, Warnsymptome sind selten. Nichtsdestotrotz wird bei erstmals aufgetretener neurologischer Symptomatik in vielen Fällen eine Progression des Krankheitsbildes registriert, zumal durch die Schnelligkeit des Prozesses Kollateralgefäße nicht genutzt werden können. Da die Embolien häufig nicht in den großen Gefäßen (A. carotis-Bifurkation) stecken bleiben, sondern kleinere Gefäße erreichen können, finden sich v.a. bei dieser Art von ischämischen Insulten umschriebene neurologische Bilder, wie z.B. isolierte Aphasien, Lähmungen nur eines Armes oder umschriebene Hirnstammsymptome. Auf der anderen Seite können plötzliche Gefäßverschlüsse im Hirnstammbereich zu einer akut einsetzenden Bewusstlosigkeit und Tetraplegie führen, ohne dass vorher irgendwelche Warnsymptome aufgetreten sind (vgl. auch Kap. 4 „Internistische Ursachen des zerebralen Insults").

Andere Erkrankungen, die zum zerebralen Insult führen, lassen sich gelegentlich an der Anamnese erkennen. Ein Patient, der nach einem Nackentrauma einen Insult im vertebrobasilären System bei gleichzeitigem Auftreten von Nackenschmerzen entwickelt, leidet möglicherweise an einer arteriellen Dissektion. Patienten mit einer langen Migräneanamnese und plötzlich auftretender Hemiparese, die von einer Kopfschmerzphase gefolgt ist, haben möglicherweise einen migräneassoziierten Insult erlitten. Ähnliche Charakteristika lassen sich für viele andere Erkrankungen, die zum zerebralen Insult führen, aufführen. Sie sind in den einzelnen Kapiteln dieses Buches beschrieben.

11.1.3 Einteilung nach klinischem Verlauf

Die Einteilung nach dem zeitlichen Verlauf der klinischen Symptomatik betrifft zum einen die transitorische ischämische Attacke, definitionsgemäß mit einer Dauer umschriebener neurologischer Störungen bis maximal 24 h, meistens deutlich weniger. Bei Persistenz der neurologischen Symptome für mehr als 24 h und weniger als 7 Tage mit kompletter Remission wird von einem reversiblen ischämischen neurologischen Defizit (RIND) gesprochen. Diese künstliche Abtrennung von TIAs und RINDs anhand der 24-hGrenze entspricht nicht den Bedeutungen von Ätiologie und Pathogenese, wird aber derzeit noch praktiziert. Angesichts der neuen Bildverfahren wird sich diese Abgrenzung nicht mehr lange Zeit halten können. Patienten mit passageren neurologischen Ausfällen im Rahmen einer TIA können durchaus topographisch entsprechende morphologische Veränderungen in der Kernspintomographie aufweisen [165]. Diese morphologischen Veränderungen entsprechen im neuropathologischen Verständnis einem Infarkt. Auch eine TIA erfordert ein hohes Ausmaß an differentialdiagnostischen Überlegungen und eine konsequente Kontrolle der Präventivmaßnahmen.

Der vollendete (komplette) Hirninfarkt führt zu einem klinischen Defizit (*major stroke*) mit sehr später, meist unvollständiger oder gar keiner Remission. Manchmal wird auch für komplette Hirninfarkte mit weitgehender klinischer Erholung der Begriff des *minor stroke* verwendet [22]. Diese Einteilung in minor stroke und major stroke entsprechend der klinischen Intensität der Restsymptomatik kann auch ebensogut auf das RIND angewandt werden.

Eine Sonderform stellt der progrediente Insult dar, bei dem innerhalb von 24 h nach Erstauftreten der Symptomatik die Einzelsymptome an Intensität zunehmen (von der Parese zur Plegie) oder neue Symptome hinzutreten (z.B. zuerst Halbseitenlähmung, dann zusätzlich eine Sprachstörung).

11.2 Zuordnung der Schlaganfälle

11.2.1 Topographie

Die Zuordnung einer Durchblutungsstörung zu einem bestimmten Territorium des Gehirns ist aufgrund der topographischen Verteilung neurologischer Funktionen häufig bereits mit klinischen Methoden möglich. Die topographische Zuordnung neurologischer Symptome auf dem Boden akuter Durchblutungsstörungen orientiert sich aber am ehesten an den Krankheitsbildern als Folge eines kompletten Gefäßverschlusses, da gerade bei diesen Fällen die charakteristischen Symptomkombinationen entstehen. Unsicherheiten entstehen dadurch, dass bei okkludierendem Gefäßprozess nicht immer das gesamte Versorgungsgebiet einer Arterie betroffen ist. Variationen bei diesen klassischen Symptomkombinationen entstehen aber auch durch Einflüsse anderer Faktoren auf den territorial umschriebenen Ischämiebezirk, wobei Kollateralversorgung, Sekundärparameter des Hirnstoffwechsels, Eigenschaften des Blutes und auch die Gefäßreaktivität ebenso eine Rolle spielen wie Blutdruck und Rekanalisation der verschlossenen Gefäße. Die Gefäßversorgung des Gehirns ist dem Anatomiekapitel und den Abb. 11.1 und 11.2 zu entnehmen.

Die sichere Einteilung der Insulte nach topographischen Gesichtspunkten unter klinischen Bedingungen erfordert in vielen Fällen neben der klinischen Beschreibung die Darstellung des Gewebeschadens mit neuroradiologischen Verfahren.

Es werden Territorialinfarkt, hämodynamisch hervorgerufener Endstrominfarkt, Grenzzoneninfarkt und als Mikrozirkulationsstörung Lakune und die subkortikale arteriosklerotische Enzephalopathie unterschieden (Abb. 11.3).

Territorialinfarkte werden embolisch und seltener durch ortsständige Thrombosen verursacht und betreffen das Territorium einzelner Äste der größeren intrazerebralen Gefäße (A. cerebri anterior, A. cerebri media, A. cerebri posterior) oder die Hauptstammgefäße selbst. Territorialinfarkte sind vorwiegend kortikal (z.B. A. cerebri-media-Totalinfarkt) oder subkortikal (z.B. Linsenkerninfarkt) angesiedelt.

Die Ursache distaler Insulte bei komplett okkludierenden Thrombosen proximaler Arterien sind entweder arterioarterielle Embolien, die aus dem Stumpfthrombus in distale Gefäße verschleppt werden und somit einen Territorialinfarkt verursachen, oder hämodynamisch provozierte Insulte bei Perfusionsdruckabfall [41]. V.a. bei diesen Patienten kommen dem Kollateralversorgungsnetz, dem Sauerstoffgehalt und der Blutviskosität für den Verlauf eine bestimmende Rolle zu.

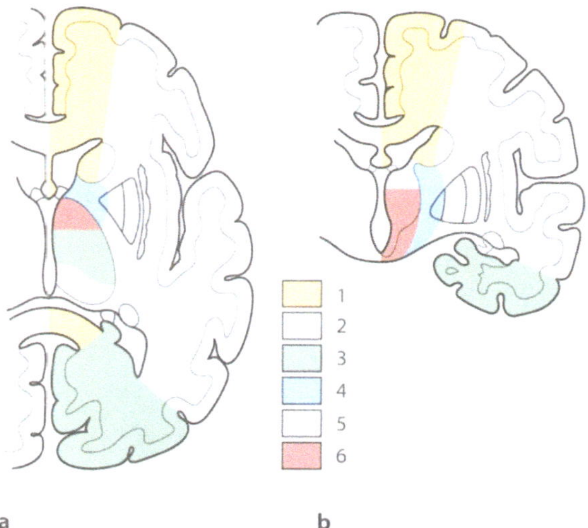

Abb. 11.1. Schematische Darstellung der Arterienversorgung des Gehirns im Transversal- (a) und im Koronarschnitt (b). Dargestellt sind die Perfusionsgebiete der A. cerebri anterior (1), A. cerebri media (2), A. cerebri posterior (3), A. chorioidea anterior (4), A. chorioidea posterior (5) und die Äste der A. communicans posterior (6). Modifiziert nach [58 a]

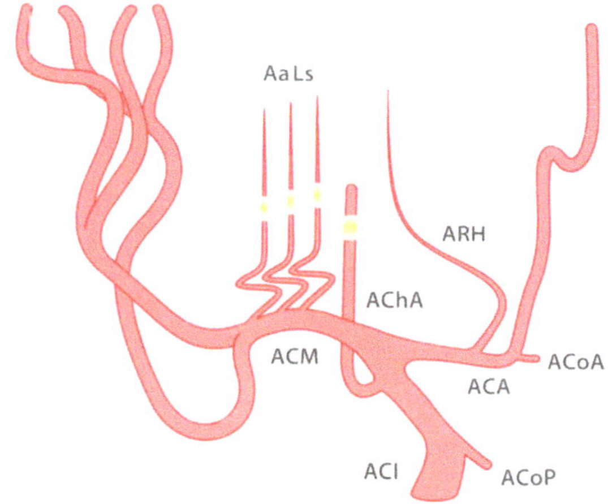

Abb. 11.2. Schematische Darstellung der arteriellen Aufteilung der A. cerebri interna im Bereich des „Carotis-T". *ACI* A. carotis interna; *ACoP* A. communicans posterior; *ACA* A. cerebri anterior; *ACoA* A. communicans anterior; *ACM* A. cerebri media; *AChA* A. chorioidea anterior; *ARH* A. recurrens Heubner; *AaLs* Letikulostriäre Arterien. In den AaLs und der AChA sind hyalinotische Gefäßveränderungen als Ursache kleiner Lakunen schematisch dargestellt. Nach [166]

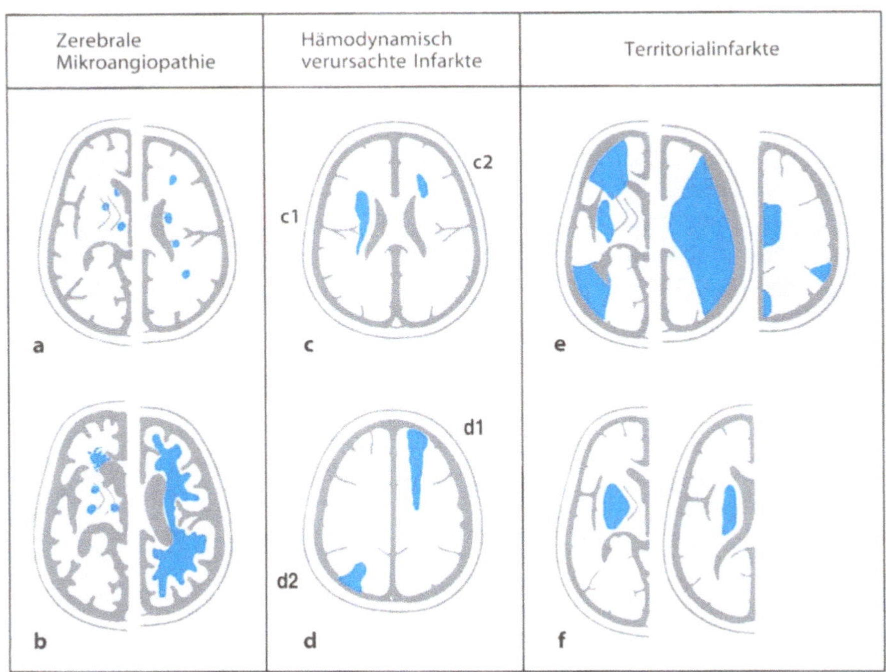

Abb. 11.3 a–f. Schematische Darstellung topographischer Infarkttypen. **a** und **b** zeigen mikroangiopathische Veränderungen im Bereich der weißen Substanz des Marklagers sowohl mit einer Distanz zur Ventrikelwand (**a**) wie auch unmittelbar periventrikular (**b**). **c** und **d** zeigen hämodynamisch verursachte Infarkte im Bereich des Marklagers als innere Grenzzoneninfarkte (c1) bzw. Infarkte in der subkortikalen „letzten Wiese" (c2). Weiterhin werden hämodynamisch verursachte Infarkte in der Grenzzone zwischen A. cerebri anterior und A. cerebri media (d1) und A. cerebri media und A. cerebri posterior (d2) dargestellt. Komplette oder inkomplette Territorialinfarkte sind in **e** und **f** dargestellt

Grenzzoneninfarkte, die als Folge eines proximalen Gefäßverschlusses auftreten können, sind meistens – aber nicht zwangsläufig – auf ein hämodynamisches Versagen zurückzuführen. Derartige hämodynamische Insulte (*low flow infarct*) entstehen durch eine kritische Perfusionsdruckminderung, meist hinter vorgeschalteten Gefäßstenosen im sog. Grenzzonengebiet (Abb. 11.3). Sie liegen also extraterritorial [96]. Eine hohe Vollblutviskosität, niedrige Sauerstoffspannung (z.B. bei Lungenerkrankungen) und ein niedriger Blutdruck tragen v.a. bei diesen Patienten zur Mangeldurchblutung bei. Diese äußeren (kortikalen) Grenzzonengebiete findet man zwischen den großen Gefäßterritorien von A. cerebri media und A. cerebri anterior, weiterhin zwischen A. cerebri media und A. cerebri posterior und dann noch zwischen A. cerebri anterior und A. cerebri posterior. In den Fällen, bei denen das Grenzzonengebiet der A. cerebri media beteiligt ist, liegen die Grenzzoneninfarkte mit ihrer Längsachse senkrecht zur Hirnoberfläche und reichen vom Kortex bis in das Marklager. Ihre Hauptachse strebt auf die Spitze des Vorderhorns bzw. des Hinterhorns zu. Das Grenzzonengebiet zwischen A. cerebri anterior und A. cerebri posterior hat einen Längsverlauf auf der kortikalen Oberfläche.

Andere sog. innere Grenzzoneninfarkte der A. cerebri media treten im Gebiet der pialen Äste auf, da in ihrer Endstrecke zwischen den pialen vom Kortex kommenden Gefäßen und den lentikulostriären Endstromgefäßen der A. cerebri media bzw. der A. chorioidea anterior eine Wasserscheide besteht (Abb. 11.4).

Hämodynamisch verursachte Territorialinfarkte sind zum einen die subkortikal lokalisierten Endstrominfarkte im Stromgebiet der langen penetrierenden Markarterien, der lentikulostriären Gefäße oder der nicht anastomosierten Hirnstammgefäße. Der Kortex ist nicht beteiligt. Sie entstehen durch eine hämodynamisch wirksame arteriosklerotische oder vaskulitische Einengung bzw. einen Verschluss der Gefäße, der bei Senkung des Perfusionsdrucks nicht durch Kollateralen oder autoregulative Mechanismen kompensiert werden kann. Diese Endstrominfarkte sind prinzipiell in der peripheren Endstrecke lokalisiert, auch wenn der einengende hämodynamisch relevante Gefäßprozess proximal, sogar extrakraniell sitzt.

Multiple konfluierende oder isolierte kleinere Infarkte, meistens im subkortikalen Bereich, auch mit periventrikulären Marklagerveränderungen, werden der Mikroangiopathie zugeordnet und stellen Lakunen dar. Ihr Durchmesser beträgt weniger als 1,5 cm; sie haben eine runde oder ovoide Form. Sie entstehen durch Infarkte im Versorgungsgebiet einzelner Radiärarterien, auch in Corona radiata, Hirnstamm und den Stammganglien und kommen meistens gruppiert vor. Derartige Infarkte mit einem Durchmesser von mehr als 2 cm werden kleinen Territorialinfarkten des Kortex oder striatokapsulären Infarkten zugerechnet.

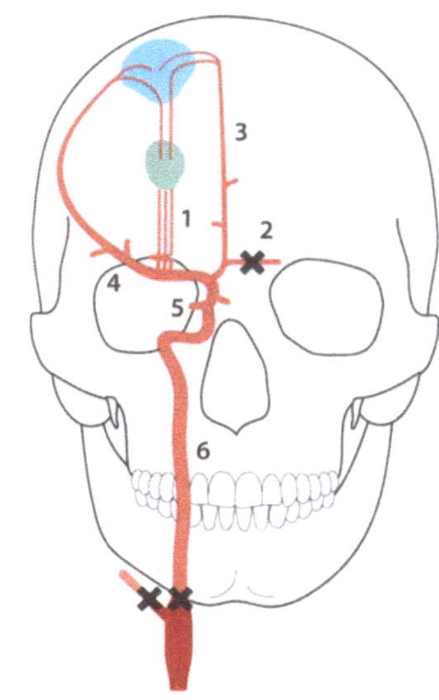

Abb. 11.4. Schematische Darstellung hämodynamisch verursachter Insulte. *1* A. lenticulo-striatae; *2* A. communicans anterior; *3* A. cerebri anterior; *4* A. cerebri media; *5* A. ophthalmica; *6* A. carotis interna. × zeigt einen lokalen Verschluss bzw. eine hochgradige Stenose oder Aplasie im Bereich der A. communicans anterior, so dass zwischen den Hemisphären eine Kollateraldurchblutung nicht stattfindet. ×× zeigt eine hochgradige Einengung der A. carotis interna, so dass es im anschließenden Gebiet bei Perfusionsdruckminderung sowohl zu hämodynamisch hervorgerufenen Grenzzoneninfarkten kommt bzw. zu einer Mangeldurchblutung im Bereich der subkortikalen „letzten Wiese". Nach [166]

11.2.2 Extrakranielle Gefäßsyndrome

11.2.2.1 A. carotis communis

Eine isolierte Obstruktion der A. carotis communis ist selten. Sie wird in 1% aller Insulte der vorderen Hirnzirkulation beobachtet. Der Verschluss kann symptomlos auftreten, da die A. carotis communis über die retrograd durchströmte A. carotis externa aus dem Gebiet der A. vertebralis (Okzipitalisanastomose) ebenso Blut erhalten kann wie aus dem Truncus thyreocervicalis, dem Truncus costocervicalis und über quer verlaufende Anastomosen aus der kontralateralen A. carotis communis. Auch beidseitige langsam entstehende Verschlüsse der A. carotis communis können ohne wesentliche neurologische Ausfälle auftreten. Allerdings wirkt sich bei diesen Fällen besonders ein Blutdruckabfall negativ aus, da die Kollateralversorgung von eminenter Bedeutung ist. Der akute Verschluss der A. carotis communis auf beiden Seiten ist fast immer Grundlage eines schweren Krankheitsbildes mit Bewusstseinstrübung und beidseitigen Lähmungen.

11.2.2.2 A. carotis externa

Es handelt sich nicht um ein Hirngefäß, sodass Verschlüsse meistens symptomlos bleiben. Isolierte Verschlüsse kommen bei der Arteriitis cranialis vor und führen zu Kopfhautnekrosen mit Haarausfall, Kauschwäche (Claudicatio mandibularis) und auch Gefühlsstörungen im Gesicht.

Anastomosen bestehen über die kontralaterale A. carotis externa, die A. cervicalis (profunda und ascendens) und über die Okzipitalisanastomose. Dadurch können Sturzattacken, Gesichtsfeldstörungen und andere Symptome des hinteren Kreislaufs durch ein Anzapfphänomen (Stealsymptomatik) aus der A. vertebralis in die A. carotis communis hervorgerufen werden.

11.2.2.3 A. carotis interna

Die häufigste Ursache von Gefäßwandveränderungen in der A. carotis ist die Arteriosklerose. Vor allem an der Bifurkation, und hier betont am Abgang der A. carotis interna, manifestiert sich die Arteriosklerose (Abb. 11.5). Ein weiterer oft betroffener Abschnitt ist der Abgang der A. ophthalmica. Bei manchen Patienten mit arteriosklerotischen Veränderungen lässt sich eine Tandemstenose nachweisen, also eine wesentliche Einengung sowohl im Bifurkationsbereich wie auch im Bereich des Siphons. Weitere wesentliche Erkrankungen des extrakraniellen Abschnitts der A. carotis interna betreffen die Dissektion und

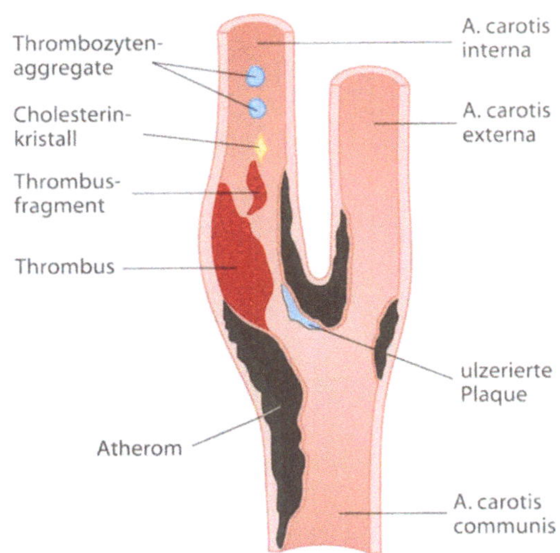

Abb. 11.5. Schematische Darstellung der Arteriosklerose an der Bifurkation der A. carotis communis. Ein Atherom mit anschließendem Thrombus und ulzerierte Plaques sind Ursache von Thrombusfragmenten, Cholesterinkristallen und Thrombozytenaggregaten, die in das Gehirn einströmen. Nach [166]

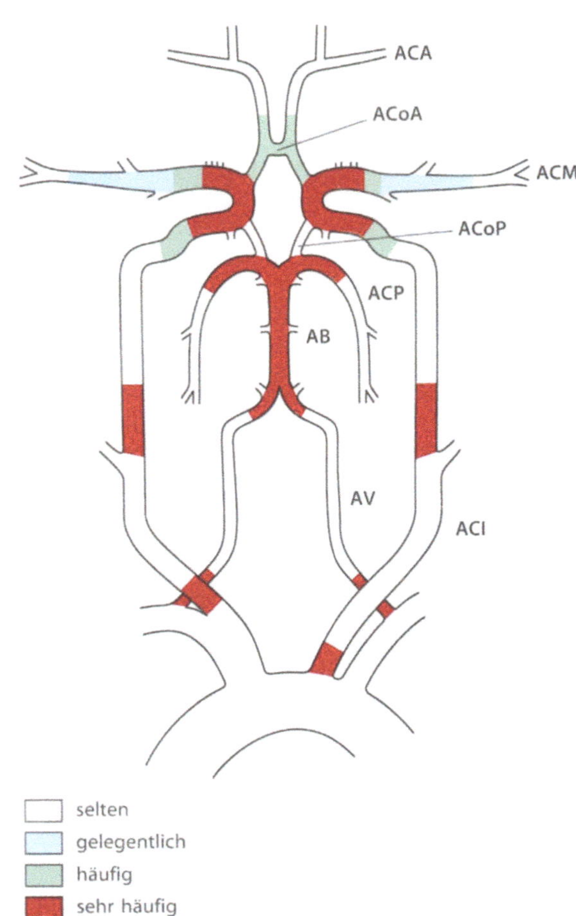

Abb. 11.6. Halbschematische Darstellung der Häufigkeit arteriosklerotischer Läsionen in den hirnzuführenden Gefäßen. *ACA* A. cerebri anterior; *ACoA* A. communicans anterior; *ACM* A. cerebri media; *ACoP* A. communicans posterior; *ACP* A. cerebri posterior; *AB* A. basilaris; *AV* A. vertebralis; *ACI* A. carotis interna

die fibromuskuläre Dysplasie. Abnorme Abknickungen der A. carotis interna („Kinking") können in seltenen Fällen Ursache transitorischer ischämischer Attacken sein. Abb. 11.6 gibt die Verteilung der Arteriosklerose wieder.

Arteriosklerotische Veränderungen der A. carotis interna sind eine häufige Ursache von transitorisch ischämischen Attacken oder ischämischen Insulten (RIND, kompletter Infarkt). Bei hochgradiger Einengung der A. carotis interna (bzw. A. carotis communis) kann es durch Auflagerung großer Plättchenaggregate (gemischt mit Fibrinkomplexen) sogar zu einem thrombotischen Verschluss kommen. Diese hochgradige Stenose kann natürlich auch durch Blutungen in ein Atherom oder durch eine Dissektion entstehen. In manchen Fällen einer Carotisthrombose kommt es zur anterograden Fortsetzung des Thrombus, gelegentlich sogar bis in die Anfangsabschnitte der A. cerebri media und A. cerebri anterior (Abb. 11.7). In den meisten Fällen entsteht dann ein ausgedehnter Hirninfarkt mit kontralateraler brachiofazial betonter Hemiparese, homonymer Hemianopsie und bei Infarkt der sprachdominanten Hemisphäre mit einer Aphasie.

Zwei Drittel der ipsilateralen Hirnhemisphäre wird bei komplettem Verschluss der A. carotis interna meist infarziert. Das Bild des A. carotis-interna-Verschlusses, auch ohne begleitenden Verschluss der A. cerebri media, ähnelt bei schlechter Kollateralisation über den Circulus arteriosus Willisii oft dem kompletten A. cerebri-media-Infarkt. Ist die A. carotis interna verschlossen und werden beide Aa. cerebri anteriores von dieser Seite versorgt, tritt zu der akuten Symptomatik oft eine schwere Affekt- und/oder Bewusstseinsstörung hinzu.

Bei Patienten mit ausgedehnter Thrombose der A. carotis interna oder Dissektion (Abb. 11.8) fällt häufig ein ipsilaterales Horner-Syndrom auf, da der Nerv von den Vasa nervorum aus der A. carotis interna versorgt wird. Bei unzureichendem Perfusionsdruck können distal des Verschlusses – auch weiter entfernt – Grenzzoneninfarkte auftreten, die sich entlang der oberen frontalen, oberen parietalen und seitli-

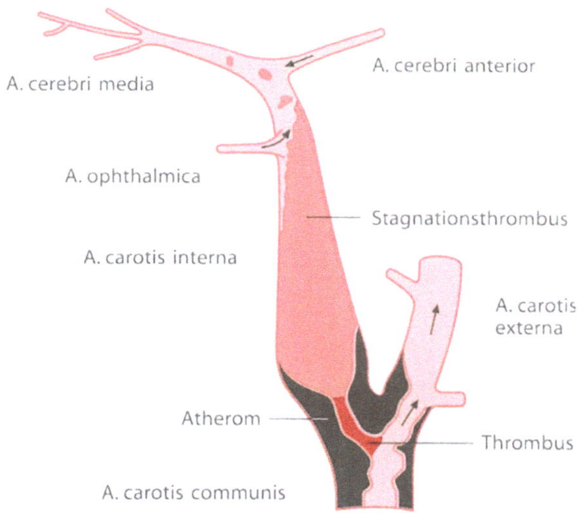

Abb. 11.7. Schematische Darstellung eines fragilen Stagnationsthrombus in der A. carotis interna. Aufgrund der hochgradigen Einengung der A. carotis interna durch ein Atherom ist das Restlumen durch einen Thrombus verschlossen worden. Darauf pfropft sich ein Appositionsthrombus auf, der sich bis zum Abgang der retrograd durchströmten A. ophthalmica erstreckt. Nach [166]

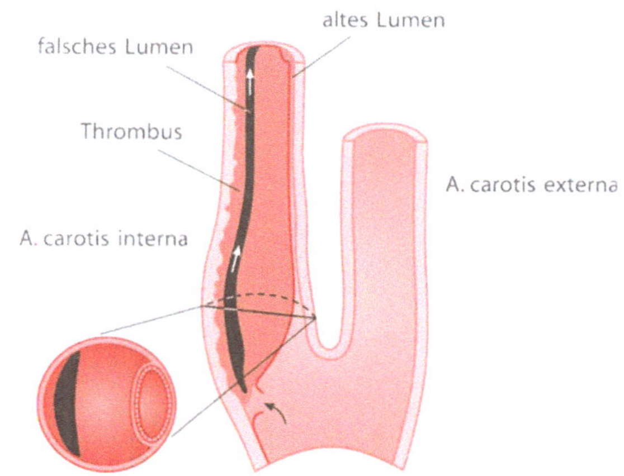

Abb. 11.8. Schematische Darstellung einer Dissektion im Bereich der A. carotis interna. Dargestellt ist der Thrombus unter der Gefäßintima, der durch einen Intimariss (*Pfeil*) entstanden ist. Im Thrombus kann sich ein falsches Lumen entwickeln, welches einen Restfluss ermöglicht. Dargestellt ist auch das alte enge Lumen. Thromben aufgrund einer Dissektion können zu einem kompletten Gefäßverschluss führen. Nach [166]

chen okzipitalen Region erstrecken und Operculum und Insel häufig aussparen. Diese hämodynamischen Insulte treten durch die physiologischen Blutdruckschwankungen gerne in der Nacht auf, v.a. unter einer zu drastischen Therapie des Hypertonus. Bei schneller Anhebung des Perfusionsdrucks können diese hämodynamisch hervorgerufenen Insulte häufig frühzeitig unterbrochen werden, sodass lediglich TIAs resultieren. Ist die A. carotis nicht gänzlich verschlossen, sondern nur stenotisch eingeengt, muss im Allg. eine mindestens 90%ige Einengung vorliegen, um derartige hämodynamische Insulte hervorzurufen.

Ein wichtiges und nicht seltenes Symptom der Arteriosklerose an der A. carotis interna ist die transiente monokuläre Blindheit (Amaurosis fugax), meistens hervorgerufen durch sog. arterioarterielle Embolien aus den Karotiden, die dann die A. centralis retinae oder einen ihrer Äste verschließen. Andere Ursachen sind kalzifizierte weiße Plaqueembolien aus dem Herzen, Thrombozyten-Fibrin-Embolien bei Vorhofflimmern oder Myokardinfarkt, Myxomembolien und mykotische oder bakterielle Embolien bei Endokarditis und Septikämie. Die Patienten beschreiben ein plötzliches nebelartiges, verschwommenes, durch Wolken verhängtes graues Sehfeld. Die Dauer der Amaurosis-fugax-Attacke nach nicht kalzifizierten Embolien ist wegen der raschen Thrombusauflösung und Reperfusion meist weniger als 5 min und nur selten mehr als 30 min. Positivphänomene wie Szintillationsphänomene, irreale Farben oder Fortifikationsspektren sind bei einer Amaurosis-fugax-Attacke als Folge einer Embolie selten. Allerdings werden derartige bis zu Stunden andauernde Visusstörungen mit Positivphänomenen dann beobachtet, wenn die Sehstörungen auf die bereits erwähnte hämodynamische Insuffizienz zurückzuführen sind. Auch eine senkrechte Körperhaltung kann nach liegender Position ein solches reversibles Symptom hervorrufen. In anderen Fällen werden derartige Störungen mit Positivphänomenen provoziert, wenn der Patient in helles Licht schaut. Es wird spekuliert, dass aufgrund der Lichtexposition der retinale Sauerstoffverbrauch in den Rezeptoren ansteigt, somit die Durchblutung der Retina gesteigert wird und dadurch Positivphänomene auftreten, aber anschließend der ausreichende Antransport von Sauerstoff zur raschen Regeneration durch die Stenose nicht garantiert wird. In nur wenigen Fällen lassen sich bei ophthalmoskopischer Betrachtung der Netzhaut Veränderungen an den Retinaarterien nachweisen, so z.B. Cholesterinkristalle (Hollenhaus-Plaques). Die Mangeldurchblutung der Netzhaut kann bei permanentem Verschluss des Gefäßes (eines Retinaastes) auch zu einem dauerhaften Netzhautinfarkt mit entsprechendem Gesichtsfelddefekt führen.

Arteriosklerotische Veränderungen an den Karotiden können Ursache von persistierenden Ischämiesyndromen des Auges sein. Das okuläre Infarktsyndrom wird in erster Linie durch eine hämodynamische Krise bei komplettem Verschluss der A. carotis hervorgerufen. Embolische Verschlüsse der A. centralis retinae oder der A. ophthalmica aus Stenosen oder komplettem Verschluss der A. carotis interna sind selten. Bei den meisten dieser Patienten mit hämodynamisch bedingter Mangeldurchblutung des Auges wird die A. ophthalmica – wenn sie nicht verschlossen ist – retrograd durchströmt. Typische Zeichen des okulären Infarktsyndroms sind Augenschmerzen, schwere Visusreduktion, Neovaskularisation im Augenwinkel, Anstieg des Augeninnendrucks bis auf Werte oberhalb 50 mmHg, Zeichen der Mangeldurchblutung des vorderen Augenabschnitts und eine Retinopathie mit venöser Stase und Blutungen.

Die Kombination eines okulären Infarktsyndroms mit einem Hirninfarkt auf der Basis einer hämodynamischen Insuffizienz bei hochgradiger A. carotis-interna-Stenose oder Carotisthrombose im Sinne eines optikozerebralen Syndroms ist selten.

Die ischämische optische Neuropathie (ION) hingegen ist eine nur selten vorkommende Komplikation eines kompletten A. carotis-interna-Verschlusses oder einer A. carotis-Dissektion. Diese ischämische optische Neuropathie stellt eine Mangeldurchblutung entweder des vorderen Anteils (anteriore ION = AION oder Apoplexia papillae, Optikomalazie) oder des hinteren (retrobulbären) Anteils (posteriore ION = PION) des Sehnervs dar. Klinische Zeichen bei diesen meist älteren Patienten sind eine plötzliche, einseitige Sehminderung (oft unteres Gesichtsfeld und horizontal begrenzt), eine Pupillenerweiterung mit fehlender Reaktion auf Licht (afferente Störung), eine Neovaskularisation der Iris (Rubeosis iridis), ein Anstieg des intraokulären Drucks mit sekundärem Glaukom und eine proliferative Retinopathie mit Mikroaneurysmen, kleinen Blutungen und einer venösen Stase. Bei der AION findet sich eine Schwellung der Papille, jedoch nicht bei der PION. Da die hinteren Ziliargefäße auch die Papille versorgen, können Embolien aus der A. carotis bzw. eine hämodynamische Insuffizienz auch eine am Augenhintergrund erkennbare Sehnervatrophie hervorrufen.

Nur in wenigen Fällen können repetitive Embolien in die Äste der A. centralis retinae bzw. A. ophthalmica ursächlich angenommen werden. In wenigen Fällen kommt die ION als Begleiterkrankung einer Dissektion der A. carotis interna vor. Häufigste Ursachen sind Gefäßveränderungen bei einer Arteriitis cranialis oder Stoffwechselkrankheiten wie Diabetes mellitus oder ein chronischer Hypertonus.

Da die Hirnnerven 3, 4, 6 und der erste Trigeminusast in ihrem distalen Verlauf von kleinen Ästen der A. carotis interna versorgt werden, können in Ausnahmefällen Carotisverschlüsse ipsilaterale Hirnnervenlähmungen hervorrufen.

Falls eine ausreichende Kollateralversorgung besteht, können Verschlüsse der A. carotis interna symptomlos bleiben. Rezidivierende TIAs treten oft bei langsam progredienten Okklusionen auf. Persistierende Symptome kommen natürlich auch häufig vor, seltener ein über Stunden oder Tage progredient verlaufender Infarkt (*progressive stroke*) mit Ausbreitung einer initial begrenzten oder leichten Symptomatik. Vor allem die Patienten mit letzterer Symptomatik haben fokale epileptische Anfälle, seltener einen Status epilepticus. Ein häufiges Zeichen dieser progredient verlaufenden Gefäßverschlüsse sind ipsilaterale Kopfschmerzen, die entweder halsbetont lokalisiert und mit einem Horner-Syndrom assoziiert sind (Sympathikusstörung in der Wand der A. carotis interna bis zum Sinus cavernosus) und somit an eine Dissektion erinnern, oder schädelbetont auftritt. Die Schmerzvermittlung erfolgt über die proximalen Anteile der großen intrakraniellen Gefäße. Bei genauer Untersuchung findet man bei diesen Patienten mit zunehmender Okklusion oft eine ipsilaterale Optikusatrophie. Fallen die Patienten mit einem typischen hirnorganisch bedingten Frontalhirnsyndrom auf, besteht oft ein beidseitiger A. cerebri-anterior-Infarkt, wobei dann beide Gefäße von der verschlossenen A. carotis interna perfundiert wurden. Hier ist auch die Paraparese im Sinne eines Mantelkantensyndroms richtungsweisend.

11.2.2.4 A. subclavia

Arteriosklerotische Prozesse befallen häufiger die linke als die rechte A. subclavia (3:1) und im Gegensatz zu den Gegebenheiten an den Karotiden eher Frauen als Männer. Die Läsionen sind häufig ringförmig und können von den proximalen Anteilen der A. subclavia bis in die Vertebralarterien reichen. Verschlüsse der A. subclavia oder A. innominata entstehen durch Arteriosklerose, Vaskulitiden und auch durch Verletzungen, Kompression durch mediastinale Tumoren und als Bestrahlungsfolge. Gelegentlich kann die A. subclavia durch Kompressionen in der Enge zwischen erster Rippe und dem M. scalenus anterior komprimiert werden, wobei aneurysmatische Erweiterungen, aber auch Thrombosen auftreten.

Die Takayasu-Arteriitis manifestiert sich häufig an den Ästen der Aorta und somit auch an der A. subclavia, wobei es im letzteren Fall nach einem unauffälligen Abgang der Arterie im weiteren Verlauf zur entzündlich bedingten progredienten Einengung beim Verlauf über die erste Rippe kommt. Auch die Riesenzellarteriitis kann die A. subclavia befallen; seltener kommt es in diesem Bereich zu einer Verschlusssymptomatik aufgrund einer fibromuskulären Dysplasie. Mechanisch provozierte Thrombosen können durch heftige, wiederholte Arm-Schulterbewegungen im Rahmen von Sportlerverletzung hervorgerufen werden. So können die okkludierenden Prozesse der A. subclavia mechanisch entstehen, wenn durch häufig rezidivierende stereotype Übungen mit Auf- und Abwärtsbewegung des Arms (Tennisspieler, Baseballspieler) die A. subclavia über der ersten Rippe mechanisch gereizt wird und sich dort eine Thrombose entwickelt. Neben der Arteriosklerose und der mechanisch hervorgerufenen Thrombose sind auch ein offener Ductus arteriosus bei Koarktation der Aorta, eine Atresie der linken A. subclavia und chirurgische Manipulationen an der A. subclavia Ursache einer Mangeldurchblutung oder eines Subclavian-steal-Phänomens (im deutschen Sprachgebrauch auch Anzapfsyndrom genannt).

Aufgrund der anatomischen Verhältnisse mit Verlauf des Blutstroms entgegen der A. carotis communis können Gerinnsel aus der okkludierten A. subclavia bis in die A. innominata und von dort in die A. carotis communis embolisieren [61]. So kann es nach einem langjährigen klinischen Bild eines Subclavian-steal-Phänomens mit belastungsabhängigem Schmerz und Schwäche im rechten Arm plötzlich zu neurologischen Ausfällen der rechten Großhirnhemisphäre kommen. Die Embolisierung erreicht gelegentlich auch die A. vertebralis und somit A. basilaris.

Proximale Verschlüsse der A. subclavia rufen aber nur selten klinische Symptome des Gehirns hervor, da oft ausreichende Anastomosen zur Verfügung stehen (A. thyreoidea inferior und externa, A. mammaria, A. intercostalis, aszendierende Zervikalarterien) oder die Menge des abgezogenen Blutes aus dem vertebrobasilären Kreislauf bzw. der A. carotis communis der rechten Seite im Gehirnkreislauf durch die Autoregulation kompensiert werden kann. Erst begleitende arteriosklerotische Veränderungen der anderen hirnzuführenden Halsarterien mindern die hämodynamischen Kompensationsmöglichkeiten so, dass unter Armbelastung z. B. eine Symptomatik des Hirnstamms auftritt. Nahezu drei Viertel aller Patienten mit einseitigem isolierten radiologisch oder sonographisch nachgewiesenen Subclavian-steal-Phänomen haben keine neurologische Symptomatik, auch nicht unter Belastung. Stealphänomen bezeichnet als Konsequenz des poststenotischen Druckabfalls in der A. subclavia die Umleitung des Blutflusses aus der orthograd durchströmten A. vertebralis der kontralateralen gesunden Seite in die zur Stenose ipsilaterale, jetzt retrograd perfundierte A. vertebralis bei belastungsabhängiger Versorgung der A. brachialis.

Wenn es bei A. subclavia-Einengung zur klinisch relevanten Mangeldurchblutung im Arm kommt, äußert sie sich zuerst als Muskelmüdigkeit und Schmerz bei aktiver Armbewegung mit Erholung in Ruhe, also als Claudicatio brachialis. Aufgrund der langsamen Progression der Gefäßokklusion kommt es nur selten zu klinischen Zeichen einer Mangeldurchblutung des Arms in Ruhe. In der weiteren Entwicklung einer progredienten Stenosierung folgen der Verlust der Möglichkeit dauerhafter Kraftentwicklung im Arm, parästhetische Empfindungen (Prickeln) und selten Hautveränderungen bis zur Gangränbildung als Folge der Ischämie. Zusätzlich kann sich dann die klinische Symptomatik des A. vertebralis-Anzapfsyndroms entwickeln. Die bei diesen stenosierenden Prozessen der A. subclavia unter Armbelastung auftretenden Anzapfsyndrome ähneln weitgehend jenen der proximalen A. vertebralis-Verschlüsse bzw. hämodynamisch wirksamen Stenosen.

Zerebrale Symptome als Zeichen des Stealphänomens durch Entzug des Blutes aus einer A. vertebralis sind meistens vorübergehend, dauern einige Minuten und können über viele Jahre rezidivierend auftreten, ohne zu einem Hirninfarkt zu führen [145]. Kopfschmerzen sind das häufigste Symptom und an Mastoid, Hinterkopf oder Nacken lokalisiert. Nicht immer wird der Kopfschmerz lediglich durch körperliche Übungen hervorgerufen, sondern in Einzelfällen auch durch extrem schräge Kopfhaltung mit proximaler A. subclavia-Kompression.

Die Stealsymptomatik ist – falls sie auftritt – durch Schwindelanfälle, Gangstörungen im Sinne einer Ataxie, vestibuläre Sehstörungen mit Bildbewegungen, Visusstörungen und auch Gesichtsfelddefekte, also Symptome aus dem vertebrobasilären Stromgebiet, charakterisiert. Doppelbilder, Hemiparesen oder halbseitige sensible Störungen kommen ebenfalls vor.

Ein proximaler Verschluss des Truncus brachiocephalicus kann einen Entzug von Blut aus der rechtsseitigen A. carotis provozieren und bei Belastung somit z. B. eine kontralaterale Halbseitenlähmung oder ipsilaterale Visusstörungen hervorrufen.

Kollateralsysteme bestehen auch durch Umleitung von Blut aus der A. carotis externa der ipsi- und der kontralateralen Seite, durch Zuflüsse aus dem Truncus thyreocervicalis oder den Aa. thyreoideae. Als objektive Untersuchungszeichen der A. subclavia-Einengung findet man oft eine Blutdruckdifferenz zwischen beiden Oberarmen mit einer Differenz von mehr als 20 mmHg und Abschwächung des kardialen Pulses auf der betroffenen Seite.

Neben der Messung des Blutdrucks kommt auch der Auskultation eine Bedeutung zu: In der Supraklavikularregion kann ein Geräusch gehört werden, das in Nacken oder Axilla ausstrahlt. Bei Erhöhung des Drucks in der Blutdruckmanschette über den systolischen Blutdruck kommt es zur Absenkung des Geräusches in der Supraklavikularregion, wenn proximale Anteile der A. subclavia stenosiert sind, da der Fluss in die Armarterie reduziert ist. Ist jedoch die proximale Stenose an der A. vertebralis ausgeprägt, wird das Geräusch bei Blutdruckerhöhung stärker.

11.2.2.5 A. vertebralis

Arteriosklerotische Prozesse der A. vertebralis befallen in den meisten Fällen den V1-Abschnitt. Oft handelt es sich um isolierte Läsionen, gelegentlich um Fortsetzungen entsprechender Veränderungen in der A. subclavia. Bei hochgradigen Einengungen der A. vertebralis treten auch Thrombosen auf, die als Stagnationsthrombus jedoch nicht so weit reichen wie bei proximalen Verschlüssen der A. carotis interna mit sekundärer thrombotischer Propagation. Neben den arteriosklerotischen Veränderungen sind an der A. vertebralis gelegentlich Dissektionen, aber auch posttraumatische thrombotische Prozesse ohne Dissektion zu beobachten. Traumatische Dissektionen betreffen meistens nicht die ersten Zentimeter der A. vertebralis, sondern die sich daran anschließenden Abschnitte. Häufig werden einseitige, gelegentlich auch beidseitige okkludierende Prozesse der A. vertebralis gut vertragen, da wegen der nur langsamen Progression bei arteriosklerotischen Prozessen okzipitale Äste der A. carotis externa und Äste des Truncus thyreocervicalis aus der A. subclavia einen ausreichenden Kollateralkreislauf ausbilden können. Typische Zeichen eines thrombotischen Verschlusses einer A. vertebralis sind leichte Kopfschmerzen, Schwindel, Sehstörungen und Störungen der Koordination. Aufgrund der klinischen zerebralen Symptomatik lassen sich eine arteriosklerotische Veränderung im Bereich der A. subclavia und einer A. vertebralis nicht immer unterscheiden. Proximale stenosierende Prozesse der A. vertebralis führen häufiger zu transitorischen ischämischen Attacken als zu Hirnstamminfarkten. Kommt es bei derartigen proximalen, stenosierenden oder okkludierenden Prozessen der A. vertebralis zu einem Hirnstamminsult, sind meistens Kleinhirn, laterale Medulla bzw. die Okzipitallappen betroffen. Bei der Mehrzahl der Patienten finden sich jedoch zusätzlich arteriosklerotische Veränderungen an mehreren Gefäßen, insbesondere den extra- und intrakraniellen Anteilen der A. carotis, sodass eine Zuordnung der Symptome, die dann ja aus dem supratentoriellen Gewebe stammen können, nicht immer einfach ist.

Stenosierende Prozesse des V2- und V3-Abschnittes der A. vertebralis sind selten. Innerhalb des Wirbelkanals kann der V2-Abschnitt durch knöcherne Veränderungen komprimiert oder gar verletzt werden. Hier bilden sich dann aneurysmatische Erweiterungen, Dissektionen oder arteriovenöse Fisteln aus. Dissektionen nach chiropraktischen Manövern oder anderen traumatischen Ereignissen (Schleudertraumen, sportlichen Exzessen) betreffen meistens den V3-Abschnitt. Oft handelt es sich bei den betroffenen Patienten um junge Menschen (30–40 Jahre). Kommt es zu arterioarteriellen Embolien aus dem V2- oder V3-Abschnitt, entwickeln sich meistens Infarkte von Kleinhirn, Brücke oder lateraler Medulla einer oder beider Seiten. Erste Zeichen sind auch hier Nackenschmerzen, die in das Okziput oder in die Kieferregion ausstrahlen können. Auch die fibromuskuläre Dysplasie kann sich im V2- bzw. V3-Abschnitt manifestieren, seltener im Bereich des V1-Abschnitts. Meistens sind beide Vertebralarterien betroffen. Auch knöcherne Einengungen des V2-Abschnitts führen gelegentlich zu transitorisch-ischämischen Attacken. Infarkte als Konsequenz einer knöchernen Einengung in der Halswirbelsäule sind selten. Auch degenerative osteophytäre Veränderungen führen meistens nicht zu einer ausreichenden Kompression der A. vertebralis. Bei extremen Kopfbewegungen kann jedoch eine Vertebralarterie vorübergehend komprimiert werden, sodass sich sogar ein thrombotischer Verschluss entwickeln kann. Haltungsabhängige flüchtige Durchblutungsstörungen können bei Lageänderungen des Kopfes auftreten, wenn eine A. vertebralis anlagebedingt hypoplastisch ist und die andere komprimiert wird. Weitere Ursachen stenosierender Prozesse im Bereich der A. vertebralis sind die Arteriitis cranialis, die meistens vor dem Durchtritt der Arterie durch die Dura lokalisiert ist.

Kommt es im Rahmen dieser genannten pathogenetischen Prozesse zu einer Thrombose, verbleibt sie meistens ortsständig. Sie kann gelegentlich aus den extrakraniellen in die intrakraniellen Vertebralarterienabschnitte reichen, sodass sich dann medulläre oder zerebelläre Infarkte entwickeln können. Selten erreichen derartige arterioarterielle Embolien auch den Schläfen- oder den Okzipitallappen.

11.2.3 Intrakranielle Gefäße

11.2.3.1 A. cerebri anterior

Infarkte der A. cerebri anterior sind selten: Sie haben eine Inzidenz von 0,6–4% aller ischämischen Schlaganfälle, sodass etwa jeder 30. bis 60. Patient mit einem Insult an einer isolierten Durchblutungsstörung im Versorgungsgebiet der A. cerebri anterior leidet. Die Einteilung der Gewebeversorgung ist Tabelle 11.3 zu entnehmen.

Ursache der A. cerebri-anterior-Infarkte sind in 60% arteriosklerotische Veränderungen mit arterioarteriellen Embolien oder Kardioembolien, mit etwa gleicher Verteilung (Tabelle 11.4). In wenigen Fällen kommen sie als Folge von Vasospasmen nach Subarachnoidalblutung oder als Embolien aus Aneurysmen der A. cerebri anterior, der A. communicans anterior und bei unmittelbarem Abgang der A. cerebri anterior von der A. carotis interna aus hier lokalisierten Aneurysmen vor. Lokale arteriosklerotische Thrombosen in der A. cerebri anterior sind in westlichen Ländern selten (weniger als 10% der A. cerebri-anterior-Infarkte), werden aber häufiger bei Patienten im Orient berichtet. Weitere seltene Ursachen sind eine Vaskulitis oder das Moya-Moya-Syndrom. Oft sind die arterioarteriell embolisch bedingten Infarkte der A. cerebri anterior mit zusätzlichen hämodynamischen Besonderheiten wie einem A. carotis-interna-Verschluss oder einem hypoplastischen A1-Segment assoziiert. Auch die ununterbrochene Ausdehnung einer A. carotis-interna-Thrombose in die A. cerebri anterior ist selten. Kollateralen wie die interhemisphärischen Verbindungen über die A. communicans anterior, Anastomosen zwischen den beiden Aa. pericallosae und leptomeningeale Anastomosen zwischen A. cerebri anterior und A. cerebri media bzw. A. cerebri posterior auf der Innenseite des Parietallappens oder an der Innenseite des Spleniums verhindern bei einseitigem A. cerebri-anterior-Verschluss oft größere Infarkte, v.a., wenn der Verschluss proximal der Vereinigung von A. cerebri anterior mit der A. communicans anterior liegt, sodass auch von der anderen Hirnhälfte eine Versorgung beider A. cerebri anteriores gewährleistet sein kann. Somit können derartige Verschlüsse gänzlich ohne klinische Symptomatik auftreten.

Insult bei komplettem A. cerebri-anterior-Verschluss

Die wesentlichen Symptome sind in Tabelle 11.5 aufgelistet. Ein kompletter Infarkt im A. cerebri-anterior-Territorium entwickelt sich nur, wenn der Gefäßverschluss auch die Verbindung beider Arterien in der A. communicans anterior einschließlich der A. recurrens Heubner betrifft. Häufigstes klinisches Zeichen des einseitigen Insults ist eine Hemiparese mit Betonung der unteren Extremität und Aussparung der Muskulatur von Gesicht und Zunge. Die Lähmung ist distal ausgeprägter als proximal. Der Muskeltonus ist anfangs niedrig und weicht erst später einer Spastik mit gesteigerten Reflexen und einem Babinski-Zeichen. Die Infarkte sind im Lobulus paracentralis mit dem oberen Anteil des motorischen Kortex unter Einschluss der subkortikalen Fasern, die in die Corona radiata ein-

Tabelle 11.3. Versorgungsgebiete der A. cerebri anterior

- **Perforierende Äste des A1-Abschnitts:**
  - Chiasma opticus
  - Tractus opticus
  - Knie der Capsula interna
  - Anschließende Teile des hinteren Schenkels der Capsula interna
  - Thalamus
  - Hypothalamus
- **Perforierende Äste der A. communicans anterior**
  - Hypothalamus
  - Vordere Kommissur
  - Fornix
  - Basales Vorderhirn
  - Corpus callosum
  - Vorderer Teil des Cingulum
- **Perforierende Äste des A2-Abschnitts**
  - Gyrus rectus
  - Basales Vorderhirn
  - Area suprachiasmatica
  - Vorderer Anteil des Dienzephalon
  - Vorderer Anteil des Corpus callosum
- **A. recurrens Heubner**
  - Kopf des Nucleus caudatus
  - Vorderer unterer Anteil der Capsula interna
  - Vorderer Anteil des Globus pallidus
  - Putamen
  - Vorderer Anteil des Hypothalamus
- **A. orbitofrontalis**
  - Gyrus rectus
  - Bulbus und Tractus olfactorius
  - Mittlerer Teil der orbitalen, frontalen Hirnoberfläche
- **A. frontopolaris**
  - Mediale und laterale Oberfläche des Frontalpols
- **A. frontalis interna anterior**
  - Gyrus frontalis superior, vorderer Abschnitt
- **A. frontalis interna media**
  - Gyrus frontalis superior, mittlerer und lateraler Abschnitt
- **A. frontalis interna posterior**
  - Gyrus frontalis superior, hinterer Abschnitt
  - Gyrus cinguli
- **A. paracentralis**
  - Lobulus paracentralis
- **A. parietalis superior**
  - Präcuneus, oberer Teil
- **A. parietalis inferior**
  - Präcuneus, unterer Teil
  - Benachbarte Anteile des Cuneus
- **A. pericallosa**
  - Anteriorer Teil, Knie und Corpus des Balkens
  - Splenium durch A. cerebri posterior
- **A. Callosomarginalis**
  - basale und meriale Oberfläche
  - obere Anteile der Konvexität

Tabelle 11.4. Ursachen des A. cerebri-anterior-Insults

- Kardioembolien
- Lokale Thrombose
- Arterioarterielle Embolien
- Thrombuspropagation aus A. carotis interna
- Lakunen

Selten

- Vasospasmen bei Subarachnoidalblutung
- Embolien aus Aneurysmen
- Dissektion
- Fibromuskuläre Dysplasie
- Sichelzellanämie
- Vaskulitiden
- Granulomatöse Prozesse
- Herniation an der Falx

strahlen, lokalisiert. Oft kommt es zur Abulie (Reduktion der Spontanität) mit leichter Ablenkbarkeit und gleichzeitig flüsternder Stimme.

Eine brachiofazial betonte Hemiparese bzw. Hemiplegie ist Folge einer Ischämie entweder im vorderen Anteil der inneren Kapsel durch Verschluss der A. recurrens Heubner oder dem hinteren Anteil der inneren Kapsel durch Verschluss der perforierenden Äste aus dem A1-Segment [58]. Zusätzliche initiale Zeichen dieser ausgedehnten Infarkte sind meistens eine Kopf- oder Augenwendung (Deviation) zur Gegenseite. Im Verlauf werden ein forciertes Greifen der betroffenen Hand, manchmal auch des Fußes, Hyperkinesen von Arm und Bein und unkontrolliertes Saugen und Beißen beobachtet.

Beidseitige Infarkte rufen eine distal betonte Paraparese hervor. Wenn bei einem A. cerebri-anterior-Infarkt sensible Ausfälle auftreten, gleicht ihre topographische Ausbreitung fast immer den motorischen Ausfällen. Sie sind meistens milder in der Intensität. Betroffen sind vorwiegend diskriminierende und propriozeptive Eigenschaften.

Bei Infarkten im A. cerebri-anterior-Territorium werden oft neuropsychologische Auffälligkeiten registriert. Störungen des Bewusstseins sind jedoch selten. Häufig treten als Folge einer beidseitigen Ischämie im Gyrus cinguli anterior bzw. im Kopf des Nucleus caudatus (Versorgung durch A. recurrens Heubner) ein akinetischer Mutismus und eine Abulie auf. Das klinische Bild des akinetischen Mutismus ist charakterisiert durch eine meist komplett fehlende Sprachäußerung sowie Verlust von emotionalem

Tabelle 11.5. Hauptsymptome des A. cerebri-anterior-Insults

Symptom	Lokalisation
Linke oder rechte Hemisphäre	
– Beinlähmung kontralateral	Motorisches Beinareal
– Geringfügige kontralaterale Armlähmung	Prämotorisches Armareal oder Fasern zur Corona radiata
– Sensibilitätsstörungen im kontralateralen Bein	Kortikales sensibles Areal des Beins
– Urininkontinenz	Gyrus frontalis superior
– Kontralateraler Greifreflex, Saugreflex, Gegenhalten	Mediale Oberfläche des Lobus frontalis superior
– Abulie, akinetischer Mutismus, Reduktion der Spontaneität, flüsternde Sprache, motorische Inaktivierung, Verlangsamung aller Bewegungen	Frontale Areale oberhalb des Corpus callosum
– Gangapraxie	Frontale inferior-mediale Areale Corpus callosum
Dominante (linke) Hemisphäre	
– Transkortikale motorische Aphasie	
– Abulie	
– Apathie oder Euphorie	
– Linksseitige Apraxie bei rechtsseitiger Hemiparese	
Rechte Hemisphäre	
– Linksseitiger Neglekt	
– Abulie, Apathie	
– Verwirrtheit	
– Ipsilateraler Greifreflex	
Beidseitige Insulte	
– Paraparese	Bilaterales motorisches Beinareal
– Akinetischer Mutismus	
– Langdauernde Inkontinenz	Gyrus frontalis superior

Ausdruck und Willkürbewegung. Abulie hingegen bezeichnet einen Komplex mit reduzierter Spontanaktivität und eingeschränkter Sprachaktivität, verzögerter Reaktion nach Aufforderung zu verbalen und gestischen Äußerungen oder auf schmerzhafte sensible Reize [52]. Der Patient ist wach, wirkt aufmerksam und hat die Augen geöffnet. Vor die Augen gehaltenen bewegten Objekten kann er mit Bulbusbewegungen folgen. Eine Kommunikation mit dem Patienten ist jedoch nicht möglich, auch nicht über verabredete Signale mit den Augenbewegungen. Dieses grenzt die Abulie vom Locked-in-Syndrom ab.

Weitere neuropsychologische Auffälligkeiten bei mesialen Infarkten im A. cerebri-anterior-Territorium sind Affektlabilität, Euphorie, depressive Verstimmung und inadäquates affektives Verhalten. Auch manische Phasen kommen vor. Ängstlichkeit, Ruhelosigkeit bis zur Agitiertheit und Witzelsucht finden sich bei einseitigen Infarkten im Nucleus caudatus durch Unterbrechung der Fasern zum Dienzephalon und limbischen System.

Die bei A. cerebri-anterior-Infarkten auftretenden Sprach-/Sprechstörungen sind bei Infarzierung des linken supplementär-motorischen Areals durch eine reduzierte Spontansprache (nach anfänglicher Stummheit) bei normaler Artikulation und erhaltener Fähigkeit der Wortwiederholung und des Sprachverständnisses charakterisiert [60]. Der Redefluss ist gestört, Perseverationen sind häufig, die Benennung behindert. Dieses Bild wird als transkortikale motorische Aphasie bezeichnet (Tabelle 11.6 und 11.7). Erworbenes Stottern ohne aphasische Störungen kommt selten bei Infarzierungen frontaler Areale oder des vorderen Corpus callosum vor.

Ein proximaler Verschluss des A. cerebri-anterior-Stammes der dominanten Hemisphäre oder beider Seiten mit Ischämie in Gyrus cinguli und Fornix kann zu Gedächtnisverlust, Amnesie oder einem Korsakow-Syndrom führen. Spontane und persistierende Konfabulationen treten bei basalen Vorderhirninfarkten ebenfalls auf. Auch eine retrograde oder anterograde Amnesie des semantischen Gedächtnisses, gelegentlich episodisch auftretend, ist bei Infarzierung im mittleren und

Tabelle 11.6. Häufige neuropsychologische Symptome und korrespondierende Infarktlokalisationen

Begriff	Beschreibung	Im Zusammenhang mit Infarkten beschriebene Lokalisation
■ Akinetischer Mutismus	Stark eingeschränkte Reaktionsfähigkeit auf äußere Reize bei Wachzustand Teilnahmslosigkeit, Schlafbedürfnis gesteigert Sensomotorische Funktionen erhalten	Beidseitige Läsionen des Thalamus Mittelhirn Bei Läsion im frontalen Teil des Gyrus cinguli: normales Schlafbedürfnis
■ Abulie	Verlust der psychischen Selbstaktivierung Geringere Ausprägung der Zeichen des akinetischen Mutismus Flacher Affekt, Neugierde reduziert	Striatum Pallidum Thalamus Gyrus cinguli
■ Verwirrtheit	Aufmerksamkeit und Konzentration reduziert Durchgehende Handlungen (z. B. Augen geschlossen halten) behindert Orientierung eingeschränkt Gedächtnisstörungen, Perseverationen, unangemessene Antworten Bei rechtsseitigen Läsionen häufig kombiniert mit Neglekt oder Anosognosie für linksseitige Lähmung, bei linksseitigen Insulten kombiniert mit Aphasie	Frontostriale Region der A. cerebri media Thalamus Nucleus caudatus Gyrus cinguli
■ Delir	Zeichen der Verwirrtheit (s. oben) plus Halluzinationen und Affektstörungen	Gyrus occipitotemporalis medialis und lateralis (fusiformis und lingualis) Delir plus Gesichtsfelddefekte: großer Insult im A. cerebri-posterior-Gebiet Delir ohne Gesichtsfelddefekte: Insult im Gyrus temporalis medius. Sensomotorische Defizite fehlen meist
■ Agitiertes Delir	Delir plus motorische Hyperaktivität	Gyrus cinguli Medialer Thalamus Mediale Teile des Frontalhirns
■ Hypergraphie	Spontanes, fortgesetztes, kaum zu unterbrechendes Schreiben	Perisylvische subkortikale Strukturen Thalamus
■ Neglekt	Wahrnehmungsstörung im Sinne einer Vernachlässigung der Verarbeitung von gegenwärtigen Impulsen aus dem (meist kontralateralen) Raum oder von sensiblen Körperstimuli. Bewusstsein und primäre sensomotorische Fähigkeiten (z. B. Sehen) sind erhalten	Hintere Anteile des rechten Parietallappens (Lobulus parietalis inferior) Hinterer Anteil der Capsula interna Dorsaler Anteil des Gyrus cinguli Thalamus
– Visueller Neglekt	Vernachlässigung visueller Impulse	
– Sensorischer Neglekt	Vernachlässigung sensorischer Impulse	
– Motorischer Neglekt	Vernachlässigung motorischer Impulse (Hemiparese wirkt wie Hemplegie)	
– Akustischer Neglekt	Vernachlässigung akustischer Impulse	
■ Anosognosie	Funktionseinschränkung der Körperfunktionen kann nicht vergegenwärtigt werden und wird verleugnet („denial")	

Tabelle 11.6 (Fortsetzung)

Begriff	Beschreibung	Im Zusammenhang mit Infarkt beschriebene Lokalisation
Prosopagnosie	Unfähigkeit, Gesichter (Personen, Tiere) zu erkennen. Einzelheiten (Nase) werden identifiziert	Rechte Hemisphäre. Syndrome sind oft mit sensiblen Symptomen und Gesichtsfelddefekten assoziiert
– Topographagnosie	Störung der Erkennung von Objektdistanzen und Lokalisation im Raum	
– Somatagnosie	Patient verleugnet, dass behinderte Extremität zu ihm gehört	
– Anton-Syndrom	Blindheit wird verleugnet	
Hörstörungen		
– Kortikale Taubheit	Hören nicht möglich, Sprache und Lesen unbeeinträchtigt	Temporoparietale Region
– Auditorische Agnosie	Geräusche werden gehört, Identifikation unmöglich	
– Worttaubheit	Sinn vertrauter Geräusche wird erkannt, der von Wörtern nicht	Gyrus temporalis superior
– Geräuschagnosie	Alle Geräusche werden nicht identifiziert	Beidseitiger Schläfenlappen
Aphasie	Zentrale Störung der Sprache mit Einschränkung der Expression und Rezeption. Auswirkung auch auf Lesen, Rechnen, Schreiben	Meist linkshemisphärische Läsion
Broca-Aphasie (Motorische Aphasie)	Sprachfluss verlangsamt, Spontansprache reduziert, Sprache mühevoll, Wörter anarthrisch und verzerrt, keine Verbindungswörter, Wortwiederholung weniger als Wortformulierung betroffen	Brodman-Areale 44 und 45 (Gyrus frontalis inferior) Operculum, Inselregion
Wernicke-Aphasie (Sensorische Aphasie)	Sprachverständnis, Wort- und Satzwiederholung, Benennen gestört, Sprachproduktion und Sprachfluss nicht beeinträchtigt, Neologismen bis zur Jargonaphasie Phonematische Fehler: „Lisch" statt „Tisch" Semantische Fehler: „Sessel" statt „Tisch"	Brodman-Areal 22 (Gyrus temporalis superior)
Globale Aphasie	Kombination motorischer und sensorischer Aphasie Kaum Spontansprache, phonetische Desintegration, schwere Verständnisstörung	Große A. cerebri-media-Infarkte (mit Hemiparese, Hemianopsie)
Transkortikale motorische Aphasie	Spontansprache reduziert, Wortwiederholung und Wortformulierung erhalten	Supplementär-motorisches Areal Gyrus cinguli frontal vor Brodmann-Areale 44 und 45
Transkortikale sensorische Aphasie	Wie Wernicke-Aphasie, jedoch ohne Störrung von Wort-/Satzwiederholung Echolalie, Benennungsstörung, Paraphasien, Lesestörung	Parietotemporale Region zwischen A. cerebri media und A. cerebri posterior
Leitungsaphasie	Literale Paraphasie mit phonematischen Verstellungen. Lese-, Benennungs-, Wiederholungsstörung. Sprachverständnis erhalten	Gyrus supramarginalis, Fasciculus arcuatus Oft assoziiert mit buccofazialer und ideomotorischer Apraxie
Amnestische Aphasie	Benennungsstörung mit Wortfindungsstörung, Paraphasien, Satzaufbau erhalten. Sprachverständnis intakt	Gyrus angularis Hinterer Teil des Gyrus temporalis

Tabelle 11.6 (Fortsetzung)

Begriff	Beschreibung	Im Zusammenhang mit Infarkt beschriebene Lokalisation
■ Alexie und Agraphie	Alexie: Erworbene Unfähigkeit, geschriebene Sprache zu verstehen. Globale, verbale (Wörter) und literale (Buchstaben betreffend) Alexie. Agraphie: erworbene Unfähigkeit, Sätze, Wörter, Zahlen, Töne zu schreiben. Oft assoziiert mit Aphasie, Gerstmann-Syndrom, Apraxie	Gyrus angularis
■ Reine Alexie	Diskonnektionssyndrom Buchstaben, Wörter, Zahlen, Töne können nicht gelesen werden. Schreiben und Sprache ungestört. Oft assoziiert mit homonymer Hemianopsie, Farbanomie, Objekterkennungsstörung	Linksseitiger visueller Kortex und Splenium corporis callosi (A. cerebri posterior)
■ Reine Agraphie	Schreibunvermögen, verbales Buchstabieren möglich. Phonologische Agraphie: Gehörtes kann nicht geschrieben werden Lexikalische Agraphie: ungewohnte Wörter können nicht geschrieben werden, aber vertraute	 Inselregion und Gyrus supramarginalis Gyrus temporalis posterior inferior
■ **Apraxie**	Erworbene Störung komplexer motorischer Fähigkeiten, ohne dass sensible, motorische oder koordinative Funktionsstörungen vorliegen. Es handelt sich um eine Planungsstörung, keine Störung von Intelligenz, Erkennen, Aufmerksamkeit	Sprachdominante Hemisphäre
■ Ideatorische Apraxie	Objekte werden falsch identifiziert. Alltägliche aber komplexe Handlungsfolgen werden unterbrochen oder falsch zu Ende geführt (Kugelschreiber wird nicht auf das Papier gesetzt, sondern der Briefbogen zum Kugelschreiber gebracht). Der Patient weiß nicht, *was* er tun soll. Einfache Handlungen und Imitation ungestört	Gyrus angularis (temporoparietookzipitale Region)
■ Ideomotorische Apraxie (ideokinetische Apraxie)	Alltägliche Handlungen gelingen automatisch, jedoch nicht als Imitation (Schneuzen, Winken). Dissoziation zwischen gewolltem und automatischem Handeln. Der Patient weiß, was er tun soll, aber nicht *wie*.	Gyrus supramarginalis Gyrus parietalis superior
■ Isolierte linksseitige ideomotorische Apraxie	Störung der Willkürbewegung der linksseitigen Extremitäten	Hinterer Anteil des Corpus callosum: Bahnen zwischen linksseitigen Planungszentren und rechtsseitigen motorischen Zentren für die linke Körperseite sind unterbrochen
■ Extremitätenkinetische Apraxie	Spontane Handlungen, Imitation, Objektgebrauch mit Extremitäten gestört. Handlungen ungeschickt, abgehackt, langsam. Hemdzuknöpfen gestört, Mundpfeifen erhalten	Assoziationsfasern von prämotorischen und somatosensorischen Arealen (Dissoziation von prä- und postzentralem Gyrus)
■ Buccofaziale Apraxie	Automatische Handlungen mit Gesichtsmuskulatur gelingen, willkürliche nicht	Lobulus frontalis inferior, neben Broca-Zentrum
■ Konstruktive Apraxie	Tägliche Handlungen behindert (Schreiben, Zeichnen von Figuren)	Gyrus supramarginalis Gyrus angularis
■ Ankleideapraxie	Ankleiden behindert (z. B. Ober- mit Unterkleidung verwechselt)	Schläfenlappen nicht dominante Hemisphäre (evtl. handelt es sich um einen Neglekt oder eine Anosognosie)
■ Fremdehandzeichen	Ungewollte komplexe Aktionen der linken Hand mit Objekten	Medialer Anteil des rechten Frontalhirns

Tabelle 11.6 (Fortsetzung)

Begriff	Beschreibung	Im Zusammenhang mit Infarkt beschriebene Lokalisation
Optische Ataxie	Diskonnektionssyndrom: Störung des Ergreifens von Objekten im zum Infarkt kontralateralen Gesichtsfeld mit der zum Infarkt ipsilateralen Hand. Objekte müssen beim Gebrauch direkt angeschaut werden	Marklager unterhalb parietookzipitaler Region

Tabelle 11.7. Typisierung von Sprachstörungen

Typ	Benennen	Verstehen	Spontansprache	Wiedergabe	Paraphasien
Broca-Aphasie	Reduziert	Erhalten	Reduziert	Reduziert	Gering
Wernicke-Aphasie	Reduziert	Schlecht	Flüssig, schnell	Reduziert	Häufig
Globale Aphasie	Reduziert	Schlecht	Reduziert	Reduziert	Wechselnd
Leitungsaphasie	Reduziert	Erhalten	Flüssig	Reduziert	Häufig
Subkortikale Aphasie	Wechselnd	Wechselnd	Wechselnd	Erhalten	Häufig
Anomie	Reduziert	Erhalten	Flüssig	Erhalten	Keine

paramedialen basalen Vorderhirn beschrieben worden.

Die proximalen perforierenden Äste der A. communicans anterior versorgen unter anderem das Corpus callosum. Ischämien in diesem Versorgungsgebiet führen zur Unterbrechung interhemisphärer Verbindungen mit einem sog. Corpus-callosum-Diskonnektionssyndrom (s. Tabelle 11.6) [97]. Es ist durch ideomotorische Apraxie und Agraphie, taktile Anomie, Konstruktionsstörungen und Pseudoneglekt charakterisiert. Ein ausgedehnter Infarkt im supplementärmotorischen Areal der rechten A. cerebri anterior kann ein beidseitiges Neglekt-Syndrom mit Orientierungsstörungen in beiden Raumseiten hervorrufen. Seltene Syndrome sind in Tabelle 11.8 aufgelistet.

Insult des Lobulus paracentralis

Diese Infarkte betreffen die Gyri prae- und postcentralis und reichen in die mesialen Anteile der Hemisphäre hinein (Lobulus paracentralis und Gyrus cinguli). Die Versorgung erfolgt über eine A. paracentralis, entweder direkt aus der A. cerebri anterior oder aus der A. callosomarginalis. Der Insult führt zu einer distal betonten Monoparese des Beines, selten mit Sensibilitätsstörung und dann Betonung der Tiefensensibilität. In wenigen Fällen kommt es zur Urininkontinenz, die eher bei Infarkten der A. cerebri anterior mit Beteiligung des Gyrus frontalis superior, des Gyrus cinguli anterior und der subkortikalen Marklagerareale auftritt.

Insult des supplementär-motorischen Areals (SMA)

Diese Insulte liegen in der mesialen Fläche des Gyrus frontalis superior (Brodmann Areal 6), vor dem Lobulus paracentralis und über dem Gyrus cinguli. Die Blutversorgung erfolgt über einen unmittelbar abgehenden Ast der A. cerebri anterior oder aus einem Ast der A. callosomarginalis.

Die Funktion dieses Areals ist wichtig für Planung und Beginn neuer motorischer Willkürbewegungen und der Sprache. Insulte in diesem Gebiet der dominanten Hemisphäre äußern sich initial als Mutismus, gefolgt von einer transkortikalen motorischen Aphasie mit reduzierter Spontansprache, begrenztem Benennungsvermögen, Telegrammstil, erhaltener Wiederholung und Verständnis. Perseveration, selten Echolalie, und Schreibstörung kommen vor. Weiterhin sind transiente Akinese der kontralateralen Glieder und unkontrolliertes Greifen beschrieben worden.

Das kontralaterale Fremdehand (Alien-Hand)-Syndrom ist ebenfalls als Folge einer Ischämie im SMA-Territorium (oder einer Ischämie im Cor-

Tabelle 11.8. Seltene Syndrome bei A. cerebri-anterior-Infarkten

Symptom	Beschreibung	Lokalisation
Pathologisches Greifphänomen	Bei Hautkontakt in der Palmarseite der Hand kommt es zur langsamen Flexions-Adduktionsbewegung einiger Finger. Die Bewegung ähnelt einer Magnetbewegung. Es handelt sich nicht um den Greifreflex, da er schneller abläuft	Ein- oder beidseitige Frontallappen
Motorische Perseveration	Unkontrollierte kaum willkürlich beeinflussbare stereotype Bewegungen (z. B. Fingerreiben) der kontralateralen Hand. Begleitet oft pathologisches Greifphänomen	Medialer Anteil des Frontallappens
Fremde-Hand-Syndrom	Eine Hand agiert ungewohnt, selbst wenn die andere sinnvoll motorisch eingesetzt wird (Dissoziation zwischen den motorischen Aktionen). Die Patienten haben den Eindruck, die Hand gehöre dann nicht zu ihnen. So wird die rechte Hand als fremd empfunden, wenn z. B. die linke Hand die rechte Hand hinter den Rücken hält	Corpus callosum, medialer Anteil des Frontallappens
Unilaterale ideomotorische Apraxie und Dysgraphie	Komplexe Bewegungen der linken Hand sind nach verbaler Aufforderung nicht möglich, während die rechte Hand sie durchführen kann. Buchstaben, Wörter und Figuren werden nicht korrekt gezeichnet. Graphische Paragraphie und graphische Perseverationen der linken Hand. Kopieren ist möglich. Die rechte Hand weist keine Störungen auf	Hinterer Anteil des Corpus callosum. Läsion verhindert Informationstransmission aus der linken in die rechte Hemisphäre
Taktile Anomie	Gegenstände in der linken Hand werden falsch benannt, werden aber nach Entfernen korrekt bezeichnet (intakte Stereognosie)	Hinterer Anteil des Corpus callosum. Infarkt verhindert Informationstransmission aus der rechten Hemisphäre in das linke Sprachzentrum
Pseudoneglekt	Rechte (linke) Hand macht Fehler im rechten (linken) Raum bei Präsentation von Objekten im linken (rechten) Gesichtsfeld	Mittlerer Anteil Corpus callosum. Infarkt verhindert Informationstransmission der visuell afferenten intakten Impulse zur motorischen Aktion in die kontralaterale Hemisphäre
Gekreuzte visuomotorische Ataxie	Die Hand kann einen Gegenstand im peripheren Anteil des kontralateralen Gesichtsfelds nicht ergreifen	Hinterer Anteil des Corpus callosum. Infarkt unterbricht visuomotorische Transmission zwischen den Hemisphären
Zwangshandlung	Ohne Aufforderung werden Gegenstände sinnvoll eingesetzt (Kugelschreiber wird benutzt)	Linker Frontallappen
Diagonistische Dyspraxie	Die eine Hand vollführt entgegengesetzte Bewegungen zu willkürlichen sinnvollen Bewegungen der anderen Hand	Corpus callosum

pus callosum) beschrieben. Bei diesen Fällen mit linksseitigem Infarkt im SMA-Gebiet versucht die rechte Hand, die Willkürbewegungen der linken Hand zu unterbrechen oder zu verhindern. Demzufolge besteht ein intermanueller Konflikt. Es handelt sich nicht um einen Greifreflex. Andere Phänomene des Fremdehand-Syndroms sind motorische Perseverationen mit stereotypen, ständig wiederholten einfachen Aktionen (wie Daumenreiben), die trotz ihres unangenehmen Charakters nicht dauerhaft willkürlich unterbrochen werden können. Auch willkürliches Greifen nach Objekten (Zahnbürste, Bleistift) mit zwanghaftem Gebrauch durch die kontralaterale Hand kann vorkommen und erinnert an einen Greifreflex. Oft wird ein Gegenhalten (paratoner Rigor) beobachtet. Die diagnostische Apraxie besteht darin, dass eine (meist linke) Hand zwanghaft versucht, bei motorischen Aktionen genau das Gegenteil der anderen Hand durchzuführen, also z.B. einen Hut abzusetzen, wenn die rechte Hand ihn aufsetzt. Hier sind meistens das supplementär-motorische Areal und das Corpus callosum involviert. Unklassifizierte Zwanghaltungen der zum Insult im supplementär-motorischen Areal kontralateralen Hand bestehen z.B. darin, dass eine Hand immer in die Achselhöhle greift oder ständig an der Wange gehalten wird.

Insult des Gyrus cinguli

Dieses Gebiet (Brodmann Areal 24) wird durch die A. callosomarginalis versorgt (Abb. 11.9). Vor allem beidseitige Läsionen rufen Symptome hervor, die von inadäquatem Verhalten und Verlust der Sphinkter-Kontrolle geprägt sind [148]. Wenn zusätzlich mesialer Kortex, Nucleus caudatus, Putamen und Septum beteiligt sind, kann es zum akinetischen Mutismus kommen.

Insult des Corpus callosum

Die vorderen vier Fünftel des Corpus callosum werden durch Äste der beiden A. pericallosa versorgt (Abb. 11.10). Insulte in diesem Gebiet führen zu einem Diskonnektionssyndrom. Linksseitige Apraxie, Agraphie und Verlust der Benennungsmöglichkeit von Gegenständen nach Berührung werden beschrieben. Auf verbale Aufforderung hin kann die linke Hand keine entsprechenden Aktionen ausführen (Apraxie der linken Hand), da die Verbindung zwischen linksseitigen Sprachzentren und rechtsseitiger motorischer Kontrolle der linken Hand unterbrochen ist. Die linke Hand vollführt in wenigen Fällen eigenständig unkontrollierte, komplexe aber ungezielte Bewegungen im Sinne eines Fremdehand-Syndroms. Sie kann z.B. nicht mit einem Schreibstift schreiben (linksseitige apraktische Agraphie), wobei jedoch Maschineschreiben erhalten sein kann.

Insulte der basalen Vorderhirnregionen

Die Versorgung dieses Hirnanteils erfolgt über A. orbitofrontalis und A. frontopolaris, die beiden ersten abgehenden Äste der A. cerebri anterior nach der Verbindungsstelle der A. communicans anterior. Bei Insulten stehen v.a. amnestische Zustände mit Konfabulationen, emotionale Enthemmung oder anders geartetes inadäquates Verhalten im Vordergrund [164]. Einschränkung des Konzentrationsvermögens, Euphorie und Verstimmungszustände kommen ebenfalls vor.

Wenn die kleinen perforierenden Äste der A. cerebri anterior (A1-/A2-Abschnitt) verschlossen sind, kommt es zur Mangeldurchblutung in Hypothalamus und Teilen des limbischen Systems mit Einflussnahme u.a. auf kardiorespiratorische Parameter.

Insult der A. chorioidea anterior

Sie entstammt der A. carotis interna unterhalb des Abgangs der A. communicans posterior und versorgt den inneren Anteil des Globus pallidus, Thalamus und das hintere Glied der Capsula interna mit benachbarten Strukturen. Im Seitenventrikel versorgt diese Arterie den Plexus chorioideus. Es gibt ein Anastomosenwerk zwischen A. chorioidea anterior und A. chorioidea posterior. Die Infarkte sind meistens klein (Durchmesser 15–20 mm) (Abb. 11.11). Hämorrhagien sind selten.

Ein Verschluss der A. chorioidea anterior führt zu kontralateraler ausgeprägter Hemiparese, kontralateraler Hemihypästhesie und kontralateraler homonymer Hemianopsie (Tabelle 11.9). Die homonyme Hemianopsie entsteht durch Ischämie im Tractus geniculocalcarinus bzw. Corpus geniculatum laterale. Im letzteren Fall wird bei sorgfältiger Untersuchung des Gesichtsfeldes festgestellt, dass das Gesichtsfeld unmittelbar oberhalb und unterhalb des horizontalen Medians erhalten bleibt. Rechtsseitige Insulte der A. chorioidea anterior verursachen zusätzlich einen räumlichen Neglekt nach links und eine konstruktive Apraxie, linksseitige ent-

Tabelle 11.9. Hauptsymptome des A. chorioidea-anterior-Insults

Kombination von
- Kontralateraler proportional verteilter Hemiparese
- Kontralateraler Hemihypästhesie
- Kontralateraler Heminaopsie (obere und untere Quadrantenanopsie entlang dem horizontalen Meridian)
- Sprachstörung

Varianten
- Kontralaterale ataktische Hemiparese plus kontralaterale Hemihypästhesie (mit Spontanschmerz)
- Obige Kombination plus Anosognosie, Hemisomatagnosie, Neglekt, konstruktive Apraxie, Orientierungsstörung

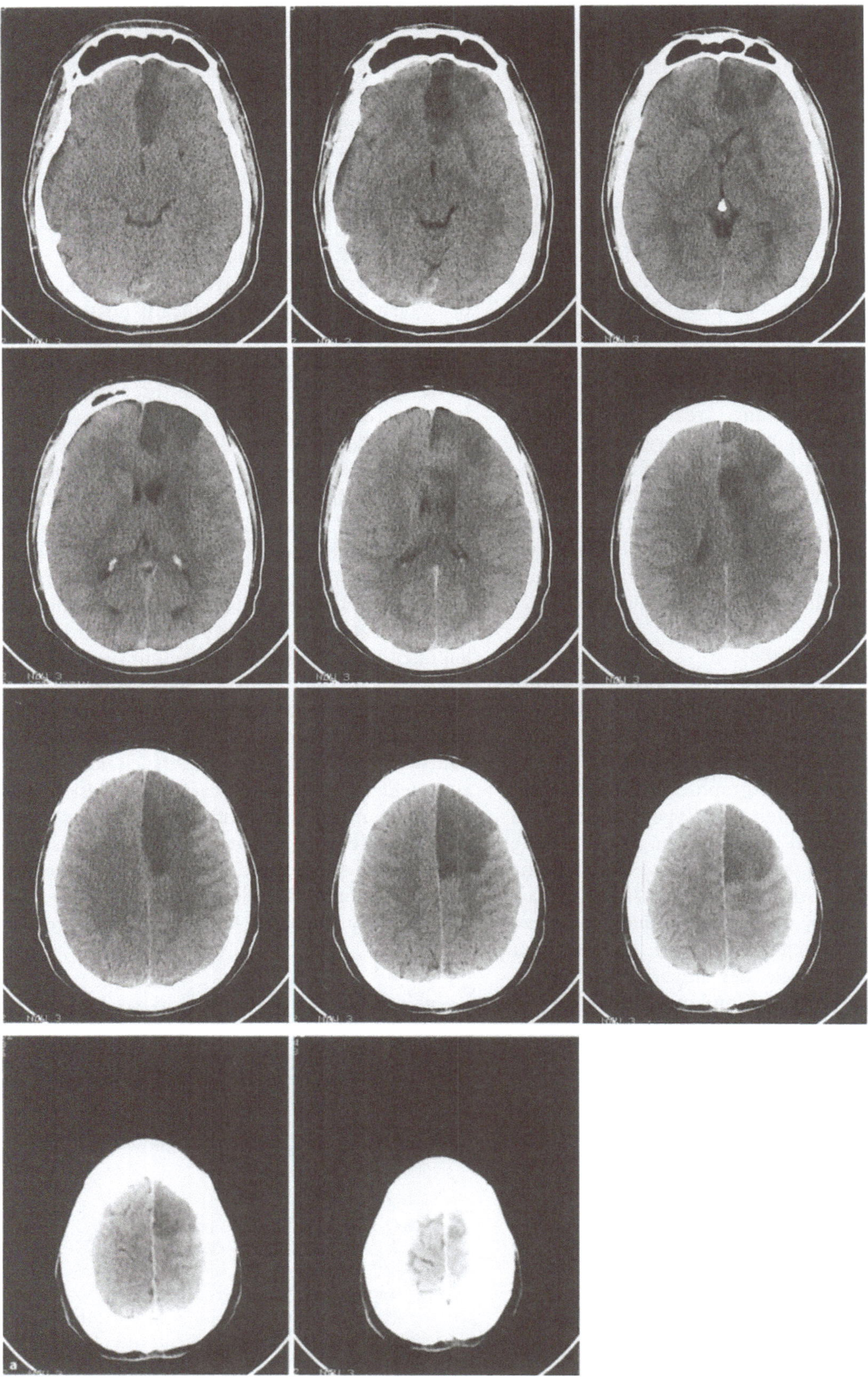

Abb. 11.9 a

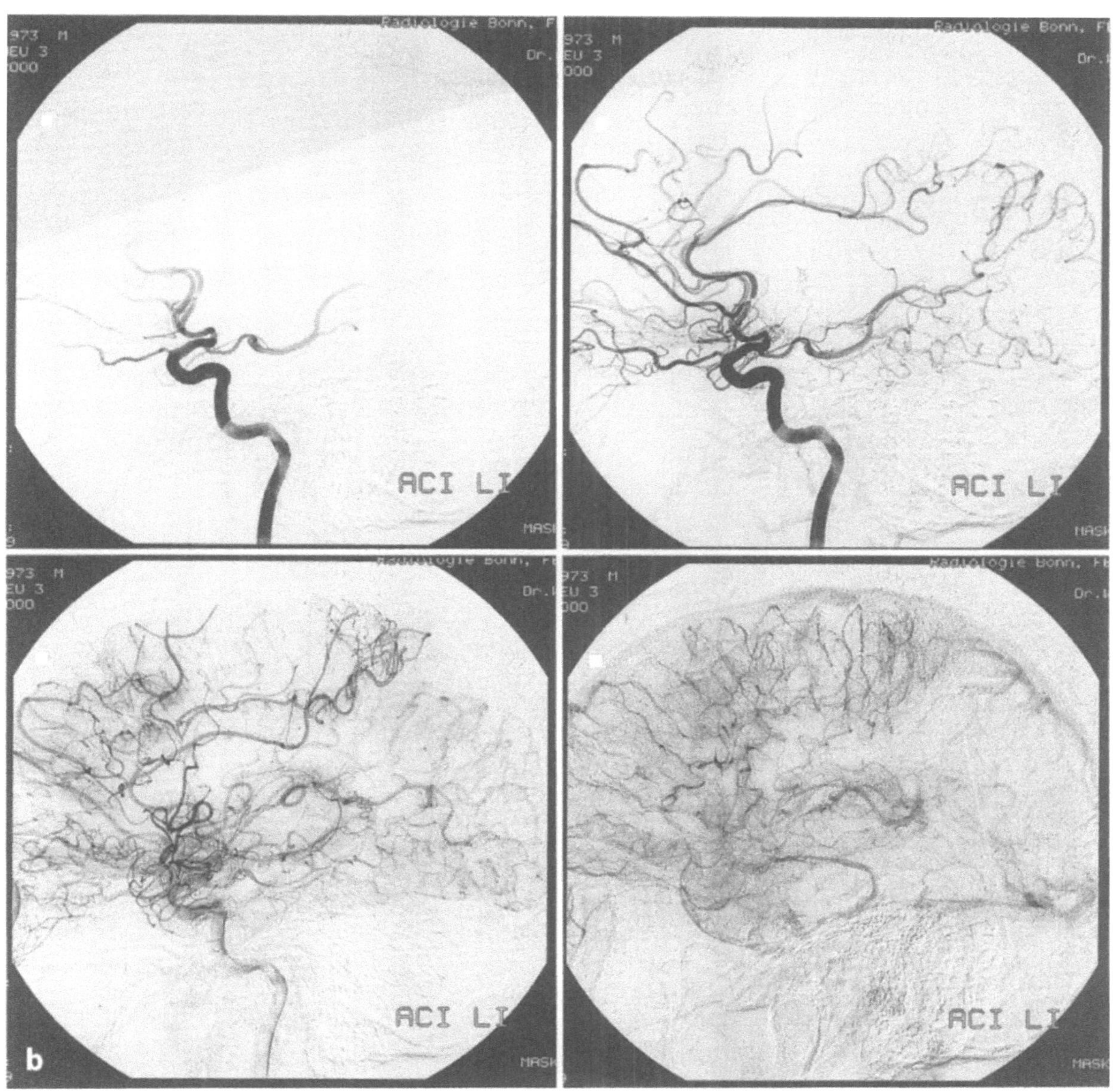

Abb. 11.9. a CCT, axiale Darstellung: linksseitiger demarkierter Infarkt im Versorgungsgebiet der A. cerebri anterior. **b** Zerebrales Angiogramm, laterale Darstellung: Stenose der A. cerebri anterior im proximalen Abschnitt, Verschluss der A. callosomarginalis, Verschluss der A. cerebri media rechts

sprechende Insulte eine Sprachstörung. Diese neuropsychologischen Ausfälle entstehen möglicherweise durch Beeinträchtigung der nachbarschaftlichen Strukturen.

Lakunäre Infarkte im Gebiet dieser Arterie führen entweder zu einem rein motorischen Syndrom oder einer ataktischen Hemiparese mit oder ohne Hemihypästhesie. Die Hemihypästhesie entsteht, wenn sich die Ischämie bis in die Corona radiata ausbreitet. Gesichtsfelddefekte bei A. chorioidea-anterior-Infarkten werden durch eine Ischämie im Tractus opticus, im Corpus geniculatum laterale oder in der Sehstrahlung hervorgerufen. Es kann zur thalamischen Aphasie mit weitgehend erhaltenem Verständnis und Wiederholung kommen, wobei aber die Sprachproduktion deutlich behindert ist [110]. Beidseitige ausgedehnte Infarkte im Versorgungsgebiet der A. chorioidea anterior führen zu Mutismus, Abulie, Pseudobulbärparalyse und inadäquatem Affekt [35].

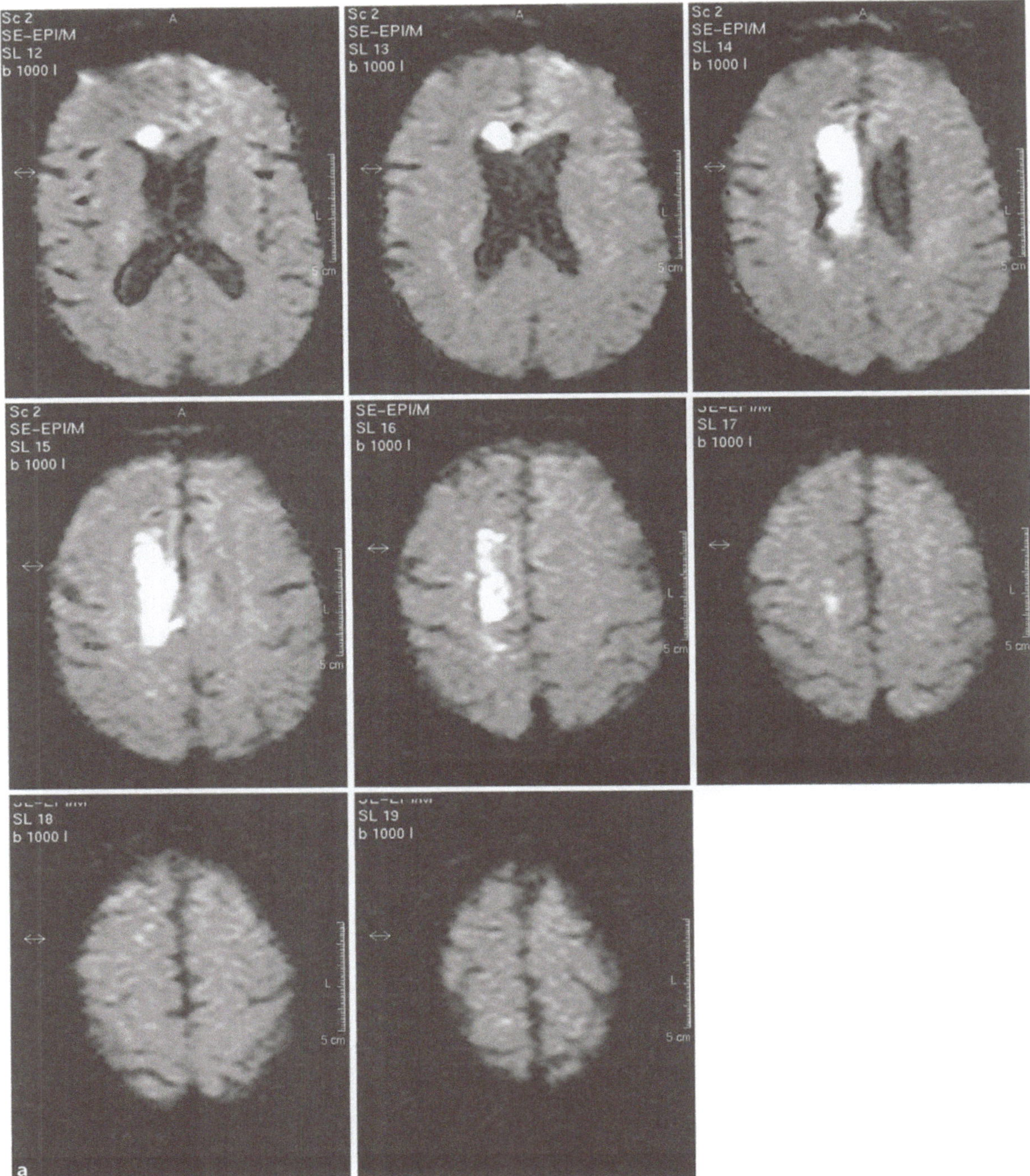

Abb. 11.10 a, b. A. pericallosa-Infarkt rechts. **a** Diffusionsgewichtetes MRT, axiale Darstellung: frischer Infarkt im Versorgungsgebiet der A. pericallosa. **b** T1-MRT, koronare Darstellung: Darstellung des Infarkts im Bereich des Corpus callosum rechts

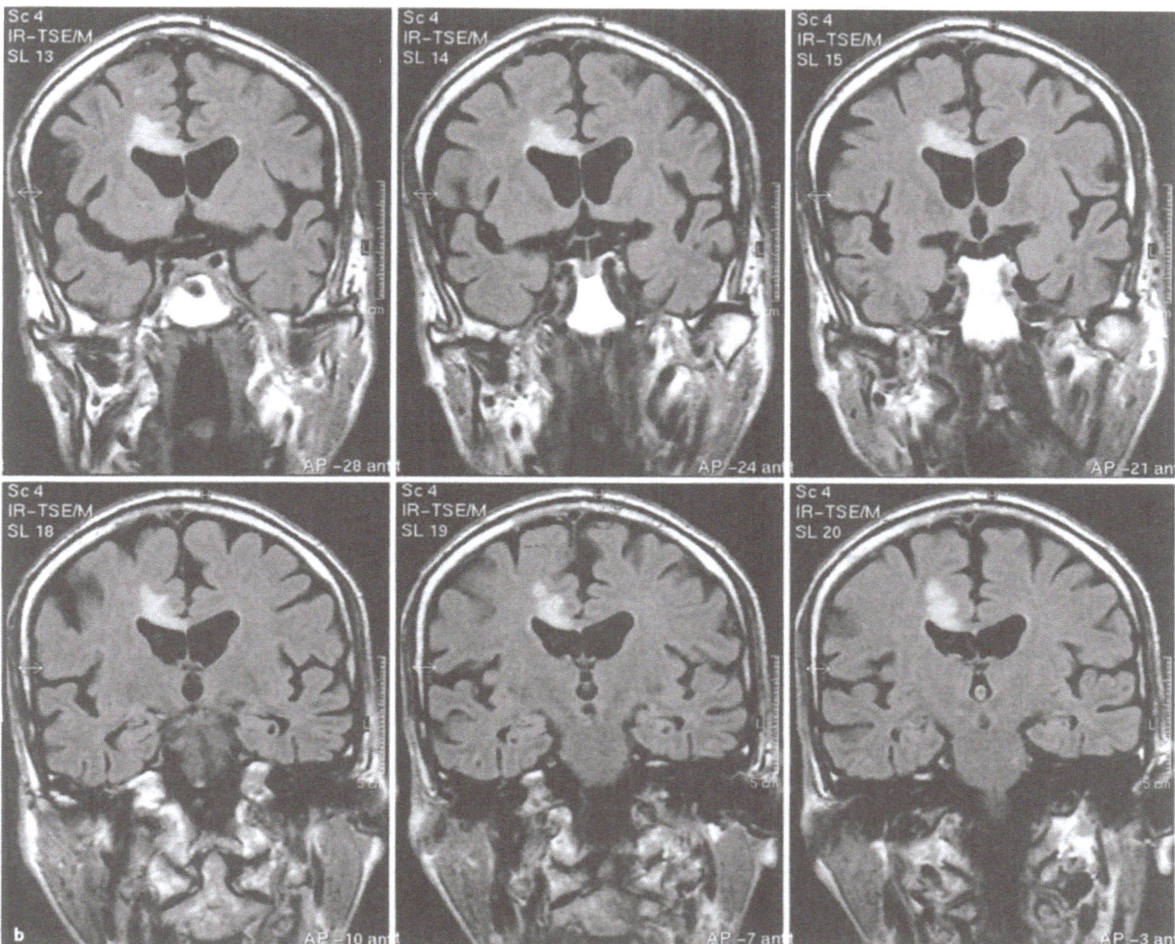

Abb. 11.10 b

Insult der A. recurrens Heubner und der penetrierenden Arterien

Die A. recurrens Heubner versorgt den Kopf des Nucleus caudatus, den vorderen Anteil von Globus pallidus, den vorderen Anteil der Capsula interna, aber zusätzlich auch Putamen, Hypothalamus und Olfaktoriusgegend. Isolierte Infarkte sind selten. Die Lähmung betrifft Gesicht und Arm (infolge Ischämie in der Capsula interna), v.a., wenn penetrierende Äste aus der A. cerebri anterior für das Knie der inneren Kapsel bzw. die unmittelbar dorsal angrenzenden Teile der Kapsel betroffen sind.

Andere perforierende Arterien entstammen ebenfalls dem A1- und A2-Segment und der A. communicans anterior und versorgen Tractus opticus und Chiasma, Commissura anterior, Globus pallidus, Putamen, und Nucleus caudatus, basale Vorderhirnanteile oberhalb vom Chiasma, Hypothalamus, Substantia perforata, Corpus callosum, Cingulum, Fornix, Septum pellucidum und Gyrus rectus. Wenn die kleinen perforierenden Äste der A. cerebri anterior verschlossen sind, kommt es zur Mangeldurchblutung in Hypothalamus und Teilen des limbischen Systems mit Einflussnahme u.a. auf kardiorespiratorische Parameter.

11.2.3.2 A. cerebri media

Etwa zwei Drittel aller Insultpatienten leiden an Symptomen einer Durchblutungsstörung im Versorgungsgebiet der A. cerebri media. Wiederum ein Drittel dieser Gruppe weist Symptome eines Insults in den tieferen Strukturen des Versorgungsgebietes auf und zwei Drittel Sympto-

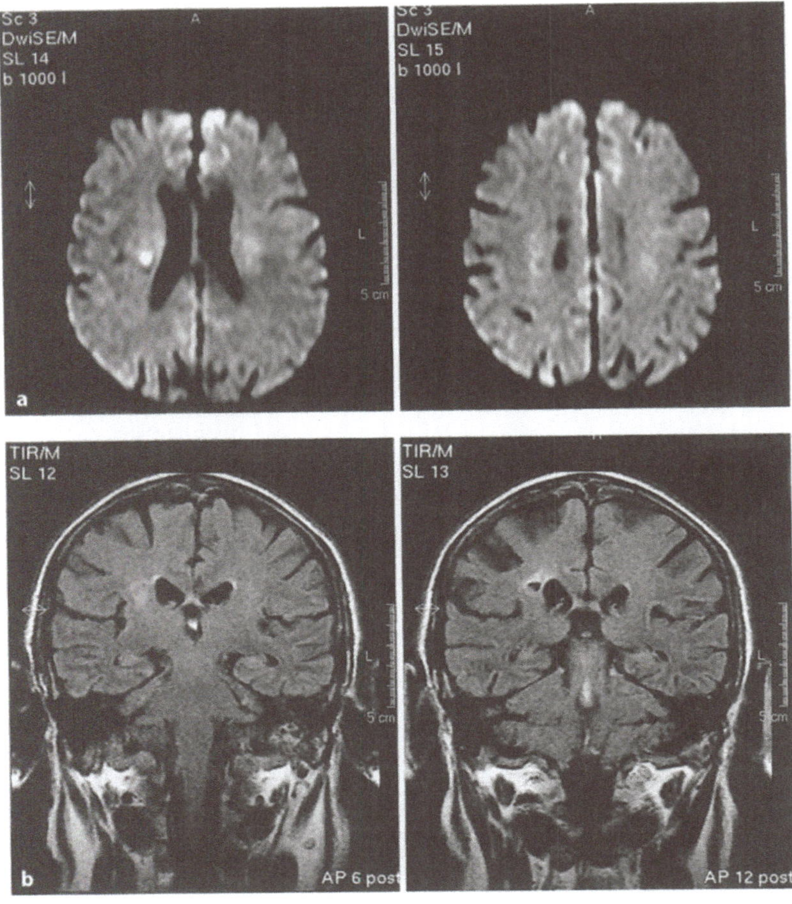

Abb. 11.11 a, b. MRT: rechtsseitiger A. chorioidea-anterior-Infarkt, **a** axiale, **b** koronare Darstellung

Tabelle 11.10. Versorgungsgebiete der A. cerebri media

▪ A. orbitofrontalis	Gyrus frontalis medius und Gyrus frontalis inferior, jeweils orbitale Anteile
▪ A. praefrontalis	Gyrus frontalis medius, vorderer Teil Operkularregion, oberer Teil Orbitalregion
▪ A. praecentralis	Hinterer Teil Operkularregion, hinterer Teil Gyrus frontalis medius, vorderer und mittlerer Teil Gyrus praecentralis
▪ A. centralis	Hinterer Teil Gyrus praecentralis, vorderer Teil Gyrus postcentralis
▪ A. parietalis anterior	Hinterer Teil Gyrus postcentralis, vorderer Teil Lobulus parietalis inferior, vorderer Teil Lobulus parietalis superior, parasagittaler Anteil vor und hinter Sulcus centralis
▪ A. parietalis posterior	Hinterer Teil von Gyrus parietalis superior und inferior, Gyrus supramarginalis
▪ A. angularis	Hinterer Teil Gyrus temporalis superior, Gyrus angularis, Gyrus supramarginalis, oberer Teil Gyrus occipitalis lateralis
▪ A. temporooccipitalis	Unterer Teil Gyrus occipitalis lateralis, hinterer Teil Gyrus temporalis superior
▪ A. temporalis anterior	Vordere Anteile von Gyri temporalis superior, medius und inferior
▪ A. temporalis media	Vorderer Teil Gyrus temporalis superior, mittlerer Teil Gyrus temporalis medius, mittlerer und hinterer Teil Gyrus temporalis inferior
▪ A. temporalis posterior	Mittlerer und hinterer Teil Gyrus temporalis superior, Gyrus temporalis medius, hinterer Teil Gyrus temporalis inferior
▪ A. temporopolaris	Gyri temporalis superior, medius und inferior (polare Anteile)

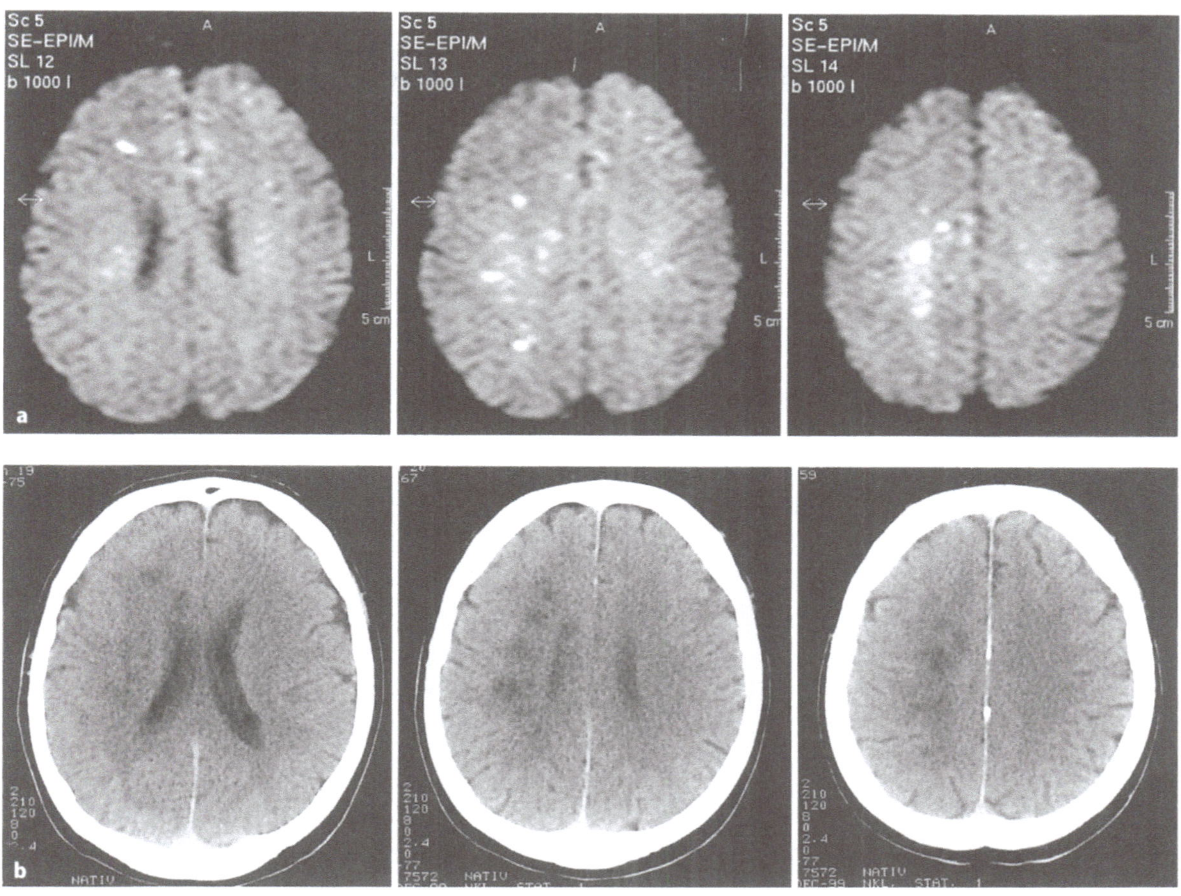

Abb. 11.12 a, b. A. cerebri-media Infarkt bei Dissektion der A. carotis interna. **a** MRT, axiale Darstellung: Mehrere disseminiert verteilte frische ischämische Läsionen im Versorgungsgebiet der A. cerebri media rechts als Folge von Embolien. **b** CCT, axiale Darstellung: kettenförmig angeordnete Endstrominfarkte

me eines kortikalen A. cerebri-media-Insults. Die Versorgungsgebiete sind in Tabelle 11.10 genannt.

Die kortikalen Äste besitzen auf der Hirnoberfläche nur wenige Kollateralen zu anderen kortikalen Ästen der A. cerebri media, jedoch in ihrer distalen Strecke im Gewebe ein reiches Anastomosennetzwerk mit den Endarterien der A. cerebri posterior und A. cerebri anterior. Die Grenzzonengebiete zwischen diesen 3 großen intrazerebralen Arterien haben erheblichen Einfluss auf die Begrenzung eines Infarkts bei proximalem Gefäßverschluss. Bei niedrigem Perfusionsdruck in diesem Territorium entstehen sog. Grenzzoneninfarkte („watershed", Wasserscheide) zwischen A. cerebri anterior und media bzw. A. cerebri media und posterior.

Die von den kortikalen Ästen auf der Hirnoberfläche abgehenden pialen Gefäße dringen senkrecht in den Kortex ein. Sie sind untereinander engmaschig vernetzt. Die weiße Substanz wird überwiegend von den medullären Ästen der A. cerebri media versorgt. Sie laufen auf die Ventrikel zu und haben im Gegensatz zu den oberflächlichen pialen Gefäßen keine anastomotische Verbindung untereinander, sind also ebenfalls Endarterien. Zwischen ihnen und den ihnen entgegenlaufenden ebenfalls der A. cerebri media entspringenden lentikulären Gefäßen und der A. chorioidea anterior gibt es in der Nähe der Sehstrahlung eine innere Wasserscheide.

Die meisten Infarkte der A. cerebri media entstehen durch arterioarterielle Embolien aus proximalen Gefäßen (A. carotis, Aorta) (Abb. 11.12) oder kardiale Embolien und nur selten durch ortsständige arteriosklerotisch bedingte Thrombosen (während in der A. carotis interna nahezu die Hälfte der Verschlüsse durch ortsständige Thrombosen entsteht). Beide Hirnsei-

Tabelle 11.11. Hauptsymptome des A. cerebri-media-Insults

Symptom	Lokalisation
■ Kontralaterale Lähmung von Gesicht, Arm und Bein	Motorisches Areal für Gesicht und Arm, Fasern von motorischen Beinarealen zur Corona radiata
■ Sensibilitätsstörungen im kontralateralen Gesicht, Arm und Bein	Somatosensorisches Areal für Gesicht und Arm, und thalamoparietale Projektion
■ Motorische Sprachstörungen	Broca-Areal und benachbarte Region in der dominanten Hemisphäre
■ Globale Aphasie, Worttaubheit, Benennungsstörungen, Jargonsprache, Alexie, Agraphie, Akalkulie, Fingeragnosie, Rechts-Links-Reflexstörung	Sprachregionen und parietookzipitale kortikale Anteile der dominanten Hemisphäre
■ Anosognosie, Hemisomatognosie, kontralateraler Neglekt, Agnosie für die linke Raumhälfte, Ankleideapraxie, konstruktionale Apraxie, Lokalisationsstörung in der linken Raumhälfte, Störung der Entfernungsschätzung, visuelle Illusionen, Verzerrung visueller Koordinaten	Parietaler Kortex in der dominanten Hemisphäre
■ Homonyme Hemianopsie (Betonung der oberen Quadranten)	Sehstrahlung im Temporallappen
■ Blicklähmung zur kontralateralen Seite	Frontales Blickrichtungszentrum bzw. dessen Projektionsfasern
■ Vermeidungsreaktionen der jeweils kontralateralen Extremitäten	Parietallappen
■ Gangapraxie	Bilaterale Frontallappen
■ Reduktion des optokinetischen Nystagmus	Gyrus angularis oder Gyrus supramarginalis
■ Extremitätenkinetische Apraxie	Kortikaler Parietallappen oder prämotorisches Areal
■ Reine motorische Hemiplegie	Oberer Anteil des hinteren Schenkels der Capsula interna und der benachbarten Fasern der Corona radiata

ten und ebenso alle Äste der A. cerebri media bis auf die selten von Verschlüssen befallenen orbitofrontalen Äste sind gleichmäßig von Embolien betroffen. Häufige kardiale Erkrankungen, die zu A. cerebri-media-Embolien führen, sind Vorhofflimmern, bakterielle Endokarditis, rheumatische Mitralklappenerkrankung und Myokardinfarkt [47]. Auch Embolien aus Körpervenen durch ein offenes Foramen ovale führt zu A. cerebri-media-Verschlüssen. Spontane Dissektionen der A. cerebri media sind selten, ebenso andere Ursachen wie das Moya-Moya-Syndrom und Vaskulitiden. Vor allem bei Okklusion des intrakraniellen Abschnittes der A. carotis interna kommt es durch die Thrombuspropagation zum Verschluss der A. cerebri media mit Entwicklung eines großen Infarkts. Proximale Verschlüsse rufen schwerwiegendere Symptome hervor als distale Verschlüsse. Ein proximaler Verschluss führt fast ausnahmslos zum Infarkt der nicht anastomosierten lentikulostriären Gefäße, während die klinische Konsequenz der Ischämie in den kortikalen Regionen vom Ausmaß der Kollateralversorgung abhängt. Verschlüsse distal des Abgangs der lentikulostriären Gefäße können bei ausreichender Versorgung über die A. cerebri anterior und posterior folgenlos verlaufen. In Tabelle 11.11 sind die Hauptsymptome aufgelistet.

TIAs als Folge einer A. cerebri-media-Stenose (Abb. 11.13) sind seltener als länger andauernde Symptome ischämischer Ereignisse, also RINDs oder komplette Infarkte. TIAs einer A. cerebri-media-Stenose sind seltener als TIAs als Folge eines stenotischen Prozesses an der A. carotis interna. Bei rezidivierenden TIAs kommen ursächlich zeitlich aufeinander folgende Verschlüsse mehrerer perforierender Arterien, eine hämodynamisch kritische Absenkung des Perfusionsdruckes, hämorheologisch relevante Veränderungen bei ausgeprägter A. cerebri-media-Stenose oder rezidivierende arterioarterielle Embolien aus der Stammstenose infrage. Vor allem hämodynamisch relevante Stammstenosen sind bei einem Teil der A. cerebri-media-Insulte Ursache der im zeitlichen Verlauf an- und abschwellenden bzw. progredienten Intensität halbseitiger Lähmungen. Eine passagere Symptomatik bei A. cerebri-media-Okklusion kann auch durch frühe, etwa 1–2 Tage nach Ver-

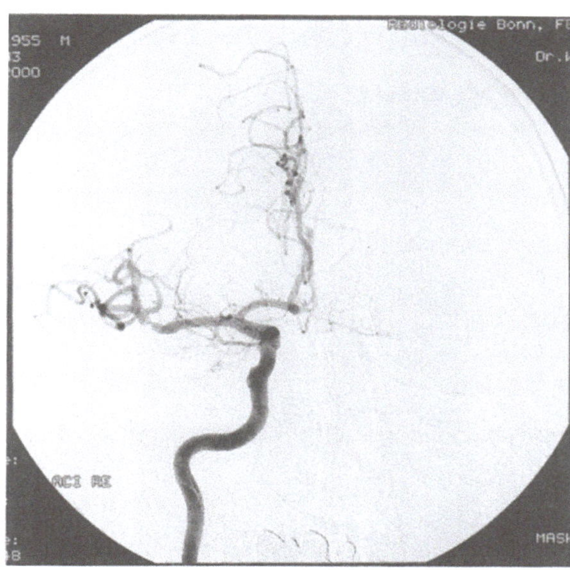

Abb. 11.13. A. cerebri-media-Stenose. Zerebrales Angiogramm, ap-Darstellung: distal lokalisierte Stenose der A. cerebri media vor ihrer Bifurkation. Das distal abhängige Gefäßterritorium wird später perfundiert als das im Versorgungsgebiet der A. cerebri anterior. Somit ist die Stenose hämodynamisch wirksam

schluss auftretende Thrombusfragmentationen hervorgerufen werden. Stabile nicht regrediente Symptomverläufe kommen v.a. bei lentikulostriären Gefäßverschlüssen mit Stammganglieninfarkten vor.

Kommt es nur zu TIAs, äußern sich diese typischerweise als kontralaterale, oft brachiofazial betonte, Halbseitenlähmung mit oder ohne Sprachstörung oder Gesichtsfelddefekt. Die Sensibilitätsstörung betrifft vorwiegend epikritische Qualitäten. Sind parietale Regionen betroffen, treten kognitive Defizite auf. Weit nach vorn gelegene Insulte rufen diskrete motorische Ausfälle hervor.

Insult bei komplettem A. cerebri-media-Stamm-Verschluss

Ein Verschluss des A. cerebri-media-Stammes wird nur bei 3–5% aller A. cerebri-media-Insulte nachgewiesen. Embolische Verschlüsse sind häufiger als ortsständige Thrombosen. Wie bei den meisten Insulten ist auch in Fällen des kompletten Territorialinsults (Abb. 11.14) der A. cerebri media der klinische Beginn meistens akut und nur selten stotternd. Kortikales und tiefer gelegenes Gewebe sind beteiligt, sowohl in der oberen wie in der unteren Hälfte der A. cerebri media (Abb. 11.15). Die Kollateralen spielen für die Ausdehnung des Infarkts eine große Rolle. Fast immer tritt unmittelbar eine Somnolenz durch weitreichende Beeinträchtigung vieler Bahnen auf, aber auch durch eine passagere Funktionsschädigung der kontralateralen Seite im Sinne einer Diaschisis.

Es kommt zu einer kontralateralen Hemiplegie, anfangs meist proportionaler Verteilung, falls der größere Anteil der Capsula interna einbezogen ist. Weiterhin besteht eine Hemihypästhesie einschließlich des Gesichts für alle Qualitäten, eine homonyme Hemianopsie und eine Blickdeviation zur Seite des Infarkts. Bei linksseitigem Infarkt tritt eine globale Aphasie und bei rechtsseitiger Infarzierung ein Neglekt mit visuell-räumlicher Orientierungsstörung für die kontralaterale (linke) Raumseite auf. Die kontralaterale homonyme Hemianopsie ist nicht immer leicht von einem Hemineglekt-Syndrom abzugrenzen. Der Neglekt ist bei rechtsseitigen Schädigungen häufiger als bei linksseitigen.

Die Blickdeviation ist auf eine Störung im Bereich der prämotorischen Region des Lobulus frontalis superior (Brodmann-Areal 8) zurückzuführen. Seltener finden sich konjugierte Blickparesen bei Infarktlokalisation im postzentralen Parietalgebiet, wobei in diesen Fällen auch ein kontralateraler Hemineglekt beobachtet wird, sodass dieses möglicherweise die alleinige Ursache der fehlenden Blickwendung ist. Die Blickdeviation zur Gegenseite ist meist vorübergehender Natur und weicht nach Stunden oder wenigen Tagen einer länger andauernden Blickparese. Da diese länger andauernde Blickparese häufiger bei rechtsseitigem Insult vorkommt, wird diskutiert, dass die Blicksteuerung asymmetrisch organisiert ist.

Sprachstörungen sind bei Infarzierung in der linken Hirnhälfte eine anfangs globale motorische Aphasie ohne jegliche Sprachäußerung, die anschließend in eine nicht fließende dysmelodische Aphasie mit Agrammatismus, Paraphasien und Stereotypien umgewandelt werden kann. Störungen der Schrift treten ebenfalls auf. Die Erholung der Sprache erfolgt langsam und in den meisten Fällen unvollständig. Das Sprachverständnis bessert sich meist eher als die motorischen Sprachfunktionen, kann aber partiell gestört bleiben.

Auch die subthalamische Region, die gelegentlich von Ästen der A. cerebri media versorgt wird, kann betroffen sein. Ein selteneres Zeichen dieser meist großen A. cerebri media-Infarkte ist eine passagere kontralaterale Hyperhidrose der oberen Körperhälfte einschließlich

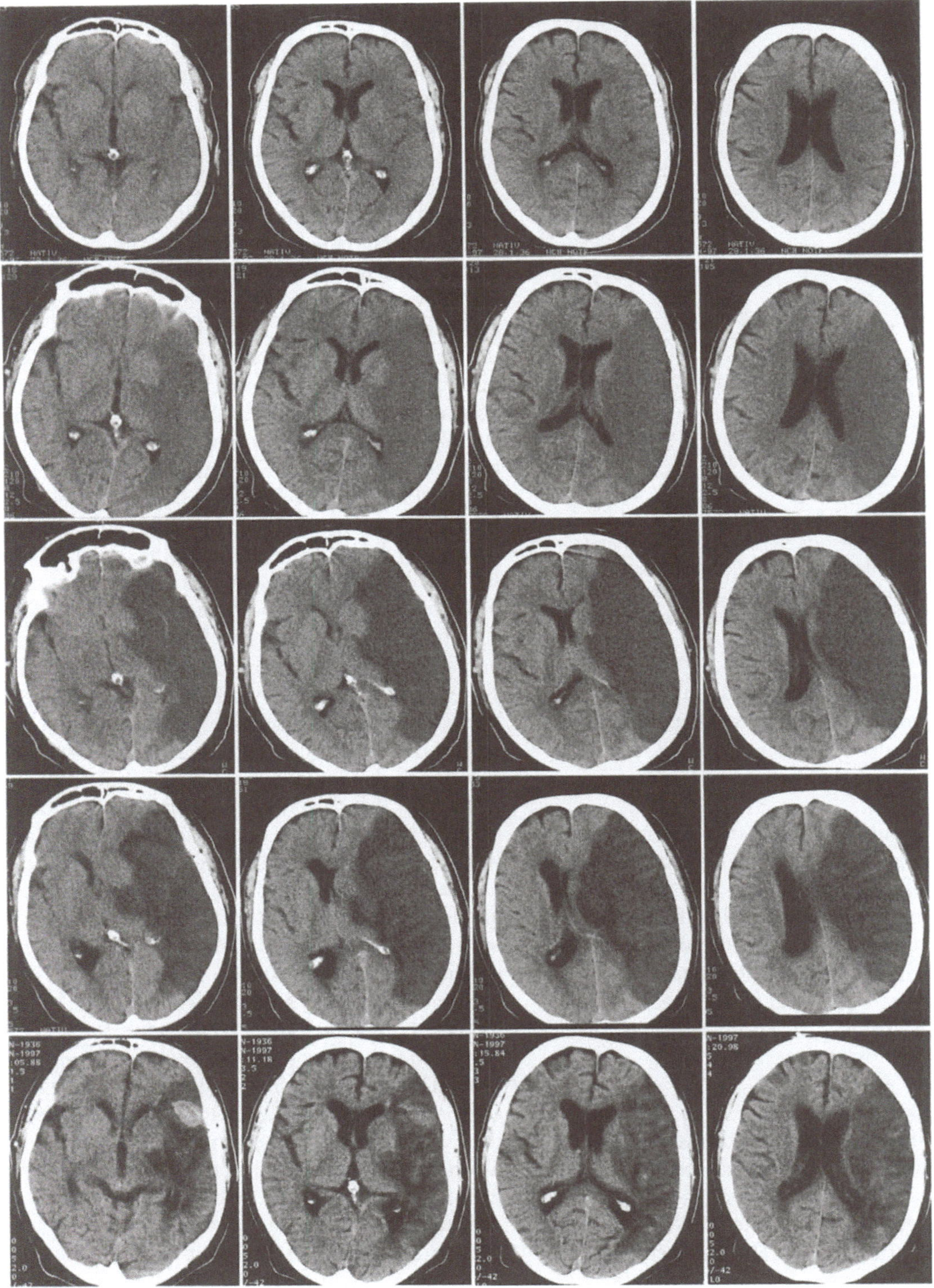

Abb. 11.14. CCT: kompletter linksseitiger A. cerebri-media-Infarkt mit sequenzieller Darstellung der morphologischen Veränderungen über 19 Tage. 1. Reihe von oben: wenige Stunden nach Insult keine eindeutigen Ischämiezeichen. 2. Reihe: 1 Tag nach Insult Demarkierung eines kompletten Infarktes im Versorgungsbereich der A. cerebri media links ohne wesentliche Raumforderung. 3. Reihe: beginnende Raumforderung mit Ventrikelkompression und Mittellinienverlagerung nach rechts bei scharf demarkiertem Infarkt 7 Tage nach Insult. 4. Reihe: Zunahme der Mittellinienverlagerung 13 Tage nach Insult. 5. Reihe: Dekompression des Ventrikelsystems und Verkleinerung des hypodensen Bezirks im scharf demarkierten Infarktgebiet. Eine Kraniektomie wurde nicht durchgeführt

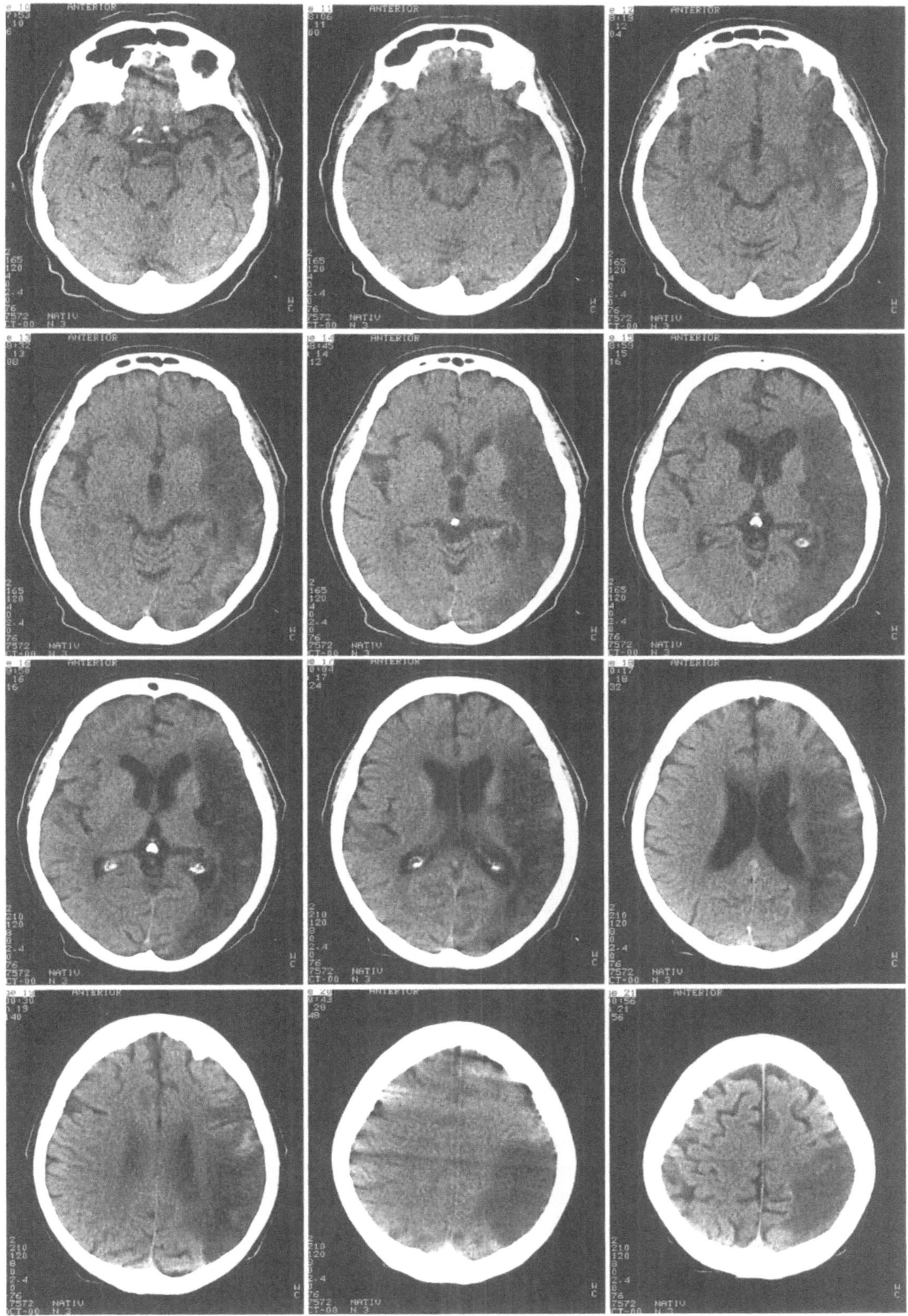

Abb. 11.15. Kompletter A. cerebri-media-Infarkt. CCT, axiale Darstellung: hypodens demarkierter kompletter A. cerebri-media-Infarkt

des Gesichts, die auf eine Unterbrechung der die Schweißsekretion kontrollierenden sympathischen zentralen Verbindungen zurückzuführen ist [5]. Ein Horner-Syndrom besteht bei diesen Gegebenheiten nicht. Weitere Zeichen dieses sog. telodienzephalen Insults sind ein Hand- und Fußödem und ein Kältegefühl der hemiplegischen Hand. Eine Hemianhidrose als Begleitphänomen eines zentralen Horner-Syndroms besteht auf der ipsilateralen Seite zum Infarkt, da der dem Hypothalamus entstammende spinale sympathische Fasertrakt nicht kreuzt.

Bei passiver Bewegung der gelähmten Extremitäten kann es in der akuten Phase zu assoziierten stereotypen Drehbewegungen von Kopf, Nacken, Augen und auch Stamm kommen. Die gesunde ipsilaterale Körperseite kann ebenfalls unkontrollierte Bewegungen ausführen.

Bei komplettem Verschluss des A. cerebri-media-Hauptstammes entsteht meist ein großer, das ganze anatomische Versorgungsgebiet betreffender Infarkt (Abb. 11.15).

Derart große Infarkte neigen schon nach kurzer Zeit (mehrere Stunden bis wenige Tage) zu ausgeprägter Ödembildung mit Ventrikelkompression, Mittellinienverlagerung, ipsi- oder kontralateraler Foramen-Monroi-Blockade und sekundärer Hämorrhagisierung (Abb. 11.16, 11.17).

Die klinische Erholung ist meist unvollständig, v. a. bezüglich der distalen Extremitätenlähmungen und der Gesichtslähmung. Die sensiblen Funktionen erholen sich meist etwas schneller und vollständiger. Bei großen Territorialinfarkten dieser Lokalisation werden initial auch Bewusstseinsstörungen bis zum selten auftretenden Koma beobachtet [11].

Sie beeinflussen die Prognose ungünstig. Verzögert auftretende Bewusstseinsstörungen sind meistens auf Komplikationen wie Re-Insult, Hirnödementwicklung oder hämorrhagische Komplikationen zurückzuführen [127].

Eine gute Kollateralversorgung und auch anatomische Variationen können in Einzelfällen eine Restperfusion ermöglichen und die klinischen Ausfälle mildern. Die tieferen kortikalen Versorgungsgebiete, Capsula interna und Basalganglien, sind bei diesen Hauptstammverschlüssen jedoch fast immer einbezogen. Falls ausreichend leptomeningeale Anastomosen aus den A. cerebri anterior bzw. posterior existieren, kommt es infolge der Infarktbegrenzung auf die perforierenden Gefäßäste mit Mangeldurchblutung in der Kapsel nur zu einer rein motorischen Lähmung. Versorgen die leptomeningealen Anastomosen jedoch nur die distalen oberen und unteren, aber nicht mittleren A. cerebri-media-Anteile, resultiert lediglich ein sog. perisylvischer Infarkt mit supranukleärer Lähmung von Gesichtsmuskulatur, Pharynxmuskulatur und Zunge, sodass Schluckstörung, kortikale Sprechstörung und Dysphonie auftreten. Auch die Stirnmuskulatur kann in Einzelfällen von der Lähmung betroffen sein, sodass der Lähmungstyp nicht immer einfach gegen eine periphere Fazialisparese abgegrenzt werden kann. Die Armlähmung ist bei diesen Fällen betonter Gesichtsmuskellähmung diskret ausgeprägt. Ebenso kann die (kontralaterale) supranukleäre Versorgung des Trigeminusnerven betroffen sein. Bei Ischämie dieser Ausdehnung in der dominanten Hemisphäre findet man zudem nur eine diskrete Aphasie.

Insult der oberen Anteile der A. cerebri media

Infarkte in diesem Versorgungsterritorium sind selten. Der entsprechende Ast ist relativ kurz. Der größte Anteil des Frontallappens einschließlich Gyrus präcentralis, Gyrus postcentralis (Rolandi-Region) und vorderer Parietallappenanteil sind betroffen (Abb. 11.18).

Die resultierende sensomotorische Hemiparese ist deutlich arm- und gesichtsbetont. Blicklähmungen zur kontralateralen Seite bzw. eine Deviation conjuguée nach ipsilateral können vorkommen. Typische neuropsychologische Ausfälle sind eine anfangs fast immer globale oder – seltener – ausgeprägte Broca-Aphasie mit Mutismus bei Befall der linken bzw. ein visueller Hemineglekt nach links bei Befall der rechten Hemisphäre [32] (s. Tabellen 11.6 und 11.7). Die motorische Aphasie kann auch von einer buccolinguofazialen Apraxie oder einer ideomotorischen Apraxie begleitet sein. Die Sprache ist dysprosodisch, falsch moduliert, zögernd und wirkt v. a. am Anfang deutlich apraktisch. Die Wortwahl beschränkt sich auf einfache Wörter. Derartige apraktische Störungen vom ideomotorischen Typ dieser A. cerebri-media-Infarkte können der Apraxie bei Infark-

→

Abb. 11.16 a–c. CCT, axiale Darstellung, raumfordernder kompletter A. cerebri-media-Infarkt rechts vor und nach Kraniektomie. **a** Die Bildreihe zeigt den hypodens dargestellten Infarkt mit Raumforderung und Mittellinienverlagerung nach links. Alter des Infarkts: ca. 10 h

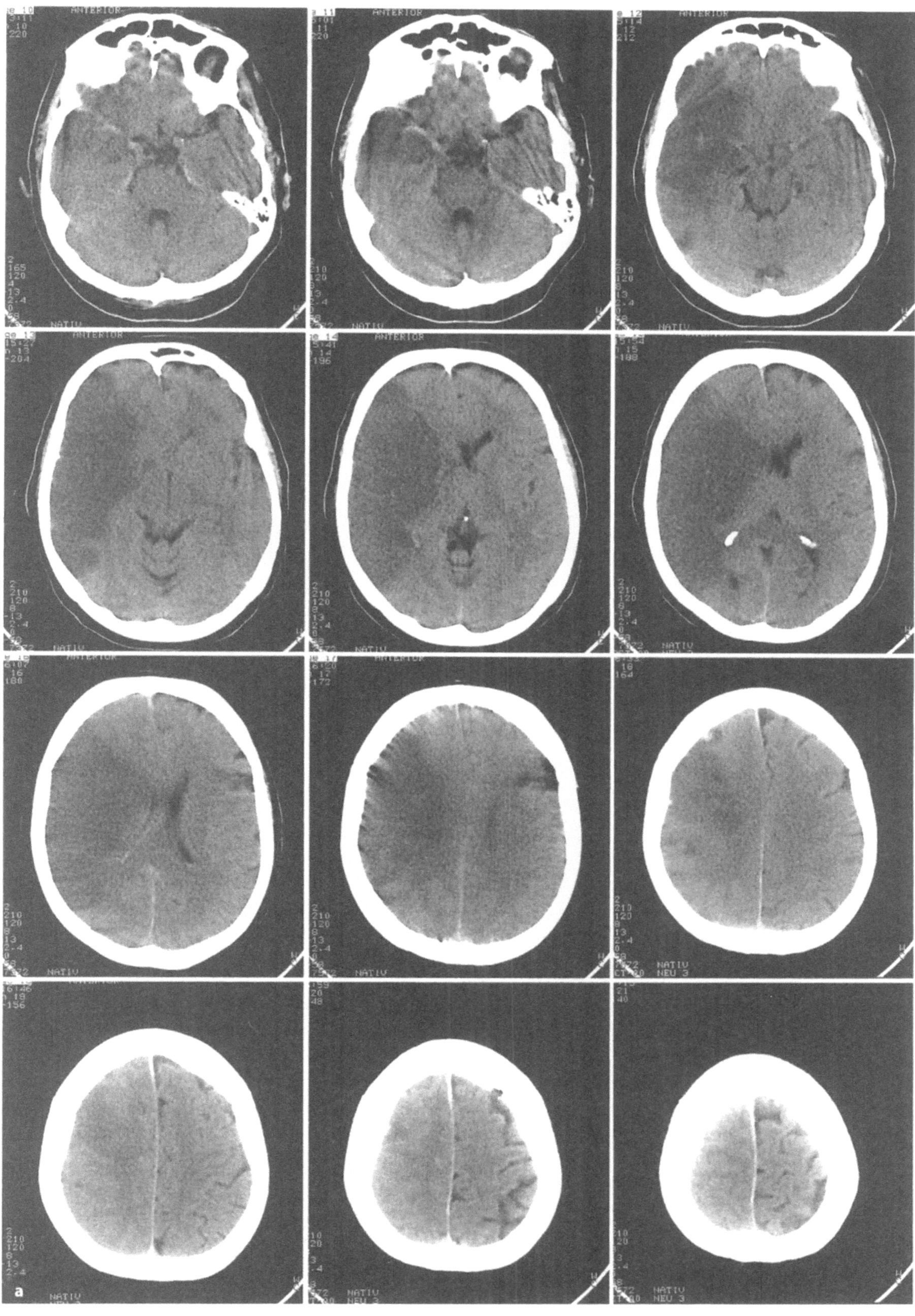
ANTERIOR
NATIV
NEU 3
a

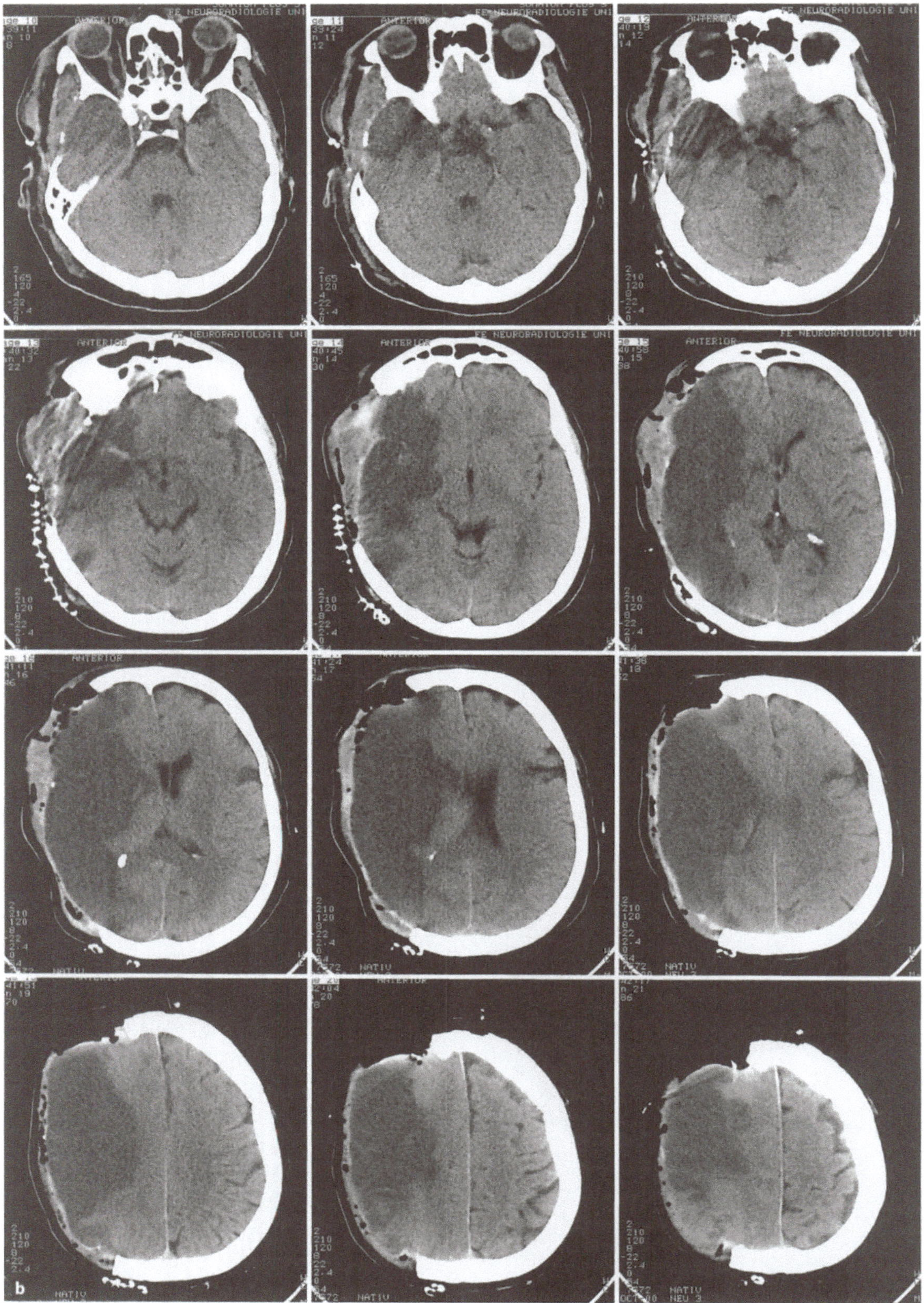

Abb. 11.16 b. CCT ca. 12 h nach rechtsseitiger Kraniektomie, nach wie vor Mittellinienverlagerung und Kompression des rechtsseitigen Ventrikels

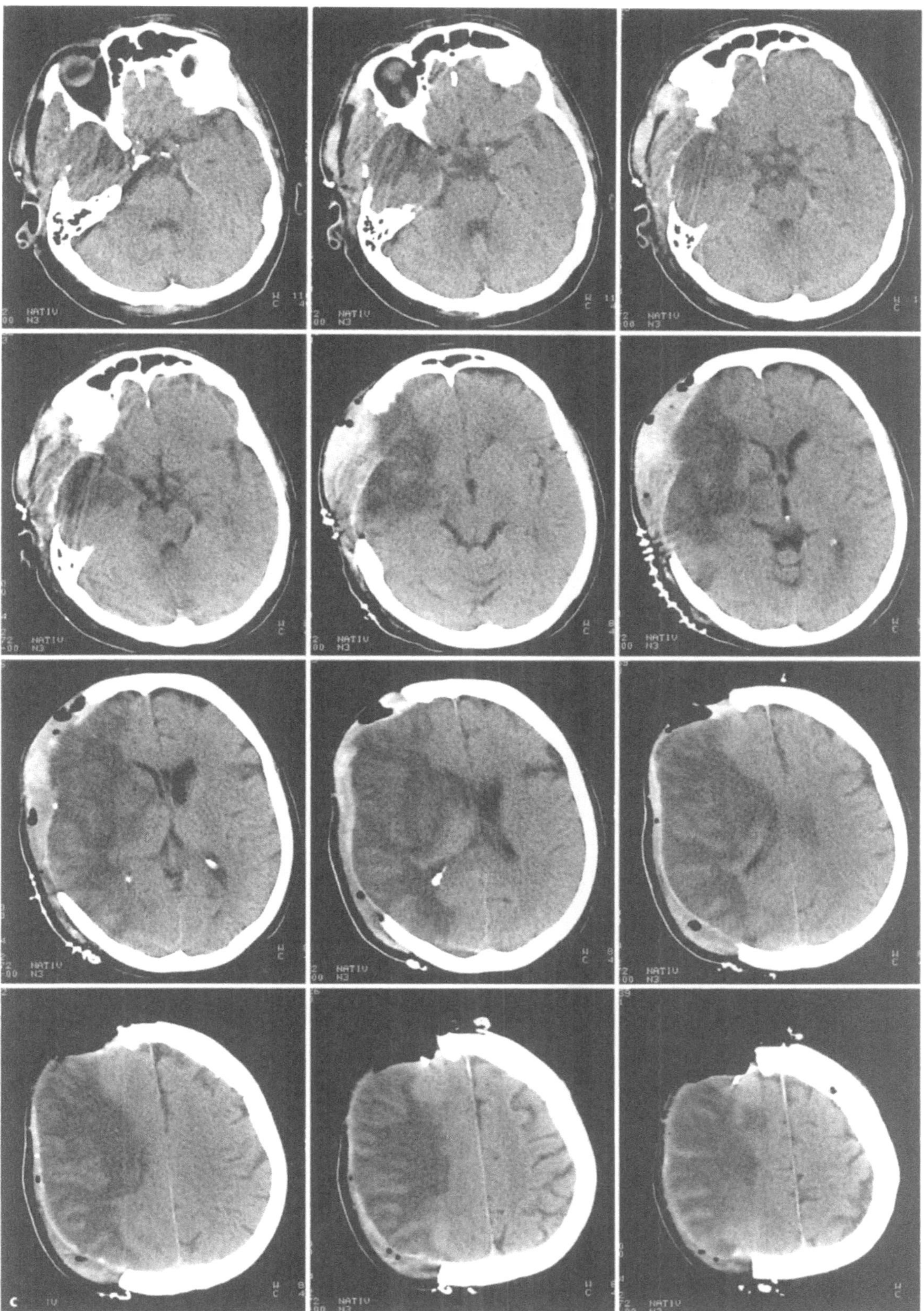

Abb. 11.16 c. 7 Tage nach Insult Druckentlastung mit geringem Rückgang der Seitenverlagerung und leichter Dekompression des rechten Seitenventrikels

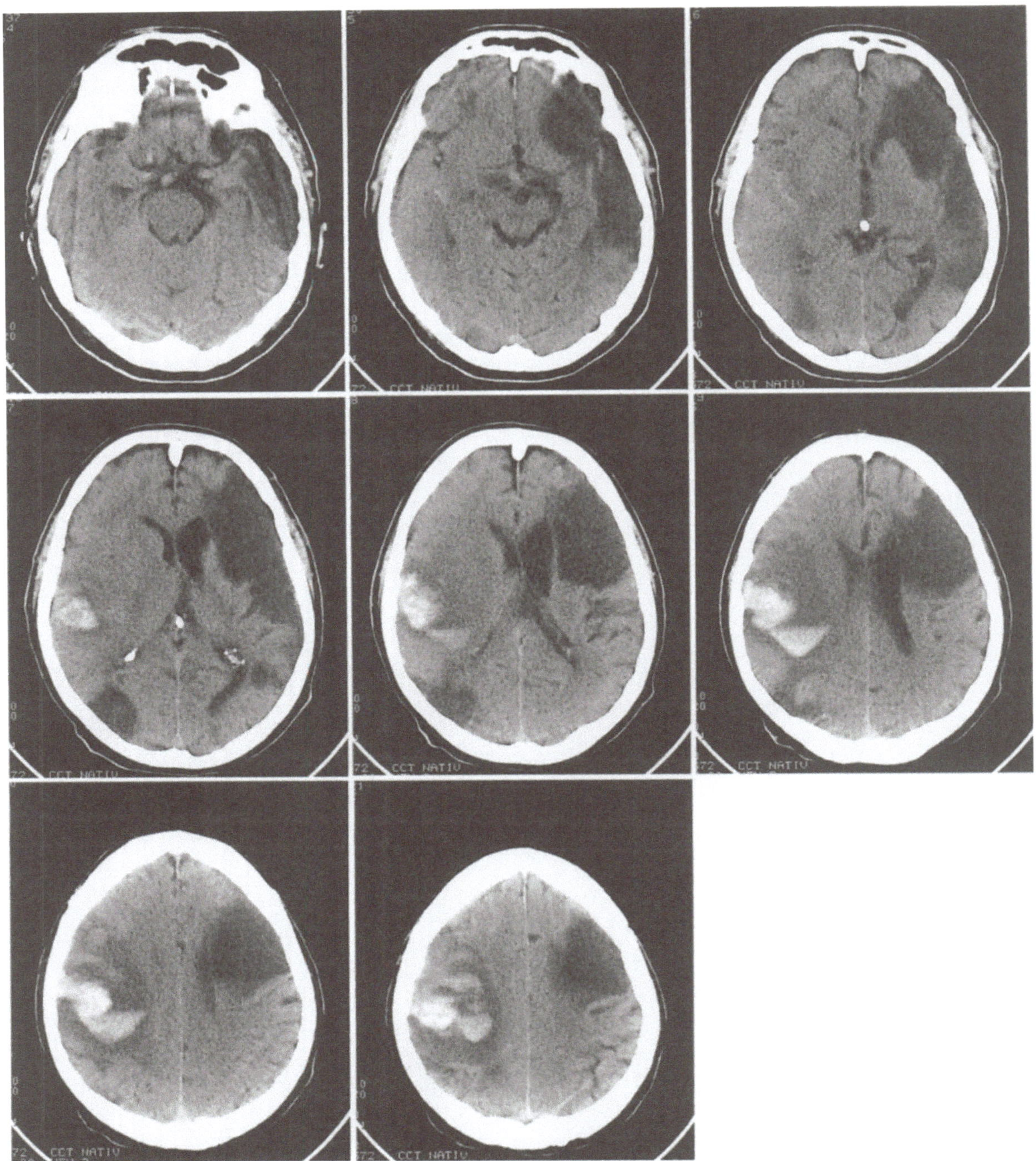

Abb. 11.17. Multiple Territorialinfarkte. CCT, axiale Darstellung. Auf der linken Seite des Gehirns älterer größerer A. cerebri-media-Territorialinfarkt, auf der rechten Seite älterer kleinerer A. cerebri-posterior-Infarkt. Davor gelegen zeigt sich ein jüngerer sekundär hämorrhagischer A. cerebri-media-Teilinfarkt

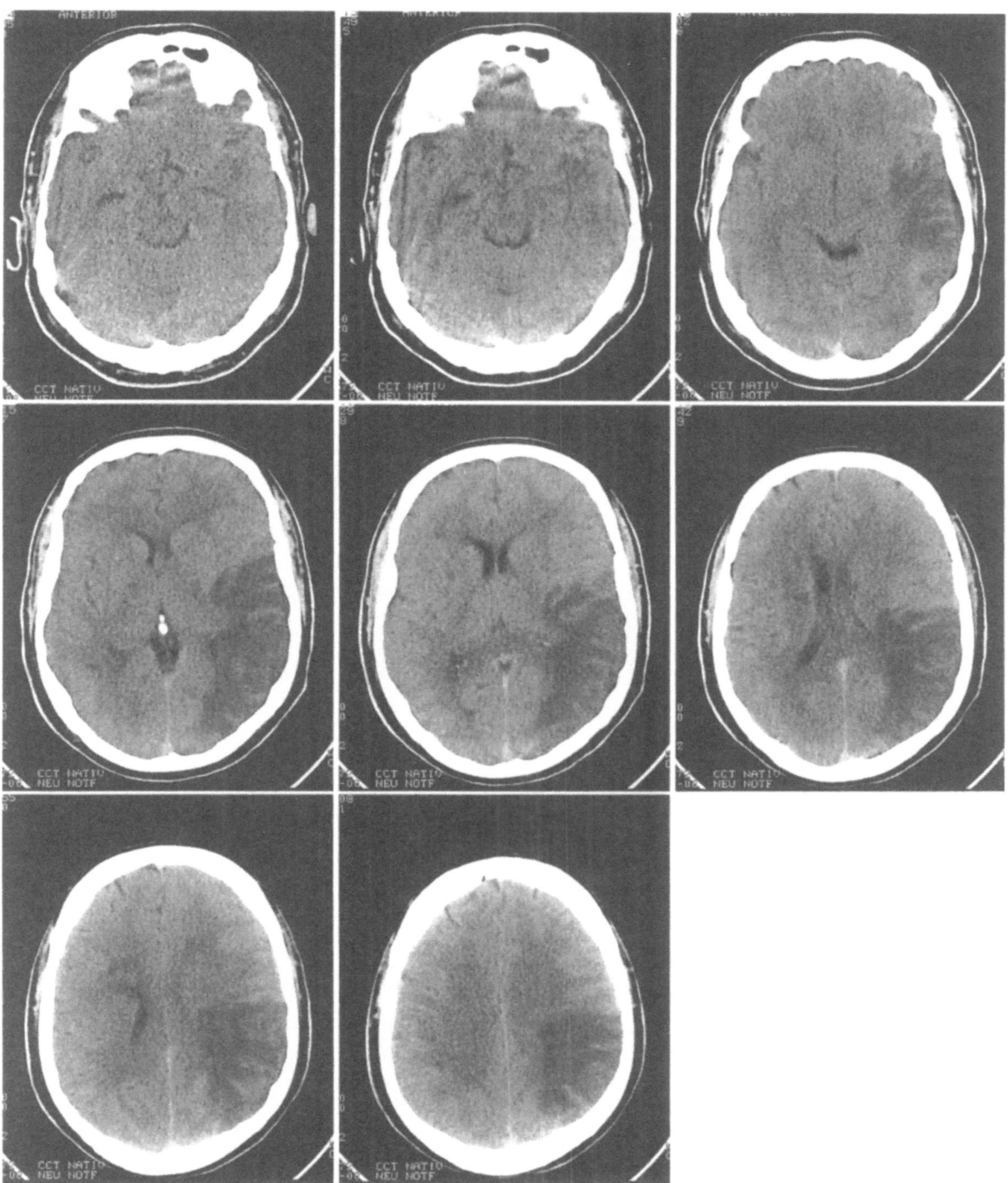

Abb. 11.18. A. cerebri-media-Truncusinfarkt. CCT, axiale Darstellung: dermarkierter Infarkt des oberen Truncus der A. cerebri media links

ten im Versorgungsgebiet der A. cerebri anterior ähneln und entstehen dadurch, dass aus den linksseitigen Sprachregionen Impulse nicht in die motorischen Zentren der nichtdominanten Seite transportiert werden können. Diese Infarkte ähneln denen des kompletten A. cerebri-media-Stamm-Verschlusses. Sie unterscheiden sich dadurch, dass bei ihnen keine Bewusstseinsstörungen beobachtet werden.

Bei Befall der rechten Hemisphäre kommt es zu Sprechstörung im Sinne einer Dysprosodie, die sich als monotone unmelodische Sprechweise manifestiert. Hemineglekt für die Lähmung (Anosognosie) und fehlende Krankheitseinsicht, Konfabulationen, leichte Bewusstseinsstörungen und Verwirrtheitszustände werden beobachtet, wenn der Frontallappen und ein Teil der Basalganglien betroffen sind. Gesichtsfelddefekte bestehen nicht, da die Sehstrahlung unterhalb der Ischämiezone verläuft.

Insult der unteren Anteile der A. cerebri media

Dieser sehr seltene Infarkttyp betrifft den oberen und unteren Anteil des Parietal- und oberen Anteil des Temporallappens. Die kontralaterale Lähmung ist im Gegensatz zu den Infarkten im oberen Anteil eher geringfügig ausgeprägt, auch hier mit brachiofazialer, distaler Betonung. Sie kann ganz fehlen. Sensibilitätsstörungen betreffen vorwiegend die Oberflächenqualitäten. Gesichtsfelddefekte mit einer kontralateralen homonymen Hemianopsie oder oberen (Lobus temporalis) bzw. unteren (Lobus parietalis) Quadrantenanopsie sind häufig. Im Anfangsstadium wird wie bei den meisten Infarkten im Versorgungsgebiet der linken A. cerebri media eine Sprachstörung beobachtet, die an eine globale Aphasie erinnert. Eine Wernicke-Aphasie mit fließender Sprechweise, phonematischen und verbalen Paraphasien und Störung von Wortwiederholung und Sprachverständnis folgt diesem akuten Stadium (s. Tabelle 11.7). Wenn die Infarkte in die Tiefe der linksseitigen Hirnsubstanz reichen, kommt es auch zur Leitungsaphasie, wobei dann bei fließender Sprache und erhaltener Prosodie das Wortverständnis gelegentlich gut, aber die Wiederholungsmöglichkeit für einzelne Wörter schlecht ist.

Rechtsseitige Infarkte führen zum visuellen Neglekt der linken Seite und einer konstruktiven Dyspraxie (s. Tabelle 11.6) [162]. Akute Verwirrtheitszustände werden häufig beobachtet, ebenso Zeichen eines Delirs. Das Syndrom ist begleitet von Halluzinationen, Affektschwankungen, Ruhelosigkeit, Schlaflosigkeit, Agitiertheit und häufigem unverständlichem Murmeln und Grummeln [23]. Ursache ist ein Infarkt im rechten mittleren Lobus temporalis und unteren Lobus parietalis. Aprosodie mit Verständnisstörungen von Gesten wird gelegentlich beobachtet, wobei aber die verbale Expressionsfähigkeit erhalten bleibt. Diese Schädigung wird auf eine Mangeldurchblutung im Gyrus temporalis posterior superior zurückgeführt [130]. Selten kommt es zur Perseveration von linksseitigen Extremitätenhaltungen im Sinne einer asymmetrischen Katalepsie. Die Prognose der neuropsychologischen Behinderung ist wegen der postapoplektischen Depressionen ungünstig. Die Insulte der perforierenden Arterien sind im Abschn. Lakunen (S. 297) dargestellt.

Insult der Arteriae lenticulostriatae

Diese Insulte sind häufig und nehmen etwa ein Drittel aller Insulte im Versorgungsgebiet der A. carotis interna ein. Es werden laterale und mediale lentikulostriäre Arterien unterschieden. Die Infarkte sind entweder kleine tief gelegene, lakunäre Infarkte der perforierenden Arterien oder große striato-kapsuläre Infarkte (Abb. 11.19, 11.20), meistens durch einen A. cerebri-media-Verschluss als Folge von Kardioembolien oder Embolien aus einer A. carotis. Die einzelnen oder gruppierten, tief liegenden lakunären Infarkte in Basalganglien oder innerer Kapsel

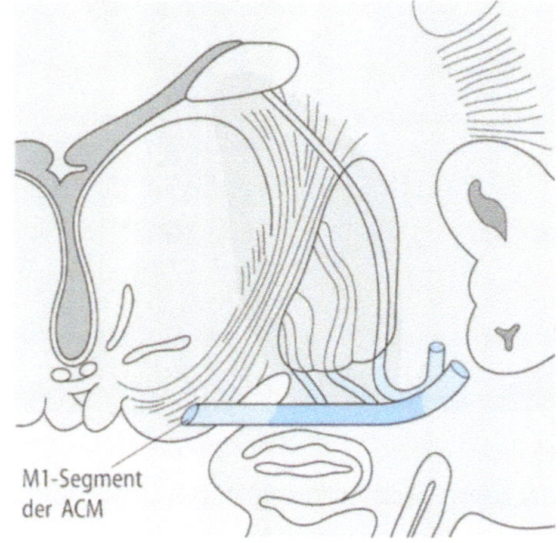

Abb. 11.19. Verteilung striatokapsulärer Infarkte. Dargestellt sind Thalamus und Striatum in einem Frontalschnitt. Die Infarkte im Territorium der lentikulostriären Gefäße entstehen entweder durch Verschluss des proximalen Abschnitts der A. cerebri media oder durch hyalinotische Verschlüsse mehrerer kleiner lentikulostriärer Gefäße

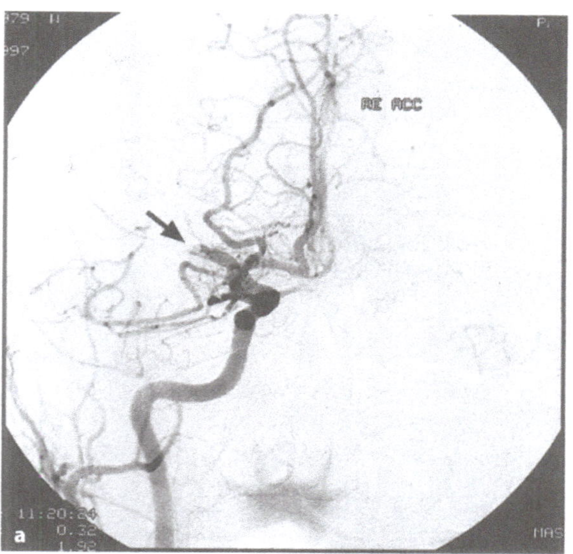

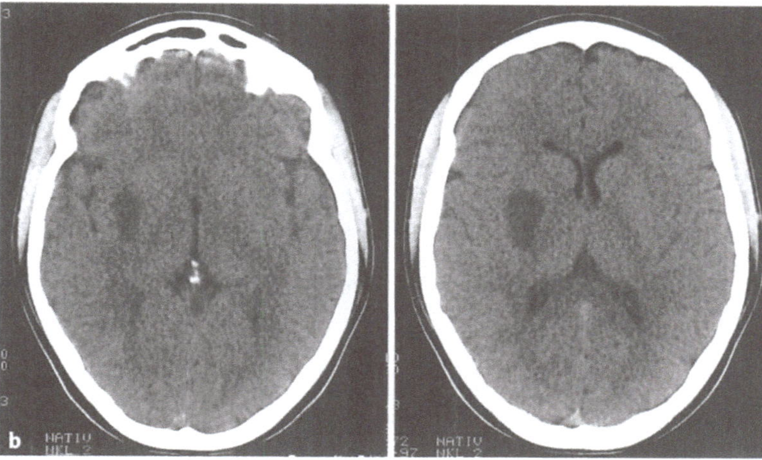

Abb. 11.20 a, b. Stammganglieninfarkt. **a** Zerebrales Angiogramm: proximaler Verschluss der A. cerebri media rechts (*Pfeil*) unter Einbeziehung der A. lentikulostriatae. **b** CCT, axiale Darstellung: Infarkt im entsprechenden Stromgebiet der Stammganglien

sind Folge ortsständiger Thrombose bei Mikroatheromen oder Lipohyalinose in kleineren Gefäßen (s. Abb. 11.2). Lakunen können jedoch auch durch Kardioembolien oder arterio-arterielle Embolien hervorgerufen werden.

Große striatokapsuläre Infarkte sind klinisch charakterisiert durch eine Hemiparese mit Hemihypästhesien und Störung höherer kortikaler Funktionen. Die Hemiparese ist meist brachiofazial betont. Bewusstseinsstörungen und Blicklähmungen sind bei diesen Fällen selten. Ein Fünftel der Patienten haben die bereits erwähnten kleineren Infarkte mit einem sog. lakunären Syndrom: Man findet dann eine rein motorische Lähmung bzw. eine rein sensible Störung oder z. B. eine apraktische Hemiparese. Lakunen im Striatum führen zu Hemichorea oder Hemiballismus.

Linksseitige Infarkte weisen neben der Lähmung häufig zusätzlich eine gemischte Aphasie durch die Einbeziehung der Assoziationsfasern auf. Häufigste Aphasieform bei Patienten mit striatokapsulären Infarkten ist die transkortikale Leitungsaphasie (s. Tabelle 11.6). Andere höhere kortikale Störungen mit Dysphasie, Neglekt und visuoräumlicher Orientierungsstörung können ebenfalls Begleiterscheinungen darstellen. Seltenere neuropsychologische Störungen sind apraktische Störungen mit motorischen Perseverationen [114]. Die klinische Prognose bei diesen Patienten ist meistens günstig.

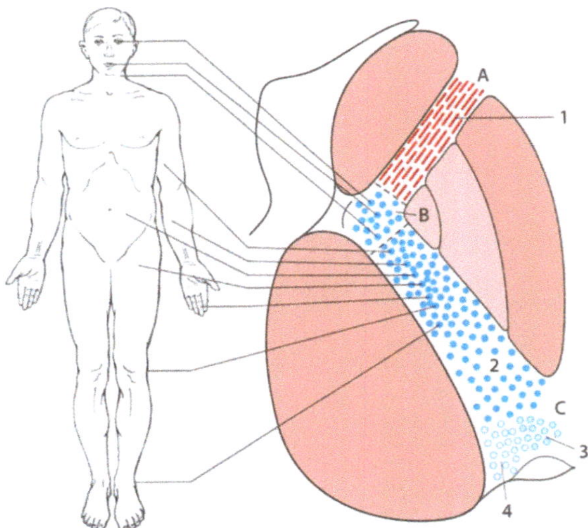

Abb. 11.21. Verteilung motorischer und sensibler Bahnen in der Capsula interna zwischen Caudatumkopf, Pallidum, Putamen und Thalamus. *A* vorderer Schenkel, *B* Knie und *C* hinterer Schenkel der Capsula interna. Durch den vorderen Schenkel (1) laufen die frontopontinen Fasern und der vordere Thalamusstiel. Durch den hinteren Schenkel laufen der dorsale Thalamusstiel (2), der Tractus temporopontinus (3) und Fasern des hinteren Thalamusstiels (4). Die schematische Körperzeichnung stellt die Lokalisation der efferenten kortikonukleären Bahnen dar. Im Knie der Capsula interna liegen die kortikonukleären Fasern und daran anschließend die kortikospinalen Fasern der oberen Extremitäten, des Rumpfes und der unteren Extremitäten. Thalamokortikale und kortikorubrale Fasern verlaufen ebenfalls durch den hinteren Schenkel

Die lateralen Infarkte der lentikulostriären Gefäße werden folgendermaßen differenziert:

- Rein motorische Hemiparese mit proportionaler oder auch brachiofazial betonter Verteilung, ohne Sprach-, Seh- und Sensibilitätsstörung. Auch kognitive Störungen fehlen. In seltenen Fällen wird eine Dysarthrie registriert. Lokalisation ist der hintere Anteil der Capsula interna (s. Abb. 11.21).
- Fazialis- und Zungenparese auf der kontralateralen Seite aufgrund einer Ischämie im oberen Anteil des Knies der Capsula interna (faziolinguales Syndrom). Oft kommen Kau- und Schluckstörungen hinzu. Betroffen sind die kortikopontinen Fasern. Das Kapselknie wird durch perforierende Arterien der A. carotis interna, der A. cerebri anterior, der A. chorioidea anterior und selten durch die lentikulostriären Gefäße der A. cerebri media versorgt.
- Akute Verwirrtheit, Abulie und psychomotorische Verlangsamung durch Ischämie im unteren Schenkel als Folge einer Beeinträchtigung thalamofrontaler Bahnen.
- Extrapyramidalmotorische Störungen mit Hemichorea, Tremor und fokalen Dystonien.

Insulte des Nucleus caudatus

Der Nucleus caudatus wird durch die vorderen lentikulostriären Gefäße der A. cerebri anterior (einschließlich der A. recurrens Heubner) und durch die lateralen lentikulostriären Äste der A. cerebri media versorgt. Die A. cerebri anterior versorgt die unteren und vorderen Anteile des Nucleus caudatus-Kopfes, während die lateralen lentikulostriären Gefäße der A. cerebri media die oberen Anteile des Kopfes und den Caudatus-Körper erreichen. Ein kleiner Bezirk des unteren Nucleus-caudatus wird von der A. chorioidea posterior lateralis versorgt. Infarkte des Nucleus caudatus reichen gelegentlich bis in die innere Kapsel und das Putamen hinein und werden dann ebenfalls als striatokapsuläre Infarkte bezeichnet (Abb. 11.22).

Falls der vordere Anteil von Capsula interna und Putamen in die Ischämie einbezogen sind, ist das dominierende klinische Zeichen eine brachiofazial betonte Hemiparese. Eine Hemispastik fehlt, ein Rigor kann aber auftreten. Bei rechtsseitigen Infarkten kommt es zusätzlich zu einer Dysarthrie. Gelegentlich treten auch hemiballistische oder choreatische Bewegungsstörungen der kontralateralen Seite hinzu, falls der dorsolaterale Anteil des Nucleus caudatus einbezogen ist (der jedoch meistens von der A. chorioidea posterior versorgt wird) [28].

Bei Infarkten im dorsolateralen Anteil fallen Verhaltensstörungen mit Apathie oder Hyperaktivität, Verlust der Spontaneität oder Euphorie auf. Unangemessenes verbales und motorisches Verhalten werden beobachtet, wenn der ventromediale Teil des Nucleus caudatus betroffen ist. Andere Patienten werden durch Ängstlichkeit, Depression, panisches Verhalten oder Zeichen einer Organpsychose wie Halluzinationen auffällig, wenn Äste der lentikulären Arterien aus der A. cerebri media von der Mangeldurchblutung betroffen sind. Bei bilateralen Infarkten des Nucleus caudatus werden Apathie, Affektabflachung, impulsives Verhalten bis zur Aggressivität und vulgäres Auftreten als Folge der Unterbindung von Verbindungsbahnen zum Frontallappen beobachtet.

Bei rechtsseitigen Infarkten kann es zum kontralateralen Neglekt kommen, bei linksseitigen Infarkten zu Sprach- oder Sprechstörungen

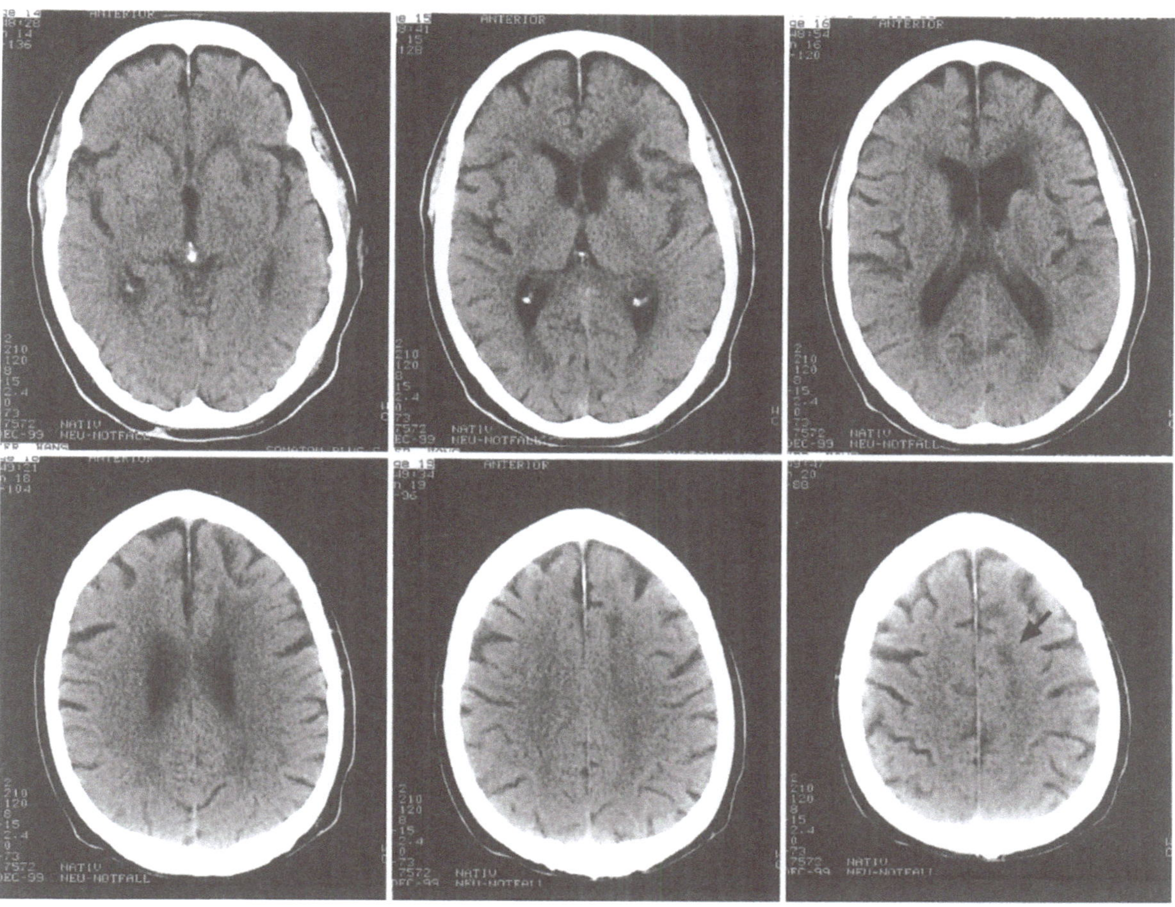

Abb. 11.22. CCT, axiale Darstellung: alter Stammganglinieninfarkt im Nucleus caudatus links mit Ausziehung des Vorderhorns. Weiterhin Leukoaraiose. Im supraventrikulären Merklager links kettenförmige Anordnung umschriebener Dichteminderungen im Versorgungsgebiet der A. cerebri anterior (*Pfeil*). Diese letzteren Infarkte sind bei hämodynamisch beidseits vorgeschalteten Stenose der A. carotis interna vermutlich hämodynamisch entstanden

mit Wortfindungsstörungen, Stottern, Perseverationen und paraphasischen Elementen.

Kortikale Insulte der A. cerebri media

Bei einem proximalen Verschluss der A. cerebri media distal der Abgangsstelle der lentikulostriären Gefäße im Bereich der Bi-/Trifurkation entstehen häufig große oberflächliche Infarkte. Auch bei kompletter Obstruktion wird aufgrund der guten Kollateralisierung nur bei einem kleinen Teil der Patienten das gesamte Versorgungsgebiet der ACM betroffen sein. Diese Teilinfarkte werden folgendermaßen differenziert:

Kompletter pialer Territorialinsult

Bei diesem seltenen Typ sind nur die oberflächlichen kortikalen Gewebeteile betroffen. Sie entstehen durch distale Astverschlüsse. Das klinische Bild ist von einer kontralateralen kompletten sensomotorischen Hemiparese geprägt. Sie ist meist armbetont, kann selten auch proportional verteilt sein. Die Gefühlsstörungen sind ähnlich verteilt und sparen gelegentlich das Gesicht aus. Gesichtsfelddefekte als Folge einer Einbeziehung der Sehbahn in das ischämische Areal werden gelegentlich in Form von homonymer Hemianopsie oder oberer Quadrantenanopsie registriert. Vorübergehende Blicklähmungen zur kontralateralen Seite sind häufig. Linksseitige Läsionen rufen eine globale oder motorische Aphasie mit einer ideomotorischen Apraxie hervor. Rechtsseitige Läsionen führen zu räumlichem Neglekt, fehlender Krankheitseinsicht, konstruktiver Apraxie und Verwirrtheitszuständen. Seltene Phänomene können gelegentlich beobachtet werden: z.B. gelingen dauerhafte motorische Intentionen nicht (manche Patienten können dann die Augen nicht für mehrere Sekunden geschlossen halten), bei anderen lassen sich verbale oder gestische Perseveration, die umgebende Personen nach Aufforderung vollführen, demonstrieren [131].

Insult der A. orbitofrontalis

Hier handelt es sich um seltene Insulte der mittleren und unteren frontalen und der orbitalen Anteile des Frontallappens. Das versorgende Gefäß geht als erster Ast aus der A. cerebri media ab. Die klinische Symptomatik ist bisher nur in sehr wenigen Falldarstellungen beschrieben und besteht am häufigsten aus einem Syndrom mit unangemessenem Verhalten, Witzelsucht, Affektenthemmung und kontralateralem verstärktem Handgreifen („grasping"). Zusätzlich wird manchmal eine Déviation conjuguée zur Seite der Läsion beobachtet.

Insult der A. praefrontalis

Dieses betrifft den mittleren Lobus frontalis mit superiorem orbitalen und anteriorem operkularen Anteil des Lobus frontalis.

Sensomotorische Störungen treten nicht auf, jedoch häufig kognitive und affektive Störungen mit Verlust von Planungsfähigkeit und Abstraktionen. Auch Apraxie, Perseverationen, zusätzlich Apathie, Abulie und ein kontralateraler Greifreflex werden registriert. Die Patienten weisen eine deutliche Behinderung bei der unmittelbaren Imitation von Verhalten und Gestik der sie umgebenden Personen auf, können diese Gesten dann aber später statt anderer nun erwarteter Aktionen perseverierend präsentieren. Diese Störungen des Imitationsverhaltens bzw. Störung der Reaktion auf äußere Reize (Mutilisationsverhalten) kommen sowohl bei Insulten der A. cerebri anterior wie auch bei Insulten der A. praefrontalis aus der A. cerebri media vor. Orientierungsstörungen für Zeit, Ort, zurückliegende Ereignisse und Personen können ebenfalls beobachtet werden, vor allem bei rechtsseitigen Infarkten [86].

Insult der A. praecentralis

Dieses größere Netz sog. präzentraler (prärolandischer) Arterien versorgt die vordere und mittlere Portion des Gyrus praecentralis, den hinteren Anteil des Gyrus frontalis medius und den oberen orbitalen Anteil des Frontallappens.

Das klinische Bild dieser „prärolandischen" Insulte ist von einer initial schweren Hemiparese geprägt, die Arm und Bein gleich stark betrifft – also proportional verteilt ist – oder brachiofazial betont ist. Sensibilitätsstörungen fehlen, sind jedoch gering vorhanden, falls präzentrale Arterien den vorderen Anteil des postzentralen parietalen Kortex mitversorgen.

Die neuropsychologischen Ausfälle sind durch Störungen des fließenden Handlungsablaufs charakterisiert, wobei die Patienten Schwierigkeiten haben, von einem motorischen Handlungsablauf zu einem anderen fließend umzuschalten, obwohl die einzelnen motorischen Handlungen gut verrichtet werden können. Es kommt dabei zu motorischen Perseverationen und Zerstückelung der Handlungsabläufe in elementare motorische Einzelhandlungen. Auch einzelne, aber komplexe motorische Aktionen werden nur mit Schwierigkeiten vollbracht, so z.B. Blickfolge, Mundöffnen und Ähnliches. Manche Patienten können nicht auf Aufforderung die Augen schließen.

Hemineglekt kommt bei rechtsseitigen postrolandischen Läsionen gelegentlich aber auch bei prärolandischen Läsionen vor. Diese Fälle sind durch eine Koordinationsstörung motorischer Programmentwicklung, verzögerte und inadäquate Einnahme von Haltungen und verlangsamte motorische Reaktion auf Schmerz charakterisiert. Bei linksseitigen präzentralen Läsionen kommt es vorwiegend zur transkortikalen motorischen Aphasie mit verzögertem Sprachbeginn, semantischen Paraphasien bei erhalter Repetition und Verständnis. In einzelnen Fällen wird auch eine globale Aphasie ohne Hemiparese beobachtet, wobei in diesen Fällen zwei Infarkte vorliegen, einer im vorderen und einer im hinteren Sprachareal unter Aussparung der prärolandischen Region. Weitere Sprach- und Sprechstörungen linksseitiger Läsionen sind eine isolierte Dysarthrie mit ausgeprägten Artikulationsschwierigkeiten, ohne Aphasie und bei meist normalem Verständnis. Selten kommen eine Alexie, Agraphie oder Akalkulie hinzu.

Insult der A. centralis

Diese Arterie versorgt den hinteren Anteil des Gyrus praecentralis und den vorderen Anteil des Gyrus postcentralis. Anatomische Variationen der Gefäßverteilung sind möglich, wobei jedoch in der Mehrzahl der Fälle zwei parallel verlaufende Äste aus der A. centralis jeweils den präzentralen und postzentralen Anteil versorgen.

Bei proximalem Verschluss der Arterie entsteht ein sog. rolandischer Infarkt mit einer schweren brachiofazial betonten Hemiparese und entsprechendem hypästhetischem Ausfall. Bei distalem Verschluss ist meistens nur der Arm und nicht das Gesicht betroffen; die Hemihypästhesie ist dann nur diskret. Bei Verschluss des hinteren Astes kommt es zur isolierten cheirooralen Hypästhesie, bei isoliertem Verschluss der vorderen Arterie zur reinen motorischen Hemiparese [116].

Infarzierungen in beiden genannten (oberen und unteren) Versorgungsgebieten der A. cerebri media mit vorwiegendem Befall des vorderen Operculum (superfiziales kortikales Gewebe des primären motorischen Kortex) führen zu einem Syndrom, das wegen des Fehlens beidseitiger Willkürkontrolle von Gesichts-, Pharynx-, Zungen- und Kaumuskulatur und somit erheblicher Anarthrie oder Dysarthrie nicht immer leicht von der Pseudobulbärparalyse infolge Schädigung der kortikobulbären oder kortikopontinen Bahnen abgegrenzt werden kann. Beim Operkularsyndrom fehlen aber die Zeichen eines demenziellen Syndroms, die beim Pseudobulbärsyndrom häufig sind. Beim vorderen Operkularsyndrom der linken Seite (Foix-Chavany-Marie-Syndrom) kommt es neben dem Verlust der Kontrolle über Gesichts-, Mund- und Schluckmuskulatur üblicherweise zusätzlich zu einer motorischen Aphasie, bei dem der rechten Hemisphäre zu einer Dysarthrie [17]. Das pseudobulbäre Syndrom der Brücke weist fast immer zusätzlich Pyramidenbahnzeichen und eine Affektinkontinenz auf, aber keine Zeichen einer Demenz. Das Pseudobulbärsyndrom des strialen Systems ist zusätzlich von Pyramidenbahnzeichen, Affektinkontinenz und Zeichen einer demenziellen Entwicklung geprägt.

Insult der A. parietalis anterior

Diese Arterie versorgt den Gyrus postcentralis im hinteren Anteil, den vorderen Anteil des Gyrus parietalis inferior, den oberen und unteren Anteil des Gyrus temporalis und häufig auch das parasagittale Gewebe nahe dem Sulcus centralis.

Klinische Zeichen sind eine Hemihypästhesie mit Einschränkung aller Gefühlsqualitäten und Betonung von Gesicht, Arm und proximalem Anteil des Beins. Die Infarkte liegen in der hinteren Insularegion, im parietalen Operculum und dem vorderen Anteil des Gyrus supramarginalis. Bei Infarzierung der rechten oder linken Hemisphäre klagen die Patienten im subakuten Stadium häufig über Spontanschmerzen in den betroffenen kontralateralen Extremitäten. Die Hemisensibilitätsstörung erinnert an die eines thalamischen Infarkts und wird deshalb auch pseudothalamisches Syndrom genannt [59]. Motorische Ausfälle sind selten und meist gering ausgeprägt. Bei linksseitigem Infarkt mit Ausdehnung in die Nachbarschaft tritt einer Leitungsaphasie mit erhaltener fließender Sprache, normalem Verständnis, phonematischen Paraphasien und behinderter Wiederholung hinzu. Gleichzeitig können auch ideomotorische Apraxie, Akalkulie, Agraphie und Benennungsstörungen beobachtet werden. Bei rechtsseitigem Infarkt kann ein Hemineglekt für die Sensibilität auftreten und auch ein Syndrom, das als „akutes Hemibetroffenheitssyndrom" gekennzeichnet werden kann. Derartige Patienten leiden an einer schweren Sensibilitätsstörung der kontralateralen Körperseite und versuchen immer wieder unwillkürlich, durch Pressen und auch leichte Berührung der Haut oder durch Veränderung der Position und Manipulieren von Arm oder Bein die sensiblen Funktionen zu überprüfen.

Insult der A. parietalis posterior

Betroffen sind der obere und untere Parietallappen mit dem Gyrus supramarginalis. Das klinische Bild ist durch eine Störung von Stereognosie und Lagesinn geprägt, während Berührungs-, Schmerz- und Temperaturempfinden in Arm und Bein ausgespart bleiben [151]. Motorische Ausfälle gehören nicht zum Bild. Bei linksseitigen Läsionen kommt es zum Gerstmann-Syndrom mit Rechts-links-Orientierungsstörungen, Schreibstörungen, Dysgraphie, Fingeragnosie und Akalkulie, weiterhin zu ideomotorischer Apraxie, Benennungsstörungen, Agraphie und Alexie (siehe auch „Lesestörung" Seite 265). Bei rechtsseitigen Läsionen wird bei beidseitiger sensibler Stimulation eine linksseitige Hemiextinktion beobachtet.

Insult der A. angularis

Die angulären Arterien versorgen den hinteren Anteil des oberen und unteren Parietallappens, eine Portion des lateralen Gyrus occipitalis und Anteile von Gyrus angularis und Gyrus supramarginalis. Bei distalem Verschluss der A. angularis tritt eine kontralaterale Hemianopsie oder untere Quadrantenanopsie auf, weiterhin eine optische Ataxie ohne andere neuropsychologische

Ausfälle. Bei proximalem Verschluss werden eine vorübergehende motorische Schwäche, weiterhin ein Gesichtsfelddefekt und folgende neuropsychologische Ausfälle beobachtet: bei linksseitigem Infarkt das Gerstmann-Syndrom (Störung der Rechts-links-Orientierung, Fingeragnosie, Akalkulie und Dysgraphie), selten auch zusätzlich Alexie, transkortikale sensorische Aphasie, Anomie oder eine Wernicke-Aphasie. Bei rechtsseitigen Läsionen kommt es bei bilateralen Stimulationen zur Hemiextinktion der linken Seite, visuoräumlichen und visuokonstruktiven Störungen und konstruktiver Apraxie.

Bei beidseitigem A. angularis-Infarkt tritt ein Balint-Syndrom (visuelle Aufmerksamkeitsstörung, optische Apraxie, psychogene Blickrichtungsstörung) auf, gelegentlich verbunden auch mit anterograder und retrograder Amnesie [72].

Insult der A. temporalis

Bei Insulten in diesem Gebiet kommt es häufig zu einer homonymen Hemianopsie oder oberen Quadrantenanopsie, weiterhin zu einer leichten motorischen Schwäche und einer geringfügig ausgeprägten Hemihypästhesie. Im Vordergrund stehen bei linksseitiger Ischämie der A. temporooccipitalis die neuropsychologischen Ausfälle mit isolierter Wernicke-Aphasie und visuellem Neglekt. Bei rechtsseitigen Läsionen kommt es zu linkskörperlicher Extinktion bei beidseitiger Stimulation und konstruktiver Apraxie. Gleichzeitig besteht immer eine homonyme Hemianopsie zur Gegenseite, wenn die A. temporalis posterior betroffen ist. Manche Patienten mit rechtshirnigen Infarkten fallen durch Hyperaktivität mit Verwirrtheit, Halluzinationen, Ablenkbarkeit und einem akuten agitierten oder deliranten Syndrom auf [99]. Die Symptome sind auf eine Unterbrechung der Bahnen zum limbischen System bzw. Insulte im rechten Gyrus temporalis medius zurückzuführen. Auch können bei rechtsseitigem temporo-basalen Infarkt in diesem Gefäßterritorium manische Phasen, Hypersexualität, leichte Irritierbarkeit, Ideenflucht und Schlaflosigkeit beobachtet werden [111]. Sie können jedoch ebenso wie auch die deliranten Syndrome durch Thalamusinfarkte provoziert werden. Kortikale Taubheit oder Hemiakusis, musische Aufmerksamkeitsstörung kommen bei rechtsseitigen Läsionen im Gyrus temporalis parietalis vor, jedoch nicht bei linksseitigen Läsionen. Beidseitige Läsionen führen zu kortikaler Taubheit für alle Töne (Sprache, Musik und Laute) [104]) (Tabelle 11.12).

Tabelle 11.12. Symptomkombinationen bei Insulten im Temporallappen

Einseitige Insulte, rechts oder links
- Inkomplette oder komplette obere Quadrantenanopsie
- Affektstörungen
- Verhaltensstörungen
- Halluzinationen aller Qualitäten

Insulte der dominanten Seite
- Symptome einseitiger Insulte *plus*
- Agnosie für Wörter
- Aphasie (sensible)
- Lernstörungen für gesprochene Wörter

Insulte der nichtdominanten Seite
- Symptome einseitiger Insulte *plus*
- Amusie
- Agnosie für visuell präsentierte Objekte
- Lernstörungen für visuell präsentierte Objekte

Beidseitige Insulte
- Alle oben genannten Ausfälle *plus*
- Apathie
- Gedächtnisstörungen
- Amnesie
- Korsakow-Syndrom

Insult des Centrum semiovale

Diese seltenen Infarkte betreffen fast ausschließlich die weiße Substanz einschließlich der langen Assoziationsfasern und der oberflächlichen Anteile der Corona radiata. Die Durchblutung erfolgt über perfundierende medulläre oberflächliche Arterien der A. cerebri media. Ein anastomotisches Netzwerk fehlt. Bezüglich der Ätiologie der Centrum-semiovale-Infarkte handelt es sich meistens um hämodynamische Störungen bei vorgeschalteter ausgeprägter Einengung der A. carotis interna. Nur in Einzelfällen ist eine kardioembolische Erkrankung anzunehmen. Bei größeren Infarkten fallen die Patienten durch motorische und sensible Störungen und Gesichtsfeldstörungen auf. Hinzu kommt eine Dysphasie und eine räumliche Orientierungsstörung, wenn die linke Hemisphäre betroffen ist, und ein Hemineglekt, wenn die rechte Hemisphäre betroffen ist.

Kleine Infarkte können asymptomatisch verlaufen. Es kann sich aber ein lakunäres Syndrom entwickeln, das sich entweder häufiger als rein motorische oder als sensible Störung äußert, aber auch aus einer Kombination sensomotorischer Störung und einer ataktischen Hemiparese bestehen kann. Neuropsychologische Symptome sind in Tabelle 11.6 aufgelistet.

Tabelle 11.13. Aufteilung und Versorgungsgebiet der A. cerebri posterior

- **P1-Segment** (wenig gebrauchte Synonyma: A. basilaris communicans, A. mesencephalica)
  - Aa. mesencephali paramedianae
  - A. chorioidea posterior medialis
  - Aa. thalami und subthalami

  Versorgungsgebiet
  - Paramediane Strukturen im Mesenzephalon
  - Thalamus
- **P2-Segment**
  - Perfundierende pedunkuläre Arterien
  - A. thalamogeniculata
  - A. chorioidea posterior lateralis
  - A. temporalis lateralis

  Versorgungsgebiet
  - Basolaterale Region des Mesenzephalon
  - Ventrolateraler Thalamus
  - Corpus geniculatum laterale
- **P3-Abschnitt**
  - A. temporalis posterior
  - A. parietooccipitalis mit Pericallosa-Ästen (zur Anastomose mit Pericallosa-Ästen der A. cerebri anterior)
  - A. calcarina

11.2.3.3 A. cerebri posterior

Die Gewebeversorgung ist in Tabelle 11.13 zusammengefasst. Verschlüsse der A. cerebri posterior sind mit einem Verhältnis von 1:10 seltener als die der A. cerebri media.

Ein Infarkt kann durch Gefäßverschluss vor (proximal) oder hinter (distal) dem Abgang der A. communicans posterior entstehen. Bei proximalem Verschluss resultiert ein Großhirninfarkt mit zusätzlichem Infarkt in Mittelhirn und Thalamus, bei distalem Verschluss sind vorwiegend die Großhirnhemisphären betroffen.

Die Variabilität der Ausdehung der Infarzierung im Versorgungsgebiet der A. cerebri posterior ist groß. Etwa 10–15% der Patienten haben einen Totalinfarkt, in den anderen Fällen sind lediglich die Territorien einiger Äste betroffen. Der häufigste Astverschluss findet sich in der A. calcarina. Ursache der Gefäßverschlüsse sind in der Mehrzahl der Fälle Embolien aus proximalen Abschnitten der A. cerebri posterior, aus der A. basilaris oder den Vertebralarterien. Bei entsprechendem Abgang der A. cerebri posterior aus der A. carotis interna entstammen die arterioarteriellen Embolien auch diesem Gefäß. Kardiale Embolien als Ursache ausgedehnter Infarkte im A. cerebri-posterior-Territorium sind selten, da die Embolien eher am Ende der A. basilaris stecken bleiben (reitender Embolus). Sie können gelegentlich bis in das P1-Segment oder weiter distal vordringen. Ortsständige Thrombosen als Ursache eines A. cerebri-posterior-Infarkts kommen selten vor. Eine isolierte Stenose der A. cerebri posterior findet man am häufigsten im kurvigen Verlauf der Arterie um den Hirnstamm. Eine Unterscheidung zwischen ortsständiger Thrombose und einer Embolie ist aufgrund des klinischen Bildes nicht möglich, es sei denn, es handelt sich um die anterograde Ausdehnung eines Thrombus mit entsprechender, progredierter klinischer Symptomatik auf dem Boden eines initialen Verschlusses der A. basilaris.

Grundsätzlich können die Infarkte im Versorgungsgebiet der A. cerebri posterior in 3 territoriale Gruppen unterteilt werden:

1. Kompletter Infarkt bei proximalem Verschluss mit Beteiligung von mittlerem und lateralem Mittelhirnanteil, Thalamus, Okzipital- und Schläfenlappen. Dieser Infarkttyp ist eher selten.

2a. Lateraler Mittelhirninfarkt

2b. Lateraler Thalamusinfarkt mit zusätzlichem Hemisphäreninfarkt.

3. Isolierter posteriorer Hemisphäreninfarkt mit Einbeziehung des hinteren Anteils der Sehstrahlung (der vordere Anteil der Sehstrahlung wird zum größten Teil von angulären und temporalen Ästen der A. cerebri media versorgt).

Beidseitige hemisphärische Insulte

Verschlüsse der oralen Anteile der A. basilaris führen zur beidseitigen Ischämie im A. cerebri-posterior-Gebiet mit Infarkten in Okzipitallappen, Thalamus und Hirnstamm (Abb. 11.23). Eine meist beidseitige kortikale Blindheit, Bewusstseinsstörungen, Koma und bei wachen Patienten Gedächtnisstörungen stehen im Vordergrund der klinischen Ausfälle. Ist das Mittelhirn nicht in die Ischämie einbezogen, so ist bei beidseitiger Blindheit der Pupillen-Lichtreflex erhalten. Die Kombination einer in der Intensität unterschiedlich ausgeprägten einseitigen oder beidseitigen Hemiparese mit oder ohne Hemihypästhesie, einer Okulomotoriusparese und den genannten Gesichtsfeldstörungen sind typisch. Bei beidseitigem Verschluss der A. cerebri posterior im P1-Abschnitt zwischen ihrem Ursprung und der Verbindung mit der A. communicans posterior rührt die Hemiparese von einer Infarzierung des Pedunculus cerebri her.

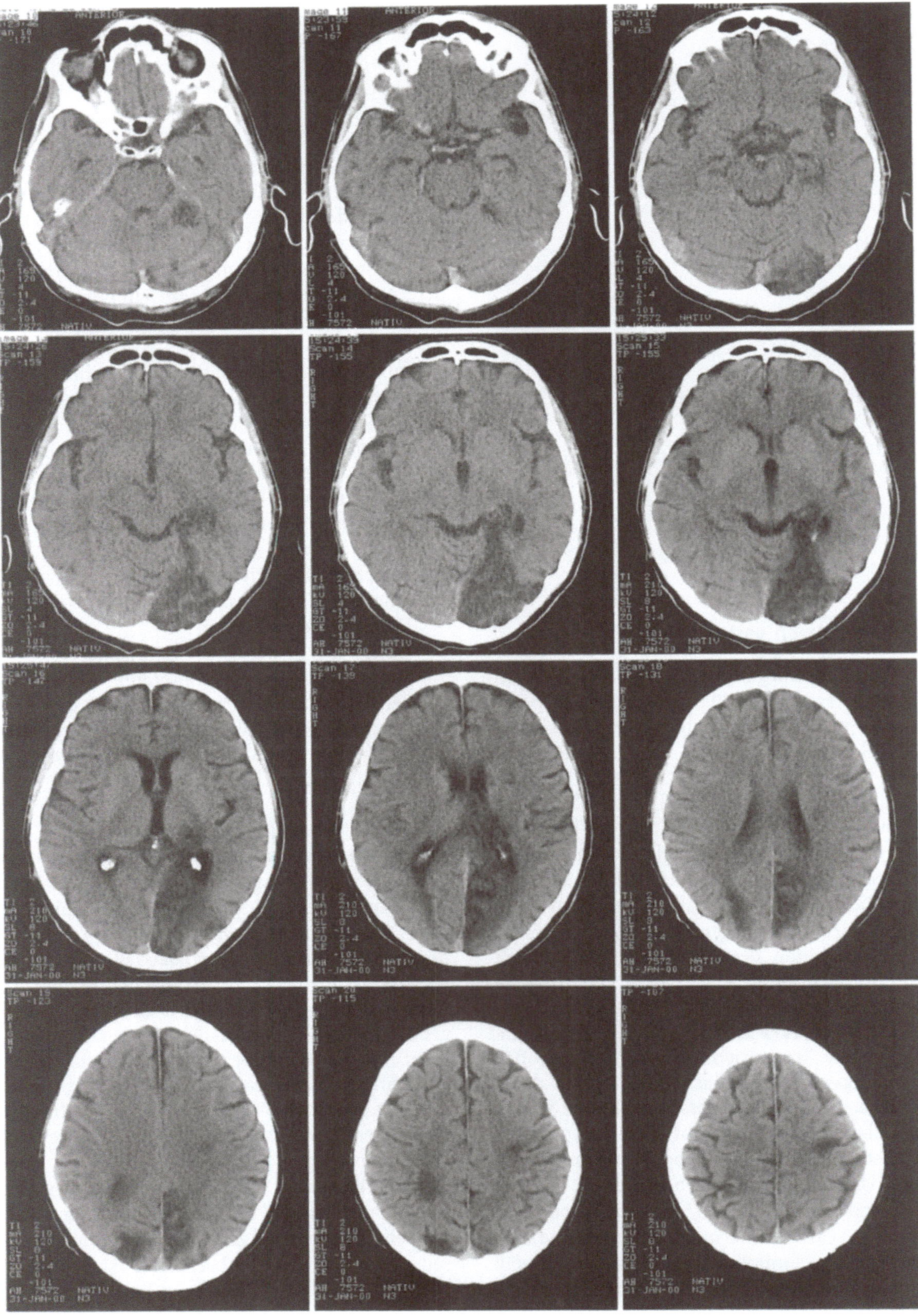

Tabelle 11.14. Gesichtsfeldeinschränkungen und ihre topische Zuordnung

Art des Defekts	Lokalisation
Kontralaterale homonyme Hemianopsie	Sehstrahlung hinter dem Chiasma opticum
Totaler Visusverlust	Okzipitallappen beidseits Sehstrahlung beidseits A. centralis retinae beidseits A. ophthalmica beidseits
Amaurosis fugax	A. centralis retinae
Vertikal begrenzter inkompletter Gesichtsfelddefekt	A. chorioidea anterior oder posterior Sehstrahlung hinter dem Chiasma opticus
Sektorenblindheit	A. chorioidea anterior oder posterior, anteriore ischämische Optikusneuropathie, Ast der A. centralis retinae
Horizontal begrenzter Gesichtsfelddefekt	Äste der A. centralis retinae: anteriore ischämische Optikusneuropathie A. chorioidea-anterior-Infarkt: homonyme Quadranten-/Hemianopsie mit Aussparung beidseits des horizontalen Meridians A. chorioidea posterior: homonyme Quadranten-/Hemianopsie unmittelbar neben dem horizontalen Meridian

Bei Ausdehnung des Gefäßverschlusses der proximalen A. cerebri posterior retrograd bis in die Spitze der A. basilaris kann die entsprechende Hemiparese auch durch Befall der Pyramidenbahn im Mittelhirn bedingt sein. Die Lähmung des 3. Hirnnervs ist auf die Mittelhirninfarzierung zurückzuführen, Bewusstseins-, Gedächtnisstörungen und Sprachstörungen sind eine Folge der Mitbeteiligung des Thalamus [26]. Ein Horner-Syndrom ist in Einzelfällen auf die Hirnstammbeteiligung zurückzuführen [144]. Der Verschluss der proximalen Abschnitte der A. cerebri posterior führt aufgrund einer Einbeziehung der thalamoperforierenden Äste auch zur kontralateralen Hypästhesie bzw. Anästhesie [144]. Da die thalamogenikulären Äste der medialen Anteile der A. chorioidea posterior auch das Corpus geniculatum laterale versorgen, verursacht die Ischämie neben der Hemihypästhesie auch eine Hemianopsie.

Hemiparetische Ausfälle, selten sogar isoliert, bei A. cerebri-posterior-Infarkt entstehen durch Ischämie im oberen Hirnstamm oder durch perforierende Äste, die selten die an den Thalamus angrenzenden Teile der inneren Kapsel versorgen. Die Ausprägung der Lähmung kann ähnlich der bei A. cerebri-media-Infarkt sein. Gelegentlich hat die Lähmung dystone Charakterzüge.

Abb. 11.23. A. cerebri-posterior-Infarkte beidseits. CCT, axiale Darstellung: infarzierte Substanzdefekte im Versorgungsgebiet der A. cerebri posterior links (temporookzipital) unter Einschluss der Sehrinde der A. cerebri posterior rechts (okzipital), der A. cerebri media beidseits (parietal) und eines Astes der A. cerebelli anterior inferior links (Kleinhirnhemisphäre)

Gesichtsfeldstörungen

Das häufigste Zeichen einer Ischämie im A. cerebri-posterior-Gebiet ist der Gesichtsfelddefekt, meistens eine homonyme Hemianopsie zur kontralateralen Seite des Infarkts.

Die Mehrzahl der Patienten ist in der Lage, auf Befragen ihr Defizit anzugeben. Allerdings gelingt ihnen nur selten eine spezifische Charakterisierung der Ausfälle. Die Beschreibungen reichen vom „Grausehen" über „blinde Flecken", Einschränkung des Visus bis zur kompletten Blindheit. Manche Patienten negieren das Defizit. Ischämiebedingte Gesichtsfelddefekte sind zurückzuführen auf die Unterbrechung der Impulsleitung in der Sehstrahlung oder im Corpus geniculatum laterale bzw. der unzureichenden Verarbeitung in der kalkarinen Rinde. Die Zuordnung der Gesichtsfelddefekte zur Topographie ergibt sich aus Tabelle 11.14.

Häufig kommt es zu einer kontralateralen oberen oder unteren Quadrantenanopsie. Eine obere Quadrantenanopsie wird durch Läsionen hervorgerufen, die entweder die unteren Anteile der kalkarinen Struktur (Gyrus lingualis), die Sehstrahlung im unteren Anteil des Schläfenlappens oder von hier auf dem Weg zum striären Kortex einbezieht. Eine untere Quadrantenanopsie resultiert aus einer Mangeldurchblutung im

Gewebe oberhalb der Fissura calcarina (Cuneus) bzw. dem oberen Anteil der Sehstrahlung im unteren Parietallappenbereich oder auf dem Weg von hier zum striären Kortex. Auch eine Ischämie im Corpus geniculatum laterale führt zum Gesichtsfelddefekt. Das Corpus geniculatum laterale wird sowohl vom lateralen Ast der hinteren A. chorioidea aus der A. cerebri posterior wie auch von der A. chorioidea anterior versorgt. Eine Ischämie im Versorgungsgebiet der A. chorioidea posterior führt zu einer kontralateralen homonymen Sektorenanopsie, die die unmittelbar benachbarten Teile des oberen und unteren homonymen Quadranten betrifft. Die obersten und untersten Anteile dieser Quadranten sind dabei ausgespart, da sie von den vorderen Ästen der A. chorioidea anterior aus der A. carotis interna versorgt werden.

Wenn der Infarkt den okzipitalen Pol unbeeinträchtigt lässt, in dem das Makulasehen lokalisiert ist, entsteht ein kontralateraler Gesichtsfelddefekt, der die zentrale Region des Gesichtsfelds entlang dem vertikalen Meridian ausspart.

Die Intensität des Gesichtsfelddefekts kann v.a. dann komplett sein, wenn die genikulokalkarinen Fasern betroffen sind. Der Patient erkennt dann auch keine großen sich bewegenden Objekte. Die Defizite sind oft inkomplett, wenn nur der Kortex neben dem Bereich der Area striata betroffen ist (Area V1 und V2). Die Intensität der Ausfälle kann auch bei kompletter Hemianopsie zwischen oberem und unterem Quadranten variieren. Weitere Variationen sind möglich: So können manche Patienten keine bewegten, aber fixierte Objekte erkennen, andere Patienten nicht die Farbe der Objekte, jedoch deren Gestalt (Hemiachromatopsie).

Homonyme zentrale Defekte ohne Gesichtsfeldbeeinträchtigung der peripheren Felder treten auf, wenn die Ischämie ausschließlich die Okzipitalpole betrifft. Bei anderen Fällen finden sich nur parazentrale Skotome oder z.B. eine ausgeprägte Blindheit im peripheren Gesichtsfeld, bei der das zentrale Sehen aber erhalten ist (Tunnelsehen). Dieses Gebiet kann auch von terminalen Ästen der A. cerebri media oder A. cerebri anterior versorgt werden.

Während bei Infarzierung der Sehstrahlung als Folge eines A. cerebri-media-Infarkts häufig ein visueller Neglekt mit oder ohne Gesichtsfelddefekt auftritt, kommt er bei A. cerebri-posterior-Infarkten trotz inkompletter Gesichtsfelddefekte nur selten vor. Er ist lediglich bei großen Infarkten im rechten (selten im linken) A. cerebri-posterior-Territorium nachweisbar, falls hinterer Schläfenlappen und parietookzipitale Region zusammen betroffen sind.

Die Erholung des Defekts erfolgt vom Rand des betroffenen Gesichtsfelds her. Vor allem in der Erholungsphase weisen Patienten mit Infarkten im striären Kortex visuelle Halluzinationen mit Farben, Punkten, Linien und anderen einfachen Objekten auf, wobei bevorzugt der Rand des Gesichtsfelds betroffen ist. Visuelle Perseverationen von real im Gesichtsfeld gewesenen Objekten, illusorische Objekte oder einmalige Nachbilder von einem Objekt, das im intakten Gesichtsfeld erkennbar war (Palinopsie), werden in diesem Stadium ebenso beschrieben wie visuelle Halluzinationen mit formlosen Farbeindrücken, Punkten und Strichen. Visuelle Verzerrungen mit Mikropsie, Makropsie, Verdrehungen und Winkeländerungen im defekten Feld treten ebenfalls auf.

Große Infarkte im A. cerebri-posterior-Gebiet betreffen den gesamten Okzipitallappen einschließlich der mesialen Anteile und die untere Oberfläche des Schläfenlappens. Hippocampus, Gyrus parahippocampalis und unterer Gyrus-temporalis-Anteil, weiterhin die hinteren Anteile des Corpus callosum und Teile des Fornix sind ebenfalls betroffen. Die Patienten sind blind, der optokinetische Nystagmus ist aufgehoben. Derartige große Infarkte gehen oft mit neuropsychologischen Ausfällen wie Amnesie und amnestischer Aphasie einher. Bei kompletter Infarzierung sind die visuell evozierten Potentiale nicht abzuleiten. Besteht lediglich eine inkomplette Infarzierung, kann von manchen Patienten der plötzliche Wechsel vom hellen zum dunklen Umgebungslicht noch identifiziert werden. Dann lassen sich gelegentlich visuell evozierte Potentiale ableiten. Viele Patienten verneinen den partiellen Sehverlust, sodass dann von einer Anosognosie gesprochen wird.

Bei dem seltenen beidseitig ausgedehnten Okzipitallappeninfarkt (nach Herzstillstand, selten einem beidseitigen Verschluss der A. cerebri posterior) wird oft eine kortikale Blindheit beobachtet. Manche dieser Patienten behaupten, sehen zu können, obgleich sie offensichtlich blind sind (Seelenblindheit oder Anton-Syndrom). Gelegentlich können sie Objekte nicht erkennen, obwohl es ihnen noch gelingt, um Gegenstände herumzugehen. Dieser inkomplette Zustand der Seelenblindheit entsteht entweder dadurch, dass einige Restfelder des Sehens erhalten sind oder dass Impulse vom N. opticus die Colliculi superiores erreichen, wo möglicherweise unbewusste visuelle Informationen verarbeitet werden und somit automatische Reaktionen ermöglicht werden.

Bei manchen Patienten mit initial kompletter Blindheit wird im Verlauf von Stunden oder Tagen ein Teil des Sehvermögens wieder hergestellt. Die Patienten können dann bewegte Objekte wahrnehmen, aber ihre Größe und ihre Figur nicht näher bezeichnen. Bleiben bei einem oberflächlichen Infarkt der kalkarine Kortex und subkortikale Anteile der Sehstrahlung ausgespart, kann trotz bestehender Gesichtsfelddefekte das Erkennen von Figuren und sogar das Lesen wiederhergestellt werden.

Manche Patienten leiden an einer sog. visuellen Agnosie. Die betroffenen Patienten sind imstande, Kopien von gezeichneten Figuren herzustellen, können diese jedoch nicht benennen und auch nicht auf sie zeigen, wenn ihnen deren Namen genannt werden [21]. Die Patienten können lesen und Bilder beschreiben. Visuell präsente Personen oder Gesichter können nicht benannt werden, auch wenn ihre Namen bekannt sind (Prosopagnosie). Häufig haben die Patienten zusätzlich andere neuropsychologische Ausfälle wie Dyslexie, Unfähigkeit der Farbenbenennung und zusätzlich auch Gesichtsfelddefekte. Die Kombination von Gesichtsfelddefekt, Verarbeitungsstörung der visuellen Informationen und Zeichen einer Demenz sind dabei häufig. Aber auch eine partielle visuelle Agnosie kann vorkommen, so z.B. eine isolierte Agnosie für Farben bei gleichzeitiger Alexie. Bei den wenigen bisher autopsierten Fällen fanden sich subkortikale Infarkte im linken und rechten Gyrus parahippocampalis, Gyrus lingualis und Gyrus fusiformis oder rechts- bzw. linksseitige Infarkte im Versorgungsgebiet der A. cerebri posterior. Pathophysiologische Grundlage der visuellen Agnosie ist möglicherweise eine mangelhafte Verarbeitung von visuellen Impulsen in der rechten Hemisphäre, die aus der linken Hemisphäre stammen.

Das Balint-Syndrom besteht aus einer optischen Ataxie, einer Blickapraxie und einer Simultanagnosie. Der letztere Begriff meint, dass die Patienten eine ganze Szene aus einem Bild nicht erfassen können, sondern es mit dem verbleibenden Sehvermögen arealweise abtasten müssen. Optische Ataxie bedeutet, dass nach gesehenen Objekten nicht exakt gegriffen werden kann, sondern z.B. vor oder hinter die Objekte. Unter Blickapraxie versteht man, dass der Patient ein Objekt, das er anschauen soll, nicht direkt anschaut. Anstatt auf ein vorgehaltenes Buch schaut er beispielsweise zur Zimmerdecke.

Das Balint-Syndrom entsteht durch striäre und peristriäre Infarkte oberhalb der Fissura calcarina. Infarkte unterhalb der Fissur führen zu Achromatopsie, Fehler des Gesichtererkennens (Personen und z.B. vertraute Haustiere, also Prosopagnosie) und Störungen von Farb-, Form- und Größenerkennen.

Oft haben Patienten mit A. cerebri-posterior-Infarkten sensible Störungen (Parästhesien, Taubheit) in Extremitäten und Gesicht, da der Thalamus und die thalamoparietalen Projektionsfasern betroffen sein können. Die Sensibilität von Genitalien, Ohr, Mundhöhle, Bauch und Rücken ist ebenfalls einbezogen (da alle Fasern durch den Thalamus ziehen), während sie wegen der kleinen kortikalen Repräsentation bei A. cerebri-media-Infarkten oft ausgespart bleibt.

Palinopsie ist dadurch charakterisiert, dass visuelle Bilder auch nach Beendigung der Präsentation persistieren bzw. im Sinne einer Perseveration nach Stunden oder Tagen wieder auftreten. Sie sind bisher bei Hirninfarkten nur in wenigen Fällen beschrieben worden. Sowohl rechtsseitige wie auch linksseitige Läsionen im Gyrus lingualis und Gyrus fusiformis sind verantwortlich gemacht worden.

Lesestörungen

Größere Infarkte im linken A. cerebri-posterior-Territorium können bei Dominanz der linken Hemisphäre für die Sprache eine reine Alexie hervorrufen. Die Infarkte betreffen den hinteren Anteil des Corpus callosum, den Gyrus calcarinus und die benachbarte weiße Substanz [67]. Durch diese Schädigung wird der Transport von Informationen aus dem linken Gesichtsfeld mit ihrer Repräsentation im rechten Okzipitallappen in den linken Gyrus angularis verhindert. Die Patienten können somit im linken Gesichtsfeld wegen des intakten rechten Okzipitallappens Objekte (auch Buchstaben und Wörter) sehen, aber Sätze nicht lesen. Die Alexie schließt Wörter (Wortblindheit), oft auch Buchstaben, Zahlen, Noten und mathematische Symbole ein. Wenn beim Wortlesen der Finger des Patienten den Buchstaben schreibend entlangfährt, kann der Patient diese manchmal erkennen. Gelegentlich können einzelne Buchstaben konstant erkannt werden, andere jedoch nicht. Begleitende Phänomene sind häufig eine rechtsseitige homonyme Hemianopsie, Störungen der Farben-

Tabelle 11.15. Wesentliche Symptome des Insults im A. cerebri-posterior-Bereich:

Homonyme Hemianopsie nach kontralateral	Area calcarina, Sehstrahlung (makuläres Sehen kann erhalten bleiben, wenn Area striata ausgespart ist)
Bilaterale homonyme Hemianopsie mit kortikaler Blindheit, Anton-Syndrom, Achromatopsie, Aufmerksamkeitsschwäche für periphere Objekte, okuläre Apraxie, Einschränkung des Zählens vieler Objekte	Beidseitiger Okzipitallappen mit parietookzipitaler Region
Reine Alexie, Farbagnosie und -anomie	Kalkarines Areal und hinterer Teil des Corpus callosum in der dominanten Hemisphäre
Gedächtnisstörung	Inferiore mediale Areale des Schläfenlappens beidseits bzw. der dominanten Hemisphäre
Topographische Orientierungsstörung und Prosopagnosie	Bilateraler Gyrus calcarinus und Gyrus lingualis
Simultanagnosie	Dominanter visueller Kortex
Visuelle Halluzinationen, Teleopsie, Metamorphopsie, Palinopsie, Polyopsie	Calcarina
Globale Sensibilitätsstörung, Parästhesien, thalamische Hand, Tremor, geringfügige kontralaterale Hemiparese	Ventraler posterolateraler Nucleus thalami (A. thalamogeniculata) mit Nucleus subthalamicus
Hemiballismus und Choreoathetose	Verbindungen des Nucleus thalamicus zum Pallidum oder Nucleus thalamicus
Kontralaterale Hemiplegie	Pedunculus cerebri
Vertikale Blickparese, forcierte Blickdeviation, reduzierte Pupillenantwort auf Licht, Ptosis	Kortikomesenzephale Fasern zum N. oculomotorius, Tegmentum mesencephali oberhalb des Colliculus mit Nucleus interstitialis Cajal, Nucleus Darkschjewitsch und Commissura posterior
Gekreuzte zerebelläre Ataxie	Tractus dentatothalamicus
Kontralaterale zerebelläre Ataxie und ipsilaterale N. oculomotorius-Parese	Tractus dentatothalamicus und N. oculomotorius
Kontralaterale Ataxie und Haltungstremor	Tractus dentatothalamicus
Repetitive dezerebrierte Haltung	Motorische Fasern zwischen Nucleus ruber und Nucleus vestibularis
Halluzinationen (veraltet: pedunkuläre Halluzinose)	Nucleus thalamus und Nucleus subthalamicus
Amnesie, Delir	

erkennung, eine amnestische Aphasie und auch Gedächtnisstörungen [62]. Diese reine Alexie geht nicht mit einer Agraphie einher. Die Kombination von Alexie und Agraphie entstehen durch eine Ischämie im unteren Verteilungsgebiet der A. cerebri media oder durch eine Ischämie im Gebiet der A. cerebri posterior, wenn die unteren temporalen Fasern zum parietookzipitalen Bereich unterbrochen sind.

Bei einer inkompletten rechtsseitigen homonymen Hemianopsie mit Aussparung des makulären Sehens kommen Lesestörungen nicht vor, es sei denn, dass die tiefen paraventrikulären Regionen betroffen sind. Eine rechtsseitige Quadrantenanopsie kann ebenfalls mit einer Dyslexie kombiniert auftreten, wenn die tiefen paraventrikulären Faserverbindungen zwischen den Hemisphären unterbrochen werden.

Eine Hemidyslexie, also z. B. eine Lesestörung für das Ende von Wörtern, wird nur beobachtet, wenn die linke Hemisphäre für die Sprache dominant ist. Die begleitende Hemianopsie nach rechts ist meistens inkomplett. Rechtsseitige Okzipitallappeninfarkte mit linksseitigem Gesichtsfeldausfall führen zu entsprechenden Störungen am Wortanfang.

Auch eine Dyschromatotopsie kann bei ein- oder beidseitigen Infarkten vorkommen [65]. Hier handelt es sich um eine mangelhafte Diskrimination von Farben. Die Farben werden als grau und blass oder ausgewaschen beschrieben. Gegenstände können gelegentlich – wenn es sich um ein charakteristisches Objekt (Rosen) handelt – erkannt und dann dessen Farbe aus der Erinnerung bestimmt werden. Weitere Farbsinnstörungen bei Ischämie im A. cerebri-posterior-Gebiet sind Farbagnosie (Störung der Farbbezeichnung)

Tabelle 11.16. Arterielle Zuordnung häufig beobachteter neuropsychologischer Symptome bei Hirninfarkten

- **A. cerebri anterior**
  Mutismus
  Abulie
  Corpus callosum Diskonnektionssyndrom
  Transkortikale Aphasie
- **A. chorioidea anterior**
  Subkortikale Aphasie
  Mutismus
  Abulie
  Affektänderungen
- **A. cerebri media**
  Aphasien
  Alexie ohne Agraphie
  Gerstmann-Syndrom
  Worttaubheit
  Apraxie
  Neglekt
  Aufmerksamkeitsstörungen
  Persönlichkeitsveränderungen
- **A. cerebri posterior**
  Reine Alexie
  Anton-Syndrom
  Prosopagnosie

und amnestische Farbdysnomie (mangelhafte Erinnerung typischer Objektfarben) [63]. Amnestische Farbanomie bedeutet, dass Farben erkannt, aber nicht benannt werden, und somit trotz fehlender Benennungsmöglichkeit Buntstifte der Farbe nach ausgesucht werden können. Auch eine Alexie ohne Agraphie kann von dieser Farbanomie begleitet sein.

Die visuelle Agnosie bei großen A. cerebri-posterior-Infarkten bedeutet, dass Objekte bei visueller Präsentation nicht benannt werden können, aber nach taktiler Untersuchung (z.B. Schlüssel) oder auditiver Präsentation (Pfeife) nicht benannt, aber korrekt benutzt werden können.

Die visuelle Amnesie ist ebenfalls ein Zeichen rechtshirniger A. cerebri-posterior-Insulte. Die Patienten haben Schwierigkeiten, visuell präsentierte Objekte zu behalten.

Sprachstörungen und Gedächtnisstörungen bei A. cerebri-posterior-Infarkten

Aphasische Sprachstörungen bei Infarkten durch Verschluss oder Stenosen von Ästen der A. cerebri posterior sind nicht häufig [163]. Meist handelt es sich um große Infarkte der dominanten Hemisphäre, die über die medialen Anteile des Okzipitallappens bis in den Schläfenlappen reichen. Die Betroffenen können die Namen von Gegenständen bei visueller oder auditiver Präsentation nicht nennen, leiden also an einer amnestischen Aphasie (Tabelle 11.6). Häufig wird das eigentliche Wort umschrieben, unkontrollierte Paraphasien kommen nur selten vor. Wenn dem Patienten der korrekte Name zur Auswahl genannt wird, wird dieser sofort bejaht. Auch Elemente der Leitungsaphasie bzw. transkortikalen sensorischen Aphasie mit Paraphasien oder Jargonwörtern kommen vor.

Beidseitige Infarkte im A. cerebri-posterior-Gebiet rufen in Assoziation mit Gesichtsfeldstörungen auch Gedächtnisstörungen hervor, wobei v.a. das Kurzzeitgedächtnis betroffen ist [113]. Gyrus fusiformis, Gyrus lingualis und Hippocampus sind beteiligt [108]. In seltenen Fällen können auch einseitige A. cerebri-posterior-Infarkte Kurzzeitgedächtnisstörungen hervorrufen [9].

Ist der inferior-mediale Teil des Temporallappens von der Mangeldurchblutung betroffen, tritt ein Korsakow-Syndrom mit amnestischen Störungen auf. Wesentliche Symptome des A. cerebri-posterior-Insultes sind in Tabelle 11.15 aufgelistet.

Neuropsychologische und psychiatrische Symptome bei Hirninfarkten

Die typischen neuropsychologischen Syndrome bei zerebralen Gefäßprozessen wurden z.T. mit der Darstellung der Gefäßterritorien beschrieben. Weitere sind in Tabellen 11.6, 11.16 und 11.17 aufgelistet.

Die kortikale Repräsentation psychiatrischer Syndrome ist nicht bekannt, sodass eine Zuordnung psychischer Störungen bei zerebraler Ischämie zu definierten Gefäßterritorien bislang nicht möglich ist. Psychiatrische Symptome bei Hirninfarkten können folgendermassen zusammengefasst werden:

Gelegentlich kommt es bei Schlaganfällen zu einer Dissoziation zwischen Stimmung und Affekt, sodass das Verhalten mit der inneren emotionalen Stimmung nicht mehr korreliert. Die Pseudobulbärparalyse ist dafür ein typisches Beispiel. Die psychiatrische Komponente dieses Syndroms beinhaltet stereotype emotionale mimische Ausdrucksweisen wie Weinen oder Lachen, die nicht der gerade vorhandenen Stimmung entsprechen. Beidseitige Infarkte der frontalen Operkularregion, der Basalganglien und des kortikobulbären Traktes können eine

Tabelle 11.17. Corpus callosum Diskonnektionssyndrome

Unilaterale ideomotorische Apraxie und Agraphie	Handlungen mit der linken Hand (Winken, Zähneputzen) nach Aufforderung nicht möglich. Rechte Hand unbeeinträchtigt. Spontanes Schreiben und Schreiben nach Diktat von Wörtern und Buchstaben mit der linken Hand nicht möglich. Ausgeprägte Paragraphie Hinterer Teil des Corpus callosum betroffen mit Kreuzung der Fasern von links nach rechts in das motorische rechte Zentrum
Unilaterale Berührungsanomie	Objekte in der linken Hand können nicht erkannt werden. Erkennen mit der rechten Hand unbeeinträchtigt. Wenn die Objekte auf der linken Handfläche verschoben werden, können sie gezeichnet werden: Die Stereognosie ist intakt
Unilaterale Agraphie oft als zusätzliches Symptom	Signale der Berührung aus der linken Hand werden nicht in die linken Sprachzentren transportiert
Pseudoneglekt	Die rechte (linke) Hand macht Fehler zur rechten (linken) Körperseite, wenn Objekte im linken (rechten) Gesichtsfeldraum präsentiert werden. Ansonsten kein Hinweis auf Hemineglekt (daher Pseudoneglekt) Körper des Corpus callosum betroffen. Der Schaden verhindert die interhemisphärischen Kontakte, die notwendig sind, um eine Hand in den kontralateralen Raum hinein zielgerecht zu steuern
Gekreuzte visuomotorische Ataxie	Die Hand kann Objekte im kontralateralen Gesichtsfeldraum nicht erreichen Visuomotorische Fasern des Corpus callosum betroffen

Pseudobulbärparalyse hervorrufen. Die Patienten sind dann nicht imstande, Mimik, Gestik und Sprachausdruck im Sinne der Änderung der inneren Emotion zu modifizieren. Patienten mit temporoparietalen Infarkten haben gelegentlich Schwierigkeiten des emotionalen Ausdrucks einer Sprache (fröhliche oder ärgerliche Sprache), sodass der Inhalt einer Sprachäußerung mit der emotionalen Schwingung beim Sprechen nicht harmoniert.

Manische Phasen werden durch Schlaganfälle nur selten ausgelöst. Rechtsseitige Infarkte von Lobus frontalis, Thalamus, Nucleus caudatus und des Schläfenlappens sind im Rahmen von manischen Syndromen beobachtet worden. Depressive Verstimmungen sind sowohl bei links- wie auch bei rechtshirnigen Infarkten beschrieben worden. Halluzinationen, v.a. visueller Art, sind gelegentlich bei Infarkten in den okzipitalen, temporalen und parietalen Regionen festzustellen, wobei rechtsseitige Läsionen häufiger zu diesen seltenen Phänomen führen als linksseitige.

Die postapoplektische Depression gehört zu den häufigsten neuropsychiatrischen Erkrankungen nach einem Schlaganfall. Bei etwa einem Drittel der Schlaganfallpatienten fallen die typischen Symptome „gedrückte Stimmung, Gewichtsverlust, Schlaflosigkeit und sozialer Rückzug" auf. Diese Symptome sind wesentlich häufiger als die einer Manie oder einer bipolaren Erkrankung. Apathische Symptome ohne Depression und Ängstlichkeit mit Verlust der psychischen Energie kommen bei ca. 20% der Patienten vor. Halluzinationen als Ausdruck einer Psychose oder plötzlich auftauchende aggressive Verhaltensstörungen sind selten. Depressive Zustände bei Schlaganfallpatienten sind häufiger bei links- als bei rechtshirnigem Infarkt, v.a., wenn subkortikale Gewebeschädigungen vorliegen. Ursache der psychiatrischen Symptome sind neben reaktiven Stimmungsänderungen als bewusste Einsicht der motorischen und kognitiven Behinderung möglicherweise auch Störungen der Neurotransmitterkonzentrationen.

Thalamische Insulte

Der Thalamus wird von der A. cerebri posterior über paramediane Äste vom P1- und P2-Segment, über Äste von der A. communicans posterior, über die inferolaterale A. thalamogeniculata und die A. chorioidea posterior versorgt (Abb. 11.24). Häufige Infarkte sind der inferiore laterale Infarkt und der oft beidseitige paramediane Infarkt, der sich bis in das Mittelhirn ausdehnen kann (Abb. 11.25).

Insult der A. thalamotuberalis (polare Arterie)

Diese Arterie (auch polare genannt) entstammt der mittleren Portion der A. communicans posterior und versorgt den vorderen Anteil des Thalamuspols (jedoch nicht immer den Nucleus anterior, der auch von der vorderen Hirnzirkulation versorgt werden kann), weiterhin Anteile des Nucleus ventrolateralis, Nucleus dorsomedialis und Tractus mamillothalamicus. Eine unpaare polare Arterie versorgt manchmal beide Seiten. Aufgrund der Einbeziehung des Tractus

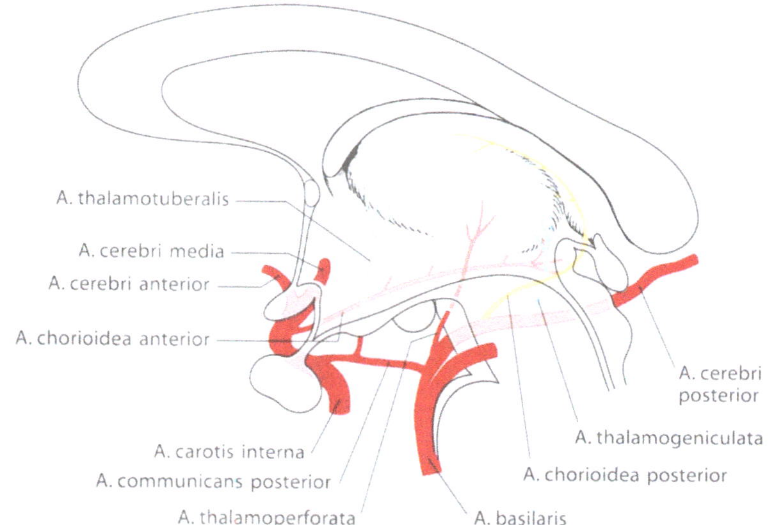

Abb. 11.24. Arterielle Versorgung des Thalamus in der Seitenansicht. Modifiziert nach [44 a]

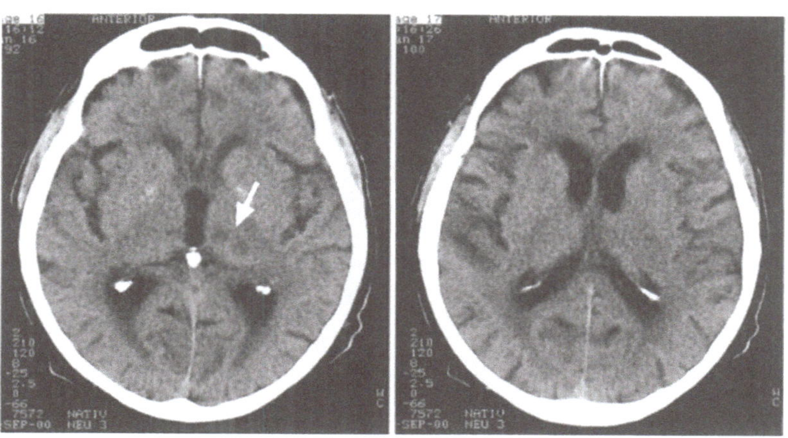

Abb. 11.25. Thalamusinfarkt. CCT, axiale Darstellung: 2 hypodens unscharf begrenzte Infarkte (*Pfeil*) im Thalamus links

corticostriatothalamicus steht fast immer ein transientes hirnorganisches Psychosyndrom mit Orientierungsstörungen und Verwirrtheit, Verlust der Spontaneität, Schwerbesinnlichkeit, psychomotorischer Verlangsamung und Abulie im Vordergrund. Bei linksseitigen Insulten können Paraphasien und Perseverationen (mit erhaltener Wortwiederholung), Störung des visuellen Gedächtnisses, weiterhin bei zusätzlichem Befall des rechtsseitigen anterolateralen Anteils eine Apraxie und visuell-räumliche Orientierungsstörung auftreten. Das verbale Gedächtnis ist bei linksseitigen, das visuelle Gedächtnis bei rechtsseitigen Insulten beeinträchtigt. Die Symptome des hirnorganischen Psychosyndroms können sich relativ früh zurückbilden, außer wenn beide polaren Arterien verschlossen sind. Bei unzureichender Rückbildung entwickelt sich eine sog. thalamische Demenz.

Insult der A. thalamoperforata (paramediane thalamische Arterien)

Sie entstammt dem A. basilaris-nahen Abschnitt der A. communicans posterior. Häufig existiert nur eine mittlere Arterie, von der laterale Äste nach beiden Seiten abgehen (Abb. 11.26). Die Infarkte liegen im medialen Anteil des Nucleus centromedianus und im Subthalamus. Wenn die polare Arterie fehlt, übernimmt die thalamosubthalamische Arterie zusätzlich deren Versorgungsgebiet. Patienten mit einem Insult weisen eine vertikale Blickparese (immer nach oben, oft auch nach unten) für Sakkaden, Folgebewegungen und vestibulookuläre Bewegungen bzw. Störungen der Konvergenzreaktion und Folgebewegungen auf, da die oberste Region des Mittelhirns zusätzlich betroffen ist (Nucleus interstitialis Cajal, hinteres Längsbündel). Neuropsychologische Störungen mit Amnesie und Orien-

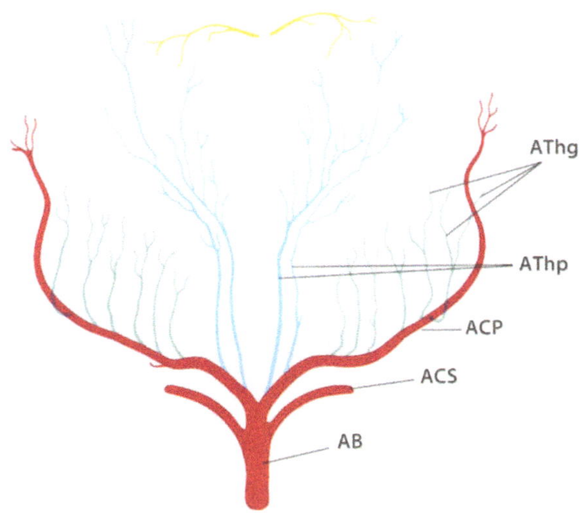

Abb. 11.26. Gefäßversorgung des Thalamus im Koronarschnitt. *AB* A. basilaris, *AChP* A. chorioidea posterior; *AThg* A. thalamogeniculata; *AThp* A. thalamoperforata; *ACP* A. cerebri posterior; *ACS* A. cerebelli superior

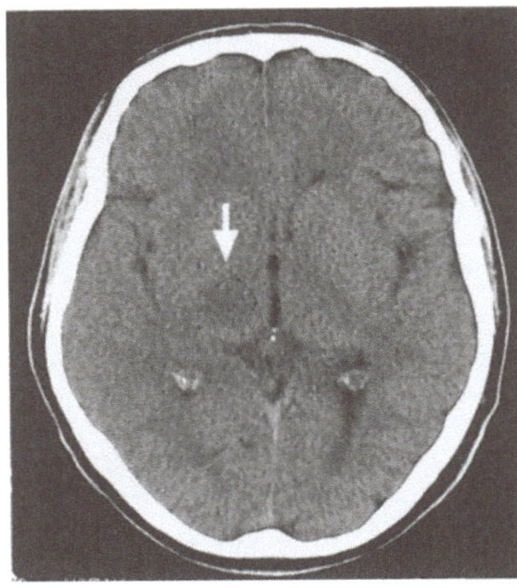

Abb. 11.27. CCT, axiale Darstellung: Großer rechtsseitiger Thalamusinfarkt mit Ausdehnung bis zum Pedunculus cerebri (*Pfeil*)

tierungsschwierigkeiten, Paraphasien und Hypersomnie kommen ebenfalls vor. Vor allem bei Patienten mit beidseitigem paramedianen Infarkt sind Störungen der Bewusstseinslage, Hypersomnie, Korsakow-ähnliche Zustände, delirante Episoden aber auch eine Abulie und schwere amnestische Ausfälle ohne Remission berichtet worden. Störungen von Affekt und Einsicht treten hinzu. Somit ähnelt das neuropsychologische Bild jenem von Patienten mit ausgedehnten Infarkten des Frontallappens. Weiterhin gibt es Symptome wie Hemiataxie, Tremor und Sensibilitätsstörungen auf der kontralateralen Seite, choreatische und ballistische Bewegungsstörungen, wenn das Corpus Luysii oder seine Verbindungen zum Pallidum in den Insult miteinbezogen sind.

Insult der A. thalamogeniculata

Diese Arterie entstammt dem distalen Abschnitt der A. cerebri posterior. Sie erreicht den lateralen Anteil des Thalamus und versorgt dort den Nucleus somatosensorius, die Nuclei ventralis, posterolateralis und posteromedialis, die untere und hintere Portion des lateralen Nucleus ventralis, den lateralen Anteil des Nucleus centromedialis und die rostrolaterale Portion des Pulvinar. In einigen Fällen wird auch der hintere Schenkel der Capsula interna und das Corpus geniculatum laterale mitversorgt (Abb. 11.27). Die klinischen Syndrome bestehen entweder aus einem rein sensiblen kontralateralen Hemisyndrom (teilweise beschränkt auf das Gesicht), einem kontralateralen in der Ausbreitung stark variierenden sensomotorischen Hemisyndrom ohne neuropsychologische Ausfälle, mit Parästhesien, jedoch nur geringen Empfindungsstörungen für Berührung, oder einem Syndrom mit kontralateraler Hemiataxie, transienter Hemiparese, Hemichorea und ausgeprägter Hemihypästhesie (Déjerine-Roussy-Syndrom). Dissoziierte Sensibilitätsstörung mit deutlicherer Einschränkung des Schmerz- und Temperatursinns kommen ebenfalls vor. Dystone Haltungen der Arme können auftreten (thalamische Hand). Lange Zeit nach dem Insult können heftige Schmerzen in den vorher unter Parästhesien leidenden Körpergebieten auftreten (Anesthésie dolouреuse, thalamischer Schmerz). Dieses thalamische Schmerzsyndrom [39] wird durch einen Verschluss thalamogenikulärer Äste aus medialen Anteilen der A. chorioidea posterior hervorgerufen und kann unmittelbar nach dem Insult, aber auch um Monate verzögert auftreten. Das klinische Bild besteht aus einer kontralateralen Hemiparese mit choreatischen Bewegungen und Ataxie, einer ausgeprägten Hypästhesie und ausgeprägten Schmerzattacken im kontralateralen hypästhetischen Gebiet. Die Patienten beschreiben die Gefühlsstörungen als unangenehme fremdartige Dysästhesie, Schwere der Hand und schmerzhafte Kälte. Die Schmerzen treten spontan auf oder werden durch Berührungsreize ausgelöst. Ihr Empfinden reicht vom Gefühl des Ameisenlaufens bis zum kaum erträglichen, schneidenden Schmerz. Die unangenehmen Gefühlseindrücke können im Anfangsstadium kleine Körperareale und im weiteren Verlauf die gesamte kontralaterale Körperseite einbeziehen. Zusätzlich finden sich manchmal folgende Symptome bei Blutungen und seltener bei ischämischen Insulten im Thalamus:

- Ipsilaterale Augendeviation, selten auch nach kontralateral. Bei kalorischer und okulozephaler Testung werden physiologische Reaktionen beobachtet.
- Sprachstörung bei Thalamusinsulten in der dominanten Hemisphäre. Die Sprachstörung variiert im individuellen Fall stark zwischen normaler Sprache und ausgeprägten Paraphasien, die fast jargonartig anmuten können.
- Hemineglekt für die kontralaterale Raumhälfte mit gleichzeitiger Vernachlässigung der kontralateralen spontanen Extremitätenbewegung.
- Infarkte im hinteren Anteil des Thalamus und des Pulvinars sind Ursache neuropsychologischer Symptome wie Ruhelosigkeit, kontralateraler Neglekt, Aphasie und Halluzinationen.

Insult der A. chorioidea posterior

Laterale Anteile der A. chorioidea posterior versorgen Teile von Pulvinar, Corpus geniculatum laterale und Nucleus anterior des Thalamus, die medialen Äste dieser Arterie die Paramediankerne, Nucleus centromedianus, Habenulum und das vordere Pulvinar. Das Corpus geniculatum laterale wird sowohl von der A. chorioidea anterior als auch A. chorioidea posterior versorgt. Durch Ischämie im Corpus geniculatum laterale kommt es zur Einschränkung des peripheren Gesichtsfelds in unmittelbarer Nachbarschaft des horizontalen Gesichtsfeldmedians, wenn die A. chorioidea posterior betroffen ist. Bei Verschluss der A. chorioidea anterior tritt eine obere und untere Quadrantenanopsie auf, die Retinaanteile unmittelbar ober- und unterhalb des horizontalen Netzhautmeridians ausspart (Tabelle 11.18).

Tabelle 11.18. Hauptsymptome des A. chorioidea-posterior-Insults

- Kontralaterale Hemihypästhesie
- Kontralaterale äußere Hemianopsie beidseits des horizontalen Meridians
- Retrograde Amnesie für kürzlich erfolgte und weit zurückliegende Erinnerungen
- Sprachstörungen
- Aphasie
- Kombination von
  - Flüchtiger kontralateraler Hemiparese
  - Choreatischen kontralateralen Bewegungen
  - Persistierender kontralateraler Hemihypästhesie
  - Thalamischem Schmerzsyndrom (A. thalamogeniculata)

11.2.3.4 Hirnstammsyndrome

Ursachen der Gefäßerkrankungen in A. vertebralis und A. basilaris sind v.a. arteriosklerotische Veränderungen. Ulzerationen in der isoliert befallenen A. vertebralis sind jedoch eher selten, kommen vor, wenn auch die A. subclavia ulzerierte Veränderungen aufweist. Ortsständige Thrombosen auf dem Boden einer Arteriosklerose sind in der A. vertebralis und A. basilaris seltener und reichen über eine kürzere Strecke als in der A. carotis interna.

Lipohyalinose mit Gefäßwanddesintegration und gelegentlicher aneurysmatischer Veränderung betrifft meistens die kleinen penetrierenden Gefäße (< 200 μm) im Parenchym des Hirnstamms. Grundlage ist meist ein Hypertonus, Folge die Bildung von lakunären Infarkten.

Sakkuläre oder fusiforme (dolichoektatische) Aneurysmen mit Embolien oder lokaler Kompression von Hirnstamm (Hirnschenkel) oder Hirnnerven (Hirnnerv III, V, VII–X) sind ebenfalls Ursache umschriebener neurologischer Ausfälle. Sie können auch einen Hydrozephalus durch Behinderung des Liquorausflusses aus dem Ventrikelsystem verursachen. Auch Osteophyten können in Ausnahmefällen die A. vertebralis komprimieren, häufigste Höhe bei HWK 4–6. Nackenverletzungen mit extremer Halsrotation können z.B. nach chiropraktischen Manövern, Ringkämpfen, Schleudertraumen und Yoga einen unmittelbar thrombotisch verursachten Verschluss einer der Äste der A. vertebralis oder der A. basilaris provozieren. Die Infarkte sind oft einseitig, beidseitig v.a. bei anatomischen Variationen im Gefäßverlauf mit Hypoplasie einer der beiden zuführenden Arterien.

Dissektionen entstehen meistens im extrakraniellen Abschnitt der A. vertebralis. Auch hier spielen Traumen, oft nur geringen Ausmaßes, eine Rolle. Marfan-Syndrom, Ehlers-Danlos-Syndrom, Pseudoxanthoma elasticum, Lupus erythematodes, fibromuskuläre Dysplasie und kongenitale Aortenklappenanomalien sind häufige Begleiterkrankungen. Erste Zeichen sind Nackenschmerzen, die Symptome der Ischämie folgen Stunden oder Tage später. Häufigste Zeichen sind die eines lateralen Medullainsults, zusätzlich kommen Funktionsstörungen des Okzipitallappens hinzu (Gesichtsfelddefekte). Horner-Syndrom und Zeichen eines Kleinhirninfarkts mit Ataxie sind nicht selten. Intrakranielle Dissektionen der A. vertebralis sind seltener, die der A. basilaris eine Rarität; hier sind neben ausgedehnten Hirnstamminfarkten unterschiedlichster Lokalisation Subarachnoidalblutungen eine häufigere Komplikation, da die Wände dünner und somit vulnerabler sind als die der A. carotis.

Die fibromuskuläre Dysplasie betrifft gelegentlich die A. vertebralis und A. basilaris, auch hier häufig mit der Komplikation einer Subarachnoidalblutung.

Eine Arteriitis cranialis kann ebenfalls im hinteren Stromgebiet vorkommen und von der A. subclavia bis zum duralen Abschnitt der A. vertebralis reichen.

Intrakranielle Abschnitte der A. vertebralis

Die Gefäßversorgung des Hirnstamms ist Abb. 11.28 zu entnehmen. Wegen der engen Lage von Hirnnervenkernen und Bahnen im Hirnstamm führen kleine Infarkte zu ausgeprägten komplexen klinischen Bildern. Nach der Lokalisation lassen sich bulbäre, pontine und mesenzephale Gefäßsyndrome unterteilen, diese wiederum in paramediane, laterale und dorsale. Typisch sind sog. gekreuzte Hirnstammsyndrome (Tabelle 11.19). Die Bezeichnung der einzelnen Hirnstammsyndrome orientiert sich entweder an dem betroffenen Gefäß oder der anatomischen Lokalisation der Ischämie.

Aufgrund der ungünstigen kollateralen Versorgung führen Verschlüsse des intrakraniellen Abschnitts einer A. vertebralis oder der A. basilaris in den meisten Fällen zu einem Infarkt, v. a. dann, wenn die kontralaterale A. vertebralis anlagebedingt im Durchmesser reduziert ist. Die Infarkte ähneln in der klinischen Präsentation denen eines A. basilaris-Verschlusses. Ursache des A. vertebralis-Verschlusses ist meist eine ortsständige Thrombose. Embolische Verschlüsse und Dissektionen sind seltener (Abb. 11.29). Thrombotisch bedingte Okklusionen sind meist arteriosklerotischer Natur und eher im distalen als im proximalen Abschnitt der A. vertebralis zu finden. Die Thrombosen können bis in die A. basilaris reichen. Aneurysmatische fusiforme Erweiterungen am Abgang der PICA können rupturieren und eine Blutung hervorrufen. Wenn es bei intrakraniellem Verschluss der A. vertebralis erst einmal zu einem manifesten Insult gekommen ist, dominieren die Symptome des betroffenen Gebietes aus Kleinhirn und Hirnstamm. Das klinische Bild hängt davon ab, ob der Verschluss vor oder hinter dem Ostium der PICA liegt, weiterhin ob er bis in die A. basilaris reicht. Bei Verschluss der A. vertebralis proximal des Abgangs der PICA entstehen untere Hirnnervenlähmungen, Gesichtslähmung, Tetraparese mit Pyramidenbahnzeichen, Nystagmus, Stand- und Gangataxie und Sensibilitätsstörungen. Wenn der Verschluss distal vom Abgang der PICA liegt, sind oft auch distale Abschnitte der A. basilaris thrombosiert und somit auch die Brückenbasis in den Infarkt einbezogen. Bei diesen distalen intrakraniellen A. vertebralis-Verschlüssen verhindern Anastomosen zwischen PICA und AICA bzw. A. cerebelli superior (ACS) gelegentlich einen Kleinhirninfarkt, sodass dann Brücken- und Mittelhirntegmentum und auch laterale Brückenanteile ausreichend mit Blut versorgt werden. Selten weisen die Zeichen auf eine Einbeziehung von pontinem Tegmentum oder Mittelhirn hin (Fazialisparese, Störungen der Okulomotorik). Manchmal aber zeigen miotische Pupillen und ptotische Augenlider auch eine Beeinträchtigung der zentralen Sympathikusbahnen an. Aufgrund der möglichen Flussumkehr in der rostralen A. basilaris kann das Mesenzephalon ausgespart bleiben. Bei unzureichender Kollateralisierung der oberen A. basilaris-Anteile kann es aber zu einem begleitenden Infarkt im A. cerebelli-superior-Territorium kommen.

Ist aber nur die kaudale A. basilaris bei beidseitiger A. vertebralis-Okklusion verschlossen, können die oberen Ponsanteile und das Mittelhirntegmentum durch die A. cerebellaris superior weiter versorgt werden, während das Territorium der PICA fast immer in die Ischämiezone einbezogen ist.

Der klinische Verlauf ist sehr uneinheitlich: Einige Patienten klagen über rezidivierende TIAs, andere erleiden einen schweren Hirnstamminfarkt mit letalem Ausgang, wiederum andere zeigen eine verzögerte Erholung.

Oft lassen sich in der Anamnese flüchtige Hirnstammsyndrome erfassen. Diese fluktuierenden und oft wechselnden Symptome betreffen Muskeltonus und Kraft aller 4 Extremitäten mit plötzlichen in der Intensität variierenden Lähmungen, Motorik der pharyngeotrachealen Funktion (Schluck- und Sprechstörungen),

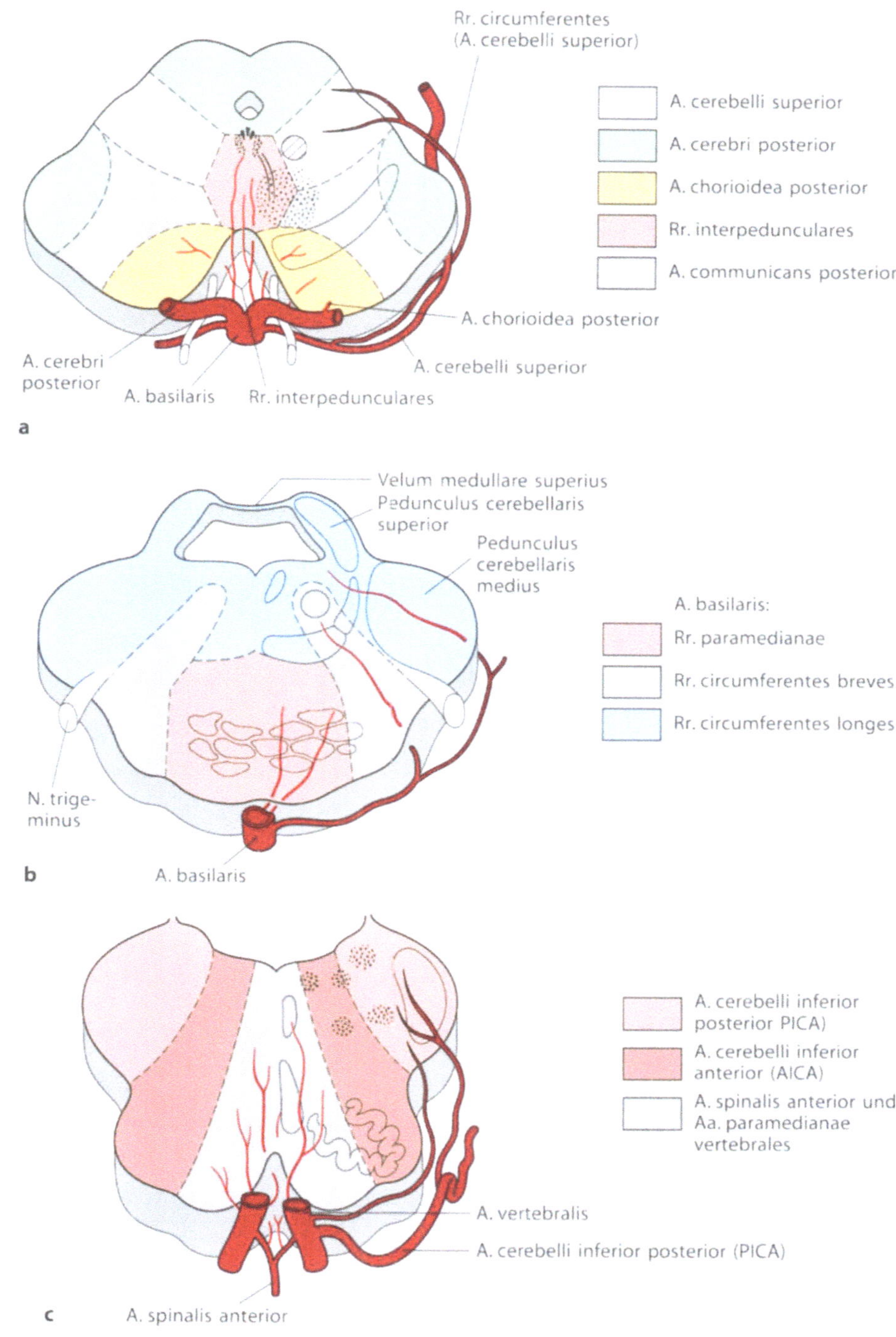

Abb. 11.28 a–c. Gefäßversorgung von Mittelhirn (**a**), Brücke (**b**) und Medulla oblongata (**c**). Modifiziert nach [44 a]

Gleichgewichtsfunktion (Schwindel), Koordination (Gang- und Standunsicherheit), Visus und Okulomotorik. Die Patienten klagen über anfallsartig auftretenden Schwindel (Lage- und Drehschwindel), Übelkeit und Brechreiz. Ohrgeräusche fehlen oft. Die Schwindelattacken neigen zu Rezidiven, dauern meist nur wenige Minuten und nur selten bis Stunden. Sie sind gelegentlich von Sturzattacken begleitet. Die Sturzattacken führen aufgrund des plötzlichen Tonusverlustes in den Extremitäten zu blitzartigem Fall zu Boden, ohne dass Bewusstseinsverlust auf-

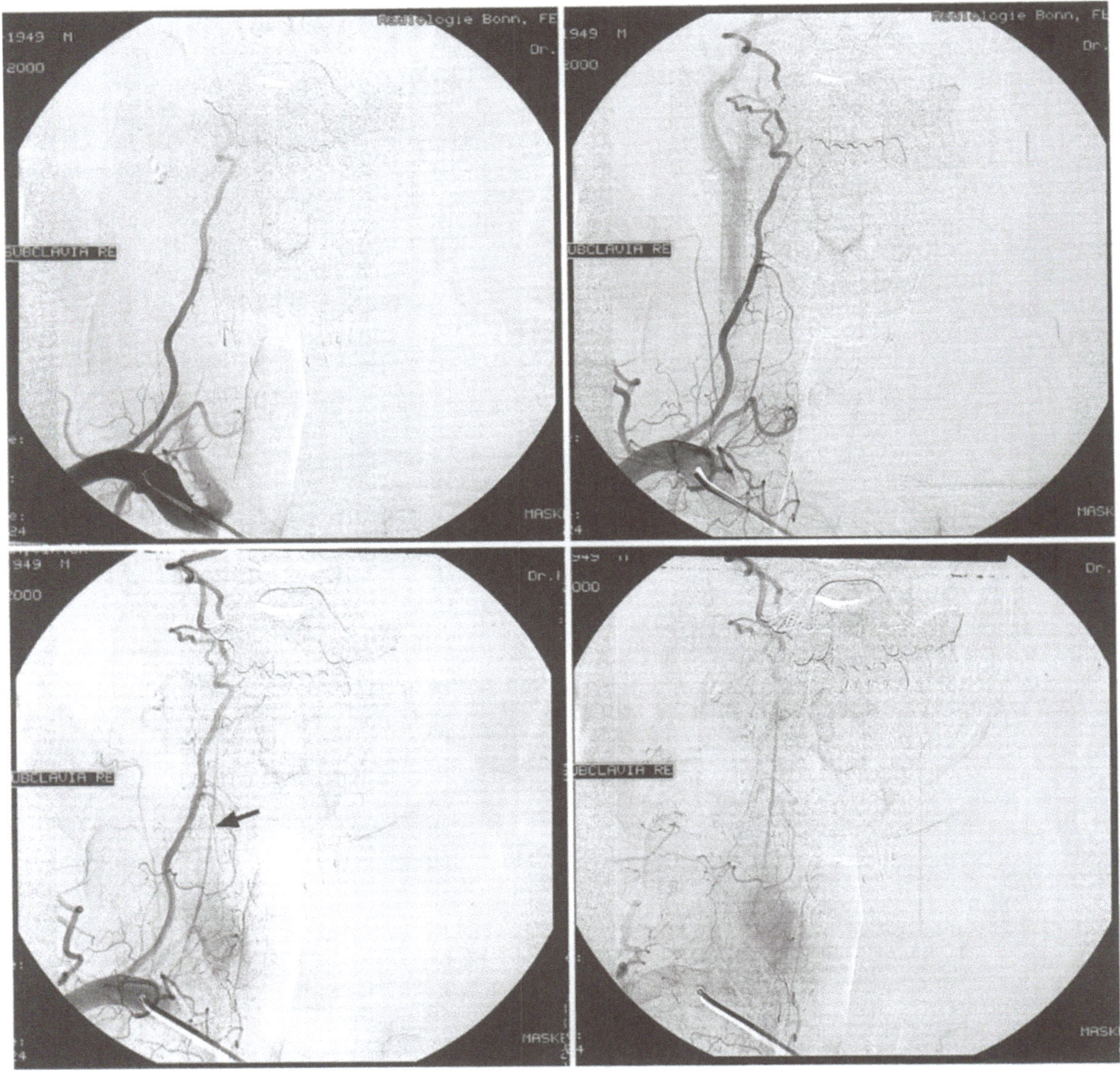

Abb. 11.29. A. vertebralis-Dissektion rechts. Die A. vertebralis ist lediglich strichförmig dargestellt (*Pfeil*). Deutliche Kollateralisierung über einen kräftigen Truncus postocervicalis mit Anschluss an die A. vertebralis über die A. cervicalis profunda

tritt oder anschließend ein neurologisches Defizit beobachtet wird (Blitzsynkopen, *drop attacks*). In den meisten Fällen können die Patienten sofort wieder aufstehen und berichten darüber, dass „ihnen die Beine weggezogen seien". Diese Kombination ist typisch für eine vertebrobasiläre Verschlusskrankheit und kann einen definitiven Infarkt ankündigen. Dies betrifft Frauen häufiger als Männer. Die Diagnose einer ischämisch bedingten Sturzattacke darf aber nur gestellt werden, wenn andere Ursachen der Stürze, wie z. B. Herzrhythmusstörungen oder gänzlich andere Erkrankungen (z. B. Epilepsie, Parkinson-Syndrom), sicher ausgeschlossen sind. Sehstörungen äußern sich als Doppelbilder, Blindheit, Verzerrtsehen und Verschwimmen der Bilder durch anfallsartig auftretenden Nystagmus. Sensibilitätsstörungen treten z. B. als halbseitiger Schmerz im Gesicht, variierende Taubheit am Körper, Missempfindungen an den Fingern oder um den Mund herum auf.

Kommt es bei den Patienten mit beidseitigem bzw. auch einseitigem Verschluss der A. vertebralis zu einer Ischämie im unteren Anteil der

Medulla, können respiratorische oder kardiovaskuläre Störungen ebenso wie Störungen des autonomen Nervensystems zum plötzlichen Tod führen.

Im Allgemeinen werden beidseitige kurzstreckige A. vertebralis-Verschlüsse unterhalb (also herznah) des Abgangs der PICA schlechter vertragen als Verschlüsse oberhalb des Abgangs der PICA, da im letzteren Fall Blut über die PICA in die AICA und ACS umgeleitet werden kann. Eine Kollateralversorgung besteht auch für den oberen Hirnstamm über die A. cerebri posterior und die obere distale Hälfte der A. basilaris.

Patienten mit intrakraniellem A. vertebralis-Verschluss müssen aber nicht immer ein permanentes Defizit haben. Manchmal bleibt sogar der einseitige komplette Verschluss symptomlos, wenn die andere A. vertebralis ausreichend ausgebildet ist, oder es kommt lediglich zu okzipitalen Kopfschmerzen oder Schwindel. Andererseits kann ein A. vertebralis-Verschluss auch die A. spinalis anterior blockieren und ein hohes zervikales Querschnittssyndrom (Tetraparese, dissoziierte Sensibilitätsstörung, Blasenstörung) auslösen.

Medulläre Infarkte sind der häufigste Infarkt bei A. vertebralis-Verschluss. Sie können ventral bis zur Olive und dorsal bis zum Corpus restiforme reichen. Es können ventrale, oberflächliche und dorsale Infarkte abgegrenzt werden. Die anatomische Versorgung ist in einzelnen Fällen nicht einheitlich. Ist der dorsale medulläre Anteil als Folge einer Mitbeteiligung des medialen Anteils der mPICA einbezogen, kommt es auch zu einem Infarkt im Zerebellum. In einigen Fällen kann der Infarkt bis zum pontomedullären Übergang ausgedehnt sein.

Infarkt bei beidseitigem A. vertebralis-Verschluss

Bei ausreichender Kollateralversorgung kann ein beidseitiger Verschluss des extrakraniellen Abschnitts oder ein einseitiger Verschluss bei kontralateraler Hypoplasie der A. vertebralis häufig gut toleriert werden. Ein Verschluss beider intrakranieller Abschnitte geht aber fast immer mit einem ausgeprägten Hirnstamm- und Kleinhirninfarkt einher. Häufige Symptome sind Ataxie, beidseitige Arm- und Beinparesen sowie Gesichtslähmung. Gesichtsfeldstörungen sind selten. Gelegentlich sind die Symptome in ihrer Ausprägung lageabhängig und bei senkrechter Körperhaltung, wenn der Blutdruck abfällt, betont. Dieses besondere Merkmal einiger medullärer Infarkte, z.B. als Folge beidseitiger distaler A. vertebralis-Verschlüsse, wird orthostatische zerebrale Ischämie genannt, mit einer haltungsabhängigen Intensität der neurologischen Zeichen. Dabei kommt es beim Stehen zu einer Betonung der neurologischen fokalen Zeichen bzw. entsprechender Provokation, während im Liegen die Symptome weniger stark ausgeprägt sind oder gar nicht vorhanden sind. Diese Patienten fallen oft durch einen progredienten Verlauf mit Verschlechterung der Symptome aus Brücke, Medulla und Kleinhirn auf.

Das seltenste Infarktsyndrom der Medulla oblongata ist das der Hemiplegia cruciata. Ursache ist der Verschluss von Ästen der A. spinalis anterior mit Mangeldurchblutung in der Pyramidenbahnkreuzung. Dabei kommt es zu einer zentralen Lähmung des ipsilateralen Armes und des kontralateralen Beines, da die zwar gebündelten, aber doch im Bezug auf die Extremitäten getrennt verlaufenden kortikospinalen Fasern für den Arm bereits gekreuzt haben, während die entsprechenden Fasern für das Bein proximal ihrer Kreuzung betroffen sind. Sensibilitätsstörungen kommen bei diesem Insult nicht vor.

In den meisten Fällen eines einseitigen Verschlusses einer A. vertebralis oder der Äste kommt es zu einem der folgenden Krankheitsbilder:

1. Lateraler medullärer Infarkt durch Verschluss kleiner Äste aus der A. vertebralis.
2a. Posteriores unteres Kleinhirn-Syndrom bei Verschluss der A. cerebelli posterior inferior (PICA).
2b. Dorsolaterales medulläres Syndrom bei Verschluss der PICA (Abb. 11.30).
3. Hemimedulläres Syndrom durch Verschluss der Ostien von Ästen aus der A. spinalis anterior, einer A. vertebralis oder der A. basilaris.
4. Medialer medullärer Infarkt durch Verschluss der kleinen Äste der distalen A. basilaris.

1. Lateraler medullärer Infarkt. Die Symptome und Zeichen des lateralen Medullainfarkts sind Tabelle 11.20 zu entnehmen: Schwindel, ipsilateral und okzipital betonte Kopfschmerzen, Gesichtsschmerz, Gleichgewichtsstörungen, Übelkeit, Erbrechen, Ataxie, Schluckauf, Schluckstörungen und Oszilloskopien. Die klinischen Zeichen umfassen herabgesetzte Empfindung in der ipsilateralen Gesichtshälfte mit Betonung im

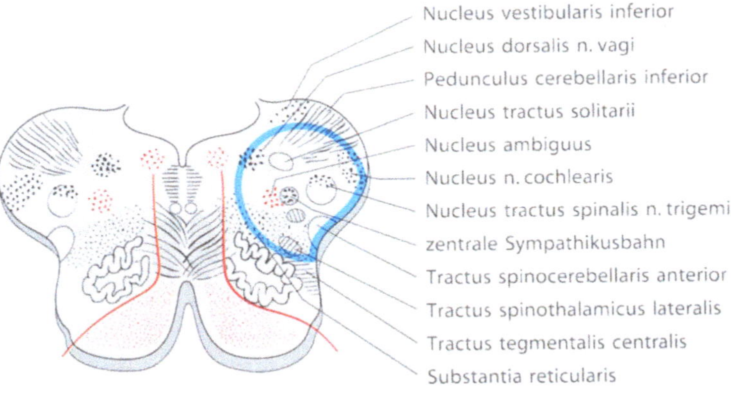

Abb. 11.30. Lokalisation eines dorsolateralen Oblongata-Infarkts (Wallenberg-Syndrom). Modifiziert nach [44a]

1. Trigeminusast, ipsilaterales Horner-Syndrom, Extremitätenataxie, Nystagmus, ipsilaterale Stimmbandlähmung mit rauher Stimme, ipsilaterale Gaumenparese, ipsilaterale Gesichtsschwäche (bei weiter nach kranial reichenden Infarkten), beinbetont reduzierte Schmerz-Temperatur-Empfindung der kontralateralen Körperseite und Störungen des autonomen Nervensystems mit Tachykardie, Blutdruckschwankungen, Synkopen und Undine-Syndrom. Oft beginnt der Insult als TIA, manchmal entwickelt sich das Vollbild über mehrere Tage.

Die Prognose von Patienten mit lateralem medullärem Infarkt ist gut, sobald die initiale Phase mit eventueller ödematöser Raumforderung bei Miteinbeziehung des Zerebellums und einer Frühmortalität von 10% überwunden ist. Eine kontralaterale Hemiparese mit Steigerung der Muskeleigenreflexe und Babinski-Zeichen gehört nicht zum Bild dieses Infarkts. Sollte sie aber zusätzlich auftreten, ist der Infarktbezirk ausgedehnt. Die Prognose ist ungünstig, wenn der Thrombus aus der A. vertebralis in die A. basilaris eindringt oder sich Embolien aus dem Thrombus in der A. vertebralis lösen. Seltene Todesursachen sind Aspirationspneumonien oder nächtlicher Atemstillstand. Das Undine-Syndrom mit Verlust der automatischen Atmung kommt v.a. bei beidseitigen lateralen medullären Infarkten vor. Weitere Komplikationen, die den schicksalhaften Verlauf beeinflussen können, sind eine zentrale Hypoventilation, episodische Blutdruckerniedrigungen bzw. hypertensive Blutdruckkrisen und eine Bradykardie bzw. Bradyarrhythmie.

2. A. cerebelli-posterior-inferior-Infarkt (PICA). Die PICA ist der größte Ast der A. vertebralis und entstammt meist dem intrakraniellen, selten dem extrakraniellen Abschnitt. Die m(ediale) PICA versorgt die dorsomedialen Anteile der unteren Kleinhirnregion und Anteile der dorsalen Medulla (Abb. 11.30), die l(aterale) PICA den dorsolateralen Anteil des unteren Kleinhirngewebes (Abb. 11.31).

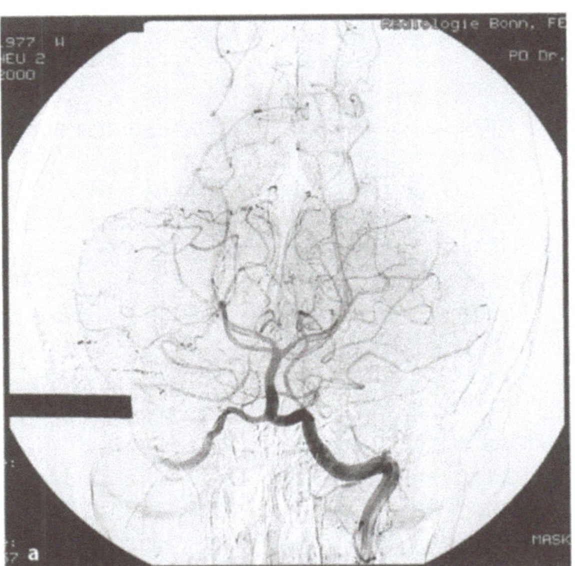

Abb. 11.31 a–c. Infarkt der A. cerebelli-posterior-inferior bei A. vertebralis-Dissektion. **a** Angiogramm (ap-Sicht) mit retrograder Füllung der distalen Abschnitte der Arteria vertebralis rechts von der Arteria vertebralis links. **b** MRT, axiale Darstellung: Darstellung des PICA-Infarkts rechts ohne Beteiligung der Medulla. **c** CCT, axiale Darstellung: hämorrhagische Transformation des Infarkts 7 Tage nach Auftreten des Insults

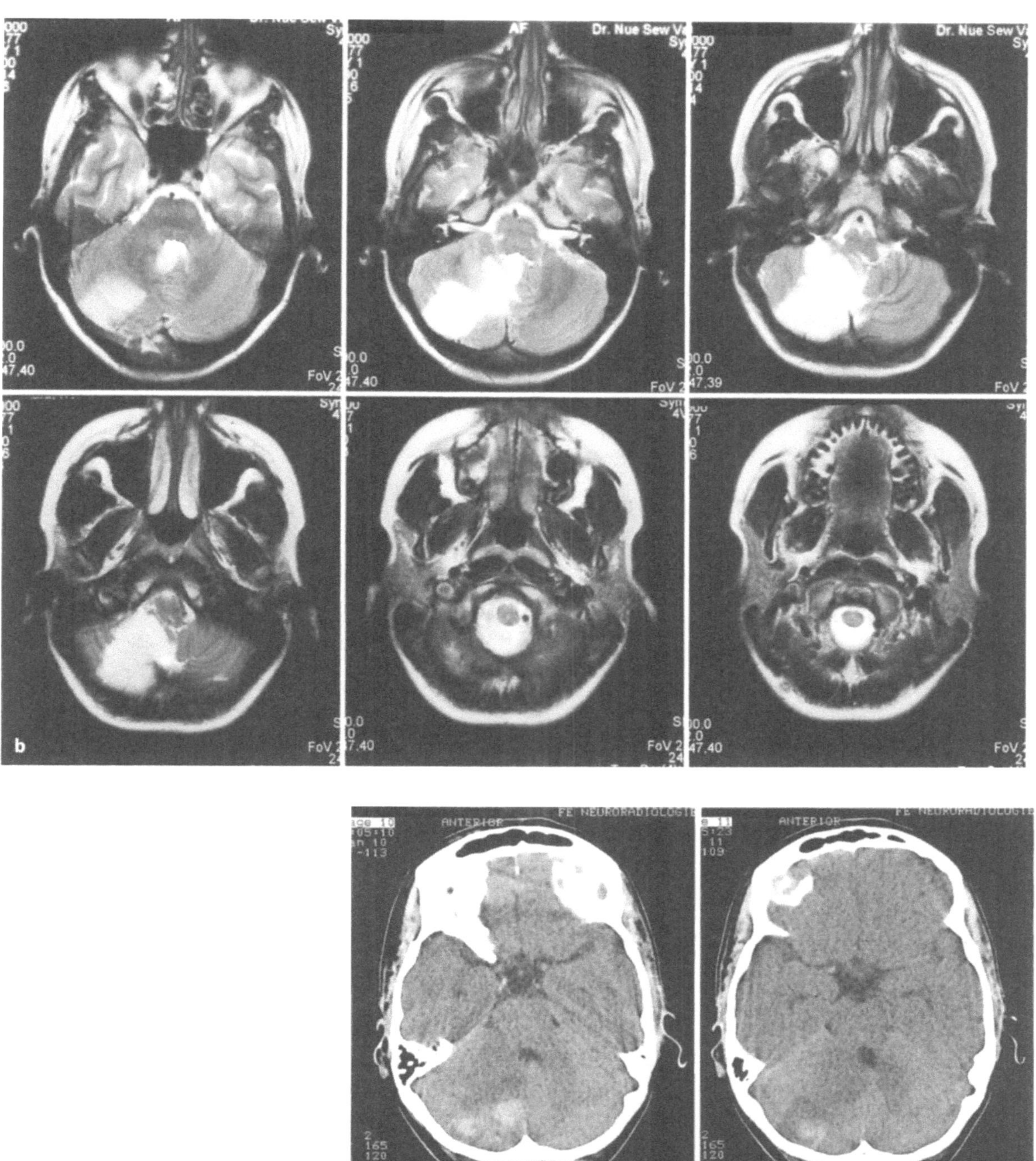

Abb. 11.31 b, c

Tabelle 11.19. Gekreuzte Hirnstammsyndrome mit hauptsächlichen Symptomen. (Gekreuzte Hirnstammsyndrome bedeutet eine periphere Hirnnervenlähmung auf der Infarktseite und eine sensible und/oder zentral bedingte motorische Lähmung auf der kontralateralen Körperseite. In der Tabelle sind nicht alle möglichen Symptome erwähnt, sondern nur die regelhaft auftretenden, deren Kombination für die topographische Zuordnung von Bedeutung sind.)

Name	Lokalisation	Ipsilateraler Funktionsausfall am Kopf	Kontralateraler Funktionsausfall an Gliedmaßen/Rumpf
Nothnagel-Syndrom	Oberer Teil des Nucleus ruber	Okulomotorius-Lähmung	Hemiataxie und evtl. Hemianästhesie der Gliedmaßen
Chiray-Foix-Nicolesco-Syndrom	Mittelhirn, Nucleus ruber		Hemiataxie, Hyperkinesen, Tremor, evtl. Hemiparese
Benedikt-Syndrom	Mesenzephalon, unterer Teil des Nucleus ruber	Okulomotorius-Lähmung	Hyperkinese, Rigor, Tremor und evtl. Hemianästhesie
Claude-Syndrom	Mittelhirn, Nucleus ruber	Okulomotorius-Lähmung	Hemiataxie, Hemiparese
Weber-Syndrom	Mesenzephalon, anterior und mediolateral	Okulomotorius-Lähmung	Hemiplegie mit zentraler Fazialis- und Hypoglossusparese
Interpedunkuläres Syndrom	Mittellinie des Mesenzephalon	Beidseitige Okulomotorius-Lähmung	Tetraplegie, beidseitige zentrale Fazialis- und Hypoglossuslähmung
Parinaud-Syndrom	Vierhügelregion		Vertikale Blicklähmung
Guillain-Syndrom	Orale Brückenhaube	Kontralaterale N. trochlearis-Lähmung Evtl. ipsilaterale N. abducens-Lähmung	Schmerz- und Temperaturempfindung, ipsilaterale Ataxie
Raymond-Cestan-Syndrom	Orale Brückenhaube	Blicklähmung zur Infarktseite	Hemianästhesie
Paramedianes Ponssyndrom	Paramediane Brückenregion	Zentrale Sensibilitätsstörung des N. trigeminus	Hemiplegie, zentrale Hypoglossusparese Tiefensensibilitätsstörung Hemiataxie
Laterales Ponssyndrom	Laterale Brückenregion	Sensibler und motorischer N. trigeminus-Ausfall Horner-Syndrom Gaumensegelnystagmus	Kontralateral: Schmerz- und Temperaturempfindungsstörung am Körper Ipsilateral: Extremitätenataxie, Dysmetrie, Dysdiadochokinese
Marie-Foix-Syndrom	Mediolaterale Brückenregion	Dissoziierte Sensibilitätsstörung im Gesicht	Hemiparese Kontralateral: Schmerz- und Temperaturempfindungsstörung am Körper
Foville-Syndrom	Dorsokaudale Brückenhaube	N. facialis- und N. abducens-Lähmung Blicklähmung zur Infarktseite Sensibilitätsstörung im N. trigeminus-Gebiet	Schmerz-und Temperatursinnausfall am Körper
Brissaud-Siccard-Syndrom	Brückenregion in Höhe N. fazialiskern	Hemispasmus facialis	Hemiparese
Gasperini-Syndrom	Dorsokaudale Brückenhaube, lateral	Entsprechend dem Foville-Syndrom Ipsilaterale Hörstörung	Entsprechend Foville-Syndrom
Babinski-Nageotte-Syndrom	Übergang Pons und Medulla oblongata, dorsolateral bis medial	Horner-Syndrom Schmerz- und Temperaturempfindungsstörung im Gesicht Evtl. Hypoglossusparese	Hemiparese Sensibilitätstörung Nystagmus Ipsilaterale Ataxie

Tabelle 11.19. (Fortsetzung)

Name	Lokalisation	Ipsilateraler Funktionsausfall am Kopf	Kontralateraler Funktionsausfall an Gliedmaßen/Rumpf
Millard-Gubler-Syndrom	Ventrokaudale Brückenhaube	Nukleäre N. facialis-Lähmung	Hemiparese
Avellis-Syndrom	Olive und Pyramidenbahn in der Medulla oblongata	Gaumensegel-, Pharynx-, Larynx-Lähmung, Stimmbandlähmung Myorrhythmien von Velum und Pharynx	Hemiparese
Tapia-Syndrom	Medulla oblongata, dorsomedial	Gaumen-, Pharynx-, Larynxlähmung, Zungenlähmung	Hemiparese
Schmidt-Syndrom	Medulla oblongata, mediolateral und zentral	Zungen- und Sternocleidomastoideuslähmung	Hemiparese Hemihypästhesie
Vernet-Syndrom	Medulla oblongata, lateral	Gaumensegel-, Rachenhinterwand-, Stimmbandlähmung, Sternocleidomastoideuslähmung, Zungenlähmung	Hemiparese
Jackson-Syndrom	Medulla oblongata, ventral, paramedian	Zungenlähmung	Hemiparese
Spiller-Syndrom	Medulla oblongata, dorsal	Zungenlähmung	Gliedmaßenataxie Hemihypästhesie
Wallenberg-Syndrom	Medulla oblongata, dorsolateral (A. cerebelli posterior inferior)	Stimmbandlähmung, Gaumensegellähmung, Hornersyndrom, Schmerz- und Temperaturempfindung im Gesicht Verlust des Kornealreflexes	Schmerz-und Temperaturempfindung am Körper Ipsilaterale Gliedmaßenataxie Nystagmus Übelkeit, Erbrechen, Schluckauf
Cestan-Chenaix-Syndrom	Medulla oblongata, dorsal, medial und lateral	Wallenberg- und Babinski-Nageotte-Syndrom	Wallenberg- und Babinski-Nageotte-Syndrom
Hemiplegia cruciata	Medulla oblongata (A. spinalis anterior) Vor und hinter der Pyramidenbahnkreuzung		Kontralaterale Arm-, ipsilaterale Beinlähmung

Tabelle 11.20. Symptome und Zeichen des lateralen Medulla-Syndroms

Symptome	Bemerkung
– Schwindel	Tritt plötzlich oder schrittweise progredient auf
– Gesichtsschmerz	Scharf, heftig, brennend
– Übelkeit, Erbrechen	
– Gangabweichung	Zur Insultseite
– Schluckauf	
Zeichen	**Lokalisation**
– Schmerz-/Temperaturempfindungsstörung ipsilateral im Gesicht	Tractus descensus N. trigemini
– Schmerz-/Temperaturempfindungsstörung kontralateral am Körper	Tractus spinothalamicus lateralis
– Ipsilatales Horner-Syndrom	Sympathikusbahn in der lateralen retikulären Substanz
– Ipsilaterale Extremitäten- und Standataxie	Corpus restiforme
– Horizontaler/rotatorischer Blickrichtungsnystagmus, *skew deviation*	
– Ipsilaterale Stimmbandlähmung	intramedulläre Fasern der N. glossopharyngeus und N. vagus
– Ipsilaterale Gaumensegelparese	
– autonome Störungen	

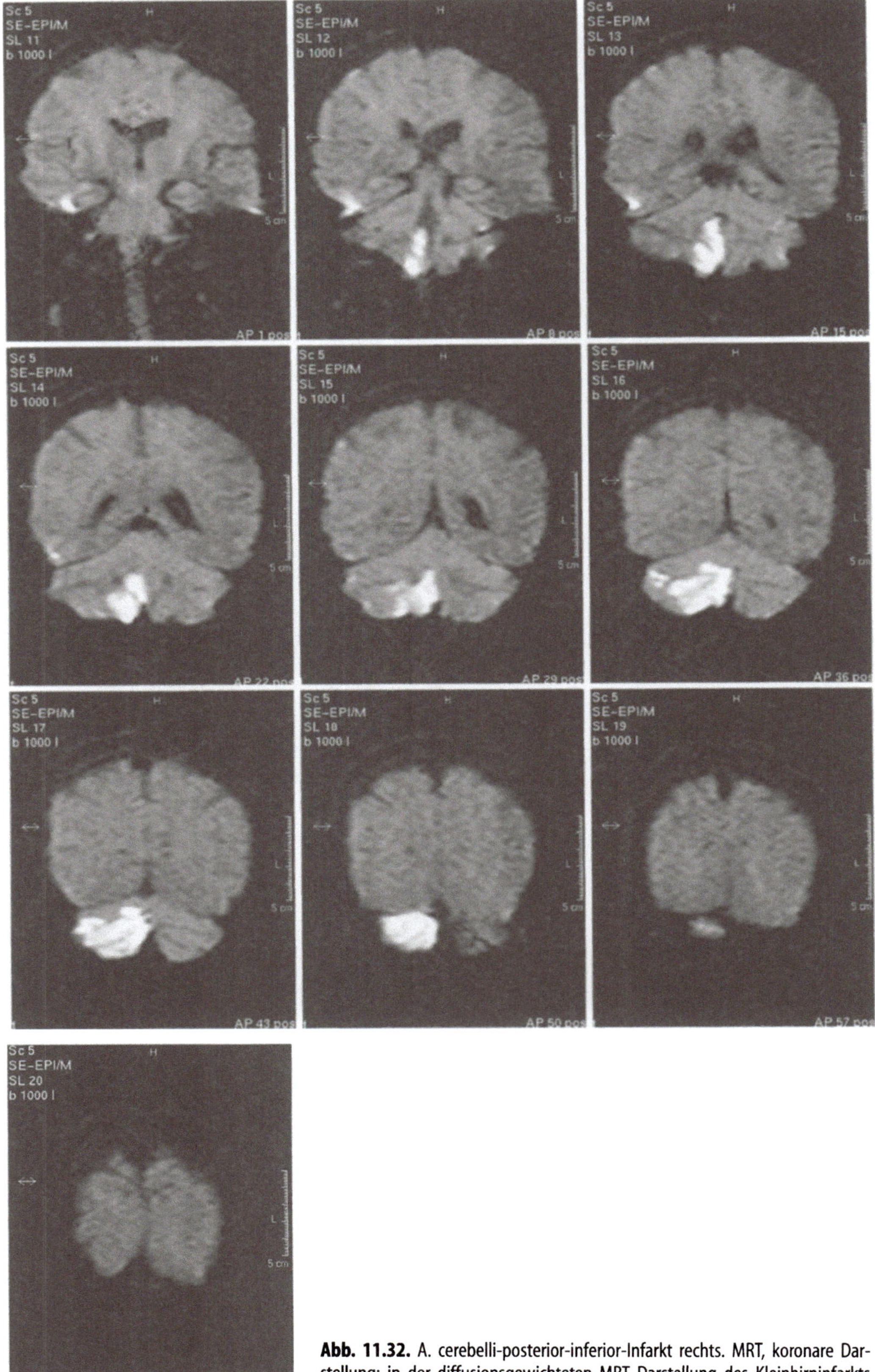

Abb. 11.32. A. cerebelli-posterior-inferior-Infarkt rechts. MRT, koronare Darstellung: in der diffusionsgewichteten MRT Darstellung des Kleinhirninfarkts im entsprechenden Territorium

Folgende Einteilung der PICA-Infarkte ist möglich:

Dorsolaterales medulläres Syndrom, mit oder ohne begleitende Kleinhirnsymptomatik. Patienten mit einem PICA-Insult unter Einschluss der Medulla durch mPICA und lPICA klagen über unspezifische Symptome wie Schwindel, Erbrechen, Sprechstörungen, Gang- und Standunsicherheit und Kopfschmerzen. Oft erinnern sie sich an akute vestibuläre Funktionsstörungen. Bei weniger als der Hälfte der Patienten finden sich Zeichen einer zusätzlichen Beteiligung des Hirnstamms mit Gesichtslähmung, Arm- und/oder Beinparesen (kontralateral bei Ausdehnung nach ventral, ipsilateral bei Ausdehnung nach kaudal), Störungen der Okulomotorik, Sensibilitätsstörungen im Gesicht bzw. Zeichen einer Beteiligung des Okzipital- und Temporallappens mit Gesichtsfeldeinschränkung und Gedächtnisstörungen. Diese zusätzlichen Zeichen sind auf die Ausbreitung des Thrombus in die A. vertebralis oder seltener auf die anatomischen Variationen der Gefäßversorgung zurückzuführen. Typisch für das isolierte posteriore medulläre Syndrom ist die ipsilaterale zerebelläre Ataxie in Verbindung mit einem Schluckauf. Nur wenn durch proximalen Verschluss der PICA unter Einschluss von mPICA und lPICA Anteile des Kleinhirns infarziert sind, kann auch in diesen Fällen ein raumforderndes Ödem mit Kompression des Hirnstamms, Einengung des 4. Ventrikels und Ausbildung eines supratentoriellen Hydrozephalus den Verlauf komplizieren.

Zerebelläres Syndrom mit oder ohne medulläre Hirnstammsymptomatik. Infarkte durch Verschluss der mPICA und selten der lPICA können in selteneren Fällen isoliert nur den dorsomedialen oder dorsolateralen Anteil des unteren Zerebellums betreffen. Ist bei diesem Typ eines PICA-Infarkts die Medulla ausgespart und nur das Kleinhirn einbezogen, findet man neben zervikookzipitalem Kopfschmerz (ipsilateral zum Kleinhirninfarkt) und Schwindel eine Gangunsicherheit mit Lateropulsion zur Infarktseite, weiterhin eine ipsilaterale Extremitätenataxie und einen horizontalen Nystagmus (Abb. 11.32).

Isolierte mPICA-Infarkte können nur in Einzelfällen zum isolierten Schwindel (Fehldiagnose Labyrinthitis), Schwindel mit ipsilateraler axialer Lateropulsion und Dysmetrie und einem unvollständigen Wallenberg-Syndrom führen.

Das dorsolaterale Medulla-oblongata-Syndrom (Wallenberg-Syndrom) ist das häufigste Hirnstammsyndrom auf dem Boden einer Mangeldurchblutung (s. Abb. 11.30, Abb. 11.33). Der laterale Anteil der Medulla wird von kleinen Ästen aus dem intrakraniellen Abschnitt der A. vertebralis zwischen dem Abgang der PICA und dem Zusammenschluss beider Vertebralarterien zur A. basilaris versorgt. In nur wenigen Fällen gehen diese Äste auch direkt aus der PICA ab. Thrombosen der PICA tragen unter diesen Umständen zum lateralen medullären Infarkt bei. Dann ist neben dem lateralen Anteil auch der dorsale Anteil der Medulla einbezogen, der üblicherweise von den hinteren Spinalarterien versorgt wird.

In den meisten Fällen ist ein Verschluss der PICA Ursache dieses Syndroms, manchmal liegen auch Verschlüsse der A. vertebralis zwischen dem Ursprung der A. subclavia und dem Abgang der PICA ursächlich vor. Häufigste Ursache sind Embolien, seltener eine Arteriosklerose. Bei jüngeren Patienten muss bei einem Wallenberg-Syndrom immer an eine Dissektion gedacht werden. Primäres Symptomenbild ist meistens ein Drehschwindel (seltener Schwankschwindel) mit Nausea, Brechreiz bis zum Erbrechen, heisere Stimme, Schluckauf und Sprechstörungen. Diese Symptome sind auf einen Insult im Nucleus ambiguus und in benachbarten Wurzeln des IX. und X. Hirnnerven, den Vestibulariskernen und deren Verbindung vom Corpus restiforme und dem Fasciculus longitudinalis medialis zurückzuführen (Tabelle 11.21). Gelegentlich wird ein vertikales Abweichen einer Bulbusachse beobachtet. Auf der ipsilateralen Gesichtshälfte wird ein heftiger Schmerz angegeben, häufig auch Schmerzen an der kontralateralen Rumpfseite und den kontralateralen Extremitäten. Ein ipsilaterales Horner-Syndrom mit Gesichtsanhidrose, weiterhin Nystagmus (horizontaler Nystagmus, Schaukelnystagmus/See-saw-Nystagmus, Torsionsnystagmus), eine dissoziierte Sensibilitätsstörung im ipsilateralen Gesicht und eine ipsilaterale zerebelläre Ataxie sind weitere mögliche Symptome. Die Sensibilitätsstörung im Gesicht ist nicht in Form einer Zwiebelschale verteilt. Motorische Ausfälle des N. trigeminus gehören nicht zum Symptomenbild, das Hörvermögen ist unbeeinträchtigt. Die ipsilaterale Ataxie mit Fallneigung und Gangabweichung zur Seite des Infarkts ist auf eine Schädigung im Corpus restiforme, dem Nucleus triangularis vestibularis und der absteigenden Wurzel sowie dem Tractus spi-

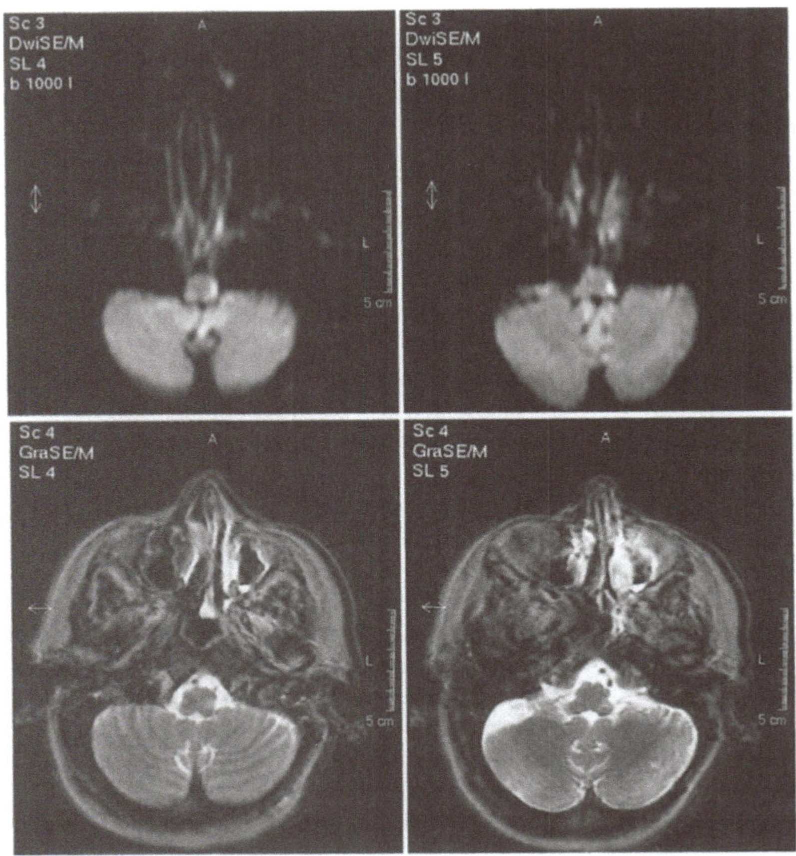

Abb. 11.33. Medulla-oblongata-Infarkt (bei Verschluss der A. vertebralis links). MRT, axiale Darstellung, Diffusionswichtung (*oben*) und T2-Wichtung (*unten*): dorsolateraler Medulla-oblongata-Infarkt links

Tabelle 11.21. Wallenberg-Syndrom

Lokalisation der Läsion	Ipsilaterale Zeichen	Kontralaterale Zeichen
■ Nucleus tractus spinalis N. trigemini	Analgesie und Thermanästhesie im Gesicht, fehlender Kornealreflex	
■ Nucleus N. cochlearis	Hörminderung	
■ Nucleus ambiguus	Heiserkeit, Dysphagie, Dysarthrie, Gaumensegellähmung	
■ Nucleus tractus solitarii	Ageusie	
■ Nucleus dorsalis N. vagi	Tachykardie, Dyspnoe	
■ Nucleus vestibularis inferior	Nystagmus zur Gegenseite	
■ Tractus tegmentalis centralis	Myorhythmien von Gaumensegel und Pharynx	
■ Sympathikusbahn	Horner-Syndrom	
■ Formatio reticularis	Singultus	
■ Pedunculus cerebellaris inferior	Ataxie, Intentionstremor	
■ Tractus spinocerebellaris anterior	Muskelhypotonie	
■ Tractus spinothalamicus lateralis		Analgesie und Thermanästhesie am Körper

nocerebellaris zurückzuführen. Es gibt zahlreiche Störungen der Okulomotorik beim lateralen Wallenberg-Syndrom wie *skew deviation*, okuläre tilt-Reaktion, die o.g. Nystagmusformen, Verdrehungsreaktion des umgebenden Raumes („Floor-on-ceiling"-Phänomen), Augendeviation nach ipsilateral, Störungen der Blickfolge und der Sakkaden (hypometrische Sakkaden bei Blick nach kontralateral und hypermetrische Sakkaden bei Blick nach ipsilateral).

3. Infarkt der Hemimedulla (Babinski-Nageotte-Syndrom). Dieser Infarkt entsteht als Folge eines Verschlusses lediglich einer A. vertebralis im intrakraniellen Abschnitt oder eines proximalen Verschlusses der A. spinalis anterior. Die Infarkte sind manchmal auf den lateralen Medulla-Anteil und den inferioren Abschnitt des Kleinhirns begrenzt. Etwa die Hälfte aller Infarkte dieses Typs betreffen beide medulläre Seiten. Ursache sind dann sehr proximal liegende Embolien einer A. spinalis anterior, welche entweder in die proximalen Abschnitte der anderen A. spinalis anterior hineinragen oder nach distal bis zum Vereinigungspunkt mit der anderen A. spinalis anterior verschleppt werden.

Gelegentlich reicht der Infarkt in der Medulla nach anterior und führt dann zur Beteiligung der Pyramidenbahn; eine Ataxie wird manchmal vermißt. Falls die Pyramidenbahn oberhalb ihrer Kreuzung betroffen ist, ist die Lähmung kontralateral, liegt der Infarkt unterhalb der Kreuzung (Territorium der A. spinalis anterior), ist die Parese ipsilateral zum Insult. Eine Hemiplegia cruciata mit Armlähmung auf der einen und Beinlähmung auf der anderen Seite kann vorkommen. Die Sensibilität ist für Schmerz und Temperatur am Körper kontralateral zum Infarkt gestört. Rostral kann sich der Infarkt bis zur Brücke ausdehnen, wenn der entsprechende arterielle Ast (der der AICA entstammt) als Variante direkt aus der A. basilaris abgeht. Dann findet man Pyramidenbahnzeichen. Funktionsstörungen vom V., VI. und VII. Hirnnerv werden manchmal nicht vorgefunden, wenn der Infarkt auf die ventrale Fläche begrenzt bleibt.

4. Infarkt der medialen Medulla. Die aus den Aa. vertebrales entspringenden paramedianen Äste bilden die A. spinalis anterior. In den meisten Fällen kommt es bei einseitiger Aplasie oder einseitigem Verschluss der A. vertebralis nicht zu einem zervikalen Rückenmarksinfarkt oder einem Infarkt der medialen Medulla, da die kontralaterale A. spinalis anterior die Kollateralversorgung übernehmen kann. Tritt bei sehr proximalem Verschluss doch ein anterior medialer Medullainfarkt auf, sind Pyramide, Lemniscus medialis und Nerv bzw. Kern des Hypoglossus betroffen [107]. Es entsteht dann die manchmal inkomplettete Trias einer ipsilateralen Zungenparese mit kontralateraler Hemiparese (Tractus corticospinalis, ohne Gesichtsmuskelbeteiligung) und kontralateraler Störung der Tiefensensibilität an Stamm und Gesicht (Lemniscus medialis). In Tabelle 11.19 sind Hirnstammsyndrome zusammengefasst.

Zum Syndrom der medialen Medulla oblongata gehört auch das Jackson-Syndrom mit einer ipsilateralen Zungenlähmung, ipsilateralen Accessoriusparese (fakultativ) und einer kontralateralen Hemiparese. Das Déjerine-Syndrom bezeichnet eine ipsilaterale Zungenlähmung und eine kontralaterale sensomotorische Hemiparese mit erhaltener Schmerz- und Temperaturempfindung (Abb. 11.34).

Gelegentlich sind bei einseitigem Verschluss und gleichzeitiger kontralateraler Hypoplasie der A. spinalis beide medialen Medullaanteile betroffen, sodass neben Atemstörungen und kompletter Zungenlähmung eine Tetraparese mit beidseitigen Pyramidenbahnzeichen und ebenfalls beidseitigem Verlust von Vibration und Lageempfindung resultiert. *Ocular bobbing* und Nystagmus der vertikalen Augenbewegung kommen vor. Auch bei beidseitigem medialen Medullainfarkt kann das Symptomenbild unvollständig bleiben, wobei am häufigsten dann die Zungenparese vermisst wird.

A. basilaris-Verschluss

Der akute Verschluss dieses Gefäßes beeinträchtigt eine große Anzahl wesentlicher Strukturen des Hirnstamms wie z.B. die kortikobulbären und kortikospinalen Bahnen, die Pedunculi cerebellaris medius und superior, den Lemniscus medialis und lateralis, den Tractus spinothalamicus, den Fasciculis longitudinalis medialis, die Kerne von Mittelhirn, Brücke und Medulla oblongata, den absteigenden Tractus sympathicus und das Kleinhirn (Abb. 11.35). Die Variation der Symptomkombination ist auch beim kompletten Verschluss der A. basilaris groß, zumal untere Anteile der Medulla oblongata z.T. von der A. spinalis anterior und der oberste Mittelhirnanteil retrograd bis in die A. cerebelli superior hinein vom Circulus arteriosus Willisii

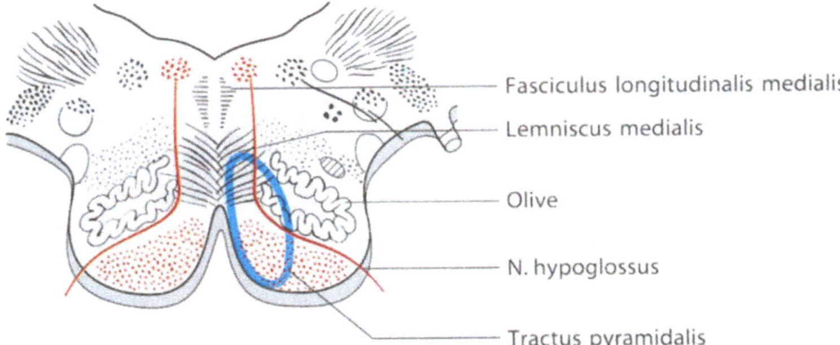

Abb. 11.34. Lokalisation eines medialen Oblongata-Syndroms (Déjerine-Syndrom). Modifiziert nach [44 a]

versorgt werden können. Die häufigste Kombination der Symptome beim A. basilaris-Verschluss betrifft eine Tetraparese mit zerebellären Zeichen und zusätzlichen Lähmungen verschiedener Hirnnerven. In den meisten Fällen ist der Patient aufgrund einer Affektion des aufsteigenden retikulären Systems stuporös bis komatös. Manche Patienten mit einem segmentalen Verschluss der A. basilaris sind tetraplegisch, aber wach, sodass ein Locked-in-Syndrom entsteht.

Beim Insult kommt es initial zu okzipital betonten Kopfschmerzen, Schwindel, Sprechstörungen, Doppelbildern, Schluckstörungen, Verwirrtheit und Lähmungen der Extremitäten. Etwa zwei Drittel der Patienten mit komplettem A. basilaris-Verschluss haben bereits initial eine Tetraparese, bei einem Drittel der betroffenen Patienten wird am Anfang nur eine Hemiparese registriert. Allerdings finden sich hier im Frühstadium oft schon beidseitige Veränderungen der Eigenreflexe bzw. beidseitige Pyramidenbahnzeichen. Manchmal wechseln die Lähmungen die Seite, bevor es zur auch asymmetrisch verteilten Tetraparese kommt. Die Entwicklung einer Parese beim kompletten Verschluss der A. basilaris führt innerhalb von 24 h meistens zu einer Tetraplegie [24]. Bei ausgedehnten Infarkten kommt es frühzeitig zu Strecksynergismen oder einer dezerebrierten Haltung mit Flexionsstellung der oberen Extremitäten (Beugespasmen) und Extensionsspasmen der Beine. Die verantwortliche ischämische Läsion wird im pontinen Tegmentum vermutet [91]. Sensibilitätsstörungen variieren stark ent-

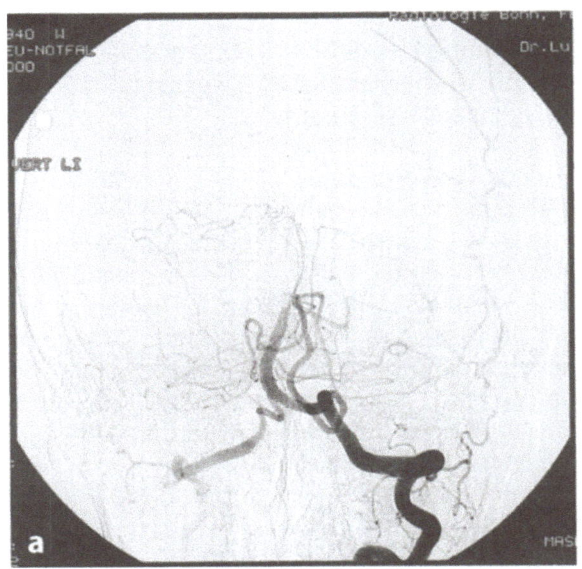

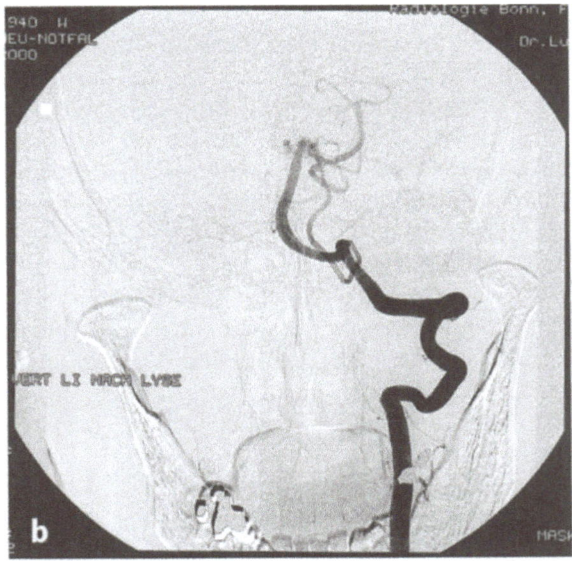

Abb. 11.35 a–c. A. basilaris-Verschluss. **a** Zerebrales Angiogramm vor Lyse, ap-Darstellung: distaler A. basilaris-Verschluss, wobei die linke A. cerebelli superior noch zur Darstellung kommt. **b** Im Angiogramm Darstellung der A. cerebri posterior links und der A. basilaris-Spitze nach intraarterieller Lyse mit Urokinase. **c** MRT, axiale Darstellung: Territorialinfarkt im Versorgungsgebiet der A. cerebri posterior rechts, Teilinfarkt A. cerebri posterior rechts, Thalamus-Infarkte beidseits

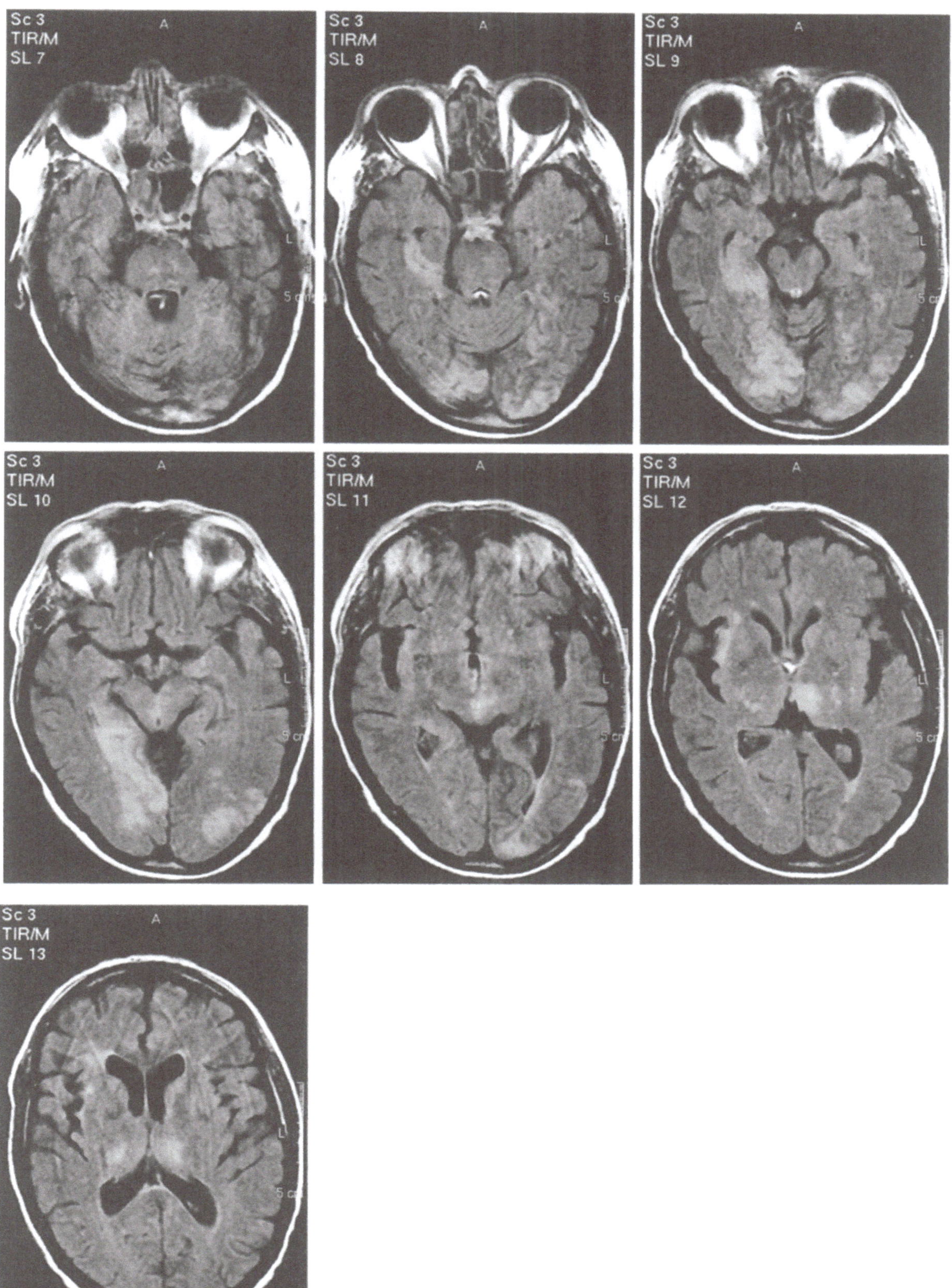
Sc 3
TIR/M
SL 7
A
L
5 cm
Sc 3
TIR/M
SL 8
A
L
5 cm
Sc 3
TIR/M
SL 9
A
L
5 cm
Sc 3
TIR/M
SL 10
A
L
5 cm
Sc 3
TIR/M
SL 11
A
L
5 cm
Sc 3
TIR/M
SL 12
A
L
5 cm
Sc 3
TIR/M
SL 13
A
L
5 cm
c

Abb. 11.35 c

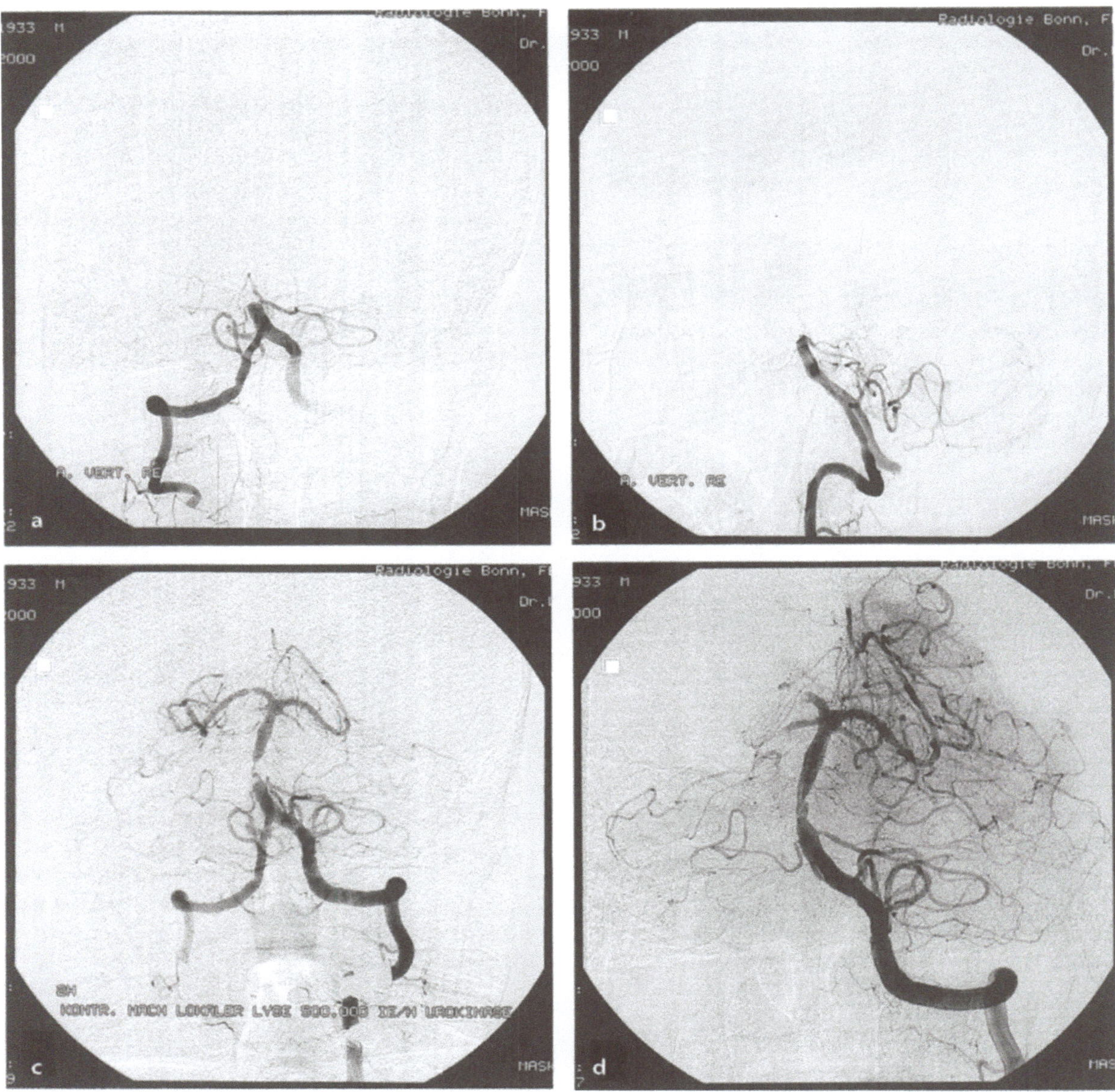

Abb. 11.36 a–d. Verschluss der Arteria basilaris. Zerebrales Angiogramm vor Lyse. **a** Kompletter Verschluss des proximalen Anteils der A. basilaris in ap-Sicht (**a**) und Seitenansicht (**b**). **c** Rekanalisation nach intraarterieller Lyse mit Urokinase. **d** Erweiterung des stenotischen Lumens nach Angioplastie

sprechend der Ausbreitung des Infarkts. Gleiches gilt für Störungen der Koordination mit Ataxie und Sprechstörungen, für Zeichen einer pseudobulbären Paralyse mit pathologischem Lachen oder Weinen und für Schluckstörungen. Atemstörungen sind ebenfalls häufig, wobei eine ataktische Atmung eine schlechte Gesamtprognose anzeigt. Häufige Symptome einseitiger Infarkte sind auch Blicklähmungen zur Infarktseite, Blickdeviation nach kontralateral und Lähmungen von N. abducens und N. facialis.

Die Infarktausdehnung bei komplettem Verschluss der A. basilaris ist starken Variationen unterworfen, wobei die A. basilaris vom kaudalen bis zum rostralen Gefäßteil betroffen sein kann, häufig auch in segmentaler Anordnung. Wenn der rostrale Anteil der A. basilaris nicht in den Verschluss einbezogen ist, werden im Wesentlichen symmetrisch über den Querschnitt verteilte pontine Infarkte mit Betonung der zentralen Areale beschrieben. Die Brückenbasis ist oft ausgeprägter betroffen als das Tegmentum, da dieses von der weiter oral abgehenden A. cerebelli superior über eine retrograde Versorgung durch die A. cerebri posterior versorgt wird. Bei Verschluss des oralen Anteils der A. basilaris werden Mittelhirninfarkte beschrieben unter Einbeziehung des Zwischenhirns und des oberen Anteils der Brücke. Bei unteren Verschlüssen der A. basilaris finden sich vorwiegend Infarzierungen im Bereich der Medulla. Bei A. basilaris-Thrombose ist die Brücke häufiger betroffen als Medulla (Kollateralversorgung über A. vertebralis) und Mittelhirn (retrograde Versorgung aus dem Circulus arteriosus Willisii) (Abb. 11.36).

A. basilaris-Spitzensyndrom

Bei Verschluss des oralen Anteils kommt es zu Infarzierungen in Mittelhirn, Thalamus, Okzipitallappen und den medialen Anteilen des Schläfenlappens. Vom Verschluss betroffen sind neben der Spitze der A. basilaris häufig die A. cerebelli superior, die A. communicans posterior und die A. cerebri posterior. Perforierende Arterien zum Mittelhirn, Hypothalamus und Dienzephalon können ebenfalls einbezogen sein. Typisch für das Basilaris-Spitzen-Syndrom sind Tetraparese, vertikale Blickparese, ein- oder beidseitige Okulomotoriusparese unter Einbeziehung der Pupillomotorik (Mittelhirn), Bewusstseinsstörungen bis zum Koma (Mittelhirn und Thalamus) und homonyme Gesichtsfeldstörungen (Okzipitallappen). Hyperkinesen der Extremitäten und Halluzinationen kommen gelegentlich vor.

Pontine Syndrome bei Astverschlüssen der A. basilaris

Die klinische Symptomatik variiert aufgrund der betroffenen Territorien. Die früher als klassisch aufgefassten Syndrome stellen eher eine Seltenheit dar (Tabelle 11.22). Es werden ein beidseitiger bzw. einseitiger, weiterhin ein vorderer (basaler) bzw. hinterer (tegmentaler) und ein medialer bzw. lateraler Brückeninfarkt unterschieden (Abb. 11.37, 11.38).

Die klassischen lakunären Syndrome der Brücke sind folgende (Tabelle 11.23) [124, 159]:

- Reine motorische Hemiparese ohne visuelle oder sensorische Störungen. Gelegentlich werden typische passagere Hirnstammsymptome als Vorboten beschrieben, wie Schwindel, Doppelbilder, Dysarthrie und Gangunsicherheit, Dysarthria-clumsy-hand-Syndrom mit Verlangsamung der Handbewegungen, Dysarthrie und einer supranukleär bedingten Innervationsschwäche der kaudalen Hirnnerven. Selten kommt es zu Ataxie und Hyperreflexie an der betroffenen Hand. Die Infarkte liegen in der Brückenbasis nahe des Lemniscus medialis.
- Des Weiteren treten ataktische Hemiparese mit leichter motorischer Schwäche und Koordinationsstörungen von Hand und Bein, selten nur vom Bein auf. Lokalisation ist die rostrale Brückenbasis.
- Weitere lakunäre Syndrome sind das Landry-Syndrom mit einer reinen kontralateralen Hemiparese und ipsilateralen N. abducens-Parese und das Eineinhalb-Syndrom. Lakunen im Fasciculis longitudinalis medialis führen zur internukleären Ophthalmoplegie.
- Der rein sensible Insult ist nur ganz selten in der Brücke, eher im Thalamus lokalisiert (ventral posterolateral und posteromedial). Die Symptome sind kontralateral zum Insult nachweisbar und äußern sich als Parästhesien, Taubheit, Jucken, leichtes Brennen oder Gefühl des Einschlafens. Die Extremitäten sind deutlicher betroffen als das Gesicht.

Die Symptome der medialen und lateralen Ponssyndrome sind in Tabelle 11.22 genannt.

Mittelhirninfarkte der A. basilaris-Äste

Die Versorgung des Mesenzephalon erfolgt über Äste der A. basilaris und A. cerebri posterior (Abb. 11.39). Die lateralen Anteile des Mittelhirns werden von der A. cerebelli superior und dem medialen Anteil der A. chorioidea posterior perfundiert. Paramediane Äste vom P1-Segment (A. basilaris communicans genannt) versorgen die Hirnschenkel, mediale Anteile der Substantia nigra, Fasern des III. Hirnnervs und den Nucleus ruber. Perforierende Arterien aus dem distalen Anteil des P1- und dem proximalen Abschnitt des P2-Segments erreichen den ventralen Mittelhirnanteil und die Substantia nigra.

Wichtige Insulte des Mittelhirns sind in Tabelle 11.19 aufgeführt. Lakunäre Infarkte im Hirnschenkel führen zu einer rein motorischen Hemiplegie.

Bei Einbeziehung der Fasern vom Tractus dentatorubrothalamicus innerhalb des roten Kerns können neben der Okulomotoriusparese eine kontralaterale Gliedmassenataxie auftreten (Claude-Syndrom). Dieses Claude-Syndrom verursacht auch gelegentlich eine kontralaterale N. trochlearis-Parese, da dieser Nerv auf die ande-

Tabelle 11.22. Territorial bezeichnete Syndrome des Brückeninsults

Name	Gefäße	Häufigste Symptome	Lokalisation
▪ **Unteres mediales Ponssyndrom**	Untere paramediane Äste der A. basilaris	Ipsilaterale Extremitätenataxie	Pedunculus cerebellaris media
		Ipsilaterale periphere Fazialisparese	Kerngebiet oder Motoneuron
		Kontralaterale spastische Hemiparese	Tractus corticospinalis
		Nystagmus	Nuclei vestibulares
		Kontralaterale epikritische Sensibilitätsstörung	Lemniscus medialis
		Kontralaterale Analgesie und Thermanästhesie	Tractus spinothalamicus
		Konjugierte Blickparese zur Herdseite	Paramediane pontine retikuläre Formation (PPRF)
		Doppelbilder bei Lateralblick	Nucleus abducens
▪ **Mittleres mediales Ponssyndrom**	Mittlere paramediane Äste der A. basilaris	Wie unteres mediales Ponssyndrom, aber ohne Blickparese und meist ohne kontralaterale epikritische Sensibilitätsstörung und mit schlaffer Kaumuskellähmung	Lemniscus medialis
▪ **Oberes mediales Ponssyndrom**	Obere paramediane Äste der A. basilaris	Internukleäre Ophthalmoplegie	Fasciculus longitudinalis medialis
		Kontralaterale proportionale Hemiplegie	Tractus corticospinalis
		Kontralaterale zentrale Fazialisparese	Supranukleäre N. facialis-Bahn
		Myoklonien der Gaumen-, Larynx-, Gesichtsregion, Stimmband	Zentrale tegmentale Fasern
		Ipsilaterale Ataxie	Pedunculus cerebellaris superior und medius
▪ **Unteres laterales Ponssyndrom**, Abgrenzung gegen Wallenberg-Syndrom durch die Anakusis und Fehlen bulbärer Symptome	A. cerebelli anterior inferior	Schwindel	Nucleus vestibularis oder vestibuläre Fasern
		Nausea	Dito
		Erbrechen	Dito
		Nystagmus, Drehschwindel	Dito
		Ipsilaterale zerebelläre Ataxie	Pedunculus medius oder Kleinhirn
		Dysarthrie	Dito
		Tinnitus	Nucleus cochlearis
		Ipsilaterales Horner-Syndrom	Zentrale N. sympathicus-Bahn
		Ipsilaterale dissoziierte Sensibilitätsstörung im Gesicht	Nucleus trigeminus oder absteigende Fasern
		Kontralaterale dissoziierte Sensibilitätsstörung am Körper	Tractus spinothalamicus
		Kontralaterale Herabsetzung von Empfindung für Berührung, Vibration, Lage	Lemniscus medialis
		Ipsilaterale Hypakusis	Nucleus cochlearis
		Ipsilaterale Fazialisparese	Motoneuron N. facialis
▪ **Mittleres laterales Ponssyndrom**	Kurze zirkumferierende Äste der A. basilaris	Ipsilaterale zerebelläre Ataxie	Pedunculus cerebellaris medius
		Ipsilaterale motorische N. trigeminus-Parese	Nucleus N. trigemini oder motorische Fasern
		Ipsilaterale Sensibilitätsstörung im Gesicht	Nucleus N. trigemini oder sensible Fasern
		Ipsilaterale N. abducens-Parese	Nucleus N. abducentis

Tabelle 11.22 (Fortsetzung)

Name	Gefäße	Häufigste Symptome	Lokalisation
■ **Oberes laterales Ponssyndom**	A. cerebelli superior	Ipsilaterale Ataxie	Pedunculus cerebellaris superior und medius
		Dysarthrie Ipsilateraler Intentionstremor Hemichorea, Hemiballismus	
		Kontralaterale dissoziierte Sensibilitätsstörung (Schmerz und Temperatur) an Körper und Gesicht	Tractus spinothalamicus
		Ipsilaterale Herabsetzung der epikritischen Sensibilität im Gesicht	Sensible Fasern des N. trigeminus
		Ipsilaterales Horner-Syndrom	Zentrale N. sympathicus-Bahn
		Myoklonien in Gesicht, Pharynx, Larynx Störungen der Okulomotorik Schlaffe Kaumuskellähmung Supranukleäre Lähmung Hirnnerven VII und XII	

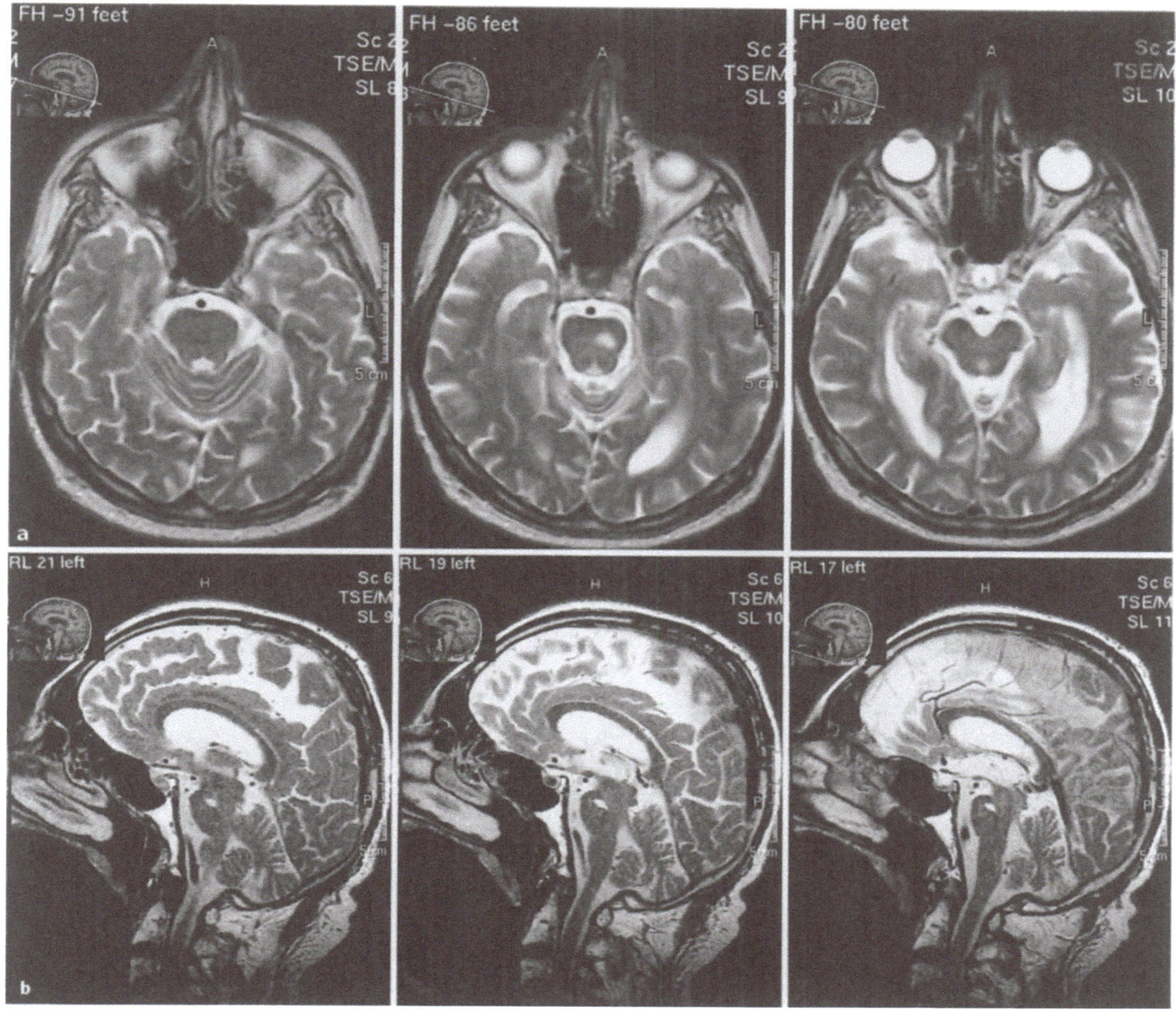

Abb. 11.37 a, b. Brückeninfarkt. **a** MRT, axiale Darstellung: in zentraler Position zwischen Brückenhaube und Brückenfuß demarkierte hypointense ischämische Läsion (Versorgungsgebiet der langen paramedianen Arterien). **b** MRT, sagittale Darstellung: Lokalisation der Läsion im dorsomedialen Anteil der oberen Pons-Hälfte

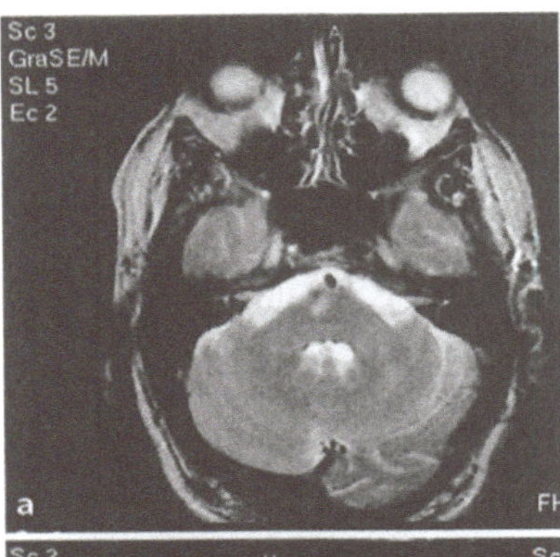

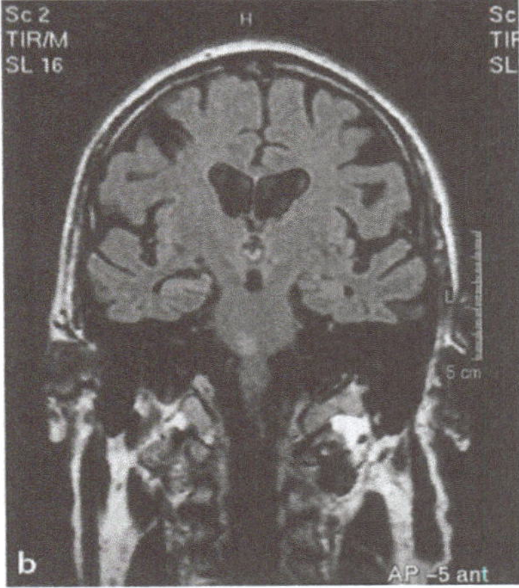

Abb. 11.38 a, b. Kaudaler Brückenfußinfarkt rechts. MRT, axiale (**a**) und koronare (**b**) Darstellung: paramedianer Infarkt im kaudalen Abschnitt des Brückenfußes

re Seite des Mittelhirns kreuzt, um das kontralaterale Auge zu erreichen.

Das Benedikt-Syndrom besteht in einer ipsilateralen Okulomotoriuslähmung mit unwillkürlichen kontralateralen choreatischen oder athetotischen Gliedmaßenbewegungen (Abb. 11.40). Das Weber-Syndrom ist durch eine ipsilaterale Okulomotoriusparese mit einer kontralateralen Hemiparese gekennzeichnet. Auffällig beim Weber-Syndrom ist, dass bei manchen Patienten aufgrund der vorwiegend kontralateralen Repräsentation des M. rectus superior eine ipsilaterale Okulomotoriuslähmung mit einer kontralateralen Lähmung des M. rectus superior einhergehen kann, sodass kontralateral das Auge etwas tiefer steht. Mittelhirninfarkte können auch zu supranukleären Augenbewegungsstörungen wie einer Blicklähmung sowohl in der vertikalen als auch in der horizontalen Blickachse führen. Kombinationen einer Blickparese nach oben mit einer Deviation nach unten (und umgekehrt) kommen vor, auch mit Nystagmus nach unten

Tabelle 11.23. Typische Symptome bei lakunären Syndromen

- **Rein motorische Hemiparese:**
  - Gesicht, Arm und Bein proportional betroffen
  - Keine Sensibilitätsstörung
  - Keine kortikalen Zeichen
  - Keine Gesichtsfeldeinschränkung

  Evtl. assoziiert:
  - Pontine Blicklähmung
  - Internukleäre Ophtalmoplegie (INO)
  - Doppelbilder
  - Nystagmus
  - Schwindel
  - Dysarthrie
  - Ipsilaterale Ataxie

  Lokalisation: Brückenbasis, Capsula interna, Corona radiata
- **Dysarthrie-schwere-Hand-Syndrom**

  Schwere, ungeschickte (nicht ataktische) Hand

  Evtl. assoziiert:
  - Dysarthrie
  - Schwäche der unteren Gesichtshälfte und Zunge

  Lokalisation: Brückenbasis nahe Lemniscus medialis, vorderer Anteil der Capsula interna
- **Ataktische Hemiparese**

  Kombination von kontralateraler Hemiparese und Ataxie, gelegentlich auf die Beine beschränkt

  Evtl. assoziiert:
  - Nystagmus
  - Dysarthrie

  Lokalisation: Rostrale Brückenbasis, Capsula interna, Corona radiata
- **Isolierte Sensibilitätsstörung**

  Kontralaterale Parästhesien

  Schwere und Ungeschicklichkeit von Hand, Gesicht und/oder Bein

  Evtl. assoziiert:

  Körperhemihypästhesie (einschließlich Mundschleimhaut, Ohr, Auge)

  Lokalisation: Thalamus
- **Sensomotorisches Syndrom**

  Kontralaterale Hemiparese und Hemihypästhesie ohne Gesichtsfeldstörungen oder kognitive Störungen

  Lokalisation: Thalamus plus Capsula interna

(*downbeat*), See-saw-Nystagmus, *skew deviation*, *ocular tilt* und *ocular bobbing*. Selten ist das Plus-minus-Lid-Symptom mit ipsilateraler Ptose und kontralateraler Lidretraktion zu beobachten. Bei Infarkten im periaquäduktalen Grau kommt es zur vertikalen Blickparese, zu Pupillenstörungen, Lidretraktion, Konvergenzstörungen und Konvergenz-Retraktionsnystagmus [84]. Bei diskonjugierter vertikaler Blicklähmung kann ein vertikales Eineinhalb-Syndrom auftre-

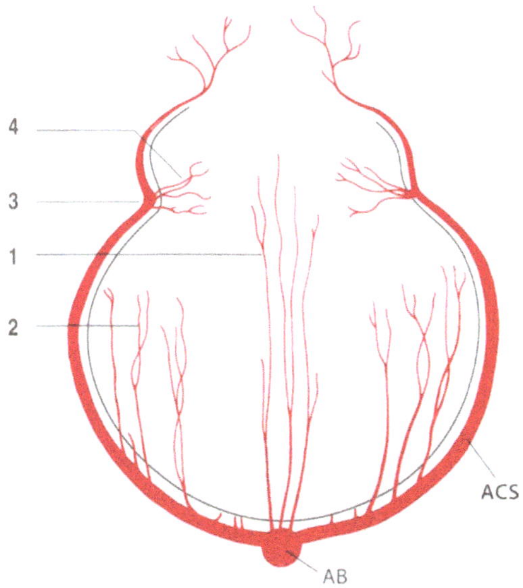

Abb. 11.39. Arterielle Versorgung des Hirnstamms anhand einer schematischen Darstellung des oberen Hirnstamms. Dargestellt sind paramediane Arterien (1), Äste aus den kurzen lateralen zirkumferierenden Arterien (2), Äste aus den langen lateralen zirkumferierenden Arterien (3) und die hinteren perforierenden Arterien (4). Verschlüsse der proximalen Abgänge der kurzen lateralen bzw. langen lateralen zirkumferierenden Arterien führen zu Endstrominfarkten. Verschlüsse der abgehenden Äste aus diesen Arterien bzw. der perforierenden Arterien und Verschlüsse der Äste der paramedianen Arterien führen zu Lakunen (*AB* A. basilaris, *ACS* A. cerebelli superior)

ten [161]. Neuropsychologische Phänomene, die bei rostralen Hirnstamminfarkten beschrieben sind, beinhalten Halluzinationen, Hypersomnien oder Bewusstseinsstörungen.

Gaumensegelmyoklonus mit rhythmischen Bewegungen im Bereich des Gaumenbogens findet man bei Infarkten im Bereich von Kleinhirn, Nucleus ruber, Nucleus olivarius inferior und deren Verbindungen (Guillain-Mollaret-Dreieck). Da die Myoklonien auch zur Bewegung der Eustachi-Röhre führen, können sowohl der Patient wie auch der Untersucher (der letztere mit einem am seitlichen Halsteil aufgesetzten Stethoskop) gelegentlich ein klickendes Geräusch hören. Die Bewegungen des Pharynx können gesehen werden.

Die Abbildungen 11.33, 11.37 und 11.38 zeigen Beispiele von Hirnstamminfarkten.

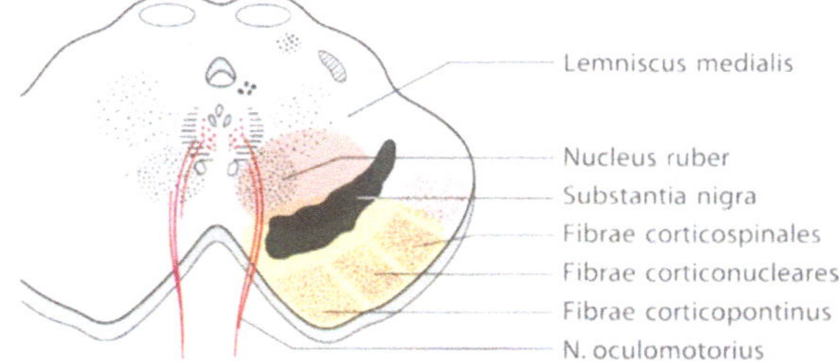

Abb. 11.40. Lokalisation des Weber-Syndroms (gelb) im Mittelhirnfuß und des Benedikt-Syndroms (braun) (unter Einbeziehung des Nucleus ruber). Modifiziert nach [44 a]

Insult der A. cerebelli anterior inferior (AICA)

Es handelt sich um seltene Ereignisse. Die anatomische Gefäßversorgung variiert stark. Die Arterie entspringt im Allg. dem unteren Drittel der A. basilaris; sie kann aber auch ganz fehlen. Sie versorgt konstant den Flocculus, wo sie oft endet, weiterhin Lobulus anterior, Lobulus semilunaris und angrenzende Kleinhirnanteile (Abb. 11.41). Zusätzlich perfundiert das Gefäß den Pedunculus cerebellaris medius und das untere Drittel der lateralen Brückenregion (Kern der V., VI., VII. und VIII. Hirnnerven), ganz selten auch obere Teile der lateralen Medullaregion. In einzelnen Fällen kann die AICA eine hypoplastische PICA ersetzen und versorgt dann auch die Unterfläche des Kleinhirns bis auf den Wurm. Es besteht eine reiche Kollateralisierung zwischen A. cerebelli anterior inferior, A. cerebelli posterior inferior und A. cerebelli superior.

Ursachen der Insulte sind meist komplette Gefäßverschlüsse der AICA. Diese sind oft mit einer hypoplastischen A. vertebralis oder einem arteriosklerotischen Verschluss der A. basilaris kombiniert. Kardioembolien sind selten. Bei isoliertem Verschluss der AICA weist die dann geschlängelt verlaufende A. basilaris häufig arteriosklerotische Veränderungen auf, die in das Ostium der AICA hineinreichen.

Das klassische Bild eines AICA-Insults beinhaltet plötzlich auftretenden Schwindel, begleitet von Kopfschmerzen und Tinnitus. Erbrechen und Dysarthrie, Dysmetrie der Extremitäten, ipsilaterale Fazialisparese, Sensibilitätsstörung im N. trigeminus-Gebiet, Horner-Syndrom, kontralateraler Verlust des Schmerz- und Temperaturempfindens an Stamm und Extremitäten sind weitere häufig beobachtete Zeichen. In den meisten Fällen kommt es zur Kombination verschiedener Zeichen. Bewusstseinstrübung, *skew deviation*, Nystagmus, Blickparese und eine

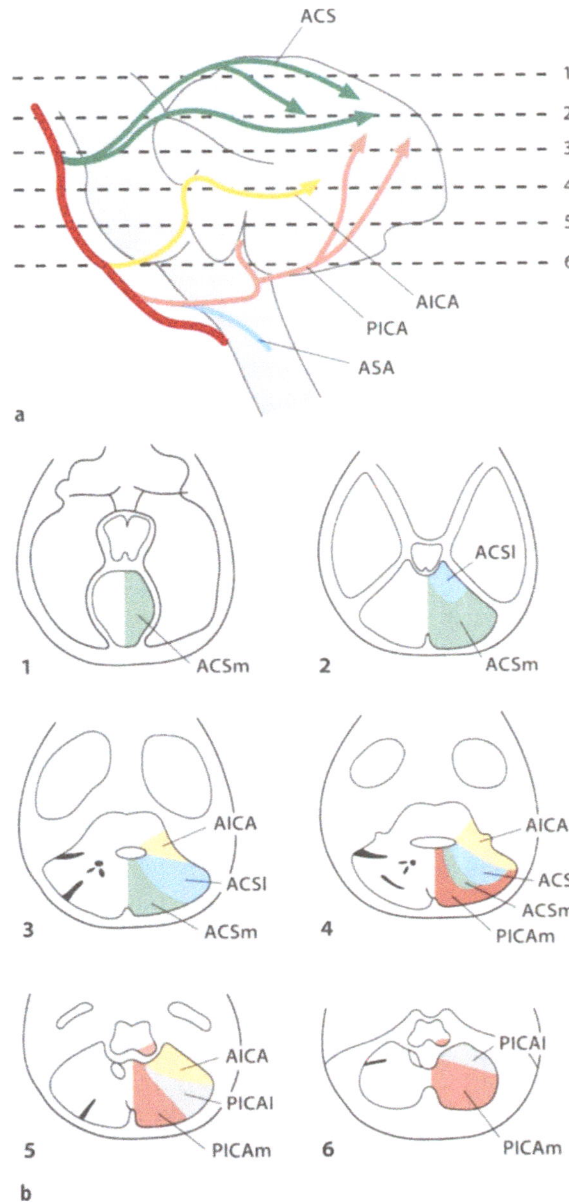

Abb. 11.41. a Schematische Darstellung der Versorgung des Kleinhirns durch die A. cerebelli superior (ACS), A. cerebelli anterior inferior (AICA) und A. cerebelli posterior inferior (PICA). Schematisch dargestellt ist auch die A. spinalis anterior (ASA) zur Versorgung des Rückenmarks. Die Bezeichnung der Schnittebenen 1 bis 6 bezieht sich auf Teilabbildung **b**. **b** Perfusionsgebiete der in Teilabbildung **a** genannten Arterien im Horizontalschnitt des Kleinhirns. Die Kleinbuchstaben l und m bezeichnen die lateralen und medialen Äste der jeweiligen Gefäße

Lähmung des Musculus rectus lateralis (VI. Hirnnerv) sind ebenfalls häufig zu beobachten [1, 3]. N. facialis-Lähmung und Hypakusis grenzen das klinische Bild gegen das Wallenberg-Syndrom ab.

Seltenere Bilder sind:

- Tetraparese und Bewusstseinsstörungen durch Einbeziehung der Territorien der beiden anderen zerebellären Arterien, wenn diese hypoplastisch angelegt sind.
- Isolierter Schwindel oder Hörverlust, wenn die von der AICA abgehende A. auditiva verschlossen ist. Üblicherweise jedoch entsprechen isolierte Schwindelattacken einer labyrinthären Erkrankung.

Insult der A. cerebelli superior (ACS)

Infarkte in diesem Territorium kommen häufig vor. Die ACS, aus der rostralen Hälfte der A. basilaris, versorgt konstant die Oberfläche des Zerebellums bis zum Sulcus horizontalis (Grenzzonengebiet mit der PICA) mit Lobulus centralis, Culmen, Clivus, Folium und Teilen des Wurms. Die Versorgung der tiefen Kleinhirnanteile durch die ACS betrifft Nucleus dentatus, Nucleus intermedius, Nucleus fastigius und die weiße Kleinhirnsubstanz durch von der Oberfläche kommenden penetrierenden Arterien. Insulte durch Verschluss der ACS rufen somit immer Kleinhirnsymptome hervor. Im Hirnstamm werden laterale Tegmentumregion des oberen Brückenanteils und Pedunculus cerebellaris superior versorgt, weiterhin Lemniscus lateralis, Sympathikusbahn, Tractus spinothalamicus, Tractus nervi trigemini und die Wurzel des kontralateralen IV. Hirnnerven, Colliculus superior und inferior.

Ein medialer, intermediärer und lateraler Ast der ACS können unterschieden werden, wobei Anastomosen zwischen dem lateralen ACS-Anteil und der AICA bestehen. Die Infarkte variieren in der Ausdehnung stark.

Häufigste Ursache des ACS-Infarkts sind arteriosklerotische Veränderungen am Ostium der Arterie, gefolgt von kardiogenen Embolien und Embolien aus der arteriosklerotisch veränderten A. vertebralis bzw. anderen Veränderungen der A. vertebralis wie Dissektionen bzw. eine fibromuskuläre Dysplasie.

Am häufigsten sind ACS-Infarkte, die nur einen Teil des gesamten Versorgungsgebietes der ACS betreffen. Sie beschränken sich oft auf das Kleinhirn, seltener auf den Pons-Anteil. Die unterschiedliche Kollateralversorgung zwischen ACS und der AICA trägt zu dem uneinheitlichen klinischen Bild bei. Das klinische Bild ist durch die Beteiligung von Kleinhirn und oraler Brückenhaube geprägt mit Ataxie, Hypotonie der Extremitäten, Dysmetrie, Intentionstremor,

Adiadochokinese und Dysarthrie. Hirnstammsymptome sind dissoziierte Empfindungsstörungen, Myoklonien des Pharynx-Larynx-Traktes und des Gaumensegels [2]. Die Infarkte können auch den Nucleus des N. abducens und des N. facialis einbeziehen. Eine ipsilaterale Blicklähmung kommt vor.

Bei einem ausgedehnten Infarkt im ACS-Territorium sind meistens Teile der Versorgungsgebiete aus der A. basilaris mitbetroffen, sodass sich häufig okzipitotemporale Infarkte oder Infarkte im Thalamus und Subthalamus zusätzlich nachweisen lassen. Sie treten auch im Rahmen eines oralen A. basilaris-Verschlusses auf. Diese Infarkte des gesamten ACS-Territoriums sind zusätzlich durch ein Horner-Syndrom und eine Gliedmaßenataxie, einen kontralateralen Verlust der Temperatur- und Schmerzempfindung für Arm, Bein und Stamm sowie eine Lähmung des N. trochlearis geprägt (Mills-Syndrom). Choreatisch oder ballistisch anmutende Bewegungsstörungen (Pedunculus cerebellaris superior), eine leichte Hemiparese, Drehschwindel, Nystagmus, eine internukleäre Ophthalmoplegie, horizontale Blickparese, Eineinhalb-Syndrom, Myoklonien von Gaumen, Kiefer, Zunge, Stimmband und eine kontralaterale Hörstörung können hinzutreten.

Ein Insult im lateralen ACS-Ast zeigt sich durch Extremitätendysmetrie, Lateropulsion zur Insultseite, Dysarthrie und Standunsicherheit. Ein Insult im medialen ACS-Ast ist durch diskrete Koordinationsstörungen einschließlich Dysarthrie, Extremitätenataxie und einer Opisthotonus-ähnlichen Nackenhaltung geprägt.

Insulte im PICA-Territorium sind mehr durch Kopfschmerzen, Erbrechen und Gangunsicherheit charakterisiert, Insulte im ACS-Territorium mehr durch Extremitätenataxie.

Ist die A. basilaris im oralen Abschnitt zusätzlich zur ACS verschlossen, kommt es fast immer zu ausgeprägten Sehstörungen, Schwindel, Erbrechen, Tetraparese und Bewusstseinsstörungen.

Typische Infarktsyndrome können Tabelle 11.24 entnommen werden.

Der klinische Verlauf der partiellen ACS-Infarkte ist fast immer gutartig, sodass die Patienten sich relativ schnell und oft nahezu komplett erholen. Nur wenige Patienten erleiden ein Koma, das die Prognose dramatisch verschlechtert und immer von einer Tetraparese begleitet ist. Ist das gesamte Territorium der ACS betroffen, kann der Infarkt raumfordernd wirken und in einem raschen, dramatischen Verlauf zum Exitus führen.

Tabelle 11.24. Infarkte der A. cerebelli superior

- **Typischer einseitiger Insult**
  - Ipsilaterales Horner-Syndrom
  - Ipsilaterale Gliedmaßendysmetrie
  - Kontralateraler Verlust für Schmerz- und Temperaturempfindung
  - Kontralaterale N. trochlearis-Parese

  Selten:
  - Hypakusis (Lemniscus lateralis)
  - Schlafstörungen (Locus coeruleus)
  - Hyperkinetische (athetoide, choreatifome, undulierende) Extremitätenbewegungen (Nucleus dentatus, Pedunculus cerebellaris superior)
  - Myoklonien des Gaumens (Nucleus dentatus mit begleitender zunehmender Hypertrophie der unteren Olive)

  Zusätzliche Infarkte können entstehen, wenn im Rahmen einer Schwellung des Kleinhirns der Hirnstamm komprimiert wird
- **Assoziiertes rostrales A. basilaris-Syndrom**
  - Bewusstseinsstörungen
  - Gesichtsfelddefekte
  - Erbrechen
  - Übelkeit
  - Tinnitus
  - Doppelbilder
  - Extremitätenparesen
  - Sensibilitätsstörungen
  - Bei beidseitigem Insult: Tetraplegie und schwere Bewusstseinsstörungen
- **Assoziiertes thalamomesenzephales Syndrom**
  - Koordinationsstörungen
  - Abulie
  - Verhaltensstörungen
  - Neglekt
  - Transkortikale Aphasie
  - Vertikale Blickstörungen
- **Isoliertes Kleinhirnsyndrom mit zusätzlichen vestibulären Zeichen**
  - Gangataxie
  - Erbrechen
  - Schwindel
  - Ipisilateraler Horizontalblicknystagmus
  - Gelegentlich weitere Hirnstammzeichen
- **Anteriores rostrales zerebelläres Syndrom bei isoliertem Verschluss der lateralen Arterie der ACS**
  - Extremitätendysmetrie
  - Dysarthrie und Gangataxie
  - Lateropulsion zur ipsilateralen Seite

Raumfordernder Kleinhirninfarkt

Die Erkennung einer Kleinhirnschwellung mit Entwicklung eines akuten Hydrozephalus muss wegen der oft lebensrettenden operativen Entlastung frühzeitig erfolgen (Abb. 11.42).

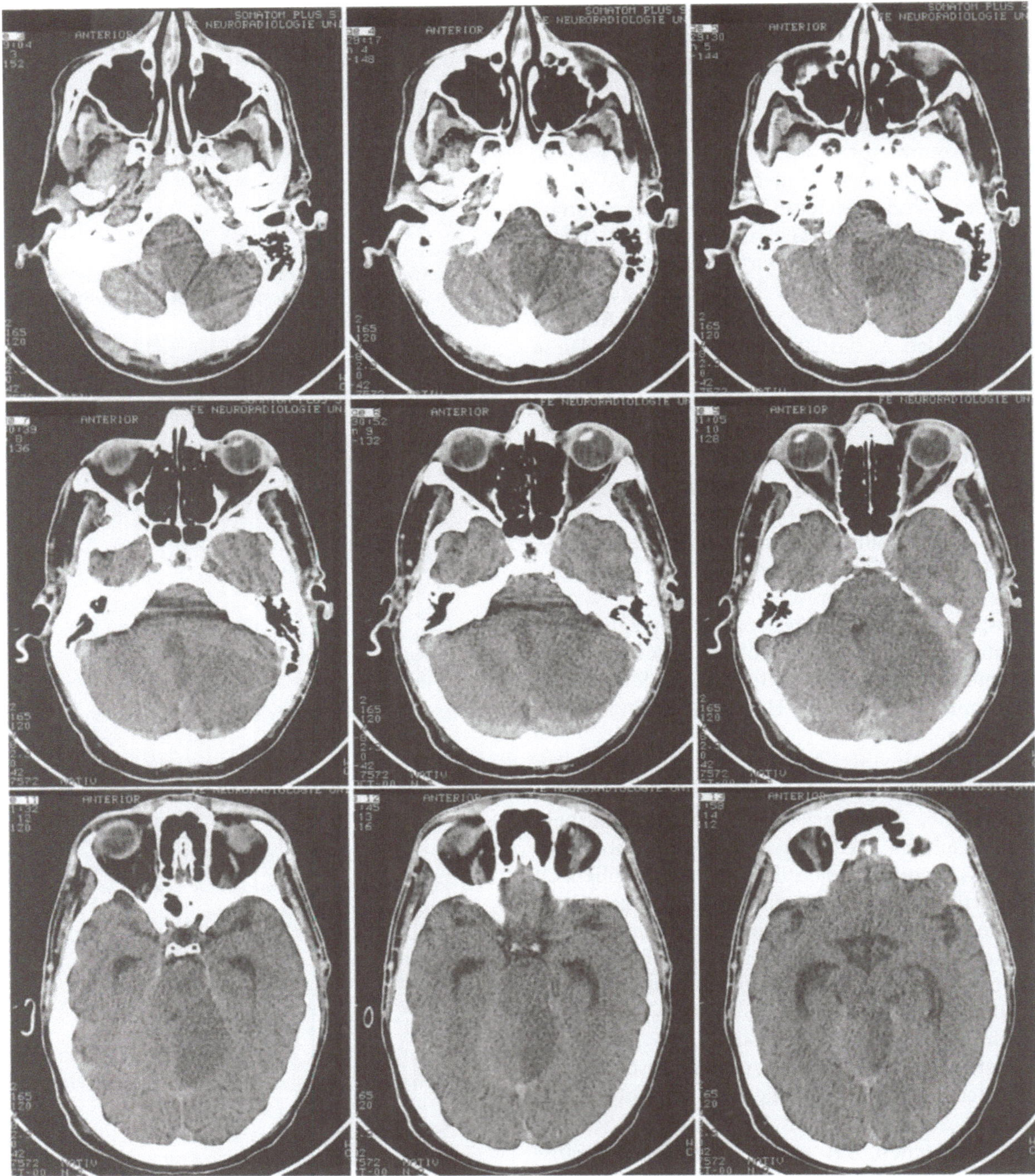

Abb. 11.42. Kleinhirninfarkt. CCT, axiale Darstellung: Linksseitiger raumfordernder Kleinhirninfarkt im Versorgungsgebiet der A. cerebelli posterior inferior mit Verlagerung des komprimierten IV. Ventrikels nach rechts

Als Folge der Kleinhirnschwellung kommt es zu Kompression und Verlagerung von Aquädukt und viertem Ventrikel. Durch die ödembedingte Verlagerung des 4. Ventrikels oder des Aquädukts wird eine Abflussstörung des Liquors hervorgerufen, sodass ein Stauungshydrozephalus entsteht. Lebensbedrohliche Konsequenzen der Kleinhirnschwellung sind die tonsilläre Herniation im Foramen magnum und die transtentorielle Aufwärtsherniation des kleinen Wurms (des Culmens). Neben dem Ausmaß der Kollateralversorgung des verschlossenen Gefäßes ist die Lokalisation des Gefäßverschlusses von Bedeutung: Proximale Verschlüsse neigen zu größeren Infarkten. Vor allem Patienten mit beidseitigem A. vertebralis-Verschluss, bei denen sich ein PICA-Infarkt entwickelt, und, jedoch seltener, der Infarkt bei Verschluss der ACS sind von einer massiven Ödementwicklung begleitet. Die meisten Patienten mit einem raumfordernden Kleinhirninfarkt haben einen kardialen oder arterioarteriellen Gefäßverschluss und nicht eine langsam zunehmende Thrombose. Ausgedehnte Infarkte der Kleinhirnhemisphären, bei denen mindestens ein Drittel der zerebellären Hemisphäre infarziert ist, können über die Entwicklung eines Ödems raumfordernd wirken. Die direkte Kompression durch das aufgequollene oder verlagerte Kleinhirngewebe betrifft hauptsächlich das Tegmentum von Brücke und Medulla und verlagert dann im weiteren Verlauf die Basis des Hirnstamms in Richtung auf den Clivus. Sobald der Hirnstamm an den Clivus gepresst wird, lassen sich Pyramidenbahnzeichen nachweisen. Die Kleinhirnschwellung kann bei Verlagerung nach kaudal ebenso eine Herniation der Tonsillen durch das Foramen magnum provozieren, sodass durch den Tonsillenprolaps die untere Medulla und das obere Halsmark komprimiert werden. Eine Schwellung des rostralen Zerebellums mit transtentorieller Verlagerung des Culmens und Kompression der Lamina quadrigemina führt zur Verlagerung von Mittelhirn nach oben durch den Tentoriumschlitz im Sinne einer Aufwärtsherniation. Die Schwellung der Hemisphären selbst kann auch die ACS komprimieren, sodass dadurch der ursprüngliche Infarktbezirk vergrößert wird.

Das klinische Korrelat des raumfordernden Kleinhirninfarkts ähnelt im Verlauf oft dem der Kleinhirnblutung: Anfangs kommt es nach den initialen klinischen Zeichen des Insults zu Symptomen wie Schwindel und Gangunsicherheit, weiterhin zu Kopfschmerzen, Übelkeit und Erbrechen. Die progrediente Kompression des Hirnstamms führt zu rasch zunehmender Einschränkung des Bewusstseins und Auftreten neuer Hirnstammzeichen. Im weiteren Verlauf wird der Patient komatös und entwickelt Störungen von Atmung und kardiovaskulärer Kontrolle. Da die Ursache der Raumforderung das Ödem ist, entwickeln sich die Bewusstseinsstörung und andere Zeichen des Anstiegs des intrakraniellen Drucks wie Kopfschmerzen, Übelkeit und Erbrechen meistens erst ab dem 2. Insulttag. Durch die Kompression des Hirnstamms treten auch neue fokale neurologische Zeichen wie z. B. Pyramidenbahnzeichen, Pupillenstörung mit Miosis, später Mydriasis und schließlich Zeichen der Enthirnung auf.

Bei nicht dramatisch verlaufenden Fällen werden Gang- und Standataxie und Lateropulsion zur betroffenen Seite, Dysarthrie, ipsilateraler Dysmetrie und Nystagmus registriert. Stunden bis Tage nach Auftreten der Kleinhirnschwellung entwickelt sich eine anfangs langsame, dann schnell voranschreitende Bewusstseinsstörung bis zum Koma. Atem- und kardiovaskuläre Störungen durch die medulläre Kompression treten hinzu. Bei der Aufwärtsherniation finden sich vertikale Blickstörungen, Pupillenveränderungen und eine dezerebrierte Haltung.

Die wichtigste Therapiemassnahme ist bei Verschlechterung des Bewusstseins eine unverzügliche Ventrikeldrainage oder eine subokzipitale Kraniotomie. Derzeit ist noch nicht entschieden, ob eine Ventrikeldrainage in jedem Fall ausreicht (bei Kleinhirnhämatomen wird bei Notwendigkeit invasiver Therapiemaßnahmen grundsätzlich eine Entfernung des Hämatoms empfohlen). Möglicherweise kann man sich bei raumfordernden Kleinhirninfarkten bezüglich der Wahl des Vorgehens an der Schwere der klinischen Symptomatik orientieren. Ist aber zum Zeitpunkt der Operation der neurologische Zustand schon sehr beeinträchtigt und beinhaltet eine Tetraparese oder Zeichen eines großen Brückeninfarkts bzw. Kleinhirninfarkts, ist die Prognose ungünstig.

Wichtige ophthalmologische Zeichen bei Hirnstammischämien

Beim Locked-in-Syndrom besteht eine schwere Tetraparese oder gar Tetraplegie mit kompletter Beeinträchtigung von verbaler Kommunikationsmöglichkeit, Gestik und horizontalen Augenbewegungen. Die Patienten haben den Willen zur Kommunikation und sind auch voll orientiert. Dieses können sie mit ihren Lidbewegungen, die für Ja-Nein-Antworten verwendet werden können, auch demonstrieren. Da die Patienten bei vollem Bewusstsein sind (jedoch nicht sprechen können), ist eine Kommunikation nur über die vertikalen Augenbewegungen und Lidbewegungen möglich. Manche Patienten können nach Überwindung des initialen Zustands geringfügig schlucken oder saugen, wobei es bei Stimulation des Pharynx zu deutlichen automatischen Reflexantworten kommen kann [7]. Die Lokalisation der Infarkte beim Locked-in-Syndrom ist die Brückenbasis, meist als Folge eines A. basilaris-Verschlusses, mit gelegentlicher Ausbreitung bis in das Mittelhirn.

Die internukleäre Ophthalmoplegie (INO) führt zu Störungen der koordinierten willkürlichen Augenbewegungen durch Schädigung des hinteren Längsbündels: immer liegt eine Lähmung der Adduktion des M. rectus medialis auf der Infarktseite in Richtung auf die kontralaterale Seite bei willkürlichem Seitwärtsblick vor. Das kontralaterale, dabei abduzierende Auge weist meistens eine nystagmoide Bewegung auf [31]. Die Bewegungsstörung ist z. B. so gestaltet, dass eine rechtsseitige Läsion die rechtsseitige Adduktion beim Blick nach links verhindert und das linke Auge dabei nystagmoide Bewegungen ausführt [119]. Bei labyrinthärer Stimulation im kalorischen Test ist die Funktion des M. adductor erhalten. Bei unteren (posterioren) Läsionen des Fasciculus longitudinalis medialis ist die Konvergenzbewegung des betroffenen M. rectus medialis unbeeinträchtigt (natürlich auch des Musculus medialis auf der nicht betroffenen Seite) und somit nur die Bewegung zur Mitte bei Willkürblick auf der betroffenen Seite behindert. Bei oberen (anterioren) Läsionen im Hirnstamm ist neben der Willkürbewegung zur Mitte auch die Konvergenzreaktion des M. rectus medialis der betroffenen Seite nicht möglich, sodass dann Willküradduktion und Konvergenzadduktion unmöglich sind.

Ursache der internukleären Ophthalmoplegie ist die Schädigung des hinteren Längsbündels (Fasciculus longitudinalis medialis, MLF). Hirnstamminfarkte verursachen häufiger eine einseitige als eine beidseitige Schädigung des MLF. Bei beidseitiger Störung des MLF kommt es häufig zur Deviation beider Augen nach außen, z. B. bei kompletter A. basilaris-Thrombose (sog. Exotropie bei INO [38]).

Ein häufiges Zeichen bei Hirnstamminfarkten ist auch eine Störung der konjugierten Blickbewegung. Die absteigenden Verbindungen vom frontalen kortikalen Augenfeld kreuzen kurz oberhalb des Nucleus abducens auf die andere Seite und enden hier in der retikulären grauen Substanz, unmittelbar neben dem Nucleus abducens [50]. Eine Schädigung dieser sog. paramedianen pontinen retikulären Formation (PPRF), das dem funktionellen pontinen Blickrichtungszentrum entspricht, führt zu einer Störung der ipsilateralen konjugierten Blickbewegung [71]. Somit kommt es bei rechtsseitiger Schädigung zu einer Blickparese nach rechts. Da der Nucleus abducens und seine intrapontinen Fasern meist ebenfalls in die Ischämie einbezogen sind, treten Störungen sowohl der willkürlichen wie auch der reflektorischen Bewegungen der Seitwärtsbewegung des ipsilateralen Auges auf [120]. Ist die Ischämie auf die PPRF beschränkt, kommt es lediglich zur Störung der Willkürbewegung, jedoch nicht der reflektorischen Bewegung. Bei beidseitiger Läsion von PPRF und Abduzenskern bleibt lediglich die vertikale Blickbewegung erhalten, da diese Funktion weiter kranial innerviert wird. Bei dieser beidseitigen Blicklähmung ist meistens die paramediane Brückenregion infarziert, selten nur eine Brückenseite mit Beteiligung der Raphe.

Bei manchen Patienten findet man ein sog. *Eineinhalb-Syndrom*, das folgendermaßen charakterisiert ist: Ein Auge liegt in Mittelstellung und kann keinerlei horizontale Blickbewegungen durchführen, während das andere Auge in Abduktionsstellung liegt und allenfalls bis zur Mittellinie adduziert werden kann. In diesen Fällen handelt es sich einerseits um eine Infarzierung im Bereich des PPRF mit vollständiger Lähmung der konjugierten Willkürbewegung beider Augen (Blickparese) zur ipsilateralen Insultseite und zusätzlich um eine Schädigung des MLF mit Lähmung der Bewegung des ipsilateralen Auges zur Gegenseite [40]. Die Bezeichnung entstand dadurch, dass von den zwei horizontalen Blickbewegungsmöglichkeiten jeweils jeden Auges (willkürliche Graduierung: 4 mal 0,5) nur für ein Auge eine Bewegungsmöglichkeit (des kontralateralen nach lateral) erhalten ist und somit die *Eineinhalb-Funktion* (3 mal 0,5) gestört ist.

Gelegentlich kommt es bei A. basilaris-Okklusion mit ausgeprägten Infarzierungen der Brücke zum sog. okulären *bobbing* [153]. Hierbei bewegen sich die Augen plötzlich spontan um wenige Millimeter nach unten, um anschließend sofort in die mittlere Ausgangsstellung zurückzukehren. Meistens bewegen sich die Augen konjugiert. Die horizontale Augenbewegung ist eingeschränkt, die vertikale jedoch erhalten. Das okuläre *bobbing* entspricht den *roving eye movements* bei horizontalen Augenbewegungsstörungen. Der lokalisatorische Wert dieses Phänomens ist gering und weist nicht notwendigerweise auf eine pontine Störung hin, da auch bei Kleinhirninfarkten und Kleinhirnblutungen entsprechende Phänomene beobachtet wurden.

Störungen der Pupille bei pontinen Infarkten sind die sog. miotischen Pupillen (*pinpoint pupils*), die durch ihren extrem kleinen Durchmesser auffallen und enger sind als beim Horner-Syndrom. Sie reagieren aber noch auf starkes Licht.

Infarkte des Mittelhirns führen zu einer Weitstellung der Pupillen, wenn der N.oculomotorius beteiligt ist.

Eine Ptose und Verkleinerung der Lidspalte durch Lähmung der Mm. tarsales superior und inferior ist Folge einer Schädigung der zentralen Sympathikusbahnen. Diese Form der Ptose kann auf jeder Höhe oberhalb der Fazialiskerne in der Brücke von einer zentralen oder peripheren Fazialisschädigung begleitet und dann maskiert sein.

Skew deviation bedeutet eine unterschiedliche vertikale Position der Augenbulbi, wobei sich diese Position meist bei allen Bulbuspositionen nachweisen lässt. *Skew deviation* findet man ebenfalls bei Hirnstamminsulten.

11.2.4 Lakunen (Abb. 11.43)

Lakunen sind meist tief im Hirngewebe liegende kleine Infarkte mit einem Durchmesser von maximal 15 mm im Territorium einzelner penetrierender Gefäße. Die Gefäße haben einen Durchmesser von 300 bis 400 µm bis maximal ca. 1 mm. Sind größere Gefäße betroffen, kann der Durchmesser der Lakunen bis zu 35 mm betragen (sog. Riesenlakunen). Lakunen werden vorwiegend in den Basalganglien, vor allem im Putamen, weiterhin im Thalamus, der inneren Kapsel und der Brücke vorgefunden. Betroffen sind somit die lentikulustriären Gefäße der Aa. cerebri anterior und media, die thalamoperforierenden Gefäße der A. cerebri posterior und die paramedianen Äste der Aa. basilaris. Die Lakunen entstehen also dort, wo die Gefäße den Charakter von sog. Endstromgefäßen ohne Anastomosen haben. Unmittelbar subkortikal in der weißen Substanz lokalisierte Lakunen sind selten. In der grauen Substanz des Kortex, im Rückenmark, in der Medulla oblongata und im Kleinhirn sind Lakunen nur in wenigen Fällen nachweisbar. Meistens findet sich der Gefäßverschluss in der ersten Hälfte des betroffenen penetrierenden Gefäßes; bei mehr proximalem Verschluss sind Riesenlakunen die Konsequenz.

Lakunen sind meistens Folge eines lang bestehenden Bluthochdrucks (nachweisbar bei 2/3 der Patienten) oder eines Diabetes mellitus (nachweisbar bei 1/3 der Patienten) und selten eines Nikotionabusus (ca. bei 1/5 der Patienten) mit durch diese Risikofaktoren ausgelöster fortschreitender Ausbildung einer eher seltenen Lipohyalinose oder – was als häufigere Ursache angenommen wird – von Mikroatheromen. Sie führen entweder zu einer In-situ-Thrombose oder zu Mikroembolien aus den lipohyalinotisch veränderten Gefäßanteilen in die distalen Gefäßstrecken oder zu einem plötzlichen Gefäßverschluss. Auch Gefäßwandzerreißungen im Bereich der Atherome sind denkbar. Mikroembolien, Polyzythämie, Dissektionen kleiner Gefäße, Amyloidangiopathie und vaskulitische Veränderungen sind ebenfalls als Ursache von Lakunen beschrieben.

Die Angaben zur Prävalenz lakunärer Insulte sind unsicher und reichen je nach verwendetem Schlaganfallregister oder untersuchter Region von 9,7 bis 28,9%. Bluthochdruck und Diabetes sind häufiger, Vorhofflimmern dagegen ist selte-

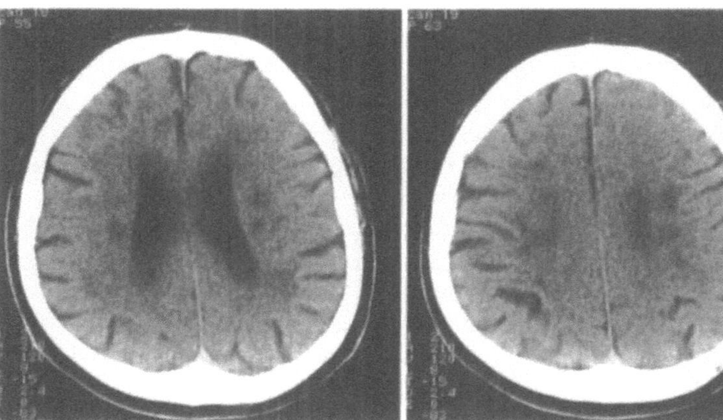

Abb. 11.43. CCT, axiale Darstellung: multiple, große Lakune im Marklager, Versorgungsgebiet der A. cerebri media. Zusätzlich Leukoaraiose als Hinweis auf Mikrozirkulationsstörungen

ner bei Patienten mit Lakunen als bei Patienten mit kardioembolischem Insult. Als Risikofaktoren für die Entwicklung von Lakunen werden neben Bluthochdruck, Diabetes mellitus und Nikotinabusus eine erhöhte Fibrinogenkonzentration, rheologische Abnormalitäten, erhöhtes Plasmalipoprotein, die Existenz peripherer vaskulärer Erkrankungen, Rassenzugehörigkeit und familiäre Faktoren beschrieben.

Arterio-arterielle Embolien bzw. kardiogene Embolien mit Okklusion der kleinen penetrierenden territorialen Arterien galten früher als seltene Ursache von Lakunen. Die Häufigkeit kardiogener Embolien als Ursache von Lakunen wird heute mit 2–17% angenommen. Vor allem bei Nachweis von Herzerkrankungen muss eine kardiogene Ursache der Lakunen angenommen werden, wenn Stenosen der Karotiden nicht vorliegen. Stenosierende Prozesse der Karotiden werden bei Patienten mit lakunären Syndromen in verlässlich interpretierbaren Studien mit bis zu 30% beschrieben.

Lakunen können auch im Stromgebiet gänzlich verschlossener Karotiden und gelegentlich sogar in den Wasserscheidengebieten zwischen den penetrierenden Arterien der Aa. cerebri media, anterior und posterior nachgewiesen werden. Dieses mag dann ein Argument für die hämodynamische Ursache einzelner Lakunen sein. Dennoch kann auch in diesen Fällen die Lakune als Folge eines Embolus des arteriellen Verschlusstumpfs oder einer lokalen Gerinnselbildung entstehen. Inzidienz und Prävalenz hämodynamisch hervorgerufener Lakunen können aufgrund mangelnder Studienergebnisse nicht angegeben werden.

Der Status lacunaris ist Folge einer fortgesetzten Ansammlung mehrerer Lakunen in den genannten Territorien mit progredienter Entwicklung neurologischer Ausfälle. Die Patienten bieten dann neben den u.g. typischen Syndromen weitere Symptome wie Dysarthrie, Urininkontinenz, pseudobulbäre Zeichen, einen charakteristischen Gang mit kleinen, unsicheren, schlurfenden Schritten (*marche à petit pas*) und Zeichen der Demenz. Aufgrund der heutzutage effizienteren Behandlung der Risikofaktoren wird ein Status lacunaris heutzutage seltener vorgefunden.

Wichtige da häufigere lakunäre Hirnstammsyndrome wie die „isolierte motorische Hemiparese“, „ataktische Hemiparese“, „sensomotorische Hemiparese“ und das „dysarthrische schwere Hand-Syndrom“ werden in Tabelle 11.23 zusammengefasst. Seltenere lakunäre Symptome sind extrapyramidal-motorische Symptome mit Chorea, Hemiballismus, Dystonie oder Parkinson-Zeichen, die Kombination einer Hemiparese mit N. abducens-Lähmung, horizontaler Blickrichtungslähmung und einer internukleären Ophthalmoplegie, Benedikt-Syndrom, Claude-Syndrom und Eineinhalbsyndrom.

Isolierte motorische Hemiparese

Sie ist die häufigste Form (50–70% der Patienten) eines lakunären Syndroms. Die Lakunen sind in der inneren Kapsel oder der benachbarten Corona radiata, der Brücke und seltener der Pyramidenbahn in der Medulla oblongata lokalisiert [53, 54, 55]. In jenem Teil der Capsula interna, der vom Knie nach hinten reicht, und im Pallidum sind die lentikulostriären Gefäße der A. cerebri media betroffen. Lakunen sind auch im vorderen Abschnitt der Capsula interna und im Nucleus caudatus beschrieben [125]; sie liegen im Versorgungsgebiet der A. cerebri anterior (A. recurrens Heubner).

In typischen Fällen handelt es sich um eine rein motorische Lähmung ohne Sensibilitätsstörung, Aphasie, Gesichtsfelddefekte oder kognitive bzw. affektive Veränderungen. Die Parese hat Charakteristika einer ataktischen Hemiparese, wenn die Lakunen in der Corona radiata lokalisiert sind. Arme und Beine sind meistens – jedoch nicht immer – gleichmäßig betroffen. Die Lähmungen können die Beine betonen, wenn die Lakunen in der inneren Kapsel mehr hinten liegen, eher die Arme, wenn sie vorne liegen, und in ganz wenigen Fällen nur die fazialisversorgte Muskulatur, wenn die Lakunen im Kapselknie liegen (s. Abb. 11.21). Monoparesen als Folge von Lakunen oder eine isolierte zentral bedingte Fazialisparese sind eine Seltenheit.

Bei nahezu 40% der Patienten mit rein motorischen Paresen lassen sich diskrete Sensibilitätsstörungen (Taubheit, Schweregefühl des ruhenden Arms) an den betroffenen Extremitäten nachweisen [43], sobald die Lakune das Gebiet der Capsula interna überschreitet.

Isolierte Sensibilitätsstörung

Die Lakunen sind in Thalamus, Hirnstamm und den thalamokortikalen Projektionsbahnen lokalisiert [49]. Bei größeren Lakunen im Thalamus betreffen die Sensibilitätsstörungen die gesamte Halbseite einschließlich Gesicht mit Nase und Zunge, Nacken, Schädeldecke, Stamm und Genitalien [109]. Bei kleineren Lakunen können einzelne Körperteile betroffen sein, so z. B. nur Finger oder Gesicht, Fuß oder Schulter [27]. Die Patienten verspüren oft im betroffenen Hautareal ein Gefühl von Wärme, Hautspannung oder Stechen; dieses kann repetitiv über Sekunden bis Minuten auftreten. Hyperpathie, Kältegefühle und Eindruck einer großen Extremitätenschwere sind weitere Charakteristika dieser rein sensiblen Insulte. Nach Hautberührung können unangenehme Missempfindungen beobachtet werden.

Ataktische Hemiparese

Die lakunären Läsionen findet man in der Corona radiata, also dem Strahlenkranz, der vom Kortex zur Capsula interna strebt, oder im hinteren Abschnitt der inneren Kapsel, weiterhin in Thalamus, Nucleus lentiformis, Kleinhirn und Brücke [81, 101]. Die klinische Symptomatik besteht aus einer distal betonten Lähmung, vorwiegend des Beines ohne wesentlicher paretischer Beteiligung von Arm und Gesicht, und einer zusätzlichen Ataxie von Arm und Bein. Oft entwickelt sich dieser Befund langsam [78]. Die Prognose ist günstig.

Dysarthrie-Schwere-Hand-Syndrom

Hier sind die Ataxie und Dysmetrie von Arm und Bein das prominenteste Symptom, assoziiert mit Dysarthrie, leichter Parese der Extremitäten, Gesichtslähmung und Schluckstörung. Die Lakunen sind im vorderen Abschnitt der Capsula interna oder in der Brücke lokalisiert [51].

Hemichorea-Hemiballismus-Syndrom

Dieses Syndrom ist das häufigste der extrapyramidalmotorischen Syndrome, das durch Lakunen hervorgerufen werden kann [42]. Die choreatischen Symptome treten abrupt auf und sind vorwiegend am Arm mit Betonung der Hand zu beobachten. Topographisch sind Nucleus caudatus mit Ausdehnung bis in die Corona radiata, Thalamus und Nucleus subthalamicus betroffen.

Dystonie-Syndrom

Lakunen im ventralen posterolateralen Thalamusanteil und dem benachbarten Crus posterior der inneren Kapsel rufen dieses seltene Syndrom hervor, das von aktionsinduzierten rhythmischen dystonen Bewegungen des Armes (und selten des Beines) geprägt ist [152]. Bewegungsunabhängige fokale Dystonien werden durch Lakunen im Nucleus lentiformis hervorgerufen [136].

Störungen der Blickmotorik

Eine ipsilaterale Okulomotoriusparese wird durch Lakunen im Mittelhirn hervorgerufen. Kommt eine kontralaterale Hemiparese hinzu, handelt es sich um ein Weber-Syndrom. Bei Lakunen im Nucleus ruber findet man zusätzlich zu den Symptomen des Weber-Syndroms eine kontralaterale Ataxie, da hier die dentatothalamischen Fasern passieren. Lakunen in der thalamomesenzephalen Region rufen eine Parese für den Aufwärts-/Abwärtsblick hervor, da pränukleäre Fasern des III. Hirnnervs betroffen sind. Die thalamosubthalamische Arterie aus der A. cerebri posterior versorgt zusätzlich benachbarte Strukturen, sodass weitere Symptome wie Ataxie, Dysphasie, Hemihypästhesie und kognitive Störungen beobachtet werden können.

Eine internukleäre Ophthalmoplegie einer oder beider Seiten entsteht durch Lakunen im hinteren Längsbündel (Fasciculus longitudinalis medialis).

11.2.5 Grenzzoneninfarkte

Grenzzoneninfarkte, auch Wasserscheideninfarkte genannt, werden von den thromboembolischen Infarkten abgetrennt. Während thromboembolische Infarkte unmittelbar hinter einem embolisch oder thrombotisch hervorgerufenen Gefäßverschluss entstehen, ist das unmittelbar dem Grenzzoneninfarkt vorgeschaltete Gefäß in seinem Lumen nicht eingeengt oder gar verschlossen. In diesem Gewebeareal ist die Hirndurchblutung jedoch aufgrund eines weit vorgeschalteten stenotischen Prozesses abgefallen, wobei diese proximale Stenose meistens an der A. carotis oder den unmittelbaren proximalen Abgängen der großen intrakraniellen Arterien zu finden ist. Die stenotischen Prozesse müssen ausgeprägt sein, sodass dann eine Senkung des Perfusionsdrucks durch Blutdrucksenkung, möglicherweise in einigen Fällen in Zusammenhang mit Änderungen der Fließbedingungen, zu einer kritischen Mangeldurchblutung führt.

Das Ausmaß der Kollateralversorgung spielt eine wesentliche Rolle bei der Entscheidung, ob eine hochgradige Stenose im distal abhängigen Gebiet bei Blutdruckabfall einen Insult hervorruft oder nicht. Erst wenn ein kritischer Grad

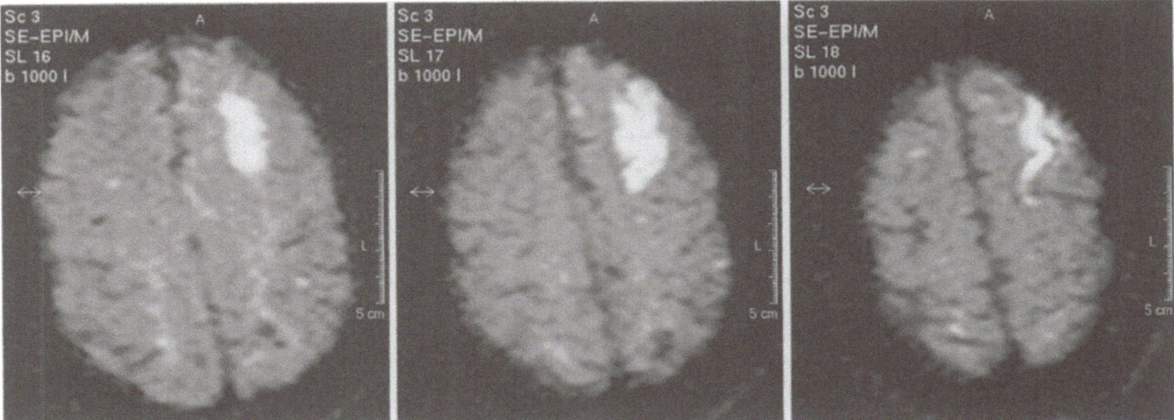

Abb. 11.44. Grenzzoneninfarkt. MRT, axiale Darstellung: frischer hämodynamisch hervorgerufener Wasserscheideninfarkt zwischen A. cerebri anterior und A. cerebri media links bei A. carotis-interna-Verschluss links

von proximaler Gefäßeinengung auftritt und die intrazerebrale Autoregulation der Gefäße zur Kompensation des Perfusionsdruckabfalls keine ausreichende Widerstandssenkung verursacht und somit die Vasomotorenreserve versagt, kommt es zum Auftreten entsprechender klinischer Symptome.

Die Grenzzonen- oder Wasserscheideninfarkte des Großhirns mit einer halbmondförmigen bzw. C-förmigen Figur reichen vom Lobulus polaris frontalis parasagittal, dicht an der Mittellinie, bis zum hinteren parietookzipitalen visuellen Assoziationskortex. Eine weitere Wasserscheide besteht in der A. cerebri media zwischen den langen penetrierenden Gefäßen vom Kortex und den lentikulostriären Gefäßen (innere Wasserscheide) (Abb. 11.44). Grenzzoneninfarkte findet man auch im zentralen Rückenmarkbereich zwischen vorderer und hinterer Spinalarterie, im Hirnstamm und an der Oberfläche des Kleinhirns.

Tabelle 11.25. Häufige Symptome bei Grenzzoneninfarkten

- **A. cerebri-anterior-media-Grenzzone**
  - Proximal betonte sensomotorische Hemiparese
  - Proportional verteilte Hemiparese, oft ohne Gesichtsbeteiligung
  - Isolierte Armparese
  - Transkortikal motorische Aphasie
  - Bewusstseinstrübung
  - Epileptische Anfälle
- **A. cerebri-media-posterior-Grenzzone**
  - Hemihypästhesie
  - Sensomotorische Hemiparese
  - Sensorische Aphasie
  - Hemineglekt
  - Homonyme Quadrantenanopsie, vorwiegend nach unten
  - Epileptische Anfälle

Häufig äußern sich die Insulte zuerst als TIAs. Komplette Infarkte äußern sich als Hemiparese, die i. Allg. weniger stark ausgeprägt ist als bei einem kompletten Territorialinfarkt eines der großen intrakraniellen Gefäße. Ist zusätzlich das Auge betroffen mit Ischämie in der A. centralis retinae, kommt es im Gegensatz zu den embolisch bedingten Verschlüssen der Zentralarterie mit der akut einsetzenden Amaurose hier oft zu einer progredienten Verschlechterung des Visus. Tabelle 11.25 listet häufige neurologische Zeichen bei Patienten mit Grenzzoneninfarkten auf. Die epileptischen Anfälle, die ebenfalls häufig rezidivieren können, sind meistens fokaler Natur, können als Epilepsia partialis continua oder auch als sekundär generalisierte Anfälle auftreten. Postiktual kommt es häufig zur Lähmung (Todd-Lähmung).

11.2.6 Stumme Infarkte

Stumme Infarkte sind ischämische Schlaganfälle, die vom Patienten oder dem Arzt bisher weder bemerkt noch erkannt wurden. Diese Defintion beinhaltet natürlich auch die Unsicherheiten, die sich durch Genauigkeit einer Anamneseerhebung, Erinnerungsvermögen des Patienten, Einschätzung zurückliegender klinischer Ausfälle (z. B. bei TIAs oder RINDs) und die Genauigkeit der neurologischen Untersuchung, aber auch durch die Tatsache, dass nicht alle Gewebeareale mit Infarkten auffällige Symptome oder klinische Zeichen hervorrufen oder zurücklassen, ergeben. Lässt sich in der genauen neurologischen Untersuchung ein abnormaler Befund nachweisen, kann von der stummen Natur eines Schlaganfalls nicht mehr ausgegangen werden.

In der Mehrzahl haben diese stummen Infarkte einen in der neuroradiologischen Bilddarstellung nachweisbaren Durchmesser von weniger als 15 mm. Sie sind in den tiefen Strukturen des Gehirns lokalisiert, betreffen jedoch auch Basalganglien und den vorderen Abschnitt der Capsula interna. Stumme Infarkte müssen von Virchow-Robin-Räumen (*état criblé*) und von Lakunen unterschieden werden.

11.2.7 Spinale Durchblutungsstörungen

Ischämische Insulte des Rückenmarks sind im Vergleich zu Großhirninsulten selten. Epidemiologische Untersuchungen existieren nur in kleiner Anzahl.

Ursachen

Ein beidseitiger Vertebralarterienverschluss mit Versorgungsstörung der vorderen Spinalarterie kann im oberen Zervikalmark zu einer ausgedehnten Infarzierung führen. Häufigste Ursachen sind Veränderungen nach traumatischer Dissektion, extrakranielle beidseitige Okklusionen bzw. einseitiger Verschluss bei kontralateraler Hypoplasie oder lokale Kompressionen nach Traumen (Tabelle 11.26).

Tabelle 11.26. Ursachen der Rückenmarksinfarkte

- **Embolien aus proximalen Arterien**
  - Aortenatherosklerose
  - Aortenerkrankungen
- **Herzerkrankungen**
  - Arrhythmien
  - Offenes Foramen ovale
  - Klappenerkrankungen (Endokarditis, Mitralklappenprolaps)
  - Vorhofmyxome
  - Kardiomyopathien
  - Herzkatheteruntersuchungen
- **Vaskulitis**
  - Riesenzellarteriitis
  - Panarteritis nodosa
  - Syphilis
  - Morbus Behçet
  - Drogen (Kokain)
  - Tuberkulose
  - Sarkoidose
  - Borreliose
- **Hämodynamische Insuffizienz**
  - Herzstillstand
  - Aortenruptur
  - Aortendissektion
  - Aortenoperation
  - thorakolumbale Sympathektomie
  - Angiographie von Aorta oder A. vertebralis
  - Sichelzellanämie
- **Verschiedenes**
  - Infektionen
  - Meningitis
  - Mukormykose
  - Dekompressionerkrankung
  - Halswirbelsäulenluxation
  - Embolien von Bandscheibenmaterial bei Prolaps
  - Antiphospholipidantikörper-Syndrom

Der primäre Verschluss der A. spinalis anterior im Rahmen einer ortsständigen Thrombose äußert sich nur gelegentlich initial als über Stunden oder mehrere Tage anhaltender Rückenschmerz mit Parästhesien in den Extremitäten, gefolgt von einer anschließend plötzlich innerhalb weniger Minuten oder Stunden zunehmenden schlaffen Paraparese der Beine oder bei entsprechend hohem Verschluss Tetraparese. Meistens treten Schmerz und Lähmung gleichzeitig auf. Berührungsempfindung und Lageempfindung sind meistens erhalten, Temperatur- und Schmerzempfindung unterhalb des betroffenen Segments herabgesetzt oder aufgehoben, Blasen- und Mastdarmkontrolle häufig gestört. Da die A. spinalis anterior auch die untersten Anteile des Hirnstamms versorgt, kann ein hoher Verschluss einen medialen unteren Medulla-oblongata-Infarkt hervorrufen. Die häufigsten Ursachen der thrombotischen A. spinalis-anterior-Verschlüsse sind Entzündungen wie Syphilis, Tuberkulose, Sarkoidose, Borreliose, Riesenzellarteriitis, aber auch nicht entzündliche Erkrankungen wie Sichelzellanämie oder ossäre Prozesse der Wirbelsäule mit Kompression der A. spinalis anterior.

Bei schwerer Arteriosklerose der Aorta kann die Ischämie des Rückenmarks anfangs schleichend und dann rasch progredient zunehmen und aufgrund der langsam progredienten bzw. stotternden Symptomatik zu Fehldiagnosen führen. Vor allem dann, wenn die selektive Ischämie nur die Vorderhörner und die Pyramidenbahnen betrifft, kann irrtümlicherweise eine degenerative neurogene Erkrankung wie eine spinale Muskelatrophie oder eine amyotrophe Lateralsklerose vermutet werden.

Spinale Infarkte als Folge einer Dissektion der Aorta beginnen akut mit plötzlich einsetzendem Rücken- oder Brustschmerz. Die Ausdehnung des Rückenmarksinfarkts betrifft in diesen Fällen meistens eine weite Längsstrecke über den gesamten Querschnitt des Rückenmarks. Typischerweise findet man das Zentrum dieser Infarkte im unteren Thorakalmark, da v.a. hier die spinalen Äste der Interkostalarterien zur Blutversorgung beitragen [140] und dieses Gebiet eine longitudinale Wasserscheide darstellt. Bei Dissektion der Adamkiewicz-Arterie (A. radicularis magna) findet sich der Bereich der maximalen Ischämie in den Segmenten Th10–L1. Das Zervikalmark ist wegen seiner Versorgung aus den Vertebralarterien bei Dissektionen der Aorta nur selten befallen. Die Prognose bei Dissektionen der Aorta mit embolischen oder hämodynamischen Infarkten im Rückenmark ist meistens schlechter als bei zerebralen Infarkten als Folge einer Dissektion.

Eine Aortenisthmusstenose kann ebenfalls zu einem Rückenmarksinsult führen. Trotz des teilweise ausgedehnten anastomotischen Netzwerks kann die Stenose vor dem Abgang der A. subclavia ein Subclavian-steal-Syndrom hervorrufen. Auch bei Einengung der Aorta nach dem Abgang der A. subclavia kann eine Rückenmarkischämie durch Blutdruckabfall ausgelöst werden, wenn die vordere Spinalarterie in das anastomotische Netzwerk einbezogen ist. Bei extremer Ektasie der A. spinalis anterior im Rahmen dieses Kollateralnetzwerkes kann das Rückenmark durch die Arterie komprimiert werden, sodass es zur zerviko-thorakalen Myelopathie, wie sie ansonsten bei einem knöchern engen Spinalkanal beobachtet wird, kommt. In seltenen Fällen entsteht ein rezidivierendes Symptomenbild, das mit Paraparese, symmetrischen Gefühlsstörungen und Sphinkterstörungen als Claudicatio spinalis eingeordnet wird, da die erweiterte A. spinalis anterior im Rahmen der bewegungsabhängigen Erweiterung den unteren und mittleren Thorakalsegmenten Blut entzieht.

Alle chirurgischen Eingriffe an der Aorta können natürlich zu arterioarteriellen Embolien des Rückenmarks führen. Die Inzidenz ist hoch [34]. Auch hier ist die Paraplegie anfangs schlaff und weicht erst nach Tagen, selten Wochen, einer spastischen Parese, soweit die Vorderhörner noch nicht betroffen sind. Wenn das lumbale Rückenmark betroffen ist, entwickelt sich gelegentlich ein Conus-medullaris-Infarkt mit Hypotonie, Areflexie, Verlust der Sphinkterfunktion und Verlust der Empfindung für Berührung in Beinen und unterem Abdomen.

Operative Eingriffe (Rippenresektion, Thorakoplastie, Sympathektomie oder Pneumonektomie) können auch Rückenmarksinfarkte durch Verschluss der interkostalen Äste provozieren, wobei der segmentale Befall der vorderen zwei Drittel des Rückenmarks gelegentlich vom unteren Thorakalmark bis in das Lumbalmark reicht.

Kardiale Embolien in das Rückenmark entstehen als Folge einer Endokarditis, eines Herzinfarkts, eines Vorhofmyxoms oder durch Cholesterinembolien. Der Beginn ist immer akut. Kommt es zu rezidivierenden Embolien, wird ein stotterndes, progredientes Krankheitsbild beobachtet. Seltene Ursachen einer Rückenmarksinfarzierung ist die Caisson-Krankheit, oft mit Gasbläschenverschluss der Arterien.

Kompressionen des Rückenmarks mit hämodynamisch hervorgerufener Infarzierung kommen nach Tumoren, schweren Wirbelsäulenveränderungen wie einer Kyphoskoliose, nach Traumen und bei der Paget-Erkrankung vor. Embolien aus prolabierten Bandscheiben in die Arterien sind beschrieben.

Vor allem nach Herzstillstand mit prolongierter, das gesamte Rückenmark betreffender ischämischer Hypoxie entsteht aufgrund der vermutlich erhöhten Vulnerabilität der Vorderhornzellen eine selektive Infarzierung beider Vorderhörner mit einer konsekutiven schlaffen Paraparese ohne (oder mit nur sehr diskreten) Gefühlsstörungen. Derartige Infarkte können sogar eine amyotrophe Lateralsklerose imitieren, sogar mit einer schweren Plegie beider Arme. Typisches differentialdiagnostisches Kriterium ist die fehlende Progredienz der klinischen Ausfälle. Bei repetitiven anoxischen Attacken im Rückenmark können im Vorderhorn mehrere kleine Infarkte beobachtet werden. Diese Patienten entwickeln gelegentlich einen stotternden Fortschritt der klinischen Symptome. Die Ursache dieser lakunären Veränderungen mit progredienter klinischer Symptomatik sind entweder Mikroembolien aus dem Herzen oder schwere arteriosklerotische Veränderungen der Aorta.

In anderen Fällen kommt es zum sog. zentralen Rückenmarksinfarkt, der die weiße (äußere) Substanz des Rückenmarks ausspart und nur die zentralen Areale in der Nähe der Hinterhörner betrifft. Auch derartige Infarkte treten v.a. nach prolongierter Hypoxie im Rahmen eines Herzstillstands oder einer langfristigen hypotensiven Blutdrucksituation auf. Diese hämodynamischen Infarkte treten entweder in der sog. longitudinalen Grenzzone (Wasserscheide) zwischen dem oberen und mittleren Drittel des thorakalen Rückenmarks auf, oder in der horizontalen Grenzzone zwischen der vorderen und hinteren arteriellen Versorgung. Ein derartiger zentraler Infarkt kann auch das obere oder untere Ende eines kompletten Querschnittsinfarkts markieren.

Verschlüsse der kleinen intramedullären Arterien sind nur selten auf eine hypertensive Gefäßerkrankung zurückzuführen. Die Symptomatik entspricht dem zentralen Rückenmarkinfarkt, wobei die Symptomatik an eine Syringomyelie erinnert. Auch hier kommen entzündliche Erkrankungen wie Syphilis, Arteriitis, Lupus erythematodes, rheumatoide Arthritis und Sarkoidose als Ursache infrage.

Differentialdiagnostische Überlegungen sind von großer Bedeutung. So können z.B. Tumoren der Wirbelkörper zu einer Einengung der Arterien führen und eine akut auftretende, dann persistierende oder gar sich ausbreitende Mangeldurchblutung hervorrufen. In Einzelfällen kann sie sogar zur neurogen bedingten spinalen Muskelatrophie führen, wenn durch die kompressionsbedingte Unterbrechung der Gefäßversorgung das Vorderhorn betont betroffen ist. Auch ein enger Spinalkanal ruft gelegentlich Symptome durch eine arterielle Kompression hervor, natürlich auch ein Bandscheibenvorfall oder die Kompression der A. spinalis anterior durch ein ausgedehntes thorakales Trauma mit Verlagerungen von Knochenanteilen. Auch arteriovenöse Missbildungen mit Steal-Effekt oder unmittelbarer Kompression der Arterien können TIAs provozieren [139].

Die Insulte betreffen der Häufigkeit nach v.a. das Versorgungsgebiet der A. spinalis anterior im thorakalen und zervikalen Bereich [80]. Die Infarkte sind im zentralen Grau der Vorder- und Seitenhörner lokalisiert und erstrecken sich bis zur Basis von Hinterhorn, Funiculus lateralis und periependymalen Anteilen der Hinterhörner, deren restliches Gewebe von den hinteren paarigen Aa. spinales posteriores versorgt wird. Damit sind etwa zwei Drittel bis drei Viertel des Rückenmarksquerschnitts in die Mangeldurchblutung der vorderen Arterien mit einbezogen.

Klinik

Die Klinik der spinalen Ischämie äußert sich meist als plötzlich auftretender Insult ohne auffällige Vorboten. Klinische Zeichen einer schleichend zunehmenden sich ausbreitenden Ischämie sind selten. Die Insulte können sich ebenfalls als reversibles ischämisches neurologisches Defizit (RIND), kompletter oder progredienter Insult manifestieren, wobei in der Ausprägung von Symptomen und Zeichen eine erhebliche Variabilität auffällt. Einige Patienten mit spinaler Ischämie leiden an transienten Symptomen, die als TIAs verstanden werden [18]. So kann es infolge einer Tetra- oder Paraparese zu plötzlichen Stürzen bei erhaltenem Bewusstsein und Realisierung des Sturzes kommen. Der Patient ist dann im Gegensatz zu einer kardial bedingten Sturzattacke nicht bewusstlos, kann sich aber meistens nicht unmittelbar erheben. TIAs äußern sich neben der Tetra- oder Paraparese auch als Blasen- oder Mastdarmstörung und verschiedene Formen der segmentalen Sensibilitätsstörung. Ursache rezidivierender TIAs sind meist mehrzeitig auftretende Embolien aus Herz oder Aorta und passagere Blutdrucksenkungen bei lokalen artherothrombotischen Stenosen [5]. Auch eine Coarctatio aortae mit Steal-Symptomatik kann rezidivierende TIAs des Rückenmarks verursachen [12].

Erstes Symptom bei einer akut auftretenden Mangeldurchblutung im thorakalen oder zervikalen Bereich ist häufig ein akuter Rückenschmerz zwischen Schulterblättern oder direkt oberhalb davon mit radikulärer Ausdehnung, an die sich sofort eine meist ausgeprägte Paraparese oder seltener Tetraparese, anfangs mit schlaffem Muskeltonus, anschließt (Tabelle 11.27). Die Muskeleigenreflexe sind anfangs nicht vorhanden oder abgeschwächt; es fehlen in diesem Stadium Pyramidenbahnzeichen. Später, nach Tagen oder Wochen entwickeln sich eine ausgeprägte Spastik mit ein- oder beidseitigem Babinski-Zeichen [48, 149]. Die Blasen- und Mastdarmkontrolle geht bereits im Anfangsstadium verloren. Eine dissoziierte Sensibilitätsstörung mit Anästhesie für Schmerz und Temperatur unterhalb des Infarkts bei erhaltener oder nur diskret eingeschränkter Empfindung für Berührung, Lage und Vibrationen lässt sich typischerweise nachweisen. Gelegentlich treten zusätzlich leichte Störungen der Vibrationsempfindung und des Lagesinns auf, da die A. spinalis anterior auch die basalen Anteile der Hinterstränge mit versorgen kann.

Tabelle 11.27. Häufige Symptome des A. spinalis-anterior- und des A. spinalis-posterior-Infarkts

- **A. spinalis-anterior-Infarkt**
  - Akute Rückenschmerzen
  - Rasch auftretende schlaffe Paraparese
  - Initial schlaffer Extremitätentonus, später Entwicklung einer Spastik
  - Initiale Areflexie, später Entwicklung von Pyramidenbahnzeichen
  - Dissoziierte Sensibilitätsstörung
  - Urininkontinenz
  - Schmerzhafte Dysästhesien im chronischen Stadium
- **A. spinalis-posterior-Infarkt**
  - Akuter Verlust der Empfindung für Vibration, Lagesinn, Berührung unterhalb des betroffenen Niveaus
  - Erhaltene Empfindung für Schmerz und Temperatur (im Akutstadium aber auch eingeschlossen)
  - Erhaltene motorische Funktionen
  - Abschwächung der Muskeleigenreflexe in Infarkthöhe

Sensibler Schwerpunkt der thorakalen Infarkte betrifft die Ausdehnung von Th4 bis zum unteren Thorakalmark, auch weil diese thorakale Region eine Wasserscheide darstellt.

Ein Verschluss der Adamkiewicz-Arterie führt zum thorakolumbalen Infarkt mit anfangs ebenfalls schlaffer Paraparese. Die wird im weiteren Verlauf üblicherweise spastisch, aber bleibt schlaff, wenn die Infarkte auch die Vorderhörner einbeziehen. Auch Infarkte in der zervikalen Region können ein Grund für motorische Defizite mit sog. peripherer Charakteristik sein (Amyotrophie, Areflexie), wenn die Vorderhörner oder die Spinalwurzeln in die Ischämiezone mit einbezogen sind. Dann kommt es zur langbestehenden schlaffen Lähmung mit Areflexie und Amyotrophie. Sind die sympathischen Neurone der Seitenhörner betroffen, bilden sich auch trophische Veränderungen der Haut aus. Aufgrund der schweren klinischen Beeinträchtigung treten bei diesen Patienten im weiteren Verlauf häufig Hautulzera, tiefe Venenthrombosen und Infekte auf. Insgesamt ist der Verlauf dann ungünstig.

Wenn anatomische Variationen vorliegen, können Krankheitsbilder beobachtet werden, die beim ersten Eindruck nicht einer typischen vaskulären Genese zugeschrieben werden. Beispielsweise kommt es bei wenigen Fällen nach Abgang der sulkokommissuralen Arterie aus der A. spinalis anterior nicht zur Bifurkation im Rückenmark, sodass dann ein Arterienast – segmental begrenzt – nur eine Rückenmarkshälfte versorgt und der Verschluss ein typisches Brown-Séquard-Syndrom mit ipsilateraler Lähmung und ipsilateraler geringer Störung der Tiefensensibilität bei kontralateraler Störung für Schmerz und Temperatur unterhalb des betroffenen Niveaus hervorruft. Die andere Seite des Rückenmarksquerschnitts wird in diesen Fällen von darüber oder darunter liegenden Arterien versorgt. Derartige Bilder mit einseitigem Rückenmarksinfarkt treten auch dann auf, wenn die A. spinalis anterior doppelt angelegt ist und der Gefäßverschluss lediglich eine Arterie betrifft oder wenn ein distaler perforierender Ast der Sulkusarterien verschlossen ist.

Die zahlreichen kleinen zuführenden Gefäße, welche die A. spinalis posterior versorgen, erleiden wesentlich seltener Okklusionen als die A. spinalis anterior. Bei einer Mangeldurchblutung im betroffenen Gewebe sind das hintere Drittel bzw. das hintere Viertel des Rückenmarksquerschnitts infarziert, mit Einbeziehung von Hintersträngen, Basis der Hinterhörner und hinterem Anteil des Funiculus lateralis. Oft findet man Zeichen einer beidseitigen Mangeldurchblutung. Die klinische Symptomatik kann aufgrund der großen anatomischen Variationen mit einem anastomotischen Netzwerk auf der Rückenmarksoberfläche erheblich variieren. Am häufigsten kommt es zu Parästhesien und Einschränkung der Tiefensensibilität unterhalb des Infarktniveaus in Armen und Beinen. Gelegentlich ist zusätzlich der Tractus corticospinalis mit einer Schwäche der unteren Extremitäten betroffen.

In manchen Fällen entwickelt sich bei Verschluss der vorderen und hinteren Spinalarterien ein kompletter Rückenmarksquerschnitt mit akuter schwerer Paraplegie, Anästhesie unterhalb des infarzierten Niveaus und Blasen- und Mastdarmstörungen. Die Prognose dieser Patienten ist ungünstig.

Erwähnt werden muss noch die Claudicatio spinalis, ein Krankheitsbild, das sich ebenfalls durch rezidivierende Symptomatik äußert.

Es handelt sich um eine anfangs transiente Symptomatik, die bei Bewegung der Beine einsetzt und bei Ruhe sistiert. Meistens beginnen die Attacken mit dem Gefühl der Beinschwere. Schmerzen im Rücken, Dysästhesien und Taubheit an den Extremitäten treten bei Beinarbeit auf, weiterhin anschließend oder gleichzeitig eine Muskelschwäche der Beine, oft proximal betont und dann sich nach distal ausbreitend. Die Reflexe sind abgeschwächt, können aber auch bei Beteiligung zentraler Rückenmarksanteile im thorakolumbalen Übergangsbereich gesteigert sein. Dann finden sich auch andere Zeichen einer Pyramidenbahnschädigung. Sphinkterstörungen sind bei peripherer und bei zentraler Symptomatik häufig.

Nach der Belastung sind in den Anfangsstadien alle Zeichen und Symptome rückläufig. Nach vielen derartigen Attacken kann sich aber doch das Bild einer chronischen Rückenmark- oder Wurzelischämie mit dann nur noch unvollständiger Restitution ausbilden. Bei Hinweisen auf eine periphere Schädigung mit abgeschwächten Reflexen besteht ein Cauda-equina-Syndrom, das auf einen engen Spinalkanal, Bandscheibenvorfälle oder eine Achondroplasie zurückzuführen ist. Die mechanische Enge des Wirbelkanals kann mit Abnahme des Durchmessers bei Wirbelsäulenextension und Linderung bei Wirbelsäulenflexion wesentlich mit zur klinischen Entwicklung beitragen. Bei diesen Fällen ist auch eine Ischämie der Nervenwurzel in den Radikulararterien bei Belastung nicht ausgeschlossen, da die Durchblutung dann nicht adäquat zunehmen kann.

Differentialdiagnostisch muss bei akutem Beginn der klinischen Symptomatik an eine Kompressionsmyelopathie (Tumore, extramedulläre Blutungen, mediale Bandscheibenvorfälle), Querschnittsmyelitis oder eine multiple Sklerose, intramedulläre Tumoren bzw. Blutungen, arteriovenöse Missbildungen und auch an akute Polyneuropathie wie ein Guillain-Barré-Strohl-Syndrom, Porphyrie, Thalliumvergiftung und HIV-Myelopathie gedacht werden.

Ursächlich kommen neben dem oben erwähnten engen Spinalkanal bzw. anderen ossären Prozessen auch unmittelbare Gefäßerkrankungen wie eine Vaskulitis (Lues) infrage, weiterhin auch arteriovenöse Missbildungen mit Kompressions- und Steal-Effekt.

Venöse Rückenmarksinfarkte

Venöse Infarkte im Rückenmark sind seltener als arterielle. Auch sie werden in nichthämorrhagische und hämorrhagische Infarkte unterteilt. Die Entwicklung des Krankheitsbildes ist langsamer als bei der Mehrzahl der arteriellen Infarkte. Erste Symptome sind oft Rückenschmerzen oder abdominelle Schmerzen, die in die Beine ausstrahlen können. Innerhalb von wenigen Tagen tritt eine Schwäche mit Gefühlsverlust in den Beinen und im Bauch auf, gleichzeitig kommt es zu Blasen- und Mastdarmlähmung. Sensible Störungen findet man oft mit einer oberen Begrenzung bei Th3. Die Prognose dieser Erkrankung ist ungünstig. Bei manchen Fällen wird eine langsame progrediente Entwicklung über Wochen oder Monate beoachtet. Hämorrhagische Infarkte – die auch mit abdominellen Schmerzen beginnen – haben meist einen rascheren Verlauf bis zum Auftreten der ausgeprägten neurologischen Ausfälle. Auch hier werden segmentale Sensibilitätsstörungen am Rumpf mit Ausstrahlung in die Beine beobachtet [89].

Ursache dieser venösen Infarkte sind durale Missbildungen, Koagulopathien mit Venenthrombose, Thrombophlebitiden, Leukämie, entzündliche Prozesse wie die Tuberkulose oder Meningitis, Leukämie und Kompression des Rückenmarks durch raumfordernde Prozesse oder auch Luftembolien in Rückenmarksvenen nach operativen Eingriffen [79].

11.3 Transitorische ischämische Attacken

Transitorische ischämische Attacken werden derzeit nach rein klinischen Kriterien als zerebrale Durchblutungsstörungen ischämischer Natur mit klinischen Symptomen, die maximal 24 h andauern, definiert. Dazu gehören auch Amaurosis-fugax-Attacken. TIAs treten isoliert oder in Sequenz mit unterschiedlicher Zahl auf. Die TIA beginnt fast immer abrupt und dauert 2–60 min [75]. Amaurosis-fugax-Attacken als flüchtige Sehstörungen eines Auges dauern meistens nicht länger als 10 min. Kurzdauernde neurologische Ausfälle ischämischer Natur mit geringem Restsyndrom bzw. vollständiger Remission nach wenigen Tagen (*minor strokes*) werden gelegentlich ebenfalls unter dem Begriff TIA subsummiert, v. a. weil pathophysiologische Grundlage und Gesamtprognose ähnlich sind.

Häufigste pathogenetische Ursache der TIA sind arterioarterielle Embolien aus arteriosklerotischen Wandveränderungen der A. carotis interna, dem Aortenbogen, dem Herzen oder den intrakraniellen Arterien. Auch im Bereich von Dissektionen können sich Thrombozytenaggregate bilden.

Bei vorgeschalteter hämodynamisch wirksamer Stenose oder bei Verschluss eines proximalen Gefäßes kann bei Abfall des Blutdrucks unterhalb des kritischen Perfusionsdrucks eine hämodynamisch provozierte TIA auftreten. Dabei muss die Gefäßeinengung nicht zwangsläufig eine filiforme oder hochgradige Stenose darstellen, da auch geringere Gefäßeinengungen in Verbindung mit einem Blutdruckabfall oder einer ausgeprägten Blutviskositätssteigerung eine kritische Sauerstoffunterversorgung hervorrufen können. Das Ausmaß der Kollateralversorgung spielt bei diesen Fällen eine wichtige Rolle. Patienten mit Herzklappen- bzw. Herzmuskelerkrankungen, akutem Herzinfarkt, dilatativer Kardiomyopathie oder Zuständen nach Herzoperationen können unter diesen Bedingungen der hämodynamischen Insuffizienz ebenfalls TIAs entwickeln, auch wenn die hirnzuführenden Gefäße nicht maximal eingeengt sind. Dieses gilt auch für die mechanische Kompression der A. vertebralis bei Veränderung der Kopfhaltung mit z.B. dadurch ausgelöster vertebragener Sturzattacke.

Nichtarteriosklerotische Gefäßveränderungen mit Ausbildung von Thrombozytenaggregaten, die zu TIAs führen können, entstehen z.B. bei der fibromuskulären Dysplasie, der Dissektion und bei Vaskulitiden, Kollagenerkrankungen oder der Moya-Moya-Erkrankung. TIAs können auch bei hämatologischen Erkrankungen wie Polyglobulie mit gesteigerter Plättchenaggregation und Blutviskosität auftreten. Sichelzellanämie und paroxysmale nächtliche Hämoglobinurie provozieren im Rahmen der Hämolyse eine Freisetzung von Thromboplastin und führen somit zu sekundärer Thrombose. Eine Steigerung der Plättchenaggregation besteht bei hämatologischen Erkrankungen wie Makroglobulinämie, Kryoglobulinämie, multiplem Myelom, Leukämie und myeloproliferativen Erkrankungen [85]. Bei Thrombozytopenie entwickelt sich eine Verbrauchskoagulopathie mit reaktiver Thrombozytose, die ebenfalls im Rahmen einer Aggregationssteigerung TIA hervorrufen kann. Weiterhin sind bei Patienten mit TIAs Abnormalitäten von Protein C, Protein S und Antithrombin III nachgewiesen worden.

Wegen des gehäuften Auftretens weiterer ischämischer Attacken nach einer einzigen TIA und auch wegen der Abgrenzung zu anderen neurologischen Erkrankungen ist die unmittelbare diagnostische Abklärung von Patienten mit vermuteten TIA von vorrangiger Bedeutung, auch dann, wenn der Patient im symptomfreien Stadium den Arzt aufsucht.

Tabelle 11.28 listet die wichtigsten klinischen Symptome auf. Häufig sind motorische Ausfälle wie eine (sensomotorische) Hemiparese mit Betonung von Arm und Gesicht. Die anamnestischen Angaben über eine begleitende Gesichtslähmung sind oft unsicher, da sie für den Patienten in seiner Vorstellung nicht so sehr ins Gewicht fallen. Selten werden Tetraparese, Paraparese, beidseitige Gesichtslähmung oder eine Kreuzung von Gesichtslähmung und Extremitätenlähmung beobachtet. Eine allgemeine Lähmung des Körpers ist nicht Symptom einer TIA. Hemiballismus, Hemichorea und fokale Dystonien als Folge einer Ischämie in Stammganglien bzw. Thalamus gehören zu den Ausnahmen, ebenso fokale epileptische Anfälle als Erstsymptom. Im distalen A. cerebri-media-Gebiet können TIAs als isolierte Lähmungen von Fingern, Zehen, Hand oder Fuß auftreten. Sensibilitätsstörungen, häufig mit den motorischen Symptomen assoziiert, äußern sich meistens als Taubheit, nur selten als Parästhesien oder Schmerz. Die Einordnung ist schwierig, wenn der Patient berichtet, nur ein Arm oder ein Bein oder gar nur eine Lippe seien taub gewesen. Allerdings können auch lakunäre TIAs derartig charakterisiert sein. Untypische Symptome sind in Tabelle 11.29 genannt. Sie können nur in Kombination mit typischen Symptomen als Zeichen einer TIA gewertet werden.

Tabelle 11.28. Häufige Symptome einer TIA

- **Sehstörungen**
  Amaurosis fugax
  Homonyme Hemianopsie (einseitig oder beidseitig)
  Visusreduktion
- **Somatosensensible Qualitäten**
  Taubheit von Gesicht, Arm, Bein (isoliert oder gemeinsam), oft in Kombination mit gleichartig ausgestalteter motorischer Schwäche
- **Motorische Qualitäten**
  Schwäche von Gesicht, Arm, Bein (isoliert oder gemeinsam)
  Dysarthrie
- **Höhere Funktionen**
  Motorische Aphasie
  Sensorische Aphasie
  Transiente globale Amnesie

Von den okulären Symptomen sind ein uni-, gelegentlich auch bilateraler Sehschärfenverlust typisch, weiterhin Störungen der Okulomotorik mit Doppelbildern. Die Amaurosis-fugax-Attacke – also die transiente monokuläre Blindheit – ist ein nicht nur von Patienten oft unterschätztes Warnzeichen drohender kompletter Infarkte. Die A. centralis retinae entstammt der

Tabelle 11.29. Für TIA untypische Symptome

- Alleinige Bewusstlosigkeit ohne andere Symptome des vertebrobasilären Kreislaufs
- Epileptische Anfälle
- Progressive Ausbreitung von Symptomen über den Körper
- Szintillationsphänomene
- Isolierter Schwindel
- Isolierte Bewusstseinstrübung
- Isolierte Schluckstörung
- Isolierte Sprechstörung
- Isolierte Doppelbilder
- Blasen-/Mastdarminkontinenz
- Visusverlust mit Bewusstseinsverlust
- Isolierte Verwirrtheit
- Isolierte Amnesie
- Sturzattacken ohne neurologische Ausfälle
- Psychotische Episoden
- Blickdeviation
- Hörstörungen
- Hemiballismus

A. ophthalmica und verläuft auf der unteren Seite auf dem N. opticus, durchbricht dann die Optikusscheide, durchläuft kurz den Subarachnoidalraum und gibt Äste zum Nerv ab. Hier bestehen Anastomosen mit pialen Ästen. Dann penetriert die Arterie die Lamina cribrosa und teilt sich in die Äste für die inneren Retinaschichten auf. Ziliararterien, muskuläre Arterien, eine lakrimale Arterie und weitere Äste versorgen entsprechende Strukturen.

Verschlüsse der Zentralarterie sind Folge von Cholesterinplaques, fast immer rasch fragmentierenden fibrinreichen Plättchen, kalzifizierten Plaques, Fettpartikeln oder Tumoranteilen [132]. Gelegentlich können die kalzifizierten Verschlusspartikel am Augenhintergrund mit dem Ophthalmoskop entdeckt werden. Die arteriosklerotischen Plaques entstammen vorwiegend der ipsilateralen A. carotis, und zwar meistens der Bifurkation der A. carotis communis, dem Verlauf im Carotis-Siphon oder dem Abgang der A. ophthalmica von der A. carotis interna. Embolien aus dem Herzen kommen ebenfalls als Ursache einer TIA der Retina vor. Auch ein Blutdruckabfall kann bei vorgeschalteter Stenose eine Amaurosis-fugax-Attacke provozieren.

Ein permanenter Verschluss der A. centralis retinae wird meist durch kalzifizierte Thromben hervorgerufen. Vor allem bei jungen Patienten muss hier nach einer kardialen Emboliequelle gesucht werden. Diese Embolien sind ophthalmoskopisch oft nicht zu sehen, da sie im Gefäß jenseits der Lamina cribrosa steckenbleiben. Wird der Embolus in einen Ast der A. centralis retinae verschleppt, kann sich das Gesichtsfeld im reperfundierten Sektor wieder erholen.

Die Amaurosis-fugax-Attacke tritt plötzlich auf, geht nicht mit Schmerzen einher und dauert meist nicht länger als eine halbe Stunde, meist viel kürzer. Der Patient erlebt eine Verdunkelung, oft von oben nach unten wie ein sich rasch senkender Vorhang. Selten kann ein Seitwärtsverschieben des Vorhangs beobachtet werden. Zentrale oder parazentrale Skotome sind möglich, ebenso Szintillationsphänomene und bewegte irreale Objekte aus Farben. Die Erholung erfolgt in Minuten, manchmal in Sekunden. Repetitive Attacken von monokulärer Blindheit kommen vor. Vor allem dann können gelegentlich verminderte Lichtreaktionen der Pupille beobachtet werden. Amaurosis-fugax-Attacken, die sich über Sekunden oder gar wenige Minuten langsam entwickeln, sind verdächtig auf eine hämodynamisch bedingte Hypoperfusion bei vorgeschalteter Stenose der A. ophthalmica oder A. carotis. Die Patienten erleben den Sehverlust dann als langsame Verdunkelung oder eine zirkuläre Einengung des Gesichtsfeldes (Tunneleffekt), manchmal in Verbindung mit sog. Negativbildern oder Photopsien. Auch Angiospasmen der Retinaarterien können derartige Phänomene hervorrufen.

Tritt eine transiente homonyme Hemianopsie auf, ist der Gesichtsfelddefekt nicht immer komplett und kann den oberen, unteren, temporalen oder nasalen Quadranten betreffen. Astverschlüsse der Netzhautversorgung müssen hier berücksichtigt werden. Passagere Durchblutungsstörungen in der A. chorioidea anterior oder posterior führen zu fleckförmigen Gesichtsfelddefekten. Die Kombination einer Amaurosis-fugax-Attacke mit einer kontralateralen sensomotorischen Hemiparese zeigt die Embolisation der A. ophthalmica und eines der großen intrazerebralen Äste an, z. B. einen A. carotis-interna-Verschluss in Höhe des Abgangs der A. ophthalmica. Bei plötzlichem Verschluss kann auch hier eine retrograde Versorgung der Retina über die extrazerebralen Gefäße nicht mehr ausreichen. Eine vorübergehende beidseitige Blindheit entsteht durch eine Ischämie der Retinae, im Chiasma opticum oder in beiden Okzipitallappen. Dieses Ereignis ist als TIA selten und eher auf eine generalisierte Mangeldurchblutung des Gehirns zurückzuführen, v. a.

dann, wenn weitere Zeichen einer generalisierten Minderperfusion des Gehirns auftreten. Derartige Ereignisse kommen auch im Rahmen einer Migräne mit Aura vor, entwickeln sich aber langsamer (über Minuten, nicht abrupt), dauern meistens länger und sind oft von Migränekopfschmerzen begleitet oder gefolgt. Vollständige hemianopische TIAs sind selten.

Die Differentialdiagnose der TIAs erfordert die Abgrenzung von der globalen Minderdurchblutung des Gehirns im Sinne einer Synkope, wobei einige typische Vorboten einer Synkope, z.B. konzentrische Gesichtsfeldeinengung, Verlust des Farbsehens, Übelkeit oder vegetative Zeichen wie Schwitzen und Palpitationen für TIAs eher die Ausnahme sind. Auch Symptome einer vasovagalen Dysregulation (Schwitzen, Blässe, allgemeine Schwäche, Unwohlsein) kommen bei TIAs kaum vor.

Differentialdiagnostisch müssen epileptische Anfälle anderer Ursache, Störungen des Blutzuckerhaushalts, Erkrankungen des vestibulären Apparats und eine Migräne berücksichtigt werden.

Die Abgrenzung der TIA von einer Migräne mit Aura ist manchmal nicht einfach, zumal aufgrund der hohen Prävalenz von Migräne in der Bevölkerung bei vielen Patienten mit TIA auch zusätzlich eine Migräneerkrankung bestehen kann. Weiterhin kommen im Verlauf einer Migräne auch migränebedingte Insulte vor. Ein Drittel aller TIA-Patienten klagt über Kopfschmerzen, während andererseits eine Migräneattacke mit neurologischen Symptomen, aber ohne Kopfschmerzen verlaufen kann. Die Kopfschmerzen bei der Migräne sind aber häufiger einseitig und pulsierend. Die körperliche Belastbarkeit wie z.B. Treppensteigen ist bei Migräneattacken eingeschränkt und geht mit Photo-/Phonophobie einher. Ein wichtiges differentialdiagnostisches Kriterium ist die Geschwindigkeit, mit der die Symptome entstehen: Neurologische Ausfälle im Rahmen einer Migräne mit Aura entwickeln sich i.Allg. langsamer über mindestens 4 min und breiten sich auch aus, während sie bei transienten Durchblutungsstörungen auf thromboembolischer Grundlage fast immer innerhalb von 1 min akut mit dem klinischen Vollbild einsetzen. Die mittlere Dauer von TIAs ist meistens kürzer als die der Aurasymptome bei der Migräne: Zwei Drittel aller TIAs weisen innerhalb von 60 min eine vollständige Remission auf [76]. Wichtig für die Abgrenzung ist auch, dass monokuläre Blindheit bei der Migräne eine Ausnahme darstellt, andererseits Störungen der autonomen Funktionen (Gesichtsblässe, Blasendrang etc.) bei TIAs selten (und häufig bei Migräne und epileptischen Anfällen) sind. Hilfreich kann noch die Frage nach der familiären Belastung für Migräne, die Suche nach zerebrovaskulären Risikofaktoren und die Erhebung vorausgehender ähnlich gestalteter Attacken sein. Bei TIAs sind identische Symptomabläufe über Jahre selten, bei der Migräne häufig.

Berücksichtigt werden muss noch, dass bei manchen Entitäten wie z.B. dem CADASIL-Syndrom, Migräne, epileptische Anfälle und Insulte (und die Entwicklung einer Demenz) gemeinsam vorkommen.

Fokale epileptische Anfälle mit sekundärer Ausbreitung sind bei TIAs die Ausnahme, sodass mit dem Auftreten eines Anfalls – v.a. als ein die Attacke einleitendes Symptom – ein wichtiges Kriterium für die Differentialdiagnose existiert. Auf der anderen Seite kommen bei der Epilepsie akute motorische Lähmungen (Todd-Parese) ohne vorherige tonisch-klonische Aktivität kaum vor. Die Dauer der Todd-Lähmung nach fokalen Anfällen (mit oder ohne Ausbreitung) ist meistens kürzer als 1 h, und vorwiegend nach generalisierten Anfällen bis zu 24 h lang. Aufgrund des typischen Verlaufs eines Grand-mal-Anfalls ist die differentialdiagnostische Abgrenzung zu einer TIA meistens einfach.

11.4 Sonderformen zerebraler Ischämie

Eine Vielzahl besonderer Ursachen akuter zerebraler Ischämien sind in den Kapiteln über internistische Erkrankungen (s. Kap. 4) sowie primär zerebrale Mikroangiopathien (s. Kap. 17) beschrieben. Die epidemiologische Bedeutung zerebrovaskulärer Risikofaktoren wird in Kap. 7 abgehandelt. Einzelne – insgesamt seltene – Ursachen zerebraler Ischämie, die nicht lokalthrombotischer oder thromboembolischer Genese sind und die in den genannten Kapiteln nicht erfasst wurden, seien daher an dieser Stelle dargestellt.

11.4.1 Traumatische Verletzungen der Hirngefäße

Nicht penetrierende Traumen können zu einer unmittelbaren Verletzung der A. carotis oder A. vertebralis führen. Es kann dann zu einer Thrombose ohne Dissektion kommen. Zeichen einer äußeren Verletzung werden gelegentlich vermisst. Ursache sind chiropraktische Manöver, Strangulationen, Stürze, Fahrzeugunfälle oder körperliche Auseinandersetzungen [29, 123]. Bei Kindern kommt es gelegentlich zu einer unmittelbaren Verletzung durch Gegenstände, wie Zahnbürsten, die in den Mund gehalten werden und dann bei einem Sturz zur unmittelbaren Verletzung der A. carotis interna führen [8, 56]. Häufig finden sich bei Verletzung der A. carotis interna zusätzlich Hinweise auf eine Hirnkontusion. Ein freies Intervall von Stunden bis Tagen nach dem Trauma bis zum Auftreten der neurologischen Symptome ist bei diesen Gefäßthrombosen die Regel. Kommt es im Rahmen der Verletzung zu einer Schädelbasisfraktur, kann die Thrombose der A. carotis interna auch im intrapetrösen Abschnitt auftreten.

Penetrierende Verletzungen (Schussverletzungen, Messerverletzungen) können ebenfalls die A. carotis interna verletzen, gleichzeitig auch die V. jugularis interna. Auch chirurgische Eingriffe wie eine Tonsillektomie oder eine radikale Halsoperation (*neck dissection*) sind mögliche Ursachen einer Verletzung der A. carotis interna. Hier können aufgrund der Ausbildung eines extravaskulären raumfordernden Gewebehämatoms auch weitere Symptome wie Schluckstörung durch Tracheakompression, Armplexuslähmung, N. hypoglossus-Lähmung und Horner-Syndrom auftreten. Andere Ursachen direkter Verletzungen der A. vertebralis sind Stürze, Suizid-Versuch durch Erhängen oder ausgedehnte Wirbelkörperverletzungen. Der klinische Verlauf dieser Patienten wird maßgeblich von den Kollateralmöglichkeiten bestimmt.

11.4.2 Drogenabusus

Alkohol-Abusus und Nikotin-Abusus erhöhen das Risiko von Hirninfarkten bzw. Hirnblutungen, u.a. durch Arteriosklerose, Endokarditiden und Vaskulitiden [14, 90]. In diesem Kapitel sollen jedoch die Vaskulopathien beschrieben werden, die als Folge des Missbrauchs anderer Drogen auftreten und zu Schlaganfällen führen können (Tabelle 11.30).

Tabelle 11.30. Toxische Substanzen, bei denen nach Abusus ein Schlaganfall auftrat

- **Narkotika**
  - Heroin
  - Pethidin
  - Hydromorphon
  - Pentazocin
- **Kokain**
- **Amphetamine**
  - Dextroamphetamin
  - Metamphetamin
  - Methylphenidat
  - Benzedrin
- **Sympathomimetika**
  - Phenylpropanolamin
  - Ephedrin
  - Pseudoephedrin
  - Phentermin
  - Phendimetrazin
  - Fenfluramin
- **Halluzinogene**
  - LSD
  - Phencyclidin
  - Ecstasy
- **Marihuana**

Amphetamine

Amphetamine (oral oder intravenös eingenommen) setzen verstärkt Katecholamine im Gehirn frei. Die Einnahme kann akut zu Fieber, Schock, Bewusstseinsstörung und Tod führen [166]. Amphetamine können nach längerem Abusus kleine Blutungen mit Begleitödem, jedoch nur in wenigen Fällen größere intrazerebrale Hämatome hervorrufen. Hirninfarkte sind seltener als Blutungen [102]. Amphetaminverursachte Gerinnungsstörungen einschließlich Herabsetzung der Prothrombinaktivität, Thrombozytopenie, Hypofibrinogenämie und Fibrolyse sind jedoch imstande, größere intrazerebrale Blutungen und auch Subarachnoidalblutungen auszulösen. Es wird spekuliert, dass Amphetamin die Körpertemperatur erhöhen kann und somit zur Blutungsprovokation beiträgt.

Angiographische Untersuchungen haben bei Patienten mit Schlaganfall und Amphetaminabusus vaskuläre Veränderungen mit Konstriktionen und Dilatationen einzelner Gefäßabschnitte nachgewiesen, die auch an vaskulitische Erkrankungen erinnern [135]. Die Vaskulitis ist ätiologisch nicht zweifelsfrei zuzuordnen, da sowohl nekrotisierende Angiitiden, als auch nicht entzündliche Veränderungen mit fibrinoider Nekrose und Kollagenumbau in den beschädigten Gefäßwandschichten beobachtet werden. Teilweise erinnern diese Veränderungen der Arterien und Arteriolen an die vaskulitischen Veränderungen bei Panarteriitis nodosa. Grundsätzlich sind sie aber schwer einzuordnen, da die meisten autoptisch untersuchten Patienten polytoxikoman waren und auch bei anderen derartig toxischen Substanzen die Provokation einer Vaskulitis unterstellt wird. Ischämische Territorialinfarkte als Folge eines A. carotis-interna-Verschlusses oder Stenose der großen intrakraniellen Gefäßabschnitte bzw. Infarkte im Gebiet der penetrierenden Arterien, multiple Embolien und ebenfalls vaskulitische und thrombotische Veränderungen sind nur in wenigen Fällen beschrieben worden [138]. Da Amphetamine auch Hochdruck und Herzrhythmusstörungen verursachen, ist die ätiologische Zuordnung prinzipiell schwer. Amphetamin-ähnliche Substanzen wie Phenylpropanolamin, das in Kombination mit Ephedrin oder Koffein vertrieben wird, kann neben Kopfschmerzen, psychiatrischen Symptomen und epileptischen Anfällen auch Blutungen als Folge akuter Hochdruckkrisen provozieren [94]. Auch bei diesen Substanzen sind neben hämorrhagischen ebenfalls ischämische Infarkte, teilweise durch Verschluss größerer intrazerebraler Gefäße, beschrieben worden. Auch Ecstasy, ein Amphetaminderivat, kann zerebrale Gefäßverschlüsse provozieren.

Kokain

Schlaganfälle bei Kokainabhängigen entstehen durch drogeneigene Effekte und durch begleitende Infektionen einschließlich AIDS, Hepatitis und Endokarditis mit kardiogenen Embolien. Die Schlaganfälle (Blutungen und Insulte) betreffen gelegentlich auch Neugeborene von kokainabhängigen Müttern [30]. Die Substanz selbst kann intravenös, intramuskulär oder intranasal (Crack) genommen werden. Entsprechende Durchblutungsstörungen des Gehirns äußern sich als TIAs, oder im weiteren Verlauf auch als komplette Infarkte [25, 37, 106]. Die klinische Symptomatik weist auf eine Beeinträchtigung der Funktionen vieler Hirnregionen hin, einschließlich Thalamus, Hirnstamm, Retina und Rückenmark. In angiographischen und autoptischen Untersuchungen sind neben unauffälligen Hirngefäßen auch Gefäßstrecken mit abwechselnd auftretender Erweiterung und Konstriktion beschrieben, die als Zeichen einer Vaskulitis interpretiert wurden [57]. Im Gegensatz zu der amphetaminbedingten Vaskulitis sind beim Kokainabusus, der ähnliche metabolische Wirkungen auf das zentrale Nervensystem hat, häufiger Aneurysmen und Gefäßmalformationen mit Entwicklung hämorrhagischer Schlaganfälle beschrieben worden [98]. Bei manchen Patienten finden sich Verschlüsse kleinerer Gefäße, die auch als Folge von Embolien bei Kardiomyopathie bzw. einem Vorhofthrombus angesehen wurden [82].

Kokain ist ein Vasokonstriktor infolge der Wiederaufnahmehemmung von Norepinephrin aus den sympathischen Nervenendigungen und kann somit die Entstehung von Gefäßspasmen begünstigen. Möglicherweise wird dadurch die Provokation eines Hochdrucks mit Entwicklung intrakranieller Blutungen in Gang gesetzt, v.a. bei Patienten mit vorbestehenden Aneurysmen [105]. Kokain führt zu Koronarspasmen, Rhythmusstörungen (Brady- und Tachyarrhythmien) und Kardiomyopathie, sodass auch über diesen Mechanismus möglicherweise embolische Schlaganfälle entstehen [147]. Kokain und Ethanol hemmen gemeinsam die myokardiale Kontraktion. Weiterhin kann von Bedeutung sein, dass Kokain die Thrombozytenaggregation steigert [157].

Phencyclidin, LSD

Phencyclidin wird geraucht, oral eingenommen oder parenteral appliziert. Es ist vorwiegend ein Katecholaminwiederaufnahmehemmer. Die ersten Zeichen einer Intoxikation sind psychiatrische Symptome, epileptische Anfälle, Myoklonien, Koordinationsstörungen und Bewusstseinsstörungen [15, 19]. Phencyclidin ruft Hochdruckkrisen und Herzrhythmusstörungen hervor. Nur sehr wenige Fälle mit zerebrovaskulären Komplikationen sind beschrieben worden. Ursächlich wurden als Ursache der Gefäßkomplikationen eine hypertensive Enzephalopathie bzw. intrazerebrale oder subarachnoidale Blutungen angenommen [45]. Differentialdiagnostisch wird eine Vaskulitis diskutiert.

Gleiche Mechanismen gelten auch für die sehr wenigen Fälle zerebrovaskulärer Komplikationen nach Lysergsäurediethylamin (LSD), das in hohen Dosen Hochdruck und epileptische Anfälle auslösen kann. Auch hier wurden bei den wenigen Fällen mit Hirninfarkten angiographisch Gefäßspasmen nachgewiesen. Auch über

Marihuana liegen nur vereinzelte Berichte über zerebrovaskuläre Ereignisse nach chronischem Gebrauch vor, wobei ursächlich Vasospasmen unterstellt wurden.

Opiate

Heroin wird üblicherweise parenteral eingenommen. Deshalb kommen als Komplikationen und Ursache von Hirninfarkten Endokarditiden (Staphylococcus aureus, Candida) mit Beteiligung von Mitral-, Trikuspidal- und Aortenklappe vor. Die häufigsten zerebralen Komplikationen sind Infarkte oder Blutungen, aber auch Gefäßverschlüsse mit Insulten bei bakteriellen Meningitiden. Intrakranielle septische („mykotische") Aneurysmen äußern sich mit einem eher progredienten Verlauf durch Kopfschmerzen, Fieber und Synkopen, bei Ruptur gefolgt von dem typischen Bild einer Subarachnoidalblutung und evtl. späteren Zeichen der Ischämie als Folge von Gefäßspasmen mit fokalen Zeichen wie einer Hemiparese oder einer Aphasie. Im Liquor findet man schon Tage vor der Ruptur des Aneurysmas eine leukozytäre Pleozytose. Die Mortalitiät bei Ruptur der Aneurysmen ist hoch. Durch eine antibiotische Therapie können sie oft beseitigt werden. Falls dieses nicht gelingt, sollten sie operativ entfernt werden.

Hämorrhagische Infarkte nach Leberversagen mit Gerinnungsstörungen und bei Hochdruck als Folge der heroinbedingten Nephropathie kommen bei Heroinabusus ebenfalls vor, jedoch nur selten nach einmaliger Einnahme. Ischämische Infarkte entstehen durch bluthochdrucktypische Gefäßveränderungen mit Okklusion der großen Hirngefäße, aber auch durch diffuse Angiitiden. Weitere Ursachen eines generalisierten oder fokalen Hirngewebeschadens sind Leukoenzephalopathie und beidseitige Globus-pallidus-Infarkte nach Hypoventilation oder Hypotension, die sowohl akut wie auch verzögert auftreten können. Die Heroin-Myelopathie mit Paraparese, Inkontinenz und Sensibilitätsstörungen tritt bereits kurz nach Applikation auf. Nur manchmal ähnelt sie einem typischen A. spinalis-anterior-Syndrom mit dissoziierter Sensibilitätsstörung, eher einem horizontalen Wasserscheideninfarkt mit Betonung aller Sensibilitätsstörungen, sodass eine Hypotension als unmittelbare Ursache der kritischen Mangeldurchblutung infrage kommt. Aber auch hier kann es im Rahmen von angiitischen Prozessen zu verzögert auftretenden Symptomen kommen.

Die dem Heroin beigemischten Substanzen (Chinin, Laktose, Mannitol, Currypuder, Stärke, Reinigungsmittel wie Vim oder Ajax) können wie auch Opium, Morphin, Kodein und Meperidin zu weiteren Nebenwirkungen (Lungenödem, allergische Reaktionen) beitragen. Beigesetztes Talkum kann Mikroembolien hervorrufen. Der Heroinabusus kann zu verzögerten Immunreaktionen mit Nephropathie und Hochdruck führen.

11.4.3 Luftembolien

Luftembolien entstehen dadurch, dass Luft in eine Vene eindringt und infolge des herzwärts gerichteten Druckgefälles in das Herz und von dort in andere Organe verschleppt wird. Voraussetzung ist erstens ein Druckgradient von außen in das Venenlumen, und zweitens ein offenes Foramen ovale (das ein Viertel aller Menschen hat) mit einem Druckgradienten vom rechten zum linken Vorhof oder einem hohen Rechtsherzdruck, um die Lungenpassage zu ermöglichen.

Ursachen zerebraler Hirnembolien sind Verletzungen der Venen des Körperkreislaufs, z.B. durch Operationen im Thorax- oder Halsbereich oder durch unfallbedingte Kompressionen des Thorax mit Pneumothorax, durch am Herzen durchgeführte Manipulationen, Blasenspülungen, geburtshilfliche Eingriffe und Eingriffe am Uterus (Aborte). Operationen am Kopf mit Eröffnung der Venen, Kanülierung einer großen Vene oder Aspiration durch einen V. subclavia-Katheter, Schädelbasisbrüche und Luftdruckschäden sind ebenfalls Ursache zerebraler Luftembolien. Auch Eingriffe im Urogenitalbereich bei Frauen und Männern mit paradoxen Luftembolien aufgrund Luftpassage durch das offene Foramen ovale sind beschrieben worden. Nach schweren asthmatischen Anfällen kann Luft in die Lungenvenen geraten und so eine Hirnembolie hervorrufen. Selten kann Luft bei einer üblichen intravenösen Infusion über die Vene in das Gehirn gelangen.

Die zerebrale Luftembolie stellt ein Krankheitsbild mit epileptischen Anfällen, komatösen Zuständen und ausgeprägten fokal-neurologischen Ausfällen dar. Nach dem anfangs oft schweren klinischen Erscheinungsbild können die Erstsymptome innerhalb von Stunden oder Tagen folgenlos verschwinden, jedoch auch permanente Defekte hinterlassen.

Das Eindringen von Luft in eine größere Körpervene wird häufig von einem zischenden oder glucksenden Geräusch oder von einem herzschlagsynchronen Geräusch begleitet.

Beklemmungsgefühle, Brust- und Herzschmerzen, Übelkeit, Angstgefühl, Tinnitus, Schwindelerscheinungen, Palpitationen und Atemnot sind die ersten subjektiven Zeichen, gefolgt von Zyanose, Blässe und sich daran anschliessender Bewusstlosigkeit. Der Transport von Luft durch die Lungenkapillaren hängt von der ausreichend hohen Kraft des rechten Herzens ab. Bei Passage der Luft durch die Netzhautkapillaren kann eine Amaurose auftreten, an der Haut findet sich eine Marmorierung, die Zunge wird anämisch und pelzig. Bei Eindringen in die Gehirngefäße kommt es zur Mangeldurchblutung mit verschiedenen fokalen Zeichen, aber auch Krampfanfällen. Wenn es erst einmal zum Hirninfarkt als Folge einer Luftembolie gekommen ist, hängt das weitere Schicksal des Patienten von der Lokalisation und Ausdehnung des Infarkts, aber auch vom Auftreten weiterer luftembolischer Ereignisse ab.

Komplikationen des klinischen Verlaufs entstehen durch sekundäre Veränderungen der Gefäßwand mit hämorrhagischer Diathese und ödematöser Aufquellung und somit entsprechender Einengung des Gefäßquerschnitts. Wenn die Patienten das initiale schwere Krankheitsbild überwunden haben, ist die Prognose auch bei Patienten mit epileptischen Anfällen oder Zeichen eines verlängerten hirnorganischen Psychosyndroms günstig. Die Letalität liegt bei etwa 20%.

11.4.4 Caisson-Krankheit und Höhenkrankheit (Barotrauma)

Taucher, die aus größerer Tiefe zu rasch an die Wasseroberfläche aufsteigen, leiden häufig an der Dekompressionskrankheit (Caisson-Krankheit). Es kommt dabei zur Gasübersättigung im Blut mit Freisetzung freier Gasblasen, die Stickstoff, Sauerstoff, Kohlensäure und Wasserdampf enthalten. Wenn die Bläschen die Gehirnarterien erreichen, werden fokale Ausfälle in Großhirn, Hirnstamm und Rückenmark registriert. Die Mortalität ist groß.

Die Patienten klagen anfangs (wenige Minuten, manchmal aber auch erst Stunden nach dem Auftauchen) über heftige Schmerzen in Muskeln und Gelenken, weiterhin über Parästhesien, Schweißausbruch und Erschöpfung. Brennende, heftige Schmerzen beim Einatmen, Hustenanfälle und Atemstörungen treten auf. Der Puls ist flach. Blässe und Zyanose, psychomotorische Erregbarkeit, rauschartige Zustände, Übelkeit und Erbrechen treten hinzu, des Weiteren Schüttelfrost und Fieber. Bewusstseinsstörungen bis zum Koma sind meistens die weitere Folge im dramatischen Krankheitsverlauf. Die neurologischen Ausfälle mit Sprachstörungen, Lähmungen bis zur Hemiplegie, Visusstörungen und Ausfallserscheinungen des Hirnstamms können flüchtiger, jedoch auch dauerhafter Natur sein und zu Blindheit, Ertaubung und demenzieller Entwicklung führen. Das Rückenmark kann betroffen sein, sodass asymmetrisch verteilte Querschnittslähmungen mit Tetraparese auftreten.

Bei der Höhenkrankheit können wegen des absinkenden Atmosphärendrucks infolge Freisetzung ungelöster Gase ebenfalls Hirninsulte auftreten. Herzbelastung und Lungenembolisation sind seltener als bei der Dekompression auf Atmosphärendruck (wie bei der Caisson-Krankheit). Die Patienten klagen bei der Höhenkrankheit über Kopfschmerzen, Parästhesien in den Extremitäten, Hörstörungen und Flimmerskotome. Fokale Ausfälle wie eine homonyme Hemianopsie, aphasische Störungen, Sensibilitätsstörungen und Lähmungen treten evtl. hinzu. Epileptische Anfälle und psychoorganische Verwirrtheitszustände sind häufig.

11.4.5 Fettembolie

Fettembolie bedeutet die Verschleppung von Fett in die Blutbahn und von dort in die Gefäße der Organe. Das Fett entstammt meistens aus dem Organismus selbst (endogene Fettembolie). Da das Fett die Lungenkapillaren passieren kann, gerät es aus den Venen des Körperkreislaufs über Lunge und linkes Herz in den großen Kreislauf und führt zu Embolien in verschiedenen Organen einschließlich des Gehirns. Fettembolien treten nach körperlichen Traumen, Brüchen von langen Röhrenknochen (Tibia und Femur), größeren Quetschungen und ausgedehnten Weichteilverletzungen auf. Verbrennungen, Erfrierungen, Misshandlungen sowie Operationen (Hüftoperationen) an adipösen Patienten können ebenfalls Fettembolien hervorrufen. Fettembolien kommen auch bei Eklampsie und bei Diabetes mellitus vor. In diesen letzteren Fällen ist die Ursache der Fettembolie vermutlich eine Entmischung von Blutlipiden, möglicherweise mit einer Mobilisierung von Fettdepots. Bei Patienten mit schweren Traumen wird ursächlich diskutiert, dass das Fettlösungsvermögen des Blutes wegen der begleitenden Kreislaufschocksituation zur Verschiebung der Eiweißfraktionsquotienten führt und das Lösungsvermögen reduziert wird.

Bei Übertritt von Fett in den großen Körperkreislauf kommt es zu Fieber und Schüttelfrost, Erbrechen und bei Erreichen des Gehirns zu Verwirrtheitszuständen, Störungen des Bewusstseins bis zum Koma, multifokalen Zeichen von Großhirn, Hirnstamm und Zerebellum sowie epileptischen Anfällen. Bradykardien, Herzrhythmusstörungen, Herzstillstand und Lungenödem entscheiden oft den Verlauf. Fettembolien verschließen nur selten größere Gefäße, blockieren jedoch meistens kleinere Gefäße in großer Zahl, aus denen dann auch zahlreiche Kugelblutungen austreten können.

Im CCT sieht man ein Ödem mit diffuser Schwellung, im MRT in der T2-Wichtung kleine hyperintense Veränderungen. Die Prognose der Fettembolie ist ungünstig, da die Symptome als Folge der Ausbreitung über das gesamte Gehirn über Stunden akkumulieren können. Die Sterblichkeit ist höher als z.B. bei der Caisson-Krankheit. Vor allem Patienten mit länger anhaltendem Koma haben einen ungünstigen, oft tödlichen Ausgang.

11.4.6 Kopfschmerzen

Kopfschmerzen sind ein häufiges Symptom zerebrovaskulärer Erkrankungen. Sie gelten als führendes Zeichen bei intrazerebralen und subarachnoidalen Blutungen, kommen jedoch auch bei ischämischen Durchblutungsstörungen vor. Ursache der Kopfschmerzen beim ischämischen Hirninfarkt ist die Reizung von Schmerzfasern, die in den großen extrakraniellen hirnzuführenden Gefäße (A. carotis und Äste, A. basilaris, A. vertebralis) bis in die großen intrakraniellen Gefäße (A. cerebri media, anterior und posterior) bis 1–2 cm nach ihrem Abgang reichen [126]. Die Schmerzvermittlung aus den kleineren Gefäßen verläuft über das trigeminovaskuläre System. Perivaskulär angeordnete Schmerzfasern enthalten vasoaktive Neuropeptide, die bei einem Gefäßwandreiz (also z.B. einem plötzlichen Gefäßverschluss, einer hypertonusbedingten Gefäßerweiterung oder einem Vasospasmus) freigesetzt werden und die vaskuläre Permeabilität steigern. Es folgen Ödemansammlung und Reizung der Schmerzfasern.

Migräne ist ein episodisch ein- oder beidseitig auftretender Kopfschmerz pulsierenden Charakters, der meist beträchtliche Schmerzintensität besitzt und durch körperliche Aktivität verstärkt wird. Schwindel, Übelkeit, Erbrechen und Licht- bzw. Geräuschempfindlichkeit sind häufige Begleitphänomene. Entsprechend der Klassifikation der International Headache Society (IHS) werden die häufigsten Migränesyndrome in Migräne ohne Aura und Migräne mit Aura unterteilt. Aura bedeutet in diesem Zusammenhang ein neurologisches Symptom, wobei visuelle Störungen die häufigsten vorübergehenden neurologischen Symptome darstellen. Sie äußern sich als geometrische Muster oder Fortifikationsspektren (also Positivphänomene im Sinne einer Gewebemehrleistung) und können von Skotomen oder gar Gesichtsfeldausfällen (Negativphänomene), Bildverzerrungen, Mikropsie und Dysmetropsie begleitet sein. Die visuellen Phänomene entstehen meistens langsam und sind somit gut von Amaurosis-fugax-Attacken mit ihrem abrupten Beginn abgrenzbar. Ein weiteres wichtiges Kriterium zur Abgrenzung von Migräne mit Aura zur TIA ist die Ausbreitung der neurologischen Ausfälle bei der Migräne aus dem initial betroffenen Okzipitallappen auf Symptome, die im Temporal- und Parietallappen ausgelöst werden. Neben den visuellen Symptomen kommen auch somatosensorische Ausfälle vor, die meistens Hand und untere Gesichtshälfte betreffen. Aphasische Störungen und Halbseitenlähmungen werden beschrieben, sind aber nicht so häufig. Wenn die Symptome persistieren, liegt ein migräneprovozierter Infarkt vor.

Die Häufigkeit von migräneprovozierten Schlaganfällen liegt bei etwa 2–3 Fällen pro 100000 Einwohnern [134]. Frauen unter 45 Jahren haben ein erhöhtes Risiko für eine Migräne mit Schlaganfall, v.a. bei gleichzeitigem Vorliegen eines Nikotinabusus und bei Einnahme oraler Kontrazeptiva oder anderen zerebrovaskulärer Risikofaktoren [13].

Die Sondergruppe von Patienten mit migräneassoziiertem Schlaganfall muss bereits nach einer einzelnen Attacke einer Migräne anders präventiv behandelt werden als Patienten mit „üblicher Migräne mit Aura" bzw. „Migräne mit passageren neurologischen Ausfällen" (Klassifikation der IHS). Somit sollen die fokalen neurologischen Ausfälle bei einer Migräne-Attacke rechtzeitig erkannt und eingeordnet werden, um dann zu entscheiden, ob sie lediglich die passagere Aura-Phase repräsentieren oder tatsächlich einen dauerhaften ischämischen Insult ankündigen.

Entschieden werden muss auch, ob die neurologischen Ausfälle Folge der Migräne sind oder ob es sich um einen Schlaganfall mit Kopfschmerzen handelt. Typisch für die Migräne mit Aura ist, dass sich die neurologischen Symptome über 1–4 min entwickeln (in ähnlicher Art und Weise wie die Szintillations-Skotome). Sensible oder motorische Ausfälle breiten sich gewöhnlich langsam aus, so z. B. als Sensibilitätsstörung mit Beginn an der Hand und Ausbreitung auf den gesamten Arm oder sogar die Halbseite des Körpers. Transitorisch-ischämische Attacken oder akute zerebrale Infarkte hingegen gehen nicht mit einer Ausbreitung der neurologischen Symptome innerhalb weniger Minuten einher, sondern treten meist akut und von Anfang an in ganzer Schwere auf. Bei Patienten mit Migräne mit Aura und passageren neurologischen Symptomen fällt auch die Häufigkeit identischer klinischer Ausfälle bei wiederholten Episoden auf. Dieses ist bei rezidivierenden TIAs als Folge von arterioarteriellen Embolien eher selten. Ausnahmen zeichnen sich dadurch aus, dass bei hämodynamisch ausgelösten Grenzzoneninfarkten mit vorgeschalteter proximaler Stenose und kritischer Perfusionsdrucksenkung identische neurologische Symptome repetitiv beobachtet werden. Bei diesen Fällen aber sind Kopfschmerzen selten.

Der Zusammenhang zwischen einem erstmaligen neurologischen Ausfall bei schon jahrelang auftretenden Migräne-Attacken muss kritisch betrachtet werden, v. a. dann, wenn zwischen Kopfschmerzbeginn und Auftreten der neurologischen Symptome noch mehr als 30 min vergehen. Es scheint gerechtfertigt zu sein, den kausalen Zusammenhang zwischen Migräne und Insult beim einzelnen Individuum herzustellen, wenn im Rahmen von Migräne-Attacken die neurologischen Symptome zeitlich eng korreliert und gehäuft auftreten.

Die Ursache migränöser Infarkte ist noch umstritten. Die Grundlage der neurologischen Ausfälle bei der Migräne mit Aura bzw. bei migränösem Hirninfarkt ist eine Minderdurchblutung des Hirngewebes im klinisch relevanten Areal. Dieses ist durch mehrere Durchblutungsstudien nachgewiesen [146]. Das Konzept des regional begrenzten Vasospasmus [44] erklärt jedoch weder die langsame Entstehung der neurologischen Ausfälle, noch deren Ausbreitung und auch nicht sog. Positivsymptome wie Szintillationsphänomene. Die Ausbreitung der neuronalen Depolarisation wird entsprechend der experimentellen Beobachtung von Leao als Spreading-Depression bezeichnet [95], ist jedoch bisher unmittelbar am Menschen nicht nachgewiesen worden. Ursache soll u. a. eine vermehrte K^+-Freisetzung bzw. von Glutamat, einer exzitatorischen Aminosäure, sein. Durchblutungsmessungen konnten bei Patienten mit Migräne mit Aura jedoch den Abfall der Hirndurchblutung in posterioren Regionen des Kortex nachweisen, wobei die Mangeldurchblutung in vielen Fällen länger besteht als dies bei den neurologischen Ausfällen der Fall ist. Es ist postuliert worden, dass die Mangeldurchblutung im Sinn einer Oligämie Folge der neuronalen Suppression ist und sich mit einer ähnlichen Geschwindigkeit wie die Spreading-Depression über die kortikale Oberfläche ausbreitet. Dieses wird *spreading oligemia* genannt. Eine Restitution der Gewebefunktion ist die Regel. Diese Hypothese kann sowohl die zunehmende Ausbreitung einzelner Symptome als auch ihre Remission erklären. Geklärt ist noch nicht, warum diese Oligämie in wenigen Fällen so stark ist, dass ein Hirninfarkt resultieren kann.

Da die migränösen Infarkte denselben pathophysiologischen und pathochemischen Sekundärphänomenen unterworfen sind wie auch thromboembolische Insulte, dürfen zur Behandlung der Kopfschmerzen keine vasokonstriktiven Substanzen wie Triptane oder Ergotalkaloide verwendet werden.

Die Kopfschmerzphase selbst wird von den meisten Autoren folgendermaßen erklärt: Der sensible Anteil des Trigeminusnervs versorgt extrakranielle Gefäße, Duraarterien, die größeren venösen Blutleiter und meningeales Gewebe. Die Freisetzung von Peptiden aus diesen sensorischen Axonen provoziert ein neurogenes Entzündungsstadium mit einer lokal begrenzten extrazerebralen Vasodilatation, die Grundlage der Kopfschmerzen sind.

Entsprechend der IHS-Klassifikation [73] kann ein migränoser Hirninfarkt diagnostiziert werden, wenn die 3 folgenden Bedingungen erfüllt sind:

ein oder mehrere fokale Symptome mit Migräneaura im Rahmen einer einzelnen Attacke, deren neurologische Ausfälle sich innerhalb von 7 Tagen nicht zurückbilden. Zusätzliche Veränderungen im Sinne eines Infarktes im CCT/MRT, andere Ursachen eines Hirninfarkts sind ausgeschlossen;

- identische Phänomene vor der betreffenden Attacke, wobei die neurologischen Symptome sich wiederum innerhalb von 7 Tagen nicht gänzlich zurückgebildet haben oder morphologische Veränderungen im CCT/MRT nachgewiesen werden; andere Ursachen eines Hirninfarkts sind ausgeschlossen;
- die Zuordnung eines persistierenden neurologischen Defizits bei einem Migränepatienten zur Migräne wird schwierig, wenn andere Faktoren wie z.B. die Einnahme von oralen Antikonzeptiva vorliegen, die sowohl für die Migräne wie auch für den Schlaganfall einen Risikofaktor darstellen.

Familiäre hemiplegische Migräne

Beobachtungen über familiäre Häufung einer vorübergehenden Halbseitenlähmung im Zusammenhang mit Migräne reichen mehr als 100 Jahre zurück (familiäre hemiplegische Migräne [100]). Entsprechend der Klassifikation der IHS ist die Diagnose einer familiären hemiplegischen Migräne (FHM) gerechtfertigt, wenn bei mindestens einem erstgradigen Verwandten ähnliche Ereignisse vorliegen [73]. Die IHS ordnet die FHM der Migräne mit Aura zu. Die klinische Symptomatik besteht in einer Halbseitenlähmung, welche die Gesichtsmotorik mit einschließt [16]. Nur selten liegt lediglich eine Monoparese von Arm oder Bein vor. Das Vollbild der Lähmung entwickelt sich während der einzelnen Attacken langsam. Die Ausfälle können Tage bis Wochen anhalten oder gar (allerdings selten) persistieren [154] und von Attacke zu Attacke die Körperseite wechseln. Auch sensorische Ausfälle im gleichen Ausbreitungsgebiet, hemianopische und aphasische Störungen (mehr motorische als sensorische) kommen häufig vor. Schwindel, Übelkeit, Photophobie und Phonophobie sind typische Begleitphänomene. Seltener sind Fieber, Bewusstseinsstörungen und Orientierungsstörungen, Koordinationsstörungen, Dysarthrie, Nystagmus, Ataxie, weiterhin sensorische Taubheit, Tremor und okulomotorische Störungen [112].

Die Kopfschmerzen folgen den neurologischen Ausfällen 30–60 min nach Beginn.

11.4.7 Schlaganfälle bei Kindern und Jugendlichen (Tabelle 11.31)

Pro Jahr kommt es etwa bei 2–4 pro 100000 Kindern zu einem Schlaganfall [128], wobei in den meisten Studien etwa eine gleiche Verteilung von ischämischen und hämorrhagischen Schlaganfällen errechnet wurde. Die Inzidenz ist bei Frühgeborenen (Geburt vor der 35. Schwangerschaftswoche) höher.

Die klinische Symptomatologie des kindlichen Schlaganfalls ähnelt der des Erwachsenen, bis auf die Tatsache, dass bei Kindern bei Beginn des Insults epileptische Anfälle und sich daran anschließende postiktuale Lähmungen (Todd-Lähmungen) häufiger vorkommen [160]. Wegen der hohen Rezidivrate ischämischer Schlaganfälle bei systemischen Erkrankungen ist die frühe Diagnostik besonders notwendig. Größere ischämische Insulte neigen besonders bei Kindern zur Entwicklung eines raumfordernden Ödems.

Grenzzoneninfarkte bei Kindern sind die Ausnahme, häufiger Territorialinfarkte. Eine seltene Ursache von Grenzzoneninfarkten bei kleinen Kindern ist die periventrikuläre Leukomalazie, die v.a. bei frühgeborenen Kindern oder Kindern mit kardiorespiratorischen Erkrankungen vorkommt. Die Veränderungen der weißen Substanz finden sich vorwiegend im Grenzzonengebiet zwischen A. cerebri media und A. cerebri posterior einerseits bzw. A. cerebri media und A. cerebri anterior andererseits. Unter den typischen Provokationsmechanismen wie die Hypovolämie und Blutdruckabfall kommt es dann zur Entwicklung schlaganfallähnlicher Bilder, häufig auch von Tetraparesen.

Etwa 10 bis mehr als 30% der Schlaganfälle bei Kindern sind auf Kardioembolien zurückzuführen. Die Erkrankungen sind angeboren oder erworben. Der Beginn ist wie bei kardioembolischen Insulten mit Schlaganfällen bei Erwachsenen plötzlich, oft ohne Vorboten wie TIA. Häufigstes Zielgebiet ist das Versorgungsgebiet der A. cerebri media.

Tuberöse Sklerose

Die klassische Trias geistige Retardierung, Adenoma sebaceum (Angiofibrom) kann die meisten Organsysteme befallen. Genetische Defekte wurden auf den Chromosomen 9 und 16 (*TSC1* und *TSC2*) beschrieben. Die Vererbung erfolgt autosomal-dominant. Ischämische Insulte werden durch kardiale Rhabdomyome oder durch

Tabelle 11.31. Ursachen zerebraler Ischämie im Kindesalter sowie bei Jugendlichen

- **Angeborene kardial-embolische Ursachen**
  - Polyzythämie, Anämie
  - Kardiomyopathien
  - Herzklappenfehler (Fallot-Tetralogie, Transposition der großen Arterien, Coarctatio aortae)
  - Infektiöse Endokarditis
  - Herzrhythmusstörungen
  - Venöse Thromben bei offenem Foramen ovale, Vorhof- oder Ventrikelseptumdefekt
  - Arteriovenöse Malformationen der Lunge (Osler-Weber-Rendu-Erkrankung)
  - Mitralklappenprolapssyndrom (bei Marfan-Syndrom, Ehlers-Danlos-Syndrom)
- **Erworbene kardial-embolische Ursachen**
  - Klappenfehler nach akutem rheumatischem Fieber
  - Infektiöse Endokarditis
  - Künstliche Herzklappen
  - Vorhofmyxome
  - Myokarditis
  - Kardiomyopathien bei
    - generalisierte Muskeldystrophien
    - Karnitin-Mangel
    - mitochondrialen Myopathien
    - Lipidspeicherkrankheiten.
    - Glukogenosen
    - Mukopolysaccharidosen
    - Morbus Refsum
    - Morbus Fabry
  - Herzrhythmusstörungen
    - Hyperthyreose
    - Wolff-Parkinson-White-Syndrom
    - Sick-Sinus-Syndrom
  - Dissektion hirnversorgender Arterien (bei fibromuskulärer Dysplasie, Moya-Moya, Marfan-Syndrom, Lues connata)
  - Zerebrale Vaskulitiden
  - CADASIL
  - Susac-Syndrom
- **Angeborene Anomalien des Gerinnungssystems**
  - Protein-C-Mangel
  - Protein-S-Mangel
  - Resistenz gegen aktiviertes Protein C
  - Antithrombin-III-Mangel
  - Lipoprotein-(a)-Erhöhung
  - Homozystinurie
  - Dyslipoproteinämie
- **Sonstige Erkrankungen**
  - Tuberöse Sklerose
  - Sichelzellanämie
  - Fabry-Erkrankung
  - Neurofibromatose Typ I
  - Kohlmeier-Degos-Erkrankung (maligne atrophische Papulose)
  - MELAS-Syndrom

Thrombozytenaggregate, die sich auf den Rhabdomyomen bilden, hervorgerufen [87]. Bei manchen Fällen ist eine Assoziation mit Moya-Moya beschrieben worden.

Sichelzellanämie

Ursache der Erkrankung ist eine Schädigung des Gens für das β-Hämoglobin auf Chromosom 2. Die Vererbung erfolgt auf autosomal-rezessivem Weg. Bei der homozygoten Form liegen 98% des Hämoglobins als Hämoglobin HbS vor, die restlichen 2% als fetales Hämoglobin HbF [68]. Die abnormalen Hämoglobinmoleküle neigen v.a. bei niedriger Sauerstoffspannung und Azidose zu einer Polymerisation mit Abfall der Erythrozytenverformbarkeit und Ausbildung der typischen Sichelzellform. Diese sichelzellförmigen Erythrozyten neigen zu Verstopfung und Hämolyse in kleinen Gefäßen. Kinder unter 15 Jahren mit einer Sichelzellanämie entwickeln in etwa 5–17% Schlaganfälle. Wenn die Betroffenen das 40. Lebensjahr erreicht haben, sind bei einem Drittel der Patienten Schlaganfälle aufgetreten [125]. Nur ein Viertel der Schlaganfälle hat hämorrhagischen Charakter, Hirnvenenthrombosen sind selten [141]. Häufigstes klinisches Zeichen ist eine Hemiparese. Die Infarkte werden kortikal, in den Stammganglien, der weißen Substanz, in Rückenmark und Hirnstamm gefunden. Bei älteren Jugendlichen und Erwachsenen können Subarachnoidalblutungen auftreten [6].

Provozierende Faktoren für das Auftreten von Insulten bei Patienten mit Sichelzellanämie sind Azidose, Entwässerung, Schwangerschaft, niedriger Hämatokritwert, Kardiomegalie und Leukozytose.

Neuroradiologische Bilddarstellungen demonstrieren v.a. Grenzzoneninfarkte (Wasserscheideninfarkte) zwischen den großen intrazerebralen Gefäßen [133], ebenso lassen sich mit dem MRT Moya-Moya-ähnliche Bilder nachweisen. Neuropathologische Studien konnten die Moya-Moya-ähnlichen Veränderungen mit Proliferation und Erweiterung kleiner Gefäße sowie nachfolgender Thrombose und kollateraler Netzbildung bestätigen [133].

Der pathophysiologische Mechanismus, der zum Schlaganfall führt, ist einerseits die Obstruktion kleiner Gefäße durch die Sichelzellen, andererseits aber eine auf die sichelzellbedingte Reduktion der Hirngewebeoxygenation folgende Gefäßdilatation, die – da sie über eine längere Zeit besteht – zu einer endothelialen Hyperplasie mit Thrombusbildung führt.

Begleitende Veränderungen der Gerinnung mit Anstieg der Thrombozytenthromboxanbildung, gesteigerter Thrombinbildung und Abfall von Protein C und S, Anstieg des Zytokins Interleukin 1 und des Tumornekrosefaktors führt zu einer Gerinnungsaktivierung mit entsprechender Förderung der intravaskulären Gerinnung [66, 87].

Die Diagnosesicherung mit Nachweis des Hämoglobins S kann pränatal erfolgen.

Die Behandlung umfasst die Therapie der Begleitphänomene Hypoxie, Azidose und Hypovolämie und wiederholte Transfusionen von Erythrozytenkonzentraten. Thrombozytenaggregationshemmung und Antikoagulation sind bisher nicht erfolgreich gewesen.

Varianten der Sichelzellanämie sind Formen mit einem Gen für das normale β-Hämoglobin und einem Gen für die Sichelzellmutation. Auch hier kommen ischämische Insulte vor [66]. Eine andere Variation, bei der Schlaganfälle beobachtet werden [121], stellt die Hämoglobin-SC-Erkrankung dar, bei der ein β-Hämoglobin-Gen die Sichelzellmutation und das andere β-Hämoglobin-Gen eine andere Punktmutation (Hämoglobin C) enthält.

Dyslipoproteinämien

Diese vererbbaren Erkrankungen können bei Kindern mit Schlaganfällen einhergehen [36]. In wenigen Fällen erkranken Kinder vor Beendigung des 2. Lebensjahrs an arteriosklerotischen Veränderungen extra- und intrakranieller Arterien auf dem Boden einer Dyslipoproteinämie.

Neurofibromatose Typ I

Einer von 3000 Menschen ist von dieser Krankheit betroffen, die Vererbung erfolgt autosomaldominant. Sporadisches Auftreten ist möglich. Ursache ist eine Deletion oder Inaktivierung eines Gens auf dem kurzen Arm des Chromosoms 17 (17 q 11.2) [69]. Nur selten kommt es bei dieser Erkrankung mit Intimaproliferation, Rarefizierung der Tunica media und Fragmentierung des Bindegewebes im Bereich der großen und mittelkalibrigen Arterien bei Kindern zu Schlaganfällen [77]. Eine Häufung mit Moya-Moya-Syndrom ist beschrieben.

Kohlmeier-Degos-Erkrankung (maligne atrophische Papulose)

Diese seltene Erkrankung zeigt progrediente nicht entzündliche Verschlüsse kleiner und mittlerer Arterien und Venen mit Infarkten von Haut, Eingeweiden und Gehirn. Eine familiäre Häufung ist selten, meistens handelt es sich um eine sporadisch auftretende Erkrankung.

Nach den Allgemeinsymptomem mit Fieber und Krankheitsgefühl kommt es zu entsprechenden klinischen Erscheinungen im Rahmen der Gefäßverschlüsse von Haut und Gastrointestinaltrakt; bei 20% der Patienten mit dieser Erkrankung kommt es zu einer Beteiligung des Gehirns. Meistens handelt es sich um Jugendliche über 18 Jahren. Epileptische Anfälle, rezidivierende, beide Hirnseiten betreffende Hirninfarkte und die progrediente Verschlechterung kognitiver und motorischer Funktionen prägen den typischen Verlauf. Im Liquor findet man eine Eiweißerhöhung, im CT Hinweise auf ischämische oder hämorrhagische Infarkte. In wenigen Fällen kommt es zu einer Thrombose der intrakraniellen Venen. Die neuropathologischen Veränderungen bestehen in einer Intimaproliferation arteriolärer Gefäße in beiden Großhirnhemisphären, Hirnstamm und Rückenmark.

11.4.8 Hirninfarkt und Schwangerschaft

Auf 100 000 Schwangerschaften pro Jahr kommt es zu etwa 40–50 Hirninsulten (arterielle Infarkte und Venenthrombosen). Daraus ergibt sich eine deutliche Steigerung (ca. 10–13fach) des Schlaganfallrisikos während der Schwangerschaft im Vergleich zu nicht schwangeren Frauen ohne zerebrovaskuläre Risikofaktoren der gleichen Altersgruppe. Da nur sehr wenige Studien durchgeführt wurden, muss diese Zahl mit großer Zurückhaltung betrachtet werden.

Die Vorstellung, dass ischämische Insulte während der Schwangerschaft vorwiegend als Folge von intrakraniellen Hirnvenenthrombosen vorkommen, ist mittlerweile durch neuroradiologische Bildverfahren widerlegt. Ein großer Teil der ischämischen Schlaganfälle während der Schwangerschaft ist auf eine arterielle Erkrankung zurückzuführen. Da bis zu 10% der Todesfälle während der Schwangerschaft auf Insulte zurückzuführen sind, sind Diagnostik und Therapie von großer Bedeutung.

Von pathophysiologischer Seite ist zu berücksichtigen, dass im Rahmen der Schwangerschaft spezifische Veränderungen der Hämodynamik und Gerinnung auftreten. Gesamtblutvolumen und damit auch das Herzzeitvolumen nehmen zu, gleichzeitig resultiert aber wegen der größeren Zunahme des Plasmavolumens im Vergleich zur Erythrozytenzahl eine relative physiologische Anämie. Die Spitze dieser Entwicklung liegt etwa im 6. Schwangerschaftsmonat. In der ersten Hälfte der Schwangerschaft wird ein Abfall des Blutdrucks beobachtet. Die fibrinolytische Aktivität sinkt während der Schwangerschaft leicht ab. Eine diskrete Hyperkoagulabilität mit Anstieg verschiedener Faktoren (Faktor VII, VIII:C, IX, X) und Fibrinogen steigert ebenfalls die Gerinnungsbereitschaft. Während der Schwangerschaft kommt es zu einem Anstieg von Protein C und Abfall von Protein S, der über das Ende der Schwangerschaft hinaus andauern kann. Zum Ende der Schwangerschaft steigt die Konzentration des Thrombin-Antithrombin-III-Komplexes. Während der Entbindung werden durch die Kontraktion des Uterus der venöse Rückstrom, der zentrale Venendruck und das Herzzeitvolumen gesteigert. Nach der Entbindung steigen Fibrinogen und die Plättchenzahl an, während die Aktivität der Fibrinolyse abnimmt.

Autoptische Untersuchungen konnten bei einer Vielzahl von Patienten kleine parenchymatöse Blutungen im Kortex und in der weißen Substanz nachweisen, gleichzeitig auch vaskuläre Veränderungen im arteriellen Stromgebiet (Arterien bis Kapillaren) mit kleinen Infarkten vorwiegend im Okzipitallappenbereich einschließlich der dortigen weißen Substanz. Fibrinoide Nekrosen der Gefäßwand, perivaskuläre Blutungen und fibrinreiche Thromben sind nachweisbar.

Das Auftreten arterieller Hirninfarkte während der Schwangerschaft und im Wochenbett hat sowohl schwangerschaftsspezifische als auch schwangerschaftsunabhängige Ursachen.

Zu den schwangerschaftsspezifischen Ursachen gehört die Eklampsie. Die häufigsten klinischen neurologischen Symptome einer Eklampsie (Kopfschmerzen, visuelle Störungen durch retinale Beteiligung, Gesichtsfelddefekte durch Okzipitallappeninsulte, Bewusstseinsstörungen und Anfälle) können gelegentlich von anderen fokalen Zeichen begleitet sein. Die zerebralen Bilddarstellungen zeigen hypodense Veränderungen in Kortex, weißer Substanz und in den Stammganglien. Kleine oder auch konfluierende Veränderungen hyperintensen Charakters sind in der MRT-T2-Wichtung nachweisbar. Neben den o.g. Regionen finden sich entsprechende Veränderungen auch in Hirnstamm und Zerebellum, oft gleichzeitig. Die Veränderungen können nach Tagen wieder verschwinden, sodass als Ursache der Veränderungen eine Ödementwicklung unterstellt wird.

Da bei den meisten der betroffenen Frauen auch die neurologischen Symptome innerhalb weniger Tage zurückgehen, kann nicht davon ausgegangen werden, dass sich hier in der Regel Infarkte ausbilden. Wegen dieser transienten Symptomatik wird vermutet, dass es sich bei den Ursachen am ehesten um Veränderungen im Sinne eines Ödems handelt. Nicht ausreichend geklärt ist bisher, warum bei vielen dieser Patientinnen in angiographischen Untersuchungen segmentale Gefäßeinengungen nachgewiesen wurden, die an Vasospasmen erinnern. Es wird spekuliert, dass diese Vasospasmen eine Reaktion auf die Erhöhung des Blutdrucks oder Folge der erhöhten Sensitivität gegenüber Vasopressoren sind.

Natürlich gibt es sekundär auftretende Schlaganfälle als Folge der nicht zerebralen Komplikationen der Präeklampsie wie Steigerung der Gefäßpermeabilität, Hämolyse, Thrombozytopenie, disseminierte intravasale Gerinnung, intravasale Thrombosen und Blutdruckanstieg. Das HELLP-Syndrom mit Leberveränderungen und uteroplazentare Perfusionsstörungen verursacht keine Schlaganfälle.

Chorionkarzinome (Chorionepitheliome) als Folge einer Transformation der Trophoblasten sind eine weitere schwangerschaftsspezifische Ursache von Schlaganfällen. Sie können nach der Entbindung – v.a. bei Blasenmolen – entarten und hämatogene Hirnmetastasen verursachen. Die abgesiedelten Trophoblasten können im Gehirn Gefäße beschädigen und verschließen bzw. zu Thrombosen und somit zu Insulten führen. Eine seltene Ursache von Insulten während der Entbindung, nach Trauma, Abtreibung, Kaiserschnitt oder Amniozentese sind amniotische Flüssigkeitsembolien durch ein offenes Foramen ovale. Postpartale Angiopathien mit segmental begrenztem Vasospasmus entstehen möglicherweise durch Tage oder Stunden zuvor verabreichte Medikamente und Mutterkornalkaloide. Allerdings werden auch reaktive Gefäßspasmen durch den Hypertonus diskutiert. Die Patientinnen leiden unter schweren Kopfschmerzen, Übelkeit und Erbrechen, bekommen Anfälle und fokale neurologische Ausfälle.

Eine weitere schwangerschaftsspezifische Ursache von Hirninfarkten sind die amniotische paradoxe Flüssigkeitsembolie und die peripartale Kardiomyopathie, die in den Monaten vor oder bis zu 5 Monaten nach Entbindung auftritt, v.a. bei älteren Frauen vorkommt und Anlass für kardioembolische Schlaganfälle ist.

Hämatologische Erkrankungen, die während der Schwangerschaft exazerbieren können und somit einen Schlaganfall hervorrufen können, sind die Sichelzellanämie, die thrombotische thrombozytopenische Purpura, das Antiphospholipidantikörpersyndrom mit Thrombophilie und arterieller und venöser Thrombose sowie die disseminierte intravaskuläre Koagulation bei Schwangerschaftskomplikationen wie Plazenta-Ruptur, Eklampsie, amniotische Flüssigkeitsembolien und schwangerschaftsbedingte Lebererkrankung (akute Fettleber).

Zu den nicht schwangerschaftsspezifischen Ursachen gehören die rheumatischen Erkrankungen, Herzklappenersatz, Endokarditis (v.a. durch Streptococcus-viridans-Infektion) und paradoxe Embolien bei Phlebothrombose und offenem Foramen ovale. Während der Schwangerschaft können auch Dissektionen aller großen extrakraniellen hirnzuführenden Gefäße auftreten. Patientinnen mit Takayasu-Erkrankung und systemischem Lupus erythematodes haben während der Schwangerschaft ein erhöhtes Hirninfarkt- bzw. Blutungsrisiko, z.T. durch den begleitenden Blutdruckanstieg.

11.4.9 Hypertensive Enzephalopathie

Der Begriff hypertensive Enzephalopathie bezeichnet das akute Auftreten zerebraler Symptome bei plötzlichem, schwerem Bluthochdruck ohne Nachweis einer Hirnblutung [115]. Pathophysiologische Ursache der hypertensiven Enzephalopathie ist am häufigsten das Überschreiten der oberen Autoregulationsgrenze mit Verlust der physiologischen myogenen Vasokonstriktion. Die Gefäße werden maximal erweitert, da die Durchblutungsregulation nicht mehr stattfinden kann [92]. Die obere Grenze der physiologischen Autoregulation liegt für den mittleren arteriellen Blutdruck bei ungefähr 170 mmHg, bei Patienten mit chronischem Bluthochdruck bei höheren Werten (Rechtsverschiebung der Autoregulationskurve). Die neurologischen Symptome der hypertensiven Enzephalopathie treten etwa bei systolischen Blutdruckwerten von 250 und diastolischen von 150 mmHg auf. Jenseits dieser Autoregulationsgrenze kommt es zur extremen Weitstellung der Gefäße mit parallel einhergehender Schädigung der Blut-Hirn-Schranke und Eiweißpenetration aus dem Blut in das Hirngewebe (Theorie der Vasodilatation [70]). Allerdings zeigen retinale Gefäße bei drastisch erhöhten Blutdruckwerten präkapilläre arterioläre Vasospasmen mit Zeichen einer Mangeldurchblutung und Eiweißpenetration, ohne dass die Gefäße bei höheren Blutdruckwerten aufgesprengt wurden (Theorie des Vasospasmus [129]). Ein dauerhafter Gefäßschaden tritt nicht auf. Bei rezidivierenden andauernden Zuständen kritischer Hypertension finden sich aber fibrinoide Nekrosen in den Gefäßen kleineren Durchmessers.

Ursachen der hypertensiven Enzephalopathie sind neben dem essenziellen Hypertonus Nierenerkrankungen, Phäochromozytom, verschiedene Formen der Vaskulitis und auch zerebrale Reperfusionsfolgen, z.B. nach Endarterektomie [118, 137]. Wenige Fälle von hypertensiver Enzephalopathie sind bei Rückenmarksverletzungen, reaktiven hypertensiven Zuständen nach plötzlichem Absetzen von antihypertensiven Medikamenten (Clonidin) und bei Einnahme von Monoaminoxidasehemmern im Zusammenhang mit Tyramin-Genuss berichtet worden.

Das klinische Bild wird typischerweise bei Patienten mittleren Alters beobachtet, aber auch bei Kindern. Die akut auftretenden klinisch manifesten Phasen werden durch Kopfschmerzen, Übelkeit, Schwindel und gelegentlichem Erbrechen eingeleitet. Die Patienten berichten über Visusstörungen mit Szintillations-Skotomen und verschwommenem Sehen. Psychische Phänomene wie Agitiertheit, Ängstlichkeit, Verwirrtheit und Orientierungsstörungen werden häufig registriert. Epileptische Anfälle können ebenfalls auftreten, v.a. bei Kindern. Fokale Zeichen sind Sehstörungen (gelegentlich Farbblindheit oder eine kortikale Blindheit [103]), weiterhin Lesestörungen und andere kognitive Ausfälle, Extremitätenlähmungen oder sensible Ausfälle und Reflexveränderungen [83]. Ophthalmologisch findet sich eine Schwellung der Papille gelegentlich mit subhyaloiden Blutungen und Netzhautablösungen [150]). Die Erhöhung des intraokulären Drucks kann zu einer Ischämie der Papille mit permanenten Sehstörungen führen, v.a. dann, wenn das retinale Ödem über lange Zeit besteht.

Die Diagnose einer hypertensiven Enzephalopathie kann gestellt werden, wenn bei Bluthochdruck der oben genannen Werte entsprechende klinische Ausfälle, aber in der CT weder ischämische Infarkte noch Blutungen nachweisbar sind. Die Diagnose wird hauptsächlich dann bestätigt, wenn die neurologische Symptomatik und Zeichen mit Senkung des Blutdrucks verbessert werden. In der kranialen CT zeigen sich nach Stunden diffus verteilte hypodense Veränderungen der weißen Substanz als Folge der Flüssigkeitsansammlung und hyperintense Veränderungen im MRT-T2-gewichteten Bild mit Betonung von Parietallappen und Okzipitallappen, subkortikaler Strukturen, Marklager, Hirnstamm und auch Kleinhirn [143]. Intensitätsveränderungen der grauen Substanz sind selten, jedoch beschrieben.

Literatur

1. Amarenco P, Hauw JJ (1990) Cerebellar infarction in the territory of the anterior and inferior cerebellar artery. A clinicopathological study of 20 cases. Brain 113:139–155
2. Amarenco P, Hauw JJ (1990) Cerebellar infarction in the territory of the superior cerebellar artery: a clinicopathologic study of 33 cases. Neurology 40:1383–1390
3. Amarenco P, Rosengart A, DeWitt D et al. (1990) Cerebellar infarction in the territory of the anterior and inferior cerebellar artery. A clinopathological study of 20 cases. Brain 113:139–155
4. Appenzeller O (1970) The Autonomic Nervous System. North Holland Publishing, Amsterdam
5. Azzarelli B, Roessmann U (1977) Diffuse „anoxic" myelopathy. Neurology 27:1049
6. Balkaran B, Char G, Morris JS et al (1992) Stroke in a cohort of patients with homozygous sickle cell disease. J Paeds 120(3):360–366
7. Bauer G, Prugger M, Rumpl E (1982) Stimulus evoked oral automatisms in the locked-in syndrome. Arch Neurol 39:435
8. Belfer RA, Ochsenschlager DW, Tomaski SM (1995) Penetrating injury to the oral cavity: a case report and review of the literature. J Emerg Med 13:331
9. Benson DF, Segarra J, Albert MI (1974) Visual agnosia-prosopagnosia. Arch Neurol 30:307
10. Bogousslavsky J, Hachinski VC, Boughner DR et al (1986) Cardiac and arterial lesions in carotid transient ischemic attacks. Arch Neurol 43:223–228
11. Bousser MG, Dubois B, Castaigne P (1981) Pertes de connaissance breves au cours des accidents ischemiques cerebraux. Ann Med Interne 132:300
12. Brewer LA, Fosburg RG, Mulder GA, Verska JJ (1972) Spinal cord complications following surgery for coarctation of the aorta. J Thorac Cardiovasc Surg 64:368
13. Broderick JP, Swanson JW (1987) Migraine-related strokes: clinical profile and prognosis in 20 patients. Arch Neurol 44:868
14. Brust JCM (1963) Neurological Aspects of Substance Abusus. Butterworth-Heinemann Newton, MA
15. Brust JCM (1991) Stroke and drugs, p 517. In: Toole JF (ed) Vascular Dieases, Part III, vol 55 of Handbook of Clinical Neurology. Harper and Row, New York
16. Bruyn GW (1968) Complicated migraine, p 59. In: Vinken PJ, Bruyn GW (eds) Handbook of Clinical Neurology, vol 5. North Holland Publishing, Amsterdam
17. Bruyn GW, Gathier JC (1969) The operculum syndrome. In: Vinken PJ, Bruyn GW (eds) Handbook of Clinical Neurology, vol. 2. North Holland Publishing, Amsterdam, pp 776–783
18. Buchan AM, Barnett IIJM (1986) Infarction of the spinal cord. In: Barnett IIJM, Mohr JP, Stein BM, Yatsu FM (eds) Stroke Pathophysiology Diagnosis and Management, vol 2. Churchill Livingstone, New York, pp 709–716
19. Burns RS, Lerner SE (1978) Causes of phencyclin-related deaths. Clin Toxicol 12:463
20. Call GK, Fleming MC, Sealfon S et al (1988) Reversible cerebral segmental vasoconstriction. Stroke 18:1159–1170
21. Cambier J, Masson M, Elghozi D, Henin DS, Viader F (1980) Agnosic visuelle sans hemianopsie droite chez un sujet droitier. Rev Neurol (Paris) 136:727
22. Caplan LR (1983) Are terms such as completed stroke or RIND of continued usefulness? Stroke 14:431
23. Caplan LR, Kelly M, Kase CS et al (1986) Infarcts of the inferior division of the right middle cerebral artery: mirror image of Wernicke's aphasia. Neurology 36:1015–1020
24. Caplan LR, Pessin MS, Gorelick P (1986) Signs and symptomes of occlusive disease of the intracranial vertebral or basilar arteries. Ann Neurol 20:160–161
25. Case records of the Massachusetts General Hospital (1993). N Engl J Med 329:117
26. Castaigne P, Lhermitt F, Gautier JC et al (1973) Arterial occlusions in the cerebro-basilar system – a study of forty four patients with post-mortem data. Brain 96:133
27. Castaigne P, Lhermitte F, Buge A et al (1981) Paramedian thalamic and midbrain infarcts: clinical and neuropathological study. Ann Neurol 10:127
28. Chamorra A, Sacco RL, Mohr JP et al (1991) Clinical computed tomographic correlations of lacunar infarctions in the Stroke Data Bank. Stroke 22:175–181
29. Chandler WF, Coon JV, Ericus MS (1982) Carotid Artery Injuries. Futura, Mt Kisco, New York
30. Chasnoff IJ, Bussey ME, Savich R, Stack CM (1986) Perinatal cerebral infarction and maternal cocaine use. J Pediatr 108:456
31. Cogan DG (1970) Internuclear ophthalmoplegia, typical and atypical. Arch Ophthalmol 84:583–589
32. Collins MJ (1990) Global aphasia. In: Aphasia and related neurogenic language disorders. Thieme, Stuttgart New York, pp 113–129
33. Colombi M, Radaelli F, Zocchi L, Maiolo AT (1991) Thrombotic and hemorrhagic complications in es-

sential thrombocytemia: a retrospective study of 103 patients. Cancer 67:2926
34. Crawford ESS, Crawford JL, Safi IIJ et al (1986) Thoracoabdominal aortic aneurysms: preoperative and intraoperative factors determining immediate and long-term results of operations in 605 patients. J Vasc Surg 3:389
35. Damasio AR, Graff-Radford NR, Edinger PJ et al (1987) Amnesia following basal forebrain lesions. Arch Neurol 42:359-367
36. Daniels SR, Bates S, Lukin RR et al (1982) Cerebral arteriopathy (arteriosclerosis) and ischemic childhood stroke. Stroke 13:360-365
37. Daras M, Tuchman AJ, Koppel BS et al (1994) Neurocvascular complications of cocaine. Acta Neurol Scand 90:124
38. Daroff R, Hoyt W (1977) Supranuclear disorders of ocular control systems in man, p175. In: Bach Y, Rita P, Collins C (eds) The Control of Eye Movements. Academic Press, Orlando, Fl
39. Dejerine J, Roussy G (1906) Le syndrome thalamique. Rev Neurol (Paris) 14:521
40. Deleu D, Solheid C, Michotte A, Ebinger G (1988) Dissociated ipsilateral horizontal gaze palsy in one-and-a-half syndrome: a clinopathological study. Neurology 3:1278-1280
41. del Zoppo GJ, Poeck K, Pessin MS et al (1992) Recombinant tissue plasminogen activator in acute thrombotic and embolic stroke. Ann Neurol 32:78-86
42. D'Olhaberriague L, Arbois A, Marti-Vilalta JL et al (1995) Movement disorders in ischemic stroke; clinical study of 22 patients. Eur J Neurol 2:553
43. Donnan GA, Tress BM, Bladin PF (1982) A prospective study of lacunar infarction using computerized tomography. Neurology 32:49
44. Dukes HT, Vieth RG (1964) Cerebral arteriography during migraine prodome and headache. Neurology 14:636
44a. Duus P (1995) Neurologisch-topische Diagnostik, 6. Aufl. Thieme, Stuttgart New York
45. Eastman JW, Cohen SN (1975) Hypertensive crisis and death associated with phencyclidine poisoning. JAMA 231:1270
46. Ellis SJ, Small M (1994) Denial of eye closure in acute stroke. Stroke 25:1958-2062
47. Fairfax AJ, Lambert CD, Leatham A (1976) Systemic embolism in chronic sinoatrial disorder. N Engl J Med 275:190
48. Foo D, Rossier AB (1983) Anterior spinal artery syndrome and its natural history. Paraplegia 21:1
49. Fisher CM (1965) Pure sensory stroke involving face, arm and leg. Neurology (Minneap) 15:76
50. Fisher CM (1967) Some neuro-ophthalmological observations. J Neurol Neurosurg Psychiatry 30:383-392
51. Fisher CM (1967) A lacunar stroke. The dysarthria clumsy hand syndrome. Neurology (Minneap) 17:614
52. Fisher CM (1980) Abulia minor versus agitated behavior. Clin Neurosurg 31:9
53. Fisher CM (1982) Lacunar strokes and infarcts: a review. Neurology (NY) 32:871
54. Fisher CM, Caplan LR (1971) Basilar artery branch occlusion: a cause of pontine infarction. Neurology (Minneap) 21:900
55. Ferrand J (1902) Essai sur l'hémiplegie des vieillards, les lacunes de desintergration cérebrale. Thesis, Rousset, Paris
56. Fleming JFR, Petrie D (1968) Traumatic thrombosis of the internal carotid artery with delayed hemiplegia. Can J Surg 11:166
57. Fredericks RK, Lefkowitz DS, Challa VER, Troost BT (1991) Cerebral vasculitis associated with cocaine abuse. Stroke 22:1437
58. Freeman FR (1971) Akinetic mutism and bilateral anterior cerebral artery occlusion. J Neurol Neurosurg Psychiatry 34:693
58a. Gänshirt H (1972) Der Hirnkreislauf. Thieme, Stuttgart
59. Garcin R, Laspresle J (1954) Syndrome sensitif de type thalamique et a topographie cheiro-orale par lésion localisée du thalamus. Rev Neurol (Paris) 90:124
60. Gelmers IIJ (1983) Non-paralytic motor disturbances and speech disorders: the role of the supplementary motor area. J Neurol Neurosurg Psychiatry 46:1052
61. Gerber N (1967) Congenital atresia of the subclavian artery producing subclavial steal syndrome. Am J Dis Child 113, 709
62. Geschwind N, Fusillo M (1966) Color naming defects in association with alexia. Arch Neurol (Chicago) 15:137
63. Goldstein K (1948) Language and Language Disturbances. Grune and Stratton, New York
64. Gomez MR (1988) Tuberous Sclerosis. Raven Press, New York
65. Green GJ, Lessell S (1977) Acquired cerebral dyschromatopsia. Arch Ophthalmol 95:121
66. Greenberg J, Massey EW (1985) Cerebral infarction in sickle trait. Ann Neurol 18:354-355
67. Greenblatt SH (1973) Alexia without agraphia or hemianopsia. Brain 96:307
68. Grotta JC, Manner C, Pettigrew LC (1986) Red blood cell disorders and stroke. Stroke 17:811-817
69. Guttmann DH, Collins FS (1993) The neurofibromatosis type I gene and its protein product, neurofibromin. Neuron 10:335-343
70. Haggendal E, Johansson B (1972) On the pathophysiology of the increased cerebrovascular permeability in acute arterial hypertension in cats. Acta Neurol Scand 48:265
71. Halsey J, Ceballos R, Crosby E (1967) The supranuclear control of voluntary lateral gaze. Neurology (NY) 17:928
72. Hausser CO, Robert F, Giard N (1980) „Balints's syndrome". Can J Neurol Sci 7:157-261
73. Headache Classification Committee of the International Headache Society (1988) Classification and diagnostic criteria for headache disorders, cranial neuralgias, and facial pain. Cephalalgia 8:27

74. Henrich JB, Sandercock, PAG, Warlow CP, Jones LN (1986) Stroke and migraine in the Oxfordshire Community Stroke Project. J Neurol 233:257
75. Hevy DE (1988) How transient are transient ischemic attacks? Neurology 25:1320–1335
76. Heyman A, Leviton A, Nefzger D et al (1974) XI. Transient focal cerebral ischemia: epidemiological and clinical aspects. Stroke 5:277
77. Hornstein L, Borchers D (1989) Stroke in an infant prior to the development of manifestations of neurofibromatosis. Neurofibromatosis 2:115–120
78. Huang CY, Lui FS (1984) Ataxic hemiparesis: localization and clinical features. Stroke 15:363
79. Hughes JT (1971) Venous infarction of the spinal cord. Neurology 11:794
80. Hughes JT (1978) Vascular disorders. p 61. In Pathology of the Spinal Cord: Major Problems in Pathology, 2nd ed, vol 6. WB Saunders, Philadelphia
81. Ichikawa K, Tsutsumishata A, Fujioka A (1982) Capsular ataxic hemiparesis: a case report. Arch Neurol 39:585
82. Isner JM, Chokshi SK (1989) Cocaine and vasospasm. N Engl J Med 321:1604
83. Jellinek EH, Painter M, Princas J, Ross Russell RW (1964) Hypertensive encephalopathy with cortical disorders of vision. QJ Med 33:239
84. Jenkyn LR, Margolis G, Reeves AG (1978) Reflex vertical gaze and the medial longitudinal fasciculus. J Neurol Neurosurg Psychiatry 41:1084–1092
85. Johnson M, Gernsheimer T, Johansen K (1995) Essential thrombocytosis: underemphasized cause of large-vessel thrombosis. J Vasc Surg 22:443
86. Juillet P, Savelli A, Rigal J et al (1964) Conclusion mentale et lobe temporal droit: a propos de quatre observations. Rev Neurol (Paris) 11:430–434
87. Kandt RS, Gebarski SS, Goetting MG (1985) Tuberous sclerosis with cardiogenic cerebral emboli: Magnetic resonance imaging. Neurology 35: 1223–1225
88. Karayalcin G, Lanzkowsky P (1989) Plasma protein C levels in children with sickle cell disease. Am J Ped Hem Onc 11:320–323
89. Kim RC, Smith HR, Henbest ML, Choi BII (1984) Nonhemorrhagic venous infarction of the spinal cord. Ann Neurol 15:379
90. Kokkinos; J, Levine SR (1993) Stroke. In: Brust JMC (ed) Neurological Complications of Drug and Alcohol Abuse. Neurol Clin 2:577
91. Labauge R, Pages M, Blard JM (1989) Survie prolongée apres occlusion du tronc basilaire. Rev Neurol 145:789–795
92. Lassen NA, Agnoli A (1972) The upper limit of autoregulation of cerebral blood flow – on the pathogenesis of hypertensive encephalopathy. Scand J Clin Lab Invest 30:113
93. Lauritzen M, Olsen TS, Lassen NA, Paulson OB (1983) The role of spreading depression in acute brain disorders. Ann Neurol 14:569
94. Lovejoy FH (1981) Stroke and phenylpropanolamine. Pediatr Alert 12:45
95. Leao AAP (1944) Spreading depression of activity in cerebral cortex. J Neurophysiol 7:379
96. Leblanc R, Yamamoto YL, Tyler JL et al (1987) Borderzone ischemia. Ann Neurol 22:707–713
97. Levin HS, Goldstein FC, Ghostine SY et al (1995) Hemispheric disconnection syndrome persisting after anterior cerebral artery aneurysm rupture. Neurosurgery 36:183
98. Levine SH, Brust JCM, Welch KMA (1988) Cerebral vasculitis associated with cocaine abuse or subarachnoid hemorrhage. JAMA 259:1684
99. Levine DN, Grek A (1984) The anatomic basis of delusions after right cerebral infarction. Neurology 34:577–582
100. Liveing E (1873) On megrin, sick-headache, and some allies disorders: a contribution to the pathology of nervestorms. JA Churchill, London
101. Loeb C (1989) The lacunar syndromes. Eur Neurol 29:2
102. Loverme S (1979) Complications of amphetamine abuse. p 5. In: Colebras A (ed) Clini-Pearls, vol 2, No 8. Creatine Medical Publications, Syracuse, New York
103. Marra TH, Shah M, Mikus MA (1993) Transient cortical blindness due to hypertensive encephalopathy. Magnetic resonance imaging correlation. J Clin Neuro Ophthalmol 13:35
104. McFarland H, Fortin D (1982) Amusia due to right temporoparietal infarct. Arch Neurol 3:725–727
105. Mercado A, Johnson G, Calver D, Sokol RJ (1989) Cocaine, pregnancy, and postpartum intracerebral hemorrhage. Obstet Gynecol 73:467
106. Meza I, Estrad CA, Montalvo JA et al (1989) Cerebral infarction associated with cocaine use. Henry Ford Hosp Med J 37:50
107. Milandre L, Habib M, Hassoun J, Khalil R (1990) Bilateral infarction of the medullary pyramids. Neurology 40:556
108. Milner B (1966) Amnesia following operations on the temporal lobes. p 109. In: Whitty CMW, Zangwill OL (eds) Amnesia. Butterworth, London
109. Mohr JP, Kase CS, Wolkf PA et al (1982) Lacunes in the NINCDS Pilot Stroke Data Bank abstracted. Ann Neurol 12:84
110. Mohr JP, Watters WC, Duncan GW (1975) Thalamic hemorrhage and aphasia. Brain Lang 2:3
111. Mori E, Yamadori A (1987) Acute confusional state and acute agitated delirium: Occurence after infarction in the right middle cerebral artery territory. Arch Neurol 44:1139–1143
112. Munte TJ, Müller-Vahl H (1990) Familial migraine coma: a case study. J Neurol 237:59
113. Nicolai A, Lazzarino LG (1994) Acute confusional states secondary to infarctions in the territory of the posterior cerebral artery in elderly patients. Ital J Neurol Sci 15:91
114. Nielsen JM (1946) Agnosia, Apraxia, Aphasia. Hoeber, New York
115. Oppenheimer BS, Fishberg AM (1928) Hypertensive encephalopathy. Arch Intern Med 41:264
116. Pertuiset B, Perrier F (1960) Le syndrom operculaire unilateral (rolandique inferieur) d'origine vasculaire. Rev Neurol (Paris) 103:63–64

117. Pessin MS, Lathi ES, Cohen MB et al (1987) Clinical features and mechanism of occipital infarction. Ann Neurol 2:290
118. Philips DJ, Davies AH, Bliss BP (1994) Hypertensive encephalopathy secondary to a phaeochromocytoma: the cause of death after carotid endarterectomy. Case report. J Cardiovasc Surg 35:533
119. Pierrot-Deseilligny C, Chain F (1979) L'ophthalmoplégie internucleaire. Rev Neurol 135:485–513
120. Pierrot-Deseilligny C, Chain F, Serdaru M et al (1981) The one and a half syndrome. Brain 104:665
121. Portnoy BA, Herion JC (1972) Neurologic manifestattions in sickle-cell disease. Neurology 12:643–652
122. Powars DR, Wilson B, Imbus C (1978) The natural history of stroke in sickle cell disease. Am J Med 65:461–471
123. Pretre R, Reverdin A, Kalonji T et al (1994) Blunt carotid artery injury. Surgery 115:375
124. Pullicino PM (1993) Pathogenesis of lacunar infarcts and small deep infarcts. In: Pullicino PM, Caplan LR, Hommel M (eds) Advances in neurology, vol 62. Raven, New York. pp 125–140
125. Pullicino P, Nelson RF, Kendall BE, Marshall J (1980) Small deep infarcts diagnosed on computed tomography. Neurology 30:1090
126. Ray BS, Wolff HG (1940) Experimental studies on headache. Pain-sensitive structures of the head and their significance in headache. Arch Surg 41:813
127. Rengachary SS, Batnitzky S, Morantz RA et al (1981) Hemicraniotomy for acute mass of cerebral infarction. Neurosurgery 8:321
128. Roach ES, Riela AR (1995) Pediatric Cerebrovascular Disorders, 2nd ed. Futura Publinshing Co, Armonk, NY
129. Rodda R, Denny-Brown D (1966) The cerebral arteries in experimental hypertension, vol I. The nature of arteriolar constriction and its effects on the collateral circulation. Am J Path 49:53
130. Ross ED (1981) The aprosodias. Arch Neurol 38:561
131. Ross ED, Mesulam MM (1979) Dominant language functions of the right hemisphere. Arch Neurol 36:1144
132. Ross-Russell RW (1963) Atheromatous retinal embolism. Lancet 2:1364
133. Rothman SM, Fulling KH, Nelson JS (1986) Sickle cell anemia and central nervous system infarction: A neuropathologic study. Ann Neurol 20:684–690
134. Rothrock J, North J, Madden K et al (1993) Migraine and migrainous stroke: risk factors and prognosis. Neurology 43:21473
135. Rumbaugh CL, Bergeron RT, Fang HCH, McCormick R (1971) Cerebral angiographic changes in the drug abuse patient. Radiology 101:335
136. Russo LS (1983) Focal dystonia and lacunar infarction of the basal ganglia. Neurology (NY) 40:61
137. Saatci I, Topaloghu R (1994) Cranial computed tomographic findings in a patient with hypertensive encephalopathy in acute poststreptococcal glomerulonephritis. Turkish J Pediatr 36:325
138. Sachdeva K, Woodward KG (1989) Caudal thalamic infarction following intranasal methamphetamine use. Neurology 39:305
139. Safran R (1988) Spinal cord infarction. Stroke 19:529
140. Sandson TA, Friedman JH (1989) Spinal cord infarction. Report of 8 cases and review of the literature. Medicine 68:282
141. Schenk EA (1964) Sickle cell trait and superior longitudinal sinus thrombosis. Ann Intern Med 60:465–470
142. Schmidley JW, Messing RO (1984) Agitated confusional states: patients with right hemisphere infarctions, Stroke 19:883
143. Sebire G, Husson B, Lasser C et al (1995) Encéphalopathie induite par l'hypertension artérielle: aspects cliniques, radiologiques et therapeutiques. Arch Pediatrie 2:513
144. Sieben G, De Reuck J, Eecken HV (1977) Thrombosis of the mesencephalic artery: a clinoco-pathological study of two cases and its correlation with the arterial vascularization. Acta Neurol Belg 77:151
145. Siekert R, Millikan C, Whisnant J (1964) Reversal of blood flow in the vertebral arteries. Ann Intern Med 61:64
146. Skyhoj-Olsen TS, Friberg L, Lassen NA (1987) Ischemia may be the primary cause of the neurologic deficits in classic migraine. Arch Neurol 44:156
147. Smith HWB, Liberman HH, Brody SL et al (1987) Acute myocardial infarction temporally related to cocaine use: clinical, angiographic, and pathophysiologic observations. Ann Intern Med 127:290
148. Starkstein SE, Robinson RG (1991) The role of the frontal lobes in affective disorder following stroke. In: Levin HS, Eisenberg HM, Benton AL et al. Frontal lobe function and dysfunction. Oxford University Press, New York, pp 288–303
149. Steegmann AT (1952) Syndrome of the anterior spinal artery. Neurology 2:15
150. Stropes LL, Luft SC (1977) Hypertensive crisis with bilateral bullous retinal detachment. JAMA 238:1948
151. Strub RL, Geschwind N (1983) Localization in Gerstmann syndrome. In: Kertesz A (ed) Localization in neuropsychology. Academic, New York, pp 295–311
152. Sunohara N, Mukoyamaa M, Mano Y, Satoyoshi E (1984) Action induced rhythmic dystonia: an autopsy case. Neurology (Cleve) 54:321
153. Susac J, Hoyt W, Daroff R et al (1970) Clinical spectrum of ocular bobbing. J Neurol Neurosurg Psychiatry 33:771
154. Symonds C (1952) Migrainous variants. Trans Med Soc Lond 67:237
155. Thompson GB (1956) Dissecting aoric aneurysm with infarction of the spinal cord. Brain 79:111

156. Togna G, Tempesta E, Togna AR et al (1985): Platelet responsiveness and biosynthesis of thromboxane and prostacyclin in response to in vitro cocaine treatment. Haemostasis 15:100
157. Tosi L, Rigoli G, Beltramello A (1973) Fibrocartilaginous embolism of the spinal cord: a clinical and pathogenetic reconsideration. J Neurol Neurosurg Psychiatry 60:55–60
158. Toyoda K, Saku Y, Ibayashi S et al (1982) Pontine infarction extending to the basal surface. Stroke 1994, 25:2171–2178
159. Trescher WH (1992) Ischemic stroke syndromes in childhood. Pediatr Ann 21:374–383
160. Wall M, Wray SH (1983) The one-and-a-half syndrome – a unilateral disorder of the pontine tegmentum: a study of 20 cases and review of the literature. Neurology 33:971–980
161. Weiller C, Wilmes K, Reiche W et al (1993) The case of aphasia or neglect after striatocapsular infarction. Brain 116:1509–1525
162. Wyllie J (1894) The Disorders of Speech. p 340. Oliver, Boyd, Edinburgh
163. Yanagihara T (1991) Memory disorders in cerebral vacular diseases. In: Yanagihara T, Peterson RC (eds) Memory disorders. New York. Marcel Dekker, pp 197–226
164. Yuh WT, Crain MR, Loes DJ et al (1991) MR imaging of cerebral ischemia: findings in the first 24 hours. AJNR 12:62
165. Zalis EG, Parmley LF (1963) Fatal amphetamine poisoning. Arch Intern Med 112:822
166. Busse, O, Einhäupl KM, Hartmann A, Meixensberger J, Ringelstein EB, Schneider D, Schwartz A, Sefrin P (Hrsg) Forbildungsreihe Schlaganfall. Zu beziehen über: Institut für Didaktik in der Medizin, Waldstraße 109, 64720 Michelstadt

J. Rudolf

12 Intrakranielle Blutungen

(Subarachnoidalblutung)

Die Subarachnoidalblutung (SAB) ist eine intrakranielle Blutung in den Subarachnoidalraum. Sie ist ein Syndrom mit vielen Ursachen, keine Krankheitsentität. Allerdings ist das klinische Syndrom der SAB so charakteristisch, dass – im Gegensatz zur Differenzierung zwischen intrazerebraler Blutung und zerebraler Ischämie – diese Form zerebrovaskulärer Erkrankungen mit einer gewissen Sicherheit bereits klinisch diagnostiziert werden kann. Weitergehende apparative Untersuchungen, namentlich bildgebende Verfahren sind dann sowohl zur Sicherung der Diagnose als auch zum Nachweis der Ursache der SAB notwendig.

12.1 Symptomatik der Subarachnoidalblutung

Der Austritt von Blut in den Subarachnoidalraum führt zu einer meningealen Reizung mit typischer klinischer Symptomatik, unabhängig von seiner Ätiologie. Typischerweise klagen die Patienten über Kopfschmerzen, Lichtscheu, Nackensteifigkeit, Übelkeit und Erbrechen. Psychomotorische Unruhe, Verwirrtheit und Bewusstseinstrübung sind weitere häufige Symptome (Tabelle 12.1).

Tabelle 12.1. Symptomatik der Subarachnoidalblutung

Leitsymptome
- Kopfschmerzen
- Übelkeit
- Erbrechen
- Nackensteifigkeit
- Lichtscheu
- Plötzlicher Bewusstseinsverlust

Auffällige klinische Untersuchungsbefunde
- Keine (häufig)
- Bewusstseinstrübung, Bewusstseinsverlust
- Meningismus
- Neurologische Herdzeichen
- Retinale oder Glaskörperblutung
- Fieber
- Hypertonie

12.1.1 Kopfschmerzen

Das akute Einsetzen eines globalen, schweren Kopfschmerzes ist das Kardinalsymptom der SAB. Die Kopfschmerzen treten plötzlich, „im Bruchteil einer Sekunde" oder „wie eine Explosion im Kopf" auf, erreichen ihr Maximum binnen Sekunden und sind von einer dem Patienten bisher unbekannten Intensität („der schlimmste Kopfschmerz meines Lebens"). Die Angabe einer solchen Schmerzsymptomatik rechtfertigt die klinische Verdachtsdiagnose einer SAB *bis zum Beweis des Gegenteils.*

Der bei SAB auftretende Kopfschmerz breitet sich rasch vom Nacken über die Konvexität des Schädels aus. Er ist diffus verteilt, wobei häufig ein Schmerzmaximum hinter den Augen angegeben wird. Mit der schwerkraftabhängigen Verteilung des Blutes in den spinalen Liquorräumen wird im weiteren Verlauf gelegentlich auch eine Schmerzausstrahlung in den Rücken beschrieben. Das langsame Einsetzen von Kopfschmerzen mit schrittweiser Zunahme der Schmerzintensität wird vor allem bei der perimesenzephalen SAB (s. 12.2.3.2) beobachtet, wobei die diagnostische Verlässlichkeit dieses Symptoms aufgrund der relativen Seltenheit der perimesenzephalen SAB begrenzt ist. Bei SAB infolge einer Dissektion einer A. vertebralis wird gelegentlich ein biphasischer Schmerzverlauf beschrieben, initial ein stechender, gut lokalisierbarer Nackenkopfschmerz, und nach einem nahezu beschwerdefreien Intervall eine akute Exazerbation mit heftigstem, diffus verteiltem Kopfschmerz. Bei primär spinaler SAB sind Kopfschmerzen – im Gegensatz zu Nacken- und Rückenschmerzen – die Ausnahme.

Wenngleich das Auftreten einer SAB und ihrer typischen Kopfschmerzsymptomatik häufig nach anstrengender körperlicher Aktivität (Tragen schwererer Lasten, Geschlechtsverkehr) beobachtet wird, kann sich die typische Schmerzsymptomatik auch bei nur leichter körperlicher Anstrengung (z.B. Defäkation) oder in völliger Ruhe entwickeln. Das Auftreten einer nichttraumatischen SAB während des Schlafes ist bislang nicht beobachtet worden [56].

Die Kopfschmerzsymptomatik bei SAB persistiert bis zum Abklingen des meningealen Reizsyndroms, d.h. im Durchschnitt für etwa 1–2 Wochen, wobei in Einzelfällen auch eine längere Schmerzdauer berichtet wurde. Allerdings wird auch ein rasches Abklingen der Kopfschmerzen – gelegentlich im Zeitraum weniger Stunden bis Tage – beschrieben.

Bis zu 40% der Patienten mit akuter SAB berichten retrospektiv über in den Wochen vor dem Blutungsereignis aufgetretene kurzdauernde Kopfschmerzepisoden von bislang ungekannter Intensität, gelegentlich begleitet von Bewusstseinstrübung oder fokal-neurologischen Symptomen [51]. Solche Berichte werden ex post häufig auf die später eingetretene SAB zurückgeführt und gelten dann als erstmaliges, „warnendes" Blutungsereignis. Allerdings sind die meisten diesbezüglichen Studien entweder retrospektiv oder basieren – bei prospektiver Konzeption – auf den Erinnerungen von Patienten, die unter dem Eindruck der abgelaufenen Blutung exploriert werden und möglicherweise zur Überinterpretation ihrer Erinnerungen neigen. So ließ sich in einer prospektiven epidemiologischen Studie an Kopfschmerzpatienten in allgemeinärztlichen Praxen eine derartige Häufung „warnender" Kopfschmerzereignisse bei SAB nicht bestätigen [36]. Wenngleich also die Inzidenz – und damit die prognostische Bedeutung – solcher „warnenden" Kopfschmerzepisoden bei SAB umstritten ist, muss dennoch die Annahme einer SAB bei jedem Patienten mit akuten, schweren Kopfschmerzen erwogen werden.

12.1.2 Meningeale Reizsymptomatik

Nackensteifigkeit infolge *Meningismus* ist der schmerzhafte Widerstand bei aktiver oder passiver Flexion des Kopfes. Es ist ein häufiges Symptom bei SAB und Folge der Irritation der Leptomeningen durch die subarachnoidalen Blutansammlungen. Die meningeale Reizsymptomatik entwickelt sich rasch (binnen Minuten oder wenigen Stunden) nach SAB, kann jedoch sowohl bei minimaler Blutung als auch bei komatösen Patienten nicht nachweisbar sein. Das Fehlen einer meningealen Reizsymptomatik kann daher nicht dahingehend interpretiert werden, dass eine SAB ausgeschlossen sei. *Photophobie* und *Übelkeit* (bis hin zum Erbrechen) sind häufige Begleitsymptome der SAB, die ebenfalls auf die Reizung der Meningen zurückzuführen sind.

12.1.3 Neurologische Herdzeichen

Bei Einsetzen der Blutungssymptomatik auftretende neurologische Herdzeichen weisen auf eine begleitende strukturelle Schädigung des Hirnparenchyms im Rahmen der SAB hin. Mögliche Ursachen sind die isolierte Hirnnervenschädigung infolge Kompression durch das Aneurysma einer basalen Hirnarterie oder eine Einblutung in das Hirngewebe.

Häufigste isolierte Hirnnervenschädigung bei SAB ist die Okulomotoriusparese, welche als komplette Läsion oder in Form einer externen Ophthalmoplegie auftritt. Ihr liegt meist ein ipsilaterales Aneurysma der A. communicans posterior, seltener der intrakraniellen Carotisaufteilung, der A. cerebri posterior oder der A. basilaris zugrunde. Bei schmerzfreier Okulomotoriusparese handelt es sich meist um die Kompression des Nerven durch ein nichtrupturiertes Aneurysma, seltener um eine sekundäre Hirnnervenschädigung infolge des blutungsinduzierten Vasospasmus (s. Abschn. 12.3.4). Die isolierte Abduzensparese ist gelegentlich Folge einer direkten Nervenkompression durch ein Aneurysma im hinteren Hirnkreislauf, meist jedoch Ausdruck einer intrakraniellen Drucksteigerung und transtentoriellen Herniation mit konsekutiver Kompression des Nerven am Felsenbein.

Andere neurologische Herdzeichen bei SAB wie Paresen, Sensibilitätsstörungen, Aphasie, oder Gesichtsfelddefekte sind meist auf eine intrazerebrale Pressstrahlblutung zurückzuführen. Eine Hemiparese kann auf ein Blutmaximum im Bereich der kontralateralen Fissura Sylvii und ein dort lokalisiertes Aneurysma der A. cerebri media hinweisen. Eine Paraparese wird bei einem Aneurysma der A. communicans anterior und konsekutiver Beeinträchtigung der Durchblutung im Versorgungsgebiet der A. cerebri anterior beidseits beobachtet. Nur in Ausnahmefällen liegt ihnen eine extrazerebrale Raumforderung (z.B. eine akute subdurale Blutung) zugrunde. Zerebelläre und Hirnstammsymptome sowie Funktionsstörungen der kaudalen Hirnnerven IX–XII werden beobachtet, wenn die SAB im hinteren Hirnkreislauf, beispielsweise infolge einer Dissektion der A. vertebralis, auftritt.

Fokale oder generalisierte epileptische Anfälle in der Frühphase einer SAB werden bei etwa 10% der Patienten beobachtet. Sie sprechen ebenfalls für eine Beteiligung des Hirnparenchyms, zumindest im Sinne einer kortikalen Irritation. Bei perimesenzephaler SAB wurden bislang epileptische Anfälle nicht beschrieben.

12.1.4 Intraokulare Blutung (Terson-Syndrom)

Bei bis zu 20% der Patienten mit akuter Subarachnoidalblutung wird eine intraokulare Blutung beobachtet. Infolge einer Steigerung des intrakraniellen Drucks kommt es zu einer Abflussstauung in der V. centralis retinae durch Gefäßkompression beim Durchtritt durch die Optikusscheide, wodurch eine präretinale Blutung, gelegentlich mit Einbruch in den Glaskörper entsteht. Die Patienten klagen über bräunliche Flecken im Gesichtsfeld. Intraokulare Blutungen treten meistens zeitgleich mit der SAB auf, gelegentlich jedoch auch zu einem späteren Zeitpunkt und ohne Hinweis auf eine akute Nachblutung. In diesen Fällen ist eine sekundäre Hirndrucksteigerung, beispielsweise im Rahmen eines Hydrocephalus occlusus wahrscheinlich. Kommt es nicht zur spontanen Resorption der intraokularen Blutung, ist eine Vitrektomie zu erwägen.

12.1.5 Systemische Veränderungen

In der Akutphase einer SAB werden extrazerebrale Veränderungen wie *Erhöhung der Körpertemperatur, Steigerung des Blutdrucks, Herzrhythmusstörungen* sowie *EKG-Veränderungen* beobachtet.

Die *Temperatursteigerung* erreicht in den ersten 2–3 Tagen maximal 38,5 °C, danach werden – wahrscheinlich infolge hypothalamischer Irritation durch Blutabbauprodukte – auch höhere Werte erreicht. Die Abgrenzung von Fieber infektiöser Genese ist in dieser Phase oft schwierig. Hilfreich kann die Beobachtung sein, dass bei Infektionen das Fieber von einer Steigerung der Herzfrequenz begleitet ist, während im anderen Fall die Herzfrequenz normal oder auch verlangsamt ist.

Bei nur etwa 20% der Patienten mit akuter SAB ist eine vorbestehende arterielle Hypertonie festzustellen. Dennoch werden in der Akutphase der SAB bei mehr als der Hälfte der Patienten *erhöhte Blutdruckwerte* gemessen. Es handelt sich in den meisten dieser Fälle um eine reaktive, vorübergehende Blutdruckerhöhung mit Normalisierung der Blutdruckwerte innerhalb weniger Tage. Eine spezifische antihypertensive Behandlung ist bei zuvor normotensiven Patienten daher nur in Ausnahmefällen indiziert, zumal die Therapie des Vasospasmus mit Kalziumantagonisten wie Nimodipin ohnehin zu einer systemischen Blutdrucksenkung führt.

Herzrhythmusstörungen sowie *EKG-Veränderungen* werden nach SAB bei fast jedem Patienten beobachtet. Am häufigsten sind ST-Streckensowie T-Wellen-Veränderungen, das Auftreten von U-Wellen, Verlängerungen des absoluten oder relativen QT-Intervalls sowie Sinusarrhythmien. Ventrikuläre Tachykardien und andere potentiell lebensbedrohliche EKG-Veränderungen werden nur in Einzelfällen beobachtet, obwohl die Verlängerung des QT-Intervalls zu komplexen ventrikulären Rhythmusstörungen prädisponiert. Komplexe ventrikuläre Rhythmusstörungen werden als eine der Ursachen eines raschen tödlichen Verlaufs nach akuter SAB diskutiert.

Die Genese kardialer Funktionsstörungen im Rahmen der akuten SAB ist ungeklärt. Favorisiert wird die Hypothese einer anhaltenden Stimulation des sympathischen Nervensystems, ausgelöst durch eine Funktionsstörung der Inselrinde, die zu einer myokardialen Funktionsstörung mit subendokardialer Ischämie und fokaler Nekrose führt. Allerdings wurde bislang ein Zusammenhang zwischen Serumspiegel der Katecholamine und dem Ausmaß der EKG-Veränderungen nicht nachgewiesen [7]. Auch die prognostische Bedeutung dieser EKG-Auffälligkeiten nach SAB ist umstritten. Nahezu alle in der Akutphase auffälligen EKG-Veränderungen und Rhythmusstörungen klingen im Verlauf der ersten zehn Krankheitstage ab. Insofern sind die geschilderten Phänomene eher Ausdruck der akuten intrakraniellen Erkrankung als Indikatoren einer begleitenden, potentiell lebensbedrohlichen Herzkrankheit.

12.1.6 Bewusstseinstrübung

Eine Bewusstseinstrübung bis hin zum Koma ist ein häufiger Befund in der Akutphase der SAB und wird bei bis zu 60% der Patienten in den ersten 24 h beobachtet. Im Verlauf ist dann eine spontane Besserung der Bewusstseinslage möglich. Das nahezu zeitgleiche Auftreten von heftigsten Kopfschmerzen und einer Bewusstseinstrübung ist hochverdächtig im Hinblick auf das Vorliegen einer SAB. Ursächlich für diese Bewusstseinsalteration in der Akutphase gelten neben der Reizung des Hirnparenchyms infolge der Blutung Komplikationen wie intrazerebrale Hämatome, die Entwicklung eines Verschlusshydrozephalus sowie die Minderung der regionalen Hirndurchblutung infolge der Hirndrucksteigerung.

12.1.7 Plötzlicher Tod

Die akute SAB ist die häufigste, wenn nicht die einzige zerebrovaskuläre Erkrankung, welche binnen weniger Minuten zum Tode führen kann. Etwa 15% der Patienten mit akuter SAB versterben, bevor medizinische Hilfe eintrifft. Plötzliche Todesfälle nach SAB werden am häufigsten bei Ruptur eines Aneurysmas im vertebrobasilären Hirnkreislauf sowie bei SAB mit Ventrikeleinbruch oder ausgedehnter intrazerebraler Blutung beobachtet. Als unmittelbare Todesursachen gelten dabei die akute Hirndrucksteigerung, die blutungsbedingte Kompression des vierten Ventrikels und des Hirnstamms, das Auftreten komplexer kardialer Arrhythmien oder eines neurogenen Lungenödems [45].

12.1.8 Einteilung des klinischen Schweregrades

Der Zustand des Patienten mit akuter SAB zum Zeitpunkt der stationären Krankenhausaufnahme, insbesondere das Ausmaß einer bestehenden Bewusstseinstrübung sowie das Ausmaß fokal-neurologischer Funktionsstörungen ist einer der wesentlichen prognosebestimmenden Faktoren. Daher ist die Bestimmung des Schweregrades der Symptomatik für anstehende Entscheidungen hinsichtlich diagnostischer und therapeutischer Maßnahmen essentiell.

Seit ihrer Einführung im Jahre 1968 hat die von Hunt und Hess vorgeschlagene Skala [25] weite Verbreitung gefunden (Tabelle 12.2). Wegen der z.T. deutlichen Unterschiede bei der Zuordnung desselben Patienten durch unterschiedliche Untersucher (geringe Inter-Rater-Reliabilität), insbesondere bezogen auf die Einschätzung des Schweregrades von Kopfschmerzen, aber auch des Meningismus, ist die Anwendbarkeit der Hunt-Hess-Skala für therapeutische Entscheidungen begrenzt.

Tabelle 12.2. Einteilung der Schweregrade der SAB nach Hunt und Hess [25]

Grad I	Asymptomatisch, oder minimaler Kopfschmerz, geringgradiger Meningismus
Grad II	Mäßiger oder schwerer Kopfschmerz, deutlicher Meningismus, isolierte Hirnnervenstörungen ohne darüber hinausgehende fokale Zeichen
Grad III	Bewusstseinstrübung oder mäßig ausgeprägte fokale Läsionen
Grad IV	Hochgradige Bewusstseinstrübung (Sopor), schwere fokale Läsionen
Grad V	Koma, Strecksynergismen oder moribunder Patient

Tabelle 12.3. Einteilung der Schweregrade der SAB: Klassifikation der World Federation of Neurological Surgeons (WFNS [16])

WFNS-Grad	Glasgow Coma Scale	Fokales Defizit (FD)
I	15	Kein Kopfschmerz, Meningismus oder FD
II	15	Kopfschmerz, Meningismus, kein FD
III	13–14	Fakultativ Kopfschmerz, Meningismus, kein FD
IV	7–12	Fakultativ Kopfschmerz, Meningismus und/oder FD
V	≤6	Fakultativ Kopfschmerz, Meningismus und/oder FD

In Kenntnis der Notwendigkeit, Bewusstseinslage und Fehlen (bzw. Vorhandensein) neurologischer Funktionsstörungen bei akuter SAB klarer zu differenzieren, hat die World Federation of Neurological Surgeons (WFNS) einen Klassifikationsvorschlag (Tabelle 12.3, [16]) erarbeitet, welcher die Bewusstseinsstörung auf der Basis der Glasgow Coma Scale (Tabelle 12.4) bewertet und den Schweregrad der SAB unter Bezug auf Vorhandensein bzw. Fehlen zusätzlicher fokaler Störungen definiert. Wesentlicher Vorteil dieser Skala ist die Verwendung der in prognostischer Hinsicht hochvaliden Glasgow Coma Scale mit bekannt guter Inter-Rater-Reliabilität [48].

Diese Skalen können jedoch nur allgemeine Hinweise auf die wahrscheinliche Prognose der

Tabelle 12.4. Glasgow Coma Scale [48]

Augenöffnen	
Spontan	4
Auf Ansprache	3
Auf Schmerzreiz	2
Nie	1
Beste sprachliche Reaktion	
Orientiert	5
Desorientiert	4
Unangemessen	3
Unverständlich	2
Keine	1
Beste motorische Reaktion	
Auf Aufforderung	6
Gezielte Abwehrbewegung	5
Ungezielte Abwehrbewegung	4
Beugesynergismen auf Schmerzreiz	3
Strecksynergismen auf Schmerzreiz	2
Keine	1

SAB liefern: Sie berücksichtigen nicht, ob Bewusstseinstrübung und Herdzeichen ausschließlich Folge der SAB oder begleitender Komplikationen, namentlich intrazerebrale Blutung, Verschlusshydrozephalus oder zentrale Kreislaufdysregulation, darstellen. Daher sollte der klinische Zustand des Patienten nicht ausschließlich durch Klassifikation mit einer der genannten Skalen beschrieben werden. Vielmehr ist eine deskriptive Darstellung des Zustands des Patienten in den Kategorien Bewusstseinslage (z.B. unter Verwendung der Glasgow Coma Scale), fokales Defizit und Ursache dieser Herdzeichen erforderlich.

12.2 Diagnose und Differentialdiagnose

Die referierten anamnestischen Angaben (Leitsymptome) und klinischen Befunde legen die Diagnose einer akuten SAB nahe, ohne diese jedoch beweisen zu können. Akut einsetzende Kopfschmerzen sowie die meisten aufgeführten Leitsymptome können auch bei anderen Erkrankungen des ZNS beobachtet werden. Daher ist zunächst zu prüfen, ob überhaupt eine SAB vorliegt. *Leitsymptom ist der plötzlich einsetzende, heftige Kopfschmerz.* Für die Differentialdiagnose hilfreich sind die Begleitumstände und ggf. auffälligen Untersuchungsbefunde, und insbe-

Tabelle 12.5. Differentialdiagnose des plötzlich einsetzenden Kopfschmerzes

- **Mit meningealen Reizsymptomen**
  - SAB
  - Meningoenzephalitis
  - Schädel-Hirn-Trauma
  - Spontane intrazerebrale Blutung
  - Zerebelläre Ischämie
  - Akuter Verschlußhydrozephalus
- **Ohne meningeale Reizsymptome**
  - Migräne
  - Idiopathischer stechender Kopfschmerz („Eispickel-Kopfschmerz")
  - Benigner Belastungskopfschmerz
  - Kopfschmerz bei sexueller Aktivität („Orgasmus-Kopfschmerz")
  - Okzipitalisneuralgie
  - Hypertensive Krise
  - Wachsendes, nichtrupturiertes intrakranielles Aneurysma
  - Dissektion der A. carotis oder A. vertebralis
  - Zerebrale Sinus- oder Venenthrombose

sondere, ob die Schmerzen von meningealen Reizsymptomen begleitet sind (Tabelle 12.5). In einem zweiten Schritt ist dann die Ätiologie der diagnostizierten SAB zu klären (s. Tabelle 12.6).

12.2.1 Klinische Diagnose und Differentialdiagnose

Die Differenzierung einer *Meningoenzephalitis* von einer SAB kann nach rein klinischen Gesichtspunkten schwierig sein, insbesondere wenn wegen einer höhergradigen Bewusstseinstrübung die Anamnese nur unvollständig zu rekonstruieren ist. Im Gegensatz zur SAB setzt die Symptomatik der Meningoenzephalitis meist subakut (über Stunden, ggf. wenige Tage) ein. Fieber in Verbindung mit einer Tachykardie und ggf. Blutdruckabfall mögen auf die entzündliche Genese der Erkrankung hinweisen, eine sichere Differenzierung ist im Einzelfall jedoch nur unter Zuhilfenahme der apparativen Zusatzdiagnostik (Computertomographie, Liquoruntersuchung) möglich.

Unmittelbar nach einem schwereren *Schädel-Hirn-Trauma* (SHT) werden von den meisten Patienten intensive Kopfschmerzen beschrieben – es sei denn, eine höhergradige posttraumatische Bewusstseinstrübung des Patienten beeinträchtigt die Anamneseerhebung. Liegen bei der neurologischen Untersuchung Hinweise auf eine knöcherne Schädelverletzung vor oder finden sich Herdhinweise, ist eine Computertomographie des Hirnschädels zwingend erforderlich, um neben Parenchymschäden auch eine mögliche *traumatische SAB* nachzuweisen.

Spontane intrazerebrale Blutungen (ICB) können, insbesondere bei Einbruch in das Ventrikelsystem oder Durchbruch in die äußeren Liquorräume heftigste Kopfschmerzen und einen Meningismus verursachen. *Raumfordernde Kleinhirninfarkte* können über eine Dehnung der Leptomeningen zu in Nacken oder Hinterkopf betonten Kopfschmerzen und Meningismus führen. Die hierdurch mögliche Kompression des vierten Ventrikels und die bei Einbruch einer ICB ins Ventrikelsystem mögliche Blockade des Foramen Monroi, des dritten oder vierten Ventrikels bzw. auch des Aquädukts kann zu einer akuten Liquorzirkulationsstörung (*Verschlusshydrozephalus*) mit entsprechender Schmerzsymptomatik, Zeichen meningealer Reizung sowie zu einer Bewusstseinstrübung führen.

Während sämtliche vorgenannten Kopfschmerzerkrankungen in Verbindung mit meningealen Reizsymptomen akute und potentiell lebensbedrohliche Notfälle darstellen, ist dies für Kopfschmerzsyndrome ohne begleitenden Meningismus nicht immer anzunehmen: Kopfschmerzen bei *zerebraler Venenthrombose, Dissektion einer hirnversorgenden Arterie* und *hypertensiven Krisen* können ebenfalls lebensbedrohliche Notfälle darstellen; bei akuter *Migräne* und anderen schweren *Kopfschmerzsyndromen ohne nachweisbare strukturelle Gewebsschädigung* ist trotz des Notfallcharakters der Symptomatik eine Lebensgefahr nicht gegeben.

Kopfschmerzen bei *Migräne* können plötzlich auftreten und von Fotophobie, Reizbarkeit, leichter Temperaturerhöhung, Lähmung äußerer Augenmuskeln (opthalmoplegische Migräne) oder Zeichen der Hirnstammdysfunktion (basiläre Migräne) begleitet sein, so dass die Abgrenzung zur SAB nicht einfach ist. Allerdings haben die meisten Migränepatienten eine entsprechende Vorgeschichte vergleichbarer Schmerzattacken, der Schmerz ist meist lateralisiert, entwickelt sich nicht so schnell wie bei SAB und tritt häufig erst nach Abklingen fokaler Symptome („Aura“) auf, welche sich zuvor langsam und mit über Minuten oder Stunden dauernder Intensität entwickelt hatten. Übelkeit und Erbrechen treten meist erst im fortgeschrittenen Verlauf der Migräneattacke auf, während sie bei SAB bereits unmittelbar nach Symptombeginn einsetzen.

Kopfschmerzsyndrome ohne nachweisbare strukturelle Gewebsschädigung wie der idiopathische stechende Kopfschmerz („Eispickel-Kopfschmerz“), der kältebedingte Kopfschmerz, der benigne Kopfschmerz nach Husten, körperlicher Anstrengung oder bei sexueller Aktivität („Orgasmus-Kopfschmerz“) sowie die Okzipitalisneuralgie sind aufgrund der typischen anamnestischen Angaben, des eigentümlichen Schmerzcharakters, des Fehlens meningealer Reizsymptome oder neurologischer Herdzeichen meist klinisch von einer SAB zu differenzieren [31]. Beim erstmaligen Auftreten eines solchen Kopfschmerzsyndroms bei ungewohnter körperlicher Anstrengung oder während des Geschlechtsverkehrs kann die Abgrenzung eines „harmlosen“ Schmerzsyndroms von Warn- oder Frühzeichen einer SAB schwierig sein, so dass dann eine konsequente Ausschlussdiagnostik mittels Computertomographie und ggf. Liquoruntersuchung indiziert ist.

Hypertensive Krisen mit systolischen Blutdruckwerten weit über 200 mmHg können mit heftigen Kopfschmerzen, vegetativen Begleiterscheinungen, Bewusstseinsveränderungen sowie neurologischen Herdzeichen im Sinne einer hypertensiven Enzephalopathie assoziiert sein und die Symptomatik einer akuten SAB imitieren. In diesen Fällen ist gezielt nach anamnestischen Hinweisen auf eine zu hypertensiven Entgleisungen prädisponierende Erkrankung oder Medikation zu fahnden. Neben der unzureichend behandelten *essentiellen Hypertonie* sind hier sekundäre Hypertonieformen relevant. Das *Phäochromozytom* als benigner katecholaminproduzierender Tumor des Nebennierenmarks verursacht krisenhafte Blutdrucksteigerungen mit begleitenden schweren Kopfschmerzen, von einer Dauer weniger Minuten bis hin zu mehreren Stunden und ist häufig begleitet von Kollapsneigung, Bewusstseinstrübung und neurologischen Herdzeichen. Die Diagnose erfolgt durch Nachweis der erhöhten Ausscheidung von Katecholaminmetaboliten im Urin, wobei falsch-positive Ergebnisse nach Applikation von Betasympathomimetika (z. B. zur Therapie des allergischen Asthma bronchiale) oder bei Einnahme irreversibler Monoaminooxidasehemmer (z. B. Tranylcypromin) beobachtet werden. Nach Genuss tyraminhaltiger Nahrungsmittel (Rotwein, bestimmte Käsesorten) kann es bei gleichzeitiger antidepressiver Behandlung mit einem *irreversiblen unselektiven Monoaminooxidasehemmer* zu hypertensiven Krisen mit ihrer typischen Symptomatik kommen. Allerdings sind bei den heute überwiegend eingesetzten selektiven Hemmstoffen der Monoaminooxidase A (z. B. Moclobemid) derartige hypertensive Entgleisungen nicht mehr zu erwarten.

Nichtrupturierte intrazerebrale Aneurysmen sind meist asymptomatisch. Insbesondere sind sie nicht mit Migräne oder anderen episodisch wiederkehrenden Kopfschmerzsyndromen assoziiert [32]. In Einzelfällen können nichtrupturierte Aneurysmen jedoch im Rahmen einer Größenzunahme durch Druck auf intrakranielle Strukturen oder Dehnung der Leptomeningen Kopfschmerzen mit relativ akutem Beginn verursachen.

Die spontane *Dissektion* der Wand einer *A. carotis* löst ein typisches ipsilaterales Kopfschmerzsyndrom mit frontalem Schmerzmaximum aus. Mögliche Begleitsymptome sind ein ipsilaterales Horner-Syndrom (durch Läsion der gefäßbegleitenden sympathischen Nervenfasen), ipsilateraler Visusverlust (durch Ischämie im Versorgungsgebiet der A. ophthalmica) sowie kontralaterale neurologische Herdzeichen. Eine *Dissektion der A. vertebralis* löst Schmerzen in lateraler Halsregion, Nacken und Hinterkopf der betroffenen Seite aus, häufig verbunden mit Hinweisen auf eine Ischämie im vertebrobasilären Stromgebiet. Diese neurologischen Herdzeichen sowie der dopplersonographische Nachweis der Dissektion erlauben die Differenzierung von der Okzipitalisneuralgie.

Eine *Thrombose zerebraler Venen* oder Sinus kann ebenfalls mit Kopfschmerzen, Zeichen der Hirndrucksteigerung und neurologischen Herdzeichen einhergehen. Die Differentialdiagnose zur SAB ergibt sich aus den typischen Befunden in der Computertomographie sowie dem fehlenden Blutungsnachweis in der Liquoruntersuchung.

12.2.2 Sicherung der Diagnose einer SAB

Bei jedem Patienten mit begründetem Verdacht auf das Vorliegen einer akuten SAB ist die sofortige Durchführung einer Computertomographie (CT) des Hirnschädels in Nativtechnik zwingend geboten. Mittels CT ist der Nachweis subarachnoidaler Blutaustritte möglich, darüber hinaus sind aufgrund der Verteilung der intrakraniellen Blutansammlungen Hinweise auf die Ursache (aneurysmatische Blutung, primär intrazerebrale Blutung mit Durchbruch in Ventrikel oder äußere Liquorräume) möglich. Schließlich sind Komplikationen wie der akute Verschlusshydrozephalus zu erkennen. Bei fehlendem Nachweis einer SAB ergeben sich aus dem Befund der CT mögliche Hinweise auf eine andere Ursache der klinischen Symptomatik, aber auch auf Kontraindikationen gegen eine Punktion der Liquorräume, z. B. ein ausgeprägtes Hirnödem, eine ICB mit Massenverschiebung oder ein raumfordernder Kleinhirninfarkt. Aus diesem Grund hat auch eine Lumbalpunktion grundsätzlich erst nach Durchführung der CT zu erfolgen. Die sinnvolle Abfolge diagnostischer und therapeutischer Schritte bei Verdacht auf akute SAB ist im folgenden Algorithmus zusammengefasst (Abb. 12.1).

12.2.2.1 Computertomographie

Die *Computertomographie des Hirnschädels in Nativtechnik* ist die Methode der Wahl zur Bestätigung der klinischen Verdachtsdiagnose einer SAB. In der CT ist die akute SAB durch den Nachweis hyperintenser Strukturen mit einer für Blut typischen Dichte in den Subarachnoidalräumen zu erkennen (Abb. 12.2). Daneben werden jedoch bei einer akuten SAB auch intrazerebrale Blutungen, isolierte oder kombinierte Ventrikelblutungen sowie – in Einzelfällen – akute subdurale Blutungen mittels CT nachgewiesen.

Die *Sensitivität der CT* zum Nachweis der SAB ist von mehreren Faktoren abhängig:
- Größe und Ausdehnung der SAB,
- Zeitpunkt der CT nach dem Blutungsereignis,
- Auflösungsvermögen des benutzten Scanners,
- Erfahrung des befundenden Arztes.

So lässt sich unter Verwendung eines CT-Scanners der sog. Dritten Generation innerhalb der ersten 24 h nach akuter SAB Blut in den Subarachnoidalräumen nahe des Circulus Willisii bei 92–98% der Patienten nachweisen [42], wohingegen im Intervall zwischen 24 und 48 h nach dem Blutungsereignis die Sensitivität der CT auf etwa 75% absinkt [50]. Nach diesem Zeitpunkt nimmt die Wahrscheinlichkeit, subarachnoidale Blutungen mittels CT zu diagnostizieren, rasch ab.

Wenn eine SAB möglich ist und der CT-Befund auf den ersten Blick „unauffällig" erscheint, sind die basalen Zisternen sorgfältig zu betrachten. In der Cisterna interpeduncularis,

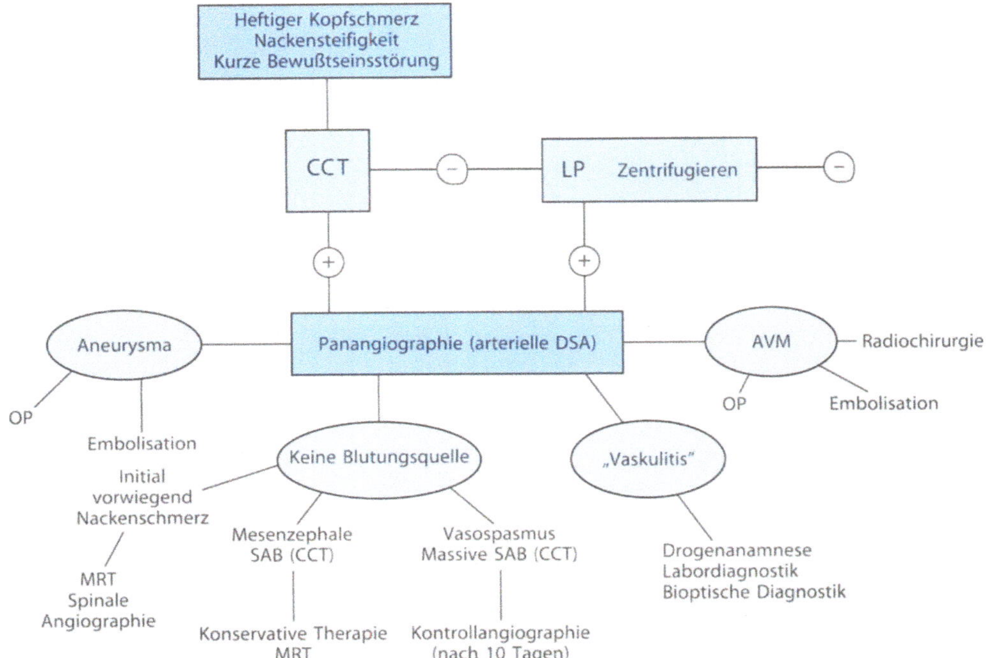

Abb. 12.1. Algorithmus zur sinnvollen Abfolge diagnostischer und therapeutischer Schritte bei akuter spontaner SAB. (AVM: arteriovenöse Malformation, CCT: kraniale Computertomographie, DSA: digitale Subtraktionsangiographie, MRT: Magnetresonanz-Tomographie, LP: Lumbalpunktion (Modifiziert nach: Leitlinie spontane Subarachnoidalblutung der Deutschen Gesellschaft für Neurologie; http://www.uni-duesseldorf.de/WWW/AWMF/ll/neur-004.htm)

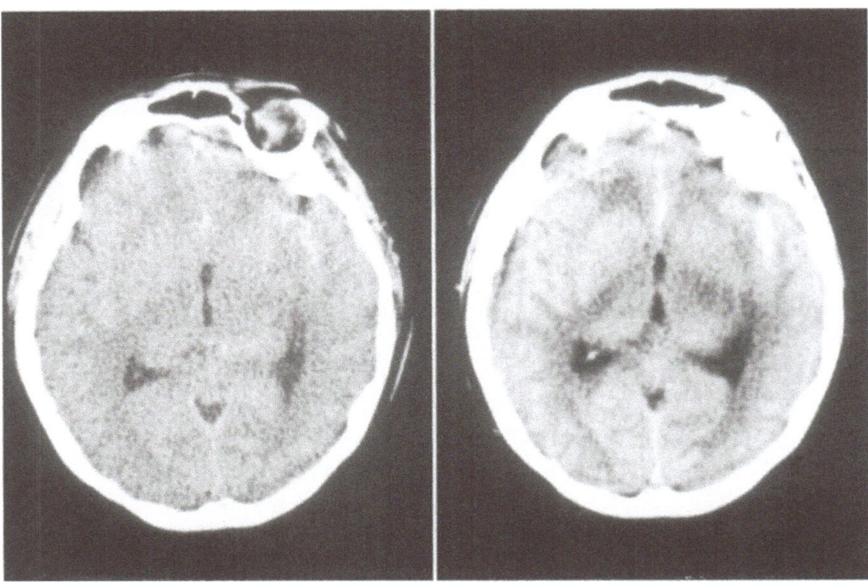

Abb. 12.2. Computertomographie (Nativtechnik) einer Subarachnoidalblutung ohne Parenchymbeteiligung (Stadium II Hunt und Hess)

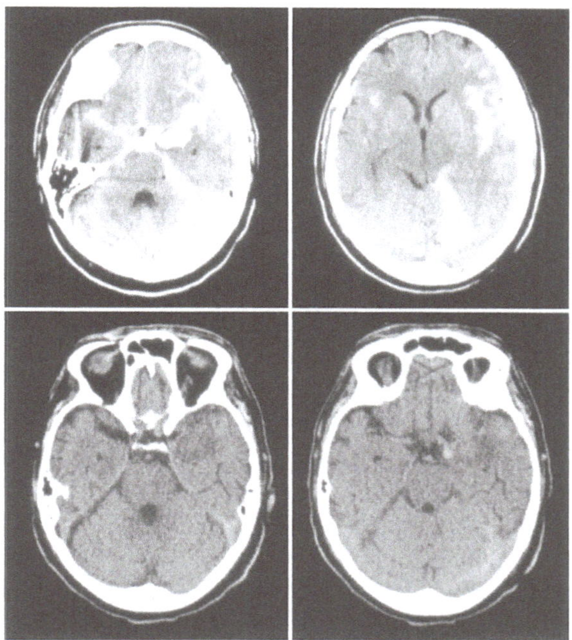

Abb. 12.3. CT einer SAB (obere Bildhälfte) im klinischen Stadium III Hunt und Hess mit Parenchymbeteiligung, ausgehend von einem Aneurysma der linken A. carotis interna (vgl. Abb. 12.7). Eine Frühoperation wurde nicht durchgeführt. Nach weitgehender Resorption der SAB wird das Aneurysma sichtbar (untere Bildhälfte)

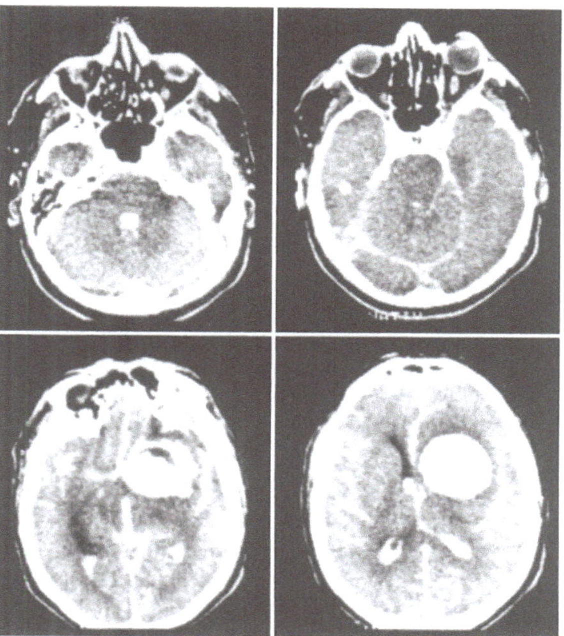

Abb. 12.4. Nativ-CT bei SAB, ausgehend von einem teilthrombosierten Riesenaneurysma der A. cerebri media links

ambiens oder quadrigemina, im Verlauf der A. communicans anterior, den Hinterhörnern der Seitenventrikel sowie den kortikalen Sulki sind kleinere Blutansammlungen häufig nur durch eine geringe Hyperintensität charakterisiert. Blut mag in diesen Bereichen lediglich hirnisointense Dichtewerte erreichen, so dass die üblicherweise hypodens erscheinenden Sulki vom Hirngewebe nicht abgrenzbar sind und „aufgebraucht" wirken.

Die *primäre Blutungsquelle bei SAB* – meist ein sackförmiges Aneurysma einer basalen Hirnarterie – ist aus der Nativ-CT nur in Ausnahmefällen zu erkennen (Abb. 12.3). Meist handelt es sich um teilverkalkte, teilthrombosierte große Aneurysmen (7–15 mm Durchmesser, s. Abb. 12.4). Mittels Spiral-CT lassen sich nach intravenöser Kontrastmittelgabe auch Aneurysmen mit einer Größe über 3 mm nachweisen. Kleinere Aneurysmen sind auch mit optimierter CT-Untersuchungstechnik nicht nachweisbar, so dass die arterielle Angiographie weiterhin unverzichtbar ist (s. 12.2.4.3).

Der Nachweis einer intrazerebralen Blutung kann indirekt auf die Lage der Blutungsquelle hinweisen: Hämatome im Temporallappen oder der Inselregion werden bei Aneurysmen der A. cerebri media beobachtet, Blutungen in die mesialen Frontallappen, den vorderen Interhemisphärenspalt oder in subfrontale Regionen bei Aneurysmen der A. communicans anterior. Intrazerebrale Blutungen rostral des oberen Hirnstamms können Folge einer SAB aus einem Aneurysma der A. basilaris sein. Auch kann bei einem Maximum der subarachnoidalen Blutansammlungen im vorderen Interhemisphärenspalt ein Aneurysma im Bereich der A. communicans anterior, bei Blutungsmaximum in der fissura Sylvii ein Aneurysma der A. cerebri media vermutet werden. Eine exakte topische Zuordnung der Blutungsquelle als Grundlage jeder Entscheidung hinsichtlich eines möglichen operativen Vorgehens ist jedoch ausschließlich mittels angiographischer Untersuchung möglich.

Bei angiographischem Nachweis multipler Aneurysmen kann einem asymmetrischen Verteilungsmuster der SAB in der CT ein Hinweis darauf entnommen werden, aus welchem der Aneurysmen die SAB ihren Ursprung nahm, so dass zwischen rupturiertem und nichtrupturiertem Aneurysma differenziert werden kann. Diese Unterscheidung ist im Rahmen der Indikationsstellung zur operativen Ausschaltung des Aneurysmas von erheblicher Bedeutung. Neben dem CT-Verteilungsmuster der SAB ist auch der Nachweis

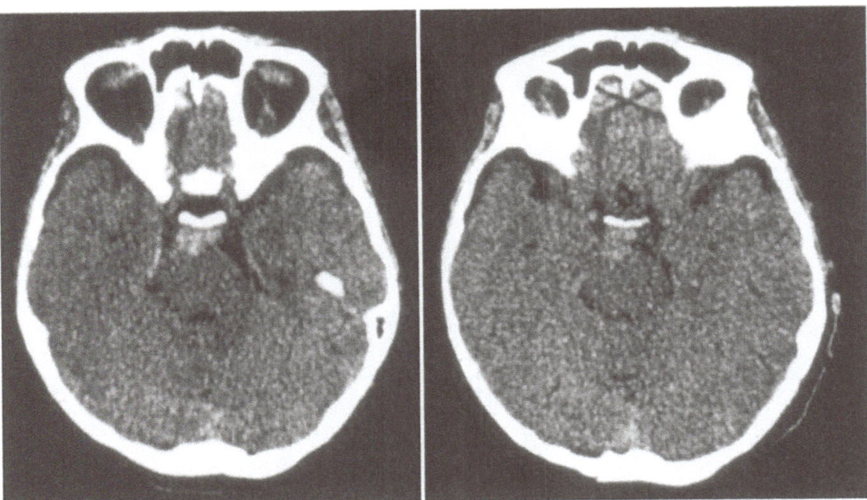

Abb. 12.5. Perimesenzephale SAB, klinisches Stadium I Hunt und Hess. In der zugehörigen Angiographie kein Nachweis eines Aneurysmas

eines intrazerebralen Hämatoms wichtig, da dieses die *Lokalisation des rupturierten Aneurysmas* mit einer Wahrscheinlichkeit von 90% belegt [24].

Der nahezu ausschließliche Nachweis einer SAB in den Zisternen rostral des Mittelhirns und fehlende Ausdehnung der SAB in der fissura Sylvii und dem vorderen Interhemisphärenspalt, das Fehlen eines begleitenden intrazerebralen Hämatoms und allenfalls eine geringfügige Menge von Blut in den Hinterhörnern der Seitenventrikel erlauben die unmittelbare Diagnose einer sog. *perimesenzephalen SAB* (Abb. 12.5)

Sind bei einem sackförmigen Aneurysma in der Vorgeschichte bereits kleinere, ggf. asymptomatische oder nicht erkannte „warnende" Blutungen aufgetreten, kommt es gelegentlich zu Verklebungen des Aneurysmas mit der Arachnoidea. Bei endgültiger Ruptur des Aneurysmas reißt dann auch die Arachnoidea, so dass ein akutes *subdurales Hämatom* entsteht (Häufigkeit: 2–3%), dessen Differenzierung von einem akuten traumatischen Subduralhämatom im Einzelfall schwierig sein kann.

12.2.2.2 Lumbalpunktion

Eine Liquoruntersuchung ohne vorherige CT bei Verdacht auf eine SAB ist eine potentiell lebensbedrohliche Maßnahme: Auch bei Patienten ohne klinische Zeichen kritisch erhöhten Hirndrucks wurde nach Lumbalpunktion eine tödliche transtentorielle Herniation beobachtet. Wird mittels Nativ-CT eine SAB oder eine andere die klinische Symptomatik erklärende Ursache nachgewiesen, ist eine zusätzliche Lumbalpunktion nicht mehr indiziert. Bei fortbestehendem klinischen Verdacht einer SAB muss bei negativem Blutungsnachweis in der CT die Liquoruntersuchung erfolgen.

Der *Liquor* ist bei akuter SAB typischerweise homogen blutig, der Eiweißgehalt meist leicht erhöht, die Glukosekonzentration unverändert. Zur Differenzierung zwischen primärer SAB und traumatischer Lumbalpunktion wird häufig die sog. Dreigläserprobe herangezogen: Bei traumatischer Punktion soll bei fraktionierter Asservierung des Liquors in drei Probengläsern eine fortschreitende Klärung der blutigen Liquorfärbung zu beobachten sein. Dieses Phänomen wird gelegentlich jedoch auch bei primärer Hirnblutung beobachtet, und im Gegensatz dazu kann auch eine traumatische Lumbalpunktion einen homogen blutigen Liquor verursachen [50]. Die einzig sichere Differenzierung zwischen SAB und Blutbeimischung infolge traumatischer Punktion ist der Nachweis der *Xanthochromie* des Liquorüberstandes nach Zentrifugieren. Der Abbau des Hämoglobins zu Oxyhämoglobin und später Bilirubin bewirkt eine charakteristische Gelbfärbung (Xanthochromie) des Liquors und ist im Intervall zwischen 12 h und 2 Wochen nach dem Blutungsereignis im Liquor sicher nachweisbar. Auch der zytologische Nachweis eisenbeladener Makrophagen (Siderophagen) kann als Nachweis der Abräumreaktion nach SAB im Gegensatz zum Fehlen dieser Zellen bei akuter traumatischer Liquorpunktion herangezogen werden.

Tabelle 12.6. Spezifische Ursachen einer SAB

Nichttraumatische Ursachen
Sackförmiges Aneurysma einer basalen Hirnarterie
Nichtaneurysmatische perimesenzephale SAB
Aneurysma dissecans einer basalen Hirnarterie
Trauma, seltene Ursachen
Zerebrale oder spinale arteriovenöse Malformation (AVM)
Arteriovenöse Durafistel
Spinales sackförmiges Aneurysma
Mykotisches Aneurysma
Absiedlung eines kardialen Myxoms
Kokainmissbrauch
Sichelzellanämie
Gerinnungsstörungen (Behandlung mit Antikoagulanzien)

12.2.3 Differentialdiagnose der SAB

Nachdem aufgrund der Anamnese sowie der typischen klinischen und neuroradiologischen Befunde, evtl. in Kombination mit einer Liquoruntersuchung die Diagnose einer akuten SAB gestellt wurde, ist im Rahmen der *Differentialdiagnose* nun die Ursache der Blutung zu klären (Tabelle 12.6). Etwa 85% aller spontanen SABs sind Folge einer Ruptur sackförmiger Aneurysmen basaler Hirnarterien. Hierbei handelt es sich um eine schwere Erkrankung mit einer Dreimonatssterblichkeit von etwa 50% [23]. Günstiger erscheinende Zahlen aus neurochirurgischen Zentren sind dadurch bedingt, dass weniger Patienten in schlechtem Zustand diese Kliniken lebend erreichen [55]. 10% der Erkrankungen sind auf eine nichtaneurysmatische perimesenzephale SAB zurückzuführen, und etwa 5% sind durch verschiedene, insgesamt seltene Ursachen bedingt (s. Tabelle 12.6). Diesen Zahlenangaben sind dann noch die hier regelhaft nicht berücksichtigten traumatischen Subarachnoidalblutungen hinzuzurechnen.

12.2.3.1 Sackförmige Aneurysmen basaler Hirnarterien

Sack- oder beerenförmige Aneurysmen machen etwa 80–90% aller intrakraniellen Aneurysmen aus und sind damit die häufigste Ursache einer spontanen, nichttraumatischen SAB. Sie entwickeln sich im Laufe des Lebens, meist an den Teilungsstellen basaler Hirnarterien im Bereich des Circulus Willisii oder seinen Gefäßabgängen, wo etwa 85% der bei Erwachsenen auftretenden Aneurysmen lokalisiert sind. Etwa 40% der sackförmigen Aneurysmen sind im Bereich der A. communicans anterior lokalisiert, etwa 30% im intrakraniellen Verlauf der A. carotis interna (meist in der Nähe des Abgangs der A. communicans posterior), etwa 20% an der A. cerebri media (ca. 90% hiervon im Bereich der Mediateilungsstelle) und etwa 10% an vertebrobasilären Arterien, überwiegend an der Basilarisspitze. Andere Lokalisationen (z. B. A. pericallosa, zerebelläre Arterien) sind nur in Ausnahmefällen zu finden. Bei einer Minderheit von Patienten mit SAB sind multiple Aneurysmen festzustellen, die Zahlenangaben (zwischen 10 und 30%) schwanken jedoch in Abhängigkeit von der Qualität der diagnostischen Angiographie (s. 12.2.4.3). Im *Kindesalter* sind sackförmige Aneurysmen grund sätzlich seltener und sind dann meist (45% der bei Kindern beobachteten Aneurysmen) im vertebrobasilären Stromgebiet zu finden. Im Kindesalter auftretende zerebrale Aneurysmen sind häufig mit angeborenen Haut- oder Gefäßerkrankungen (u. a.: Marfan-Syndrom, Ehlers-Danlos-Syndrom, fibromuskuläre Dysplasie, Pseudoxanthoma elasticum oder Moyamoya-Syndrom) assoziiert.

In autoptischen Untersuchungen wurde eine altersabhängige Zunahme der Inzidenz asymptomatischer Aneurysmen beschrieben, wobei die Angaben zur Inzidenz zwischen 0,3% und 9% schwanken und im Mittel bei etwa 5% liegen. Da die Inzidenz der aneurysmatischen SAB jedoch nur bei 10/100 000 liegt [13], ist offensichtlich, dass die große Mehrzahl intrazerebraler Aneurysmen asymptomatisch bleibt. Angehörige von Patienten mit SAB scheinen jedoch ein erhöhtes Erkrankungsrisiko zu besitzen: In einer auf konventioneller oder MR-Angiographie basierenden Studie wurden bei Personen mit bezüglich SAB negativer Familienanamnese asymptomatische Aneurysmen mit einer Inzidenz von 5% festgestellt, bei Probanden mit erkrankten Familienangehörigen jedoch in einer Häufigkeit von 18% [38]. Für nahe (erstgradige) Verwandte von SAB-Patienten ist das Erkrankungsrisiko gegenüber entfernter verwandten Angehörigen oder der Gesamtbevölkerung auf das 3- bis 7fache erhöht [6]. Eine generelle Screeninguntersuchung asymptomatischer Angehöriger von mit SAB erkrankten Patienten – die ggf. auch eine diagnostische Angiographie umfassen müßte, wird gegenwärtig dennoch nicht empfohlen [34]. Eine solche Entscheidung muss derzeit aufgrund der individuellen Begleitumstände getroffen werden. Sie wird insbesondere für Patienten mit zwei oder mehr erkrankten Familienmitgliedern diskutiert, hängt jedoch unter anderem von der Wahrscheinlichkeit einer anschließenden operativen Ausschaltung des Aneurysmas ab.

Die Genese intrazerebraler Aneurysmen ist weitgehend ungeklärt. Da Aneurysmen bei Neugeborenen nur als absolute Rarität beobachtet werden, ist ihre Einordnung als angeborene Missbildung nicht berechtigt. Neben einem möglichen angeborenen Defekt der lamina muscularis zerebraler Arterien wird eine erworbene Schädigung der lamina elastica interna oder der lamina muskularis bzw. ein Zusammenwirken beider Faktoren diskutiert, welches unter dem Einfluss äußerer Faktoren die Bildung aneurysmatischer Gefäßerweiterungen auslösen soll [18]. Auch die Altersabhängigkeit der Häufigkeit subarachnoidaler Blutungen begünstigt die Annahme einer pathogenetischen Bedeutung erworbener Faktoren. Unter den exogenen Faktoren scheint eine Gefäßwandbelastung infolge Hypertonie und das Auftreten von Strömungsturbulenzen an den Teilungsstellen der zerebralen Arterien sowohl die Entstehung als auch das Wachstum von Aneurysmen zu begünstigen.

Die exakten Ursachen der Größenzunahme und der Ruptur intrazerebraler Aneurysmen sind ebenfalls umstritten. Beobachtungen bezüglich der Größenzunahme nichtrupturierter Aneurysmen sind lückenhaft. Die Wahrscheinlichkeit der Ruptur eines bislang asymptomatischen Aneurysmas steigt mit dessen Größe bzw. dessen Wachstumsgeschwindigkeit. Die mit dem Alter zunehmende Inzidenz der SAB hängt wahrscheinlich mit der fortschreitenden Größenzunahme zusammen, welche mit einem erhöhten Rupturrisiko korreliert ist [4]. Die durchschnittliche Größe von Aneurysmen zum Zeitpunkt der Ruptur liegt bei einem Durchmesser von etwa 7,5 mm [54]. Die kritische Größe zur Ruptur des Aneurysmas wird um so früher erreicht, je rascher die druck- und turbulenzbedingte Größenzunahme die Grenzen der Dehnbarkeit der aneurysmatischen Aussackung erreicht. Insbesondere bei langsamem Wachstum können Aneurysmen jedoch eine ganz erhebliche Größe erreichen: Derartige *Riesenaneurysmen* (s. Abb. 12.4) werden vor allem an intradural gelegene Gefäßabschnitten (A. opthalmica sowie Sinus-cavernosus-Abschnitt der A. carotis interna) beobachtet, wo die umgebende Dura vor einer frühzeitigen Gefäßruptur bewahrt [46].

12.2.3.2 Nichtaneurysmatische perimesenzephale SAB

Die *perimesenzephale SAB* stellt etwa 10% der nichttraumatischen Verlaufsformen einer SAB dar. Sie ist eine eigenständige Erscheinungsform subarachnoidaler Blutungen, die klinisch durch ein plötzliches, jedoch nicht schlagartiges Einsetzen heftiger Kopfschmerzen gekennzeichnet ist. Abgesehen von diesen Schmerzen sind die Patienten bei Eintreffen in der Klinik nahezu beschwerdefrei. Der neurologische Befund ist – mit Ausnahme des Meningismus – unauffällig. Es fehlen anamnestische Angaben einer Hypertonie oder eines „warnenden“ Kopfschmerzereignisses, und ähnlich wie bei aneurysmatischer SAB wird ein Symptombeginn in Zusam-

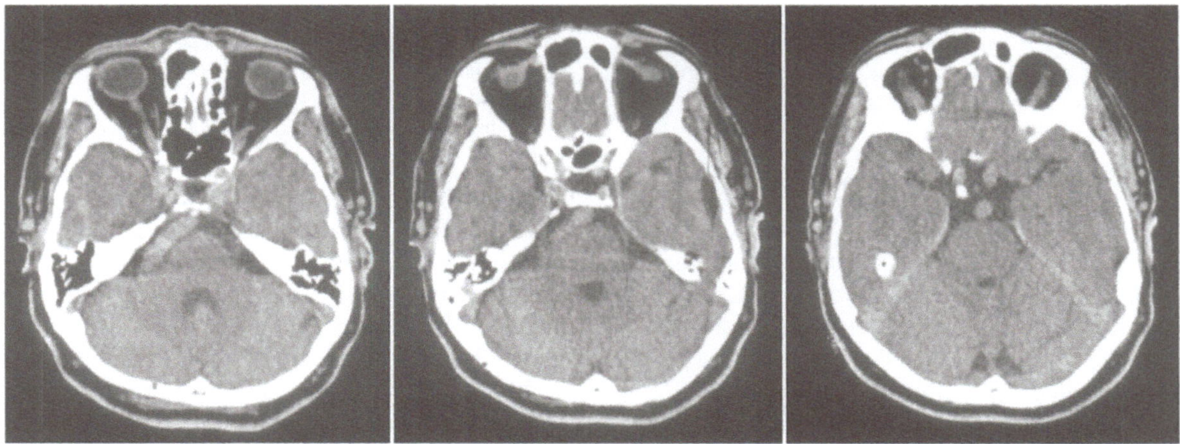

Abb. 12.6. Nativ-CT eines fusiformen Aneurysmas der A. basilaris (Megadolichobasilaris)

menhang mit mehr oder weniger ausgeprägter körperlicher Belastung beschrieben. In der Computertomographie (Abb. 12.5) ist das Verteilungsmuster der subarachnoidalen Blutansammlungen charakteristisch: Blut findet sich ausschließlich in den Zisternen der Umgebung des Mesenzephalon, nicht jedoch in der fissura Sylvii bzw. dem vorderen Interhemisphärenspalt. Einblutungen in das Hirnparenchym oder die Ventrikel sind mit der Diagnose einer perimesenzephalen SAB unvereinbar. Ein Aneurysma oder eine andere Blutungsquelle ist angiographisch regelhaft nicht darstellbar. Es wird geschätzt, dass eine perimesenzephale SAB etwa 60% der subarachnoidalen Blutungen mit negativem Angiographiebefund zugrundeliegt.

Der klinische Verlauf ist durch eine graduelle Besserung gekennzeichnet. Nachblutungen, Vasospasmen, zerebrale Ischämien oder eine klinisch relevante Liquorzirkulationsstörung entwickeln sich praktisch nie. Aufgrund der guten Prognose fehlen pathologisch-anatomische Untersuchungsbefunde nach perimesenzephaler SAB. Die Annahme, dass der nichtaneurysmatischen perimesenzephalen SAB die Ruptur einer rostral des Mittelhirns gelegenen Vene oder einer venösen Missbildung zugrundeliege, ist daher bislang nicht belegt.

12.2.3.3 Traumatische SAB

Ein gedecktes *Schädel-Hirn-Trauma* mit oberflächlicher Hirnkontusion ist in bis zu 40% aller Fälle mit einer nichtaneurysmatischen SAB assoziiert [17, 26]. Die Abgrenzung der traumatischen von der nichttraumatischen SAB aufgrund klinischer und anamnestischer Angaben kann jedoch im Einzelfall schwierig sein: So kann eine SAB sowohl Ursache als auch Folge eines Unfalls mit Schädel-Hirn-Trauma sein, was insbesondere bei bewusstlos aufgefundenen Patienten und fehlenden Unfallzeugen ein diagnostisches Problem darstellen kann. Die Unterscheidung beider SAB-Formen ist unbedingt notwendig, weil in Abhängigkeit von der Ursache der SAB unterschiedliche Therapiestrategien zur Anwendung kommen. So ist bei einer nichttraumatischen SAB ein rascher Nachweis der Blutungsquelle mittels Angiographie geboten, um über die Indikationsstellung für operative oder interventionelle neuroradiologische Behandlungsverfahren entscheiden zu können, wohingegen sich bei traumatischer SAB die mögliche Indikation zur Operation nicht aus der SAB, sondern aus der Behandlungsbedürftigkeit der begleitenden Schädel-Hirn-Verletzung, beispielsweise dem Vorliegen einer Impressionsfraktur oder einer raumfordernden Kontusion, ergibt.

Die sowohl bei Verdacht auf SAB als auch nach schwerem Schädel-Hirn-Trauma zwingend erforderliche CT-Untersuchung des Hirnschädels ermöglicht in einigen Fällen die Differenzierung beider Erscheinungsformen der SAB: Im Gegensatz zu den CT-Befunden bei sackförmigen Aneurysmen oder bei nichtaneurysmatischer perimesenzephaler SAB weist eine schwerpunktmäßige Verteilung der subarachnoidalen Blutung in oberflächlichen Sulzi (bis zu 70% der Patienten mit traumatischer SAB, [26]), in der Nähe einer computertomographisch nachweisbaren Hirnkontusion oder in Nachbarschaft einer Schädelfraktur auf eine traumatische Genese hin. Allerdings kann eine Verteilung des Blutes im vorderen Interhemisphärenspalt sowohl bei traumatischer SAB mit frontobasaler Kontusion als auch nach Ruptur eines Aneurysmas der A. communicans anterior beobachtet werden. Ebenso ist nach alleinigen CT-Kriterien eine temporal lokalisierte traumatische SAB häufig nicht von einer SAB aus einem rupturierten Mediaaneurysma zu differenzieren. Im Zweifelsfall ist daher bei unklarer Anamnese oder nicht eindeutigem CT-Befund auch bei wahrscheinlich traumatischer SAB eine zerebrale Panangiographie zum Ausschluss eines okkulten Aneurysmas indiziert.

12.2.3.4 Seltene Ursachen einer aneurysmatischen SAB

Sackförmige Aneurysmen zerebraler Hirnarterien und nichtaneurysmatische perimesenzephale SAB machen etwa 95% aller nichttraumatischen Subarachnoidalblutungen aus. Die übrigen möglichen Ursachen (s. Tabelle 12.6) stellen im Vergleich zur Häufigkeit der vorgenannten Erkrankungen durchweg Raritäten dar. Die im folgenden dargestellten seltenen Ursachen einer aneurysmatischen SAB sind jedoch beim Vorliegen bestimmter anamnestischer Angaben oder klinischer Untersuchungsbefunde differentialdiagnostisch zu erwägen.

Aneurysma dissecans einer zerebralen Arterie
Wenngleich *spontane Dissektionen* zerebraler Gefäße häufiger an der A. carotis interna als an der A. vertebralis beobachtet werden, sind subarachnoidale Blutungen bislang nahezu aus-

schließlich nach Dissektion einer A. vertebralis beschrieben worden. Die Dissektion beginnt nahezu regelhaft im extrakraniell-extraduralen Abschnitt der A. vertebralis, wobei es nach dem Duradurchtritt des Gefäßes aufgrund des intraduralen Fehlens eine Lamina elastica externa bei gleichzeitig dünnerer Lamina muscularis leichter zur Gefäßruptur und anschließenden SAB kommt [11]. Eine Dissektion der A. vertebralis ist bei einem Patienten mit SAB dann möglich, wenn neben Kopfschmerzen und Meningismus Funktionsstörungen des IX. oder X. Hirnnerven (als Folge direkter Kompression der Nerven), zerebelläre Symptome oder Funktionsstörungen des Hirnstamms (z.B. im Sinne eines dorsolateralen Oblongatasyndroms) beobachtet werden [11]. Die Prognose einer SAB bei Dissektion ist ungünstiger als bei anderen nichttraumatischen Blutungsformen: Neben einem offenbar deutlich höheren Nachblutungsrisiko sind hierfür vor allem die Folgen der infratentoriellen Parenchymschäden verantwortlich.

Fusiforme Aneurysmen

Diese auch als arteriosklerotische Aneurysmen bezeichneten Gefäßveränderungen sind nicht umschriebene sackförmige, sondern langstreckige Erweiterungen zerebraler Gefäße, wobei die Arteriosklerose nicht zu Intimaschäden mit Lumeneinengung, sondern zu einer Degeneration der Media (Lamina muscularis) mit konsekutiver Lumenerweiterung führt. Typischerweise kommt es zu einer Ektasie der A. vertebralis oder A. basilaris (sog. Megadolichobasilaris, s. Abb. 12.6), seltener der Arterien des vorderen Hirnkreislaufs. Die klinische Symptomatik eines fusiformen Aneurysmas beruht nur in Ausnahmefällen auf einer SAB, häufiger auf direkter Kompression benachbarter Hirnstrukturen, oder aber – nach intraluminaler Thrombenbildung – auf Embolisation in distal des Aneurysmas gelegene Gefäßabschnitte.

Mykotisches Aneurysma

Im Rahmen einer infektiösen Endokarditis, aber auch bei pyogenen Arteriitiden wird die Bildung bakteriell superinfizierter Thromben am Infektionsherd, meist einer Herzklappe beobachtet. Bakterienhaltiges thrombotisches Material kann in zerebrale Arterien embolisieren und dort Mikroinfarkte, Mikroabszesse und eine lokale Arteriitis auslösen. Kommt es nicht zur spontanen Abheilung, wird eine aneurysmatische Erweiterung der befallenen Arterie beobachtet, welche als septisches (oder mykotisches) Aneurysma bezeichnet wird und Ausgangspunkt einer akuten SAB sein kann. Häufig werden multiple mykotische Aneurysmen beobachtet. Wenngleich zerebrale thrombembolische Komplikationen bei etwa 30% der Patienten mit infektiöser Endokarditis beobachtet werden [21], ist die Inzidenz möglichereise asymptomatisch bleibender mykotischer Aneurysmen nicht mit Sicherheit bekannt, da bislang keine systematischen angiographischen Studien an Patienten mit bakterieller Endokarditis durchgeführt wurden.

Das Erscheinungsbild der SAB aus einem mykotischen Aneurysma ähnelt dem einer SAB aus sackförmigen Aneurysmen. Allerdings ist die angiographisch nachweisbare Blutungsquelle nicht – wie bei sackförmigen Aneurysmen – an der Teilungsstelle basaler Hirnarterien, sondern überwiegend in distal gelegenen Ästen der A. cerebri media, so dass häufig neben der subarachnoidalen auch eine intraparenchymatöse Hirnblutung vorliegt. Auch Nachblutungen aus mykotischen Aneurysmen wurden bereits beschrieben.

Die Diagnose eines mykotischen Aneurysmas stützt sich auf die referierten radiologischen Befunde der atypischen Lokalisation der SAB und der häufig begleitenden intrazerebralen Blutung sowie des ursächlich zugrundeliegenden Aneurysmas in Verbindung mit folgenden anamnestischen Angaben: Manifeste *bakterielle Endokarditis, Endokarditis lenta* oder protrahiert verlaufende *Infektion mit Staphylokokken* sowie für diese Erkrankungen prädisponierende Konstellationen (i.v.-Drogenabhängigkeit, erworbene Immunschwäche etc.). Bei Patienten unter *Langzeitbehandlung mit Antibiotika* oder *Immunsuppressiva* muss auch ein mykotisches Aneurysma bei *Aspergillose* erwogen werden, wobei die radiologischen Zeichen der pulmonalen Aspergillose nur selten fehlen. Mykotische Aneurysmen bei Aspergillose sind häufig proximal an A. carotis oder A. basilaris lokalisiert.

Bei SAB aus einem zu unterstellenden mykotischen Aneurysma ist die zerebrale Panangiographie zum Nachweis des atypisch gelegenen Aneurysmas sowie evtl. multipler mykotischer Aneurysmen indiziert. Eine angiographische Suche nach okkulten mykotischen Aneurysmen bei Patienten mit manifester Endokarditis erscheint hingegen nicht gerechtfertigt.

Mykotische Aneurysmen zeigen nach adäquater antibiotischer Behandlung häufig eine Rückbildungstendenz, wenngleich auch nach suffizient erscheinender Therapie eine Ruptur des Aneurysmas beobachtet wurde. Daher ist die exakte ätiologische Zuordnung eines mykotischen Aneurysmas wichtig, um die notwendige Antibiotikatherapie nicht zu versäumen. Eine mögliche Operationsindikation für mykotische Aneurysmen besteht jedoch vor allem im Hinblick auf das Nachblutungsrisiko. Insbesondere nach Ruptur eines isolierten mykotischen Aneurysmas besteht eine Indikation zur Operation, wohingegen bei Vorliegen multipler septischer Aneurysmen die Operationsindikation kritisch gestellt werden muss [9].

Intrakranielle und intraspinale Gefässmalformationen

Nach aneurysmatischer SAB und nichtaneurysmatischer perimesenzephaler SAB sind intrakranielle und intrazerebrale Gefäßmissbildungen die dritthäufigste Ursache der spontanen SAB. *Arteriovenöse Malformationen* (AVM) sind hiervon am häufigsten, gefolgt von *Kavernomen, venösen Gefäßmissbildungen* und *arteriovenösen Durafisteln.* Neben der Symptomatik einer SAB werden diese Gefäßmalformationen durch primär intrazerebrale Hämatome, progrediente neurologische Herdzeichen, aber auch chronische Kopfschmerzen und epileptische Anfälle klinisch manifest.

Arteriovenöse Malformationen sind angeborene Mißbildungen mit fistelartiger Verbindung von Arterien und Venen ohne zwischengeschaltetes Kapillarbett. Sie kommen überwiegend in supratentorieller Lokalisation vor. Ihre Diagnose erfolgt aufgrund des charakteristischen CT- bzw. MRT-Befundes mit (in der CT) deutlichem Kontrastmittel (KM)-Enhancement der zuführenden Arterien und der drainierenden Venen bzw. (in der MRT) intravenöser KM-Anreicherung oder „flow void" in T2-gewichteten Aufnahmen. Kernspintomographisch ist darüber hinaus in der Umgebung der Gefäßmissbildung häufig eine Hämosiderinablagerung als Ausdruck früher stattgehabter intrazerebraler Einblutungen fassbar. Die exakte Darstellung zu- und abführender Gefäße einer AVM ist jedoch nur mittels konventioneller Angiographie möglich. *Arteriovenöse Malformationen* werden meist durch eine atypisch gelegene akute intrazerebrale Blutung symptomatisch. Insbesondere bei Ruptur kortexnaher Arterien ist auch eine begleitende SAB zu beobachten. Bei bis zu 9% der Patienten mit AVM werden angiographisch zusätzlich sackförmige Aneurysmen dargestellt, meist an den arteriellen zuführenden Gefäßen der AVM („feeder"). Das Blutungsrisiko dieser AVM-assoziierten Aneurysmen scheint höher zu sein als das „einfacher" sackförmiger Aneurysmen [8].

Die *isolierte Ventrikelblutung* ist eine Sonderform der akuten SAB, die häufig durch Ruptur einer ventrikelnahen subependymalen *arteriovenösen Malformation* ausgelöst wird. Allerdings entzieht sich der Nachweis der Blutungsquelle im Nachhinein oft dem neuroradiologischen Nachweis.

Bei *Kavernomen, venösen Gefäßmissbildungen* und *arteriovenösen Durafisteln* wird eine akute SAB nur in seltenen Ausnahmefällen beobachtet.

Intrakardiale Tumoren

Die meist im linken Vorhof vorkommenden Myxome sind zwar die häufigsten intrakardialen Tumoren, dennoch insgesamt sehr selten. Embolisation von Tumorgewebe in zerebrale Arterien führt gelegentlich zu ischämischen Hirninfarkten. Bei Adhäsion von Tumorgewebe an zerebralen Gefäßen wird in Einzelfällen eine Infiltration der Gefäßwand mit anschließender fusiformer oder irregulärer Erweiterung beobachtet, welche Ursprungsort einer SAB sein kann. Diagnostisch wegweisend ist in solche Fällen die begleitende kardiale Symptomatik mit Ruhedyspnoe, Palpitationen und Synkopen. Mit einem Intervall von bis zu einem Jahr nach vollständiger Resektion eines kardialen Myxoms wurde eine SAB aus fusiform erweiterten zerebralen Gefäßabschnitten beobachtet [44].

Substanzmissbrauch

Kokainmissbrauch kann sowohl ischämische als auch hämorrhagische zerebrale Gefäßereignisse auslösen. Insbesondere nach Konsum der als „Crack" bezeichneten Alkaloidform des Kokains werden akute Subarachnoidalblutungen beobachtet, welche nur in etwa 50% der Fälle mit einem angiographisch nachweisbaren sackförmigen Aneurysma vergesellschaftet sind. In diesen Fällen wird eine Begünstigung der Ruptur eines vorbestehenden Aneurysmas infolge der Blutdruckschwankungen unter Kokainkonsum diskutiert. Ebenso wurden primär intraventrikuläre Blutungen bei Kokainkonsumenten beobachtet und mit einer Ruptur ventrikelnaher arteriovenöser Gefäßmissbildungen in Zusammenhang gebracht [35].

Ein möglicher Zusammenhang zwischen Substanzmissbrauch und SAB muss vor allem bei jüngeren Patienten erwogen werden, auch wenn Drogenkonsum entweder nicht zu eruieren ist (z. B. bei bewusstlosen Patienten ohne begleitende Angehörige) oder explizit verneint wird. Die Diagnose der Kokain-assoziierten SAB erfolgt dann aufgrund der Anamnese und ggf. der positiven toxikologischen Befunde. Die Ursache der Kokain-assoziierten SAB ohne angiographischen Aneurysmanachweis ist ungeklärt. Diskutiert werden entzündliche Gefäßwandveränderungen im Sinne einer Vaskulitis, wie sie in Einzelfällen bioptisch nachgewiesen wurden.

Auch die *Einnahme von Amphetaminen* (z. B. Ephedrin) kann durch substanzinduzierte hypertensive Krisen eine aneurysmatische SAB oder eine primär intraventrikuläre Blutung auslösen.

Sichelzellanämie

Die Sichelzellanämie prädisponiert ebenfalls primär zum Auftreten ischämischer Hirninfarkte, nur selten wird eine SAB beobachtet. 30% der Patienten mit SAB und Sichelzellanämie sind Kinder. Angiographisch wird bei Kindern mit Sichelzellanämie kein Aneurysma, sondern multiple distale zerebrale Gefäßverschlüsse mit z. T. erheblicher leptomeningealer Kollateralisation beobachtet, so dass eine Ruptur dieser Kollateralgefäße als Ursache der SAB diskutiert wird [12]. Bei den meisten Erwachsenen mit Sichelzellanämie und SAB findet sich hingegen ein Aneurysma einer basalen Hirnarterie, so dass eine Koinzidenz beider Erkrankungen angenommen wird.

Gerinnungsstörungen

Eine isolierte spontane SAB unter *Antikoagulanzientherapie* ist selten: Meist handelt es sich um spontane intrazerebrale Blutungen unter Antikoagulation mit Durchbruch in die Subarachoidalräume. In Einzelfällen eines *angeborenen Mangels an Gerinnungsfaktoren* (z. B. Faktor VIII) wird eine spontane SAB, meist mit begleitender intrazerebraler Blutung beobachtet. Ähnliche Berichte betreffen Patienten mit systemischen *Gerinnungsstörungen im Rahmen einer Sepsis* oder eines *Leberversagens* mit Abfall der Konzentration plasmatischer Gerinnungsfaktoren.

Spinale SAB

Spontane *spinale Subarachnoidalblutungen* werden nur selten diagnostiziert (<1% aller Patienten mit SAB). Die tatsächliche Häufigkeit mag höher liegen, da bei Fehlen lokalisationsbezogener Hinweise auf eine Läsion des Myelons einschließlich des Conus terminalis oder der cauda equina die im Einzelfall notwendige neuroradiologische Diagnostik nicht durchgeführt wird. Eine *spinale SAB* ist klinisch wahrscheinlich, wenn das initiale Kopfschmerzereignis mit einem Schmerzmaximum in der Nackenregion verbunden ist und eine Ausbreitung des Schmerzes in die abhängige Rückenpartie und nicht über die Schädelkonvexität erfolgt. Gelegentlich wird auch ein plötzlich einsetzendes Schmerzereignis zwischen den Schulterblättern, mit oder ohne Ausstrahlung in die Arme, beschrieben. Darüber hinausgehende klinische Symptome sind selten und betreffen Paraparesen unterschiedlicher Ausprägung sowie Blasen-Mastdarm-Störungen. Daneben werden auch radikulär verteilte Schmerzsyndrome beobachtet.

Oberflächliche spinale arteriovenöse Missbildungen sind die häufigste Ursache einer spinalen SAB, gefolgt von arteriovenösen Durafisteln, intramedullären Gefäßanomalien und - sehr selten - sackförmigen Aneurysmen. Die meisten spinalen Gefäßanomalien nehmen ihren Ausgang von den anterioren Spinalarterien und haben eine intramedulläre Komponente, während die von posterioren Arterien ausgehenden Malformationen typischerweise extramedullär gelegen sind. Von der anterioren spinalen Gefäßversorgung ausgehende AVMs werden überwiegend bei Patienten unter 40 Jahren, posteriore spinale Gefäßmalformationen überwiegend bei älteren Patienten beobachtet. Neben den genannten Gefäßanomalien wird eine spinale SAB auch bei spinalen Tumoren (Meningeome, Neurinome, Ependymome, Astrozytome), angeborenen oder erworbenen Gerinnungsstörungen (Antikoagulation) und entzündlichen Erkrankungen wie der Panarteriitis nodosa beschrieben.

Die Diagnose einer spinalen SAB erfolgt aufgrund der Anamnese, einer - hinsichtlich des Nachweis einer zerebralen SAB - negativen CT des Hirnschädels sowie aufgrund des Nachweises eines blutigen Liquors. In diesen Fällen ist zunächst eine MRT des gesamten Spinalkanals erforderlich. Häufig ist dann bereits die Blutungsquelle (Malformation, Tumor etc.) erkennbar. Wird eine spinale Durafistel oder ein spinales Aneurysma vermutet, muss ggf. eine supraselektive Angiographie der A. spinalis anterior oder der segmentalen spinalen Arterien erfolgen. Da diese Untersuchung jedoch mit einem hohen Risiko zusätzlicher, häufig irreversibler neurologischer Funktionsstörungen behaftet ist, muss die Indikation zur spinalen Angiographie im Einzelfall kritisch geprüft werden.

12.2.4 Apparative Zusatzuntersuchungen zur Differentialdiagnose der aneurysmatischen SAB

Legen die anamnestischen Angaben sowie die erhobenen klinischen und apparativen Untersuchungsbefunde die Diagnose einer aneurysmatischen SAB nahe, ist die Blutungsquelle umgehend mittels geeigneter bildgebender Verfahren zu identifizieren. Nur eine definitive Therapie der Ursache der SAB kann das Nachblutungsrisiko mindern und die Prognose verbessern. Zur Lokalisation der Blutungsquelle bei SAB stehen Magnetresonanztomographie (MRT) und -angiographie (MRA), die transkranielle Duplexsonographie sowie die intraarterielle digitale Subtraktionsangiographie (DSA) zur Verfügung. Die eingeschränkte Verwendbarkeit der Computertomographie (sei es als Nativ-CT oder Spiral-CT nach Kontrastmittelgabe) für die Lokalisation eines Aneurysmas wurde bereits diskutiert.

12.2.4.1 Magnetresonanztomographie (MRT) und -angiographie (MRA)

Bei akuter SAB kommt die Blutung innerhalb der ersten 24 h auf den T2-Wichtungen hyperintens zur Darstellung. Auch die sog. FLAIR-Sequenz (fluid-attenuated inversion recovery) gilt als hochempfindlich für den Nachweis einer akuten SAB. Allerdings ist die Frage der Sensitivität und Spezifität der MRT in der Diagnostik der akuten SAB noch nicht abschließend geklärt [2]. Neben diesen grundsätzlichen Einschränkungen ist die Verbreitung der MRT zur Diagnostik der akuten SAB vor allem aufgrund praktischer Überlegungen bislang begrenzt geblieben: MR-Tomographen sind nicht an allen Akutkrankenhäusern mit neurologischer oder neurochirurgischer Abteilung vorhanden, und bei vorhandenen Tomographen besteht oft keine Einsatzmöglichkeit „rund um die Uhr". Die Untersuchbarkeit schwerkranker, oft kreislaufinstabiler Patienten in geschlossenen MR-Tomographen ist eingeschränkt und die Untersuchungsqualität häufig durch Atmungs- oder Bewegungsartefakte beeinträchtigt.

Nach Ablauf von etwa 4 Tagen nach einer SAB ist extravasales Blut für etwa 2 Wochen am besten auf T1-gewichteten MR-Sequenzen nachzuweisen, was auf den paramagnetischen Effekt der Hämoglobinabbauprodukte Oxyhämoglobin und Methämoglobin zurückzuführen ist. Dies ist im Vergleich zur CT ein entscheidender Vorteil für die Diagnostik in der *Postakutphase* einer SAB: Zu einem Zeitpunkt, an dem Blut in den Subarachnoidalräumen mittels CT nicht mehr nachweisbar ist, ist die SAB dennoch MR-tomographisch zu belegen.

Auch sackförmige Aneurysmen sind in der konventionellen MRT häufig nachweisbar, meist aufgrund des sog. „Flow-void"-Phänomens im durchströmten Aneurysma, gelegentlich auch in Verbindung mit fokalen Parenchymläsionen.

Die *Magnetresonanzangiographie* (MRA) zum Nachweis rupturierter Aneurysmen spielt aufgrund der Schwierigkeiten der Untersuchungstechnik (Dauer, Notwendigkeit der Immobilisation, Problem der Untersuchung beatmeter Patienten) nur eine untergeordnete Rolle in der Diagnostik der akuten SAB. Sie bietet jedoch eine elegante Untersuchungsmöglichkeit für den Nachweis nichtrupturierter Aneurysmen bei Angehörigen von Risikogruppen hinsichtlich aneurysmatischer SAB, beispielsweise den Familienangehörigen von Patienten mit SAB oder Patienten mit polyzystischer Nierenerkrankung. Die kritische Grenze für den Nachweis nichtrupturierter Aneurysmen liegt – ähnlich wie bei der Spiral-CT – bei etwa 3 mm Durchmesser. Aufgrund des nahezu fehlenden Untersuchungsrisikos (insbesondere des Fehlens von Kontrastmittelreaktionen) ist bei einer Sensitivität der MRA von etwa 90% für nichtrupturierte Aneurysmen ein Einsatz zum Screening bei Risikopatienten sinnvoll.

12.2.4.2 Transkranielle Duplexsonographie

Mittels transkranieller farbkodierter Duplexsonographie ist ein Nachweis von Aneurysmen basaler Hirnarterien möglich. Die bisher vorliegenden Befunde stammen von kleinen Patientengruppen, so dass eine sichere Einschätzung der Sensitivität und Spezifität der Technik noch nicht möglich ist. Ein potentieller Vorteil der farbkodierten transkraniellen Duplexsonographie liegt in der Möglichkeit der Beurteilung der pulsabhängigen Ausdehnung des Aneurysmas, die bei nichtrupturierten Aneurysmen positiv mit der Rupturwahrscheinlichkeit korreliert ist [52].

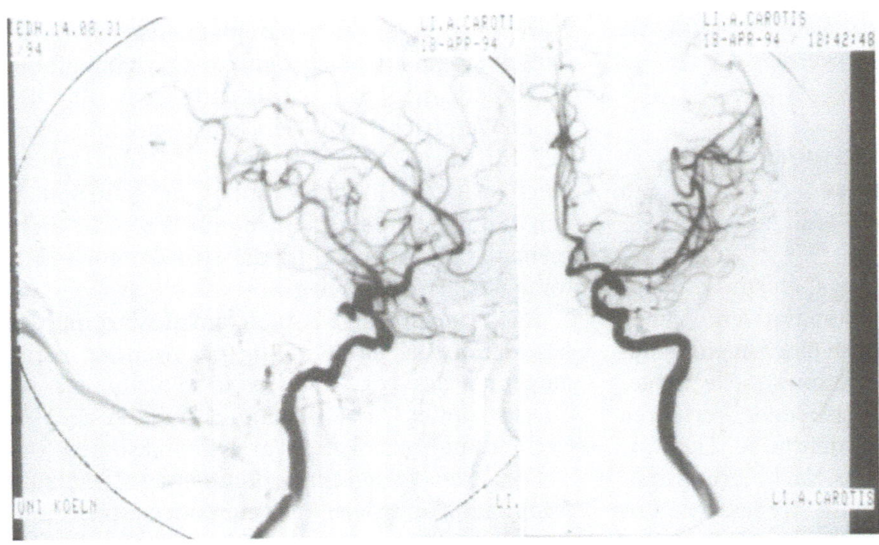

Abb. 12.7. Intraarterielle digitale Subtraktionsangiographie (DSA) eines Aneurysmas der linken A. carotis interna

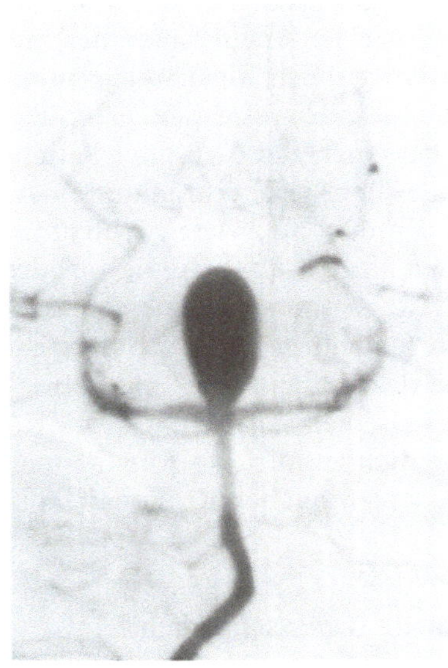

Abb. 12.8. DSA eines Aneurysmas an der Aufzweigungsstelle der A. basilaris (Basilarisspitzenaneurysma)

12.2.4.3 Arterielle digitale Subtraktionsangiographie (DSA)

Die intraarterielle digitale Subtraktionsangiographie ist die Methode der Wahl zum Nachweis der Blutungsquelle einer akuten SAB (Abb. 12.7, 12.8, 12.10). Sie stellt die Blutungsquelle in ihrer perfundierten Größe sowie ihrer räumlichen Beziehung zu den hirnversorgenden Arterien dar. Die exakte Kenntnis der genannten Parameter ist für die Planung des therapeutischen Vorgehens essentiell. Die DSA darf jedoch bei akuter SAB nur dann durchgeführt werden, wenn sich aus dem positiven Nachweis der Blutungsquelle eine kurz- oder mittelfristige Indikation zum operativen bzw. interventionell-neuroradiologischen Vorgehen ergibt. Dies ist in den Risiken der Angiographie begründet: Die Durchführung einer DSA bei Patienten mit leichten zerebrovaskulären Erkrankungen ist bereits mit dem Risiko bleibender Verschlechterung von mindestens 1% verbunden [20]. Bei Patienten mit akuter SAB ist dieses Risiko wahrscheinlich höher, zumal das Aneurysma unter der Angiographie erneut rupturieren kann. Die einzige Studie zum Angiographierisiko [15] nach akuter SAB ergab ein Durchschnittsrisiko bleibender Schädigungen von 1% (95% Konfidenzintervall allerdings 1–5%). Unter Nutzen-Risiko-Abwägung erscheint daher eine DSA bei akuter SAB nur gerechtfertigt, wenn sich aus dem Befund grundsätzlich spezifische therapeutische Konsequenzen ergeben können. So ist z. B. eine zerebrale Angiographie bei Patienten mit Verdacht auf nichtrupturierte mykotische Aneurysmen nicht gerechtfertigt, da der Nachweis dieser Aneurysmen einerseits nicht immer gelingt und andererseits ein Abheilen asymptomatischer Aneurysmen unter suffizienter Antibiotikagabe beobachtet wird. Nach Ruptur eines vermuteten mykotischen Aneurysmas kann sich jedoch die Angiographieindikation aus der Notwendigkeit eines operativen Vorgehens zur Prophylaxe einer Nachblutung ergeben.

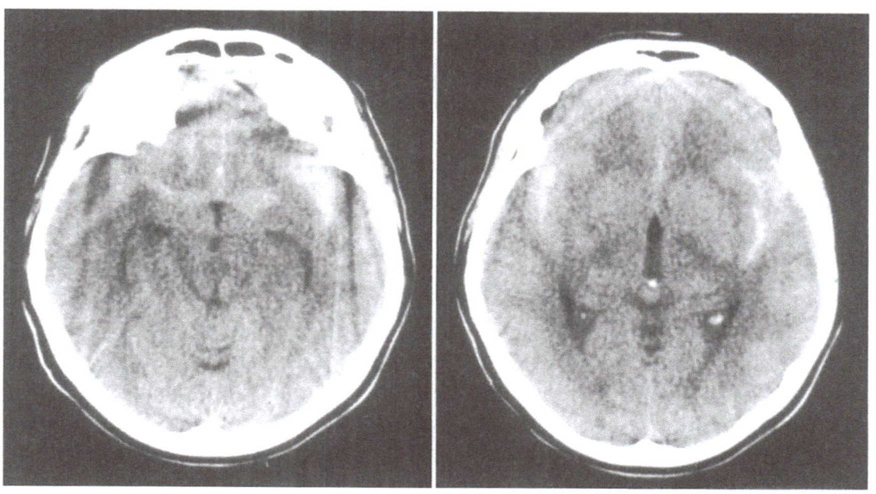

Abb. 12.9. Nativ-CT einer SAB bei multiplen Aneurysmen (vgl. Abb. 12.10) und symptomatischem Aneurysma der A. cerebri media links (M2-Abschnitt)

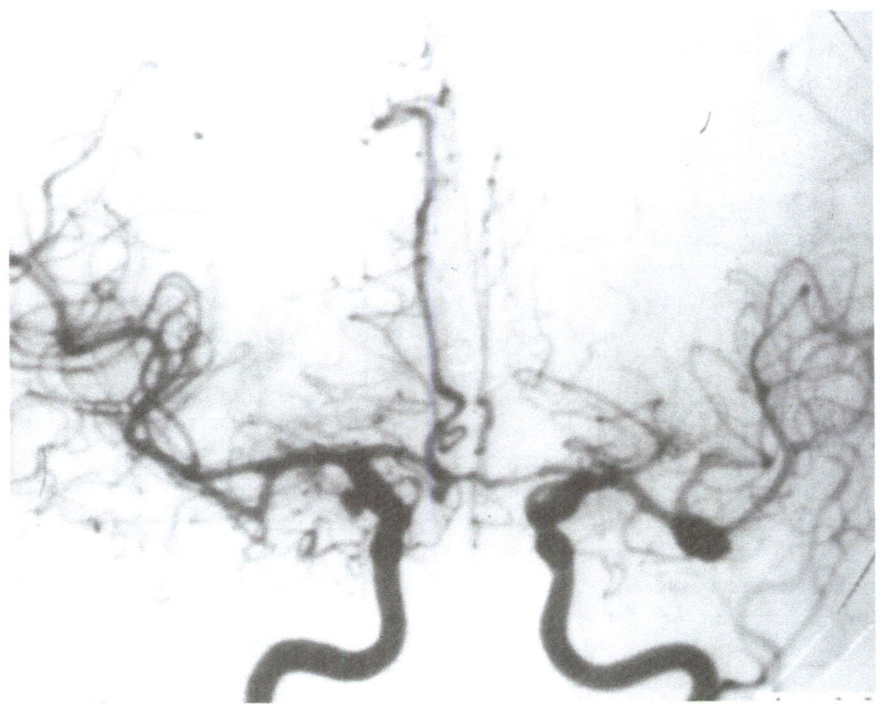

Abb. 12.10. DSA mit gleichzeitiger Darstellung des beidseitigen Carotisversorgungsgebietes und Nachweis des symptomatischen M2-Aneurysmas links sowie asymptomatischer Aneurysmen der A. carotis interna rechts (C1-Abschnitt) und der A. communicans anterior

Zeitpunkt und Umfang der DSA bei akuter SAB sind somit untrennbar mit einem möglichen Operationszeitpunkt verknüpft. Da derzeit von den meisten Neurochirurgen eine operative Ausschaltung („Klippung") sackförmiger Aneurysmen vor Ablauf des 3. Tages nach Erstblutung zur Vermeidung von Nachblutung und Vasospasmus befürwortet wird, sollte die Angiographie grundsätzlich zum *frühestmöglichen Zeitpunkt* innerhalb dieses Zeitfensters durchgeführt werden. Wenn – beispielsweise aufgrund des schlechten Allgemeinzustandes des Patienten – eine Spätoperation (ab dem 12. Krankheitstag) geplant ist, sollte die Angiographie entweder vor dem 4. oder nach dem 10. Tag erfolgen, um die Phase des maximalen Vasospasmus (s. 12.3.4) zu vermeiden. Allerdings ist auch bei spätem vorgesehenen Operationstermin eine frühzeitige Angiographie (vor Ablauf des 4. Krankheitstags) empfehlenswert, da das Management von präoperativ eintretenden Komplikationen durch die Kenntnis der primären Blutungsquelle erleichtert wird.

Hinsichtlich des *Umfangs der intraarteriellen DSA* ist grundsätzlich die Durchführung einer zerebralen *Panangiographie* mit selektiver KM-Injektion in jede A. carotis und vertebralis zu fordern. Nur durch eine Panangiographie ist sowohl die exakte Bestimmung der das Aneurysma tragenden Arterie wie auch das Ausmaß einer möglichen Kollateralversorgung über den Circulus Willisii zu beurteilen: Beispielsweise ist es für die Planung der Operation essentiell zu wissen, von welcher A. cerebri anterior ein Aneurysma der A. communicans anterior versorgt wird, oder ob bei Aneurysmen der A. carotis interna in Nähe des Abgangs der A. communicans posterior eine ausreichende Füllung der A. cerebri posterior über die A. basilaris erfolgt, so dass eine intraoperative temporäre Klippung der A. communicans posterior ohne ischämisches Ereignis toleriert werden könnte. Zudem ist der Nachweis zusätzlicher nichtrupturierter Aneurysmen in anderen als dem primär betroffenen Gefäßterritorium für das therapeutische Konzept von erheblicher Bedeutung (Abb. 12.10). Schließlich ist der Nachweis einer der SAB zugrundeliegenden *Dissektion* intrakranieller Gefäße nur angiographisch möglich.

Auch bei der *perimesenzephalen SAB* (Abb. 12.5) ist trotz der geringen Wahrscheinlichkeit eines Aneurysmanachweises eine arterielle DSA indiziert. Allerdings besteht bei perimesenzephaler SAB nach negativer Angiographie keine Notwendigkeit der Reangiographie.

Die angiographische Darstellung der *A. carotis externa* ist hingegen nur in den Ausnahmefällen gerechtfertigt, wo in der CT ein Blutungsmaximum an der Oberseite des Tentoriums festgestellt wird. In diesem Fall ist eine *arteriovenöse Durafistel* als Blutungsursache wahrscheinlich, deren arterielle Versorgung überwiegend oder ausschließlich aus der A. carotis externa erfolgt.

Bei akuter SAB kann eine zerebrale DSA nur dann als *„negativ"* (bezüglich des Nachweises einer Blutungsquelle) gelten, wenn nach selektiver Injektion aller vier großen hirnversorgenden Arterien und unter Verwendung einer ausreichenden Anzahl von Projektionen (a.-p. und seitlich sowie verschiedene schräge Projektionen) eine regelrechte Darstellung aller intrakraniellen Gefäße des vorderen und hinteren Kreislaufs einschließlich der A. communicans anterior sowie der A. communicans posterior beidseits erzielt wird. In den Fällen „negativer" Angiographiebefunde handelt es sich entweder um eine nichtaneurysmatische (z.B. perimesenzephale) SAB, eine Fehldiagnose (z.B. traumatische Lumbalpunktion), oder der angiographische Nachweis der Blutungsquelle gelang nicht. Als mögliche Ursache einer solchen falsch-negativen Angiographie gelten neben unzulänglicher Untersuchungstechnik (ungenügender Einsatz von Schrägprojektionen) der funktionelle Verschluss der Blutungsquelle durch Thrombosierung, Kompression von außen durch eine begleitende intrazerebrale Blutung oder die funktionelle Stenose zuführender Gefäße durch Vasospasmus. Ist aufgrund des Verteilungsmusters der subarachnoidalen Blutung eine aneurysmatische SAB wahrscheinlich, ist das Risiko einer tödlichen oder invalidisierenden Nachblutung auf etwa 20–25% erhöht [10] – ganz im Gegensatz zu dem nahezu inexistenten Nachblutungsrisiko der perimesenzephalen SAB. Das erhebliche Nachblutungsrisiko macht – auch bei technisch zufriedenstellender Erstangiographie – eine *Reangiographie* nach Ablauf von etwa 10 Tagen erwägenswert, um eine bei der Erstuntersuchung okkult gebliebene Blutungsquelle nachzuweisen. Bei negativer Reangiographie kann nach Abschluss der Behandlung und vollständiger Resorption der Blutung die elektive Durchführung einer MRA oder einer Spiral-CT sinnvoll sein, wodurch in Einzelfällen angiographisch stumme Aneurysmen nachgewiesen werden konnten. Das – außer bei perimesenzephaler SAB – hohe Risiko einer schweren Nachblutung einer akuten SAB rechtfertigt den konsequenten Einsatz aller verfügbaren neuroradiologischen Untersuchungsverfahren zum Nachweis der Blutungsquelle.

12.3 Therapie der akuten SAB

Schwerpunkt des folgenden Abschnitts sind die Behandlungsprinzipien der akuten aneurysmatischen SAB. Die Behandlung der nichtaneurysmatischen SAB richtet sich nach der zugrundeliegenden Pathologie. Bei der häufigsten nichtaneurysmatischen Blutung, der perimesenzephalen SAB, sind nach Diagnosestellung (einschließlich Angiographie) eine symptomatisch-analgetische Therapie nach den unten aufgeführten Prinzipien und eine bei Abklingen der Kopfschmerzen einsetzende schrittweise Mobilisierung ausreichend.

Das *Management der akuten aneurysmatischen SAB* gliedert sich in drei Abschnitte:
- Diagnosestellung,
- Identifikation der Blutungsquelle,
- definitive Behandlung des Aneurysmas.

Die operative Ausschaltung des Aneurysmas ist zwar der wichtigste, nicht jedoch der einzige verlaufsbestimmende Faktor. Der Krankheitsverlauf der aneurysmatischen SAB ist durch das häufige Auftreten typischer Komplikationen gekennzeichnet. Neben systemischen Komplikationen wie Elektrolytstörungen und Kreislaufdysregulation sind hier spezifische Probleme wie Prävention und Behandlung der Nachblutung, des Vasospasmus und der akuten Liquorzirkulationsstörung anzusprechen.

Tabelle 12.7. Allgemeine Behandlungsmaßnahmen bei akuter SAB

Monitoring
- Aufnahme auf neurologische Intensiv- oder Überwachungsstation (Stroke Unit)
- Kontinuierliche klinische Überwachung (Bewusstseinslage, Auftreten neurologischer Herdzeichen)
- Kontinuierliches Monitoring der Vitalparameter (Puls, Blutdruck, Temperatur, Sauerstoffsättigung)
- Stabiler intravenöser Zugang
- Transurethraler Dauerkatheter
- Komplettes Labor
- 12-Kanal-EKG
- Röntgenaufnahme des Thorax

Erstmaßnahmen
- Strenge Bettruhe, Nahrungskarenz bis zum Abschluss der Akutdiagnostik und Entscheidung über Zeitpunkt einer möglichen Operation
- Analgetika (Paracetamol, Metamizol, *kein* ASS; bei Unwirksamkeit: Opiate, z. B. Morphin, i.v. oder s.c., ggf. in Kombination mit Anxiolytika, z. B. Benzodiazepine, oder hochpotenten Neuroleptika, z. B. Droperidol)
- Blutdruck auf hochnormalen Werten halten
- Flüssigkeitsbilanzierung
- Elektrolytausgleich
- Thromboseprophylaxe (Kompressionstrümpfe)

12.3.1 Symptomatische Therapie und Versorgung in der Akutphase

Die SAB ist ein akuter neurologischer Notfall, welcher dringlicher Diagnostik und Therapie bedarf (Tabelle 12.7). Die suffiziente Versorgung von Patienten mit akuter SAB ist nur in enger Zusammenarbeit zwischen Neurologen, Neurochirurgen und Neuroradiologen möglich, die in enger Absprache die notwendigen diagnostischen und therapeutischen Schritte koordinieren. Die notwendige engmaschige Überwachung dieser Patienten ist auf internistischen oder neurologischen Allgemeinstationen unmöglich: Neben einer fortlaufenden Kontrolle der Vitalparameter (Puls, Blutdruck, Temperatur, kapilläre Sauerstoffsättigung) ist eine regelmäßige Beurteilung der Bewusstseinslage, des Auftretens von Pupillenanomalien oder neurologischer Herdzeichen erforderlich. Daher sollte die Aufnahme dieser Patienten zumindest auf eine Schlaganfall-Überwachungsstation (Stroke Unit) erfolgen, wobei jedoch die Indikation zur Behandlung auf einer Intensivstation großzügig gestellt werden sollte. Ein stabiler intravenöser Zugang (großlumige Venenverweilkanüle oder zentralvenöser Katheter) ist ebenso indiziert wie die Anlage eines transurethralen Dauerkatheters zur Vermeidung von Blasenentleerungsstörungen, aber auch zur exakten Flüssigkeitsbilanzierung. Allgemeindiagnostische Erstmaßnahmen umfassen Labordiagnostik (Blutbild, Gerinnung, Elektrolyte, Blutzucker, Leber- und Nierenfunktionsparameter), Zwölfkanal-EKG und Röntgenaufnahme des Thorax.

In der Akutphase der SAB ist strenge *Bettruhe* angezeigt. Patienten sollten von störenden Außeneinflüssen (Unruhe, grelles Licht etc.) abgeschirmt werden. Vordringlich ist eine suffiziente *Schmerztherapie*: Nach einem Behandlungsversuch mit klassischen *peripheren Analgetika* (z. B. Paracetamol oder Metamizol) in ausreichend hoher Dosierung ist – bei unzureichender Wirksamkeit – rasch auf die *regelmäßige* subkutane oder intravenöse Gabe von *Opiaten* zu wechseln. Die Gabe von *Acetylsalicylsäure* (ASS) ist wegen der irreversiblen Hemmung der Thrombozytenaggregation und einem hierdurch möglicherweise erhöhten spontanen oder perioperativen Blutungsrisikos zu *vermeiden*. Bei erheblicher psychomotorischer Unruhe ist die Kombination von Analgetika mit anxiolytisch wirksamen Benzodiazepinen (z.B. Lorazepam 1–2,5 mg p.o.) sinnvoll. Eine dann häufige sedierungsbedingte leichte Bewusstseinstrübung ist jedoch nur schwer von einer tatsächlichen Verschlechterung der Bewusstseinslage abzugrenzen, so dass alternativ zu Anxiolytika auch die Gabe hochpotenter Neuroleptika (z.B. Droperidol) erwogen werden kann. Bei erheblicher psychomotorischer Unruhe sind neben schmerzbedingten auch andere Ursachen (Alkohol-, Medikamenten- oder Drogenentzug, Hypoxie, Urinretention etc.) möglich und müssen im Einzelfall ausgeschlossen oder gezielt therapiert werden.

Bei Immobilisation und Bettruhe ist frühzeitig für eine *Prophylaxe tiefer Beinvenenthrombosen* zu sorgen. Hierfür eignen sich am besten Kompressionsstrümpfe, die jedoch individueller Beinlänge und -umfang angepasst sein müssen, um ausreichend wirksam zu sein.

Bis zum Abschluss der Akutdiagnostik und der Entscheidung über den Zeitpunkt einer möglichen Operation ist *strikte Nahrungskarenz* obligatorisch. Bis dahin sind eine ausreichende Zufuhr von Flüssigkeit und Elektrolyten sowie der Ausgleich vorhandener Elektrolytstörungen durch intravenöse Gabe kristalloider Infusionslösungen mit einem Volumen von ca. 2–3 l täglich angezeigt.

Der arterielle *Blutdruck* der Patienten mit SAB ist in der Akutphase oft deutlich erhöht, sowohl bei Patienten mit vorbestehender Hypertonie als auch bei solchen ohne entsprechende Anamnese. Die Behandlung hypertoner Blutdruckwerte bei akuter SAB ist problematisch: Die SAB beeinträchtigt die Autoregulation der Hirndurchblutung dahingehend, dass ihre Höhe zunehmend vom arteriellen Blutdruck abhängig wird. In Hirnregionen mit gestörter Autoregulation der Durchblutung besteht damit im Falle der aggressiven Drucksenkung ein erhöhtes Ischämierisiko. Dieses Risiko ist wiederum gegen die Gefahr einer frühen Nachblutung im Rahmen einer hypertensiven Krise abzuwägen. Andererseits werden auch bei Normotonikern mit einer SAB erhöhte Blutdruckwerte aufgrund psychomotorischer Unruhe (z.B. bei Kopfschmerzen oder Störungen der Blasenentleerung) beobachtet, welche durch Antihypertensiva nicht ausreichend beeinflussbar sind. Unter pragmatischen Gesichtspunkten ist daher folgendes Vorgehen angezeigt: Zunächst hat eine ausreichend hoch dosierte Behandlung mit Analgetika und Anxiolytika zu erfolgen, wobei eine überschießende Blutdrucksenkung nach Linderung der schmerzbedingten Unruhe ggf. symptomatisch durch Volumensubstitution behandelt werden sollte. Bei Patienten mit *bekannter Hypertonie* sollte die Vormedikation weitergeführt werden: Insbesondere die abrupte Beendigung einer Therapie mit Betarezeptorenblockern kann zu reflektorischen Tachykardien und hypertensiven Krisen führen. Nach einer solchen Vorbehandlung muss bei Erhebung der Anamnese explizit gefahndet werden. Ist diese Behandlung nicht ausreichend oder ergeben sich klinische bzw. laborchemische Hinweise auf eine hypertensive Endorganschädigung (z.B. als akute Herzinsuffizienz mit pulmonalvenöser Stauung in der Röntgenaufnahme des Thorax, oder als akutes Nierenversagen mit Proteinurie und raschem Anstieg der Retentionswerte), ist eine zusätzliche antihypertensive Therapie erforderlich. Zielwert ist hier eine Senkung des systolischen Blutdrucks um maximal 25% des Ausgangswerts. Hierfür bietet sich die intravenöse Gabe von Urapidil (Ebrantil®) oder Dihydralazin (Nepresol®) bzw. die sublinguale Gabe von Nifedipin (Adalat®) an. Nitrate oder Na-Nitroprussid (Nipruss®) sind wegen des durch sie ausgelösten venösen Poolings und der hieraus resultierenden Steigerung des intrakraniellen Drucks nur eingeschränkt verwendbar. Clonidin (Catapresan®) ist wegen seines zentralen Wirkungsansatzes mit hierdurch bedingter Beeinträchtigung der Bewusstseinslage relativ kontraindiziert.

Bei akuter SAB besteht – insbesondere bei höhergradiger Bewusstseinstrübung – die Gefahr einer zentralen Atemstörung mit konsekutiver *Hypoxie*. Diese stellt eine zusätzliche Gefährdung des Patienten dar und verschlechtert seine Prognose. Daher ist die kontinuierliche Überwachung der peripher-kapillären Sauerstoffsättigung mittels Pulsoximetrie notwendig. Bei höhergradiger Bewusstseinstrübung sind darüber hinaus die trachealen Schutzreflexe abgeschwächt, so dass die Gefahr der Aspiration von Speichel oder Mageninhalt besteht. Die Indikation zur endotrachealen *Intubation* und mechanischen *Beatmung* bewusstseinsgetrübter Patienten sollte großzügig gestellt werden, um sowohl ischämische Komplikationen zu vermeiden als auch das Aspirationsrisiko zu minimieren.

12.3.2 Systemische Komplikationen

Neben den durch eine akute SAB ausgelösten unmittelbaren Schäden am zentralen Nervensystem und den zentralnervösen Komplikationen (Nachblutung, Vasospasmus und Ischämie, akute Liquorzirkulationsstörung) werden regelmäßig auch systemische Komplikationen beobachtet, welche zu sekundärer Verschlechterung führen können und daher dringend behandlungsbedürftig sind. Hierzu zählen die *Hyponatriämie, Herzrhythmusstörungen* sowie das *neurogene Lungenödem.*

12.3.2.1 Hyponatriämie

Eine *Hyponatriämie*, d.h. ein Serumnatrium von 134 mmol/l oder weniger, gemessen an zwei aufeinanderfolgenden Tagen, ist meist Folge einer Alteration des Extrazellulärvolumens bei unverändertem Gesamtnatrium des Körpers. Bei überschießender Produktion von ADH kommt es zur *Verdünnungshyponatriämie* (Schwarz-Bartter-Syndrom), bei überschießen der renaler Natriurese zum *zentralen Salzverlustsyndrom.* Während eine milde Hyponatriämie (134–125 mmol/l) meist asymptomatisch ist und auch ohne spezifische Behandlung rasch remittiert, kommt es bei Natriumwerten zwischen 125 und 100 mmol/l zu Bewusstseinstrübung, epileptischen Anfällen und zum Auftreten neurologischer Herdzeichen. Natriumwerte unter 100 mmol/l lösen nahezu regelhaft epileptische Anfälle aus, ferner werden dann auch komplexe Herzrhythmusstörungen (ventrikuläre Tachykardien, Kammerflimmern) beobachtet [1]. Der Ausgleich einer symptomatischen Hyponatriämie muss langsam erfolgen, wobei der tägliche Anstieg des Serum-Natriums 12 mmol/l nicht übersteigen darf, da sonst die Gefahr einer zentralen pontinen Myelinolyse besteht.

Die Hyponatriämie entwickelt sich bei bis zu 34% der Patienten mit akuter SAB, meist zwischen dem 2. und 10. Krankheitstag [22]. Sie ist wahrscheinlich auf eine überschießende renale Natriurese mit Hypovolämie (zentrales Salzverlustsyndrom) zurückzuführen. Ursächlich ist eine Störung hypothalamischer Funktionen mit konsekutiver Alteration der Exkretion des atrialen natriuretischen Faktors zu diskutieren, zumal die Hyponatriämie bei der SAB häufig mit einer Liquorzirkulationsstörung, namentlich einer Erweiterung des dritten Ventrikels assoziiert ist. Das Auftreten einer Hyponatriämie bei SAB ist von der Lokalisation des Aneurysmas sowie der Menge subarachnoidalen Blutes unabhängig. Eine Verdünnungshyponatriämie im Sinne eines Schwarz-Bartter-Syndroms wird hingegen nur in Ausnahmefällen beobachtet. Während die Hyponatriämie beim Salzverlustsyndrom durch Ausgleich der Hypovolämie mit isotonischer Kochsalzlösung behandelt wird, ist bei Verdünnungshyponatriämie eine Flüssigkeitsrestriktion indiziert. Letztere kann jedoch über die Induktion einer Hypovolämie die zerebrale Durchblutung bei akuter SAB verschlechtern und das Auftreten ischämischer Sekundärschäden auslösen. Daher ist die Differenzierung zwischen Hyponatriämie bei Hypovolämie und Verdünnungshyponatriämie essentiell und im Zweifelsfall nur durch Messung des zentralen Venendrucks (Zielwert 8–10 mmHg) zu entscheiden.

Wesentliches Risiko der Hyponatriämie und der sie meist begleitenden Hypovolämie bei akuter SAB ist die Begünstigung des Auftretens ischämischer Spätkomplikationen (s. 12.3.4). Daher ist die Diagnose dieser oft nur laborchemisch erkennbaren Komplikation einer SAB und ihre konsequente Therapie von erheblicher Bedeutung. Zur Therapie wird neben einer großzügigen Substitution isotoner Kochsalzlösung die adjuvante Gabe von Mineralokortikoiden, z.B. Fludrocortison (Astonin H®) empfohlen, welche die Natriumrückresorption am distalen Nierentubulus steigern und so einer negativen Natrium- und Flüssigkeitsbilanz entgegenwirken.

12.3.2.2 Herzrhythmusstörungen

Bei akuter SAB werden häufig *Herzrhythmusstörungen* sowie *EKG-Veränderungen* beobachtet. Ursächlich werden neben einer Stimulation des sympathischen vegetativen Nervensystems Irritationen des (rechten) Inselkortex diskutiert [47]. Grundsätzlich können bei akuter SAB alle Formen elektrischer Erregungsstörungen des Herzens auftreten. Am häufigsten sind ST-Strecken- und T-Wellen-Veränderungen, das Auftreten von U-Wellen, Verlängerungen der absoluten oder frequenzkorrigierten (relativen) QT-Zeit sowie Sinusarrhythmien. Bedrohliche ventrikuläre Rhythmusstörungen wurden hingegen nur in Ausnahmefällen beschrieben.

Die Prognose dieser Veränderungen von EKG und Herzrhythmus ist erstaunlich gut. Nahezu jeder Patient mit SAB weist im Krankheitsverlauf flüchtige EKG-Veränderungen auf, welche meist ohne spezifische Therapie binnen 10 Tagen nach Krankheitsbeginn vollständig abklingen. Sie stellen somit in erster Linie Indikatoren der Hirnerkrankung dar und sind weniger Ausdruck einer behandlungsbedürftigen Herzkrankheit.

12.3.2.3 Neurogenes Lungenödem

Das *neurogene Lungenödem* ist eine akut lebensgefährliche, jedoch seltene Komplikation der akuten SAB. Seine Genese ist ungeklärt, wobei eine Irritation des anterioren Hypothalamus durch Hirndrucksteigerung mit konsekutiver Stimulation zentraler sympathischer Zentren diskutiert wird.

Die klinische Symptomatik des neurogenen Lungenödems ist von einem Lungenödem bei akuter Linksherzdekompensation nicht zu unterscheiden. Differentialdiagnostisch ist der fehlende Anstieg des zentralen Venendrucks hinweisend auf das neurogene Lungenödem.

12.3.3 Nachblutung

Die zu 40–50% tödlich verlaufende Nachblutung ist die häufigste und gefährlichste Komplikation der akuten SAB. Die Wahrscheinlichkeit einer Nachblutung ist hoch, kann im individuellen Fall jedoch nicht abgeschätzt werden, da verlässliche Prädiktoren nicht bekannt sind. Die Verhinderung dieser Nachblutung steht unter den spezifischen Behandlungsverfahren der SAB daher an erster Stelle.

12.3.3.1 Spontanverlauf der aneurysmatischen SAB

Etwa 15% der Patienten mit akuter aneurysmatischer SAB versterben vor Erhalt suffizienter medizinischer Hilfe, weitere 10% innerhalb der ersten 24 h nach Aufnahme. Todesursachen sind entweder die unmittelbaren Auswirkungen einer massiven SAB oder eine erneute Blutung. Patienten mit akuter SAB, die lebend ein Krankenhaus erreichen, sind insbesondere durch eine frühe Nachblutung gefährdet. In den ersten Stunden nach dem initialen Blutungsereignis erleben etwa 15% aller Patienten eine plötzliche Verschlechterung, die an eine akute Nachblutung denken lässt [29]. Da diese Episoden jedoch häufig noch vor Durchführung der ersten CT eintreten und ein Großteil dieser Patienten bereits vor Eintreffen im Krankenhaus verstirbt, wird die Häufigkeit früher Nachblutung in den meisten auf CT-Verlaufsuntersuchungen beruhenden Studien wahrscheinlich unterschätzt. Unter Einschluss der vor stationärer Aufnahme verstorbenen Patienten liegt das Nachblutungsrisiko am ersten Tag etwa bei 20%, dann innerhalb des ersten Monats nach SAB bei 1–2% täglich, so dass das kumulative Nachblutungsrisiko im ersten Monat für die Patienten, welche den ersten Krankheitstag überlebten, etwa 40% beträgt. Zwischen Ende des 1. und Ablauf des 6. Monats nach SAB sinkt das spontane Nachblutungsrisiko kontinuierlich. Unbehandelte Aneurysmen, die binnen 6 Monaten nach Ruptur nicht nachgeblutet haben, sind ab diesem Zeitpunkt mit einem jährliches Nachblutungsrisiko von 3% behaftet. Die Mortalität einer Nachblutung liegt bei etwa 40–50%. Daher hat die Prävention der Nachblutung höchste Priorität in der Behandlung der akuten SAB.

Wesentliche Faktoren, die das Nachblutungsrisiko bestimmen, sind Aneurysmagröße (das Risiko steigt mit zunehmender Größe) sowie -lokalisation (höheres Risiko für Aneurysmen im vertebrobasilären Stromgebiet und dem Versorgungsgebiet der A. cerebri anterior als für Aneurysmen der A. carotis interna und A. cerebri media). Weitere prognosebestimmende Faktoren der akuten aneurysmatischen SAB sind neben dem Nachblutungsrisiko (in abnehmender Bedeutung) die Tiefe der initialen Bewusstseinstrübung zum Aufnahmezeitpunkt, die Größe der Blutungsmenge (im CT), zunehmendes Alter, eine vorbestehende arterielle Hypertonie oder andere internistische Vorerkrankung sowie – analog zu den Nachblutungsrisiken – die Lokalisation des Aneurysmas [29].

12.3.3.2 Klinik

Nicht jede plötzliche Verschlechterung der Bewusstseinslage oder akute Zunahme neurologischer Herdzeichen nach akuter SAB ist Ausdruck einer *Nachblutung*. Tatsächlich sind Nachblutungen nur für etwa zwei Drittel der Fälle plötzlicher Zustandsverschlechterung von Patienten mit aneurysmatischer Subarachnoidalblutung verantwortlich. *Differentialdiagnostisch* sind in solchen Fällen auch epileptische *Anfälle* mit postiktaler (Todd-)Parese, plötzliches Einsetzen eines *sekundär ischämischen Ereignisses, akute Liquorzirkulationsstörung* sowie *Kreislauf-*

dekompensation (z. B. infolge Kammerflimmerns oder anderer kardialer Funktionsstörungen) zu erwägen. Bei akuter Verschlechterung steht zunächst die Stabilisierung der Vitalfunktionen im Vordergrund. Solange die Ursache der Verschlechterung nicht sicher bekannt ist, ist eine infauste Prognose nicht zu stellen. Daher sind in einem solchen Fall sämtliche notwendigen intensivmedizinischen Behandlungsmaßnahmen einzusetzen. Erst nach Beherrschung der kardiorespiratorischen Probleme, ggf. unter Einsatz von Intubation und Beatmung sowie *kardiopulmonaler mechanischer und medikamentöser Reanimation*, besteht Raum für weitergehende diagnostische Maßnahmen. Zum Ausschluss oder Nachweis einer Nachblutung ist nach Sicherstellung der Transportfähigkeit umgehend eine CT des Hirnschädels in Nativtechnik durchzuführen. Sie belegt durch Vergleich mit den Voraufnahmen die Nachblutung, aber auch andere differentialdiagnostisch zu erwägende Komplikationen (beginnende Ischämie, Hydrocephalus occlusus).

Wird eine erneute Blutung aus dem rupturierten Aneurysma nachgewiesen, ist der vorgesehene Zeitpunkt zum operativen Vorgehen zu überdenken. Jetzt ist es von Vorteil, wenn trotz geplanter Spätoperation bereits eine zerebrale Angiographie durchgeführt wurde (s. Abschnitt 12.2.4.3), so dass die Blutungsquelle bereits bekannt ist. Damit ist bei akuter Nachblutung ggf. eine rasche operative Intervention ohne Zeitverlust durch eine Angiographie möglich.

12.3.3.3 Prävention der Nachblutung

Die zur Prävention einer Nachblutung vorhandenen Behandlungsmöglichkeiten umfassen nichtinvasive (physikalisch-pharmakologische) sowie invasive (operative bzw. interventionell-neuroradiologische) Therapiestrategien. In der Akutphase steht zunächst die Verringerung des Nachblutungsrisikos durch Vermeidung hypertensiver Krisen oder kritischer Hirndrucksteigerung (z. B. bei der Defäkation) im Vordergrund. Die Möglichkeiten der medikamentösen Prophylaxe einer Nachblutung sind jedoch begrenzt.

Antifibrinolytika

Tranexamsäure und Epsilon-Aminocapronsäure sind der Aminosäure Lysin strukturell so ähnlich, dass sie die lysinhaltige Plasmin-Bindungsstelle am Fibrinmolekül blockieren und somit die Fibrinolyse sowohl im allgemeinen als auch spezifisch im Thrombus nahe der Rupturstelle eines Aneurysmas hemmen. Tranexamsäure überwindet die Blut-Liquor-Schranke und erzielt nach einer Behandlungsdauer von etwa 36 h eine vollständige Hemmung der Fibrinolyse im Subarachnoidalraum.

Unter der Vorstellung, dass die physiologische Fibrinolyse eines Thrombus an der Rupturstelle eines zerebralen Aneurysmas das Risiko einer Nachblutung erhöht, wurde die Wirksamkeit von Antifibrinolytika zur Prophylaxe einer Nachblutung nach akuter SAB in mehreren kontrollierten Studien untersucht [28, 49]. Hierbei zeigte sich zwar eine deutliche Abnahme der Nachblutungshäufigkeit – allerdings bei hinsichtlich Überlebensrate und Ausmaß bleibender Behinderungen unverändertem Langzeitergebnis. Dies wurde auf die unter Antifibrinolytika deutlich höhere Inzidenz ischämischer Spätereignisse zurückgeführt und auch mit der unter Antifibrinolytika deutlich häufigeren Entwicklung eines Verschlusshydrozephalus erklärt. Daher kann die Gabe von Antifibrinolytika bei akuter SAB derzeit nicht empfohlen werden.

Operative Therapie

Aufgrund der Häufigkeit (ca. 85%) eines sackförmigen Aneurysmas als Ursache der SAB hat der Nachweis – oder Ausschluss – eines Aneurysmas und die Beurteilung seiner Operabilität höchste diagnostische Priorität. Ziel der mikrochirurgischen Aneurysmachirurgie ist die Ausschaltung des Aneurysmas aus dem Blutkreislauf unter Schonung der Gefäßversorgung des Hirngewebes sowie die Entlastung des Hirnparenchyms von einer Kompression durch das benachbarte Aneurysma. Bei der Indikationsstellung zur operativen Therapie sind Alter und Allgemeinzustand des Patienten, klinisch-neurologischer Befund, Lage und Größe des Aneurysmas sowie das Ausmaß evtl. zusätzlich vorhandener intrazerebraler Hämatome zu berücksichtigen. Das funktionelle Ergebnis operativen Vorgehens ist von allen genannten Faktoren abhängig.

Als *operative Therapieoptionen* bei aneurysmatischer SAB stehen direkte und indirekte Behandlungsverfahren zur Auswahl. Die *direkten Operationsverfahren* umfassen offenes mikrochirurgisches Vorgehen mit Klippung des Aneurysmahalses, Umlagerung des Aneurysmas, Eröffnung und Abtragung des Aneurysmas unter Rekonstruktion der Ursprungsarterie sowie – bei fusiformen Aneurysmen - die Resektion mit oder ohne Gefäßrekonstruktion mittels Interponat. *Indirekte invasive Behandlungsverfahren* umfassen die Methoden der Ballonokklusion zuführender Arterien sowie die endovaskuläre Therapie mit endoluminalem Aneurysmaverschluss mittels ablösbarer Ballons oder die spontane Thrombosierung begünstigenden ablösbaren Platinspiralen (sog. Guglielmi-Coils). Derzeit ist die operative Ausschaltung des Aneurysmas Therapie der ersten Wahl, wohingegen die übrigen direkten und indirekten Therapieverfahren *dann* zur Anwendung kommen, wenn eine Klippung als unmöglich oder als unzumutbar risikoreich angesehen wird.

Zeitpunkt der Operation

Derzeit besteht weitgehende Übereinstimmung, Patienten mit akuter SAB baldmöglichst nach Diagnosestellung und angiographischem Nachweis der Blutungsquelle einer Frühoperation zuzuführen. Als Frühoperation gilt ein Eingriff innerhalb der ersten 72 h nach erstmaliger Aneurysmablutung. Allerdings wird die Indikation zur Frühoperation bei schwerkranken Patienten (Schweregrade IV und V nach Hunt und Hess, s. Tabelle 12.2) meist zurückhaltend gestellt, obwohl diese Patienten im Vergleich zu Patienten der Schweregrade I-III ein erheblich höheres Risiko der Nachblutung, ischämischer Spätereignisse oder der Entwicklung einer akuten Liquorzirkulationsstörung haben und möglicherweise von einer Frühoperation am meisten profitieren könnten [37].

Die Wahl des Operationszeitpunkts hat Auswirkungen auf die Nachblutungsrate, die Möglichkeiten der Behandlung eines Vasospasmus sowie auf die perioperative Mortalität und Gesamtmortalität der aneurysmatischen SAB. Nach Klippung eines Aneurysmas ist die Nachblutungsgefahr nahezu vollständig gebannt, und ein möglicher Vasospasmus kann ggf. aggressiver therapiert werden. Auch ist die Mobilisation von Patienten nach Frühoperation rascher möglich, was die Gesamtmortalität günstig beeinflusst. Wenngleich durch eine Operation das Risiko der Entwicklung eines Vasospasmus mit konsekutiver Entwicklung einer zerebralen Ischämie nicht erhöht wird, ist dennoch eine Operation im Intervall zwischen 4. und 12. Krankheitstag, also in der Phase des maximalen spontanen Vasospasmus nach SAB, mit einem erhöhten perioperativen Risiko behaftet [30].

Perioperative Risiken

Das durchschnittliche perioperative Risiko der Aneurysmaklippung liegt bei etwa 4% [30], steigt jedoch mit der Größe des Aneurysmas und erreicht bei Riesenaneurysmen mit einem Durchmesser über 2,5 cm bis zu 48% [40]. Wesentliches Risiko des offenen mikrochirurgischen Vorgehens ist die intraoperative Aneurysmaruptur. Sie beträgt 10–20% und erhöht die perioperative Morbidität und Mortalität von etwa 12 auf 38% [5]. Innerhalb des ersten Monats nach SAB hat das Intervall zwischen Erstblutung und Operationszeitpunkt jedoch keinen Einfluss auf die Rupturhäufigkeit, so dass das Rupturrisiko nicht als Argument zur Festsetzung des Operationszeitpunktes verwendet werden kann. Insbesondere Riesenaneurysmen sind häufig nicht vollständig zu klippen, so dass alternative Behandlungsverfahren (Umlagerung, Verschluss der zuführenden Arterie etc.) erwogen werden müssen.

Therapiealternativen

Die *Ligatur der A. carotis communis* oder *interna* ist eine wichtige therapeutische Option bei Vorliegen von Riesenaneurysmen oder von einer offenen Operation nicht zugänglichen Aneurysmen der A. carotis interna in ihrem supraklinoidalen Verlauf bzw. dem Sinus cavernosus. Häufigste Komplikation ist die Entwicklung eines ischämischen Defizits im abhängigen Carotisversorgungsgebiet, wobei die Häufigkeit des Auftretens mit zunehmendem zeitlichen Abstand zum Eingriff rasch abnimmt und nach 6 Monaten unter 1% liegt. Die Inzidenz ischämischer Ereignisse nach Carotisligatur ist unabhängig davon, ob die Ligatur in einer operativen Sitzung oder durch schrittweisen Gefäßverschluss erfolgt. Ein klinischer Test, welcher das Auftreten ischämischer Komplikationen nach Carotisligatur verlässlich vorhersagen könnte, ist nicht bekannt. Der Nutzen der vorherigen Anlage einer Anastomose zwischen der A. cerebri media und einem Ast der A. carotis externa (sog. EC/IC-Bypass) ist nicht erwiesen.

Eine weitere Behandlungsalternative stellen *endovaskuläre Verfahren* dar. Die distale *Okklusion einer zuführenden Arterie* (meist der A. carotis interna) durch einen ablösbaren Ballon stellt eine Weiterentwicklung der offenen Okklusionsverfahren dar und scheint mit einem geringeren Risiko ischämischer Komplikationen verbunden zu sein, da eine distale Plazierung des Ballons einen kürzeren Stumpf der A. carotis interna schafft, so dass möglicherweise das sekundäre Embolierisiko vermindert wird. Endovaskuläre Behandlungsverfahren mit Erhalt der zuführenden Arterie stellen der *endoluminale Aneurysmaverschluss* mittels ablösbarer Ballons oder das Einbringen von Platinspiralen (sog. Guglielmi-Coils) in das Aneurysma dar, welche dessen spontane Thrombosierung begünstigen sollen. Prinzipielle Risiken dieser Verfahren sind die Gefahr der unvollständigen Okklusion des Aneurysmas oder eines sekundären Aneurysmawachstums sowie die Ruptur des Aneurysmas während des Eingriffs. Darüber hinaus fehlen bislang Langzeitergebnisse endovaskulärer gefässerhaltender Verfahren.

Vorgehen bei multiplen Aneurysmen

Multiple Aneurysmen (s. Abb. 12.9, 12.10) werden meist im Rahmen der diagnostischen Angiographie nach akuter SAB festgestellt. Ihre Häufigkeit schwankt - je nach Publikation- zwischen 2 und 28 % und liegt im Mittel bei 16% der Patienten mit akuter SAB [43]. Beim Nachweis multipler Aneurysmen ist zunächst die Frage zu klären, welches der Aneurysmen rupturierte und damit die SAB auslöste.

Mögliche Hinweise auf das symptomatische Aneurysma sind

- neurologische Herdzeichen,
- Schwerpunkt der subarachnoidalen Blutung,
- Lokalisation einer intrazerebralen Blutung,
- Nachweis eines umschriebenen Vasospasmus in TCD oder Angiographie.

Ist das rupturierte Aneurysma identifiziert, so ist es - aufgrund seines Nachblutungsrisikos - vordringliches Ziel eines operativen Eingriffs. Neben der alleinigen Klippung des rupturierten Aneurysmas besteht jedoch die Alternative der gleichzeitigen Ausschaltung sämtlicher über dieselbe Kraniotomie erreichbaren Aneurysmen. Diese Option erspart den betroffenen Patienten ggf. eine weitere Kraniotomie und erlaubt auch eine aggressivere Behandlung eines möglichen begleitenden Vasospasmus, da das Risiko der Ruptur bislang asymptomatischer Aneurysmen vermindert wird.

Indikationen zur sofortigen Operation

Eine *notfallmäßige Operation* in der Akutphase einer SAB ohne vorhergehende angiographische Darstellung der Blutungsquelle ist nur bei *raumforderndem intrazerebralen Hämatom* oder bei *akuter Liquorzirkulationsstörung* mit drohender transtentorieller Herniation gerechtfertigt. So kann bei akutem Verschlusshydrozephalus die Anlage einer externen Ventrikeldrainage die Einklemmungsgefahr beseitigen. Auch die Entlastung einer raumfordernden, atypisch gelegenen intrazerebralen Blutung kann im Notfall trotz des hochgradigen Verdachts auf ein zugrundeliegendes rupturiertes Aneurysma ohne Angiographie durchgeführt werden. In diesem Fall besteht jedoch ein hohes intraoperatives Risiko der akzidentellen Eröffnung des Aneurysmas mit konsekutiver massiver Nachblutung. In derartigen Fällen sollte, soweit noch vertretbar, präoperativ zumindest eine angiographische Darstellung des zur Blutung ipsilateralen Gefäßstromgebietes erfolgen.

Nichtrupturierte Aneurysmen

Unter der Annahme, dass Aneurysmen zerebraler Arterien bei bis zu 5% der Bevölkerung vorliegen, die jährliche Inzidenz der akuten SAB jedoch nur bei 10/100000 liegt, ergibt sich - bezogen auf die Lebenserwartung - ein individuelles Risiko, an einer SAB zu erkranken, von etwa 0,5%. Dies bedeutet, dass lediglich eines von zehn Aneurysmen tatsächlich symptomatisch wird. Asymptomatische Aneurysmen werden bei Patienten mit SAB im Rahmen einer diagnostischen Angiographie entdeckt, aber auch - mittels CT- oder MR-Angiographie - bei asymptomatischen Angehörigen von SAB-Patienten oder anderen Risikogruppen hinsichtlich intrazerebraler Aneurysmen (z.B. Patienten mit polyzystischen Nierenerkrankungen). In dieser Situation besteht das Dilemma, das individuelle Blutungsrisiko gegen das perioperative Risiko abzuwägen. Das individuelle Blutungsrisiko hängt wesentlich vom Alter des Patienten, positiver Familienanamnese und von der Größe des Aneurysmas ab, wobei über die spontane Wachstumsgeschwindigkeit von Aneurysmen wenig bekannt ist. So liegt das jährliche Rupturrisiko von Aneurysmen mit einem Durchmesser unter 4 mm bei etwa 0,5% und erreicht bei einem Durchmesser zwischen 10 und 25 mm eine Höhe von 3–4%. Bei Aneurysmen dieser Größe wird daher zur Operation geraten, wenngleich eine obere Altersgrenze von 69 Jahren bei Männern und 75 Jahren bei Frauen angesetzt wird [3]. Eine generelle Operationsempfehlung für kleinere asymptomatische Aneurysmen kann derzeit nicht gegeben werden.

12.3.4 Vasospasmus und sekundäre Ischämie nach SAB

Nachdem es in der Akutphase der SAB zu einer subarachnoidalen und häufig auch intrazerebralen Blutung gekommen ist, werden im weiteren Krankheitsverlauf häufig *ischämische zerebrovaskuläre Ereignisse* mit passagerer oder bleibender neurologischer Symptomatik beobachtet. Im Gegensatz zu primär ischämischen Hirninfarkten sind zerebrale Ischämien nach akuter SAB häufig nicht auf das Versorgungsgebiet einer einzelnen hirnversorgenden Arterie oder eines ihrer Äste beschränkt. Ischämische Infarkte nach SAB sind nicht ausschließlich in der unmittelbaren Nähe der Blutungsquelle, sondern auch – z. B. bei supratentorieller SAB – in der kontralateralen Großhirnhemisphäre oder infratentoriell lokalisiert. Sekundäre ischämische Ereignisse werden mit einem Häufigkeitsmaximum zwischen dem 4. und 14. Krankheitstag beobachtet und damit parallel zur Häufigkeit eines (beispielsweise angiographisch nachweisbaren) generalisierten oder diffus verteilten *Spasmus der hirnversorgenden Arterien.* Daher wird häufig das Auftreten ischämischer Komplikationen nach SAB mit dem *Vasospasmus* gleichgesetzt und dieser als Ursache der Ischämie bezeichnet. Diese Verengung zerebraler Arterien („Vasospasmus") ist jedoch kein Synonym – und damit keine notwendige Bedingung – für die Entwicklung ischämischer Spätkomplikationen nach SAB: Der angiographische Nachweis einer Gefäßverengung belegt nicht gleichzeitig die spastische Lumeneinengung, sonder kann auch Kompression von außen oder Wandnekrose und -ödem widerspiegeln. Darüber hinaus ist auch eine hochgradige Engstellung von Gefäßen häufig klinisch asymptomatisch, und die Interpretation angiographisch fassbarer Veränderungen der Gefäßweite zwischen verschiedenen Untersuchern variabel. Schließlich ist die Gefäßverengung sicherlich nur einer der zur Ischämie prädisponierenden Faktoren (Tabelle 12.8).

Tabelle 12.8. Mögliche Ursachen ischämischer Spätkomplikationen nach akuter SAB

- Vasospasmus
- Menge des subarachnoidalen Blutes
- Hyponatriämie
- Hypovolämie
- Hypotonie (spontan oder therapiebedingt)
- Gabe von Antifibrinolytika [28, 49]

Ein wesentlicher Faktor für das Auftreten einer zerebralen Ischämie nach SAB ist die Menge des extravasalen Blutes. Ein Zusammenhang zwischen Lokalisation des extravasalen Blutes und Ort des Vasospasmus ist hingegen nicht festzustellen. Die direkte Läsion einer hirnversorgenden Arterie hingegen scheint ebenfalls eine notwendige Bedingung für die Entwicklung einer zerebralen Ischämie nach SAB zu sein. Sie ist nicht an den Nachweis eines Aneurysmas oder einer anderen Blutungsquelle gekoppelt: Auch nach traumatischer SAB wird häufig eine klinische Verschlechterung infolge ischämischer Komplikationen beobachtet. Gefäßengstellungen werden bei traumatischer SAB angiographisch dargestellt, und auch eine Beschleunigung des zerebralen Blutflusses als Korrelat einer hierdurch hervorgerufenen funktionellen Stenose ist zu beobachten [26]. Andererseits dient das regelhafte Fehlen ischämischer Komplikationen nach perimesenzephaler SAB (s. 12.2.3.2) zur Stützung der Hypothese, diese Sonderform der SAB habe keine arterielle Blutungsursache, sondern entspringe präpontinen venösen Gefäßen.

Die vorhandenen – meist indirekten – Hinweise auf den negativen Einfluss von Hypotonie, Hypovolämie und Hyponatriämie sowie der Therapie mit Antifibrinolytika auf die Entwicklung ischämischer Spätschäden nach SAB wurde bereits in den entsprechenden Abschnitten dargelegt.

12.3.4.1 Prophylaxe

Maßnahmen zur Verhinderung einer zerebralen Ischämien nach SAB umfassen zunächst die Vermeidung überschießender Behandlung hypertoner Blutdruckwerte sowie den Ausgleich von Hypovolämie und Elektrolytstörungen, dann aber auch spezifische pharmakologische Interventionen. Hierzu zählen die routinemäßige Anwendung von Kalziumantagonisten und andere, in ihrer Wirksamkeit noch nicht abschließend beurteilbarer Ansätze wie die Behandlung mit Mineralokortikoiden oder Radikalenfängern.

Kalziumantagonisten hemmen den Einfluss von Kalzium in Zellen und beeinträchtigen so einerseits die Kontraktilität glatter Muskulatur, insbesondere der Arterien und antagonisieren, zumindest zu einem gewissen Teil, negative Effekte des intrazellulären Kalziumeinstroms während einer Ischämie. Von den bisher bei akuter SAB eingesetzten Kalziumantagonisten ist die

Wirksamkeit von *Nimodipin* (Nimotop®) bislang am besten belegt. Die Gabe von Nimodipin, sei es als intravenöse Dauerinfusion oder intermittierende (z. B. vierstündliche) orale Applikation, senkt die Häufigkeit manifester ischämischer Ereignisse nach akuter SAB und reduziert so die Zahl schwerbehinderter Patienten und tödlich verlaufender Erkrankungen [14, 41]. Bei intravenöser Applikation von Nimodipin ist jedoch – meist bei hypovolämischen Patienten – eine therapieassoziierte Hypotonie beobachtet worden, welche wegen ihrer negativen Auswirkungen auf die Entwicklung ischämischer Komplikationen bei SAB strikt vermieden werden muss. Ein Einfluss der Therapie mit Nimodipin auf die Häufigkeit des angiographischen Nachweises einer spastischen Engstellung zerebraler Gefäße wird nicht beobachtet [41]. Hieraus darf gefolgert werden, dass der neuroprotektive Effekt des Kalziumantagonisten Nimodipin für den Therapieerfolg wichtiger ist als sein Einfluss auf den Vasospasmus. Die intravenöse Gabe des Kalziumantagonisten Nicardipin blieb trotz signifikanter Senkung der ischämischer Spätkomplikationen und der Häufigkeit eines angiographisch oder mittels transkranieller Doppler-Sonographie fassbaren Vasospasmus ohne günstigen Effekt auf den Verlauf nach SAB [19], was möglicherweise mit der bei intravenöser Gabe auftretenden Blutdrucksenkung zusammenhing.

Als weitere Therapieoption stehen *Mineralokortikoide* wie Fludrocortison (Astonin H®) zur Erhöhung der renalen Natrium- und Wasserrückresorption zur Verfügung. Eine routinemäßige Gabe von Mineralokortikoiden bei SAB ist aufgrund der vorliegenden Datenlage jedoch nicht gerechtfertigt und sollte derzeit Patienten mit manifester Hyponatriämie und Hypovolämie vorbehalten bleiben.

Radikalenfänger wie Tirilazad haben im Tierversuch eine Verringerung des Volumens zerebraler ischämischer Infarkte bewirkt. Allerdings ließ sich bislang beim Menschen trotz einer Senkung des Häufigkeit eines Vasospasmus ein günstiger Effekt auf den Krankheitsverlauf nach SAB nicht belegen [33], so dass der Stellenwert dieser Therapie zur Zeit nicht abschließend bestimmt werden kann.

12.3.4.2 Diagnose

Ischämische Komplikationen entwickeln sich mit einem Häufigkeitsmaximum zwischen dem 4. und 12. Tag nach akuter SAB. Die klinische *Symptomatik* besteht entweder in einer akuten oder subakut einsetzenden Verschlechterung der Bewusstseinslage, zusätzlichen neurologischen Herdzeichen oder dem gemeinsamen Auftreten beider Symptomenkomplexe. Zur Sicherung der Diagnose und um andere Ursachen einer akuten Verschlechterung nach SAB (zunehmendes perifokales Ödem eines intrazerebralen Hämatoms, Liquorzirkulationsstörung, Nachblutung) auszuschließen, ist die Durchführung einer CT des Hirnschädels in Nativtechnik erforderlich.

Zur Abschätzung des Risikos des Auftretens ischämischer Spätkomplikationen wird häufig die *transkranielle Doppler-Sonographie* (TCD) herangezogen. Mit diesem Verfahren sind Veränderungen der Flussgeschwindigkeit des Blutes in den hirnversorgenden Arterien nichtinvasiv zu erfassen. Eine kritische Engstellung zerebraler Gefäße („Vasospasmus") wird angenommen, wenn in der TCD Flussgeschwindigkeiten mit systolischen Spitzenwerten über 200 cm/s oder mittlere Flussgeschwindigkeiten über 120 cm/s (jeweils unter Verwendung einer 2-MHz-Sonde) gemessen werden. Die Annahme eines Vasospasmus liegt insbesondere dann nahe, wenn solche erhöhten Flussgeschwindigkeiten nur einseitig (in der Nähe des rupturierten Aneurysmas) gemessen werden. Als weitere Hinweise auf die Entwicklung einer kritischen Engstellung von Gefäßen können ein Anstieg der mittleren Flussgeschwindigkeit binnen 24 h um mehr als 50% des Ausgangswertes (bzw. um mehr als 40 cm/s pro Tag) sowie eine Erhöhung des Pulsatilitäts-Index auf Werte >1,0 herangezogen werden (Übersicht bei [53]). Viele intrazerebrale Gefäßabschnitte sind jedoch mittels TCD nicht untersuchbar, so dass ein umschriebener Vasospasmus dem Nachweis mittels TCD entgehen kann. Darüber hinaus besteht keine enge Korrelation zwischen dem Nachweis eines Vasospasmus und dem Auftreten ischämischer Komplikationen, so dass scheinbar „negative" TCD-Befunde eine ischämische Komplikation nicht belegen und andererseits auch exzessive Erhöhungen der Flussgeschwindigkeiten klinisch asymptomatisch bleiben können.

12.3.4.3 Therapie

Das therapeutische Konzept der Behandlung ischämischer Komplikationen nach SAB beruht auf der Verbesserung der zerebralen Durchblutung durch forcierte *Hypervolämie, Hämodilution* und induzierte *Hypertonie* („Triple-H-Therapie", [27]). Hierdurch ist das neu aufgetretene neurologische Defizit häufig rasch reversibel. Wahrscheinliche Erklärung für den therapeutischen Erfolg ist eine Beeinträchtigung der Autoregulation der Hirndurchblutung infolge der SAB, welche die Hirndurchblutung von der Höhe des arteriellen Mitteldrucks abhängig macht. Wesentliche *Risiken* einer forcierten Steigerung von Plasmavolumen und arteriellem Druck sind die Ruptur eines ungeklippten Aneurysmas, die Zunahme eines perifokalen Hirnödems, die hämorrhagische Umwandlung eines Infarktes sowie – aufgrund der systemischen Volumenbelastung – die Dekompensation einer vorbestehenden Herzinsuffizienz mit akutem Lungenödem oder Myokardinfarkt. Eine solche Behandlung erfordert die Anlage eines zentralvenösen Katheters zur Messung des zentralen Venendrucks, die kontinuierliche blutige arterielle Blutdruckmessung sowie das konsequente Monitoring der übrigen Vitalparameter und ist daher nur auf einer Intensivstation praktikabel.

Nach Sicherung der Diagnose einer akuten ischämischen Spätkomplikation nach SAB und Ausschluss anderer Ursachen der Verschlechterung mittels CT ist die Gabe von Nimodipin sofort zu beenden. Therapeutische Erstmaßnahme ist die Bolusinfusion eines Plasmaexpanders (250–500 ml Humanalbumin 5% oder Hydroxyäthylstärke = HAES 6%). Spätestens jetzt hat die Verlegung auf eine Intensivstation und die Anlage der zentralvenösen und intraarteriellen Katheter zu erfolgen. Mit einer Volumenzufuhr von insgesamt mindestens 3000 ml/d, davon mindestens 500–1000 ml als kolloidale Lösungen (Plasmaexpander wie HAES oder Humanalbumin 5%), der Rest als kristalloide Vollelektrolytlösungen oder – bei Hyponatriämie – als isotone Kochsalzlösung, ist der zentrale Venendruck auf Werte von etwa 8–10 mmHg zu heben. Der Hämatokrit darf hierbei nicht unter 40% sinken. Reicht diese Behandlung zur Besserung des neurologischen Defizits nicht aus, ist die Behandlung um Katecholamine (Dopamin oder Dobutamin) zu erweitern. Behandlungsziel ist eine Steigerung des arteriellen Mitteldrucks um etwa 20–40 mmHg über den Ausgangswert.

Ist ein umschriebener Vasospasmus wahrscheinliche Ursache einer ischämischen Spätkomplikation nach SAB, werden endovaskuläre Therapieverfahren wie die transluminale Angioplastie nach supraselektiver Angiographie diskutiert. Praktische Erfahrungen mit dieser Methode sind jedoch begrenzt: Das Verfahren kam bislang nur in einzelnen Zentren im Rahmen kleiner, nichtkontrollierter Studien zur Anwendung. Wesentliches Risiko ist die Gefäßruptur, auch nach erfolgreicher Klippung eines Aneurysmas. Im Hinblick auf Risiken, Kosten und das Fehlen kontrollierter Studien ist die transluminale Angioplastie zur Behandlung eines umschriebenen Vasospasmus nach SAB derzeit als experimentelles Verfahren anzusehen. Gleiches gilt für die anekdotischen Berichte über eine Behandlung umschriebener Gefäßspasmen nach SAB durch supraselektive Katheter-Angiographie und lokale Applikation des Vasodilatators Papaverin.

12.3.5 Akute Hirndrucksteigerung

Bei etwa 20–30% aller Patienten mit akuter SAB wird innerhalb der ersten 72 h nach Krankheitsbeginn eine akute Erweiterung der inneren Liquorräume computertomographisch festgestellt. Mindestens zwei Drittel dieser Patienten weisen zum Aufnahmezeitpunkt bereits eine Bewusstseinstrübung auf, und ein beträchtlicher Anteil der übrigen Patienten zeigt im Verlauf der nächsten Stunden oder Tage eine schrittweise Verschlechterung der Bewusstseinslage. Diese relativ langsame Verschlechterung unterscheidet die Entwicklung eines Hydrocephalus occlusus häufig von anderen Sekundärkomplikationen nach SAB. Andere Zeichen einer akuten Liquorzirkulationsstörung und Hirndrucksteigerung wie Pupillenanomalien oder konjugierte Blickdeviation nach unten, können hingegen fehlen. In diesen Fällen ist durch wiederholte CT des Hirnschädels eine progrediente Erweiterung der Ventrikel als Ausdruck eines akuten Hydrocephalus occlusus festzustellen. Wesentlicher Faktor für die Genese eines akuten Verschlusshydrozephalus scheint ein Einbruch der Blutung in die Ventrikel zu sein, wenngleich auch klinisch relevante Liquorzirkulationsstörungen ohne Ventrikelblutung beobachtet und auf eine Verklebung der Foramina Luschkae und Magendie zurückgeführt werden.

Bei Fehlen von Bewusstseinsstörung, Pupillen- oder Blickanomalien bzw. Strecksynergismen handelt es sich um eine lediglich computertomographisch nachweisbare, klinisch jedoch asymptomatische Erweiterung der Seitenventrikel. In diesen Fällen ist abwartendes Handeln gerechtfertigt, da im Verlauf eine spontane Normalisierung der Ventrikelweite beobachtet werden kann. Bei jeder Form nennenswerter klinischer Verschlechterung ist jedoch eine CT des Hirnschädels durchzuführen und die Ventrikelweite zu vergleichen. Im Zweifelsfall ist zur Vermeidung weiterer Drucksteigerung mit möglicherweise deletärem Ausgang die Indikation zur Durchführung druckentlastender Maßnahmen großzügig zu stellen. Eine *Lumbalpunktion* ist jedoch insbesondere bei überwiegender Ventrikelerweiterung wegen des Risikos einer transtentoriellen Herniation *kontraindiziert*. Therapie der Wahl ist die Anlage einer *externen Ventrikeldrainage* (Ventrikulostomie) über ein frontales Drillbohrloch, vorzugsweise über der nichtdominanten (rechten) Hemisphäre. Eine interne Liquorableitung (z. B. als ventrikuloperitonealer Shunt) ist in der Akutphase nicht indiziert, da die intraventrikulären Koagel häufig eine Okklusion der Drainage verursachen. Nach Anlage der externen Drainage wird häufig eine rasche und dramatische Besserung der Bewusstseinslage beobachtet. Mögliche Risiken der Ventrikulostomie sind jedoch die Gefahr einer Parenchymblutung im Verlauf des Stichkanals und einer aszendierenden Infektion (Ventrikulitis). Auch wird nach Anlage einer externen Drainage häufiger als im Spontanverlauf eine Nachblutung aus dem Aneurysma beobachtet, was mit einer Dislokation von die Blutungsquelle verschließenden Koageln aufgrund der raschen Änderung des intrakraniellen Drucks nach Drainage erklärt wird. Daher wird empfohlen, den intrakraniellen Druck nach Anlage der Ventrikulostomie durch Steuerung des stündlichen Liquorabflusses auf Werte zwischen 15 und 25 mmHg zu titrieren. Die Beseitigung der akuten Hirndrucksteigerung und die hieraus resultierende Besserung des klinischen Zustands sollten darüber hinaus ggf. die Indikationsstellung zur Frühoperation eines Aneurysmas stützen.

In Abhängigkeit von der Liegedauer einer externen Ventrikeldrainage steigt das Risiko der aszendierenden Infektion. Hier wurden die prophylaktische Gabe von Antibiotika sowie – alternativ – die Anlage eines subkutanen Tunnels für den Ventrikelkatheter vorgeschlagen. Keine dieser Maßnahmen wurde jedoch bislang im Rahmen einer kontrollierten Studie auf ihre Effektivität überprüft.

Neben den beschriebenen akuten Hirndrucksteigerungen wird auch in der Subakutphase nach SAB eine chronische Hirndrucksteigerung beobachtet, welche mit einer Latenz von bis zu 6 Monaten nach dem initialen Blutungsereignis auftreten kann. Sie zeigt sich entweder als Unmöglichkeit, eine externe Liquordrainage ohne Messung erhöhter intrakranieller Druckwerte zu entfernen, oder aber in der Rehabilitationsphase nach erfolgreicher Primärbehandlung als schrittweise Verschlechterung des Allgemeinzustands und der Gehfähigkeit sowie der geistigen Leistungsfähigkeit. Zeigt sich dann im Verlauf auch computertomographisch eine zunehmende Erweiterung der Ventrikelweite oder werden erhöhte intrakranielle Druckwerte gemessen, ist die Indikation zur dauerhaften internen Liquorableitung, z. B. über einen ventrikuloperitonealen Shunt, gegeben.

12.4 Prognose der akuten SAB

Wesentliche prognosebestimmende Faktoren der akuten SAB sind das Alter des Patienten, Vorerkrankungen (insbesondere vorbestehende Hypertonie), der klinische Zustand bei Aufnahme, die Ausdehnung der akuten SAB im initialen CT sowie die begleitende intrazerebrale oder intraventrikuläre Blutung [29]. Im Spontanverlauf einer unbehandelten SAB versterben etwa 40% der Patienten an den unmittelbaren Folgen der ersten Blutung und weitere 50% innerhalb von 5 Jahren an einer Nachblutung [39]. Nach konsequenter Akutbehandlung und Frühoperation liegt die Todesrate innerhalb der ersten 6 Monate nach SAB bei etwa 30%, aber etwa 60% der überlebenden Patienten sind vollständig beschwerdefrei [29]. Unmittelbare Auswirkungen der Erstblutung, Nachblutungen und ischämische Spätkomplikationen sind für etwa 75% der Mortalität und Morbidität verantwortlich, wohingegen perioperative Komplikationen nur zu etwa 4% zu Morbidität und Mortalität beitragen [30]. Wenngleich diese Behandlungsergebnisse eine deutliche Verbesserung der Prognose im Vergleich zum Spontanverlauf belegen, bleibt die SAB eine akut lebensbedrohliche Erkrankung mit hoher Mortalität und Morbidität. Eine weitere Verbesserung der individuellen Prognose nach SAB ist durch Optimierung der prästationären und präoperativen Akutbehandlung, Koordinierung der diagnostischen und therapeutischen Maßnahmen zwischen den in die Behandlung involvierten Ärzten (Neurologen,

Neurochirurgen und Neuroradiologen) zu erwarten. Raum für weitere Behandlungsfortschritte besteht insbesondere in den offenen Fragen des Managements von Patienten im Stadium IV oder V nach Hunt und Hess, des Stellenwertes endovaskulärer Verfahren, der Optimierung der medikamentösen Prophylaxe und der interventionellen Therapie des Vasospasmus.

Literatur

1. Arieff AI (1986) Hyponatremia, convulsions, respiratory arrest and permanent brain damage after elective surgery in healthy women. N Engl J Med 314:1529–1535
2. Atlas SW (1993) MR imaging is highly sensitive for acute subarachnoid hemorrhage... not? Radiology 186:319–322
3. Auger RG, Wiebers DO (1991) Management of unruptured intracranial aneurysms: a decision analysis. J Stroke Cerebrovasc Dis 1:174–181
4. Barth A, de Tribolet N (1994) Growth of small saccular aneurysmes to giant aneurysmas: presentation of three cases. Surg Neurol 41:277–280
5. Batjer H, Samson DS (1986) Intraoperative aneurysma rupture: incidence, outcome, and suggestions for surgical management. Neurosurgery 18:701–707
6. Bromberg JEC, Rinkel GJE, Algra A, Greebe P, Vanduyn CM, Hasan D, Limburg M, Terberg HWM, Wijdicks EFM, van Gijn J (1995) Subarachnoid hemorrhage in first and second degree relatives of patients with subarachnoid hemorrhage. Br Med J 311:288–289
7. Brouwers PJAM, Westenberg HGM, van Gijn J (1995) Noradrenaline concentration and electrocardiographic abnormalities after aneurysmal subarachnoid hemorrhage. J Neurol Neurosurg Psychiatry 58:614–617
8. Brown RD Jr, Wiebers DO, Forbes GS (1990) Unruptured intracranial aneurysms and arteriovenous malformations: frequency of intracranial hemorrhage and relationship of lesion. J Neurosurg 73:859–863
9. Brust JC, Taylor Dickinson PC, Hughes JEO, Holtzmann RNN (1990) The diagnosis and treatment of cerebral mycotic aneurysms. Ann Neurol 27:238–246
10. Canhao P, Ferro JM, Pinto AM, Melo TP, Campos JG (1995) Perimesencephalic and nonperimesencephalic subarachnoid hemorrhages with negative angiograms. Acta Neurochir Wien 132:14–19
11. Caplan L, Baquis GD, Pessin MS D'Alton J, Adelman LS, DeWitt LD, Ho K, Izukawa D, Kwan ES (1988) Dissection of the intracranial vertebral artery. Neurology 38:868–877
12. Carey J, Numaguchi Y, Nadell J (1990) Subarachnoid hemorrhage in sickle cell disease. Child Nerv Syst 6:47–50
13. Davis PH, Hachinski V (1991) Epidemiology of cerebrovascular disease. In: Anderson DW (Hrsg.) Neuroepidemiology. A tribute to Bruce Schoenberg. Boca Raton FL, CRC
14. diMascio R, Marchioli R, Tognoni G (1993) From pharmacological promises to controlled clinical trials to meta-analysis and back: the case of nimodipine in cerebrovascular disorders. Clin Trials Meta-Anal 29:57–79
15. Dion JE, Gates PC, Fox AJ, Barnett HJM, Blom RJ (1987) Clinical events following neuroangiography: a prospective study. Stroke 18:997–1004
16. Drake CG, Hunt WE, Sano K (1988) Report of World Federation of Neurological Surgeons Committee on a Universal Subarachnoid Hemorrhage Grading Scale. J Neurosurg 68:985–986
17. Eisenberg HM, Gary HE, Aldrich EF, Saydjari C, Turner B, Foulkes MA, Jane JA, Marmarou A, Marshall LF, Young HF (1990) Initial CT findings in 753 patients with severe head injury. A report from the NIH Traumatic Coma Data Bank. J Neurosurg 73:688–698
18. Glynn LE (1940) Medial defects in the circle of Willis and their relation to aneurysma formation. J Pathol Bacteriol 51:213–222
19. Haley EC Jr, Kassell NF, Torner JC (1993) A randomized controlled trial of high-dose intravenous nicardipine in aneurysmal subarachnoid hemorrhage. A report of the Cooperative Aneurysm Study Group. J Neurosurg 74:548–553
20. Hankey GJ Warlow CP, Sellar RJ (1990) Cerebral angiographic risk in mild cerebrovascular disease. Stroke 21:209–211
21. Hart RG, Foster JW, Luther MF, Canter MC (1990) Stroke in infective endocarditis. Stroke 21:695–700
22. Hasan D, Vermeulen M, Wijdicks EFM, Hijdra A, van Gijn J (1989) Effect of fluid intake and antihypertensive treatment on cerebral ischemia after subarachnoid hemorrhage. Stroke 20:1511–1515
23. Hijdra A, Braakman R, van Gijn J, Vermeulen M, van Crevel H (1987) Aneurysmal subarachnoid hemorrhage: complications and outcome in a hospital population. Stroke 18:1061–1967
24. Hillman J (1993) Selective angiography for early aneurysm detection in acute sub arachnoid hemorrhage. Acta Neurochir Wien 121:20-25
25. Hunt WE, Hess RM (1968) Surgical risk as related to time of intervention in the repair of intracranial aneurysms. J Neurosurg 28:14-20
26. Kakarieka A (1997) Traumatic subarachnoid hemorrhage. Springer Berlin Heidelberg New York
27. Kassell NF, Peerless SJ, Durward QJ, Beck DW Drake CG, Adams HP (1982) Treatment of ischemic deficits from vasospasm with intravascular volume expansion and induced arterial hypertension. Neurosurgery 11:337–343
28. Kassell NF, Torner JC, Adams HP Jr (1984) Antifibrinolytic treatment in the acute period following aneurysmal subarachnoid hemorrhage. Preliminary observations from the Cooperative Aneurysm Study. J Neurosurg 61:225–230

29. Kassell NF, Torner JC, Haley EC, Jr, Jane JA, Adams HP, Kongable GL (1990a) The International Cooperative Study on the Timing of Aneurysm Surgery. Part 1: Overall management results. J Neurosurg 73:18–36
30. Kassell NF, Torner JC, Haley EC, Jr, Jane JA, Adams HP, Kongable GL (1990b) The International Cooperative Study on the Timing of Aneurysm Surgery. Part 2: Surgical results. J Neurosurg 73:37–47
31. Kopfschmerz-Klassifikations-Komitee der Internationalen Headache Society (1989) Klassifikation und diagnostische Kriterien für Kopfschmerzerkrankungen, Kopfneuralgien und Gesichtsschmerz. Nervenheilkunde 8:161–203
32. Lance JW (1993) Mechanisms and management of headache. Cambrige University Press Cambridge, 5. Aufl.
33. Lanzino G, Kassell NF, Dorsch NWC, Psqualin A, Brandt L, Schmiedek P, Truskowski LL, Alves WM (1999) Double-blind, randomized, vehicle-controlled study of high-dose tirilazad mesylate in women with aneurysmal subarachnoid hemorrhage. Part I. A cooperative study in Europe, Australia, New Zealand, and South Africa. J Neurosurg 90:1011–1017
34. Leblanc R, Worsley KJ, Melanson D, Tampieri D (1994) Angiographic screening and elective surgery of familial cerebral aneurysms: a decision analysis. Neurosurgery 35:9–19
35. Levine SR, Brust JC, Futrell N, Ho KL, Blake D, Millikan CH, Brass LM, Fayad P, Schultz LR, Selwa JF (1990) Cerebrovascular complications of the use of the „crack“ form of cocaine. N Engl J Med 323:699–744
36. Linn FHH, Wijdicks EFM, van der Graaf Y, Weerdesteyn-van Vliet FAC, Bartelds AIM, van Gijn J (1994) Prospective study of sentinel headache in aneurysmal subarachnoid hemorrhage. Lancet 344:590–593
37. Miyaoka M, Sato K, Ishii S (1993) A clinical study of the relationship of timing to outcome of surgery for ruptured cerebral aneurysms. A retrospective analysis of 1622 cases. J Neurosurg 79:373-378
38. Nakagawa T, Hashi K (1994) The incidence and treatment of asymptomatic, unruptured cerebral aneurysms. J Neurosurg 80:217–223
39. Pakarinen A (1967) Incidence, aetiolgy and prognosis of subarachnoid hemorrhage: a study based on 589 cases diagnosed in a defined urban population during a defined period. Acta Neurol Scand 43 (Suppl. 29):1–1128
40. Pasqualin A, Battaglia R, Scienza R, da Pian R (1988) Italian cooperative study on giant intracranial aneurysms. 4: results of treatment. Acta Neurochir Wien 42:65–70
41. Pickard JD, Murray GD, Illingworth R, Shaw MD, Teasdale GM, Foy PM, Humphrey PR, Lang DA, Nelson R, Richards P (1989) Effect of oral nimodipine on cerebral infarction and outcome after subarachnoid hemorrhage: the British nimodipine trial. Br Med J 298:636–642
42. Rinkel GJE, Hasan D, van Gijn J (1995) Detection of subarachnoid hemorrhage on early CT: Is lumbar puncture still needed after a negative scan? J Neurol Neurosurg Psychiatry 58:357–359
43. Rinne JK, Hernesniemi J, Puranen M, Saari T (1994) Multiple intracranial aneurysms in a defined population: prospective angiographic and clinical study. Neurosurgery 35:803–808
44. Roeltgen DP, Weimer GR, Patterson LF (1981) Delayed neurologic complication of left atrial myxoma. Neurology 31:8–13
45. Schievink WI, Wijdicks EFM, Parisi JE, Piepgras DG, Whisnant JP (1995) Sudden death from aneurysmal subarachnoid hemorrhage. Neurology 45:871–874
46. Sekhar LN, Heros RC (1981) Origin, growth and rupture of unruptured saccular aneurysms: a review. Neurosurgery 8:248–260
47. Svigelj V, Grad A, Tekavcic I, Kiauta T (1994) Cardiac arrhythmias associated with reversible damage to insula in a patient with subarachnoid hemorrhage. Stroke 25:1053–1055
48. Teasdale G, Jennett B (1974) Assessment of coma and impaired consciousness. Lancet II:81–84
49. Vermeulen M, Lindsay KW, Murray GD, Cheah F, Hijdra A, Muizelaar JP, Schannong M, Teasdale GM, van Crevel H, van Gijn J (1984) Antifibrinolytic treatment in subarachnoid hemorrhage. N Engl J Med 311:432–437
50. Vermeulen M, van Gijn J (1990) The diagnosis of subarachnoid hemorrhage. J Neurol Neurosurg Psychiatry 53:365–372
51. Verweij RD, Wijdicks EFM, van Gijn J (1988) Warning headache in aneurysmal subarachnoid hemorrhage: a case-controlled study. Arch Neurol 45: 1019–1020
52. Wardlaw JM, Cannon J (1995) Intracranial aneurysms and their "dynamics" demonstrated by TCD "colour-Doppler" energy. Cerebrovasc Dis 5:228 (abstract)
53. Widder B (1995) Doppler- und Duplexsonographie der hirnversorgenden Arterien. Springer, Berlin Heidelberg New York, S 343–348
54. Wiebers DO, Whisnant JP, Sundt TM Jr, O'Fallon WM (1987) The significance of unruptured intracranial saccular aneurysms. J Neurosurg 66:23–29
55. Whisnant JP, Sacco SE, O'Fallon WM, Fode NC, Sundt TM Jr (1993) Referral bias in aneurysmal subarachnoid hemorrhage. J Neurosurg 78:726–732
56. Wroe SJ, Sandercock P, Bamford J, Dennis M, Slattery J, Warlow C (1992) Diurnal variation in the incidence of stroke: Oxfordshire Community Stroke Project. Br Med J 304:155–157

13

H. Schütz

Spontane intrazerebrale Hämatome

13.1 Historischer Überblick

Die erste wissenschaftliche Beschreibung von 4 Patienten, die nach intrazerebralen Blutungen starben, stammt von J.J. Wepfer (1620–1685). Der aus Schaffhausen stammende und am fürstlichen Hof in Stuttgart tätige Leibarzt überlieferte 4 Sektionsprotokolle [372]. Er verglich erstmals klinische Befunde und Sektionsergebnisse und kam dabei zu dem Schluß, daß ein harter unregelmäßiger Puls und eine livide Gesichtsfarbe zu Hirnblutungen prädisponieren. Ihm blieb jedoch verborgen, daß die Blutungen zu einer Lähmung der kontralateralen Körperhälfte führen. Ein weiterer Schritt gelang J.M. Charcot (1825–1893), der zusammen mit C. Bouchard (1825–1883) am Rande großer Blutungshöhlen eine große Anzahl mikroskopisch kleiner, beerförmiger Erweiterungen an kleinen Arteriolen fand, die späteren sog. Charcot-Bouchard-Aneurysmen, von denen er annahm, daß sie die eigentliche Blutungsquelle seien [60]. R.W. Ross Russell bestätigte später mit Hilfe von Postmortem-Bariumsulfat-Angiographien die Existenz dieser miliaren Mikroaneurysmen in Striatum, Thalamus, N. caudatus, Brücke und N. dentatus sowie im subkortikalen Marklager, den Regionen, in denen die häufigsten hypertonischen Massenblutungen auftreten [69, 300, 330].

C. Miller-Fischer bestritt die Existenz der miliaren Mikroaneurysmen und bezeichnete die den hypertonischen Massenblutungen zugrundeliegenden Gefäßveränderungen als Lipohyalinose. Durch Lipidablagerungen und Hyalinbildung kommt es unter dem Einfluß einer chronischen Hypertonie zu einer Schwächung der Gefäßwände kleinster Arteriolen, die im Anfangsstadium zu Wandruptur und intrazerebralen Blutungen, im späteren Stadium zu Wandverdickung mit nachfolgenden lakunären Infarkten führt. Der austretende Blutstrom reißt dann in einer Art Dominoeffekt andere in der Umgebung liegende Arteriolen ab, so daß eine lawinenartig anschwellende Blutung entsteht [102]. Die Koinzidenz von hypertonischen Massenblutungen, kleinen, chronischen Blutungen und lakunären Infarkten v.a. in den Stammganglien konnte kürzlich an Hand des MRTs bestätigt werden [322].

Als Ursache der sog. spontanen intrazerebralen Hämatome unbekannter Ätiologie, die zwischen 20 und 27% aller Hirnblutungen ausmachen, wurde in den 50- und 60er Jahren die Ruptur kleiner arteriovenöser Mikroangiome angenommen, die durch die Blutung z.T. oder vollständig zerstört werden [229]. Diese „kryptischen" Angiome, wurden v.a. für den subkortikalen Bereich postuliert [71, 241]. Seit Einführung der Magnetresonanztomographie geht man davon aus, daß die Mehrzahl dieser kryptischen Mikroangiome kavernöse Angiome sind (s. Abschnitt 13.4.7).

13.2 Epidemiologie

Epidemiologische Daten aus der Zeit vor Einführung der Computertomographie haben heute nur noch historisches Interesse, da schätzungsweise 24% der damals diagnostizierten Hirninfarkte kleinere Blutungen waren [88]. Der Nachteil klinischer Studien und vieler Populationsstudien liegt darin, daß entweder nur ein ausgewähltes Krankengut untersucht wurde oder daß nicht in allen Fällen ein Computertomogramm vorliegt, so daß beispielsweise bis zu 12% aller erstmaligen Schlaganfälle als unspezifisch eingestuft werden müssen [93]. Besonders ungenau sind klinische Scores, die anhand von Symptomkombinationen zwischen Hirninfarkt und Hirnblutung unterscheiden sollen [148, 274]. Dagegen erscheint die Inzidienz in der „Graeter Cincinnati-Study" mit 15 Erkrankungsfällen pro 100 000 Ein-

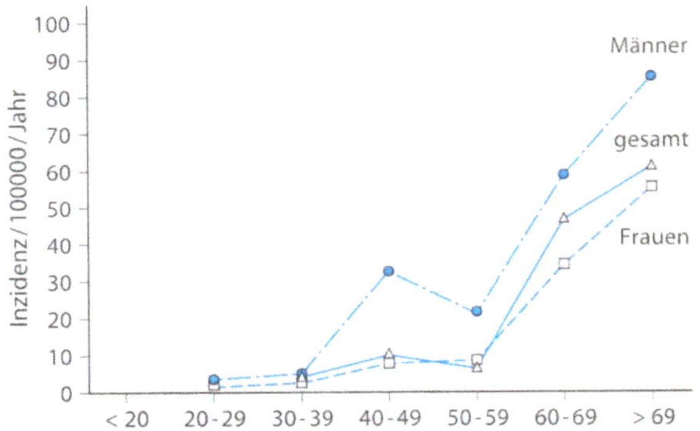

Abb. 13.1. Alter und Geschlechtsverteilung 100 konsekutiver Patienten mit intrazerebralen Blutungen zwischen 1985 und 1988 bezogen auf die Gesamtbevölkerung

wohner realisitischer [35]. Interessanterweise lag die Inzidienz in der Japanischen Hisayama-Studie zwischen 1974 und 1983 mit 120 zu 100 000 achtmal höher [353].

Im „Erlangen Stroke Project" betrug die Inzidienz der erstmals aufgetretenen spontanen intrazerebralen Hämatome 24/100 000 Einwohner (9:IC:18–30) bei einer Inzidienz von 174 zu 100 000 Einwohner für alle erstmals aufgetretenen Schlaganfälle. Die Anzahl der nicht idendifizierten Insulte betrug nur 8/100 000. Die Mortalität der spontanen intrazerebralen Hämatome war hoch: 46,1% nach 28 Tagen, 50% nach 3 Monaten und 58,3% nach 12 Monaten. Spontane intrazerebrale Hämatome machten 14% aller Insulte aus. Die Inzidenz stieg mit zunehmendem Lebensalter und erreichte zwischen 74 und 84 Jahren 206/100 000 Einwohner [206]. Männer sind häufiger betroffen als Frauen [310] (Abb. 13.1) Diese Angaben korrespondieren gut mit Daten aus Italien, den Niederlanden, England, Frankreich und Polen [13, 73, 126, 153, 214, 287], sie lagen jedoch über den norwegischen [93] und finnischen [108, 267].

13.3 Auslösende Faktoren

Als grundlegender Mechanismus zu Beginn eines spontanen intrazerebralen Hämatoms wird ein abrupter, plötzlicher, starker Blutdruckanstieg vermutet, der kurzzeitig die Autoregulation außer Kraft setzt oder aber zu Gefäßrupturen in Hirnregionen mit defekter Autoregulation führt. Daher sind spontane Hirnblutungen tagsüber häufiger, mit einem Erkrankungsgipfel zwischen 10 und 12 bzw. 16 und 18 Uhr [309]. Nur etwa 13% treten während des Schlafs auf [56]. Allerdings ereignen sich die meisten intrazerebralen Hämatome während normaler täglicher Verrichtungen und nur 10% unter Streß [56]. Besonders häufig scheinen Hirnblutungen während des Alkoholrauschs aufzutreten [46].

Weitere bekannte Auslösemechanismen sind akute Kälteexposition wie beispielsweise Schneeschippen [56], Stimulation des N. trigeminus bei Zahnoperationen [15, 59], Eingriffe in die hintere Schädelgrube in der Nähe des N. trigeminus [141, 362], Katheterisierung der Koronararterie [278], Elektrokonvulsionsbehandlung [369], der Biß eines Skorpions [283] und „break dance" [211]. Bekannt ist weiterhin das Auftreten spontaler intrazerebraler Hämatome nach Einnahme bzw. Injektion von sympathikomimetischen Drogen wie Amphetamin, Kokain, Phencyclidin, Phenylpropanolamin [50, 321]. In manchen dieser Fälle wurde hier allerdings eine umschriebene „Speed- oder Amphetaminvaskulitis„ mit Vasospasmen und perlschnurartigen Gefäßen beobachtet [217]. Interessanterweise kommt es auch unter Heroin-Injektionen zu Hirnblutungen, obwohl diese Droge nicht zu einem akuten Blutdruckanstieg führt.

Selten führen Carotisendarteriektomien zu spontanen Hirnblutungen (1%), die meistens im Bereich eines vorangegangenen Hirninfarkts oder aber in den Stammganglien lokalisiert sind. Hier wird ein Zusammentreffen von Dysregulationen der Barorezeptoren und plötzlichem Blutdruckanstieg in poststenotischen Gefäßgebieten diskutiert [57, 240, 343]. Ähnliches wird auch bei Hämatomen nach Herztransplantation [1, 98, 318], nach Eingriffen an kongenitalen Herzfehlern [162] und nach Migräneanfällen [68] diskutiert.

13.4 Ätiologie

13.4.1 Hypertonie

Die Hypertonie ist der häufigste Risikofaktor für spontane intrazerebrale Blutungen, wenngleich heute ihr Anteil nur noch mit 46–60% angegeben wird [38, 43, 163] (Tabelle 13.1, Abb. 13.2). Ursachen hierfür sind zum einen die effektivere Hypertonie-Behandlung [311, 341], zum anderen werden Patienten, bei denen es le-

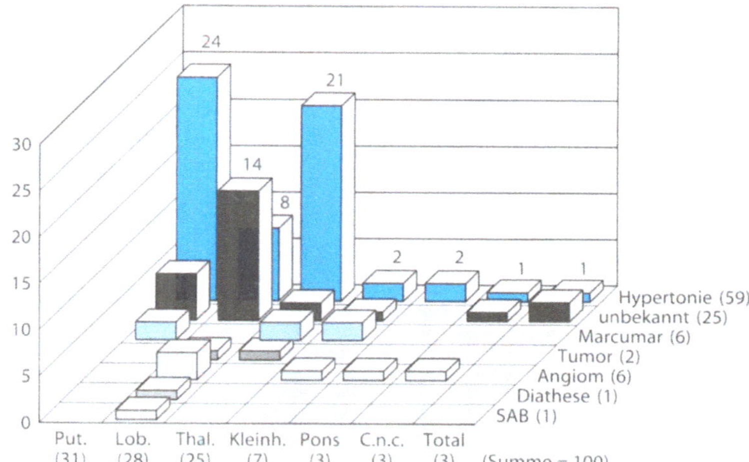

Abb. 13.2. Lokalisation und Ätiologie von 100 konsekutiven Patienten mit spontanen intrazerebralen Hämatomen

Tabelle 13.1. Ursache der intrazerebralen Hämatome unter Berücksichtigung neuer ätiologischer Gesichtspunkte. (Modifiziert nach [116])

Hypertonie	46–60%
Zerebrale Amyloidangiopathie	7–14%
Alkohol [a]	10–14%
Antikoagulantien/Thrombolyse [a]	10%
Neoplasmen	5–10%
Aneurysma/AVM	6%
Drogenabusus [b]	5%
Idiopathisch (unbekannte Ätiologie)	6–20%

[a] Wobei ca. 50% der Patienten gleichzeitig eine Hypertonie haben.

[b] Trifft bisher nur auf USA zu.

diglich während der Akutphase zu einem Blutdruckanstieg kommt, nicht mehr in dieser Kategorie mitgezählt. Dieser transiente Blutdruckanstieg innerhalb der ersten Stunden ist bei spontanen intrazerebralen Hämatomen unter allen akuten zerebrovaskulären Erkrankungen am höchsten und bei Hypertonikern stärker als bei Normotonen [218]. Er ist mit einer erhöhten Katelochamin-Ausscheidung verbunden [97] und normalisiert sich innerhalb der ersten 7 Tage [255].

Heute ist etabliert, daß ein initial stark erhöhter Blutdruck, besonders in Kombination mit chronischem und akutem Alkoholkonsum, mit einer hohen Letalität korreliert ist [144, 174]. Insbesondere Patienten mit einem mittleren arteriellen Blutdruck über 125 mmHg innerhalb der ersten 6 h haben eine schlechtere Prognose [75]. Es besteht eine enge Beziehung zwischen initialem Blutdruckanstieg, Bewußtseinslage und 28-Tage-Letalität [107] und der Hämatomgröße v.a. bei Putamen- und Thalamusblutungen [336].

13.4.2 „Enlargement of Cerebral Hemorrhage"

Seit 1982 ist bekannt [197], daß rasch zunehmende neurologische Ausfälle, progrediente Bewußtseinsstörung und schwerer initialer Blutungsanstieg durch eine progressive Ausdehnung des intrazerebralen Hämatoms während der ersten 24 h verursacht werden (Abb. 13.3) [36, 61, 118, 188, 373]. Die systematische Ableitung von 2 CTs innerhalb von 24 h ergab in 38% der Fälle eine Zunahme des Hämatomvolumens um mindestens 33%, davon alleine 26% der Fälle innerhalb der ersten 2 h nach Krankheitsbeginn [42]. Einen ähnlichen zeitlichen Ablauf ergab eine retrospektive japanische Studie mit insgesamt 20% progredienter Ausdehnung der intrazerebralen Hämatome von mindestens 12,5 ml innerhalb der ersten 24 h: 36% aller Fälle dehnten sich innerhalb der ersten 3 Krankheitsstunden aus, 16% zwischen der 3. und 6. h, 15% zwischen der 6. und 12. h und 6% zwischen 12 und 24. h. Danach kam es zu keiner Ausdehnung mehr. Hämatome von weniger als 25 ml dehnten sich ab der 6. h nicht mehr aus [194].

In der ersten Studie ergaben sich keine Risikofaktoren für die Hämatomausdehnung [42]. Dagegen wurden in der japanischen Studie systolische Blutdruckwerte von über 200 mmHg, HbA1C-Werte von mehr als 5%, Blutzuckerwerte von mehr als 140 mg%, vorangegangene

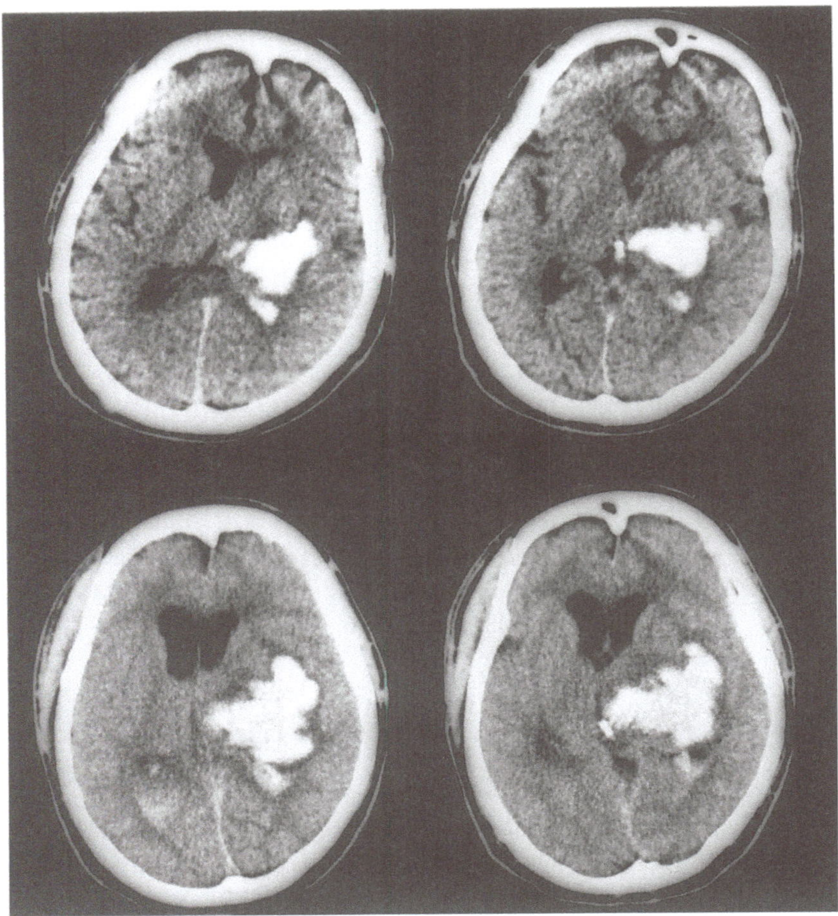

Abb. 13.3. „Enlargement of cerebral hemorrhage." Progressive Ausdehnung einer hypertonischen Massenblutung innerhalb der ersten Krankheitsstunden. *Oben* CT bei Aufnahme, *unten* CT nach klinischer Verschlechterung

Hirninfarkte, Lebererkrankungen, Alkoholkonsum von mehr als 50 g pro Tag, erniedrigte Werte für Fibrinogen, Antithrombin III, Alpha-2-Antiplasmin und Alkoholkonsum von mehr als 50 g pro Tag als Risikofaktoren für eine progressive Hämatomausdehnung festgestellt [117, 193]. Insgesamt deutet eine rasch progrediente klinische Verschlechterung innerhalb der ersten 24 h auf eine progrediente Vergrößerung des Hämatoms hin, während eine Verschlechterung des neurologischen Befundes nach diesem Zeitpunkt auf ein zunehmendes Hirnödem hindeutet [238, 381].

13.4.3 Alkohol

Der Anteil der alkoholbedingten Hämatome wird auf 10–14% veranschlagt [116] (s. Tabelle 13.1). Regelmäßiger Alkoholkonsum ist ein unabhängiger Risikofaktor für spontane intrazerebrale Hämatome. Leichter, mittelschwerer und schwerer Alkoholkonsum erhöhen das Risiko um den Faktor 2,0, 2,0 und 2,4 [87]. Der Grenzwert schwankt zwischen 34 g pro Tag [204] und 60 g pro Tag [47]. Bei einem täglichen Alkoholkonsum zwischen 100 und 300 g liegt das Erkrankungsrisiko über dem einer unbehandelten schweren Hypertonie [46]. Dementsprechend waren 66% aller männlichen, aus einem Arbeitermillieu stammenden Hämatompatienten im Alter bis zu 65 Jahren schwere Trinker [227]. Möglicherweise erklärt sich auch die höhere Inzidenz intrazerebraler Hämatome bei Männern zwischen 40 und 60 Jahren durch den stärkeren Alkoholkonsum (s. Abb. 13.1).

Wahrscheinlich handelt es sich um ein multifaktorielles Geschehen: Einerseits führt chronischer Alkoholkonsum zur Hypertonie [129] (s. Tabelle 13.1), andererseits haben vorwiegend männliche Hämatompatienten überdurchschnittlich häufig eine Leberzirrhose (16%) [33, 45]. Zusätzliche Faktoren sind erniedrigte Thrombozytenzahl bzw. Störung der Thrombozytenfunktion, qualitativ abnorme Fibrinogenmoleküle, exzessive Fibrinolyse und disseminierte intravaskuläre Gerinnung [130], Leberzellschädigung [264], Mikrotraumen der Hirnarterien durch Entzugsanfälle bzw. kleinere Schädel-Hirn-Verletzungen [91, 99] sowie direkte toxische Schädigung der Gefäßwände durch Alkohol [295].

Sowohl der schwere Alkoholrausch als auch der Alkoholentzug können durch Aktivierung des Sympathikus intrazerebrale Hämatome auslösen [48, 346, 368]. Starker Alkoholkonsum in der vorangegangenen Woche erhöhte das relative Erkrankungsrisiko um den Faktor 2,5–6,5 [122, 174], der schwere Alkoholrausch innerhalb der letzten 24 h sogar um den Faktor 11,3 [174].

13.4.4 Orale Antikoagulation

Mit ca. 70% sind die intrazerebralen Hämatome die häufigsten letal verlaufenden Komplikationen der Antikoagulation [145]. Sie machen zwischen 9 und 14% aller intrazerebralen Hämatome aus (s. Tabelle 13.1, Abb. 13.2). Die meisten Blutungen ereignen sich innerhalb des ersten Behandlungsjahrs [111, 186]. Unter oraler Antikoagulation steigt das Risiko einer intrazerebralen Blutung auf das 7- bis 11fache [79, 109, 111].

Das Blutungsrisiko steigt mit der Intensität der Antikoagulation [109, 178, 212, 281, 376]. So berichteten Hart et al. [145] über ein 10fach erhöhtes Blutungsrisiko bei einem INR zwischen 2,7 und 4,8. Ein INR von 4,0 und mehr erhöht das Risiko substantiell [164]. Bei Patienten, die nach operativer Rekonstruktion von Beinarterien orale Antikoagulanzien erhielten, betrug das kumulative Risiko 3% innerhalb der ersten 5 Behandlungsjahre und 17% nach 15 Jahren [79]. Kranke, die wegen arterioarteriellen Hirninfarkten antikoaguliert wurden (INR 3,0 4,5), hatten sogar in 3,7% intrakranielle Blutungen pro Jahr, davon 85% intrazerebrale Hämatome [131]. Dagegen scheint die orale Antikoagulation bei Vorhofflimmern sowohl sicher als auch effektiv, wenn der INR zwischen 2,0 und 3,0 liegt und sorgfältig überwacht wird [337]. Daneben werden folgende Risikofaktoren diskutiert: Alter über 50 Jahre [111], vorangegangene zerebrovaskuläre Erkrankungen, erhöhter systolischer Blutdruck, Vorhofflimmern, Diabetes mellitus, die Kombination mit Thrombozytenaggregationshemmer, kleinere Schädel-Hirn-Traumen, akute Alkoholintoxikationen, schwere Migräne [145] sowie eine ausgeprägte Leukoaraiosis, besonders wenn bei Patienten über 65 Jahre der Verdacht einer zerebralen Amyloidangiopathie besteht [131, 245, 298].

Hämatome unter oralen Antikoagulanzien haben oft eine längere Expansionsphase [116, 178]. Das Hämatomvolumen ist im Schnitt größer als bei hypertonischen Blutungen [111, 309]. Dementsprechend ist die Letalität (50–65%) höher als bei allen anderen Hämatomtypen [111]. Die Überlebenden bleiben oft schwerer behindert [281]. Die Lokalisation unterscheidet sich nicht von anderen Hämatomtypen [111].

13.4.5 Zerebrale Amyloidangiopathie (CAA)

Die CAA gilt heute als wesentliche Ursache von Lobärhämatome des höheren Lebensalters (7–14%) (s. Tabelle 13.1) [116, 357]. Das kongophile Beta-Amyloid lagert sich in den leptomeningealen Gefäßen und den kleinen, von der Hirnoberfläche senkrecht in die Tiefe verlaufenden Arteriolen ab, verdrängt die glatte Muskelschicht der Media, zerstört die Lamina elastica interna und externa und lagert sich in der Adventitia ab (kongophile Angiopathie) [356]. Neben Verengung des Gefäßlumens, Aneurysmen und Obliterationen kommt es dadurch an der Rindenmarkgrenze zu Rupturen der betroffenen Gefäße [116, 234, 268, 356, 359]. Da die CAA frontal, parietal und okzipital am stärksten ausgeprägt sind, können simultan oder rezidivierend in verschiedenen Gefäßprovinzen Lobärhämatome auftreten [101, 123, 135, 155, 352, 357]. Abgesehen von den beiden hereditären, autosomal-dominanten Varianten in Island und Holland, die schon im mittleren Lebensjahr zu massiven, oft tödlichen Hirnblutungen führen [139, 140, 223], liegt bei der sporadischen Form der CAA das Haupterkrankungsalter jenseits des 65. Lebensjahres.

Die sporadische CAA steht in enger Beziehung mit der sog. „Alzheimer-Pathologie", d.h. das Beta-Amyloid ist identisch mit dem Amyloid in den senilen Plaques und den Alzheimer-Fibrillen [4, 233]. Die Prädominanz der CAA steigt mit dem Lebensalter und ist bei Autopsie-Fällen im Alter von 90 Jahren und mehr in 60% nachweisbar [234, 358]. Das Ausmaß der CAA, der senilen Plaques und Alzheimer-Febrillen korrelieren eng. Es besteht jedoch kein Zusammenhang zwischen CAA und Demenz [121, 357]. CAA und hypertonische Mikroangiopathie können gleichzeitig vorliegen [357]. Beide Erkrankungen führen zu periventrikulären und subkortikalen Demyelinisierungen [30, 140].

Ein klinisches Nachweisverfahren existiert für die CAA zur Zeit noch nicht, es sei denn, die Bestimmung des Apolipoprotein E epsilon 4 erweist sich als praktikabel [136], so daß die Diagnose nur autoptisch oder postoperativ gesichert werden kann. Eine operative Behandlung der CAA-assoziierten Hämatome erscheint entgegen früherer Annahmen bei einer Letalität von 11% und 5% postoperativer Nachblutungen auch im hohen Alter sinnvoll [168]. In letzter Zeit wurde mehrfach auf das erhöhte Risiko CAA-assoziierter Lobärblutungen bei der Antikoagulanzienbehandlung und/oder thrombolytischen Behandlung älterer Menschen mit Leukoaraiosis hingewiesen [131, 245, 298].

13.4.6 Arteriovenöse Angiome

Etwa 6% der spontanen Hirnblutungen sind auf arteriovenöse Mißbildungen zurückzuführen (s. Tabelle 13.1, Abb. 13.2). Über 50% dieser Blutungen werden durch arteriovenöse Angiome verursacht [241]. Der Altersgipfel liegt zwischen dem 15. und 45. Lebensjahr [342] und ist damit die häufigste Ursache für Hirnblutungen in dieser Altersgruppe [301]. Meistens handelt es sich um Basalganglien bzw. Lobärblutungen und Kleinhirnblutungen (10%). Über die Häufigkeit der Ruptur arteriovenöser Angiome schwanken die Angaben zwischen 29% [152] und 50% [232, 276]. Gelegentlich wird das Angiom erst bei der Wiederholungsangiographie festgestellt [161].

„Piale" AV-Angiome liegen im subpialen Raum. In 70% ist die intrakranielle Blutung (65% intrazerebral, 35% subarachnoidal) das erste klinische Symptom, gefolgt von epileptischen Anfällen (20%) [72, 133]. 6–8% der pialen AV-Angiome sind mit einem Aneurysma kombiniert [72, 94, 202, 276, 278].

Die Symptome treten schlagartig oder schrittweise progredient auf und richten sich nach Lokalisation und Größe der Blutung. Körperliche Anstrengung, Schwangerschaft und Geburt sind Risikofaktoren. Unbehandelte arteriovenöse Angiome haben eine jährliche Blutungsrate zwischen 2 und 4%. Das kumulative Risiko steigt bis Ende des 5. Jahres auf 17%, bis Ende des 10. Jahres auf 31% und bis Ende des 20. Jahres nach der ersten Blutung auf 39% [133]. Nach der ersten Blutung steigt die jährliche Blutungsrate bei unbehandelten Angiomen in einer neueren Serie auf 7,45% [278]. Dagegen beträgt das kumulative Blutungsrisiko nur 30% nach Ablauf von 30 Jahren, wenn epileptische Anfälle das Erstsymptom sind [177]. Risikofaktoren für eine Angiomruptur sind neben vorangegangenen Blutungen (relatives Risiko 9,09), eine einzelne drainierende Vene (relatives Risiko 1,66) und eine diffuse Morphologie des Angioms (relatives Risiko 1,64) [270]. Die Frage, ob Angiome mit einem Durchmesser von <3 cm ein größeres Blutungsrisiko haben, bleibt kontrovers [133, 278].

Eine kürzliche prospektive Übersicht über die Morbidität nach Ruptur eines AV-Angioms, basierend auf dem Columbia Presbyterian Medical Center AVM Study Project, ergab Hinweise, daß die Prognose wesentlich günstiger ist als früher angenommen. Von 115 Patienten mit intrakraniellen Blutungen (30% SAB, 23% intraparenchymal, 16% intraventrikulär, 31% kombiniert) hatten nach einem mittleren Beobachtungszeitraum von 26 Monaten (1–214 Monaten) 30% eine Rezidivblutung, die jedoch in keinem Falle einen letalen Ausgang hatte. Interessanterweise unterschied sich der Behinderungsgrad nach der 2. Blutung statistisch nicht vom Behinderungsgrad nach der 1. Blutung. Nach der 1. Blutung erreichten 84% wieder einen normalen neurologischen Befund bzw. blieben unabhängig, nach der 2. Blutung 74% (Rankin 0–1). Nach der 1. Blutung behielten 13% eine mäßige Behinderung (Rankin 2–3) im Vergleich zu 22% nach der 2. Blutung. Nur 3% bzw. 4% blieben schwer behindert. Allerdings hatten 52% der Behinderten eine intrazerebrale Blutung [147].

Durale AV-Angiome sind intradural lokalisiert, werden entweder von meningealen Gefäßen oder durch die A. carotis interna bzw. durch die A. vertebralis versorgt und drainieren über die venösen Sinus [203]. Sie können im Bereich des Sinus transversus, des Sinus cavernosus, des Interhemisphärenspalts, des Tentoriumrands oder auch an der Konvexität lokalisiert sein [12]. Sie rupturieren nur in ca. 15% [177, 203] und führen zu Hämatomen des Interhemisphärenspalts, der Konvexität oder zur Subarachnoidalblutung [12, 213, 226, 360]. „Piale" AV-Angiome des Sinus transversus können pulssynchrone Ohrgeräusche verursachen [268].

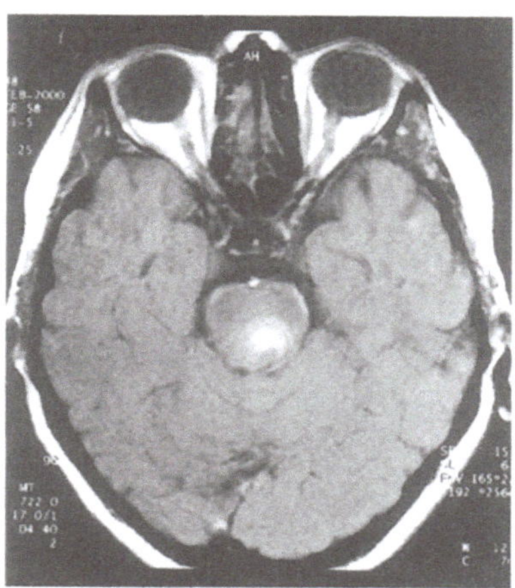

Abb. 13.4. MRT eines Kavernoms des Mittelhirns mit perifokaler Blutung. (T1-gewichtete Sequenz)

13.4.7 Kavernöse Angiome

Kavernöse Angiome werden heute als Ursache eines großen Teils der früher als „okkulten" bzw. „kryptischen" Angiomblutungen angesehen. Heute ist das MRT die sensitivste Nachweismethode (Abb. 13.4) [128, 207, 262, 285, 382]. In 10–30% [273, 285, 298], in neusten Studien sogar in bis zu 83% der Fälle [189], liegen multiple Kavernome vor. Es besteht offenbar eine familiäre Häufung [289]. Sie bevorzugen den subkortikal bzw. kortikalen Bereich der Hemisphäre, v. a. temporal, weniger häufig frontal und parietal, am seltensten okzipital [285]. Infratentoriell liegen sie v. a. in Pons, Mittelhirn, Zerebellum und seltener im Kleinhirnbrückenwinkel. Männer und Frauen sind etwa gleich häufig betroffen [285].

Die meisten Fälle werden zwischen dem 30. und 50. Lebensjahr entdeckt. Das häufigste Symptom sind fokale oder generalisierte epileptische Anfälle (29–31%) [320, 377]. Intrazerebrale Blutungen werden als Erstsymptome in 10–31% erwähnt [289, 329, 355]. Die meisten dieser Lobärhämatome unterscheiden sich im CT höchstens durch eine blutungsnahe Verkalkung (10%) von Hämatomen anderer Genese [320]. Im MRT gelingt es dagegen häufig, kavernöse Anteile innerhalb eines Hämatoms zu erkennen [288, 377, 382]. Das dritte Leitsymptom sind die sog. progredienten bzw. schrittweise remittierenden neurologischen Symptome (35%) [320]. Im Rahmen kleinerer Blutungen innerhalb oder außerhalb des Kavernoms kommt es v. a. bei infratentoriellen Kavernomen zu schrittweise zunehmenden oder remittierenden Hirnstamm- und Kleinhirnsymptomen, die früher häufig als multiple Sklerose oder Hirnstammtumoren fehlinterpretiert wurden [177, 355].

Die Therapie der supratentoriellen Kavernomblutungen ist operativ. Ebenso sollte die operative Behandlung bei Kavernomen mit kleineren Blutungen und progredienten neurologischen Symptomen bzw. Epilepsie angestrebt werden. Das Blutungsrisiko akzidentiell entdeckter Kavernome ist bisher nicht genau bekannt, liegt jedoch möglicherweise in der Größenordnung der arteriovenösen Angiome (s. o.). Da die Anzahl der Kavernome mit zunehmendem Lebensalter ansteigen, handelt es sich bei dieser Erkrankung möglicherweise um einen dynamischen Prozeß [189].

13.4.8 Venöse Angiome und Teleangiektasien

Obwohl venöse Angiome als gutartig und asymptomatisch angesehen werden, wurden vereinzelt Fälle von intrazerebralen Blutungen berichtet [225, 334]. Möglicherweise handelt es sich in diesen Fällen um venöse Angiome mit kavernösem Anteil, die in 8% der Fälle beschrieben sind [290, 291]. Da das Operationsrisiko hoch ist [26, 166, 290, 316, 323], wird folgendes Vorgehen empfohlen [177]:

- Ein High-field-MRT zum Ausschluß eines assoziierten kavernösen Angioms,
- im Falle eines intrazerebralen Hämatoms sollte nur der kavernöse Anteil reseziert werden,
- im Hinblick auf das extrem niedrige Blutungsrisiko von 0,15% pro Jahr [259] und die hohe operative Morbidität sollte bei asymptomatischen Patienten mit isolierten venösen Angiomen keine Therapie erfolgen.

Teleangiektasien haben von allen vaskulären Malformationen das geringste Blutungsrisiko. Die wenigen bekannt gewordenen Fälle stammen aus der Zeit vor Einführung von CT und MRT, so daß hier assoziierte kavernöse Angiome nicht ausgeschlossen sind [125, 292, 335]. Die hereditäre hämorrhagische Teleangiektasie (Morbus Ossler-Weber-Rendu), gekennzeichnet durch multiple kutane, enterale, pulmonale und auch zerebrale Teleangiektasien kann mit arteriovenösen Angiomen korreliert sein und zu Hirnblutungen führen [94, 203]. Zerebrale Blutungen kann auch das Sturge-Weber-Syndrom verursachen [172].

13.4.9 Aneurysmen

Insgesamt machen intrazerebrale Hämatome durch rupturierte sackförmige Aneurysmen ca. 6% aller spontanen intrazerebralen Hämatome aus (s. Tabelle 13.1, Abb. 13.2). In CT-gestützten Studien führten 30–40% aller Aneurysmarupturen zu intrazerebralen Hämatomen [22]. Da sie mit einer höheren Letalität verbunden sind, reicht ihr Prozentsatz in autoptischen Serien bis zu 70% [286]. Sie verursachen häufig atypische Hämatome.

Aneurysmen der A. communicans anterior führen zu uni- oder bilateralen Hämatomen des Frontallappens bzw. des Septum pellucidum oder ausschließlich zu Blutungen in den 3. Ventrikel. Typisch sind weiterhin Blutungen in den vorderen Anteil des Corpus callosum und das Caput nuclei caudati. Aneurysmen der A. carotis interna verursachen Hämatome im medialen Temporallappen, gelegentlich mit Einbruch in das Temporalhorn. Aneurysmen der Carotisbifurkation können in den Frontallappen rupturieren, führen aber auch zu massiven Hämatomen in den Basalganglien, die sich nicht von hypertonischen Stammganglienblutungen unterscheiden [115]. Aneurysmen der A. cerebri media können sowohl in den Temporal- als auch in den Frontallappen oder gleichzeitig in beide rupturieren. Gelegentlich kommt es auch zu großen raumfordernden Blutungen in der Fossa silvii. Aneurysmen der A. cerebri media sollen häufiger in das Hirnparenchym rupturieren, das größte Hämatomvolumen erreichen und die höchste Letalität haben [115].

Die Sensitivität und Spezifität des CTs bei intrazerebralen Hämatomen infolge Aneurysmaruptur wurde in letzter Zeit nur noch mit 77% bzw. 84% angegeben: 13% ursprünglich als hypertonische Blutungen, 31% als primäre Stammganglienblutungen und 18% als hypertonische Blutung der hinteren Schädelgrube erwiesen sich im Nachhinein als Aneurysma bzw. Angiomblutungen [142]. Aufgrund dieser Daten wird auch bei klassischem CT-Befund eine zerebrale Angiographie empfohlen [142].

13.4.10 Moyamoya

Diese erstmals in Japan beschriebene, durch progrediente unilaterale und bilaterale supraklinoidale Carotisverschlüsse und ein extensives hämangiöses Kollateralnetz gekennzeichnete Erkrankung unbekannter Ätiologie [321] führt v.a. im Kindes- und Jugendalter zu TIA und ischämischen Hirninfarkten. Im mittleren Lebensalter sind Subarachnoidalblutungen durch konkomittante sackförmige Aneurysmen und häufiger schwere rezidivierende Stammganglienblutungen sowie Ventrikeleinbruchsblutungen führend [9, 177, 328]. Symptomatische Formen wurden nach tuberkulöser Meningitis, Sichelzellanämie, Neurofibromatose, bei Arteriosklerose, nach Strahlentherapie sowie bei Kollagenosen beschrieben [63, 177, 378]. Die Prognose ist ungünstig: In einer japanischen Verlaufsstudie starben 18% der Patienten nach der initialen Blutung, weitere 28% nach einem Intervall von 2–20 Jahren an einer Rezidivblutung [379].

13.4.11 Tumorblutungen

Hirnblutungen aufgrund intrazerebraler Tumoren werden in klinisch-radiologischen Serien mit 6–10% angegeben [116, 176, 180, 220, 314] (s. Tabelle 13.1, Abb. 13.2). Die häufigste Ursache von Tumorblutungen sind Hirnmetastasen (25%), hier v.a. Melanommetastasen, Metastasen von Lungenkarzinomen, Hypernephrommetastasen oder Metastasen eines Choriokarzinoms [134, 180, 220]. Unter hirneigenen Tumoren führen Glioblastome (22%) und höhergradige Astrozytome am häufigsten zu Hirnblutungen. Bei Hypophysentumoren soll es bis zu 16% zu Blutungen kommen [363]. Daneben wurden einzelne Fälle von intrazerebralen Blutungen bei Meningeomen bzw. Oligodendrogliomen beschrieben [44, 220]. In über 80% der Fälle kommt es zu einem plötzlichen Beginn der Symptome, bei der Hälfte der Fälle ist die Tumorblutung das erste klinische Symptom. Oft stellt sich die Diagnose Tumorblutung erst im Verlauf, beispielsweise wenn es nach einer vorübergehenden Besserung zu einem erneuten Hämatom an gleicher Stelle kommt [2].

13.4.12 Vorhofmyksome

Auch Vorhofmyksome können Hirnblutungen verursachen. Der Mechanismus ist ähnlich der bakteriellen Endokarditis: Bruchstücke des Myksoms embolisieren kleine Hirnschlagadern. Die Myksomzellen wachsen in die Gefäßwände ein und führen zu innerhalb von Tagen größer werdenden Aneurysmen, die schließlich rupturieren [294]. Dieser ungewöhnliche Entstehungsmechanismus eines intrazerebralen Hämatoms wird naturgemäß leicht übersehen [224].

13.4.13 Ungewöhnliche Ursachen

13.4.13.1 Zerebrale Endometriose

Ektoptisches Endometrium kann ausnahmsweise auch im Gehirn vorkommen [165, 338] und neben periodischen Kopfschmerzen und fokalen Anfällen auch in seltenen Fällen zu Hirnblutungen führen. Dieses ektopische Endometrium zeigt im CT ein Ringenhancement im Bereich der Rindenmarkgrenze und im MRT häufig ältere kleinere Blutungen [165].

13.4.13.2 Silikonhaltiger Duraersatz

Silikonhaltiger Duraersatz kann je nach Lokalisation neben Subarachnoidalblutungen und epiduralen Blutungen auch selten (5%) zu intrazerebralen Hämatomen Anlaß geben. Möglicherweise begünstigt durch kleinere Schädelprellungen kommt es dabei zur Ruptur neu gebildeter Gefäße zwischen dem silikonhaltigen Ersatz und dem Hirngewebe [339].

13.4.13.3 Idiopathisches Hypereosinophiliesyndrom

Das Hypereosinophiliesyndrom ist durch eine Hypereosinophilie von mehr als 1500/mm^3 gekennzeichnet. Die Ätiologie ist ungeklärt. Als neurologische Symptome kommen neben einer Polyneuropathie und einer Enzephalopathie auch ischämische Hirninfarkte vor. Selten wurden auch intrazerebrale Hämatome beschrieben [293].

13.4.13.4 Hämodialyse

Bei chronischen Hämodialyse-Patienten besteht ein 10fach höheres Risiko für intrazerebrale Blutungen [167]. Diese intrazerebralen Blutungen werden durch die Heparinisierung während der Hämodialyse, niedrige Serum-Albumin-Spiegel und niedrige Serum-Cholesterin-Spiegel sowie Hypertonie begünstigt [167]. Meistens handelt es sich um besonders große Lobärblutungen, die häufig nicht überlebt werden [271].

Tabelle 13.2. Ungewöhnliche Ursachen intrazerebraler Hämatome

- Zerebrale Endometriose [165, 338]
- Silikonhaltiger Duraersatz [339]
- Idiopathisches Hypereosinophilie-Syndrom [293]
- Blitzschlag [325, 345]
- Hämodialyse [167, 271]
- Zieve-Syndrom [160]
- Ventrikuloperitonealer Shunt [236]
- Eklampsie [20, 317]

13.4.13.5 Blitzschlag

Auch ein Blitzschlag kann zu Hirnblutungen führen [228]. Bei den bisher beschriebenen Fällen handelt es sich um komatöse Kranke, bei denen nach Tagen eine schwere Hemiparese auftrat, als deren Ursache sich eine oder mehrere große Stammganglienblutungen fanden. Ätiologisch werden eine direkte Endothel- bzw. Parenchymschädigung infolge des enormen lokalen Temperaturanstiegs oder aber der kurzzeitige extreme Blutdruckanstieg diskutiert [345] (Tabelle 13.2).

13.4.13.6 Hämatologische Erkrankungen

Hämatologische Erkrankungen können intrazerebrale Hämatome verursachen. Die akute Leukämie, besonders der Myeloblastenschub erhöht das Risiko zerebraler Blutungen erheblich. Hier werden u.a. Gefäßerosionen kleiner Arteriolen, Thromben, Thrombozytopenie und Verbrauchskoagulopathie diskutiert. Die Thrombozytämie begünstigt durch ihre Störung der Thrombozytenfunktion neben zerebralen Thrombosen auch Hirnblutungen. Das gleiche gilt für multiple Myelome. Die idiopathische thrombozytopenische Purpura, die medikamentös (Heparin-) induzierte Thrombozytopenie und die disseminierte intravaskuläre Gerinnung können ebenfalls schwere Hirnblutungen auslösen. Besondere Beachtung sollte der seltenen autosomal-rezessiven Form der von Willebrandt-Jürgens-Erkrankung (Faktor-VIII-Mangel) geschenkt werden, die ebenfalls schwere intrazerebrale Blutungen verursachen kann und möglicherweise einer größeren Anzahl von Fällen sog. spontaner intrazerebraler Hämatome unbekannter Ätiologie zugrunde liegt (Tabelle 13.3).

Tabelle 13.3. Hämatologische Erkrankungen

- Hämophilie A, B [203]
- v. Willebrand-Jürgens (autosomal-rezessive Form) [5, 27, 248]
- Heriditäre autosomale Afibrinogenämie [27, 261]
- Idiopathische thrombozytopenische Purpura [34]
- Medikamentös toxische Thrombopenie
- Disseminierte intravaskuläre Gerinnung [192, 313]
- Leukämie [137, 198]
- Thrombozytämie [169, 187]
- Multiple Myelome [83]

13.4.14 Vaskulitis

Bakterielle Infektionen können über eine Meningitis zu einer pyogenen Vaskulitis führen, die neben Infarkten auch Hirnblutungen verursachen kann [264]. Eine weitere Möglichkeit sind mykotische Aneurysmen infolge septischer Embolien bei bakterieller Endokarditis [146, 235]. Die Häufigkeit mykotischer Aneurysmen und ihr Blutungsrisiko ist unbekannt, da sie oft asymptomatisch verlaufen und unter antiobiotischer Therapie verschwinden [251, 256]. Ihr Nachweis gelingt nur durch die zerebrale Arteriographie. Da sie in der Regel in den peripheren Abschnitten der Hirnarterien lokalisiert sind, verursachen sie häufiger Lobärhämatome.

Auch virusbedingte Arteriitiden wie beispielsweise bei Zoster ophthalmicus können ausnahmsweise nach einem symptomfreien Intervall die Ursache eines intrazerebralen Hämatoms sein [159, 183, 257]. Auch im Rahmen einer AIDS-Erkrankung, begünstigt durch Thrombozytopenie, intrazerebrale Toxoplasmose, intrazerebrale Lymphome, Vaskulitis oder durch rupturierte mykotische Aneurysmen kann eine Hirnblutung auftreten [344]. Ebenso kann eine durch Pilzmeningitis verursachte Vaskulitis intrazerebrale Hämatome verursachen [183].

Unter den Autoimmunerkrankungen wurden intrazerebrale Hämatome sowohl bei der granulomatösen Arteriitis des ZNS [25, 67, 81], bei der Periarteriitis nodosa begünstigt durch Hypertonie [110] und bei der Wegener-Granulomatose infolge nekrotisierender Vaskulitis [8, 265] beschrieben. Hämatome waren häufig das Erstsymptom.

13.4.15 Posttraumatische Spätapoplexie

Der auf Bollinger [31] zurückgehende Begriff bezeichnet das Auftreten intrazerebraler Blutungen nach einem symptomfreien Intervall von 24 h bis Wochen (durchschnittlich 5 Tage) und fehlenden anderen prädisponierenden Faktoren [7]. Die Schädelverletzung muß nicht notwendigerweise schwer sein, allerdings zumindest so ausgeprägt, daß eine diffuse axonale Schädigung auftreten kann. Das initiale CT muß normal sein.

Es kommen sowohl Lobär- als auch Stammganglienhämatome vor [7, 14]. Die Pathogenese dieser verzögert auftretenden intrazerebralen Hämatome ist bislang nicht eindeutig geklärt. In erster Linie wird eine Nekrose des Hirnparenchyms und der Gefäßwände kleiner Arterien durch eine Störung des lokalen Metabolismus und des Auftretens freier Radikaler diskutiert [86]. Daneben kommen das initiale Freisetzen thrombogener Substanzen aus dem Hirngewebe mit nachfolgender Fibrinolyse [190] sowie der lokale Verlust der Autoregulation [138] in Frage.

13.5 Klinik

Nach Miller-Fisher werden die spontanen intrazerebralen Hämatome nach ihrem Entstehungsort in Putamenhämatome, Thalamushämatome, Lobärhämatome, Kleinhirnhämatome und Ponshämatome eingeteilt. Diese Klassifikation geht davon aus, daß die hypertonischen Gefäßveränderungen, die Lipohyalinose, in diesen Hirnregionen am stärksten ausgeprägt sind [102]. Interessanterweise entspricht diese Lokalisation auch den Hirnregionen, in denen die zerebralen Mikroaneurysmen am häufigsten sind [69, 300]. Darüber hinaus hat es sich als zweckmäßig erwiesen, große Stammganglienhämatome, die vom Inselkortex bis zur Ventrikelwand reichen – so daß nicht eindeutig zu entscheiden ist, ob sie vom Putamen oder Thalamus ausgehen – als sog. totale Stammganglienhämatome zusammenzufassen [171, 258]. Heute erlauben die bildgebenden Verfahren weitere, lokal begrenzte Hämatomtypen zu definieren: Hämatome des Caput nuclei caudati, Hämatome des hinteren Schenkels der Capsula interna laterale, tegmentale Hirnstammblutungen und unilaterale basale Brückenblutungen [55, 132, 184].

Es besteht eine enge Beziehung zwischen Ätiologie, Lokalisation (s. Abb. 13.2) und Erkrankungsalter. Der charakteristische Hämatomtyp des jüngeren Erwachsenenalters ist die Lobärblutung infolge Ruptur eines AV-Angioms [172, 301, 342]. Hypertonische Massenblutungen kommen in diesem Alter nur bei extremer Hypertonie vor [48, 310]. Zwischen dem 40. und 70. Lebensjahr dominieren die hypertonischen Massenblutungen mit über 70%, wobei Putamen- und Thalamusblutungen etwa gleich häufig sind. In diesem Alter treten auch die ersten hypertonischen Brücken- und Kleinhirnblutungen auf. Besonders spielt in diesem Lebensalter bei Männern der Alkoholkonsum offenbar eine erhebliche Rolle. Auch Hämatome unter Antikoagulanzien, von denen etwa die Hälfte Hypertonie-assoziiert ist, sind hier häufig. Charakteristisch für das höhere Lebensalter sind Lobärhämatome unbekannter Ätiologie (33%), von denen ein großer Teil auf zerebrale Amyloidangiopathien (CAA) zurückgeführt wird [310].

13.5.1 Totale Stammganglienhämatome

Diese vom Inselkortex bis zur Ventrikelwand reichenden Hämatome entsprechen klinisch am ehestem dem klassischen Typ der hypertonischen Massenblutung mit Ventrikeleinbruch der Vor-CT-Ära: Ein adipöser Patient mit langjähriger Hypertonie bricht plötzlich zusammen und wird bewußtlos mit Cheyne-Stoke-Atmung, „breiten Beinen" und positiven Pyramidenbahnsymptomen eingeliefert und stirbt innerhalb von 2 Tagen [286, 299]. Sie machen heute 3-8% aller intrazerebralen Blutungen aus [185, 309] und sind in der Regel hypertonischer Ätiologie, oft in Kombination mit Antikoagulanzien (s. Abb. 13.2). Unter 21 selbst beobachteten Fällen waren 12 Kranke bei Klinikaufnahme bereits bewußtlos. Am Ende des 2. Krankheitstages war ca. die Hälfte gestorben, am Ende des 5. Krankheitstages betrug die Letalität 72% [309].

13.5.2 Putamenhämatome

Putamenhämatome sind mit 31-34% und einer hypertonischen Ätiologie von 70% oft in Kombination mit Alkoholkonsum und oraler Antikoagulation der häufigste Hämatomtyp überhaupt [185, 266, 309] (s. Abb. 13.2). Es wird vermutet, daß die Lipohyalinose bzw. die zerebralen Mikroaneurysmen im lateralen lenticulostriären Gefäßbaum am stärksten ausgeprägt sind [69, 102]. Sie entstehen am lateralen Rand des Kerngebiets, sind anfangs linsenförmig, breiten sich zentrifugal oder in vertikaler Richtung aus, wobei sie die Pyramidenbahn im Bereich der Corona radiata zerstören. Andere Hämatome zerstören den vorderen Schenkel der Capsula interna und brechen in den Seitenventrikel ein.

Das Leitsymptom ist die proportional verteilte sensomotorische Hemiparese in Kombination mit Deviation conjugée, Gesichtsfelddefekt und Aphasie bzw. Neglekt. Meistens fehlt eine ausgeprägte Bewußtseinsstörung. Die klinische Symptomatik ist jedoch in ihrer Ausprägung sehr variabel und hängt ebenso wie die Prognose von der Größe des Hämatoms, seiner Ausbreitungsrichtung und dem Ausmaß der Ventrikeleinbruchsblutung ab.

Anterior lokalisierte Blutungen führen zu einer vorwiegend motorischen, proportional verteilten Hemiparese, einer Deviation conjugée und in der dominanten Hemisphäre zu einer transkortikal motorischen Aphasie. Oft sind die motorischen Ausfälle vorübergehend und haben eine gute Prognose. Hämatome des mittleren Abschnitts des Putamens haben dagegen die schwersten motorischen Ausfälle, die schwerste Sprachstörung und das ausgeprägteste Neglekt sowie einen hemianopischen Gesichtsfeldausfall zur Folge. Sie haben auch die schlechteste Prognose. Wenn vorwiegend der hintere Anteil des Kerngebiets betroffen ist, beherrschen Gesichtsfelddefekt, sensible Ausfälle, Hemiataxie, transkortikale sensorische Aphasie bzw. Neglekt und Anosognosie das klinische Bild, während motorische Ausfälle geringer ausgeprägt sind [53].

Mittlere und große Hämatome der dominanten Hemisphären verursachen während der Akutphase gewöhnlich eine globale Aphasie. Danach entwickelt sich je nach Lokalisation eine oft prognostisch günstige sensorische oder motorische (transkortikale) Aphasie, die sich nicht von subkortikalen Aphasieformen ischämischer Läsionen unterscheidet [3, 74, 156]. Sie wird durch Unterbrechung neuronaler Verbindungen zwischen Basalganglien und Kortex sowie eine metabolische Depression ausgedehnter kortikaler Areale der dominanten Hemisphäre erklärt [246].

Die Prognose ist abhängig von Größe und Ausdehnung. Das kritische Hämatomvolumen, ab dem die Letalität die 50%-Grenze überschreitet, liegt bei 40 ml [312].

Da Hämatome im Gegensatz zu ischämischen Hirninfarkten Kerngebiete und neurale Verbindungen oft nur komprimieren und verlagern und sich auch die metabolische Depression des Kortex bessern kann, ist bei kleineren und mittleren Hämatomen im Verlauf des Heilungsprozesses oft eine erstaunliche Besserung sowohl der motorischen und sensorischen Ausfälle als auch der Sprachstörung zu beobachten, so daß der bleibende Defekt oft geringer ist als bei schweren Mediainfarkten [3].

Bei großen Hämatomen kommt es offenbar jedoch zu tiefgreifenden Störungen, die auch nach Abschluß der Rehabilitationsphase persistieren. Mittlere und große Hämatome der nichtdominanten Hemisphäre verursachen in der Regel zusätzlich zu motorischen und sensorischen Ausfällen einen Neglekt bzw. eine Anosognosie, die insbesondere während der Rehabilitationsphase die Prognose beeinträchtigen [157]. Nach Denny-Brown und Yanagisawa [84] ist das Putamen im übertragenen Sinn der Resonanzraum für einen großen Teil der Hirnrindenaktivität. Der Ausfall dieses Kerngebiets kann eine Entdifferenzierung der Motorik, eine Störung der Feinbewegung und schließlich den Verlust der Motilität zur Folge haben. Vergleichbares gilt offenbar auch für die Sprache.

13.5.3 Thalamushämatome

Das Thalamushämatom ist der zweithäufigste Hämatomtyp (18–26%) und im Alter zwischen 40 und 65 Jahren nahezu gleich häufig wie Putamenhämatome. In über 70% handelt es sich um hypertonische Blutungen [266, 310] (s. Abb. 13.2). Da der laterale Rand des Thalamus an die Capsula interna grenzt und sich unterhalb des Thalamus okulomotorische Zentren befinden, verursachen sie neben Sensibilitätsstörungen und sensiblen Reizerscheinungen auch pyramidale Lähmungen, okulomotorische und extrapyramidale Störungen. Dazu kommen Beeinträchtigungen des Gedächtnisses und der Merkfähigkeit, Veränderungen des Bewußtseins und der Affekte sowie Sprachstörungen und Neglekt. Heute werden entsprechend Lokalisation und Ausdehnungsrichtung 4 Typen unterschieden [208]:

- *Typ I:* Anterolaterale Hämatome dehnen sich über den vorderen Schenkel der Capsula interna nach lateral aus und verursachen schwere motorische und sensible Ausfälle. Dazu kommen je nach betroffener Hemisphäre amnestische Störungen, Aphasie und Teilnahmslosigkeit.
- *Typ II:* Posterolaterale Hämatome, die häufigste Lokalisation, bei der sich die Hämatome über den hinteren Schenkel der Capsula interna nach lateral ausdehnen, führen zu den schwersten motorischen und sensiblen Ausfällen oder auch zu einer thalamischen Ataxie [254, 322]. Insbesondere bei der prognostisch ungünstigen Ausdehnung in Richtung Hirnstamm [308] treten eine Reihe charakteristischer okulomotorischer Symptome auf, die insgesamt, wenn auch in variabler Ausprägung, bei 20% aller Thalamushämatome nachweisbar sind. Am markantesten ist die Blickdeviation nach unten in Verbindung mit leichter Adduktion der Bulbi bei engen lichtstarren Pupillen, so als ob der Kranke auf die Nasenspitze schielt. Weiterhin kann es zu einer vertikalen Blickparese nach oben und unten, einer „skew deviation", einer Konvergenzparese, einem Nystagmus retractorius beim Blick nach oben, einem ipsilateralen Horner-Syndrom, einem „one and a-half syndrome" [104], einem vorübergehenden Opsoklonus [196], einer ipsilateralen oder kontralateralen („wrong way") horizontalen Blickparese kommen [18, 195, 364].
- *Typ III:* Mediale Thalamushämatome, bei denen die Blutung auf den dorsolateralen Thalamus begrenzt bleibt, führen wenn überhaupt nur zu leichten motorischen und sensiblen Störungen, dafür zu ausgeprägten neuropsychologischen Störungen wie amnestischem Syndrom, Aphasie oder Dysphasie, Neglekt, Anosognosie, Fatigue und psychomotorischer Verlangsamung.
- *Typ IV:* Dorsale Thalamusblutungen verlaufen ebenfalls mit milderen, motorischen und sensiblen und neuropsychologischen Symptomen [54, 191, 208].

Etwa die Hälfte der Hämatome der dominanten Hemisphäre verursacht eine Sprachstörung. Am häufigsten werden eine transkortikale motorische, eine transkortikale sensorische oder eine gemischt sensorisch-motorische transkortikale Aphasie beschrieben [58, 66, 250]. Typisch sind eine verminderte Sprachproduktion bis zum Mutismus, eine Störung beim Benennen von Gegenständen, semantische und phonematische Paraphasien bei gut erhaltenem Sprachverständnis. Hier wird ebenfalls eine metabolische Depression des korrespondierenden Kortex angenommen [17]. Charakteristisch sind weiterhin schwere Gedächtnis- und Merkfähigkeitsstörungen bis hin zum amnestischen Syndrom, Anosognosie, visuospatialer Neglekt und selten Hypersomnie [64, 163, 395], reine Alexie [151], konstruktive Apraxie, Dysgraphie und Dyskalkulie sowie Körperschemastörungen [163, 364]. Oft erst nach Abklingen der Akutphase können thalamische Schmerzen, Ruhe- oder Intentionstremor, Thalamushand, Verkennung von Reizort und Reizqualität, sensorische Sinnestäuschungen und Körperschemastörungen auftreten [375]. Manche Kranken leiden später unter Zwangsaffekten, Affektverlust, Interesselosigkeit und Reaktionsschwund [3].

Bei einem Hämatomvolumen zwischen 15 und 20 ml muß mit einer Sterberate von 38% gerechnet werden. Hämatome von mehr als 20 ml werden von zwei Drittel der Betroffenen nicht überlebt, insbesondere, wenn sich das Hämatom in Richtung Mittelhirn ausdehnt [254, 308]. Ventrikeleinbruchsblutungen sind häufig und führen oft zu einem Hydrocephalus internus durch Blockade des Foramen monroi [208].

13.5.4 Hämatome des Caput nuclei caudati

Diese Hämatome sind selten (3%) (s. Abb. 13.2). Meistens handelt es sich um hypertonische Blutungen. Bei einem Teil fanden sich periventrikuläre Mikroangiome [21]. Entsprechend der Größe und Ausdehnungsrichtung lassen sich 3 verschiedene Verlaufsformen unterscheiden [49]:

- *Typ I:* ist durch akute Kopfschmerzen, leichte Orientierungs- und Bewußtseinsstörung, ein Frontalhirnsyndrom und gelegentlich eine beinbetonte kontralaterale Hemiparese gekennzeichnet.
- *Typ II:* führt zu einer ausgeprägten Ventrikeleinbruchsblutung und ähnelt klinisch einer Subarachnoidalblutung mit plötzlich einsetzenden heftigsten Kopfschmerzen, Übelkeit, Erbrechen, Meningismus und Bewußtseinsstörung.
- *Typ III:* ist durch die laterale Ausdehnung des Hämatoms gekennzeichnet und führt neben einer Bewußtseinsstörung und einem Frontalhirnsyndrom zu einer Deviation conjugée, einer schweren Hemiparese, ggf. zu einer motorischen Aphasie sowie selten zu einem ipsilateralen Horner-Syndrom bzw. einer vorübergehenden horizontalen Blickparese [49, 301, 326, 366].

Die Prognose ist überwiegend günstig [326], abgesehen von Fällen mit schwerer Ventrikelblutung [21, 326, 366]. Das häufigste Restsymptom ist ein Frontalhirn- bzw. ein chronisches hirnorganisches Psychosyndrom.

13.5.5 Hämatome der Capsula interna

Hierbei handelt es sich um kleine, kugelförmige oder ovale hypertonische Blutungen im hinteren Schenkel der Capsula interna, d.h. dem Versorgungsgebiet der A. choroidea anterior. Zwei Verlaufsformen sind bekannt: zum einen eine sog. ataktische Hemiparese („ataxic hemiparesis"), zum anderen eine rein sensible Hemiparese („pure sensory stroke") [309].

13.5.6 Lobärhämatome

Sie sind der dritthäufigste Hämatomtyp (23–46%) [29, 32, 37, 187, 310]. Die ätiologische Bedeutung der Hypertonie ist strittig (31–67%) [37, 187, 222, 297, 310]. Bis zum 40. Lebensjahr spielen AV-Mißbildungen, Koagulopathien und besonders in den USA sympathikomimetische Substanzen (s. Tabelle 13.1) eine wichtige Rolle. Ab dem 70. Lebensjahr sind die sog. Lobärhämatome unbekannter Ätiologie, bei denen ja eine CAA diskutiert wird, mit 33% der bei weitem häufigste Hämatomtyp (Abb. 13.2 sowie Abschnitt 13.4.5).

Frontale Hämatome verursachen die schwersten neurologischen Ausfälle und hinterlassen die meisten Schwerbehinderten. Ein Viertel der Kranken ist soporös oder komatös, etwa 70% haben schwere Halbseitenlähmungen, oft in Verbindung mit Aphasie und Sensibilitätsstörungen. Epileptische Anfälle sind seltener als bei anderen Lobärblutungen. Die Letalität liegt bei 30% [181, 309]. Der häufigste Defekt ist das Frontalhirnsyndrom.

Die temporalen Hämatome beginnen mit heftigen Kopfschmerzen in der Schläfenregion, Sprachstörungen oder Agitiertheit, Verwirrtheit oder Apathie. Eine isolierte Sprachstörung kann bis zur Jargonaphasie gehen, die Agitiertheit bis zur deliranten Psychose. Da oft innerhalb der ersten Stunde epileptische Anfälle auftreten (34% während des gesamten Krankheitsverlaufs), werden Aphasie und Agitiertheit häufig als postparoxysmaler Dämmerzustand fehlinterpretiert [187]. Die Mehrzahl der Kranken hat eine schwere Hemiparese (70%), sensible Ausfälle sind etwas seltener. Einschließlich Aneurysmablutungen beträgt die Letalität ca. 40% [309].

Parietale Hämatome beginnen ebenfalls häufig mit starken Kopfschmerzen. Nur selten überwiegen die sensiblen Ausfälle, meist besteht jedoch eine schwere, z.T. beinbetonte sensomotorische Halbseitenlähmung [287]. Verwirrtheit, Benommenheit und Somnolenz sind häufig, schwere Bewußtseinsstörung dagegen selten. Hämatome der dominanten Hemisphäre führen in etwa 80% zu Aphasie bzw. Neglekt und Anosognosie, wenn die nichtdominante Hemisphäre betroffen ist [157]. In der Mehrzahl der Fälle bestehen eine homonyme Hemianopsie bzw. eine hemianopische Aufmerksamkeitsschwäche. In der Akutphase sind epileptische Anfälle häufig (41%). Die Letalität liegt bei 30% [309].

Das führende Symptom der okzipitalen Hämatome ist die homonyme Hemianopsie, die allerdings nicht vollständig sein muß. Danach folgen eine meist leicht ausgeprägte Hemiparese, halbseitige Sensibilitätsstörungen, Desorientiertheit, epileptische Anfälle (27%), weiterhin Dysgraphie, Dyslexie und reine Alexie bei linksseitigen Blutungen [181, 297, 371]. Bei älteren Kranken muß immer eine CAA erwogen werden. Die Bedeutung der Lokalisation als letaler Faktor wurde kürzlich bestätigt: Putamen- und Lobärblutungen von 60 ml und mehr hatten eine 30-Tage-Letalität von 93 bzw. 71%, während zerebelläre Blutungen ab 30 ml und Ponsblutungen ab 5 ml nicht überlebt wurden [40].

13.5.7 Ponshämatome

Die seit dem 19. Jahrhundert bekannten Ponshämatome [340] repräsentieren 3–10% aller intrazerebralen Hämatome [51, 310] (Abb. 13.2). In 60–90% ist die Hypertonie der einzige Risikofaktor [23, 43], desweiteren Antikoagulanzien, Tumorblutungen und bei jüngeren Kranken mit schubweisem oder subakutem Verlauf Kavernome. Ursprünglich wurde von einer 100%igen Letalität ausgegangen, allerdings wurden schon in der Vor-CT-Ära kleinere, lokal begrenzte, benigne verlaufende Blutungen bekannt [114, 319]. Die Einführung des CTs bestätigte dies, so daß heute neben den großen medialen Ponsblutungen dorsolaterale tegmentale Hirnstammblutungen [184] und unilaterale basale bzw. basale und tegmentale Blutungen unterschieden werden [127, 252, 305]. Das Verhältnis zwischen massiven medialen und lokal begrenzten Ponsblutungen schwankt zwischen 1:1 [209] und 15:3 [132, 65].

Die großen medialen Ponsblutungen entstehen am Übergang von Brücke und Tegmentum und breiten sich teilweise konzentrisch, teilweise asymmetrisch, vorwiegend in Richtung Tegmentum und Mittelhirn aus [260]. Der Krankheitsbeginn ist dramatisch: Zu Beginn steht oft ein krisenhafter Blutdruckanstieg, darüber hinaus kommt es zu sensiblen Reizerscheinungen wie periorale Taubheit, Parästhesien der Hände, dazu Schluckstörungen, Dysarthrie, Taubheit, Schwindel, psychomotorische Erregung und Desorientiertheit. Die Tetraplegie kann anfangs unilateral betont sein. Weiterhin treten motorische Reizerscheinungen wie Strecksynergismen, Tremor und Dezerebrationshaltung auf, die wie generalisierte Krampfanfälle wirken können [23, 132]. Die immer wieder beschriebenen initialen Grand-mal-Anfälle sind möglicherweise als akute epileptische Reaktion infolge einer plötzlich eintretenden Hyperthermie zu deuten [23]. Viele Patienten sind schon bei Ankunft in der Klinik komatös [23] bzw. verlieren innerhalb der ersten 3 Krankheitsstunden das Bewußtsein und haben eine zentrale Atemstörung [132, 260].

Mediale Brückenblutungen verursachen typische okulomotorische Symptome. Durch die bilaterale Schädigung des horizontalen pontinen Blickzentrums und der zentralen Sympathikusbahn kommt es zu einer horizontalen Blickparese mit Ausfall des sog. Puppenkopfphänomens, einer doppelseitigen Miosis („pin-point pupils“) sowie dem sehr charakteristischen „ocular bobbing“, gekennzeichnet durch rasche, konjugierte Blickwendungen nach unten, die von einer langsameren Rückkehr der Bulbi zur Mittellinie gefolgt sind [103]. Das „ocular bobbing“ kann in Abständen von 20–30 s auftreten bis hin zu raschen, fast oszillierenden Bewegungen. Eine seltenere Variante ist das „reverse bobbing“, bei dem die konjugierte Augenbewegung nach oben erfolgt [104]. Visuelle Halluzinationen wurden in bis zu 21% berichtet [260]. Große mediale Ponsblutungen werden nicht überlebt. Die Überlebenszeit hängt von der Schwere der vegetativen Symptome ab und beträgt je nach intensivmedizinischen Maßnahmen bis zu 2 Wochen [23]. Präterminal ist eine Hyperthermie häufig, außerdem kommt es auffallend häufig zu Magenblutungen [132, 260].

Dorsolaterale tegmentale Hirnstammblutungen gehen vom lateralen Rand des Tegmentums aus und entstehen durch Ruptur kleiner, am lateralen Rand des Tegmentums eintretender und in horizontale Richtung verlaufender Endäste der zirkumferenten Kleinhirnarterien. Die Patienten sind häufig wach. Leitsymptome sind unilaterale okulomotorische Symptome: Miosis, Mydriasis, horizontale Blickparese zur Herdseite, internukleäre Ophthalmoplegie, selten auch ein „one and a half syndrome". Kontralateral ist eine z.T. dissoziierte Sensibilitätsstörung und/oder eine Hemiparese vorhanden. Weiterhin kann eine kontralaterale Hemiataxie vorhanden sein [51, 55, 184]. Die Prognose ist gut, wenngleich okulomotorische Symptome und Hemiataxie persistieren können [51].

Die unilateralen paramedianen Brückenblutungen entstehen durch Ruptur kleinerer Äste der A. cerebelli anterior superior und inferior. Sie können unilateral basal oder tegmento basal lokalisiert sein. Dementsprechend kann es zu einer rein motorischen Hemiparese („pure motor hemiparesis") meist unter Aussparung des Gesichts oder aber zu einer beinbetonten ataktischen Hemiparese („ataxic hemiparesis") kommen [305]. Eine weitere Variante der hemipontinen Blutung ist das „dysarthria clumsy hand syndrome" [351]. Falls die Blutung bis zum Tegmentum reicht, ist eine kontralaterale Hemiplegie bzw. ataktische Hemiparese mit einer herdseitigen Blickparese, einer herdseitigen Abduzensparese und/oder einer nukleären Fazialisparese kombiniert im Sinne eines Foville-Syndroms [51, 114]. Auch diese Hämatome werden in der Regel überlebt.

Die Prognose der Brückenblutungen wurde kürzlich untersucht: Von 38 Patienten überlebten 55% nicht, 24% blieben schwer behindert und nur 22% erholten sich. Die Sterblichkeit der großen paramedianen Brückenblutungen, die sich in Mittelhirn bzw. Thalamus ausdehnten, betrug 91%. Ventrikeleinbruchsblutungen wurden nie überlebt. Die basaltegmentalen Hämatome wurden meistens, allerdings mit schwerer Behinderung überlebt. Unilaterale tegmentale Blutungen hatten eine gute Prognose. Prognostisch ungünstig sind Koma, fehlende Kornealreflexe und okulozephaler Reflex, Pupillengröße >20 mm, Anisokorie [85], desweiteren besonders frühzeitige Hyperthermie und Tachykardie [374].

13.5.8 Primäre Mittelhirnblutungen

Primäre Mittelhirnblutungen sind seltene Ereignisse und werden mit höchstens 1% aller intrazerebralen Hämatome angegeben [182, 296]. Die Ursache ist meistens Hypertonie, selten arteriovenöse Angiome oder Kavernome (s. Abb. 13.4), Blutgerinnungsstörungen bzw. therapeutische Hemmung der Blutgerinnung. Oft ist keine Ursache zu finden [80, 90, 252, 303, 367].

Am häufigsten kommt es zu einer ein- oder doppelseitigen Okulomotoriusparese in Verbindung mit bilateralem Babinski-Phänomen [90] oder einer unilateral betonten Ataxie [296]. Weitere Symptome sind das Parinaud-Syndrom, die internukleäre Ophthalmoplegie oder eine „skew deviation" bzw. ein Verlust der Pupillenreaktion oder ein Horner-Syndrom [303, 306]. Oft besteht eine Bewußtseinsstörung. Bei kleineren lokal begrenzten Blutungen wurden auch ein Weber-Syndrom [252, 307], nukleäre Okulomotoriusparese und kontralaterale Blicklähmung [263], inkomplette Okulomotoriusparese [106, 306], doppelseitige Abduzensparese [303] beschrieben. Außerdem können die okulomotorischen Symptome mit einem amnestischen Syndrom kombiniert sein [244]. Das Ausmaß der initialen Bewußtseinsstörung ist von der Größe der Blutung abhängig, ebenso die Prognose, die meist als günstig eingeschätzt wird [182].

13.5.9 Kleinhirnhämatome

Entsprechend dem Gesamtgewicht des Kleinhirns machen Kleinhirnhämatome etwa 10% aller spontaner intrazerebraler Hämatome aus (s. Abb. 13.2). In 65–75% handelt es sich um hypertonische Blutungen [272], dazu kommen Blutungen unter Antikoagulanzien bzw. angeborenen oder erworbenen Gerinnungsstörungen (18%). In etwa 12% ist keine Ätiologie festzustellen. Im jüngeren Alter führen die arteriovenösen Mißbildungen [154, 272].

Das Altersmaximum der hypertonischen Kleinhirnblutungen und der Blutungen unbekannter Ätiologie liegt zwischen dem 60. und 80. Lebensjahr. Ausgangspunkt der meisten hypertonischen Kleinhirnblutungen ist der Nucleus caudatus [113]. Größere Blutungen breiten sich im Marklager der Kleinhirnhemisphären aus, können die Gegenseite erreichen und brechen häufig in den 4. Ventrikel bzw. in das Penduculum cerebri ein. Eine prognostisch besonders ungünstige Variante geht vom Oberwurm aus und bricht direkt in den 4. Ventrikel bzw. das Tegmentum und den Hirnschenkel ein [179, 324].

Der Krankheitsbeginn ist häufig durch eine Gang- und Rumpfataxie mit herdseitiger Fallneigung, biokzipitalen oder bifrontalen Kopfschmerzen, Dreh- und Schwankschwindel und Erbrechen gekennzeichnet. Oft können die Kranken nicht mehr alleine gehen oder stehen und stürzen zu Boden [105, 179, 272]. Außerdem treten initial ein Nystagmus und gelegentlich eine Dysarthrie auf. Größere Hämatome komprimieren den Kleinhirnbrückenwinkel und verursachen eine periphere Fazialisparese oft in Kombination mit Ertaubung, unilateraler oder bilateraler Abduzensparese, horizontale Blickparese, „skew deviation" und „pin-point pupils" sowie eine leichte kontralaterale Hemiparese. Im fortgeschrittenen Stadium kommt es zum „ocular bobbing" und bilateralen Pyramidenbahnzeichen [103, 179]. Große, vom Vermis ausgehende Hämatome führen rasch zu einer ähnlichen Symptomatik wie paramedianen Ponshämatomen mit Koma, Stecknadelkopf-großen Pupillen („pin-point pupils"), fehlendem Puppenkopfphänomen, zentraler Atemstörung und Strecksynergismen.

Tabelle 13.4. Klinische Stadien der Kleinhirnhämatome. (Nach [154])

I	**Frühstadium:**	
	Kopfschmerz	Ataxie
	Schwindel	Fallneigung
	Übelkeit	Nystagmus
	Erbrechen	Dysarthrie
	Gleichgewichtsstörung	Meningismus
II	**Intermediärstadium (Operations-Indikation)**	
	Agitiertheit	Abduzensparese
	Desorientiertheit	Blickparese
	Somnolenz	Blickdeviation
		Horner-Syndrom
		Fazialisparese
		Taubheit, einseitig
		Leichte Hemiparese
		Beidseits Miosis
		Beidseits Babinski
III	**Spätstadium:**	
	Sopor	„Pinpoint pupils"
	Koma	Zentrale Atemstörung
		Dezerebrationszeichen

Der Verlauf progredienter Kleinhirnhämatome wurde nach Heros [154] in 3 Stadien eingeteilt: Frühstadium, Intermediärstadium und Spätstadium (Tabelle 13.4). Da die Dekompensation bei 50–90% der Patienten innerhalb der ersten 48 h eintritt [89, 272], muß die sofortige operative Dekompression im Intermediärstadium erfolgen. Im Spätstadium ist die Operation wegen fehlender Erfolgsaussichten nicht mehr sinnvoll.

Ein wichtiger Parameter ist neben der Bewußtseinslage die Größe des Hämatoms [304]. Die kritische Grenze liegt bei etwa 20 ml, entsprechend einem Durchmesser von 3 cm bei ovoider Form [221] (s. Legende zu Abb. 13.5, sowie Abschnitt 13.7.1) [41]. Hämatome dieser Größe sollten innerhalb der ersten Krankheitstage ausgeräumt werden. Einige Autoren weisen in letzter Zeit allerdings darauf hin, daß auch größere Hämatome vor allen Dingen bei älteren Menschen erfolgreich konservativ behandelt wurden [28, 124, 354]. Weitere Operationsindikationen sind Stauungshydrozephalus und/oder Kompression der perimesenzephalen Zisternen [124, 221, 302, 333, 354].

13.5.10 Hämatome der Medulla oblongata

Primäre Blutungen der Medulla oblongata sind eine Seltenheit. Arteriovenöse Mißbildungen, Hypertonie und Antikoagulanzien wurden als Ursache beschrieben, wenngleich die Ätiologie meistens ungeklärt bleibt. Klinisch dominieren plötzlich einsetzende Hinterkopfschmerzen, Schwindel, Schluckstörungen und Heiserkeit, ein ipsilaterales Horner-Syndrom in Verbindung mit leichtem Blickrichtungsnystagmus und ein abgeschwächter Kornealreflex sowie eine kontralaterale Hemiparese mit positiven Pyramidenbahnzeichen. Der Verlauf ist meistens günstig [16, 24].

13.5.11 Primäre Ventrikelblutungen

Primäre Ventrikelblutungen werden in großen klinischen Studien mit 3% angegeben [52, 76]. Bei jungen Patienten ohne Risikofaktoren müssen arteriovenöse Angiome, insbesondere Kavernome des Ependyms bzw. des subependymalen Raums sowie intraventrikuläre Aneurysmen erwogen werden. Ein Teil der Kranken leidet an einer schweren Hypertonie. Weitere Ursachen sind das Moyamoya-Syndrom [120] sowie hämorrhagische Diathese, ventrikuläre Tumoren und Metastasen.

Klinisch gleicht die primäre Ventrikelblutung der Subarachnoidalblutung mit plötzlich einsetzenden heftigsten Kopfschmerzen, Übelkeit und Erbrechen, gelegentlich auch epileptischen Anfällen und Meningismus [76, 120]. Schwere Blutungen führen zu Bewußtlosigkeit und Dezerebration [119]. Manche Blutungen sind auf einen lateralen Ventrikel beschränkt und haben einen protrahierten Verlauf. Dann wird die Klinik durch die Ausdehnung des betroffenen Ventrikels dominiert. Neben Kopfschmerzen, Gedächtnisstörungen, Verwirrtheit, Somnolenz können auch Gangstörung und Pyramidenbahn auftreten [52]. Abgesehen von schweren Ventrikelblutungen mit Stauungshydrozephalus und Hirnstammeinklemmungen, die eine Letalität von 50% haben [82, 119, 170], ist die Prognose i. allg. günstig [76].

13.5.12 Rezidivierende intrazerebrale Hämatome

Spontane intrazerebrale Hämatome, d.h. ohne zugrundeliegende arteriovenöse Mißbildungen, Aneurysmen, Tumore bzw. Störungen der Blutgerinnung rezidivieren entgegen früherer Ansicht in einer Häufigkeit von 2,4% pro Jahr [158]. Allerdings ist das Risiko der Patienten, nach einer ersten intrazerebralen Blutung an einem Hirninfarkt oder einer TIA zu erkranken 3,0% pro Jahr praktisch gleich groß [158]. Lobärblutungen rezidivieren vermutlich infolge zerebraler Amyloidangiopathie viermal häufiger als Stammganglienhämatome [158, 275]. Da der Anteil der Hypertoniekranken lediglich bei 50% liegt, davon nur 32% jüngere Patienten, müssen in solchen Fällen auch andere Ursachen wie okulte Gefäßmißbildungen, seltener Gerinnungsstörungen und ähnliches diskutiert werden. Rein hypertonische Massenblutungen rezidivieren mit einer Häufigkeit von 1,8–5,3% [62, 216, 247], wobei der unkontrollierte diastolische Blutdruck der Hauptrisikofaktor ist [6, 10].

13.5.13 Epileptische Anfälle

7–15% aller spontanen intrazerebralen Hämatome führen während der Akutphase zu epileptischen Anfällen [29, 77, 95, 249, 309]. Manchmal beginnt eine Hirnblutung auch mit einem Status epilepticus [327]. Unklar und auch von der Ätiologie abhängig ist, ob fokale oder generalisierte Anfälle häufiger sind. Ätiologisch führen entsprechend ihrer Häufigkeit die hypertonischen Blutungen, gefolgt von Aneurysma-, Angiom- und Tumorblutungen [201, 370]. Epileptische Anfälle treten vorwiegend bei Lobärblutungen auf (80%), wobei zwischen 16 und 30% aller Lobärblutungen während der Akutphase oder im weiteren Verlauf zu Anfällen führen [187, 370]. Es besteht keine Beziehung zwischen Hämatomgröße und Anfallsrisiko [201, 284]. Außerdem haben Patienten mit epileptischen Anfällen während der Akutphase weder eine höhere Letalität noch eine höhere Morbidität, so daß eine prophylaktische antikonvulsive Behandlung nicht notwendig ist. Der Verlauf der Anfälle ist meistens gutartig, dennoch besteht das Risiko eines chronischen Anfallsleidens [200].

13.6 Prognose

In klinischen Studien liegt die 30-Tage-Letalität zwischen 30 und 40% [78, 100, 112, 150, 309, 347]. Im „Erlangen Stroke Project“ betrug die Mortalität innerhalb der ersten 28 Tage 41,6% und nach 12 Monaten 58,3% [209]. Etwa die Hälfte der Todesfälle in den ersten 30 Tagen ereignete sich innerhalb der ersten 2 Krankheitstage [40].

Die Prognose wird von 3 letalen Faktoren bestimmt: dem Hämatomenvolumen, der Lokalisation des Hämatoms und dem Ausmaß der Ventrikelblutung [309]. Der Anstieg des Hämatomvolumens führt zu einer schrittweisen Zunahme der Letalität [40, 78, 112, 163, 208, 219, 279, 347]. Zwischen Hämatomvolumen und Sterberate besteht eine nahezu lineare Beziehung, die bei 50 ml die 50% erreicht (kritisches Hämatomvolumen) (Abb. 13.5).

Die Rolle der Lokalisation als letaler Faktor addiert sich zum Hämatomvolumen. Je näher die Blutung am 3. Ventrikel bzw. dem Zwischenhirn lokalisiert ist, desto ungünstiger wird die Beziehung zwischen Hämatomvolumen und Letalität. Bei Putamenhämatomen beträgt das kritische Volumen, bei dem die 50%-Letalität überschritten wird, 40 ml, während dies bei Thalamusblutungen schon ab einem Hämatomvolumen von 20 ml der Fall ist [175, 209–211]. Die

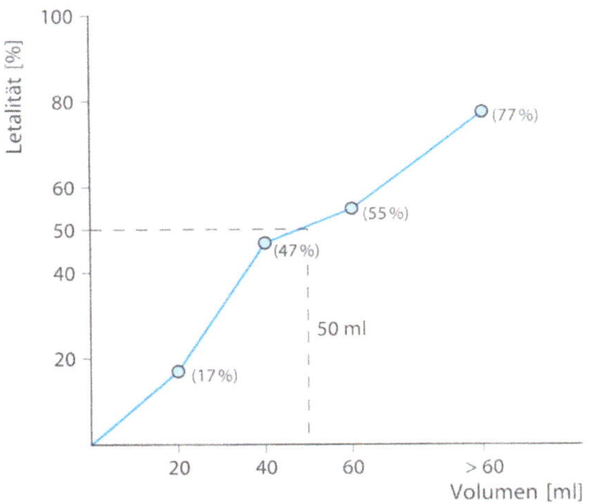

Abb. 13.5. Beziehung zwischen Letalität und intrazerebralem Hämatomvolumen (von 251 Patienten) mit Hämatomen aller Lokalisationen. Mit zunehmendem Hämatomvolumen steigt die Letalität linear und überschreitet die 50%-Grenze bei ca. 50 ml. Lobärblutungen haben in gewissen Bereichen einen flacheren Kurvenverlauf [309]. Das Hämatomvolumen rechnet sich im CT nach der Formel *abc/2*, mit a dem größten Längsdurchmesser, b dem größten Querdurchmesser, c der Summe der Schichtdicke [41]

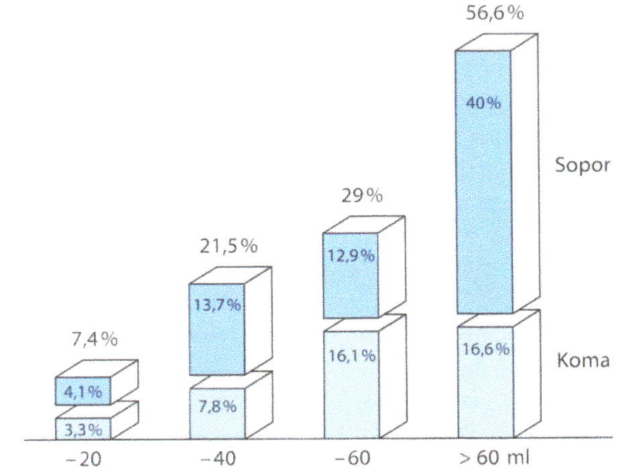

Abb. 13.6. Beziehung zwischen Hämatomvolumen und Bewußtseinslage. Mit zunehmendem Hämatomvolumen haben Patienten häufiger eine schwere Bewußtseinsstörung.

Bedeutung der Lokalisation als letaler Faktor wurde kürzlich bestätigt. Ein Vergleich zwischen Thalamushämatomen, Putamenhämatomen und Lobärhämatomen ergab, daß sowohl die Frühletalität als auch die Letalität und das funktionelle Defizit nach 6 Monaten einerseits von der Hämatomgröße (außer bei Thalamushämatomen) und andererseits v.a. von seiner Lokalisation abhängig waren. Interessanterweise hatten Thalamushämatome mit Ventrikeleinbruch eine bessere Prognose als ohne Ventrikeleinbruch, aber mit Ausdehnung nach lateral bzw. in Richtung Hirnstamm [211].

Gestützt auf die gute Prognose primärer Ventrikelblutungen (s. Abschnitt 13.5.11) [76] wurde auch den Ventrikelblutungen bei intrazerebralen Hämatomen früher z.T. keine besondere prognostische Bedeutung beigemessen [199, 210, 219, 239, 349, 380]. Kürzlich konnte dagegen an Hand eines multivarianten Modells die Bedeutung der Ventrikeleinbruchsblutung als unabhängiger letaler Faktor bestätigt werden [231, 279, 315, 350]. Als mögliche Erklärung für die schlechte Prognose großer Ventrikelblutungen wird eine kortikale Minderperfusion diskutiert [237].

13.6.1 Prognostische Faktoren

13.6.1.1 Klinische Parameter und CT-Kriterien

Da die initiale Bewußtseinsstörung in enger Beziehung zum Hämatomvolumen und damit zur Letalität steht, ist sie ein verläßlicher prognostischer Parameter (Abb. 13.6). Je tiefer die Bewußtseinsstörung, desto häufiger ist mit einem letalen Ausgang zu rechnen. Das gleiche gilt für den Glasgow Coma Scale (GCS). Patienten mit einem GCS-Wert von 9 und mehr Punkten sterben seltener als Patienten mit 8 Punkten und weniger [40]. Unter den CT-Kriterien sind die Mittellinienverlagerung und die Kompression der basalen Zisternen verläßliche prognostische Parameter. Bei einer Mittellinienverlagerung von mehr als 1 cm muß mit einer 75%igen Letalität gerechnet werden. Eine vollständige Kompression der perimesenzephalen Zisternen ist mit einer Letalität von 77% verbunden [309].

Ein weiterer Faktor, der die Prognose ungünstig beeinflußt, ist der starke Blutdruckanstieg während der Akutphase, der v.a. eine progrediente Ausdehnung der Blutung („enlargement of cerebral hemorrhage“, s. Abschnitt 13.4.2) begünstigt [107, 193]. Daher sollten systolische Werte über 200 mmHg schrittweise gesenkt werden (s. Abschnitt 13.7.1). Broderick et al. [40] entwickelten aus der Synopsis von intrazerebralen Hämatomvolumen und CGS ein leicht praktikables Prognosemodell. Der stärkste prognostische Faktor war hier das in-

Tabelle 13.5. Prognose-Modell. (Kombination GCS/Volumen) (Modifiziert nach [40])

Glasgow Coma Scale (Punkte)	ICH Volumen (ml)	30-Tage-Letalität (n/✠)
≥9	<30	77/13 (17%)
≥9	30–60	19/11 (57%)
≥9	>60	17/12 (70%)
≤8	<30	15/7 (47%)
≤8	30–60	15/11 (73%)
≤8	>60	19/17 (87%)

Der stärkste prognostische Faktor ist das intrazerebrale Hämatomvolumen. Patienten mit einem GCS ≥9 Punkte haben jedoch in allen Volumenbereichen eine bessere Prognose als Kranke mit einem GCS von ≤8 Punkten (zur Berechnung des Hämatomvolumens s. Legende zu Abb. 13.5).

trazerebrale Hämatomvolumen. Sowohl bei einem Volumen von weniger als 30 ml, einem Volumen von 30–60 ml und einem Volumen von mehr als 60 ml war die Prognose ungünstiger, wenn der GCS 8 Punkte oder weniger betrug (Tabelle 13.5). Ähnliche Prognosemodelle wurden von Tuhrim et al. [348], Edwards et al. [92] und Lisk et al. [219] entwickelt.

13.6.2 Langzeitprognose

Mitteilungen zur Langzeitprognose sind selten. Im Oxfordshire Community Stroke Project [70] waren 21% der Patienten, d.h. 52% aller Überlebenden, nach 6 Monaten weitgehend oder ganz in der Lage, ohne fremde Hilfe auszukommen. In einer Skandinavischen Studie waren von insgesamt 35% Überlebenden nach im Schnitt 32 Monaten 51% unabhängig, 45% teilweise von fremder Hilfe abhängig und 4% pflegebedürftig [108]. Helweg-Larsen et al. teilten mit, daß von 53 Patienten nach 4,5 Jahren noch 50% überlebten, davon 30% mit weitgehend normalem neurologischem Befund, 13% mit leichten oder mäßigen Ausfällen und 17% mit schwerer Behinderung. Vergleichbare Zahlen ergaben sich in einer eigenen Untersuchung [309]: Nach 2–4 Jahren überlebten ca. 50% der Patienten mit geringem oder fehlendem Defizit, 10% mit mäßiger Behinderung, die in einigen Bereichen des täglichen Lebens fremde Hilfe erforderlich machte, und 11% schwerbehinderte bzw. ständig pflegebedürftig. Auch die Langzeitprognose ist von der ursprünglichen Hämatomgröße, der Lokalisation und z.T. vom Ausmaß der Ventrikelblutung abhängig [211].

13.7 Operative Behandlung

Die operative Behandlung intrazerebraler Hämatome ist mittels offener Kraniotomie oder durch eine CT-gestützte stereotaktische Aspiration möglich. Die offene Kraniotomie mit oder ohne Ventrikelkatheter wurde durch die Einführung des transtemporalen und transsylvischen Zugangs zu den Basalganglien wesentlich erleichtert. Die CT-gestützte stereotaktische Aspiration erlaubt eine sehr genaue Lokalisation und eine Berechnung des Zugangs mittels Neuronavigation. Frische Hämatome können direkt aspiriert werden. Ältere, organisierte Koagel müssen mechanisch verkleinert und danach durch fibrinolytische Substanzen wie Urokinase oder Gewebsplasminogenaktivator verflüssigt werden.

Trotz der verfeinerten Technik ist die Frage, inwieweit die operative Behandlung supratentorieller Hämatome sicher ist und v.a., ob die Letalität und der bleibende Defekt dadurch wirklich vermindert werden können, wissenschaftlich immer noch nicht eindeutig entschieden. Besonders in Skandinavien ist die Skepsis gegenüber der operativen Behandlung groß [149].

Vor allem die Möglichkeit, intrazerebraler Hämatome zum frühestmöglichen Zeitpunkt, d.h. innerhalb der ersten 12 h durch stereotaktische Aspiration wirkungsvoll zu verkleinern und dadurch sowohl die mechanische und toxische Schädigung des umliegenden Hirngewebes als auch die in bis zu 38% innerhalb der ersten 24 h beobachtete, signifikante Ausdehnung der Hämatome (s. Kap. 13.4.2) analog zur i.v.-Thrombolyse beim akuten Hirninfarkt zu vermindern, hat die Diskussion neu belebt [42, 253]. Neben einer größeren Anzahl unkontrollierter, z.T. retrospektiver Studien wurden seit dem Jahr 1961 lediglich 6 prospektive randomisierte Studien mit insgesamt 403 Patienten mit supratentoriellen Blutungen durchgeführt (Tabelle 13.6). Wegen der geringen Patientenzahlen in den einzelnen Studien ist das 95%-Konfidenzintervall z.T. sehr groß; außerdem handelte es sich nur um Einzelzenterstudien, meist ohne Einteilung in Subgruppen und einheitliche Operationsmethode [143].

Tabelle 13.6. Operative Behandlung spontaner intrazerebraler Hämatome. Ergebnisse aller bisherigen randomisierten Studien (1961–1999). (Modifiziert nach [143])

Referenz	6 Monate Letalität	6 Monate gute Erholung	Tod oder Abhängigkeit O.R.
[243]			
Operation (n=91)	65%	19%	
Kons. (n=89)	51%	34%	2,04
[173]			
Operation (n=26)	46%	3,8%	
Kons. (n=26)	38%	19%	5,95
[11]			
Operation (n=50)	30%	44%	
Kons. (n=50)	70%	13%	0,45
[19]	oder abhängig		
Operation (n=8)	75%	25%	
Kons. (n=9)	80%	20%	0,86
[253]		Mittlerer Barthel-Index	
Operation (n=17)	19%	65 Punkte	
Kons. (n=17)	23,5%	55 Punkte	n.s.
	(p=0,62)	(p=0,82)	
[383]	3 Monate	GOS>3	
Operation (n=9)	22%	56%	n.s.
Kons. (n=11)	27%	36%	

[a] n.s.: Nicht signifikant.

Die früheste und bisher größte prospektive randomisierte, allerdings aus der Vor-CT-Ära datierende Studie, stammt von McKissock et al. [243]. Nach 6 Monaten war die Anzahl der Gestorbenen bzw. schwer Behinderten in der operativen Gruppe (80%) im Vergleich zur konservativen Gruppe (65%) signifikant höher, so daß eine operative Behandlung nicht als sinnvoll empfohlen werden konnte.

Auer et al. [11] publizierten eine kontrollierte Studie von 100 Patienten, die prospektiv randomisiert an Hand stereotaktisch- bzw. ultraschallgesteuerter Endoskopie operiert wurden. Die operative Gruppe, die innerhalb der ersten 48 h behandelt wurde, hatte nach 6 Monaten eine deutlich niedrigere Sterberate (30%) im Vergleich zur konservativen Behandlungsgruppe (70%). Diese ungewöhnlich hohe Sterblichkeit der konservativ behandelten Patienten legte allerdings den Verdacht nahe, daß die konservative Therapie nicht im Sinne einer „best medical therapy" erfolgt ist.

Batjer et al. [19] randomisierten 17 Patienten mit hypertonischen Putamenblutungen größer als 3 cm im Durchmesser innerhalb von 24 h nach Symptombeginn, wobei komatöse Kranke ausgeschlossen wurden. Nach 3–6 Monaten war die Letalität der operativ Behandelten mit 75% und der konservativ Behandelten mit 80% sehr hoch und der Anteil der gut erholten Patienten nahezu vergleichbar mit einem nichtsignifikanten Trend zugunsten der operativen Gruppe. Aufgrund der hohen Letalität der beiden Gruppen wurde die Studie abgebrochen.

In der 52 Patienten umfassenden, ebenfalls prospektiv randomisierten Studie von Juvela et al. [173] war die postoperative Sterblichkeit zunächst etwas geringer als in der nichtoperativen Gruppe. Da die kumulative Sterblichkeit in der operativen Gruppe innerhalb der nächsten 2 Jahre stärker stieg als in der nichtoperativen, besteht die Möglichkeit, daß schwer betroffene Hämatompatienten die Akutphase mittels Operation häufiger überlebten, jedoch aufgrund ihres schlechten Zustands in den folgenden Monaten auch häufiger starben.

Die Studie von Morgenstern et al. [253] untersuchte bei 34 randomisierten Patienten den Effekt einer frühestmöglichen operativen Behandlung, d.h. innerhalb der ersten 12 h nach Beginn. Obwohl die Letalität und der Behinderungsgrad in der operativen Gruppe nach 6 Monaten etwas geringer war als in der nichtoperativen Gruppe, war hier kein signifikanter Unterschied.

Zuccarello et al. [383] randomisierten 20 Patienten (9 operativ, 11 konservativ), die ebenfalls zum frühestmöglichen Zeitpunkt operativ behandelt wurden (im Schnitt 8 Stunden 35 min). Einschlußkriterien waren u.a. ein Glasgow Coma Score von mehr als 3 Punkten. Nach 3 Monaten war die Letalität in beiden Gruppen mit 22% für operativ und 27% für konservativ Behandelte statistisch nichtsignifikant unterschiedlich. Allerdings bestand bei den Patienten mit einem Glasgow Outcome Score von mehr als 3 Punkten (56% operativ, 36% konservativ) ein nicht signifikanter Trend zugunsten der operativ behandelten Gruppe. Bemerkenswert war, daß es während eines Rekrutierungszeitraumes von 24 Monaten bei ca. 100 in Frage kommenden Fällen lediglich gelang, 20 Patienten in dieser ultrafrühen Studie zu randomisieren.

Somit ergeben die bisherigen kontrollierten operativen/konservativen Studien keinen eindeutigen Vorteil für eine der beiden Therapieformen. Allerdings sind Anzahl, Qualität und Umfang der bisherigen Studien zu gering, um ein abschließendes Urteil fällen zu können [143, 280]. Insbesondere die zum frühestmöglichen Zeitpunkt ausgeführte stereotaktische Aspiration intrazerebraler Blutungen muß an Hand größerer multizentrisch kontrollierter Studien evaluiert werden [39, 383]. Die Entscheidung zur operativen Behandlung muß daher zur Zeit weiterhin noch individuell getroffen werden.

13.7.1 Empfehlung des Stroke Council's der American Heart Association zur Behandlung spontaner intrazerebraler Hämatome

1999 publizierte eine Expertengruppe des Stroke Council's der American Heart Association eine ausführliche Empfehlung zur Behandlung spontaner intrazerebraler Hämatome [39]. Die wichtigsten Punkte sind folgende:

Generell sollte die Behandlung des initialen Bluthochdrucks bei intrazerebralen Hämatomen aggressiver erfolgen als bei Hirninfarkten. Das Ziel ist, einerseits die progrediente Ausdehnung des Hämatoms während der ersten 24 h so früh wie möglich zu verhindern. Andererseits müssen kollaterale Hirnschäden, insbesondere bei erhöhtem intrazerebralem Druck (ICP) durch eine zu starke Reduktion des Perfusionsdrucks vermieden werden. Die Regulation des Blutdrucks muß sich außerdem danach richten, ob eine chronische Hypertonie besteht und welche Ursache der Blutung zugrunde liegt. Bei chronischer Hypertonie sollte der mittlere arterielle Druck nicht unter 130 mmHg sinken. Kranke mit erhöhtem ICP, die ein intrakranielles Druckmonitoring erhalten (s.u.), sollten einen mittleren arteriellen Druck von >70 mmHg haben. Posteroperativ sollte der mittlere arterielle Druck 110 mmHg nicht überschreiten. Nitroprussid erhöht die zerebrale Durchblutung und damit den ICP, so daß hier auf einen negativen Effekt zu achten ist. Die Kommission schlägt innerhalb der ersten Stunden folgendes therapeutisches Vorgehen vor:

- Wenn der systolische Druck >230 mmHg oder der diastolische Druck >140 mmHg bei 2 aufeinanderfolgenden Messungen im Abstand von 5 min liegt: Nitroprussid,
- wenn der systolische Druck 180–230 mmHg, der diastolische Druck 105–140 mmHg oder der mittlere arterielle Druck >130 mmHg bei 2 Messungen innerhalb von 20 min liegt: Betarezeptorenblocker oder Kalziumantagonisten i.v.,
- wenn der systolische Druck <180 mmHg und der diastolische Druck <105 mmHg ist, sollte zunächst eine abwartende Haltung eingenommen werden.

Der Anstieg des ICPs ist eine der Hauptursachen für einen letalen Ausgang. Das therapeutische Ziel ist ein ICP <20 mmHg bei einem mittleren zerebralen Perfusionsdruck von >70 mmHg. Daher sollte bei zunehmender Bewußtseinsstörung, Massenverlagerung im CT, Hydrozephalus bzw. einem GCS <9 ein ICP-Monitoring erfolgen. Therapie der ersten Wahl ist Mannitol (0,25- 0,5 g/kg alle 4 h). Die Serumosmolalität sollte 2 mal täglich gemessen werden. Hyperventilation bis zu einem $pCO_2$2 von 35–30 mmHg ist ebenfalls sinnvoll. Die Barbituratbehandlung sollte eingesetzt werden, wenn Osmotherapie und Hyperventilation versagen. Sie vermindert die Hirndurchblutung und das Hirnödem, führt jedoch auch zu Hypotonie und begünstigt Infektionen. Die Höchstdosis beträgt 10 mg/kg/d.

Die orotracheale Intubation ist indiziert, wenn der pO_2<60 mmHg oder der pCO_2>50 mmHg unter- bzw. überschreitet. Sie sollte jedoch schon bei sich abzeichnender Ateminsuffizienz bzw. bei zunehmender Bewußtseinsstörung und drohender Aspiration von Mageninhalt erfolgen. Alle Patienten mit spontanen intrazerebralen Hämatomen sollten Sauerstoff erhalten.

Die Körpertemperatur sollte im normalen Bereich gehalten werden. Temperaturen >38,5 °C sind medikamentös zu senken.

Leitlinien zur operativen Behandlung: Patienten mit Hämatomen von weniger als 10 ml oder geringen neurologischen Ausfällen sollen konservativ behandelt werden. Kranke mit einem GCS von <4 sind nicht operativ zu behandeln, da die operative Behandlung weder die Sterblichkeit noch die in diesem Fall zu erwartenden extrem schweren Defekte verringern kann. Kleinhirnhämatome >3 cm im Durchmesser, die zu einer zunehmenden neurologischen Verschlechterung führen oder eine Hirnstammkompression bzw. einen Hydrozephalus verursachen, müssen so schnell wie möglich operiert werden. Junge Patienten mit Lobärhämatomen von 50 ml und mehr, die sich progredient neurologisch verschlechtern, werden oft chirurgisch behandelt, obwohl der Erfolg dieses Eingriffs nur durch eine kleine Studie belegt ist [11]. Intrazerebrale Hämatome, verursacht durch Aneurmysmen und arteriovenöse Mißbildungen, sollen operativ entfernt werden, wenn dadurch die Chance besteht, die Prognose zu verbessern und die Gefäßmißbildung gut zugänglich ist. Die ultrafrühe operative Behandlung intrazerebraler Hämatome ist zwar erfolgversprechend, ihre Effektivität bleibt bislang unbewiesen, so daß bisher keine Empfehlung erteilt werden kann.

Die Kommission schließt mit der Hoffnung, daß die ultrafrühe operative Behandlung intrazerebraler Hämatome in Zukunft die gleiche Bedeutung erreichen wird wie die thrombolytische Behandlung akuter Hirninfarkte, obwohl bisher weder der günstigste Zeitpunkt noch die beste operative Technik bekannt sind.

Literatur

1. Adair JC, Call GK, O'Connell B, Baringer JR (1992) Cerebrovascular syndromes following cardiac transplantation. Neurology 42:819–823
2. Albert FK (1986) Tumorblutungen bei intrakraniellen Geschwülsten. Neurochirurgie 29:67–74
3. Alexander MP, LoVerme GR (1980) Aphasia after left hemispheric intracerebral hemorrhage. Neurology 30:1193–1202
4. Allsop D, Landon M, Kidd M, Lowe JS, Reynolds GP, Gardner A (1986) Monoclonal antibodies raised against a subsequence of senile plaque core protein react with plaque cores, plaque perifery and cerebrovascular amyloid in Alzheimer's disease. Neursci Lett 68:252–256
5. Almaani WS, Awidi AS (1982) Spontaneous intracranial bleeding in hemorrhagic diathesis. Surg Neurol 17:137–140
6. Alter M, Friday G, Lai SM, O'Connell J, Sobel E (1994) Hypertension and risk of stroke recurrence. Stroke 25:1605–1610
7. Álvarez-Sabin J, Turon A, Lozano-Sánchez M (1995) Delayed posttraumatic hemorrhage. „Spätapoplexie". Stroke 26:1531–1535
8. Anderson JM, Jamieson DA, Jefferson JM (1975) Nonhealing granuloma on the nervous system. J Med 174:309–325
9. Aoki N, Mizutani H (1984) Does moyamoya disease cause subarachnoid hemorrhage? Review of 54 cases with intracranial hemorrhage confirmed by computerized tomography. J Neurosurg 60:348–353
10. Arakawa S, Saku Y, Ibayaski S, Nagao T, Fujishima M (1988) Blood pressure control and recurrence of hypertensive brain hemorrhage. Stroke 29:1806–1809
11. Auer LM, Deinsberger W, Niederkorn K, Gell G, Kleinert R, Schneider G, Holzer P, Bone G, Mokry M, Korner E, Kleinert G, Hanusch S (1989) Endoscopic surgery versus medical treatment for spontaneous intracerebral hematoma: a randomised study. J Neurosurg 70:530–535
12. Awad IA, Little JR, Akrawi WP (1990) Intracranial dural arteriovenous malformations: factors predisposing to an aggressive neurological course. J Neurosurg 72:839–850
13. Bamford J, Sandercock P, Dennis M, Burn J, Warlow C (1990) A prospective study of acute cerebrovascular disease in the community: the Oxfordshire Community Stroke Project - 19881–19886. II: incidence, case fatality rates and overall outcome at one year of cerebral infarction, primary intracerebral and subarachnoid haemorrhage. J Neurol Neurosurg Psychiat 53: 16–22
14. Baratham G, Dennyson WG (1972) Delayed traumatic intracerebral haemorrhage. J Neurol Neurosurg Psychiat 35:698–706
15. Barbas N, Caplan LR, Baquis G (1987) Dental chair intracerebral hemorrhage. Neurology 37:511–512
16. Barinagarramenteria F, Cantú C (1994) Primary medullary hemorrhage. Report of four cases and review of the literature. Stroke 25:1684–1687
17. Baron JC, D'antona R, Pnatano P, Serdaru M, Samson Y, Bousser MG (1986) Effects of thalamic stroke on energy metabolism of the cerebral cortex. A positron tomography study in man. Brain 109:1243–1259
18. Barraquer-Bordas L, Illa I, Excartini A, Ruscalleda I, Marti-Vitalta IL (1981) Thalamic hemorrhage. A study of 13 patients with diagnosis by computed tomography. Stroke 12:524–527
19. Batjer HH, Reisch JS, Allen BC, Plaizier LJ, Jen Su C (1990) Failure of surgery to improve outcome in hypertensive putaminal hemorrhage: a prospective randomised trial. Arch Neurol 47:1103–1106

20. Beck DW, Menezis AH (1981) Intracerebral hemorrhage in a patient with eclampsia. JAMA 246:1442–1443
21. Becker DH, Townsend JJ, Kramer RA, Newton TH (1979) Occult cerebrovascular malformations. Brain 102:249–287
22. Benoit BG, Cochrane DD, Durity F (1982) Clinical-radiological correlates in intracerebral hematomas due to aneurysmal rupture. Can J Neurol Sci 9:409–414
23. Bewermeyer H, Neveling M, Ebhardt G, Heiss WD (1984) Spontane Ponsblutungen. Fortschr Neurol Psychiat 8:259–292
24. Biller J, Gentry LR, Adams HP Jr (1986) Spontaneous hemorrhage in the medulla oblongata: clinical MR correlations. J Comput Assist Tomog 10:303–306
25. Biller J, Loftus CM, Moore SA (1987) Isolated central nervous system angiitis first presenting as spontaneous intracranial hemorrhage. Neurosurgery 20:310–315
26. Biller J, Toffol GJ, Shea JF (1985) Cerebellar venous angiomas: a continuing controversy. Arch Neurol 42:367–370
27. Bloom AL (1981) Inherited disorders of blood coagulation. In: Bloom AL, Thomas DP (Hrsg) Haemostasis and thrombosis. Churchill Livingstone, New York, pp 321–370
28. Bogousslavsky J, Regli F, Jeanrenaud X (1984) Benign outcome in unoperated large cerebellar hemorrhage: report of 2 cases. Acta Neurochir 73:59–65
29. Bogousslavsky J, Van Melle G, Regli F (1988) The Lausanne Stroke Registry: analysis of 1000 consecutive patients with first stroke. Stroke 19:1083–1092
30. Bogucki A, Papierz W, Szymanska R, Staniaszyk R (1988) Cerebral amyloid angiopathy with attenuation of the white matter on CT scans: subcortical arteriosclerotic encephalopathy (Binswanger) in a normotensive patient. J Neurol 233:435–437
31. Bollinger O (1891) Über traumatische Spätapoplexie: Ein Beitrag zur Lehre von der Hirnerschütterung. In: internationale Beiträge zur Wissenschaftlichen Medizin, Festschrift, Rudolf Virchow gewidmet zur Vollendung seines 70. Geburtstages, Vol 2. Hirschwald, Berlin, S 457–470
32. Boonyakarnkul S, Dennis M, Sandercock P (1993) Primary intracerebral hemorrhage in the Oxfordshire Community Stroke Project. 1. Incidence, clinical features and causes. Cerebrovasc Diss 3:343–349
33. Bourdouresques G, Hauw JJ, Meininger V, Escourolle R, Pertuiset B, Buge A, Lhermitte F, Cartaigne P (1980) Hepatic cirrhosis and intracranial hemorrhage: significance of the association in 53 pathological cases. Ann Neurol:204–205
34. Brenner B, Guilburd JN, Tatarsky I (1988) Spontaneous intracranial hemorrhage in immune thrombocytopenic purpura. Neurosurgery 22:761–764
35. Broderick J, Brott T, Kothari R, Miller R, Khoury J, Pancioli A, Gebel J, Mills D, Minneci L, Shukla R (1998) The Greater Cincinnati/Northern Kentucky Stroke Study: preliminary first-ever and total incidence rates of stroke among blacks. Stroke 29:415–421
36. Broderick J, Brott T, Tomsick T, Barsan W, Spilker J (1990) Ultra-early evaluation of intracerebral hemorrhage. J Neursurg 72:195–199
37. Broderick J, Brott T, Tomsick T, Leach A (1993) Lobar hemorrhage in the elderly. The undiminishing importance of hypertension. Stroke 24:49–51 (*)
38. Broderick J, Brott T, Tomsick T, Tew J, Duldner J, Huster G (1994) Management of intracerebral hemorrhage in a large metropolitan population. Neurosurgery 34:882–887
39. Broderick JP, Adams HP, Barsan W, Feinberg W, Feldmann E, Grotta J, Kase C, Krieger D, Mayberg M, Tilley B, Zabramski JM, Zuccarello M (1999) Guidelines for the management of spontaneous intracerebral hemorrhage: A statement for healthcare professionals from a special writing group of the Stroke Council, American Heart Association. Stroke 30:905–915
40. Broderick JP, Brott TG, Duldner JE (1993) Volume of intracerebral hemorrhage: a powerful and easy-to-use predictor of 30-day mortality. Stroke 24:987–993
41. Broderick JP, Brott TG, Grotta JC (1994) Intracerebral hemorrhage volume measurement. Stroke 25:1081
42. Brott T, Broderick J, Kothari R, Barsan W, Tomsick T, Sauerbeck L, Spilker J, Duldner J, Khoury J (1997) Early Hemorrhage Growth in Patients With Intracerebral Hemorrhage. Stroke 28:1–5
43. Brott T, Thalinger K, Herzberg V (1986) Hypertension as a risk factor for spontaneous intracerebral hemorrhage. Stroke 6:1078–1083
44. Bundy JL, Glasauer FE, Sil R (1978) Rapid recurrence of meningeoma causing intracerebral hemorrhage. Surg Neurol 8:323–325
45. Cahill DW, Ducker TB (1982) Spontaneous intracerebral hemorrhage. Clin Neurosurg 29:722–779
46. Calandre L, Arenal C, Fernandez Ortega J, Bermejo F, Felgeroso B, Del Ser T, Vallejo A (1986) Risk factors for spontaneous cerebral hematomas. Case-control study. Stroke 17:1126–1128
47. Camargo CA (1989) Moderate alcohol consumption and stroke. The epidemiologic evidence. Stroke 20:1611–1626
48. Caplan LR (1988) Intracerebral hemorrhage reviesed. Neurology 315:1087–1088
49. Caplan LR (1994) Caudate hemorrhage. In: Kase CS, Caplan LR (eds) Intracerebral hemorrhage. Butterworth-Heinemann, Boston, pp 329–340
50. Caplan LR (1994) Drugs. In: Kase CS, Caplan LR (eds) Intracerebral hemorrhage. Butterworth-Heinemann, Boston, pp 201–220
51. Caplan LR (1994) Pontine hemorrhage. In: Kase CS, Caplan LR (eds) Intracerebral hemorrhage. Butterworth-Heinemann, Boston, pp 403–423
52. Caplan LR (1994) Primary intraventricular hemorrhage. In: Kase CS, Caplan LR (eds) Intracerebral

hemorrhage. Butterworth-Heinemann, Boston, pp 383–401

53. Caplan LR (1994) Putaminal hemorrhage. In: Kase CS, Caplan LR (eds) Intracerebral hemorrhage. Butterworth-Heinemann, Boston, pp 309–328
54. Caplan LR (1994) Thalamic hemorrhage. In: Kase CS, Caplan LR (eds) Intracerebral hemorrhage. Butterworth-Heinemann, Boston, pp 341–362
55. Caplan LR, Goodwin JA (1982) Lateral tegmental brainstem hemorrhages. Neurology 32:252–260
56. Caplan LR, Neely S, Gorelick P (1984) Coldrelated intracerebral hemorrhage. Arch Neurol 41:227
57. Caplan LR, Skillman J, Ojemann R (1978) Intracerebral hemorrhage following carotid endarterectomy: a hypertensive complication? Stroke:457–460
58. Cappa SF, Vignolo LA (1979) „Transcortical“ features of aphasia following left thalamic hemorrhage. Cortex 15:121–130
59. Cawley CM, Rigamonti D, Trommer B (1991) Dental chair apoplexy. South Med J 84:907–909
60. Charcot JM, Bouchard C (1868) Nouvelles recherches sur la pathogénie de l'hémorrhagic cérébral. Arch Physiol (Paris) 1:110–127, 643–675, 725–734
61. Chen ST, Chen SD, Hau C, Hogan EL (1989) Progression of hypertensive intracerebral hemorrhage. Neurology 39:1509–1514
62. Chen ST, Chiang CY, Hsu CY, Lee TH, Tang LM (1995) Recurrent hypertensive intracerebral hemorrhage. Acta Neurologica Scandinavica 91:128–132
63. Chen TA, Liu YH, Hsu CY (1988) Moyamoya disease in Taiwan. Stroke 19:53–59
64. Choi D, Sudarsky L, Schachter S, Biber M, Burke P (1983) Medial thalamic hemorrhage with amnesie. Arch Neurol 40:611–613
65. Chung CS, Park CH (1992) Primary pontine hemorrhage: a new CT classification. Neurology 42:830–834
66. Ciemins VA (1970) Localized thalamic hemorrhage: a cause of aphasia. Neurology 20:776–782
67. Clifford-Jones RE, Love S, Gurusinghe N (1985) Granulomatous angiitis of the central nervous system: a case with recurrent intracerebral hemorrhage. J Neurol Neurosurg Psychiat 48:1054–1956
68. Cole AJ, Aubé M (1990) Migrain with vasospasm and delayed intracerebral hemorrhage. Arch Neurol 47:53–56
69. Cole FM, Yates PO (1967) Pseudoaneurysms in relation to massive cerebral hemorrhage. J Neurol Neurosurg Psychiat 30:61–66
70. Counsell C, Boonyakrnul S, Denis M (1995) Primary intracerebral hemorrhage in the Oxfordshire community, Stroke Project. Cerebrovasc Dis 5:26–34
71. Crawford JV, Russel DS (1956) Cryptic arterious hematomas of the brain. Neurol Neurosurg Psychiat 19:1–12
72. Crawford PM, West CR, Chadwick DW (1986) Arteriovenous malformations of the brain: natural history in unoperated patients. J Neurol Neurosrg Psychiat 49:1–10
73. Czlonkowska A, Ryglewicz D, Weissbein T, Baranska-Gieruszak M, Hier DB (1994) A prospective community-based study of stroke in Warsaw, Poland. Stroke 25:547–551
74. D'Esposito M, Alexander MP (1995) Subcortical aphasia: distinct profiles following left putaminal hemorrhage. Neurology 45:38–41
75. Dandapani BK, Suzuki S, Kelley RE, Reye-Iglesias Y, Duncan RC (1995) Relation between blood pressure and outcome in intracerebral hemorrhage. Stroke 26:21–24
76. Darby DG, Donnan GA, Saling MA (1988) Primary intraventricular hemorrhage: Clinical and neuropsychological findings in a prospective stroke series. Neurology 38:68–75
77. Davalos A, de Cendra E, Molins A (1992) Epileptic seizures at the onset of stroke. Cerebrovasc Dis 2:327–333
78. Daverat P, Castel JP, Dartigues JF, Orgogozo JM (1991) Death and functional outcome after spontaneous intracerebral hemorrhage. A prospective study of 166 cases using multivariate analysis. Stroke 22:1–6
79. Dawson I, van Bockel H, Ferrari MD, van der Meer FJM, Brand R, Terpstra JL (1993) Ischemic and hemorrhagic Stroke in Patients on oral Anticoagulations after reconstruction for chronic lower limb ischemia. Stroke 24:1655–1663
80. De Mendonca A, Pimentel J, Morgado F (1990) Mesencephalic hematoma: case report with autopsy study. J Neurol 237:55–58
81. De Reuck J, Crevits L, Sieben G, DeCoster W (1982) Granulomatous angiitis of the nervous system: a case with recurrent intracerebral hemorrhage. J Neurol 227:49–53
82. De Weerd AW (1979) The prognosis of intraventricular hemorrhage. J Neurol 222:45–51
83. Del Zoppo GJ, Mori E (1992) Hematologic causes of intracerebral hemorrhage and their treatment. Neurosurg Clin NA 3:637–658
84. Denny-Brown D, Yanagisawa N (1976) The role of the basal ganglia in the initiation of movement. In: Yahr D (ed) The basal ganglia. Raven Press, New York, pp 115–149
85. DeWeerd AW (1979) The prognosis of intraventricular haemorrhage. J Neurol 222:45–54
86. Diaz FG, Yock DH Jr, Larson D, Rockswold GL (1979) Early diagnosis of delayed posttraumatic intracerebral hematomas. J Neurosurg 50:217–223
87. Donahne RP, Abbott RD, Reed DM, Yano K (1986) Alcohol and hemorrhagic stroke: the Honolulu Heart Program. JAMA 255:2311–2314
88. Drury I, Whisnant JP, Garraway WM (1984) Primary intracerebral hemorrhage: impact of CT on incidence. Neurology 34:653–657
89. Dunne JW, Chakera T, Kermode S (1987) Cerebellar hemorrhage – diagnosis and treatment: a study of 75 consecutive cases. Quart J Med 64:739–754
90. Durward QJ, Barnett HJM, Barr HWK (1982) Presentation and management of mesencephalic hematoma: report of two cases. J Neurosurg 56:123–127

91. Earnest MP, Feldmann H, Marx JA, Harris IA, Biletch M, Sullivan LP (1988) Intracranial lesions shown by CT scans in 529 cases of first alcohol-related seizures. Neurology 38:1561–1565
92. Edwards DF, Hollingsworth H, Zazulia AR, Diringer MN (1999) Artificial neural networks improve the prediction of mortality in intracerebral hemorrhage. Neurology 53:351–357
93. Ellekjaer H, Holmen J, Indredavik B, Terent A (1997) Epidemiology of Stroke in Innherred, Norway 1994 to 1996: incidence and 30-day case-fatality rate. Stroke 28:2180–2184
94. Eto RT, Harley JD, Chikos PM (1974) Subarachnoid hemorrhage in hereditary hemorrhagic telangiectasia: a report of two cases. Neuroradiology 8:127–130
95. Faught E, Peters D, Bartolucci A (1989) Seizures after primary intracerebral hemorrhage. Neurology 39:1089–1093
96. Fayad PB, Awad IA (1998) Surgery for intracerebral hemorrhage. Neurology 51:69–73
97. Feibel JH, Hardy PM, Campbell RG, Goldstein MN, Joynt RJ (1977) Prognostic value of stress response following stroke. JAMA 238:1374–1376
98. Ferro JM, Mendes M, Guimares LC (1993) Intracerebral hemorrhage following cardiac transplant. Cerebrovasc Dis 3:375–376
99. Feussner IR, Linfors EW, Blessinger CL, Starmer F (1981) Computed tomography brain scanning in alcohol withdrawth seizures. Ann Intern Med 94:519–522
100. Fieschi C, Carolei A, Fiorelli M (1988) Changing prognosis of primary intracerebral hemorrhage: results of a clinical and computed tomography follow-up study of 104 patients. Stroke 19:192–195
101. Finelli PF, Kesalmian N, Bernstein PW (1984) Cerebral mayloid angiopathy manifesting as recurrent intracerebral hemorrhage. Arch Neurol 41:330–333
102. Fisher CM (1961) The pathology and pathogenesis of intracerebral hemorrhage. In: Fields WS (ed) Pathogenesis and treatment of cerebrovascular disease. Thomas, Springfield/III
103. Fisher CM (1964) Ocular bobbing. Arch Neurol 11:543–545
104. Fisher CM (1967) Some neuro-ophthalmological observations. J Neurol Neurosurg Psychiat 30: 383–392
105. Fisher CM, Picard EH, Polak A (1965) Acute hypertensive cerebellar hemorrhage: diagnosis and surgical treatment. J Nerv Ment Dis 140:38–57
106. Flett WS, Rapcak SZ, Huntley WW (1988) Pupil-sparing oculomotor palsy from midbrain hemorrhage. Ann Ophthalmol 20:345–346
107. Fogelholm R, Avikainen S, Murros K (1997) Prognostic value and determinants of first-day mean arterial pressure in spontaneous supratentorial intracerebral hemorrhage. Stroke 28:1396–1400
108. Fogelholm R, Nuutila M, Vuorela AL (1992) Primary intracerebral hemorrhage in the Jyväskyla Region, Central Finland, 1985-89: incidence, case fatality rate, and functional outcome. J Neurol Neurosurg Psychiat 55:546–552
109. Folgelholm R, Eskola K, Kiminkinen T, Kunnamo I (1992) Anticoagulant treatment as a risk factor for primary intracerebral hemorrhage. J Neurol Neurosurg Psychiat 55:1121–1124
110. Ford RG, Siekert RG (1965) Central nervous system manifestations of periarteriitis nodosa. Neurology 15:114–122
111. Franke CL, de Jonge H, Loeliger EA, Bots GTAM (1990) Intracerebral hematomas during anticoagulant treatment. Stroke 21:726–730
112. Franke CL, van Swieten JC, Algra A, van Gijn J (1992) Prognostic factors in patients with intracerebral haematoma. J Neurol Neurosurg Psychiat 55:653–657
113. Freeman RE, Onofrio BM, Okazaki H (1973) Spontaneous cerebellar hemorrhage: diagnosis and surgical treatment. Neurology 23:84–90
114. Freemann W, Ammerman H, Stanley M (1943) Syndrome of the pontine tegmentum, Foville's syndrome: Report of three cases. Arch Neurol Psychiatry 50:462–471
115. Freger P, Creissard P, Sevrain L (1987) Les hématomes intracraniens des anévrysmes rompus: a propos de 57 cas. Neurochirurgie 33:1–11
116. Friedmann E (1991) Intracerebral hemorrhage. Stroke 22:684–691
117. Fujii Y, Tanaka R, Takeuchi S, Kolke T, Manakawa T, Sasaki O (1994) Hematoma enlargement in spontaneous intracerebral hemorrhage. J Neurosurg 80:51–57
118. Fulgham JR, Wijdicks EF (1995) Deterioration with hemorrhage. Neurology 45:602
119. Gates PC (1995) Intraventricular hemorrhages. In: Bogousslavsky J, Caplan L (eds) Stroke syndromes. Cambridge University, pp 391–394
120. Gates PC, Barnett HJM, Vinters HV (1986) Primary intraventricular hemorrhage in adults. Stroke 17:872–877
121. Gilbert JJ, Vinters HV (1983) Cerebral amyloid angiopathy: incidence and complications in the aging brain I. Cerebral hemorrhage. Stroke 6:915–923
122. Gill JS, Shipley MJ, Tsementzis SA (1991) Alcohol consumption: a risk factor for hemorrhagic and non-hemorrhagic stroke. Am J Med 90:489–497
123. Gilles C, Brucker IM, Khombesserian P, Haeghen IJ (1984) Cerebral amyloid angiopathy as a cause of multiple intracerebral hemorrhages. Neurology 34:730–735
124. Gilliard CC, Mathurin P, Pssagia JG (1990) L'hématome spontané du cervelet. Neurochirurgie 36:347–353
125. Girard P, Tommasi M, Chatelain R (1969) Cavernomes de télangiectasies de l'encéphale. Arch Anat Path 17:167–178
126. Giroud M, Beuriat P, Vion P, D'Atkis P, Dusserre L, Dumas R (1989) Stroke in a French prospective population study. Neuroepidemiology 8:97–104

127. Gobernado JM, de Molina F, Gimeno A (1980) Pure motor hemiplegia due to hemorrhage in the lower pons. Arch Neurol 37:393–398
128. Gomori JM, Grossman RI, Goldberg HI (1986) Occult cerebral vascular malformations: high-field MR imaging. Radiology 158:707–713
129. Gorelick PB (1987) Alcohol and stroke. Stroke 18:268–271
130. Gorelick PB (1989) Status of alcohol as a risk factor for stroke. Stroke 20:1607–1610
131. Gorter JW, for the Stroke Prevention in Revergible Ischemia Trial (SPIRIT) and European Atrial Fibrillation Trial (EAFT) Study Group (1999) Major bleeding during anticoagulation after cerebral ischemia. Patterns and risk factors. Neurology 53:1319–1327
132. Goto N, Kaneko M, Hosaka Y (1980) Primary pontine hemorrhage: clinocpathological correlations. Stroke 11:84–90
133. Graf CJ, Perret GE, Torner JC (1983) Bleeding from cerebral arteriovenous malformations a part of their natural history. J Neurosurg 58:331–337
134. Graus F, Rogers LR, Posner JB (1985) Cerebrovascular complications in patients with cancer. Medicine 64:16–35
135. Greenberg SA, O'Donnell HC, Schaefer PW, Kraft E (1999) MRI detection of new hemorrhages: Potential marker in cerebral amyloid angiopathy. Neurology 53:1135–1138
136. Greenberg SM, Brigg ME, Kohoris GJ, Kauter DS, Kase CS, Perrin MS (1996) Apolipoprotein E epsilon 4 is associated with the presence and early onset of hemorrhage in cerebral amyloid angiopathy. Stroke 27:1333–1337
137. Groch SN, Sayre GP, Heck FJ (1960) Cerebral hemorrhage in leukemia. Arch Neurol 2:439–451
138. Gudeman SK, Kishore PRS, Miller JD (1979) The genesis and significance of delayed traumatic intracerebral hematoma. Neurosurgery 5:309–313
139. Gudmundson G, Hallgrimsson J, Jonasson T, Bjannon OV (1972) Hereditary cerebral hemorrhage with amyloidosis. Brain 95:387–404
140. Haan J, Roos RAC, Algra PR, Lanser JBK, Bots GTAM, Vegter van der Vlis M (1990) Heriditary cerebral hemorrhage with amyloidosis – dutch type. Brain 113:1251–1267
141. Haines SJ, Maroon JL, Janetta PJ (1978) Supratentorial intracerebral hemorrhage following posterior fossa surgery. J Neurosurg 49:881–886
142. Halpien SFS, Britton JA, Byrne JV (1994) Prospective evaluation of cerebral angiography and computed tomography in cerebral hematoma. J Neurol Neurosurg Psychiat 57:1180–1186
143. Hankey GJ, Hon C (1997) Surgery for primary intracerebral hemorrhage: is it safe and effective? Stroke 28:2126–2132
144. Harper G, Castlender CM, Potter JF (1994) Factors affecting changes in blood pressure after acute stroke. Stroke 25:1726–1729
145. Hart RG, Boop BS, Anderson DC (1995) Oral anticoagulants and intracranial hemorrhage. Facts and hypotheses. Stroke 26:1471–1477
146. Hart RG, Kagan-Hallet K, Joerns SE (1987) Mechanisms of intracranial hemorrhage in infective endocarditis. Stroke 18:1048–1056
147. Hartmann A, Mast H, Mohr JP, Koennecke HC, Osipov A, Pile-Spellman J, Duong H, Young WL (1998) Morbidity of intracranial hemorrhage in patients with cerebral arteriovenous malformations. Stroke 29:931–934
148. Hawkins GC, Bonita R, Broad JB, Anderson NE (1995) Inadequacy of clinical scoring systems to differentiate stroke subtypes in population-based studies. Stroke 26:1338–1342
149. Heiskanen O (1993) Treatment of spontaneous intracerebral and intracerebellar hemorrhage. Stroke 24:194–195
150. Helweg-Larsen S, Sommer W, Strang P, Lester J, Boysen G (1984) Prognosis for patients treated conservatively for spontaneous intracerebral hematomas. Stroke 15:1045–1048
151. Henderson VW, Alexander MP, Naeser MA (1982) Right thalamic injury inpaired visospatial perception, and alexia. Neurology 32:235–240
152. Henderson WR, Gomez R (1967) Natural history of cerebral angiomas. Br Med J II:571–574
153. Herman B, Leyten ACM, van Luik JH, Frenken CWGM, Op de Coul AAW, Schulte BPM (1982) Epidemiology of stroke in Tilburg. The Netherlands: the population-based Stroke incidence register 2: incidence, initial clinical picture and medical care, and three-week case fatality. Stroke 13:629–634
154. Heros RC (1982) Cerebellar hemorrhage and infarction. Stroke 13:106–109
155. Hickay W, King RB, Wang AM, Samuels MA (1983) Multiple simultaneous intracerebral haematoms. Arch Neurol 40:519–522
156. Hier DB, Davis KR, Richardson ER, Mohr JP (1977) Hypertensive putaminal hemorrhage. Ann Neurol 1:52–59
157. Hier DB, Mondloch J, Caplan LR (1983) Recovery of behavioral abnormalities after right hemisphere stroke. Neurology 33:345–350
158. Hill MD, Silver FL, Austin PC, Tu JU (2000) Rate of Stroke recurrence in patients with primary intracerebral hemorrhage. Stroke 31:123–127
159. Hilt DC, Buchholz D, Krummholz A (1983) Herpes zoster ophthalmicus and delayed contralateral hemiparesis caused by cerebral angiitis: diagnosis and management approaches. Ann Neurol 14:543–553
160. Hilz MJ, Huk W, Druschky KF, Erbguth F (1989) Fat deposition surrouding intracerebral hemorrhage in a patient suffering from Zieve syndrome. Neuroradiology 31:102–103
161. Hino A, Fujimoto M, Yamaki T, Iwamoto Y, Katsumori T (1998) Value of repeat angiography in patients with spontaneous subcortical hemorrhage. Stroke 29:2517–2521
162. Humphreys RP, Hoffman HJ, Mustard WT (1975) Cerebral hemorrhage following heart surgery. Neurosurg 43:671–675

163. Hungerbühler JP, Regli F, van Melle DG, Bogouslavsky J (1983) Spontaneous intracerebral hemorrhage (SICHS'S) clinical and CT features: immediate evaluation of prognosis. Arch Neurol Neurochir Psychiatry 132:13–27
164. Hylek EM, Singer DE (1994) Risk factors for intracranial hemorrhage in outpatients taking warfarin. Ann Intern Med 120:897–902
165. Ichida M, Gomi A, Hiranouchi N (1993) A case of cerebral endometriosis causing catamenial epilepsy. Neurology 43:2708–2709
166. Inagawa T, Taguchi H, Yamada T (1985) Surgical intervention in ruptured venous angioma: case report. Neurol Med Chir 25:559–563
167. Iseki K, Kinjo K, Kimura Y (1993) Evidence for high risk of cerebral hemorrhage in chronic dialysis patients. Kidney Int 44:1086–1090
168. Izumihara A, Ishihara T, Iwamoto N, Yamashita K, Ito H (1999) Postoperative outcome of 37 patients with lobar intracerebral hemorrhage related to cerebral amyloid angiopathy. Stroke 30:29–33
169. Jabaily J, Iland HJ, Laszlo J (1983) Neurologic manifsetations of essential thrombocythemia. Ann Intern Med 99:513–518
170. Jayakumar PN, Taly AB, Bhavani UR (1982) Prognosis in solitary intraventricular hemorrhage: etiology and prognosis. Radiology 143:91–96
171. Jellinger K (1977) Pathology of intracerebral hemorrhage. Zentralbl Neurochir 38:29–42
172. Jellinger K (1986) Vascular malformations of the central nervous system: a morphological overview. Neurosurg Rev 9:177–216
173. Juvela S, Heiskanen O, Poranen A, Valtonen S, Kuurne T, Kaste M, Troupp H (1989) The treatment of spontaneous intracerebral hemorrhage: a prospective randomised trial of surgical and conservative treatment. J Neurosurg 70:755–758
174. Juvela S, Hillbom M, Palomaki H (1995) Risk factors for spontaneous intracerebral hemorrhage. Stroke 26:1558–1564
175. Kagawa M (1983) Thalamic hemorrhage. In: Mizuhami M, Koguri K, Kanaya H, Yamori Y (eds) Hypertensive intracerebral hemorrhage. Raven Press, New York
176. Kase CS (1986) Intracerebral hemorrhage: non-hypertensive causes. Stroke 17:590–595
177. Kase CS (1994) Aneurysms and vascular Malformations. In: Kase CS, Caplan LR (eds) Intracerebral hemorrhage. Butterworth-Heinemann, Boston, pp 153–178
178. Kase CS (1994) Bleeding disorders. In: Kase CS, Caplan LR (Hrsg) Intracerebral hemorrhage. Butterworth-Heinemann, Boston. S 117–152
179. Kase CS (1994) Cerebellar hemorrhage. In: Kase CS, Caplan LR (eds) Intracerebral hemorrhage. Butterworth-Heinemann, Boston, pp 425–443
180. Kase CS (1994) Intracranial tumors. In: Kase CS, Caplan LR (eds) Intracerebral hemorrhage. Butterworth-Heinemann, Boston, pp 243–261
181. Kase CS (1994) Lobar hemorrhage. In: Kase CS, Caplan LR (eds) Intracerebral hemorrhage. Butterworth-Heinemann, Boston, pp 363–382
182. Kase CS (1994) Midbrain and medullary hemorrhage. In: Kase CS, Caplan LR (eds) Intracerebral hemorrhage. Butterworth-Heinemann, Boston, pp 445–463
183. Kase CS (1994) Vasculitis and other angiopathies. In: Kase CS, Caplan LR (eds) Intracerebral hemorrhage. Butterworth-Heinemann, Boston, pp 263–303
184. Kase CS, Maulsby G, Mohr JP (1981) Partial pontine haematomas. Neurology 30:652–655
185. Kase CS, Mohr JP (1986) Supratentorial intracerebral hemorrhage. In: Barnett HJM, Mohr JP, Stein BM, Yatsu FM (eds) Stroke. Pathophysiology, diagnosis, and management. Churchill Livingstone, New York, pp 525–547
186. Kase CS, Robinson RK, Stein RW, DeWitt LD, Hein DB, Harp DL, Williams P, Caplan LR, Mohr IP (1985) Anticoagulant-related intracerebral hemorrhage. Neurology 35:343–348
187. Kase CS, Williams JP, Wyatt DA (1982) Lobar intracerebral hematomas: clinical and CT analysis of 22 cases. Neurology 32:1146–1150
188. Katada K, Shibuya M, Nakamura T (1985) Increase of hypertensive intracerebral hemorrhage: the effect of iodinated contrast media. Neuroradiology 27:90
189. Kattapong VJ, Hart BL, Davis LE (1995) Familial cerebral cavernous angiomas: clinical and radiologic studies. Neurology 45:492–497
190. Kaufmann H, Moake JL, Olson JD (1980) Delayed and recurrent intracranial hematomas related to dissemianted intravascular clotting and fibrinolysis in head injury. Neurosurgery 7:445–449
191. Kawahara N, Sato K, Muraki M (1986) CT classification of small thalamic hemorrhages and their clinical implications. Neurology 36:165–172
192. Kawakami Y, Ueki K, Chikama M (1990) Intracranial hemorrhage associated with nontraumatic disseminated intravascular coagulation: report of four cases. Neurol Med Chir 30:610–617
193. Kazui S, Minematsu K, Yamamoto H, Sawada T, Yamaguchi T (1997) Predisposing factors to enlargement of spontaneous intracerebral hematoma. Stroke 28:2370–2375
194. Kazui S, Naritomi H, Yamamoto H, Sawada T, Yamaguchi T (1996) Enlargement of spontaneous intracerebral hemorrhage. Incidence and time course. Stroke 27:1783–1787
195. Keane JR (1975) Contralateral gaze deviation with supratentorial hemorrhage. Three pathological perified cases. Arch Neurol 32:119
196. Keane JR (1980) Transient opsoclonus with thalamic hemorrhage. Arch Neurol 37:423
197. Kelley R, Berger J. Scheinberg P, Stokes N (1982) Active bleeding in hypertensive intracerebral hemorrhage: computed tomography. Neurology 32:852–856
198. Kelly IK, Lazo A, Metes I, Wilner HJ, Watts FB (1985) Intracerebral hemorrhagic dissemination of acute myelocytic leucemia. AJNR 6:113–114

199. Kerr P, Iansek R, Helme RD (1985) The prognostic significance of intraventricular hemorrhage. Clin Exp Neurol 21:123–128
200. Kilpatrick CJ, Davis SM, Hopper JL, Rossiter SL (1992) Early seizures after acute stroke – risk of late seizures. Arch Neurol 49:509–511
201. Kilpatrick CJ, Davis SM, Tress BM, Rossiter SC, Hopper JL, Vandendriesen ML (1990) Epileptic seizures in acute stroke. Arch Neurol 47:157–160
202. King CR, Lovrien EW, Reiss J (1977) Central nervous system arteriovenous malformations in multiple generations of a family with hereditary hemorrhagic telangiectasia. Clin Gen 12:372–381
203. King WA, Martin NA (1992) Intracerebral hemorrhage due to dural arteriovenous malformations and fistulae. Neurosurg Clin NA 3:577–590
204. Kiyohara Y, Kato I, Iwamoto H, Nakayama K, Fujishima M (1995) The impact of alcohol and hypertension on stroke incidence in a general Japanese population. The Hisayama Study. Stroke 26:368–372
205. Kokli CM, Crouch RL (1984) Meningioma with intracerebral hemorrhage. Neurosurgery 15:237–240
206. Kolominsky-Rabas PL, Sarti C, Heuschmann PU, Graf C, Siemonsen G, Neundoerfer B, Kalalinic A, Lang E, Gassmanu K, von Stockert TH (1998) A prospective community – based study of stroke in Germany – The Erlangen Stroke Project (ESPro). Incidence and case fatality at 1,3 and 12 months. Stroke 29:2501–2506
207. Kucharczyk W, Lemme-Pleghos L, Uske A (1985) Intracranial vascular malformations: MR and CT imaging: Radiology 156:383–389
208. Kumral E, Kocaer T, Ertübey NÖ, Kumral K (1995) Thalamic hemorrhage. A prospective study of 100 patients. Stroke 26:964–970
209. Kushner MJ, Bressman SB (1985) The clinical manifestations of pontine haemorrhage. Neurology 35:637–643
210. Kwak K, Kordoya S, Suzuki T (1983) Factors affecting the prognosis in thalamic hemorrhage. Stroke 14:493–500
211. Lampl Y, Gilad R, Eshel Y, Saroba-Pinhas J (1995) Neurological and functional outcome in patients with supratentorial hemorrhages. A prospective study. Stroke 26:2249–2253
212. Landefeld CS, Goldman L (1989) Major bleeding in outpatients treated with warfarin: incidence and prediction by factors known at the start of outpatient therapy. Am J Med 87:144–152
213. Lasjaunias P, Chiu M, Ter Brugge K (1986) Neurological manifestations of intracranial dural arteriovenous malformations. J Neurosurg 64:724–730
214. Lauria G, Caneve G, Cavallaro A, Cielo R, Mongillo D, Mosca M, Olivieri PG (1995) Incidence and prognosis of stroke in Belluno province, Italy: first-year results of a community-based study. Stroke 26:1787–1793
215. Lee KG, Clough C (1990) Intracerebral hemorrhage after break dance. N Engl J Med 223:615–616
216. Lee KS, Bae HG, Yum JG (1990) Recurrent intracerebral hemorrhage due to hypertension. Neurosurgery 26:586–590
217. Levine SR, Brust JCM, Futrell N (1990) Cerebrovascular complications of the use of the "crack" from of alkaloidal cocaine. N Engl J Med 323:699–704
218. Lip GYH, Zarifis J, Faroogi S, Page A, Sagar G, Beevers G (1997) Ambulatory blood pressure monitoring in acute stroke. The West Birmingham Stroke Project. Stroke 28:31–35
219. Lisk DR, Pasteur W, Rhoades H (1994) Early presentation of hemispheric intracerebral hemorrhage: Prediction of outcome and guidelines for treatment allocation. Neurology 44:133–139
220. Little JR, Dial B, Bellanger G, Carpenter S (1979) Brain hemorrhage from intracranial tumor. Stroke 10:283–288
221. Little JR, Tubman DE, Ethier R (1978) Cerebellar hemorrhage in adults: diagnosis by computerized tomography. J Neurosurg 48:575–579
222. Loes DJ, Smoker WRK, Biller J, Cornell SH (1987) Non traumatic lobar intracerebral hemorrhage: CT/angiographic correlation. Am J Neuroradiol 8:1027–1030
223. Luyendijk W, Bots GTAM, Vegter-van der Vlis M, Went LN, Frangione B (1988) Heriditary cerebral hemorrhage caused by cortical amyloid angiopathy. J Neurol Sci 85:267–280
224. Macaulay VM, Crawford PJ, McKeran RO (1985) Atrial myxoma presenting with cerebral hemorrhage. Portgrad Med J 61:331–332
225. Malik GM, Morgan JK, Boulos RS (1988) Venous angiomas: an underestimated cause of intracranial hemorrhage. Surg Neurol 30:350–358
226. Malik GM, Pearce JE, Ausman JI (1984) Dural arteriovenous malformations and intracranial hemorrhage. Neurosurgery 15:332–339
227. Manforte R, Estruck R, Graus F, Nicolas IM, Urbano-Marques A (1990) Hisk ethanol consuption as risk factor for intracerebral hemorrhage in young and middle-aged people. Stroke 21:1529–1532
228. Mann H, Kozic C, Moulos M (1983) CT of lightning injury. AJNR 4:976–977
229. Margolis G, Odom GL, Woodhall B, Bloor BM (1951) The role of small angiomatous malformations in the production of intracerebral haematomas. J Neurosurg 8:564–575
230. Martinowitz U, Heim M, Tadmor R (1986) Intracranial hemorrhage in patients with hemophilia. Neurosurgery 18:538–541
231. Mase G, Zorzon M, Biasutti E (1995) Immediate prognosis of primary intracerebral hemorrhage using an easy model for the prediction of survival. Acta Neurol Scand 91:306–309
232. Mast H, Young WL, Koennecke HC, Sciacca RR, Osipov A, Pile-Spellmann J, Hacein-Bey L, Duong H, Stein RR, Mohr JP (1997) Risk of spontaneous hemorrhage after diagnosis of cerebral arteriovenous malformations. Lancet 350:1065–1068

233. Masters CL, Multhaup G, Simms G, Pottgieser J, Martins RN, Beyreuther K (1985) Neuronal origin of a cerebral amyloid: neurofibrillary tangles of Alzheimer's disease contain the same protein as the amyloid of plaque cores and blood vessels. EMBOJ 4:2557-2763
234. Masuda J, Tanaka K, Ueda K, Omae T (1988) Autopsy study of incidence and distributation of cerebral amyloid angiopathy in Hisayama, Japan. Stroke 19:205-210
235. Masuda J, Yutani C, Waki R (1992) Histopathological analysis of the mechanisms of intracranial hemorrhage complicating infective endocarditis. Stroke 23:843-850
236. Matsumura A, Shinohara A, Munekata K, Maki Y (1985) Delayed intracerebral hemorrhage after ventriculoperitoneal shunt. Surg Neurol 24:503-506
237. Mayer SA, Kessler DB, Van Hurtum RL (1995) Effect of intraventricular blood on global cortial perfusion in acute intracerebral hemorrhage: A single-photon emission computed tomographic study. Abstr. Ann Neurol 38:228
238. Mayer SA, Sacco RL, Shi T, Mohr JP (1994) Neurologic deterioration in noncomatose patients with supratentorial intracerebral hemorrhage. Neurology 44:1379-1384
239. Mayr V, Bauer P, Fischer J (1983) Non-traumatic intracerebral hemorrhage. Neurochirurgia 26:36-40
240. McCabe DJH, Brown MM, Clifton A (1999) Fatal cerebral reperfusion hemorrhage after carotid stenting. Stroke 30:2483-2486
241. McCormick WF, Hardman JM, Boulter TR (1968) Vascular malformations ("angiomas") of the brain, with special reference to those occuring in the posterior fossa. J Neurosurg 28:241-251
242. McCormick WF, Nofzinger JD (1966) "Cryptic" vascular malformations of the central nervous system. J Neurosurg 24:865-875
243. McKissock W, Richardson A, Taylor J (1961) Primary intracerebral hemorrhage: a controlled trial of surgical and conservative treatment in 180 unselected cases. Lancet 2:221-226
244. Mehler MF, Ragone PS (1988) Primary spontaneous mesencephalic hemorrhage. Can J Neurol Sci 15:435-438
245. Meshia JF, Chukwudelunzu FE, Dickson DM, Brott TG, Wu K, Brown RD, Wijdicks EFM (1999) The relationship between cerebral amyloid angiopathy and lobar intracerebral hemorrhage in patients receiving anticoagulants and/or fibrinolytics. Neurology 52:A 502
246. Metter JE, Riege WH, Hanson WR, Camras LR, Phelps ME, Kuhl DE (1984) Correlations of glucose metabolism and structural damage to language function in Aphasie. Brain Lang 21:187-207
247. Misra UK, Kalita J (1995) Recurrent hypertensive intracerebral hemorrhage. Am J Med Sci 310: 156-157
248. Mizoi K, Onuma T, Mori K (1984) Intracranial hemorrhage secondary to von Willebrand's disease and trauma. Surg Neurol 22:495-498
249. Mohr JP, Caplan LR, Melski IW (1978) The Harvard Cooperative Stroke Registry: A prospective registry. Neurology 28:754-758
250. Mohr JP, Watters WC, Duncan GW (1975) Thalamic hemorrhage and aphasia. Brain Lang 2:3-17
251. Morawetz RB, Karp RB (1984) Evolution and resolution of intracranial bacterial (mycotic) aneurysms. Neurosurgery 15:43-49
252. Morel-Maroger A, Metzger J, Bories J (1982) Les hématomes benins du trone cérébral chez les hypertendus artériels. Rev Neurol 138:437-445
253. Morgenstern LB, Frankowski RF, Shedden P, Pasteur W, Grotta JC (1998) Surgical treatment for intracerebral hemorrhage (STICH) A single-center, randomized clinical trial. Neurology 51:1359-1363
254. Mori S, Sadoshima S, Ibayashi S, Fujishima M, Jino K (1995) Impact of hematoma on six-month mortality and motor and cognitive functional outcome. Stroke 26:620-626
255. Morlis L, Schwartz RS, Poulos RP, Howes L (1997) Blood pressure changes in acute cerebral infarction and hemorrhage. Stroke 28:1401-1405
256. Moskowitz MA, Rosenbaum AE, Tyler HR (1974) Angiographically monitored resolution of cerebral mycotic aneurysms. Neurology 24:1103-1108
257. Mossuto-Agatiello L, Iovine C, Kniahynicki C (1987) Herpes zoster ophthalmicus and delayed ipsilateral intracerebral hemorrhage. Neurology 37:1264-1265
258. Mutlu N, Berry RS, Alpers BJ (1963) Massive cerebral hemorrhage, clinical and pathological correlations. Arch Neurol 8:661-664
259. Naff NJ, Wemmer J, Hoenig-Rigamonti K, Rigamonti DR (1998) A longitudinal study of patients with venous malformations: documentation of a negligible hemorrhage risk and benign natural history. Neurology 50:1709-1714
260. Nakajima K (1983) Clinicopathological study of pontine hemorrhage. Stroke 14:485-493
261. Natowicz M, Kelley RI (1987) Mendelian etiologies of stroke. Ann Neurol 22:175-192
262. New PFJ, Ojemann RG, David KR (1986) MR and CT of ocult vascular malformations of the braion. Amer J Radiol 147:985-993
263. Nighoghossian N, Vighetto A, Trouillas P (1991) Syndrome nucléaire du nerf moteur oculaire commun et réaction d'inclinaison oculaire: par hématome mésencéphalique. Rev Neurol 147: 676-679
264. Niizuma H, Suzuki J, Yonemitsu T, Otsuki T (1988) Spontaneous intracerebral hemorrhage and liver dysfunction. Stroke 19:852-856
265. Nishino H, Rubino FA, DeRemee Ra (1993) Neurological involvement in Wegener's granulomatosis: an analysis of 324 consecutive patients at the Mayo Clinic. Ann Neurol 33:4-9
266. Norring B (1998) Cerebral hemorrhage. In: Sinsberg MD, Bogousslavsky J (eds) Cerebrovascular

disease. Blackwell Science, Malden, Massachusetts, pp 1447–1473
267. Numminen H, Kotila M, Waltima O, Aho K, Kaste M (1996) Declining incidence and mortality rates of stroke in Finland from 1972 to 1991. Stroke 27:1487–1491
268. Obrador S, Soto M, Silvela J (1975) Clinical syndromes of arteriovenous malformations of the transverse-sigmoid sinus. J Neurol Neurosurg Psychiat 38:436–451
269. Okazaki H, Reagang TJ, Campbell RH (1979) Clinicopathologic study of primary cerebral amyloid angiopathy. Mayo Clin Proc 54:22–31
270. Ondra SL, Troupp H, George ED, Schwab K (1990) The natural history of symptomatic arteriovenous malformations of the brain: a 24-year follow-up assessment. J Neurosurg 73:387–391
271. Onoyama K, Ibayashi S, Nanishi F (1987) Cerebral hemorrhage in patients on maintenance hemodialysis. CT analysis of 25 cases. Eur Neurol 26:171–175
272. Ott KH, Kase CS, Ojemann RG (1974) Cerebellar hemorrhage: diagnosis and treatment: a review of 56 cases. Arch Neurol 31:160–167
273. Otten P, Pizzolato GP, Rilliet B (1989) A propos de 131 cas d'angiomes caverneux (cavernomes) du S.N.C., repérés par l'analyse rétrospective de 24 535 autopsies. Neurochirurgie 35:82–83
274. Panzer RJ, Feibel HJ, Barker WH, Griner PF (1985) Predicting the Likehood of Hemorrhage in Patients With Stroke. Arch Intern Med 145:1800–1803
275. Passero S, Burgalassi L, D'Andrea P, Battistini N (1995) Recurrence of bleeding in patients with primary intracerebral hemorrhage. Stroke 26:1189–1192
276. Perret G, Nishioka H (1966) Report on the cooperative study of intracranial aneurysms and subarachnoid hemorrhage. SectionVI: arteriovenous malformations. J Neurosurg 25:467–490
277. Piatt JH (1984) Massive intracerebral hemorrhage complicating cardiac catheriziation with ergonovine administration. Stroke 15:904–907
278. Pollock BE, Flickinger JC, Lunsford LD, Bissonette DJ, Kondziolka D (1996) Factors that predict the bleeding risk of cerebral arteriovenous malformations. Stroke 27:1–6
279. Portenoy RK, Lipton RB, Berger AR (1987) Intracerebral hemorrhage: a model for the prediction of outcome. J Neurol Neurosurg Psychiat 50:976–979
280. Prasad K, Browman G, Srivastava A, Menton G (1997) Surgery in primary supratentorial intracerebral hematoma: a meta-analysis of randomized trials. Acta Neurol Scand 95:103–110
281. Radberg IA, Olsson JE, Radberg CT (1991) Prognostic parameters in spontaneous intracerebral hematomas with special reference to anticoagulant treatment. Stroke 22:571–576
282. Rai M, Skukla RC, Varma DN (1990) Intracerebral hemorrhage following scorpion bite. Neurology 40:1801
283. Regli F, Jeamonod D (1979) Ursachen, Spontanverlauf und Prognose der Hirnblutungen. Aktuel Neurol 6:155–170
284. Reith H, Jorgensen HS, Nahayama H, Raaschou HO, Olsen TS (1997) Seizures in acute stroke: Predictors and prognostic significance. Stroke 28:1585–1589
285. Requena I, Arias M, Lopez-Ibor L (1991) Cavernomas of the central nervous system: clinical and neuroimaging manifestations in 47 patients. J Neurol Neurosurg Psychiat 54:590–594
286. Reynolds AF, Shaw CM (1981) Bleeding patterns from ruptured intracranial aneurysms: an autopsy series of 205 patients. Surg Neurol 15:232–235
287. Ricci S, Celani MG, Guerini G, Rucireta P, Vitali R, La Rosa F, Duca E, Ferraguzzi R, Paolotti M, Seppoloni D, Caputo N, Chiurulla C, Scaroni R, Signorini E (1989) First-year results of a community-based study of stroke incidence in Umbria, Italy. Stroke 20:853–857
288. Rigamonti D, Drayer BP, Johnson PC (1987) The MRI appearance of canvernous malformations (angiomas). J Neurosurg 67:518–524
289. Rigamonti D, Hadley MN, Drayer BP (1988) Cerebral cavernous malformations: incidence and familial occurence. N Engl J Med 319:343–347
290. Rigamonti D, Spetzler RF (1988) The association of venous and cavernous malformations: report of four cases and discussion of the pathophysiological, and therapeutic implications. Acta Neurochir 92:100–105
291. Rigamonti D, Spetzler RF, Medina M (1990) Cerebral venous malformations. J Neurosurg 73:560–564
292. Roberson GH, Kase CS, Wolpow ER (1974) Telangiectases and cavernous angiomas of the brainstem: "cryptic" vascular malformations. Neuroradiology 8:83–89
293. Roche S, Cross S, Kaufman B (1990) Intracranial hemorrhages occuring in the idiopathic hypereosinophilic syndrome. J Neurol Neurosurg Psychiat 53:440–441
294. Roeltgen DP, Weimer GR, Patterson LF (1981) Delayed neurologic complications of left atrial myxoma. Neurology 31:8
295. Rogers RL, Meer JS, Shaw TG, Mortel KF (1983) Reductions in regional cerebral blood flow associated with chronic consumption of alcohol. J Am Geriatr Soc 31:540–543
296. Roig C, Carvajal A, Illa I (1982) Hémorrhagies mésencéphaliques isolées: trois cas diagnosticqués par tomodensitométrie. Rev Neurol 138:53–61
297. Ropper AH, Davis KR (1980) Lobar cerebral hemorrhage: Acute clinical syndromes in 26 cases. Am Neurol 8:141–147
298. Rosand J, Hyek EM, O'Donnell HC, Greenberg SM (1999) Cerebral amyloid angiopathy and warferin associated hemorrhage: a genetic and neuropathologic study. Neurology 52:A503

299. Rose W (1948) Survival period of patients with cerebral hemorrhage dying in hospital. Lancet 255:561–563
300. Ross Russel RW (1963) Observations on intracerebral aneurysms. Brain 86:425
301. Ruiz-Sandoval JL, Cantu C, Barinagarrementeria F (1999) Intracerebral hemorrhage in young people: analysis of risk factors, location, causes, and prognosis. Stroke 30:537–541
302. Salazar J, Vaquero J, Martzinez P (1986) Clinical and CT scan assessment of benign versus fatal spontaneous cerebellar hematomas. Acta Neurochir 79:80–86
303. Sand JJ, Biller J, Corbett JJ (1986) Partial dorsal mesencephalic hemorrhages: report of three cases. Neurology 36:529–533
304. Sano K, Yoshida S (1980) Cerebellar hematomas. In: Pia HW, Langmaid C, Zierski (eds) Spontaneous intracerebral hematomas. Springer, New York, pp 348–356
305. Schnapper RA (1982) Pontine hemorrhage presenting as ataxic hemiparesis. Stroke 13:518–519
306. Schuaib A, Israelian G, Lee MA (1989) Mesencephalic hemorrhage and unilateral pupillary deficit. J Clin Neuro Ophthalmol 9:47–49
307. Schuaib A, Murphy W (1987) Mesencephalic hemorrhage and third nerve palsy. J Comput Tomog 11:385–388
308. Schütz H (1985) Klinik und Langzeitprognose spontaner Thalamushämatome. Fortschr Neurol Psychiatr 53:355–362
309. Schütz H (1988) Spontane intrazerebrale Hämatome. Pathophysiologie, Klinik und Therapie. Springer, Berlin Heidelberg New York
310. Schütz H, Bödeker RH, Damian M, Krack P, Dorndorf W (1990) Age-Related Intracerebral Hematoma in a German Community. Stroke 21:1412–1418
311. Schütz H, Dommer T, Bödeker RH, Damian M, Krack P, Dorndorf W (1992) Changing pattern of brain hemorrhage during 12 years of computed axial tomography. Stroke 23:653–656
312. Schütz HJ (1987) Die Putamenhämatome. Nervenarzt 58:670–676
313. Schwartzman RJ, Hill JB (1982) Neurologic complications of disseminated intravascular coagulation. Neurology 32:791–797
314. Scott M (1975) Spontaneous intracerebral hematoma caused by cerebral neoplasms: report of eight verified cases. J Neurosurg 42:338–342
315. Senant J, Samson M, Proust B (1988) Approche multi-factorielle du prognostic vital des hematomes intra-cerebraux spontanes. Rev Neurol (Paris)144:279–2883
316. Senegor M, Dohrmann GJ, Wollmann RL (1983) Venous angiomas of the posterior fossa should be considered as anomalous venous drainage. Surg Neurol 19:26–32
317. Sheehan HL, Lynch IB (1973) Pathology of toxemia of pregnancy. Williams u. Wilkins, Baltimore
318. Sila CA (1989) Spectrum of neurological events following cardic transplantation. Stroke 20:1586–1589
319. Silverstein AJ (1978) Primary pontine hemorrhage. In: Vinken PJ, Bryn (eds) Handbook of clinical neurology, Bd. XII. North-Holland, Amsterdam
320. Simard JM, Garcia-Bengochea F, Ballinger WE (1986) Cavernous angioma: a review of 126 collected and 12 new clinical cases. Neurosurgery 18:161–172
321. Sloan MA, Kittner SJ, Rigamonti D (1991) Occurrence of stroke associated with use/abuse of drugs. Neurology 141:1358–1364
322. Solomon DH, Barohn RJ, Bazan C, Grissom J (1994) The thalamic ataxia syndrome. Neurology 44:810–814
323. Spetzler RF (1989) Surg Neurol 31:412–413 (letter)
324. St. Louis EK, Wijdicks EF, Li H (1998) Predicting neurologic deterioration in patients with cerebellar hematomas. Neurology 51:1364–1369
325. Stanley LD, Suss RA (1985) Intracerebral hematoma secundary to lightning stroke: Case report and review of literature. Neurosurgery 16:686–688
326. Stein RW, Kase CS, Hier DB (1984) Caudate hemorrhage. Neurology 34:1549–1554
327. Sung CY, Chu NS (1989) Epileptic seizures in intracerebral hemorrhage. J Neurol Neurosurg Psychiat 52:1273–1276
328. Suzuki J, Kodama N (1983) Moyamoya disease: a review. Stroke 14:104–109
329. Tagle P, Heute I, Méndez J (1986) Intracranial cavernous angioma: presentation and management. J Neurosurg 64:720–723
330. Takebayashi S, Kaneko M (1983) Electron microscopic studies of ruptured arteries in hypertensive intracerebral hemorrhage. Stroke 14:28–30
331. Takeuchi K, Shimizu K (1957) Hypoasia of the bilateral internal carotid arteries. Brain Nerve (Tokyo) 9:37–43
332. Tanaka A, Ueno Y, Nakayama Y, Takano K, Tahebayaski S (1999) Small chronic hemorrhages and ischemic lesions in association with spontaneous intracerebral hematomas. Stroke 30:1637–1642
333. Taneda M, Hayakawa T, Mogami H (1987) Primary cerebellar hemorrhage: quadrigeminal cistern obliteration on CT scans as a predictor of outcome. J Neurosurg 67:545–552
334. Tannier C, Pons M, Treil J (1991) Les angiomes veneux encéphaliques 12 cas personnels et revue de la littérature. Rev Neurol 147:356–363
335. Teilmann K (1953) Hemangiomas of the pons. Arch Neurol Psychiat 69:208–223
336. Terayama Y, Tanahashi N, Fukuuchi Y, Gotoh F (1997) Prognostic value of admission blood pressure in patients with intracerebral hemorrhage. Keio Cooperative Stroke Study. Stroke 28:1185–1188
337. The European Atrial Fibrillation Trial Study Group (1995) Optimal oral anticoagulant therapy in patients with nonrheumatic atrial fibrillation and recent cerebral ischemia. N Engl J Med 333:5–10

338. Thibodeau LL, Prioleau GR, Manuelidis EE (1987) Cerebral endometriosis. J Neurosurg 66:609–610
339. Thompson D, Taylor W, Hayward R (1994) Hemorrhage associated with silastic dural substitute. J Neurol Neurosurg Psychiat 57:646–648
340. Thompson RK, Salcman M (1988) Brainstem hemorrhage: historical perspective. Neurosurgery 22:623–628
341. Thrift AG, McNeil JJ, Forbes A, Donnan GA (1996) Risk factors of cerebral hemorrhage in the era of well-controlled hypertension. Stroke 27:2020–2025
342. Toffol GJ, Biller J, Adams HP (1987) Nontraumatic intracerebral hemorrhage of young adults. Arch Neurol 67:545–552
343. Towne JB, Bernhard VM (1980) The relationship of postoperative hypertension to complication followin carotid endarterectomy. Surgery 88:575–580
344. Trenkwalder P, Trenkwalder C, Feiden W (1992) Toxoplasmosis with early intracerebral hemorrhage in a patient with the acquired immunodeficiency syndrome. Neurology 42:436–438
345. Tribble CG, Persing JA, Morgan RF, Kennedy JS, Edlich RF (1984) Lightning injury. Curr Concepts Trauma Case 7:5–10
346. Tsementsis SA, Gill JS, Hitchcook ER, Gill SK, Beevers DO (1985) Diurnal variation of an activity during onset of stroke. Neurosurgery 17:901–904
347. Tuhrim S, Dambrosia JM, Price TR (1988) Prediction of intracerebral hemorrhage survival. Ann Neurol 24:258–263
348. Tuhrim S, Dambrosia JM, Price TR (1991) Intracerebral hemorrhage: external validation and extension of a model for prediction of 30-day survival. Ann Neurol 29:658–663
349. Tuhrim S, Horowith DR, Sacher M (1995) Validation and comparison of models predicting intracerebral hemorrhage survival. Crit Care Med 23:950–954
350. Tuhrim S, Horowitz DR, Saher M, Godbold J (1999) Volume of ventricular blood is an important determinant of outcome in supratentorial intracerebral hemorrhage. Rit Care Med 27:617–621
351. Tuhrim S, Yang W, Rubinowitz H, Wunberger J (1982) Primary pontine hemorrhage and the dysarthria-clumsy hand syndrome. Neurology 32:1027–1028
352. Tyler KL, Poletti CE, Heros R (1982) Cerebral amyloid angiopathy with multiple intracerebral hemorrhage. J Neurosurg 57:286–289
353. Ueda K, Hasno Y, Liyohara Y, Wada J, Kawano H, Kato J, Fujii J, Yamar T, Omae T, Fuhishima M (1988) Intracerebral hemorrhage in a japanese community, Hisayama: incidence, follow-up, and related factors. Stroke 19:49–52
354. Van der Hoop RG, Vermeulen M, van Gjin J (1988) Cerebellar hemorrhage: diagnosis and treatment. Surg Neurol 29:6–10
355. Vaquero J, Salazar J, Martinez R (1987) Cavernomas of the central nervous system: clinical syndromes, CT scan diagnosis, and prognosis after treatment in 25 cases. Acta Neurochir 85:29–33
356. Vinters HV (1985) Cerebral hemorrhage: new ideas about causes and pathology. In: Platt WR (ed) Pathology update series, vol 2, no 17. Continuing Professional Education Center, Princeton, NJ, pp 1–8
357. Vinters HV (1987) Cerebral amyloid angiopathy. A critical review. Stroke 18:311–324
358. Vinters HV, Gilbert JJ (1983) Cerebral amyloid angiopathy: Incidence and complications in the aging brain II. The distribution of amyloid vascular changes. Stroke 14:924–928 (*)
359. Vonsattel JP, Hedly-Whyte ET, Ropper AH, Richardson EP (1984) Coincidence of fibrinoid necrosis with amyloid angiopathy as a cause of cerebral hemorrhage. J Europathol Exp Neurol 43:316
360. Waga S, Fujimoto K, Morikawa A (1977) Dural arteriovenous malformation in the anterior fossa. Surg Neurol 8:356–358
361. Waga S, Fujimoto K, Okada M (1986) Caudate hemorrhage. Neurosurgery 18:445–450
362. Waga S, Shimosaka S, Sahakura M (1983) Intracerebral hemorrhage remote from the site of the initial neurosurgical procedure. Neurosurgery 13:662–665
363. Wakai S, Yumakawa K, Manaka S, Takakura K (1982) Spontaneous intracerebral hemorrhage caused by brain tumor: its incidence and clinical significance. Neurosurgery 10:437–444
364. Walshe TM, Davis KR, Fisher CM (1977) Thalamic hemorrhage: A computed tomographic-clinical correlation. Neurology 27:217–222
365. Watson RT, Heilman KM (1979) Thalamic neglect. Neurology 29:690–694
366. Weisberg LA (1984) Caudate hemorrhage. Arch Neurol 41:971–974
367. Weisberg LA (1986) Mesencephalic hemorrhages: clinical and computed tomographic correlations. Neurology 36:713–716
368. Weisberg LA (1988) Alcoholic intracerebral hemorrhage. Stroke 19:1565–1569
369. Weisberg LA, Elliott D, Mielke D (1991) Intracerebral hemorrhage following electroconvulsive therapy. Neurology 41:1849
370. Weisberg LA, Shamsnia M, Elliott D (1991) Seizures caused by non traumatic parenchymal brain hemorrhage. Neurology 41:1197–1199
371. Weisberg LA, Stazio A (1988) Occipital lobe hemorrhages: clinical-computed tomographic correlations. Computerized Med Imaging Graphics 12: 353–358
372. Wepfer JJ (1658) Observationes anatomical, ex cadaperibus lorum, quos sustulit apoplexia, cum exercitatione de eius loco affecto. Joh, Caspari Suteri, Schaffhausen
373. Wijdicks EF, Fulgham JR (1995) Acute fatal detoriation in putaminal hemorrhage. Stroke 26: 1953–1955
374. Wijdicks EF, St Louis E (1997) Clinical profiles predictive of outcome in pontine hemorrhage. Neurology 49:1342–1346

375. Wilkins RH, Brody JA (1969) The thalamic syndrome. Arch Neurol 20:559–563
376. Wintzen AR, de Jong H, Loeliger EA, Bots GTAM (1984) The risk of intracerebral hemorrhage during oral anticoagulant treatment: a population study. Ann Neurol 16:553–558
377. Yamasaki T, Handa H, Yamashita J (1986) Intracranial and orbital cavernous angiomas: a review of 30 cases. J Neurosurg 64:197–208
378. Yonekawa Y, Handa H, Okuno T (1986) Moyamoya disease: diagnosis, treatment and recent achievement. In: Barnett HJM, Mohr JP, Stein BM, Yatsu F (eds) Stroke: Pathophysiology, diagnosis and management, vol. 2. Churchill-Livingstone, New York, pp 805–829
379. Yoshida Y, Yoshimoto T, Shivane R, Sahurai Y (1999) Clinical course, surgical management, and long-term outcome of Moyamoya patients with rebleeding after an episode of intracerebral hemorrhage. Stroke 30:2272–2276
380. Young WB, Lee KP, Pessin MS (1990) Prognostic significance of ventricular blood in supratentorial hemorrhage: a volumetric study. Neurology 40: 616–619
381. Zazulia AR, Diringer MN, Derdejn CP, Powers WP (1999) Progression of mass effect after intracerebral hemorrhage. Stroke 30:1167–1173
382. Zimmerman RS, Spetzler RF, Lee KS (1991) Cavernous malformations of the brain stem. J Neurosurg 75:32–39
383. Zuccarello M, Brott T, Derex L, Kothari R, Sauerbeck L, Tew J, Van Loveren H, Yelz H, Pancioli A, Khoury J, Broderick J (1999) Early surgical treatment for intracerebral hemorrhage: a randomized feasibility study. Stroke 30:1833–1839

F. Masuhr,
K.M. Einhäupl

14

Zerebrale Sinusvenenthrombosen

14.1 Einleitung

Zerebrale Sinusvenenthrombosen machen weniger als 1% aller Schlaganfälle aus, wobei die Mehrzahl der Patienten jünger als 40 Jahre ist. Da genaue Informationen zur Inzidenz der zerebralen Venenthrombosen aus epidemiologischen Studien fehlen, orientieren sich die Angaben zur Häufigkeit an den Daten prospektiver klinischer Serien, wo in Universitätskliniken mit einer Häufigkeit von etwa 5–8 Fällen pro Jahr gerechnet werden kann [5, 13]. Aufgrund der Tatsache, dass in der präangiographischen Ära die Diagnose nur autoptisch gestellt werden konnte, galt die zerebrale Sinusvenenthrombose lange als obligatorisch schwer und letal verlaufende Erkrankung. Moderne diagnostische Verfahren zeigen jedoch, dass Sinusvenenthrombosen häufiger vorkommen als früher angenommen und eine deutlich bessere Prognose aufweisen. Aufgrund der Vielfalt der klinischen Symptome und der Variabilität des Verlaufs wird die Diagnose jedoch oft zu spät gestellt oder ganz übersehen. Wichtig ist daher, bei Schlaganfällen mit fluktuierendem Verlauf, Kopfschmerzen, epileptischen Anfällen und Bewusstseinsstörungen eine zerebrale Venenthrombose in die differentialdiagnostischen Überlegungen mit einzubeziehen. Bei frühzeitigem Therapiebeginn liegt die Letalität von blanden Formen heute deutlich unter 10%. Thrombosen der tiefen inneren Hirnvenen und septische Thrombosen haben demgegenüber auch weiterhin eine hohe Mortalität.

14.2 Klassifikation

Aufgrund ätiologischer Faktoren und klinischem Erscheinungsbild unterscheidet man zwischen *blanden* und *septischen* zerebralen Sinusvenenthrombosen. Septische Thrombosen finden sich fast ausnahmslos als Komplikation bakterieller Infektionen im Schädel- oder Gesichtsbereich, wie z.B. einer Otitis und Mastoiditis, Sinusitis oder bakteriellen Meningitis [23]. Die Erreger gelangen entweder über die lokal zuleitenden Venen in den Sinus, oder die Eiterung bricht durch die Knochenwand in den benachbarten Sinus ein. Dabei wird die klinische Symptomatik von der lokalen Infektion bestimmt, begleitet von systemischen Infektionszeichen oder entzündlichen Liquorveränderungen. Am häufigsten ist der Sinus transversus infolge einer Otitis und Mastoiditis betroffen, wobei es oft zu einer Ausbreitung in angrenzende Venen und den Sinus kommt. Findet ein Einbruch in den meningealen Raum statt, steht klinisch das Bild einer eitrigen Meningitis im Vordergund. Septische Hirnvenenthrombosen sind jedoch insgesamt selten und machen weniger als 5% aller zerebralen Venenthrombosen aus, die Letalität ist jedoch trotz chirugischer Sanierung und Antibiotikatherapie hoch [23].

Eine weitere Sonderform stellt die Thrombosierung des Sinus cavernosus dar, die ein charakteristisches klinisches Bild zeigt, bei dem die ausgeprägten Lokalsymptome ganz im Vordergrund stehen. Neben einer Chemosis und Protrusio bulbi kommt es zu einer schmerzhaften Ophthalmoplegie sowie Ausfällen der 1. und 2. Trigeminusäste. Häufig finden sich auch Zeichen der venösen Stauung am Augenhintergrund in Form eines *Papillenödems*. Zu Beginn einseitig, ist aufgrund der Kommunikation beider Sinus eine Ausbreitung zur Gegenseite häufig, wohingegen eine Ausbreitung in den Sinus sagittalis superior oder in kortikale Venen vergleichsweise selten ist. Eine schwere Komplikation stellt die Kompression der A. carotis interna im Sinus cavernosus mit konsekutivem Hirninfarkt dar. Thrombosen des Sinus cavernosus sind meist septisch und treten als fulminante und lebensbedrohliche Komplikation von eitrigen Infektionen im Gesichtsbereich (z.B. Oberlippenfurunkel, Sinusitis oder bakterielle Orbitaprozesse) auf. Neben den Lokalsymptomen finden sich regelhaft systemische Infektionszeichen (septische Temperaturen, massiv erhöhte Entzündungsparameter) und trotz moderner antibiotischer Therapie ist die Mortalität [11] auch heute noch hoch. Blande Thrombosen des Sinus cavernosus sind demgegenüber seltener und können in einzelnen Fällen klinisch nur schwer von einem Tolosa-Hunt-Syndrom unterschieden werden.

14.3 Anatomie

Die oberflächlichen kortikalen Venen bilden ein enges Netzwerk von Anastomosen, die eine gute Kollateralisierung gewährleisten und in die duralen Sinus drainieren. Dabei sind Zahl, Kaliber und Topographie dieser oberflächlichen Venen sehr variabel und die venösen Territorien unterliegen großen individuellen Schwankungen. Einer angiographisch-funktionellen Einteilung folgend [20] kann man eine mediodorsale Venengruppe, die in den Sinus sagittalis superior und den Sinus rectus drainiert, von einer ventrolateralen und einer vorderen Venengruppe unterscheiden, die in den Sinus lateralis bzw. den Sinus cavernosus drainieren. Das Territorium, das drainiert wird, hängt dabei maßgeblich von der Ausbildung und Dominanz der vorderen Venengruppe ab, die zum oberflächlichen Sylvi-Venensystem gehört. Da die zerebralen Venen keine Venenklappen aufweisen, ist der Blutfluss prinzipiell in jede Richtung möglich. Dies erklärt, warum auch größere thrombotische Verschlüsse lange Zeit kompensiert werden können. Im Tierexperiment konnte an Ratten gezeigt werden, dass es nach dem Verschluss des Sinus sagittalis superior zu einer sofortigen Umkehr des venösen Rückstroms über die großen oberflächlichen kortikalen Venen kommt [10].

Die inneren Hirnvenen drainieren Blut von tiefer gelegenen subkortikalen Strukturen, wie der Capsula interna und externa, den Basalganglien und dorsalen Anteilen des Dienzephalons. Die basalen Venen (Rosenthal) vereinigen sich dabei mit den Vv. cerebri internae zur V. cerebri magna (Galeni), die in den Sinus rectus drainiert. Mit Ausnahme von Variationen der V. Rosenthal, ist das System der inneren Hirnvenen gemessen an dem der oberflächlichen kortikalen Venen vergleichsweise konstant. Blut von Kleinhirn und Hirnstamm fließt über Venen der hinteren Schädelgrube in die V. Galenii, den Sinus petrosus, rectus und lateralis. Die duralen Sinus werden durch Duraduplikationen gebildet und sind fest mit dem knöchernen Schädel verbunden. Eine aktive Regulation des Blutflusses via Vasodilatation oder -konstriktion ist nicht möglich. Thrombotische Verschlüsse finden sich meistens im Sinus sagittalis superior und dem Sinus lateralis, wobei eine Beteiligung beider Sinus häufiger ist als eine isolierte Thrombose.

14.4 Ätiologie und klinische Symptomatik

Die Ätiologie der zerebralen Sinusvenenthrombose ist vielfältig und unterscheidet sich nicht wesentlich von der extrazerebraler venöser Thrombosen [15]. Prädisponierende Faktoren sind u.a. Herzkrankheiten, Kachexsie und Marasmus, chirurgische Eingriffe und maligne Grunderkrankungen. Von besonderer Bedeutung sind *hormonelle Faktoren* bei Frauen. In prospektiven klinischen Studien waren Schwangerschaft, besonders das 3. Trimenon, und Wochenbett (Puerperalthrombose) häufig mit dem Auftreten einer Hirnvenenthrombose assoziiert, weitere mögliche hormonelle Risikofaktoren stellen die Einahme von Kontrazeptiva und eine Gestagentherapie dar. Chronisch entzündliche Darmerkrankungen wie die Colitis ulcerosa oder der Morbus Crohn, Vaskulitiden wie das Antiphospholipidsyndrom, die Wegner-Granulomatose oder der Morbus Behçet sowie endogene Koagulopathien (AT-III-Mangel, Protein-S- und C-Mangel) wurden als Ursachen von zerebralen Sinusvenenthrombosen berichtet [15]. In 20–25% bleibt die Ursache trotz einer umfangreichen diagnostischen Abklärung unbekannt [1].

Verglichen mit arteriellen Durchblutungsstörungen des Gehirns weisen zerebrale Sinusvenenthrombosen deutliche Unterschiede in Bezug auf den zeitlichen Verlauf und das Spektrum der klinischen Symptome auf [1, 13]. Während es durch den abrupten (z.B. embolisch bedingten) Verschluss eines arteriellen Gefäßes sofort zu einem maximal ausgeprägten Defizit kommt, verläuft der thrombotische Prozess im venösen System aufgrund der guten

Kollateralisierung oft über Tage, Wochen oder sogar Monate. Der klinische Beginn ist meist subakut mit einer graduellen Zunahme der Symptomatik oder einem fluktuierenden Verlauf. Eine Ausnahme stellen möglicherweise zerebrale Thrombosen in der Schwangerschaft und die Puerperalthrombose dar, die in einer großen klinischen Fallserie in 80% der Fälle einen akuten klinischen Beginn zeigten [8].

Kopfschmerzen sind das häufigste (75–95%) und oft auch das erste (>70%) Symptom in allen prospektiven klinischen Serien [1, 9, 13]. Sie kommen isoliert oder als Symptom der intrakraniellen Drucksteigerung mit Übelkeit, Erbrechen und Sehstörungen als Folge einer beidseitigen Stauungspapille vor. Die Kopfschmerzen treten meist subakut auf, wobei auch ein apoplektiformer Beginn, der differentialdiagnostisch an eine Subarachnoidalblutung denken lässt, möglich ist [13]. Die Kopfschmerzen sind meistens stark, und gehen den neurologischen Ausfällen oft um Tage oder Wochen voraus. Epileptische Anfälle finden sich bei 40–50% aller Patienten mit zerebralen Sinusvenenthrombosen und werden damit weitaus häufiger bei venösen als bei arteriellen Durchblutungsstörungen des Gehirns beobachtet [9, 13]. Oft sind es einfach-fokal motorische Anfälle (Jackson-Anfälle), die von einer Todd-Parese gefolgt sind, wobei jedoch auch komplex-fokale und Grand-mal-Anfälle auftreten können. Bei Neugeborenen mit zerebralen Thrombosen ist die Inzidenz von epileptischen Anfällen weitaus höher als bei älteren Kindern oder Erwachsenen, so dass hier venöse Durchblutungsstörungen des Gehirns bei Anfällen unklarer Genese eine wichtige Differentialdiagnose darstellen. Fokale neurologische Ausfälle wie eine motorische oder sensible Hemisymptomatik kommen bei 30–50% der Patienten vor [1, 5, 9, 13], wobei die Korrelation zwischen der Lokalisation des thrombotischen Verschlusses und dem neurologischen Ausfallssyndrom generell geringer ist als bei arteriellen Verschlüssen, da die gute Kollateralisation der zerebralen Venen und das Fehlen von Venenklappen einen Blutfluss in beide Richtungen zulassen. Häufig beginnen die motorischen Ausfälle als kortikale Monoparese, die sich im weiteren Verlauf zu einer Hemiparese ausweitet. Neuropsychologische Herdsymptome wie eine Aphasie oder eine Apraxie treten hinzu. Vigilanzstörungen jeden Grades (30–50%), psychotische Symptome (25%) und Verwirrtheitszustände (17%) werden ebenfalls häufig beobachtet. In 17–40% imitiert die Sinusvenenthrombose das Bild des Pseudotumors cerebri mit Kopfschmerzen und Stauungspapille [1].

Grundsätzlich führen ausgedehnte Thrombosen der großen Sinus im Verlauf eher zu einer generalisierten zerebralen Funktionsstörung (Kopfschmerzen, Vigilanzstörungen), während isolierte Thrombosen kortikaler Venen häufiger zu fokalen Defiziten (motorische oder sensible Ausfälle) oder epileptischen Anfällen führen. Die seltenen inneren Hirnvenenthrombosen können sich durch Funktionsstörungen in den Basalganglien manifestieren oder unter dem Bild eines dienzephalen Tumors oder einer Thalamusblutung in Erscheinung treten. Venöse Kleinhirninfarkte sind äußerst selten.

14.5 Pathophysiologische Aspekte

Thrombotische Verschlüsse hirnversorgender Arterien und Venen weisen signifikante pathophysiologische Unterschiede auf. Die Okklusion eines arteriellen Gefäßes führt zu einem plötzlichen Abfall des zerebralen Blutflusses im Ischämiekern. Die Autoregulation der Hirngefäße ist im betroffenen Areal stark eingeschränkt oder aufgehoben, und nach Stimulation mit Acetazolamid kommt zu keinem oder nur zu einem sehr geringen Anstieg des regionalen zerebralen Blutflusses [27]. Der zunächst resultierenden Funktionsstoffwechselstörung der neuronalen Zellen folgt nach kurzer Zeit eine Störung des Strukturstoffwechsels mit irreversibler Gewebsnekrose. Entsprechend schlecht ist auch die Prognose der Patienten bezüglich einer Restitio ad integrum. Von 1000 konsekutiven Patienten mit einer zerebralen arteriellen Ischämie fand sich nur bei 6,7% der Patienten eine komplette Rückbildung der klinischen Symptomatik [3]. Thrombotische Prozesse im venösen System verlaufen dagegen über Tage, Wochen oder sogar Monate und zeigen klinisch einen fluktuierenden Verlauf. Thrombuswachstum auf der einen und Rekanalisation durch das körpereigene fibrinolytische System auf der anderen Seite laufen nebeneinander ab, wobei der regionale zerebrale Blutfluss in der Akutphase nur geringfügig reduziert ist. Die Autoregulation der Hirngefäße ist erhalten und nach Stimulation mit Acetazolamid kommt es im Gegensatz zu arteriellen Verschlüssen zu einem deutlichen Anstieg des zerebralen Blutflusses als Hinweis auf eine gute

Reservekapazität der Hirndurchblutung [22]. Bei einer venösen Abflussbehinderung wird die Funktionsstoffwechselstörung erheblich länger toleriert, und selbst schwere neurologische Ausfälle können sich nach Tagen oder Wochen noch vollständig zurückbilden, was eine Strukturstoffwechselstörung weitgehend ausschließt. In einer klinischen Serie von 102 Patienten mit angiographisch nachgewiesener zerebraler Sinusvenenthrombose zeigten 57% eine vollständige Rückbildung der klinischen Symptomatik [27].

Intrakranielle Blutungen treten bei zerebralen Sinusvenenthrombosen wesentlich häufiger als bei Verschlüssen zerebraler Arterien auf. In prospektiven klinischen Serien liegt die Inzidenz bei 40–50% [9, 13] wobei neben intrazerebralen Blutungen auch subdurale und sehr selten subarachnoidal lokalisierte Hämatome beobachtet werden [13]. Die Blutungen sind haupsächlich parietal und parietookzipital lokalisiert und liegen meist kortikal und subkortikal, was differentialdiagnostisch von Bedeutung ist. Pathophysiologisch handelt es sich um Diapedeseblutungen, die durch einen Anstieg des venösen und kapillären transmuralen Drucks nach thrombotischem Venenverschluss entstehen [27]. Der thrombotische Prozess begünstigt somit das Auftreten von Blutungen. Heparin wirkt einer Zunahme der Thrombose und einer Rethrombosierung von Gefäßabschnitten entgegen, die durch die körpereigene Fibrinolyse wiedereröffnet wurden, und hat somit eine protektive Wirkung bezüglich des Auftretens weiterer Blutungen, da es den kapillären Druck senkt. Dies erklärt den günstigen Effekt einer Heparintherapie, auch wenn bereits Blutungen vorliegen (Abb. 14.1 a–c). Im Gegensatz dazu führt ein arterieller thrombotischer Verschluss zu einem Abfall des kapillären Drucks, und eine Blutung tritt normalerweise in der Reperfusionsphase auf. Der Thrombus wirkt hier dem Auftreten von Blutungen entgegen.

14.6 Diagnostik

14.6.1 Computertomographie

Die kraniale Computertomographie (CT) ist aufgrund ihrer weiten Verbreitung oft das erste diagnostische Verfahren und sollte sowohl nativ als auch mit Kontrastmittel durchgeführt werden. Viele direkte und indirekte Zeichen einer Sinusvenenthrombose sind in der Literatur beschrieben worden [4], wobei nur zwei als pathognomisch gelten: das *Cord-sign*, die direkte Darstellung einer thrombosierten kortikalen Vene als hyperdense Struktur in der nativen CT und nach Kontrastmittelgabe das *Delta-Zeichen*

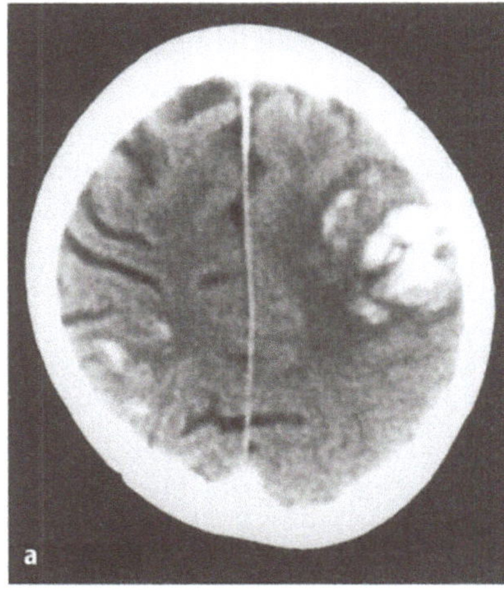

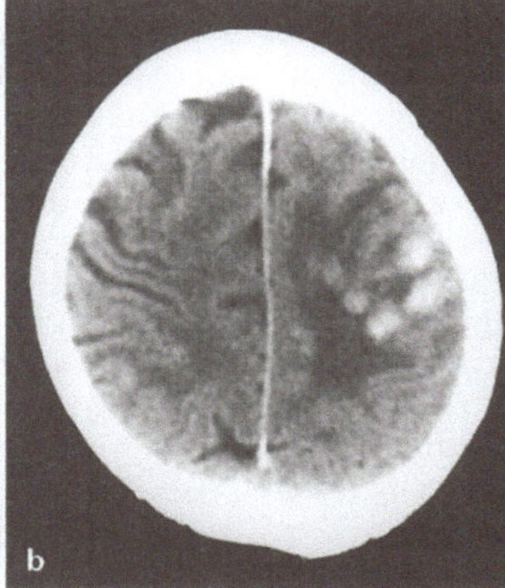

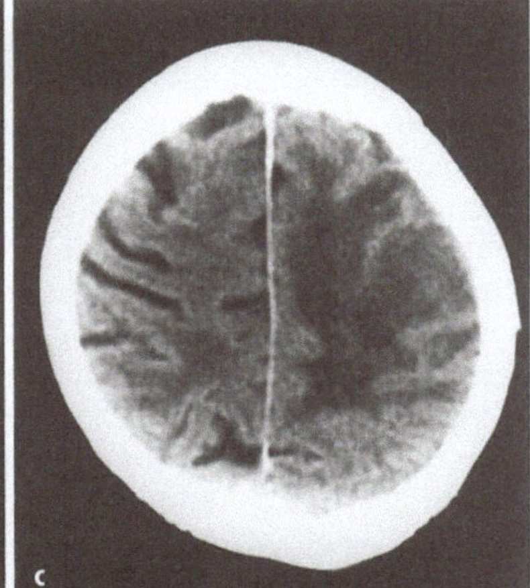

Abb. 14.1 a–c. Computertomographische Verlaufskontrolle bei einer 65jährigen Patientin mit angiographisch nachgewiesener langstreckiger Thrombose des Sinus sagitallis superior und des rechten Sinus transversus und sigmoideus. Das nativ-CT zeigt bei stationärer Aufnahme bihemispheriell kortikal und subkortikal lokalisierte kleinere Blutungen sowie links parietal eine größere inhomogene Blutung mit raumfordernder Wirkung bei nahezu komplett verstrichenem kortikalen Furchenrelief (**a**). Die Kontrolluntersuchung nach 4 Tagen unter einer intravenösen Vollheparinisierung mit einer Ziel-PTT um 90 s zeigt bereits eine vollständige Rückbildung der kleinen rechtshemispheriellen Blutungen und eine Reduktion der größeren Blutung (**b**). 10 Tage später unter Fortführung der Therapie gute Resorption der Blutungsareale bei weiterhin verstrichenem kortikalen Furchenrelief (**c**)

(oder *empty-triangle sign*), bei dem sich der nicht anreichernde Thrombus im Sinus sagittalis superior von der hyperdensen (kontrastmittelanreichernden) Dura der Sinuswand abgrenzt. Die in der Literatur angegebene Häufigkeit dieser beiden Zeichen unterliegt großen Schwankungen und liegt für das Delta-Zeichen bei 15–45%, während das Cord-sign deutlich seltener berichtet wird. Wesentlich häufiger finden sich indirekte Zeichen, wie beispielsweise eine lokalisierte oder generalisierte Hirnschwellung (40%), fokale Hypodensitäten, hämorrhagische Infarkte oder intrakranielle Hämatome. Meist ist die zerebrale CT nicht ausreichend für die Diagnosestellung, und bis zu 25% aller Patienten mit einer angiographisch gesicherten Sinusvenenthrombose haben normale CT-Befunde. Trotzdem kann die CT wertvolle differentialdiagnostische Hinweise geben, und bestimmt das weitere diagnostische Vorgehen. Bei septischen Thrombosen müssen zur Fokus-Suche die Nasennebenhöhlen und die Felsenbeine in Knochentechnik dargestellt werden.

14.6.2 Angiographie

Die konventionelle oder digitalisierte arterielle Viergefäßangiographie war lange Zeit der Goldstandard in der Diagnostik der Sinusvenenthrombosen [2, 5]. Sie erlaubt eine vollständige und kohärente Darstellung des gesamten venösen Systems. Aufgrund der verzögerten Füllung der Sinus und Venen bei einer akuten Thrombose ist es wichtig, lange Serien bis 20 s post injectionem durchzuführen, um eine vollständige Darstellung des venösen Systems zu ermöglichen. Eine nur teilweise oder fehlende Füllung der venösen Blutleiter ist dabei das wichtigste und einzige direkte Zeichen der Sinusvenenthrombosen in der konventionellen Angiographie (Abb. 14.2). Schwierigkeiten bei der Auswertung der Angiographie können in manchen Fällen aus anatomischen Varianten resultieren, beispielsweise bei der Beurteilung des vorderen Drittels des Sinus sagittalis superior, der oft nicht vollständig angelegt ist, oder bei einer Hypoplasie – meist des linken – Sinus transversus. In diesen Fällen sind die typischen indirekten Zeichen einer Sinusvenenthrombose wie dilatierte venöse Kollaterale – oft als „Korkenziehervenen" bezeichnet –, eine regional verzögerte venöse Entleerung oder eine verlängerte intrakranielle Zirkulationszeit entscheidende Hinweise auf einen venösen Verschluss. Die Abgrenzung einer Thrombose von einer Hypoplasie des Sinus transversus gelingt auch durch die zerebrale Kernspintomographie mittels direkter Darstellung des Thrombus, bei einer Aplasie des Sinus transversus findet sich dagegen in der konventionellen Schädelaufnahme bereits ein Fehlen der knöchernen Impressionen.

Die zerebrale Panangiographie hat ein gutes räumliches Auflösungsvermögen und erlaubt neben der Darstellung der venösen Zirkulation auch eine Beurteilung der arteriellen Seite, was differentialdiagnostisch von Bedeutung sein kann. Nachteile dieses Verfahrens sind jedoch die invasive Untersuchung mit arterieller Gefäßpunktion, die Verwendung ionisierender Strah-

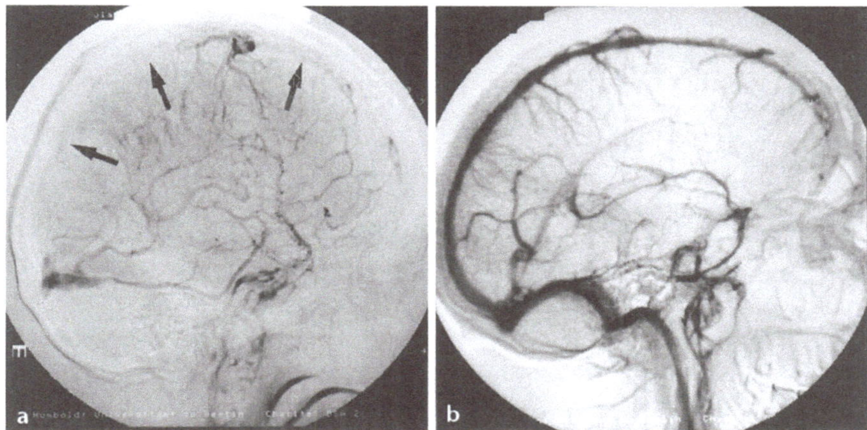

Abb. 14.2 a, b. Fehlende Darstellung des Sinus sagittalis superior im gesamten Verlauf (*schwarzer Pfeil*) sowie des Sinus transversus und sigmoideus. Zusätzlich zahlreiche indirekte Zeichen wie Venektasien, Venenabbrüche sowie deutlichen Kaliberschwankungen einzelner Venen (**a**). Zum Vergleich Carotisangiogramm mit normaler venöser Phase in seitlicher Projektion (**b**)

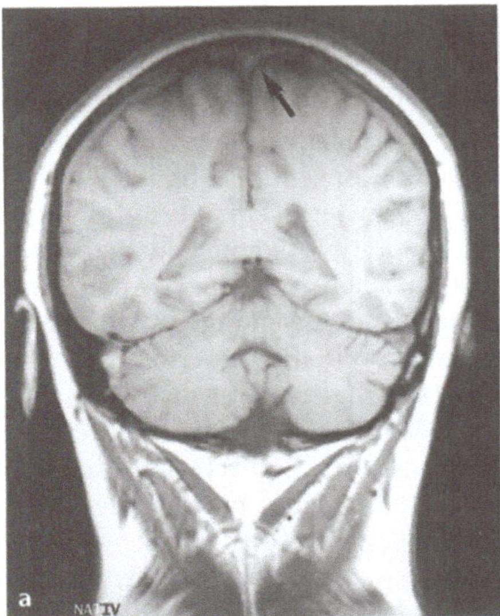

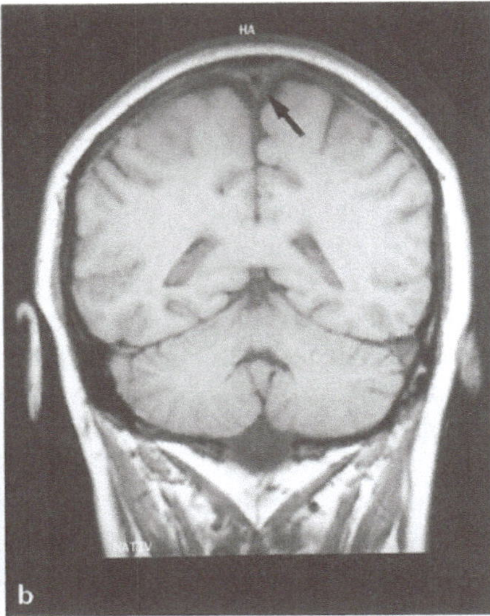

Abb. 14.3 a, b. Kernspintomographien (T1-gewichtete Spinechosequenzen in koronarer Schnittführung) einer 28jährigen Patientin mit angiographisch nachgewiesener Thrombose des Sinus sagittalis superior. Fehlende flussbedingte Signalauslöschung („lack of flow void") im thrombosierten Sinus (*schwarzer Pfeil*) (**a**). Im weiteren Verlauf unter intravenöser Antikoagulation wieder teilweise Rekanalisation des Sinus sagittalis superior mit typischer flussbedingter Signalauslöschung („*flow void*") (**b**)

len und die Beobachtung, dass nicht selten eine temporäre Verschlechterung der klinischen Symptomatik nach einer konventionellen Angiographie auftritt.

14.6.3 Magnetresonanztomographie und Magnetresonanzangiographie

Die Magnetresonanztomographie (MRT) und Magnetresonanzangiographie (MRA) sind heute die besten Verfahren in der initialen Diagnostik und zur Verlaufsuntersuchung der Sinusvenenthrombose [18, 24, 26, 28]. Die MRT ermöglicht eine direkte Darstellung des Thrombus, wobei das Signalverhalten vom zeitlichen Verlauf und der verwendeten MRT-Sequenz abhängt [18, 24]. In der akuten Phase während der ersten Tage ist der frische Thrombus isointens in T1- und T2-gewichteten Aufnahmen. Da fließendes Blut in Spinechosequenzen typischerweise eine flussbedingte Signalauslöschung zeigt („flow void"), zeigt sich der Thrombus in Form einer intraluminalen Signalanhebung (Abb. 14.3). Analog zur Computertomographie kann nach Kontrasmittelgabe auch in der MRT ein Delta-Zeichen beobachtet werden (Abb. 14.4).

Im weiteren Verlauf ist der Thrombus dann als hyperintenses Signal in T1- und T2-gewichteten Aufnahmen direkt sichtbar. Neben der di-

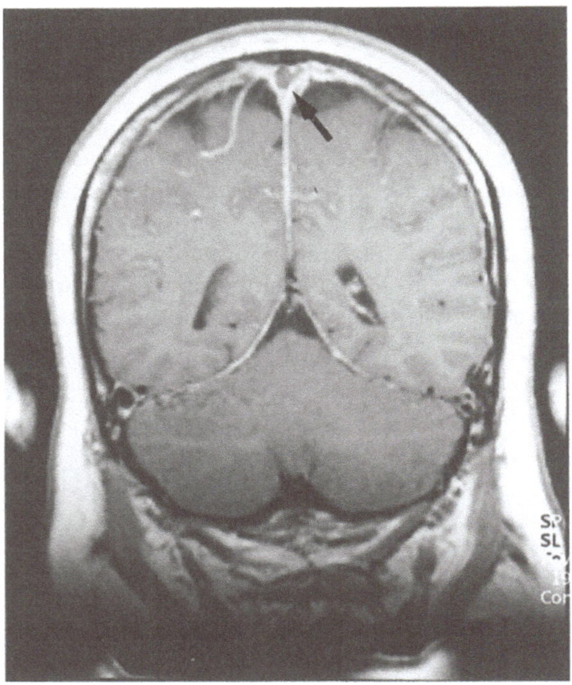

Abb. 14.4. Kernspintomographie (T1-gewichtete Spinechosequenz in koronarer Schnittführung) eines 48jährigen Patienten mit angiographisch gesicherter Thrombose des Sinus sagittalis superior. Nach Kontrastmittelgabe hebt sich der Thrombus infolge der Kontrastverstärkung der Sinuswand deutlich ab (*schwarzer Pfeil*). Aufgrund der Ähnlichkeit mit dem griechischen Delta (Δ) wird dieser Befund auch als „Delta-Zeichen" bezeichnet

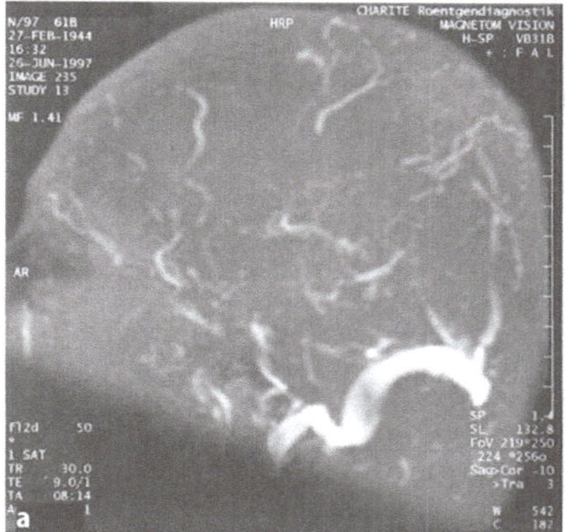

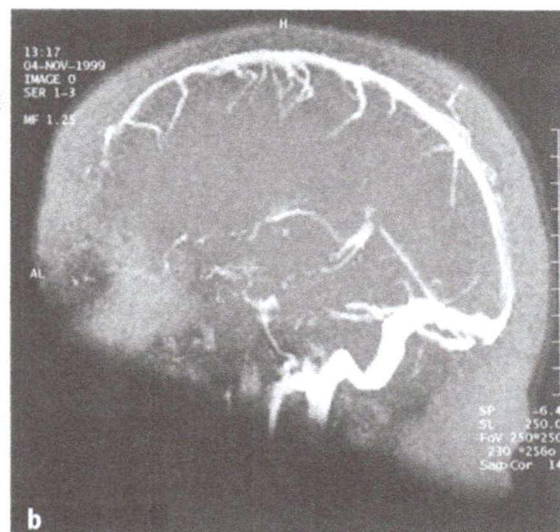

Abb. 14.5 a, b. Magnetresonanzangiographie (MRA) in Phasen-Kontrast-Technik mit fehlender Darstellung des Sinus sagittalis superior (**a**). Zum Vergleich im rechten Bild eine normale MRA (**b**)

rekten Darstellung des Thrombus kann durch die MRT auch eine Beteiligung des Hirnparenchyms, beispielsweise in Form eines venösen Infarkts oder einer Blutung nachgewiesen werden. Weitere Informationen können durch die Magnetresonanzangiographie gewonnen werden [26, 28]. Der Blutstrom ergibt ein Signal mit hoher Intensität, während sich das umgebende Hirngewebe dunkel darstellt. Bei einer frischen Thrombose fehlt dieses Signal hoher Intensität, und der Thrombus stellt sich fast isointens im Vergleich zum umgebenden Hirnparenchym dar (Abb. 14.5). Die MRA ermöglicht eine dreidimensionale Darstellung der venösen Blutleiter und erlaubt auch eine Aussage bezüglich des venösen Kollateralkreislaufs. Die nichtinvasive MRA ist beliebig wiederholbar und stellt daher ein optimales Instrument zur Verlaufskontrolle dar. MRT und MRA ermöglichen die Diagnosestellung in vielen Fällen. Problematisch bleibt jedoch das geringere räumliche Auflösungsvermögen der heute verfügbaren Sequenzen im Vergleich zur konventionellen Angiographie sowie die Möglichkeit von Artefakten aufgrund sehr langsamer Flussgeschwindigkeiten. Bei einer isolierten kortikalen Venenthrombose oder in Zweifelsfällen ist daher die Durchführung einer konventionellen Angiographie weiter erforderlich.

14.6.4 Andere diagnostische Methoden

Spezifische EEG-Befunde bei Patienten mit einer zerebralen Sinusvenenthrombose liegen nicht vor [6]. Am häufigsten finden sich eine Allgemeinveränderung oder Herdbefunde mit epileptischer Aktivität. Etwa 25% der Patienten haben ein normales EEG. Obwohl das EEG in der Diagnostik keine Rolle spielt, ist seine Sensitivität für strukturelle und metabolische Veränderungen des Gehirns hilfreich für das weitere diagnostische Vorgehen bei Patienten, die sich z. B. nur mit Kopfschmerzen vorstellen. Dasselbe gilt für die venöse Doppler-Sonographie der intrakraniellen Gefäße. Ein vermehrtes venöses Signal oder eine deutliche Flussbeschleunigung der zerebralen Venen lassen differentialdiagnostisch an eine venöse Abflussstörung denken und erfordern eine weiterführende Diagnostik [25].

Der Liquoreröffnungsdruck ist bei mehr als der Hälfte der Patienten erhöht. Liquorveränderungen, meist in Form einer leichten Pleozytose oder Eiweißerhöhung finden sich etwa bei 50% der Patienten, wobei keine oligoklonalen Banden vorkommen [6, 13]. Die Bedeutung fehlender oligoklonaler Banden liegt in der differentialdiagnostischen Abgrenzung zu einer Enzephalitis. Das bunte klinische Bild und der oft fluktuierende Verlauf bei Patienten mit einer Sinusvenenthrombose in Verbindung mit einer Pleozytose verleitet verständlicherweise zur Diagnose einer Enzephalitis, die eine der häufigsten Fehldiagnosen darstellt.

Laborveränderungen treten bei blanden Thrombosen häufig in Form einer leicht erhöhten BKS und einer milden Leukozytose auf [6]. Wichtig ist die Suche nach endogenen Koagulopathien wie einem *Antithrombin-III-Mangel*, *Protein-C-* oder *Protein-S-Mangel* sowie einer *APC-Resistenz*, insbesondere bei Patienten mit rezidivierenden Thrombosen oder einer positiven Familienanamnese für thromboembolische Ereignisse.

14.7 Therapie

Die Behandlung der blanden zerebralen Sinusvenenthrombose mit Antikoagulanzien sollte heute, analog zu der extrazerebraler Thrombosen, als Standardtherapie betrachtet werden. Obwohl der Einsatz von Antikoagulanzien, vor allem aus Furcht vor intrazerebralen Blutungen, zunächst abgelehnt wurde, konnte durch eine Plazebo-kontrollierte Doppelblindstudie der günstige Effekt einer intravenösen Therapie mit unfraktioniertem Heparin auch bei bereits vorbestehenden hämorrhagischen Infarkten belegt werden [14]. Eine neuere Plazebo-kontrollierte Studie mit subkutan appliziertem niedermolekularem Heparin in therapeutischer Dosierung bestätigte dieses Ergebnis [9]. Patienten in der Verumgruppe hatten einen besseren klinischen Verlauf, ohne dass zerebrale Blutungskomplikationen auftraten. Im Unterschied zur erstgenannten Studie, die einen signifikanten Vorteil der Antikoagulation gegenüber Plazebo zeigen konnte, fand sich für die Therapie mit niedermolekularem Heparin nur ein Trend zugunsten der Verumgruppe. Die Ursache für diesen Unterschied ist nicht klar, und kann sicherlich nicht durch den unterschiedlichen klinischen Schweregrad der Patienten bei Studieneinschluss oder die Art des verwendeten Heparins ausreichend erklärt werden [7]. Trotzdem sind jetzt keine weiteren Plazebo-kontrollierten Studien zu erwarten und ethisch auch nicht zu rechtfertigen, da das Prinzip der Antikoagulation bei extrazerebralen venösen Thrombosen wirksam ist und nur aufgrund der hohen Rate von hämorrhagischen Infarkten bei zerebralen Thrombosen Sicherheitsbedenken gegen eine Heparinisierung bestanden, die nun ausgeräumt sind. Wir empfehlen derzeit eine PTT-gesteuerte intravenöse Vollantikoagulation mit unfraktioniertem Heparin und verwenden keine niedermolekularen Heparine in der Akutphase. Neben einer therapeutischen Antikoagulation ist die symptomatische Behandlung von Kopfschmerzen und das Management sekundärer Komplikationen wie beispielsweise epileptischen Anfällen wichtig. Die entsprechenden Behandlungsmaßnahmen und Dosierungsvorschläge werden in Tabelle 14.1 dargestellt.

14.7.1 Antikoagulation

Die Heparinbehandlung wird unmittelbar nach Sicherung der Diagnose mit einer Bolus-Gabe eingeleitet, auch wenn bereits ein hämorrhagischer Infarkt vorliegt. Aufgrund der besseren Steuerbarkeit in der Akutphase sollte die Behandlung über einen Perfusor fortgesetzt werden. Ziel ist eine Verlängerung der PTT auf etwa das 2,5fache des Ausgangswertes. Die erforderlichen Heparin-Tagesdosen unterliegen dabei erheblichen individuellen Schwankungen. Werden sehr hohe Dosen benötigt (>2000–3000 I.E./h) muss an einen Antithrombin-III-Mangel oder eine falsche Füllung der Perfusorspritze gedacht werden. Während der Behandlung muss die Thrombozytenzahl regelmäßig kontrolliert werden, um eine Heparin-induzierte Thrombozytopenie rechtzeitig zu erkennen. Bei Patienten mit einer paroxysmalen nächtlichen Hämoglobinurie ist Heparin kontraindiziert. Die intravenöse Heparintherapie wird während der gesamten Akutphase durchgeführt und erst nach klinischer Stabilisierung erfolgt eine überlappende Umstellung auf eine orale Therapie mit Kumarinen. Bei einer Sinusvenenthrombose während der Schwangerschaft muss aufgrund der potentiell teratogenen Wirkung von Kumarinen die Heparintherapie weitergeführt werden, die jedoch mit dem Risiko subplazentarer Blutungen und konsekutiver Plazentainsuffizienz verbunden ist. Manifestiert sich eine zerebrale Venenthrombose in der Frühschwangerschaft, sollte nach klinischer Stabilisierung unter Heparin ein Absetzversuch erfolgen und nur bei erneut auftretenden Kopfschmerzen wieder Heparin gegeben werden.

Während der Umstellung auf Marcumar oder Warfarin muss die intravenöse Vollheparinisierung weitergeführt werden bis eine therapeutisch wirksame orale Antikoagulation erreicht worden ist. Zur Therapiekontrolle sollte die INR (international normalized ratio) benutzt werden, die weniger störanfällig als der nichtstandardisierte Quick-Wert ist. Die Ziel-INR liegt bei 2,5–3,0 (Quick-Wert ca. 25–30%). Man beginnt die orale Antikoagulation – beispielsweise mit 4 Tabletten Marcumar am 1. Tag, 3 Tabletten am 2. Tag und 2 Tabletten am 3. Tag – und richtet sich dann weiter nach den aktuellen Werten. Wie bei der Heparintherapie unterliegt auch die Erhaltungsdosis bei Kumarinen erheblichen individuellen Schwankungen. Kommt es nach der Umstellung zu einer erneuten Verschlechterung

Tabelle 14.1. Behandlungsmaßnahmen bei zerebralen Sinusvenenthrombose

Substanz	Dosis	Indikation	Ziel	Dauer
Heparin (Thrombophob®)	3000–5000 I.E. als Bolus, dann 800–1500 (meist 1200) I.E./h über Perfusor	Immer in der Akutphase	2,5fache der Ausgangs-PTT	Bis stabiler klinischer Zustand (anhaltende Besserung der Beschwerden oder volle Remission), meist 10–21 Tage
Kumarin (Marcumar®)	1. Tag 4 Tbl. 2. Tag 3 Tbl. 3. Tag 2 Tbl. dann weiter nach aktuellem Wert	Immer als Prophylaxe nach Stabilisierung des klinischen Zustands	Quick zwischen 25–30% INR 2,5–3,0	Meist 3–6 Monate, bei hormoneller Ursache 6 Monate, bei persistierender Hyperkoagulopathie Langzeittherapie
Phenytoin (Phenhydan®)	2×250 mg/i.v./d als Prophylaxe, oder 2–3 Tbl./d	Immer prophylaktisch	Anfallsfreiheit in der Akutphase	Bis zur Stabilisierung des klinischen Zustands
Phenytoin-Infusionskonzentrat	750 mg als Infusion, weiter nach Serumspiegel	Nach dem 1. Anfall therapeutisch		oder 2–3 Wochen nach dem letzten Anfall
Paracetamol (Ben-u-ron®)	1–4 Tbl. à 500–1000 mg/d, 1–2×Supp. à 1000 mg	Leichte bis mittlere Kopfschmerzen	Schmerzbekämpfung bei noch vertretbarer Sedierung (Beurteilbarkeit!)	Solange Bedarf
Pentazocin (Fortral®)	1–5 Amp. à 30 mg i.v. 1–5 Kps. à 50 mg p.o. 1–5 Supp. à 50 mg	Sehr starke Kopfschmerzen		
Triflupromazin (Psyquil®)	1–2 Amp. à 10 mg i.v. 1–2 Supp. à 70 mg	Schwere Übelkeit und Erbrechen	Besserung der Übelkeit bei geringer Sedierung	Solange Bedarf
Haloperidol (Haldol®)	5–10 mg i.v. oder p.o.	Starke psychomotorische Unruhe	Effektive Ruhigstellung bei relativ geringer Vigilanzminderung	Solange Bedarf
Midazolam (Dormicum®)	5–10 mg i.v.	Kurze Sedierung für diagnostische oder therapeutische Interventionen	Kurzwirksame und effektive Sedierung	Nur intermittierend, solange Bedarf
Mannitol 20% (Mannit®)	125 ml i.v. als Bolus über 10 min, bis 4–6×/d, dann Ausschleichen durch tägliche Verdoppelung des Dosis-Intervalls	Kritischer Hirndruck und drohende Einklemmung	Senkung des ICP, Sistieren von Strecksynergismen und anderen Zeichen der drohenden Einklemmung	Solange kritische Erhöhung des ICP, dann ausschleichen

der Symptomatik, muss die Heparintherapie sofort wieder aufgenommen werden. Die Kumarintherapie kann weitergeführt werden, da meist eine therapeutische Lücke durch eine noch insuffiziente Kumarindosierung die Ursache ist. Persistiert die klinische Verschlechterung jedoch, sollte zur besseren Steuerung der Antikoagulation nur noch mit Heparin weiter behandelt werden. Bei Patienten ohne erkennbare Ursache führen wir die orale Antikoagulation über 3–6 Monate weiter; werden hormonelle Faktoren (orale Antikonzeptiva, Wochenbett) als Ursache angenommen, sollte mindestens über 6 Monate weiter behandelt werden, da die Normalisierung der Gerinnungssituation mehrere Monate benötigen kann. In den Fällen, in denen sich eine persistierende thrombogene Grunderkrankung findet oder bei Patienten mit endogenen Koagulopathien, muss in der Regel lebenslang weiter antikoaguliert werden.

In der Absetzphase sind engmaschige neurologische Kontrollen angeraten, wobei speziell das *Auftreten von Kopfschmerzen* beachtet werden muss. Gegebenenfalls sollten frühzeitig eine MRT und MRA durchgeführt werden, um Rezidive zu erfassen.

14.7.2 Thrombolytische Therapie

Bislang liegen keine Plazebo-kontrollierten Studien zur Wirksamkeit einer Thrombolyse bei der zerebralen Sinusvenenthrombose vor. Günstige Verläufe wurden zunächst kasuistisch sowohl für eine systemische als auch für eine lokale Lyse berichtet, ebenso wurde die erfolgreiche operative Thrombusausräumung in Verbindung mit der Gabe lytischer Substanzen beschrieben [12, 21]. Eine kleinere Fallserie berichtete günstige Ergebnisse bei 12 von 13 Patienten, die über einen Zeitraum von 24–72 h mit lokalen Urokinaseinfusionen über einen Mikrokatheter behandelt wurden [17]. Bei 4 Patienten lagen zu Therapiebeginn bereits intrazerebrale Blutungen vor. Neuere unkontrollierte Therapiestudien liegen für die lokale Lyse mit rekombinantem Gewebsplasminogenaktivator (rt-PA: recombinant tissue plasminogen activator) in Kombination mit einer PTT-wirksamen Vollheparinisierung vor [16, 19]. Im Vergleich zu Urokinase und Streptokinase bietet rt-PA den Vorteil einer kürzeren Halbwertszeit und einer selektiven Aktivität am Fibrin des Thrombus, was zumindest theoretisch das Risiko von systemischen Blutungskomplikationen reduzieren kann. Fasst man die Ergebnisse dieser beiden Studien zusammen, so zeigte sich bei 15 von 21 Patienten eine rasche und komplette Rekanalisation der betroffenen Sinus sowie eine vollständige Rückbildung der klinischen Symptomatik in 14 von 21 Fällen. Damit scheint mit der Kombinationstherapie zwar eine höhere Rekanalisationsrate im (indirekten) Vergleich zu einer alleinigen Heparintherapie erreicht zu werden [7, 15], eine bessere klinische Wirksamkeit lässt sich aus diesen Ergebnissen jedoch nicht ableiten. Dies gilt um so mehr, da keine strenge Korrelation zwischen kompletter Rekanalisation und klinischer Besserung besteht. Bei einer Vielzahl von beschwerdefreien Patienten findet sich angiographisch nur eine inkomplette Rekanalisation, wobei die venösen Zirkulationszeiten denen von Gesunden entsprechen [15].

Blutungskomplikationen traten bei 4 Patienten auf, wobei 2 von 7 Patienten mit vorbestehenden hämorrhagischen Infarkten eine deutliche Zunahme der intrazerebralen Blutungen aufwiesen. Im Vergleich dazu kam es in den Plazebo-kontrollierten Heparinstudien bei insgesamt 18 Patienten mit hämorrhagischen Infarkten zu Beginn der Heparintherapie in keinem Fall zu einer Zunahme der Blutungen während der Behandlung [9, 14]. Damit steht dem erhöhten Blutungsrisiko einer fibrinolytischen Therapie, zumindest bei Patienten mit hämorrhagischen Infarkten, die gute Wirksamkeit bei gleichzeitiger Sicherheit einer Heparintherapie gegenüber.

Zusammengefasst gibt es derzeit keine ausreichende Evidenz, eine Thrombolyse als Therapie der ersten Wahl bei Patienten mit zerebralen Sinusvenenthrombosen zu empfehlen [7]. Eine lokale Lyse sollte bei ausgedehnten hochgradigen Thrombosen mit schwerem klinischen Bild in Erwägung gezogen werden, wenn es trotz adäquater Antikoagulation über mehrere Tage zu einer raschen klinischen Verschlechterung kommt. Dabei muss ausgeschlossen werden, dass die klinische Progredienz nicht durch andere Faktoren wie beispielsweise epileptische Anfälle, pulmonale Embolien oder das Fortschreiten einer schweren Grunderkrankung bedingt ist [7]. Aufgrund fehlender kontrollierter Studien richtet sich das Dosierungsregime nach den Richtlinien für die Behandlung extrazerebraler venöser Thrombosen.

14.7.3 Symptomatische Therapie

Aufgrund der hohen Inzidenz von epileptischen Anfällen bei zerebralen Sinusvenenthrombosen, die häufig von einer stunden- oder tagelang andauernden Hemiparese (Todd-Lähmung) mit der Möglichkeit einer weiteren Verschlechterung der neuronalen metabolischen Situation gefolgt sind, führen wir bei allen Patienten eine prophylaktische antiepileptische Therapie mit Phenytoin durch. Andere Autoren geben nur dann Antiepileptika, wenn bereits ein Anfall aufgetreten ist [1]. Kommt es bei bisher unbehandelten Patienten zu einem ersten epileptischen Anfall, ist eine rasche Aufsättigung innerhalb von 4–6 h mit Phenytoin als Infusionskonzentrat erforderlich, um eine Anfallsserie oder einen Status epilepticus zu verhindern. Nach Entlassung aus dem Krankenhaus ist eine antiepileptische Therapie in der Regel nicht notwendig, da eine Residualepilepsie nach einer Sinusvenenthrombose sehr selten ist.

Zur Behandlung von leichten Kopfschmerzen setzen wir Paracetamol ein, bei schweren Schmerzen müssen zentral wirksame Analgetika wie beispielsweise Pentazocin (Fortral®) oder Piritramid (Dipidolor®) gegeben werden. Stärker thrombozytenaggregationshemmende Analgetika wie z.B. Acetylsalicylsäure sollten aufgrund des erhöhten Blutungsrisikos bei gleichzeitiger intravenöser Heparintherapie nicht eingesetzt werden. Zur antiemetischen Behandlung, die aufgrund der meningealen Reizung durch Volumenzunahme des Gehirns trotz adäquater analgetischer Therapie häufig notwendig ist, verwenden wir niederpotente Neuroleptika wie z.B. Triflupromazin. Generell muss bei der analgetischen und antiemetischen Therapie beachtet werden, dass durch die begleitende Sedierung die neurologische Beurteilbarkeit erschwert werden kann. Wenn bei sehr unruhigen Patienten eine Sedierung erforderlich wird, sollten Substanzen eingesetzt werden, die nur zu einer geringen Beeinflussung der Vigilanz führen. Dafür hat sich die orale oder intravenöse Gabe von Haloperidol bewährt. Bei dringlichen diagnostischen Maßnahmen sollten kurz wirksame Benzodiazepine zur Sedierung eingesetzt werden.

Bei etwa 50% aller Patienten mit Sinusvenenthrombose kommt es durch die venöse Abflussbehinderung zu einer Volumenzunahme des Gehirns. Oft ist bereits die Heparintherapie ausreichend, um den erhöhten Hirndruck zu senken, so dass nur bei etwa 20% der Patienten unter einer suffizienten Antikoagulation eine antiödematöse Therapie eingeleitet werden muss. In diesen Fällen setzen wir Mannitol ein, wobei tägliche Osmolaritätskontrollen notwendig sind. Acetazolamid sollte *nicht* eingesetzt werden, da es durch eine Vasodilatation der zerebralen Arteriolen mit konsekutiver Zunahme des intrakraniellen Blutvolumens sogar noch zu einem Anstieg des intrakraniellen Drucks kommen kann. Neben einer Osmotherapie sollten weitere allgemeine Maßnahmen der Hirndrucktherapie (Oberkörperhochlagerung bei 30–40°, kontrollierte Hyperventilation mit einem pCO_2 um 30 mmHg) durchgeführt werden. Steroide sollten aufgrund ihrer prothrombotischen Potenz *nicht* eingesetzt werden. Kommt es im Verlauf der Erkrankung zu einem Hydrocephalus arresorptivus, ist evtl. eine permanente Liquorableitung über einen ventrikuloatrialen oder -peritonealen Shunt notwendig.

14.7.4 Therapie der septischen Sinusvenenthrombose

Eine operative Sanierung des infektiösen Fokus ist praktisch in allen Fällen dringend erforderlich. Zusätzlich ist eine breite antibiotische Abdeckung erforderlich, die sich nach dem Erregerspektrum der zugrundeliegenden lokalen Infektion richtet. Bis zum Erregernachweis beginnen wir die Initialtherapie mit der Kombination eines Zephalosporins der 3. Generation (z.B. Claforan® 3×2 g/d) mit einem penizillinasefesten Penizillin (z.B. Staphylex® 4×2 g/d).

Obwohl keine kontrollierten Studien zur Therapie der septischen Sinusvenenthrombose vorliegen, sollte die Antikoagulation und weitere Behandlung analog zur blanden Sinusvenenthrombose durchgeführt werden. Ein erhöhtes Blutungsrisiko oder die Begünstigung septischer Mikroembolien durch eine Heparintherapie wurde von uns nicht beobachtet.

14.8 Prognose

Während in frühen angiographischen Serien Mortalitätsraten bis zu 50% berichtet wurden, bestätigen die Ergebnisse neuerer prospektiver kontrollierter und unkontrollierter Serien eine deutlich bessere Prognose [1, 5, 9, 14]. Unter einer Heparintherapie liegt die Sterblichkeit heute deutlich unter 10%, wobei Patienten mit hämorrhagischen Infarkten eine schlechtere Prognose aufweisen. Weitere Faktoren, die mit einer ungünstigen Prognose einhergehen sind hohes Lebensalter, Koma bei Therapiebeginn, unkontrollierbare epileptische Anfälle, eine Beteiligung der inneren Hirnvenen sowie septische Thrombosen. Trotzdem muss immer wieder betont werden, dass selbst bei schwersten Verläufen unter adäquater Heparintherapie eine Restitio ad integrum möglich ist. Nicht zuletzt die neueste Therapiestudie [9] hat jedoch gezeigt, dass die Mehrzahl der Patienten selbst ohne Behandlung mit Antikoagulanzien einen guten Spontanverlauf haben.

Literatur

1. Ameri A, Bousser MG (1992) Cerebral venous thrombosis. Neurol Clin 19:87–111
2. Barnes BD, Brant-Zawadzki M, Menzer W (1983) Digital subtraction angiography in the diagnosis of superior sagittal sinus thrombosis. Neurology 33:508
3. Bogousslavsky J, van Melle G, Regli F (1988) The Lausanne Stroke Registry: Analysis of 1000 consecutive patients with first stroke. Stroke 19:1083–1092
4. Bounanno FS, Moody DM, Ball MR, Laster DW (1978) Computed cranial tomographic findings in cerebral sinus and venous occlusion. J Comp Asis Tomog 2:281–290
5. Bousser MG, Chiras J, Bories J, Castaigne P (1985) Cerebral venous thrombosis – a review of 38 cases. Stroke 16:199–213
6. Bousser MG, Goujon C, Ribeiro V, Chiras J (1990) Diagnostic strategies in cerebral sinus vein thrombosis. In: Einhäupl KM, Kempski O, Baethmann A (eds) Cerebral Sinus Thrombosis: Experimental and Clinical Aspects. Plenum Press, New York, pp 187–199
7. Bousser MG (1999) Cerebral venous thrombosis. Nothing, heparin, or local thrombolysis? Stroke 30:481–483
8. Cantu C, Barinagarrementeria F (1993) Cerebral venous thrombosis associated with pregnancy and puerperium: a review of 67 cases. Stroke 24:1880–1884
9. De Bruijn SFTM, Stam J for the Cerebral Venous Sinus Thrombosis Study Group (1999) Randomized, placebo-controlled trial of anticoagulant treatment with low-molecular-weight heparin for cerebral sinus thrombosis. Stroke 30:484–488
10. Deckert M, Frerichs K, Mehraein P, Kempski O, Baethmann A, Einhäupl K (1990) A new experimental model of sinus venous thrombosis. In: Einhäupl KM, Kempski O, Baethmann A (eds) Cerebral Sinus Thrombosis: Experimental and Clinical Aspects. Plenum Press, New York, pp 39–42
11. DiNubile MJ (1988) Septic thrombosis of the cavernous sinuses. Arch Neurol 45:431-435
12. Di Rocco C, Iannelli A, Leone G, Moschini M, Valori VM (1981) Heparin-urokinase treatment in aseptic dural sinus thrombosis. Arch Neurol 38:431–435
13. Einhäupl KM, Villringer A, Haberl RL (1990) Clinical spectrum of sinus venous thrombosis. In: Einhäupl KM, Kempski O, Baethmann A (eds) Cerebral Sinus Thrombosis: Experimental and Clinical Aspects. Plenum Press, New York, pp 149–155
14. Einhäupl KM, Villringer A, Meister W, Mehraein S, Garner C, Pellkofer M, Haberl RL, Pfister HW, Schmiedek P (1991) Heparin treatment in sinus venous thrombosis. Lancet 338:597–600
15. Einhäupl KM, Masuhr F (1994) Cerebral venous and sinus thrombosis – un update. Eur J Neurol 1:109–126
16. Frey JL, Muro GJ, McDougall CG, Dean BL, Jahnke HK (1999) Cerebral venous thrombosis. Combined intrathrombus rtPA and intravenous heparin. Stroke 30:489–494
17. Horowitz M., Purdy P, Unwin H, Carstens G, Greenlee R, Hise J, Kopitnik T, Batjer H, Rollins N, Samson D (1995) Treatment of dural sinus thrombosis using selectice catheterisation and urokinase. Ann Neurol 38:58–67
18. Isensee C, Reul J, Thron A (1994) Magnetic resonance imaging of thrombosed dural sinuses. Stroke 25:29–34
19. Kim SY, Suh JH (1997) Direct endovascular thrombolytic therapy for dural sinus thrombosis: infusion of alteplase. Am J Neuroradiol 18:639–645
20. Meder JF, Chiras J, Roland J, Giunet P, Bracard S, Bargy F (1994) Venous territories of the brain. J Neuroradiol 21:118–133
21. Persson L, Lilja A (1990) Extensive dural sinus thrombosis treated by surgical removal and local streptokinase infusion. Neurosurgery 26:117–121
22. Schmiedek P, Einhäupl KM, Moser E (1990) Cerebral blod flow in patients with sinus venous thrombosis. In: Einhäupl KM, Kempski O, Baethmann A (eds) Cerebral Sinus Thrombosis: Experimental and Clinical Aspects. Plenum Press, New York, pp 75–83
23. Southwick FS, Richardson EP Jr, Schwartz MN (1986) Septic thrombosis of the dural venous sinuses. Medicine Baltimore 65:82–106
24. Sze G, Simmons B, Krol G, Walker R, Zimmermann RD, Deck MD (1988) Dural sinus thrombosis: verification with spin-echo techniques. Am J Neuroradiol 9:679–686
25. Valdueza JM, Hoffmann O, Weih M, Mehraein S, Einhäupl KM (1999) Monitoring of venous hemodynamics in patients with cerebral venous thrombosis by transcranial doppler ultrasound. Arch Neurol 56:229–234
26. Villringer A, Seiderer B, Bauer WM, Laub G, Haberl RL, Einhäupl KM (1989) Diagnosis of superior sagittal sinus thrombosis by three-dimensional magnetic resonance flow imaging (letter). Lancet 1:1086–1087
27. Villringer A, Mehraein S, Einhäupl KM (1994) Pathophysiological aspects of cerebral sinus venous thrombosis. J Neuroradiol 21:72–80
28. Vogl TJ, Bergmann C, Villringer A (1994) Dural sinus thrombosis: value of venous MR angiography for diagnosis and follow-up. Am J Radiol 162:1191–1198

Danksagung

Wir bedanken uns bei Herrn Prof. Dr. Rüdiger Lehmann, Leiter der Abteilung für Neuroradiologie am Universitätsklinikum Charité, für die freundliche Überlassung des umfangreichen Bildmaterials.

W. Hacke
(Kapitel-Hrsg.)

15 Therapie des ischämischen Insults

15.1 Allgemeine organisatorische Voraussetzungen

P. Ringleb, E. Orberk, T. Brandt

15.1.1 Einleitung

In den letzten Jahren hat sich die Auffassung durchgesetzt, dass ein Patient mit einem Schlaganfall ebenso ein dringlicher Notfall ist wie Patienten mit akutem Myokardinfarkt. Dies beruht nicht zuletzt auf den positiven Resultaten der systemischen Lysetherapie aus den letzten Jahren. Hiermit steht erstmals eine wirkliche Therapie mit der Chance der Reversibilität des neurologischen Defizits zur Verfügung. Die Behandlung des Schlaganfallpatienten muss sich seither nicht mehr nur auf allgemeine stabilisierende Maßnahmen beschränken [46, 82].

15.1.2 Das „Time-is-Brain"-Konzept

Nach einem zerebralen Gefäßverschluss bleibt nicht viel Zeit. Zellen im Infarktkern sind nach wenigen Minuten unwiederbringlich verloren, Gewebe in der Infarktrandzone, der „ischämische Penumbra", können in den nächsten Stunden in den Prozess des Zelluntergangs mit einbezogen werden (Abb. 15.1) [110, 112]. Wird innerhalb dieses Zeitraumes eine suffiziente Perfusion wiederhergestellt oder eine Neuroprotektion erreicht, können Neurone in der Penumbra zu normaler Funktion zurückkehren. Dieser Zeitraum wird deshalb als therapeutisches Fenster bezeichnet [90]. Wie lange dieses Fenster geöffnet bleibt, ist wahrscheinlich individuell sehr unterschiedlich und hängt von verschiedenen Faktoren wie Infarktgenese, Lokalisation des Gefäßverschlusses und Status der Kollateralen ab. Eindeutige Angaben zur Länge des therapeutischen Fensters sind auch deshalb nicht möglich, weil sich verschiedene Typen von Neuronen in ihrer Ischämietoleranz unterscheiden lassen. Auf der Basis bisheriger Arbeiten über zerebrale Ischämien am Tiermodell und Erfahrungen aus klinischen Studien kann angenommen werden, dass das therapeutische Fensters in den meisten Fällen etwa 3–6 h umfasst [34, 90].

Damit von dieser geringen Zeit möglichst wenig verloren geht, sollte die Versorgung des Schlaganfallpatienten in einer präformierten Handlungskette ablaufen (Tabelle 15.1). Da Umfragen gezeigt haben, dass bis zu 60% der Bevölkerung Symptome von Schlaganfällen nicht richtig einschätzen können, muss die Ver-

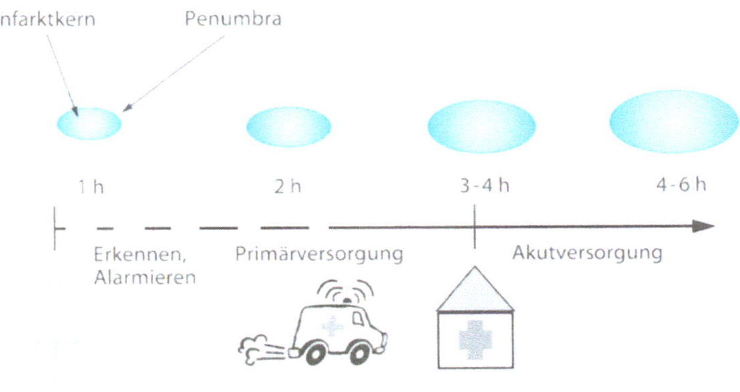

Abb. 15.1. Ausdehnung des irreversibel geschädigten Hirnareals in Abhängigkeit von der Zeit (nach Steiner et al. 1999, mit freundlicher Genehmigung von Autor und Verlag)

Tabelle 15.1. Versorgungskette von Schlaganfallpatienten

Nr.	Kettenglied	Beteiligte
1	Erkennen	Patient, Angehörige
2	Alarmieren	Patient, Angehörige
3	Primärversorgung	Laien, Rettungsdienst, Hausarzt, ärztlicher Notdienst
4	Transport	Rettungsdienst, Notarzt
5	Akutversorgung	Ambulanz-Team
6	Stationäre Versorgung	Intensivstation, Stroke Unit, neurologische Allgemeinstation, internistische Allgemeinstation

sorgungskette mit einer umfangreichen Bevölkerungsaufklärung beginnen. Die weiteren Glieder der Versorgungskette, Rettungssanitäter, niedergelassene Ärzte und Notärzte, müssen ebenfalls mit den Symptomen des Schlaganfalls vertraut sein und über die regionalen Versorgungsstrukturen informiert sein.

15.1.3 Infrastrukturelle Voraussetzungen

Letztlich müssen auch in den primärversorgenden Krankenhäusern Strukturen vorhanden und erprobt sein, die von der Ambulanz bis zur Station eine optimale, d.h. unter anderem auch zügige Versorgung des Schlaganfallpatienten ermöglicht. Ziel muss es sein, die Zeit zwischen Eintreffen des Patienten, Diagnostik und Behandlungsbeginn (sog. „door to needle time") möglichst kurz zu halten. Die Notfallambulanz oder Aufnahmestation eine neurologische oder internistischen Klink stellt gewissermaßen eine Drehscheibe für die rasche klinische Evaluation, ggf. Triage mit Vorziehen bedrohter Patienten bei neuroradiologischer und neurosonologischer Diagnostik zwecks Therapieentscheidung und Einleitung dar. Die Bildung von Stroke-Teams aus Mitarbeitern, die insbesondere in der Versorgung und Diagnostik von Schlaganfallpatienten geschult sind, hilft den zeitlichen Ablauf zu beschleunigen und die Versorgung dieser Patienten zu optimieren.

15.1.3.1 Stroke Units

In zahlreichen Studien der letzten Jahre konnte eindeutig gezeigt werden, dass die Versorgung von Schlaganfallpatienten auf hierfür eingerichteten Spezialstationen, sog. Stroke Units, zur Verbesserung wesentlicher prognostischer Parameter führt [93]. In diesen Stroke Units ist ein speziell geschultes interdisziplinäres Team aus Ärzten, Pflegekräften, Krankengymnasten, Logopäden, Ergotherapeuten und Psychologen tätig [9]. Es ist bemerkenswert, dass die Letalität nach einem Schlaganfall drastisch gesenkt werden konnte, ohne gleichzeitig den Anteil schwerstpflegebedürftiger Überlebender zu erhöhen [95]. In Deutschland hat sich vorwiegend der Ansatz sog. akuter Stroke Units im Unterschied zu den in Skandinavien und Großbritannien verbreiteten Rehabilitation Stroke Units durchgesetzt. Solche Stroke Units sollen nach den Richtlinien der Deutschen Gesellschaft für Neurologie [8, 9] so konzipiert sein, dass für 500000 Einwohner 4 Betten zur Verfügung stehen. Krankenhäuser, die eine Stroke Unit betreiben, benötigen als Grundausstattung eine Computertomographie in 24-h- vor-Ort-Bereitschaft, eine selektive Katheterangiographie in 24-h-Rufbereitschaft und ein vollständig ausgestattetes neurosonologisches Labor mit extra- und transkraniellem Doppler sowie Duplex. Weiter sollte die kardiologische Diagnostik inklusive transösophagealem Echokardiogramm möglich sein. Durch das Monitoring von EKG, Blutdruck, Pulsoxymetrie, Atmung und Temperatur soll die Grundlage für das rasche Erkennen von Komplikationen und deren Behandlung geschaffen werden. Darüber hinaus ermöglichen die personellen Ressourcen eine sehr frühzeitige und individuell abgestimmte Rehabilitation. Durch die Ansammlung von Wissen und Erfahrung kann die individuell optimale Form der Weiterbetreuung und Sekundärprophylaxe gewählt werden. Zur Zeit werden in einigen Bundesländern Strukturen einer Schlaganfallversorgung auf mehren Ebenen erprobt (Abb. 15.2).

Aufgrund der Relation von Bettenzahl zur Schlaganfallhäufigkeit können Stroke Units nur dann effektiv sein, wenn eine gute Organisation der Zuweisung und Weiterversorgung vorhanden ist. Über die Zuweisungskriterien müssen Rettungsdienste, Notärzte und umliegende Krankenhäuser informiert sein. Kontinuierliche Schulungen dieser Partner sind empfehlenswert, damit möglichst viele Patienten, möglichst rasch in das für sie optimale Zentrum gelangen. Die Einbindung der Stroke Unit als Organisationseinheit in das Netz der Schlaganfallversorgung ist in Abb. 15.3 dargestellt.

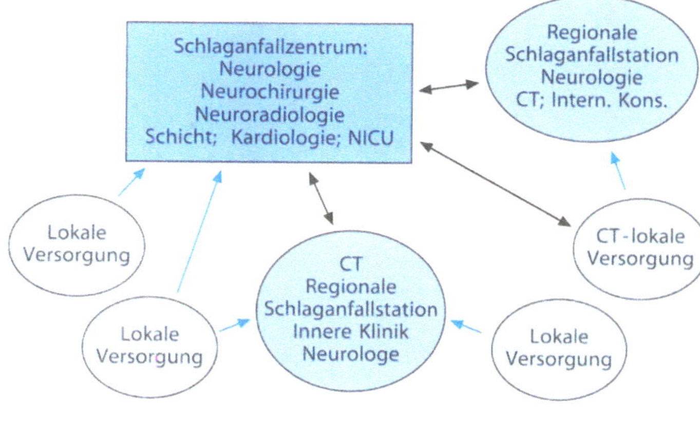

Abb. 15.2. Netzwerkansatz von DGN und Stiftung zur abgestuften Stroke-Unit-Versorgung in Baden-Württemberg

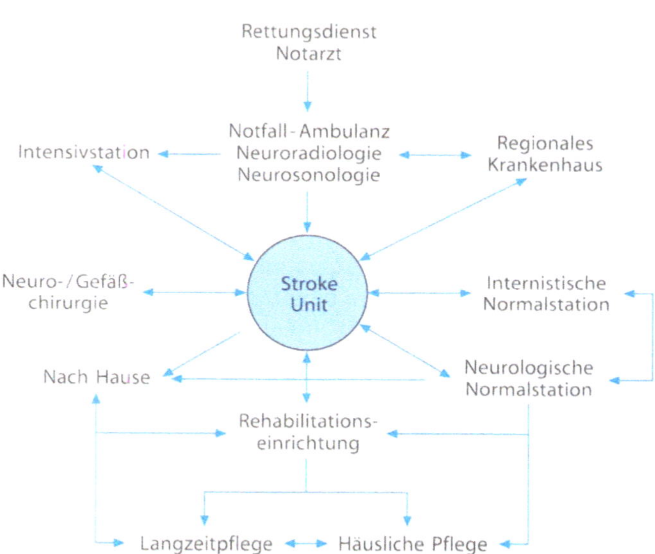

Abb. 15.3. Stellung der Stroke Unit im Versorgungsnetz für Schlaganfallpatienten

15.1.3.2 Welche Patienten gehören auf eine Stroke Unit?

Stroke Units sind keine Spezialstationen für Lysetherapie. Von den Möglichkeiten solcher Einheiten können wesentlich mehr Patienten profitierten als für eine Lysetherapie in Betracht kommen: Primär eingewiesen werden sollten Patienten, deren Symptomatik in der Regel seit weniger als 24 h besteht und die nicht pflegebedürftig vorerkrankt sind. Die Einführung strikter Altersobergrenzen ist nicht sinnvoll, dagegen ist bei begrenzter Bettenzahl eine Patientenauswahl, in die neben Multimorbidität, Behandlungsoptionen und Willen des Patienten auch das biologische Alter mit eingehen, notwendig. Sekundäre Verlegungen aus anderen Einrichtungen sind sinnvoll, wenn eine frühzeitige Verschlechterung oder ein Rezidiv auftritt oder wenn die diagnostische Einordnung der Schlaganfallursache auf Schwierigkeiten stösst. Im Zweifelsfall kann ein telefonischer Kontakt und eine Videotransmission der Ergebnisse der Schnittbilddiagnostik (Teleradiologie) hilfreich sein. Hierfür müssen in den spezialisierten Kliniken rund um die Uhr Ansprechpartner vorhanden und die entsprechenden Telefonnummern den Rettungsdiensten und anderen primärversorgenden Kliniken auch bekannt sein.

Die neuroradiologische Diagnostik einer Klinik der ersten Versorgungsstufe sollten von CT über nichtinterventionelle Angiographieverfahren (CTA, MRA) bis hin zur Möglichkeit supraselektiver Katheterangiographie reichen und erfordern daher eine besondere neuroradiologische Expertise. In allen Kliniken, die sich der Akutbehandlung von Schlaganfällen widmen, muss 24 h am Tag die Möglichkeit der Computertomogra-

Tabelle 15.2. Differentialindikation zum Ort der Betreuung von Schlaganfallpatienten

Einheit	Bedingung
Neurologische Intensivstation	– Vigilanzstörung, – Hirndruck(-gefährdung), – respiratorisch oder kardial instabil, – invasive Therapie
Stroke Unit	– Geplante Thrombolysetherapie, – Symptombeginn vor weniger als 24 h, – keine vorbestehende Pflegebedürftigkeit, – relative Altersgrenze, – Behandlungsoption, – Überwachungspflichtigkeit, – neuroradiologisch interventionelle Therapie
Neurologische Allgemeinstation	– Neurovaskuläre Ursachenabklärung – atypische Ursache
Internistische Allgemeinstation	– Behandlungsbedürftige internistische Begleiterkrankung, kardiale Ursache, Ressourcenknappheit

phie bestehen und auch genutzt werden. Patienten, die respiratorisch oder kardial instabil, hirndruckgefährdet sind oder eine invasive oder neurochirurgischen Therapie benötigen, sollten Kliniken mit der Möglichkeit intensivmedizinischer Versorgung zugewiesen werden. Ein Beispiel für eine differenzierte Zuweisungsentscheidung ist in Tabelle 15.2 dargestellt.

15.2 Basisdiagnostik und -therapie

E. Hartmann, B. Ehrmann-Benz, P. Ringleb

Nach zeitlichen und logistischen Kriterien kann die Akutbehandlung des Schlaganfalls in zwei Hauptschritte unterteilt werden (Tabelle 15.3).

15.2.1 Aufnahmephase

Aufgabe der Aufnahmephase ist die Feststellung der aktuellen Problematik, der Anamnese, die Stabilisierung des Gesamtzustands, die möglichst rasche Einweisung des Patienten in eine für seine spezifische Situation optimale Institution, die Diagnosesicherung und, falls möglich, bereits die Vorbereitung und die Einleitung der Therapie. Die Aufnahmephase selbst kann in zwei Abschnitte unterteilt werden. Der erste Abschnitt umfasst Therapie und Versorgung des Patienten durch die Ersthelfer vor Ort, im Krankenwagen oder im Notarztwagen, der zweite Abschnitt Diagnostik und Therapie in der Notaufnahme der Klinik. Bis zur definitiven Diagnosestellung unterscheiden sich die Therapieoptionen nicht wesentlich.

15.2.1.1 Prähospitalphase

Aufgabe dieser Phase in der Schlaganfallversorgung ist die Diagnosestellung, die Sicherung der Vitalfunktionen und der möglichst rasche Transport in eine Klinik mit adäquaten Weiterversorgungsmöglichkeiten. Zunächst müssen sich die Helfer vor Ort ein Bild über den Zustand des Patienten und die Anamnese machen. Unmittelbar nach ihrem Eintreffen sollten Atmung, Puls, Blutdruck und Bewusstseinszustand (z.B. Glasgow Coma Scale = GCS) überprüft werden. Eine Blutzuckerbestimmung (Stix) sowie Anschluss an einen EKG-Monitor und – wenn möglich – Pulsoxymetrie sind wünschenswert. Bedrohliche Störungen der Vitalfunktionen werden sofort korrigiert. Hieran schließt sich eine neurologische und internistische Untersuchung an. Die Ergebnisse dieser ersten Untersuchung entscheiden über die Art des Transports (NAW bei bewusstseinsgetrübten Patienten) und das primär aufzusuchende Krankenhaus.

Anamnese und Untersuchung

Anamnese und eine erste orientierende Untersuchung sollten *vor* dem Transport geschehen. Wichtig für die zukünftige Behandlung ist, welche Beschwerden *neu* aufgetreten sind, wann sie aufgetreten sind und wie oft oder wie lange sie bestanden. Von Bedeutung ist auch, ob schon zuvor Defizite oder Erkrankungen bestanden und welche Medikamente in welcher Dosis eingenommen wurden. Ausweise und ärztliche Unterlagen sollten mitgenommen werden. Durch eine kurze Verzögerung aufgrund des Sammelns dieser Informationen kann später in der Klinik viel Zeit eingespart werden, da oft die Angehörigen die Klinik erst später wesentlich später als der Rettungsdienst mit dem Patienten erreichen. Es kommt hier darauf an, den richtigen Kompromiss zwischen Informationsbedarf und Zeitverlust zu finden.

Vitalparameter

Atmung. Eine gute Sauerstoffsättigung ist für einen Patienten mit zerebraler Ischämie wichtig. Das bereits kritisch minderperfundierte, aber noch nicht infarzierte Gewebe wird bei nied-

Tabelle 15.3. Phasenadaptierte diagnostische und therapeutische Maßnahmen in der Akutphase der Schlaganfallbehandlung

	Aufnahmephase	Stationsphase
Vitalparameter		
Atmung Ziel: SpO_2 100%	O_2-Gabe, Freimachen der Atemwege Intubation bei: – Ateminsuffizienz – Fehlen der Schutzreflexe – Bewusstlosigkeit und Erbrechen	O_2-Gabe, Freimachen der Atemwege Intubation bei: – Ateminsuffizienz – Fehlen der Schutzreflexe oder – Bewusstlosigkeit und Erbrechen – Vor intraarterieller Lyse (fakultativ)
Blutdruck Ziel [mmHg]: 140/90–190/100	RR ≤190/100 keine Therapie RR >220/120 (bei wiederholter Messung) 1. Nitro-Spray 2 Hub *oder* 2. Nifedpin 5 mg s.l. 3. Kontrolle nach 10 min, ggf Wdh. Transport oder Diagnostik dennoch ohne Verzögerung durchführen!	RR ≤190/100 keine Therapie RR >220/120 (bei wiederholter Messung) 1. Nitro-Spray 2 Hub *oder* 2. Nifedpin 5 mg s.l. 3. Kontrolle nach 10 min, ggf Wdh. 4. i.v. Therapie mit z.B. Labetalol (10–20 mg) oder Ebrantil (5–25 mg)
Blutzucker Ziel [mg/dl]: <250	BZ <350 mg/dl keine Therapie BZ >350 mg/dl 6–8 I.E. Altinsulin	BZ <170 mg/dl keine Therapie BZ >170 mg/dl adaptiertes Insulin Therapie; Anfangs evtl. Insulin-Perfusor
Zugang	Großlumiger i.v. Zugang noch vor Transport *Kein* zentraler Venen-Katheter (ZVK), *Kein* arterieller Zugang!	Großlumiger i.v. Zugang ZVK und arterieller Zugang *nach* Abschluss der spezifischen Therapie, nach Zustand des Patienten
Elektrolyte	i.v. Gabe isotoner Elektrolytlösungen (Volumen) (außer bei Dialysepflicht, Lungenödem. etc.) Ausgleich v.a. von Kalium je nach Labor	i.v. Gabe isotoner Elektrolytlösungen nach Labor, Bilanz Ausgleich aller Elektrolyte nach Labor (Cave: zu rascher Ausgleich v.a. von Na <120)
Untersuchungen und Anamnese		
	Vor Ort: orientierende neurologische und internistische Untersuchung, Anamnese *Notambulanz*: Ausführliche neurologische Untersuchung, orientierende internistische Untersuchung, Anamnese	– Ausführliche aktuelle Anamnese, – Risikofaktoranamnese, – Familienanamnese, – Medikamentenanamnese, ausführliche neurologische und internistische Untersuchung
Diagnostik und spezifische Therapie		
Spezifische Therapie	Keine bis zur Diagnostik	s. Kapitel „antithrombotische Maßnahmen"
Labor	Elektrolyte, Nierenretentionswerte, CK, TNI, Transaminasen, Blutbild, Gerinnungsstatus, BSG	Elektrolyte, Leber-, Pankreas-, Nierenwerte, CK, TNI, BGS, CRP, Differential-Blutbild, Urin, Gerinnung, Prot. C+S, APC-Resistenz, Cholesterin, Triglyzeride u. a.
Bildgebung, vaskuläre Diagnostik	CCT, evtl. MRT mit Perfusion/Diffusion ECD, TCD, Duplex Evtl. CTA oder MRA Evtl. DSA	Kontrolle der Bildgebung, ergänzende Untersuchungen
Kardiologische Diagnostik	EKG (falls Beschwerden)	EKG, 24-h-EKG, EKG und Blutdruck-Monitoring, transthorakales und transösophageales Echo, „Bubble"-Test
Fieber		Paracetamol oder Metamizol, physikalische Maßnahmen
Ernährung	Nüchtern lassen	Bei Schluckstörung: Magensonde falls; nicht möglich: parenteral

riger Sauerstoffsättigung weiter gefährdet. Eine gute Sauerstoffversorgung kann so eine Vergrößerung des Infarkts verhindern [15]. Als Basismaßnahme empfehlen wir bei allen Patienten mit noch bestehendem neurologischen Defizit, das über eine leichte Symptomatik (Richtwert NIH-SS-Wert>3) hinausgeht, die Gabe von 2–6 l/min O_2 per Nasensonde (Ziel: SpO_2 100%; Kontraindikation: chronisch obstruktive Lungenerkrankung).

Ein wacher Patient mit erhaltenen Schutzreflexen, ist von einer Aspiration kaum bedroht, auch wenn er erbrechen sollte. Problematischer ist die Versorgung von Patienten mit abgeschwächten oder erloschenen Schutzreflexen oder Bewusstseinsstörung. Bewusstseinsgetrübte Patienten sind auf Fremdkörper im Nasenrachenraum wie z.B. Nahrungsreste oder Zahnprothesen zu untersuchen. Sie sind immer als aspirationsgefährdet zu betrachten. Auch ein wacher Patient mit starker Schluckstörung oder Störung der kaudalen Hirnnerven ist aspirationsgefährdet. Eine Intubation kann unter Umständen das einzig geeignete Mittel sein, dies zu verhindern. Dennoch muss die Indikation zur Intubation streng gestellt werden, denn eine nicht indizierte Intubation stellt ein unnötiges Risiko (Aspirationsgefahr, andere Komplikationen) dar und kostet unter Umständen viel Zeit, z.B. wenn ein Notarzt erst angefordert werden muss. Außerdem ist ein Patient in sediertem Zustand neurologisch nicht mehr adäquat beurteilbar. Vor der Intubation muss daher der Untersuchungsbefund einschließlich Pupillengröße und Funktion dokumentiert werden.

Herz und Kreislauf. Patienten mit zerebralen Ischämien leiden häufig unter Herzrhythmusstörungen. Die Rhythmusstörungen können Folge der zerebralen Ischämie [127], aber auch deren Ursache sein [135]. Eine sofortige Therapie ist nur notwendig, wenn es sich um lebensbedrohliche oder blutdruckwirksame Arrhythmien handelt. Bei allen kardiorespiratorisch stabilen Patienten sollte keine Zeit mit Therapieversuchen verloren werden.

Blutdruck. Ein häufiges Problem bei Schlaganfallpatienten ist der deutlich erhöhter Blutdruck.

Blutdruckwerte weit über 200/110 mmHg sind kein Beweis für das Vorliegen einer Blutung, da auch bei ischämischen Schlaganfällen der Blutdruck in der Anfangsphase massiv erhöht sein kann [14]. Das Senken des Blutdrucks sollte stets unter Abwägung der Risiken geschehen. Bei Vorliegen von hochgradigen Stenosen z.B. kann ein Senken des Bedarf-Hypertonus zur kritischen Ischämie führen [113].

Wissenschaftlich belegte Richtlinien für die Blutdrucktherapie bei frischem Schlaganfall gibt es nicht, die im folgenden gegebenen Empfehlungen (Tabelle 15.4) können daher nur als Vorschlag angesehen werden [16, 33, 48, 94].

Erhöhte Blutdruckwerte nach einer ersten Messung sollten generell toleriert werden. Erst wenn sich in einer zweiten Messung nach ca. 5 min Werte von >220/120 bestätigen, sollte mit sehr geringen Dosen gut dosierbarer Medikamente ein Versuch der Senkung unternommen werden. Angestrebt werden sollten Werte um 180–190/100 mmHg. Es empfiehlt sich – nicht zuletzt wegen der einfachen Handhabung auch durch nichtärztliches Personal – zunächst einen Versuch mit 2 Hub Nitro-Spray zu unternehmen. Eine Auswahl anderer Medikamente und ihre Dosierung findet sich in den Tabellen 15.4 und 15.5. Für viele der gebräuchlichen Medikamente gibt es krankheitsspezifische Kontraindikationen, die beachtet werden müssen. Aus neu-

Tabelle 15.4. Vorschlag zur Blutdruckeinstellung in der anfänglichen stationären Phase der Schlaganfallbehandlung.[a] (Modifiziert nach Brott et al. 1994)

Systolischer Blutdruck	180–239 mmHg und/oder
Diastolischer Blutdruck	105–140 mmHg
Keine Therapie	
Systolischer Blutdruck	>220 mmHg (wiederholt gemessen) und/oder
Diastolischer Blutdruck	120–140 mmHg
– Labetalol	5 mg i.v.[b]
– Urapidil	10–50 mg i.v., danach 4–8 mg/h i.v.[c]
– Clonidin	0,15–0,3 mg i.v. oder s.c.
– Dihydralazin	5 mg i.v.
– Nifedipin	5–10 mg oral[d]
Diastolischer Blutdruck	>140 mmHg
– Nitroglyzerin	5 mg i.v., danach 1–4 mh/h i.v.
– Natrium-Nitroprussid	1–2 mg (nur selten notwendig)

[a] Die Verfügbarkeit der Medikamente kann je nach Land variieren.
[b] Labetalol sollte vermieden werden bei Patienten mit Asthma, Herzinsuffizienz, Reizleitungsstörungen und Bradykardien.
[c] Bei Patienten mit rasch wechselnden Blutdruckwerten kann ein alternierendes Urapidil/Arterenol-Schema verwendet werden.
[d] Nifedipin kann eine überschießende Blutdrucksenkung verursachen, des weiteren kann es den intrakraniellen Druck erhöhen.

Tabelle 15.5. Medikamente zur Blutdruckeinstellung. (Modifiziert nach Kaplan 1990)

	Dosis	Eintritt [min]	Wirkdauer [h]	Nebenwirkung
Orale Medikamente				
■ Kalziumantagonist				
– Nifedipin	5–10 mg sublingual	5–15	3–5	Überschießende Wirkung, Tachykardie, Flush, paradoxe Wirkung mit Zunahme pektanginöser Beschwerden, Hirndruckerhöhung
■ ACE-Hemmer				
– Captopril	6,5–50 mg sublingual	15–30	4–6	Abnahme der CBF, orthostatische Hypotonie
■ Zentraler α-Antagonist				
– Clonidin	0,2 mg initial, dann 0,1 mg/h (bis 0,8 mg)	5–15	6–8	Überschießende Wirkung, Vorsicht bei Kombination mit Diuretika
Parenterale Medikamente				
■ Vasodilatoren				
– Nitroprussid	0,25–10 µg/kg/min	Sofort	1–5 min	Erbrechen, Übelkeit, Schwitzen, Zyanidintoxikation
– Nitroglyzerin	5–100 µg/kg/min	2–5	3–5 min	Tachykardie, Kopfschmerz, Erbrechen, Methämoglobinämie
– Dihydralazin	6,5–20 mg i.v. 1,5–7,5 mg/h	1–2	1–2	Tachykardie, Kopfschmerz
■ β-Blocker				
– Propranolol	1–10 mg i.v.	1–2	3–6	β-Blocker Nebenwirkung (z.B. Bronchospastik, Bradykardie, Asthma)
■ α/β-Blocker				
– Labetalol	20–80 mg i.v. 2 mg/h	5–10	3–6	Übelkeit, Schwindel, Erbrechen
■ α_1-Blocker				
– Urapidil	10–50 mg i.v. 9–30 mg/h	2–5	3	Keine schwerwiegenden Nebenwirkungen
■ Zentraler α-Antagonist				
– Clonidin	0,15–0,3 mg s.c./i.v. 0,06–0,25 mg/h	5–10	3–5	Initialer Blutdruckanstieg

rologischer Sicht beachtenswert ist der potentiell hirndruckerhöhende Effekt von Kalziumantagonisten wie Nifedipin, dieser spielt jedoch in der Akutphase des Schlaganfalls oft eine untergeordnete Rolle. Direkte Vasodilatatoren wie Urapidil weisen diesen Nebeneffekt nicht auf.

■ **Blutzucker.** Blutzuckerwerte von <60 mg/dl sollten mit 50 ml Glukose 20–40% i.v. therapiert werden. Werte bis ca. 250 mg/dl oder auch mehr können bis zum Eintreffen in die Klinik belassen werden. Bei Werten über 250–300 mg/dl sollten geringe Dosen Insulin eingesetzt werden [44].

■ **Zugänge und Infusionen.** Vor dem Transport sollte der Patient mit einem möglichst großlumigen periphervenösen Zugang und kristalloider Lösung (z.B. NaCl 0,9%) versorgt werden. Glukosedauerinfusionen sind zu vermeiden. Ein zentraler Venenkatheter oder gar eine arterielle Punktion sind nicht indiziert. Eine arteriellen oder intramuskulären Punktion an nicht komprimierbarer Stellen kann eine Kontraindikation für eine Lysetherapie darstellen [82].

15.2.1.2 Ambulanzphase

■ **Fortführung der Basisversorgung**

Nach Erreichen der Notaufnahme wird im wesentlichen nach demselben Behandlungsschema vorgegangen wie in der Prähospitalphase. Primäres Ziel ist neben der Weiterführung der zuvor begonnen Maßnahmen die Durchführung der Diagnostik zur ätiologischen Einordnung des Schlaganfalls. Bis zum Abschluss dieser Diagnostik gibt es auch in dieser Phase keine spezifischen Therapieoptionen. Nach Überprüfung und Sicherung der Vitalparameter sowie Sicherstellung eines funktionierenden periphervenösen Zugangs sollte eine Blutentnahme erfolgen. Bestimmt werden sollten Elektrolyte, Nierenretentionswerte, Blutbild, Gerinnungsstatus mit Fibrinogen, CK, TNI, Transaminasen, gamma-GT, LDH und BSG. Bei der Bestimmung der Elektrolyte sollte in erster Linie auf eine Hypokaliämie geachtet werden. Wegen drohender Rhythmusstörungen sollte sie mit entsprechenden Elektrolytzusätzen in die Infusionslösung anbehandelt werden (z.B. 20–40 mval KCl in 1 l Elektrolytlösung). Alkoholspiegel und Suchtmittel-Screening sollten bei begründetem Verdacht oder unklarer Bewusstlosigkeit durchgeführt werden. Ein EKG sollte möglichst bei jedem Patienten noch in der Notaufnahme angefertigt werden. Die Basistherapie entspricht der der Prähospitalphase. Jeder Patient benötigt einen venösen Zugang. Die Anlage eines zentralen Venenkatheters ist nur bei schwersten Schlaganfällen und wenn ein anderer periphervenöser Zugang nicht gelingt indiziert.

Diagnostik und spezifische Therapie

Nach Anamnese und körperlicher Untersuchung in der Notaufnahme der Klinik wird als nächstes eine Computertomographie (CT) veranlasst, um sicher zwischen Ischämie oder Blutung entscheiden zu können. Neuere magnetresonanztomographische Verfahren (MRT) mit diffusions- und perfusionsgewichteten (dwMRT, pwMRT) Sequenzen können helfen, zwischen schon infarziertem Gewebe und ischämiegefährdeten Arealen zu differenzieren, sind aber nur an ganz wenigen Stellen Routineverfahren.

Für die Gefäßdiagnostik stehen extra- und transkranielle Doppler-Sonographie (TCD), Duplexsonographie und verschiedene neuroradiologische angiographische Verfahren (CT-Angiographie = CTA, MR-Angiographie = MRA, konventionelle digitale Subtraktionsangiographie = DSA) zur Verfügung. Ob und wann welche Untersuchung angewandt wird, entscheidet die lokale Logistik und der Zeitaspekt. Man sollte keine Zeit damit verlieren, auf den erfahrenen Ultraschalluntersucher zu warten, wenn eine CTA oder MRA ohne Verzögerung möglich ist. Allerdings verlangen wir vor einer invasiven DSA immer eine Untersuchung mit Doppler-Sonographie oder CTA/MRA. Kontrastmittelallergie, unklare Schilddrüsenerkrankung und Niereninsuffizienz sind Kontraindikationen gegen die CTA; Herzschrittmacher oder andere Metallfremdkörper sprechen gegen die MRA in der Akutphase.

15.2.1.3 Was man *nicht* tun sollte!

In der Frühphase eines Schlaganfalls können einige Fehler gemacht werden, die Therapieoptionen für den Patient einschränken oder gar zunichte machen können:

- keine Medikamente vor der Diagnostik: Auch bei scheinbar begründetem Verdacht dürfen Heparin, Acetylsalicylsäure, Plasmaexpander o.ä. nicht vor Diagnosesicherung (CT) gegeben werden!
- Kein rasches oder starkes Senken des Blutdrucks.
- Keine Punktionsversuche, bei denen es zu arteriellen Verletzungen oder i.m. Injektionen kommen kann.
- Keine orale Kost. Der Patient sollte nüchtern bleiben.
- Keine Glukoseinfusionen (außer bei Hypoglykämie).

15.2.2 Frühe stationäre Phase

Bei Aufnahme auf Station sind zunächst die gleichen Regeln zu beachten wie in der Aufnahmesituation. Vorrangig ist die weitere Überwachung und Optimierung der Vitalparameter. Daran schließt sich eine ausführliche Anamnese/Fremdanamnese und neurologische und internistische Untersuchung an. Es bietet sich an, einige Maßnahmen in „Routinen“ oder „Standards“ zu formulieren und schriftlich festzulegen. Überwachung der Vitalparameter, Labor, Blutzuckerkontrollen, Minimaldiagnostik (CCT, Doppler, EKG) und Therapierichtlinien können so sinnvoller „routinemäßig“ durchgeführt werden.

15.2.2.1 Diagnostik

Zunächst sollte die Diagnostik, die für Therapieentscheidungen notwendig ist, komplettiert werden. Sofern noch nicht in der Aufnahmephase mittels transkranieller Doppler-Sonographie und B-Bild, CTA oder MRA ein Gefäßstatus erhoben worden ist, sollte dies jetzt veranlasst werden. Der Nachweis von Stenosen oder Verschlüssen und die Kenntnis über den

Kollateralenstatus erleichtern Entscheidungen bei der Blutdruckeinstellung und der Antikoagulation. Ergänzende Methode ist der transkranielle Farb-Duplex oder die kontrastverstärkte Doppler-Sonographie.

Zur Emboliequellensuche ist das transösophageale Herzecho (TEE) Mittel der Wahl. War die TEE früher eine für jüngere Patienten vorenthaltene Untersuchung, hat es sich in vielen Zentren gezeigt, dass diese Untersuchung auch bei Patienten jenseits des 70. Lebensjahres wegweisende Befunde zeigen kann. Bei Verdacht auf ventrikuläre Thromben kann auch ein transthorakales Echo (TTE) ausreichen. Ergänzende Methode zum Nachweis eines Rechts-links-Shunts ist der Bubble-Test.

Entscheidend ist die optimale Qualität der veranlassten Untersuchungen. Eine durch heftige Bewegungsartefakte gestörte CT oder MRT ist oft nutzlos und muss bald wiederholt werden. Es ist besser, durch adäquate Vorbehandlung (Blasenkatheter, Sedierung) den Patienten kooperativer zu stimmen und eine bessere Qualität der Untersuchung von Beginn an zu sichern. Dann kann es in einzelnen Fällen auch besser sein, den Patienten kurz zur Basisversorgung auf die Station zu nehmen, wenn die Vorbereitung in der Ambulanz nicht geleistet werden kann.

15.2.2.2 Überwachung

Unmittelbar nach dem Eintreffen auf Station müssen Atmung, Puls und Bewusstseinszustand überprüft werden.

Auf einer Stroke Unit wird ein Patient mit mittelschwerem bis schwerem Schlaganfall an die Monitoranlage angeschlossen. Mindestens in den ersten 24 h ist die regelmäßige Überwachung von SpO_2, EKG, Atemfrequenz und Blutdruck mindestens vierstündlich sinnvoll [9]. Außerdem werden umfangreichere Laboruntersuchungen und regelmäßige Kontrollen der Vigilanz und des neurologischen Befundes durchgeführt. Auch während der weiterführenden Diagnostik ist die klinische und apparative Überwachung weiter notwendig. Die beste Betreuung auf einer Stroke Unit nützt nichts, wenn der Patient zwischendurch stundenlang ohne Überwachung in der Kardiologie auf sein Ultraschallkardiogramm (UKG) oder vor dem Dopplerlabor auf den Oberarzt, der den transkraniellen Doppler durchführen soll, wartet und hierbei unbemerkt der Blutdruck entgleist.

Labor

Blutzuckerwerte sollten direkt nach der Aufnahme und danach für mindestens 24 h 4 bis 6-stündlich kontrolliert werden.

Bei Werten von <60 mg/dl wird mit 10–20 ml Glukose 20–40% i.v. behandelt. Erhöhte Werte über 200 mg/dl werden mit s.c. Altinsulin therapiert. Für die Insulindosierung gelten die üblichen Richtlinien. Eine zu strenge Einstellung sollte vermieden werden, da es oft noch zu starken Schwankungen kommt. Stark erhöhte Werte können gut mit einem Insulin-Perfusor (50 I.E./50 ml; 1–8 ml/h) kontrolliert werden.

Orale Antidiabetika werden in der Frühphase des Schlagangfalls nicht verabreicht.

Eine langfristig gültige Blutzuckereinstellung mit Diät, Spritzschema oder oralen Antidiabetika kann oft erst nach Tagen und Wochen begonnen werden.

Bei Aufnahme auf Station, spätestens am Folgetag werden nüchtern Laborwerte abgenommen. Immer sollten

- Elektrolyte,
- Nieren-, Leber- und Pankreaswerte,
- CK, TNI, LDH,
- Gerinnungsstatus mit AT3, Fibrinogen,
- Blutbild (mit Differentialblutbild),
- Triglyzeride, Gesamtcholesterin, Cholesterin-Unterfraktionen,
- CRP, BSG, und
- Urinstatus untersucht werden.

Weitere Werte richten sich nach klinischem Bild und Vorerkrankungen. Genannt seien:

- oraler Glukosetoleranztest,
- HbA1c,
- Vaskulitisparameter, Kreatinin-Clearance,
- Gerinnungsanalyse (Protein C und S, APC-Resistenz und Lupus-Antikoagulans).

Bei Patienten mit spontanen oder erworbenen Gerinnungsstörungen (Heparin i.v. oder oraler Antikoaguation) werden mindestens einmal täglich die Gerinnungswerte kontrolliert.

15.2.2.3 Therapie

Atmung und Intubation

Nach Aufnahme auf Station gelten die gleichen Regeln wie vor der Aufnahme. Verschlechtert sich der Zustand eines Patienten, wird die Intubation nach oben ausgeführten Kriterien indiziert.

Blutdruck

Die Blutdrucktherapie bei Patienten mit zerebralen Ischämien richtet sich in den ersten Tagen nach den bereits erläuterten Regeln. Eine zu starke Senkung sollte vermieden werden. Allerdings können nach Abschluss der Diagnostik einige Einschränkungen formuliert werden. Wegen Einblutungsgefahr kann bei Patienten mit starker Mikroangiopathie ohne Stenosen der Blutdruck vorsichtig gesenkt werden. Das gleiche gilt für Patienten mit großen Infarkten mit Einblutung. Die Tabellen 15.4 und 15.5 geben Informationen zu vorgeschlagenen Interventionsschwellen, Medikamenten und deren Dosierung.

Schwieriger ist oft die Therapie hypotoner Blutdruckwerte. Nächtliche Hypotonien sind oft durch das Erwecken des Patienten zu beheben. Als weitere Mittel bieten sich – unter Beachtung der Kontraindikationen – Volumengabe, kolloidale Lösungen und zuletzt Katecholamine i.v. an. Hierfür können Dopamin in mittlerer (6–9 µg/kgKG/min) oder höherer (>10 µg/kgKG/min) Dosierung, Dobutamin (2,5–12 µg/kgKG/min), Noradrenalin (0,05–0,3 µl/kgKG/min) oder Adrenalin (0,01–0,4 µg/kgKG/min) verwendet werden. Ohne Monitorüberwachung und Möglichkeit zur Defibrillation sollten intravenöse Katecholamine nur im Notfall eingesetzt werden.

Herzrhythmusstörungen und andere kardiale Probleme

Trotz Monitorüberwachung sollte ein 24-h-EKG abgeleitet werden, um normofrequente Rhythmusstörungen, insbesondere Vorhofflimmern oder Rhythmusstörungen unter Belastung (Umhergehen, Treppe) zu erfassen.

Vital bedrohliche Herzerkrankungen sollten in einer kardiologischen Abteilung abgeklärt und therapiert werden. Indikationen zu einer Verlegung sind instabile Angina pectoris, akuter Herzinfarkt, schwere dekompensierte Herzinsuffizienz oder Rhythmusstörungen, die Schrittmacher- oder Defibrillatorpflichtig sind.

Ernährung und Bilanzierung

Jeder Patient sollte in den ersten Stunden nach der Aufnahme nüchtern bleiben. Bei Schluckstörung mit Aspirationsgefahr erhält der Patient spätestens jetzt eine Magensonde. Die Ernährung beginnt nach etwa 12–24 h. Es hat sich als prognostisch und zur Vermeidung gastrointestinaler Komplikationen (Ulkus, Ileus) sinnvoll erwiesen, unter Berücksichtigung der genannten Einschränkungen dann mit einer enteralen Ernährung zu beginnen [138]. Sobald wie möglich sollte bei allen Patienten mit Schluck-, Sprach- oder Sprechstörungen eine logopädische/HNO-ärztliche Untersuchung durchgeführt werden. Bei anhaltenden Schluckstörungen und kontinuierlicher Aspirationsgefahr kann eine Tracheotomie erforderlich werden. Bei längerfristiger Notwendigkeit einer Magensonde sollte die Anlage einer PEG erwogen werden.

Bei Patienten mit Herzinsuffizienz, Niereninsuffizienz oder Ödemen unklarer Ursache ist die regelmäßige Ein- und Ausfuhrbilanzberechnung sinnvoll.

Venöse Zugänge

Wache kreislaufstabile Patienten erhalten einen periphervenösen Zugang. Muss ein Patient parenteral ernährt werden oder benötigt er Katecholamine, wird ein zentraler Venenkatheter (ZVK) angelegt. Dann kann neben der Bilanzierung auch der zentralvenöse Druck bestimmt werden.

Blasenkatheter

Inkontinente, stark immobile oder bewusstlose Patienten sollten zunächst einen transurethralen Blasendauerkatheter erhalten. Wenn sich längerfristige Immobilisation abzeichnet, sollte recht bald die Anlage eines transkutanan Blasenkatheters (Zystofix) erfolgen.

Fieber und Infektionen

Erhöhte Temperatur ist vor allem bei Patienen mit großen Infarkten ein sehr häufiges Problem [41]. Häufige Ursachen sind Pneumonien (Immobilisation, Aspiration), Harnwegsinfekte oder Infektionen der intravenösen Zugänge. Vor allem bei Patienten mit embolischen Infarkten sollte auch an eine Endokarditis gedacht werden. Nicht selten bleibt die Ursache unklar. Vor einer Antibiose sollte versucht werden, die Ursache der erhöhten Temperatur zu finden und zu beseitigen. Diagnostische Maßnahmen sind Röntgen-Thorax, Urinsediment, bakteriologische Urinuntersuchungen, mehrfache Blutkulturen und evtl. Herzecho. Je nach Verdacht wird mit einer Antibiose nach entsprechenden diagnostischen Maßnahmen begonnen.

15.3 Antithrombotische Therapie

P. D. Schellinger, A. Grau, W. Hacke

15.3.1 Antikoagulation und Antiaggregation

Für die längerfristige Sekundärprophylaxe nach zerebraler Ischämie bestehen einige ausreichend gesicherte differentialtherapeutische Richtlinien. Die frühe Sekundärprophylaxe nach zerebraler Ischämie ist im Gegensatz hierzu trotz einiger großer randomisierter Studien aus den letzten Jahren ein umstrittenes Thema. Kontrovers wird vor allem die Frage diskutiert, ob und in welchen Fällen eine intravenöse Antikoagulation mit Heparin nach einem ischämischen Infarkt gerechtfertigt und sinnvoll ist.

Bei einer Umfrage in den USA vor rund 10 Jahren antwortete jeweils etwa ein Drittel der Neurologen, dass sie nach einem ischämischen Schlaganfall Heparin nie bzw. bei mehr als der Hälfte der Patienten anwenden, aber nur rund 6% glaubten, dass die Wirksamkeit von Heparin ausreichend erwiesen sei [69]. Auch heute noch reicht die Spanne der Anwendungshäufigkeit von Heparin nach akutem Schlaganfall von 10% der Patienten in einigen US-amerikanischen akademischen Krankenhäusern bis zu 90% in anderen Zentren [13].

1994 konnte das „Stroke Council der American Heart Association“ sich zu keiner Empfehlung für eine Gabe von Heparin nach akutem ischämischen Insult entschließen [1]. Die Ergebnisse großer, kürzlich veröffentlichter Studien haben Gefahren einer frühen Antikoagulation bei geringer oder keiner Wirksamkeit aufgezeigt und lassen für diese Behandlungsform keinen Platz als Standardtherapie für unselektierte Patientengruppen. Stattdessen wird von einigen Autoren einer frühen Anwendung von ASS der Vorzug gegeben.

15.3.1.1 Frühe Sekundärprophylaxe

Die frühe Sekundärprophylaxe nach zerebraler Ischämie soll Rezidivischämien und -embolien und das Risiko für tiefe Beinvenenthrombosen und Lungenembolien vermindern. Zudem erhoffte man eine günstige Wirkung für den aktuellen Schlaganfall, z.B. das appositionelle Wachstum eines Thrombus und damit die Hemmung einer Progression des ischämischen Areals oder die Unterstützung der spontanen endogenen Thrombolyse.

Substanzen

Zur frühen Sekundärprophylaxe stehen zwei Substanzgruppen zur Verfügung, die Familie der Heparine (unfraktioniertes, niedermolekulares Heparine und Heparinoide) und Thrombozytenaggregationshemmer.

Heparin inaktiviert Thrombin und Faktor Xa. *Niedermolekulare Heparine* wirken vorwiegend gegen Faktor Xa, zur Therapieüberwachung ist daher ein Anti-Faktor-Xa-Test notwendig. Die einzelnen Präparate besitzen deutlich unterschiedliche Wirkungsprofile. *Heparinoide* sind synthetisierte oder partiell künstliche heparinähnliche Substanzen [63]. Niedermolekulare Heparine und Heparinoide bieten im Vergleich zu unfraktioniertem Heparin Vorteile, u.a. eine längere Halbwertszeit, eine größere Bioverfügbarkeit und damit eine bequemere Anwendbarkeit für Patienten und Pflegepersonal sowie ein niedrigeres Risiko für Heparin-induzierte Thrombopenie. Heparin besitzt darüber hinaus antiinflammatorische Eigenschaften und hemmt die Leukozytenadhärenz. Dies ist möglicherweise bei unfraktioniertem Heparin ausgeprägter und wirkt sich günstig auf die zerebrale Ischämie aus [136].

Als *Thrombozytenaggregationshemmer* ist ausschließlich ASS im Einsatz, da Daten zur frühen Sekundärprophylaxe mit anderen Substanzen nicht vorliegen. ASS hemmt die Thrombozytenaggregation durch eine irreversible Hemmung der Zyclooxygenase. Höhere Dosen von ASS als die zur Inhibition der Plättchen eingesetzten (100–300 mg) haben zudem antiinflammatorische und antipyretische Eigenschaften.

15.3.1.2 Rezidivprophylaxe

Antikoagulanzien

Nach einer ersten kontrollierten Studie mit i.v. Heparinisierung an 45 Patienten nach vermutlich embolischem Schlaganfall, in der ein Trend zu einer Reduktion von Ischämierezidiven beobachtet worden war [21], konnten keine weiteren Heparinstudien dieses positive Ergebnis wiederholen. In einer doppelblinden Plazebo-kontrollierten Studie von Duke et al. erhielten 225 Patienten 7 Tage lang Heparin i.v. oder Plazebo [32]. Es fanden sich keine Unterschiede zwischen beiden Gruppen bezüglich der Häufigkeit einer Verschlechterung in der ersten Woche und dem Zustand nach 1 Woche, 3 Monaten oder 1

Jahr. Eine 1993 veröffentlichte Metaanalyse fasste die Ergebnisse von 10 kontrollierten Studien zur frühen Gabe von unfraktioniertem (n = 6) und niedermolekularem (n = 4) Heparin zusammen [98]. Dabei zeigte sich eine nichtsignifikante 18%ige Reduktion der Mortalität (p>0,1) am Ende des jeweiligen Beobachtungszeitraums unter Antikoagulation

Seit 1995 wurden eine Reihe wichtiger Studien zur frühen Antikoagulation nach Schlaganfall veröffentlicht. In einer randomisierten Plazebo-kontrollierten Studie erhielten 312 Patienten innerhalb von 48 h nach ischämischem Insult 10 Tage lang niedermolekulares Heparin (1× oder 2×4100 Anti-Faktor-Xa-Einheiten Fraxiparin) oder Plazebo. Es ergab sich ein signifikanter dosisabhängiger Effekt zugunsten der Behandlungsgruppen nach 6 Monaten, jedoch nicht nach 10 Tagen [65]. In der größeren Nachfolgestudie „FISS bis" mit 767 Patienten konnten diese Ergebnisse jedoch nicht repliziert werden. Der kombinierte primäre Endpunkt (Tod oder Barthel-Index <85 Punkte) wurde unter Plazebo (56,8%) und Verum (57,2% bzw. 59,2%) gleich häufig erreicht. Lungenembolien waren unter Behandlung seltener, intrazerebrale Blutungen jedoch zahlreicher [120].

In einer randomisierten doppelblinden Studie, der sog. TOAST-Studie, erhielten 1281 Patienten innerhalb von 24 h nach akutem ischämischem Schlaganfall 7 Tage lang entweder ein niedermolekulares Heparinoid (ORG 10172; Natrium Danaparoid) oder Plazebo. Die Dosierung wurde nach Anti-Faktor-Xa-Aktivität adjustiert. Bezüglich des Hauptzielkriteriums (günstiger Outcome nach 3 Monaten) fand sich kein Unterschied (75,2% unter ORG 10172, 73,7% unter Plazebo). Symptomatische intrakranielle Blutungen fanden sich bei 14 Patienten der Verum- und bei 4 Patienten der Plazebogruppe (p = 0,05). Eine Subtypanalyse lässt einen signifikanten Nutzen des Heparinoids bei Patienten mit atherosklerotisch bedingten, aber nicht bei kardioembolischen (!) oder mikroangiopathischen Schlaganfällen annehmen. Ein wichtiges Ergebnis ist die niedrige Rezidivrate ischämischer Insulte von nur 1,2% innerhalb 1 Woche [123].

Der International Stroke Trial (IST) stellt mit 19435 Patienten zusammen mit dem Chinese Stroke Trial (CAST) die bislang größte Therapiestudie bei Patienten mit akutem ischämischem Schlaganfall dar. In einem komplizierten faktoriellen Design wurden die Patienten in folgende sechs Behandlungsarme randomisiert: Heparin 2×12500 I.E. s.c. (n = 2426), Heparin 2×5000 I.E. s.c. (n = 2429), Aspirin 300 mg oral (n = 4858), Aspirin 300 mg + Heparin 2×12500 I.E. s.c. (n = 2430), Aspirin 300 mg + Heparin 2×5000 I.E. s.c. (n = 2432) und weder Aspirin noch Heparin (n = 4860). Die Studie war nicht Plazebo-kontrolliert. Primäre Zielvariablen waren 1. Tod innerhalb von 14 Tagen und 2. Tod oder Abhängigkeit nach 6 Monaten. Heparin-behandelte Patienten hatten signifikant seltener erneute ischämische Insulte innerhalb von 2 Wochen als Patienten ohne Heparin (2,9% versus 3,8%), gleichzeitig jedoch häufiger intrazerebrale Blutungen (1,2% versus 0,4%). Bezüglich der beiden Hauptzielvariablen ergaben sich keine signifikanten Unterschiede zwischen beiden Gruppen. Auch in einer Subgruppenanalyse der Patienten mit Vorhofflimmern wurde ein deutlicher Nutzen bezüglich vermiedener Rezidivischämien durch eine höhere Rate an Hirnblutungen aufgehoben. Eine Differenzierung zwischen den beiden Heparin-Armen ergab für die niedrige Dosierung eine signifikante Reduktion von frühem Tod oder Rezidivschlaganfall (10,8% versus 12,0%; p = 0,03) ohne signifikanten Anstieg der extrakraniellen Blutungskomplikationen (0,6% versus 0,4%). Bei höherer Dosierung fanden sich tendentiell mehr frühe Todesfälle und Rezidivischämien und signifikant mehr extrakranielle Blutungskomplikationen als bei den nichtheparin-behandelten Patienten. Allerdings gibt es auch eine Reihe von gravierenden Einwänden gegen die Resultate dieser Studie: In dieser nicht Plazebo-kontrollierten Studie erfolgte keine systematische Bestimmung der aPTT in der Hochdosis-Heparin-Gruppe, ein kraniales CT war vor Studien-Einschluss nicht unbedingt erforderlich und Ausschlusskriterien für eine Heparinbehandlung (s.u.) wurden nicht explizit definiert [11].

Die Rate symptomatischer intrakranieller Blutungen in früheren Studien mit intravenöser Gabe von unfraktioniertem Heparin [19, 50, 91] lag zwischen 0 [32] und 4,4% [19] in den ersten Tagen nach Ischämie; in der TOAST-Studie betrug diese Rate 3,0% und in IST in der höheren Heparin-Dosierung 0,9%. Schwere extrakranielle Blutungskomplikationen traten innerhalb rund 1 Woche unter intravenöser Heparingabe bei 0 [32] bis 11% [91], in der TOAST-Studie bei 3,9% und in der höheren Heparin-Dosierung in IST bei 1,0% der Patienten auf.

Eine der wichtigsten Erkenntnisse aus den neueren Studien ist es, dass die Rezidivrate nach ischämischem Schlaganfall in den Plazebo- oder nichtbehandelten Gruppen deutlich geringer ist als früher angenommen. Die Rezidivraten liegen – bei einer Umrechnung auf eine Beobachtungswoche – lediglich zwischen 0,6% (CAST) und 2,2% (IST). Ergebnisse aus großen Schlaganfall-Datenbanken aus den letzten Jahren deuteten ebenfalls auf niedrige Rezidivraten hin. Die „Stroke Data Bank" berichtete über eine Rezidivrate von 3,3% und die „Northern Manhattan Stroke Study" über 6% innerhalb von 30 Tagen [96, 97]. Dies bedeutet, dass der maximale Nutzen einer frühen sekundärprophylaktischen Therapie geringer ist als früher angenommen und dass die Komplikationsrate einer Therapie sehr klein sein muss, um nicht den eventuellen Nutzen aufzuwiegen.

Thrombozytenaggregationshemmer

Die Wirksamkeit einer frühen Gabe von ASS wurde in zwei großen (IST und CAST) und einer kleineren Studie (MAST-I, Kombination mit Streptokinase) untersucht. In IST erlitten Aspirin-behandelte Patienten signifikant seltener zerebrale Rezidivischämien als nicht-Aspirin-behandelte Patienten (2,8 versus 3,9%; $p<0{,}001$), ohne dass gleichzeitig mehr hämorrhagische Schlaganfälle unter Aspirin auftraten (0,9% versus 0,8%). Es bestand kein Unterschied zwischen beiden Gruppen bezüglich der Mortalität nach 14 Tagen und ein nichtsignifikanter Trend zugunsten von Aspirin bezüglich des Anteils verstorbener oder abhängiger Patienten nach 6 Monaten (62,2% versus 63,5%, $p=0{,}07$). Die niedrigste Rate von Rezidivischämien trat unter einer Kombination von ASS und niedrigdosiertem Heparin auf (2,1%) bei gleichzeitig niedriger Rate von Blutungskomplikationen [59].

In CAST erhielten 21 106 Patienten mit vermutetem ischämischem Schlaganfall innerhalb von 48 h entweder 160 mg Aspirin pro Tag oder Plazebo. Hauptendpunkte waren Tod oder Abhängigkeit bei Entlassung und Tod gleich welcher Ursache während der vierwöchigen Behandlungsperiode. Aspirin-behandelte Patienten erlitten seltener Rezidivischämien als Plazebo-behandelte Patienten (1,6% versus 2,1%; $p=0{,}01$) und nur geringfügig mehr Hirnblutungen (1,1% versus 0,9%; $p>0{,}1$). Aspirin führte zu einer signifikant niedrigeren Mortalität während der Behandlungsphase (3,3% versus 3,9%; $p=0{,}04$) und einem tendentiell niedrigeren Anteil von Patienten, die tot oder abhängig waren (30,5% versus 31,6%; $p=0{,}08$). Der ASS-Effekt ist allerdings sehr gering.

Glykoprotein-IIb/IIIa-Rezeptor-Antagonisten

Glykoprotein-IIb/IIIa-Antagonisten (GPA) sind physiologisch die ausgefeilteste Form der Hemmung der Thrombozytenaktivität, da weder die Thrombozyten noch die Endothelenzyme verändert werden, ihre Aktion reversibel ist und sie am Zusammentreffen der Endstrecke der plasmatischen Gerinnung mit den Thrombozyten ansetzen. Der Hauptwirkungsmechanismus ist die irreversible Hemmung der Präsentation der Fibrinogenbindungsstelle des thrombozytären GPIIb/IIIa-Rezeptors [54]. Bislang existieren keine Phase-III-Studien mit GPA bei zerebralen Ischämien, wohl aber nach Dilatation von Koronararterien. Die vorläufigen Ergebnisse einer Phase-IIa-Studie (ReoPro) mit dem GPA Abciximab wurden kürzlich vorgestellt. Im Vergleich von 54 Verumpatienten mit unterschiedlichen Dosen und 20 Plazebopatienten zeigte sich ein deutlicher Trend für ein besseres Outcome an Tag 5 (50% versus 35% mit neurologischer Verbesserung) und an Tag 90 (35% versus 20% mit Rankin-Score 1; 50% versus 40% mit Barthel-Index 95) bei einer erhöhten Rate asymptomatischer Blutungen (13% versus 5%). Eine Phase-IIb-Studie mit Abciximab wird derzeit durchgeführt.

15.3.1.3 Übertragbarkeit der Studienergebnisse auf die tägliche Praxis

In randomisierten Studien erhalten die Patienten nach ihrem Einschluss bestimmte Dosierungen über festgelegte Zeiträume. Die klinische Praxis unterscheidet sich hiervon: Eine Behandlung kann unterbrochen und wiederangesetzt und – noch wichtiger – vorzeitig beendet werden, wenn sich etwa eine zunächst angenommene Schlaganfallursache nicht bestätigt. In einer bevölkerungsbasierten Kohortenstudie aus Rochester wurden kürzlich die Komplikationsraten sekundärprophylaktischer Behandlungen nach zerebraler Ischämie untersucht. Unter 201 Patienten, die im Mittel für 5,1 Tage mit intravenösem Heparin behandelt wurden, traten bei drei Patienten (0,3 pro 100 Personentage) Blutungskomplikationen auf, die alle mit stark verlängerter aPTT assoziiert waren. Die Komplikationsrate ist damit niedriger als in den meisten klinischen Studien und niedriger als in einer früheren Untersuchung aus Rochester [85].

Ähnliche Ergebnisse wurden auch von der ECASS-I-Plazebopopulation berichtet. Diese Ergebnisse deuten darauf hin, dass im klinischen Alltag mit einer angemessenen Patientenselektion und einer gut kontrollierten Intensität der Antikoagulation Komplikationen vermieden werden können.

Dies erfordert jedoch die Beachtung einer Reihe von Kontraindikationen (s.u.), ein striktes Gerinnungsmonitoring und regelmäßige Kontrollen der Thrombozytenzahl sowie eine Beschränkung dieser Therapie auf bestimmte ätiologische Subtypen ischämischer Schlaganfälle.

15.3.1.4 Therapievorschlag

Aufgrund der dargestellten Datenlage kann eine generelle Gabe von intravenösem Heparin nach ischämischem Schlaganfall nicht empfohlen werden. Bei allen Schlaganfällen, bei denen mittel- und langfristig eine orale Antikoagulation geplant wird, kann zunächst eine intravenöse Heparingabe oder eine gerinnungswirksame Behandlung mit fraktioniertem Heparin erwogen werden, wenn Kontraindikationen beachtet werden und die Antikoagulation vorsichtig durchgeführt wird. Verbliebene Indikationen sind daher (Tabelle 15.6)

- territoriale Ischämien mit vermuteter oder nachgewiesener kardioembolischer Ursache,
- Gerinnungsstörungen,
- Dissektionen,
- hochgradige Internastenosen bis zu einer Operation,
- nichtoperable oder intrakranielle Stenosen.

Bei der Vollheparinisierung sollte eine niedrigere Dosierung (Ziel: aPTT 50–70 s) als früher häufig verwendet werden. Lediglich bei Hochrisikopatienten (z.B. Thrombus im linken Vorhof) kann eine stärkere Gerinnungshemmung notwendig werden.

Tabelle 15.6. Mögliche Indikationen für eine i.v. Antikoagulation

- Bewiesene oder wahrscheinliche kardiale Embolie
  Dissektionen hirnversorgender Arterien
  Hämodynamische Infarzierung
  Gerinnungsstörungen (z.B. Mangel an Protein C, Protein S, Antithrombin III)
- Jeweils bis zu einer wirksamen oralen Antikoagulation
  Hochgradige symptomatische Internastenosen bis zur Operation

Heparin sollte so kurz wie möglich eingesetzt und abgesetzt werden, sobald die o.g. potentiellen Indikationen ausgeschlossen wurden. Jede Heparinisierung jenseits einer niedrigen Dosierung von 10000–15000 I.E./d erfordert engmaschige, 1- bis 2mal tägliche Kontrollen der Gerinnungswerte (aPTT). Zur raschen Diagnose einer heparin-induzierten Thrombopenie sind Kontrollen der Thrombozyten erforderlich, die ab Ende der ersten Therapiewoche täglich erfolgen sollten. Bei Beachtung der Kontraindikationen und Einhaltung der genannten Überwachungsmaßnahmen ist eine Vollantikoagulation auch in der Frühphase nach ischämischem Schlaganfall ohne hohe Komplikationsrate durchführbar.

Kontraindikationen sind neben den allgemeinen Anwendungsbeschränkungen für Antikoagulanzien (u.a. hämorrhagische Diathese, kürzliche Operation oder Trauma, gastrointestinale Blutung oder Ulkusleiden) vor allem eine therapierefraktäre Hypertonie (RR >200/100), eine ausgeprägte zerebrale Mikroangiopathie (auch wenn aktuell eine territoriale Ischämie aufgetreten war), ein ausgedehnter Infarkt (Infarkt größer als die Hälfte des Mediaterritoriums), bestehende Einblutungen in den Infarkt und Hirninfarkte bei Endokarditis (Tabelle 15.7).

Wenn eine mittel- und langfristige Sekundärprophylaxe mit Thrombozytenaggregationshemmern geplant, sollte in erster Linie ASS in einer Dosis zwischen 100 und 300 mg gegeben werden. Die Ergebnisse des IST lassen eine Kombination zwischen niedrig dosierter Heparinisierung und ASS als besonders attraktiv erscheinen. Eine zusätzliche niedrig dosierte Anti-

Tabelle 15.7. Kontraindikationen gegen eine i.v. Antikoagulation

- Erkrankungen mit erhöhter Blutungsneigung (schwere Leberparenchymerkrankungen, Magen-Darm-Ulcera, ...)
- Kürzliche Operation oder schweres Trauma
- Schwere Retinopathien, Glaskörperblutungen
- Fortgeschrittenes Alter (Einzelfallentscheidung nach biologischem Alter, in der Regel >80 Jahre)
- Großer Infarkt (z.B. >1/2 des Mediaterritoriums)
- Einblutung in den Infarkt
- Therapierefraktär stark erhöhte Blutdruckwerte (>200/110)
- Ausgeprägte zerebrale Mikroangiopathie
- Endokarditis
- Heparin-induzierte Thrombopenie (aktuell oder in der Vorgeschichte)

koagulation sollte in jedem Fall zur Prophylaxe tiefer Beinvenenthrombosen bei immobilisierten Patienten erfolgen. Bei Patienten mit Rezidiven unter Aspirin ist bereits in der Frühphase die Gabe alternativer Medikamente wie Clopidogrel und Dipyridamol plus ASS zu erwägen.

15.3.2 Defibrinogenisierende Therapie

Ancrod ist ein defibrinogenisierendes Enzym der malaysischen Viper. In der Plazebo-kontrollierten STAT-Studie, deren Ergebnisse erstmals im Februar 1999 vorgestellt wurden, wurden 500 Patienten innerhalb von 3 h nach dem Ereignis randomisiert. Das Zeitfenster betrug 3 h. Als primärer Endpunkt wurde das Erreichen eines Wertes von 100 („full recovery") auf dem Barthel-Index (BI) definiert. Im Plazebo-Arm erreichten 35,3% der Patienten, im Ancrod-Arm 41,1% der Patienten einen BI von 100 (p = 0,04).

Defibrinogenisierende Therapie mit Ancrod ist danach in einem Zeitfenster von 3 h wirksam. Die Therapie ist allerdings aufwendig, da sie über 5 Tage i.v. gegeben werden muss und häufige Laborkontrollen verlangt.

15.3.3 Fibrinolyse

Bisher sind 4 verschiedene thrombolytische Substanzen in der Behandlung des akuten Schlaganfalls verwendet worden: Streptokinase, rekombinanter Gewebeplasminogenaktivator (rtPA), Urokinase (meistens bei intraarterieller Applikation) und Prourokinase. Der Vorteil der intravenösen Applikation von Thrombolytika ist die breite und wenig komplizierte Anwendung, dem steht eine relativ niedrige Rekanalisationsrate gegenüber. Umgekehrt ist bei der intraarteriellen Lysetherapie ein zeitaufwendiges und invasives interventionelles neuroradiologisches Verfahren notwendig.

15.3.3.1 Historische Studien

Unkontrollierte, offenene Studien der späten 80er und frühen 90er Jahre ließen darauf schließen, dass Thrombolytika das klinische Outcome nach zerebralen Ischämien günstig beeinflussen können. Hacke et al. untersuchten retrospektiv 43 Patienten, bei denen ein intraarterieller Lyseversuch eines vertebrobasilären Gefäßverschlusses mit Urokinase durchgeführt wurde [49, 139]. Alle Patienten ohne Rekanalisation verstarben, 14 der 19 Patienten mit nachgewiesener Rekanalisation überlebten, 10 davon mit einem günstigen klinischen Ergebnis. Brott et al. führten eine multizentrische, nicht angiographische Dosisfindungsstudie bei Patienten mit akuter zerebraler Ischämie innerhalb eines Zeitfensters von 90 min mit rt-PA durch [17]. Eine deutliche Besserung (>4 Punkte der NIH-Stroke-Schale) 24 h nach Symptombeginn trat bei 46% der Patienten ein, das Blutungsrisiko nahm mit Dosen über 0,85 mg/kgKG zu. Andere Studien zeigten, dass eine Erweiterung des Zeitfensters auf bis zu 6 h nach Symptombeginn möglich ist, die Blutungsrate bei einem Zeitfenster von mehr als 6 h zunimmt und dass eine frühe Rekanalisation zu einer signifikanten Verbesserung des neurologischen Befundes führt [28, 51, 129].

Diese offenen Studien mit ermutigenden Ergebnissen führten zur Planung von Plazebokontrollierten Doppelblindstudien. Mori et al. untersuchten 31 Patienten, die randomisiert einer Behandlung mit Duteplase mit Äquivalenzdosen von 40 mg oder 60 mg rt-PA oder Plazebo zugeführt wurden (N = 9, 10 und 12 Patienten) [73]. 47% der Verumpatienten hatten im Gegensatz zur Plazebogruppe angiographisch eine Rekanalisation, diejenigen in der höheren Dosisgruppe ein signifikant besseres neurologisches Outcome. Es bestanden keine Unterschiede hinsichtlich symptomatischer Blutungen oder hämorrhagischer Transformation. Yamaguchi et al. führten eine Plazebo-kontrollierte Studie an fast 100 Patienten durch [122]. Die Dosis in der Verumgruppe betrug das Duteplaseäquivalent von 40 mg rt-PA. Es zeigten sich signifkant höhere klinische Befundverbesserungen und Rekanalisationsraten ohne signifikante Erhöhung der Blutungsrate in der Verumgruppe.

15.3.3.2 Streptokinasestudien

Drei große Multizenterstudien (MAST-E, MAST-I und AST), in denen intravenöse Streptokinase getestet wurde, mussten wegen erhöhter Blutungskomplikationen in der Verumgruppe vorzeitig abgebrochen werden [30, 78, 79]. Die Blutungskomplikationen waren besonders hoch bei gleichzeitiger Gabe von ASS. In der AST-Studie, bei der zu diesem Zeitpunkt mehr als 50% der geplanten 600 Patienten eingeschlossen waren, traten die Blutungskomplikationen jedoch hauptsächlich nach dem 3-h-Fenster auf.

15.3.3.3 Rekombinanter Gewebsplasminogen-Aktivator

Bislang wurden vier große Plazebo-kontrollierte Multizenterstudien zum Nutzen der Thrombolysetherapie mit rtPA bei akutem Schlaganfall durchgeführt, von denen bisher drei publiziert wurden. Die erste europäische Studie (ECASS I, European Cooperative Acute Stroke Study) benutzte rtPA in einer Dosis von 1,1 mg/kgKG, die beiden amerikanischen Studien (NINDS, ATLANTIS noch nicht publiziert) sowie die zweite europäische Studie (ECASS II) verwendeten eine niedrigere Dosis von 0,9 mg/kgKG rt-PA.

ECASS I

In ECASS I wurden insgesamt 620 Patienten in einem 6-h-Zeitfenster eingeschlossen [45]. Primäre Endpunkte waren der Median des Barthel-Index und der Median der modified Rankin Scale an Tag 90. Der mediane NIHSS-Wert bei Einschluss lag in der Verumgruppe bei 13, in der Plazebogruppe bei 12 Punkten. In ECASS I wurden erstmals frühe CT-Kriterien zum Ein- oder Ausschluss in eine Lysestudie verwendet [128]. Aufgrund der dadurch strengen Einschlusskriterien kam es zu 109 Fehleinschlüssen in ECASS I (17,4%), etwas mehr als die Hälfte davon durch CT-Fehlinterpretationen. Aus diesem Grunde war neben der „Intention-to-treat"-Analyse (ITT, alle eingeschlossenen Patienten) eine „Target-population"-Analyse (TP, *prä*definierte Zielgruppe ohne die 109 Protokoll-Verletzungen) geplant und durchgeführt worden. Bei der TP-Analyse handelte es sich nicht um eine retrospektive oder „post hoc" Analyse, wie manchmal vermutet. In der ITT-Analyse zeigte sich kein signifikanter Unterschied für die primären Endpunkte. In der TP-Analyse jedoch hatten behandelte Patienten ein signifikant besseres Outcome (Rankin Scale $p=0{,}035$; kombinierte Rankin Scale/Barthel-Index $p<0{,}001$) als Plazebopatienten. Der neurologische Status nach 90 Tagen (SSS), die Erholung in den ersten 7 und 30 Tagen (SSS, $p=0{,}033$), wie auch die Länge des Krankenhausaufenthaltes war in der ITT und der TP-Analyse signifikant besser bzw. kürzer als bei den Verumpatienten. Es bestand kein Unterschied in der 30-Tage-Mortalität und in der allgemeinen Blutungshäufigkeit, wohl aber in der Zahl symptomatischer Blutungen.

NINDS I und II

Die NINDS-Studien (National Institute of Neurological Disorders and Stroke) schloss 624 Patienten (312 pro Studienarm) in einem Zeitfenster von 3 h nach Symptombeginn ein (Dosis 0,9 mg/kg, 10% Bolus, 1 h Infusion). Der mediane NIHSS-Wert bei Einschluss lag in der Verumgruppe bei 14, in der Plazebogruppe bei 15 Punkten. Im ersten Teil der Studie (insgesamt 291 Patienten) wurde untersucht, ob rt-PA zu einer Besserung der klinischen Symptomatik von mindestens 4 NIHSS-Punkten führte. Dieser Endpunkt wurde trotz eines deutlichen Trends nicht erreicht, der erste Teil der Studie ist daher nicht positiv im statistischen Sinn. Im zweiten Teil der NINDS-Studie wurden weitere 333 Patienten eingeschlossen. Jetzt wurden mit einer globalen Endpunktanalyse die Häufigkeit des Erreichens eines guten Behandlungserfolges, gemessen mit den Skalen mRS, BI, NIHSS und GOS an Tag 90 verglichen. Hierbei zeigte sich ein signifikanter Unterschied zwischen Verum- und Plazebogruppe mit einem Odds-Ratio von 1,7 (95% CI 1,2–2,6) für ein gutes Outcome nach Therapie mit rt-PA. Patienten, die rt-PA erhielten, hatten eine 30% höhere Wahrscheinlichkeit nach 3 Monaten kein oder nur ein leichtes neurologisches Defizit zu haben. In der Verumgruppe war die Rate symptomatischer intrazerebraler Blutungen 10fach erhöht, die Mortalität nach 3 Monaten betrug 17% mit rt-PA und 21% in der Plazebogruppe. Dieser Unterschied war nicht signifikant. Nach den Ergebnissen der NINDS-Studie wurde rt-PA im Zeitfenster von 3 h nach Symptombeginn für die Therapie akuter zerebraler Ischämien von der amerikanischen „Food and Drug Administration (FDA)" zugelassen.

ECASS II

Die Ergebnisse von ECASS I und NINDS führten zum Design von ECASS II [46]. 108 Zentren in 16 Ländern (Europa, Neuseeland, Australien) schlossen 800 Patienten zwischen Oktober 1996 und Januar 1998 ein (409 Verum, 391 Plazebo). Das Zeitfenster betrug erneut 6 h nach Symptombeginn. Die Dosis war jetzt 0,9 mg/kgKG rtPA. Primärer Endpunkt war der Anteil an Patienten mit einem günstigen Outcome an Tag 90 (Rankin Scale 0 und 1). Auf Wunsch der Reviewer wurde noch eine Analyse für ein unabhängiges Outcome versus abhängig oder tot (Rankin Scale 0–2 versus 3–6) durchgeführt. Die mediane NIHSS bei Einschluss war in beiden Studienarmen 11, also 2 bzw. 3 Punkte weniger als in NINDS und ECASS I. In der Sicherheitsanalyse zeigte sich eine gleiche, sehr niedrige Mortalität in beiden Gruppen (10,5% versus 10,7%), in der Verumgruppe überwog die Anzahl tödlicher Blutungen (11 versus 2 Patienten), während in der Plazebogruppe mehr Patienten an einem Hirnödem verstarben (8 versus 17 Patienten). Symptomatische parenchymale Blutungen waren in der Verumgruppe 2,5fach erhöht, insgesamt jedoch deutlich seltener als in ECASS I. Für den primären Endpunkt ergab ECASS II keinen positiven Effekt für die Behandlung mit rt-PA (Rankin Scale 0,1: 40,3% versus 36,6%; Differenz 3,7%; p = 0,277). Bei den sekundären Endpunkte zeigte ECASS II einen Trend für den kombinierten Barthel-Index/Rankin Scale mit p = 0,098 und einen statistisch signifikanten Unterschied für die NIHSS an Tag 30 (p = 0,035). Bei der alternativen Dichotomisierung mit Rankin Scale 0–2 versus 3–6 (unabhängig versus abhängig oder Tod) zeigte sich ein signifikanter Vorteil für die Behandlung mit rt-PA (Rankin Scale 0–2: 54,3% versus 46,0%; = 8,3%; p = 0,024). Zusammenfassend war ECASS II zwar klinisch eine erfolgreiche Studie mit Signifikanz und einem Trend für die sekundären Endpunkte, aber nicht positiv für den primären Endpunkt. Mit der alternativen Dichotomisierung zeigt sich eine signifikante Erhöhung des Anteils unabhängiger Patienten nach Behandlung mit rt-PA. Trotz der 2,5fach höheren Rate von symptomatischen Blutungen besteht kein Unterschied in der Mortalität zwischen Verum- und Plazebogruppe. Die Therapie mit rt-PA führt zu einer klinisch relevanten Verbesserung bei Schlaganfallpatienten auch im 6-h-Zeitfenster nach Schlaganfallbeginn.

ATLANTIS

In ATLANTIS, einer weiteren amerikanischen Multizenterstudie wurde die Effektivität von rt-PA im 3–5-h-Zeitfenster untersucht. Die Ergebnisse dieser Studie sind bis jetzt nicht publiziert worden, die vorläufigen Ergebnisse konnten jedoch keinen positiven Effekt von rt-PA aufzeigen [119].

Metaanalysen der rtPA-Studien

Eine vorläufige Metaanalyse der NINDS-, ECASS-I- und -II-Daten mit mehr als 1000 Patienten pro Studienarm (Abb. 15.4) zeigt eine Odds-Ratio von 0,63 für ein funktionell unabhängiges Outcome (Rankin Scale 3–6) und 0,68 für ein günstiges Outcome (Rankin Scale 2–6) für alle Zeitfenster und Dosierungen. Im 3-h-Zeitfenster ist das Odds-Ratio mit 0,55 für ein funktionell unabhängiges Outcome noch günstiger. Wenn 1000 Patienten mit rt-PA innerhalb von 6 h behandelt werden, kann man 90 Patienten den Tod oder ein abhängiges Outcome ersparen („Number needed to treat" = 11). Bei einem 3 h Zeitfenster und der Dosis von 0,9 mg/kgKG entspricht das 140/1000 Patienten („Number needed to treat" = 7).

15.3.3.4 Lokale Lysetherapie

Eine erste randomisierte Studie zur intraarteriellen Therapie akuter Verschlüsse des M1-Segments der A. cerebri media (PROACT I) zeigte eine Rekanalisationsrate von 58% vs. 14% bei Behandlung mit Prourokinase im Vergleich zu Plazebo [27]. Die Ergebnisse der Folgestudie (PROACT II) mit 180 randomisierten Patienten zeigten einen statistisch signifikanten Effekt für die Behandlung mit Prourokinase im Zeitfenster von 6 h. Der primäre Endpunkt war das Erreichen eines Skalenpunktes von 2 oder besser auf der modifizierten Rankin-Skala. In der Plazebogruppe erreichten 25% der Patienten dieses Ergebnis, mit intraarterieller Prourokinase waren dies 40%. Dieser Unterschied von 15% ist statis-

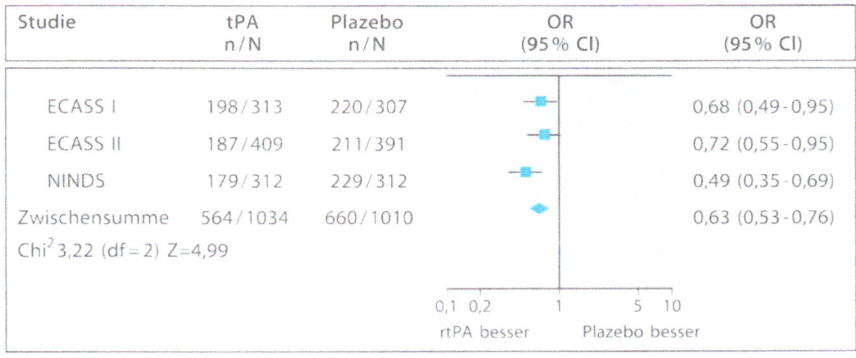

Abb. 15.4. Metaanalyse der rtPA-Studien (0,9- und 1,1-mg-Dosierung, Zeitfenster 3 und 6 h). Outcome: Tod oder Pflegebedürftigkeit (Rankin-Skala 3–6)

tisch signifikant. Die Rekanalisationsrate betrug 67% [89]. In dieser Studie wurden besonders schwer betroffene Patienten eingeschlossen (NIHSS 17 in beiden Behandlungsarmen). Die intraarterielle Lyse ist mit einer invasiven neuroradiologischen Intervention und einem weit höheren logistischen Aufwand als die systemische Lyse verbunden. Sie sollte daher Patienten mit nachgewiesenem M1-Verschluss und schwerem Defizit vorbehalten bleiben. Die in PROACT getestete Substanz, rekombinante Prourokinase, ist nicht auf dem Markt. Es darf aber angenommen werden, dass die Ergebnisse auch auf eine Behandlung mit intraarteriellem rtPA übertragbar sind.

15.3.3.5 Kritische Wertung der Studienlage

Das Hauptproblem bei der Indikationsstellung für eine systemische Thrombolysetherapie ist das enge Zeitfenster, Blutungskomplikationen und Interpretation der initialen bildgebenden Untersuchung. Um die Lysetherapie effektiver zu machen, muss also eine erhebliche Verkürzung der Zeit zwischen Symptombeginn und Einsetzen der Therapie durch logistische Optimierung sowohl in der Prähospitalphase als auch nach Ankunft in der Klinik erfolgen. Weiterhin ist zu fordern, dass das Patientenklientel, das von einer Rekanalisation profitiert und möglichst ein kleines Blutungsrisiko hat, identifiziert werden kann. An eine optimale Bildgebung ist die Forderung nach dem Nachweis des aktuell infarzierten Hirnareals, eines noch nicht infarzierten Risikogewebes analog der ischämischen Penumbra, eines Gefäßverschlusses und einer zerebralen Blutung zu stellen. Hier stellen neue diagnostische Verfahren wie das Schlaganfall-MRT unter Verwendung von diffusions- und perfusionsgewichteten MRT-Sequenzen und MR-Angiographie [61] CT oder die Positronenemissionstherapie [42] eine vielversprechende Alternative zur konventionellen dar.

Zusammenfassend ist die systemische Lysetherapie derzeit erfahrenen Zentren vorbehalten und für Patienten im 3-h-, bei besonders ausgewählten Patienten auch im 6-h-Zeitfenster mit einem therapeutischen Nutzen verbunden. Bei einzelnen Patienten führt die aufwendige und invasive intraarterielle Lyse zu positiven Ergebnissen.

15.4 Neuroprotektion

S. Wagner, T. Brandt

15.4.1 Studienlage (s. auch Tabelle 15.8)

15.4.1.1 Kalziumkanalantagonisten (spannungsabhängig)

Insgesamt wurden sieben Studien mit mehr als 5000 Patienten zur Wirksamkeit von Nimodipin beim Schlaganfall durchgeführt. Keine dieser Studien war positiv. Allerdings zeigte eine post hoc Metaanalyse von Mohr et al. eine Überlegenheit von Nimodipin, wenn es innerhalb von 12 h nach dem Schlaganfall gegeben wurde [72]. Intravenöses Nimodipin wurde ebenfalls in einer Studie getestet, die vorzeitig wegen höherer Komplikationsraten in der Verumgruppe abgebrochen werden musste. Hier war im wesentlichen eine Absenkung des systemischen Blutdrucks für das schlechte Ergebnis verantwortlich [131].

15.4.1.2 NMDA-AMPA-Antagonisten

Der kompetitive NMDA-Antagonist Selfotel, der tierexperimentell ermutigende Ergebnisse gezeigt hatte, wurde in klinischen Studien in nied-

Tabelle 15.8. Neuroprotektive Substanzen und klinischer Studienstatus (Auswahl)

Substanz	Studienstatus (Phase)
■ Kalciumantagonisten	
– Nimodipin	III
■ NMDA Antagonisten	
– Selfotel	III
– Eliprodil	III
– Magnesium	II
– Glyzinantagonist (GV 150526)	II
■ Glutamatfreisetzungsinhibitoren	
– Lubeluzol	III
■ Adenosin	–
■ GABA-Agonisten	
– Clomethiazol	II
■ Citicolin	II
■ Ganglioside	
– GM1-Ganglioside	III
■ Neurotrophe Faktoren	
– bFGF	–
■ Nitritoxydasesynthasehemmer NO	–
■ Serotoninagonisten	–
■ Freie Radikalenfänger	III
■ Anti-ICAM-Antikörper	III

rigen Dosierungen gut vertragen, zeigte dann jedoch auch keine therapeutische Wirksamkeit. Die Studie wurde abgebrochen [24]. Der Glutamatantagonist GV150526, der die Glyzinbindungsstelle des NMDA-Rezeptors blockt, wird nach vielversprechenden Vorergebnissen zur Zeit noch in klinischen Studien getestet [52]. Unter höheren Dosierungen kommt es zu Blutdruckveränderungen, respiratorischen Störungen, Somnolenz oder auch Agitiertheit, Konfusion, Ataxie, Nystagmus, und besonders zu Halluzinationen, Psychosen und Gedächtnisstörungen [20, 83]. Angesichts der wichtigen Funktion von Glutamat als Neurotransmitter sind besonders die zentralnervösen Nebenwirkungen gut zu verstehen. Auch Magnesium blockiert den NMDA-Rezeptor in einer spannungsabhängigen Weise und wird zur Zeit als Therapie der akuten zerebralen Ischämie getestet (IMAGES) [75].

15.4.1.3 Glutamatfreisetzungsinhibitoren

Lubeluzol (R 87926) reduziert die neuronale Exzitabilität in der Periinfarkt-Region durch Suppression der erhöhten extrazellulären Glutamat-Konzentration. Außerdem kann Lubeluzol die NO-mediierte Neurotoxizität hemmen. Leider konnte nach zunächst ermutigenden Resultaten mehrerer randomisierter Studien [29] in der entscheidenden Phase-III-Studie, die im Februar 1999 erstmalig vorgestellt wurde, keine Wirksamkeit von Lubeluzol nachgewiesen werden.

15.4.1.4 GABA-Agonisten

Gamma-Aminobuttersäure (GABA) ist ein weitverbreiteter inhibitorischer Neurotransmitter im zentralen Nervensystem. GABA blockiert ebenfalls spannungsabhängige Kalziumkanäle und hindert so den Einfluss des Kalziums mit nachfolgender Glutamatfreisetzung. Clomethiazol, das vor allem in der antiepileptischen Behandlung verwendet wird, ist ein GABA-Agonist, der zur Zeit in klinischen Studien untersucht wird (CLASS) [118, 130].

15.4.1.5 Adenosin

Adenosin hemmt die Freisetzung von exzitatorischen Aminosäuren über präsynaptische Rezeptoren, die wiederum den Kalziumeinstrom hemmen Außerdem wird die Thrombozytenaggregation und die Adhäsion neutrophiler Granulozyten an das Endothel gehemmt. In Tierexperimenten wurden bereits therapeutische Effekte mit den Adenosinrezeptoragonisten Acadesin und GP668 erzielt [18, 86]. Klinische Studien sind in Vorbereitung.

15.4.1.6 Citicolin

Durch die gemeinsame Administration von Cholin und Zytidin kommt es durch die induzierte Phosphatidylcholin-Biosynthese zu verstärkter Reparatur der Zellmembranen nach zerebraler Ischämie [31]. Studien haben bisher eine gute Wirksamkeit bei geringer Nebenwirkungsrate gezeigt, die Patientenzahlen sind jedoch noch nicht ausreichend, um eine Therapieempfehlung zu geben [52].

15.4.1.7 Ganglioside

Siagosid (GM1) zeigte in experimentellen Studien neuroprotektive Effekte mit Verkleinerung des ischämischen Areals (Simon et al. 1993). Zwei klinische Studien konnten jedoch diese Ergebnisse nicht bestätigen [4, 5].

15.4.1.8 Neurotrophe Faktoren

Der basische Fibroblasten-Wachstumsfaktor (bFGF) und der transformierende Wachstumsfaktor Beta (TGF-Beta) haben neurotrophe Effekte und reduzieren die Infarktgröße im Tiermodell [35, 43]. Diese gut verträglichen Substanzen könnten auch neue Wege für die Behandlung des Schlaganfalls eröffnen. bFGF wird zur Zeit in einer Studie getestet.

15.4.1.9 Radikalenfänger

Die Reperfusion nach zerebraler Ischämie kann den Schaden durch Produktion von zytotoxischen Sauerstoffradikalen verstärken. Diese werden zum Teil vom Endothel freigesetzt. Die Bildung freier Radikale mündet in verschiedene pathophysiologische Kettenreaktionen, die zu Membranschäden und Zelluntergang führen. In experimentellen Modellen konnte bereits eine Verminderung des postischämischen Schadens durch Gabe von freien Radikalenfängern und anderen Inhibitoren der Lipidoxydation gezeigt werden. Tirilazad, ein 21-Aminosteroid kann ebenfalls die O_2-Generation in zerebralem Gewebe verhindern. Bisherige Studien mit Tirilazad wurden bei geringem klinischem Benefit gestoppt. Weitere Studien, die die genaue Wirksamkeit von Tirilazad und PEG-SOD untersuchen, welches bereits zu positiven Studien bei Traumapatienten geführt hat, sollten fortgeführt werden [71].

15.4.1.10 Leukozytenadhäsionsantikörper

Obwohl keine Neuroprotektiva im engeren Sinn, sollen hier die Adhäsionsantikörper erwähnt werden. Cerestat, ein muriner Anti-ICAM-Antikörper wurde in einer großen internationalen Studie getestet und zeigte keine positiven Effekte auf die Überlebensqualität der Patienten. Dagegen war die Mortalität erhöht, basierend auf einem deutlichen Anstieg von Infektionen. Ein weiterer rekombinanter Adhäsionsantikörper gegen neutrophile Granulozyten (UK 279,276) befindet sich zur Zeit in der klinischen Prüfung.

15.4.1.11 Piracetam

Die „nootrope" Substanz Piracetam, der über eine Beeinflussung der Phospholipide ein Effekt auf die Membranfluidität zugeschrieben wird, hat neben neuroprotektiven Eigenschaften auch Wirkungen auf die Fließeigenschaften des Blutes und auf die Thrombusbildung, so dass mehrere Studien den Einsatz dieses Pharmakons bei akutem ischämischem Insult nahelegten. Eine Multizenterstudie [26] konnte einen signifikanten Einfluss auf die Rückbildung neurologischer Defekte nach Schlaganfall nicht belegen, doch war das Therapiefenster dieser Studie mit 12 h sehr lange gewählt. Eine Analyse der Fälle mit Behandlungsbeginn innerhalb 7 h nach Beginn der Symptome zeigte ein besseres Ergebnis bei den mit Piracetam behandelten Patienten, so dass eine weitere Multizenterstudie (PASS II) geplant ist. Von Bedeutung ist, dass Piracetam den Rehabilitationsgrad nach Schlaganfall, gemessen an der Erholung aphasischer Störungen, verbessern konnte [58].

15.4.2 Fazit und Ausblick

Eine neuroprotektive Therapie kann nach tierexperimentellen Untersuchungen den verzögerten Neuronenuntergang durch Einwirkung im Ablauf der neurotoxischen Kaskade vermindern. Die Komplexität dieser Kaskade und das unterschiedliche zeitliche Profil limitieren Vorhersagen über die Wirksamkeit einzelner neuroprotektiver Substanzen jedoch erheblich. Klinische Studien enttäuschten aber vielfach aufgrund ausbleibenden Wirkungsnachweises und aufgrund z. T. erheblicher Nebenwirkungen. Es ist noch keine Substanz mit nachgewiesener Wirksamkeit zugelassen, es laufen jedoch zur Zeit viele Phase-II- und -III-Studien. Die unterschiedlichen zeitlichen und pathophysiologischen Wirkansätze der einzelnen Neuroprotektiva lässt für die Zukunft eine Therapiekombination verschiedener Substanzen sinnvoll erscheinen. Eine Kombination der Substanzen bzw. ihr Einsatz vor einer thrombolytischen Therapie in der Hoffnung, sowohl das Zeitfenster auszudehnen als auch das Infarktareal zu begrenzen, ist eine weitere Option.

15.5 Intensivmedizinische Maßnahmen

S. Schwab, T. Steiner, M. Bertram, W. Hacke

15.5.1 Monitoring

Zusätzliche zerebrale Ischämien oder Hypoxien können als Folge einer systemischen arteriellen Hypotension, respiratorischer Insuffizienz mit nachfolgender Hypoxämie, bei erhöhtem intrakraniellen Druck, zerebralen Vasospasmus oder ähnlichem entstehen. Diese systemischen und intrakraniellen Komplikationen können dann zu sekundären Hirnschäden und einer Verschlechterung der Prognose beitragen. Es muss daher für alle Patienten auf der Intensivstation ein Monitoring verfügbar sein, dass neben der Messung spezifisch intrakranieller Variablen (ICP, Hirndurchblutung, zerebrale Oxygenierung) auch systemische Parameter erfasst. Heute kann als Standard auf einer Intensivstation die Überwachung folgender Parameter gefordert werden:

- Oxygenierung,
- Atemwege und Ventilation (Kapnometrie),
- systemische Hämodynamik (Herzfrequenz, Erregungsleitung, Druckmessung im Teilkreislauf),
- Temperatur.

Neben diesen systemischen Parametern muss auf einer neurologischen Intensivstation die Messung des intrakraniellen Drucks (ICP) möglich sein. Auch neuere Monitoring-Verfahren zur Überwachung der zerebralen Oxygenierung (Gewebe pO_2, Bulbusoxymetrie) werden in der Zukunft eine größere Rolle spielen. Momentan noch als experimentell muss die zerebrale Mikrodialyse, ein Verfahren zur on-line-Messung extrazellulärer Aminosäuren, eingestuft werden.

15.5.2 Intubation und Beatmung

15.5.2.1 Respiratorische Insuffizienz und Aspirationsgefahr

Bei ischämischen Infarkten und Blutungen, vor allem einer infratentoriellen oder einer größeren supratentoriellen Läsion, kann die respiratorische Vitalfunktion durch verschiedene pathophysiologische Mechanismen derart beeinträchtigt sein, dass sich nach Erschöpfung kompensatorischer Maßnahmen eine respiratorische Insuffizienz entwickelt. Die respiratorische Funktion ist an die Größe der alveolären Austauschfläche, die Atemmechanik einschließlich Koordination und Kraft der Atemmuskulatur, freie Atemwege und Atemantrieb gebunden.

Die alveoläre Austauschfläche kann durch Atelektasen und Pneumonien, wie sie häufig bei bettlägerigen Patienten auftreten, sowie bei dem vor allem bei Mediainfarkten mit Inselrindenbeteiligung vorkommenden neurogenen Lungenödem kritisch reduziert sein.

Eine mechanische Atemstörung mit einer nachfolgenden alveolären Hypoventilation kommt bei raumfordenden hemisphärischen Prozessen vor, z. B. in Form einer Koordinationsstörung (Schaukelatmung). Auch die sog. Intensivpolyneuropathie bei Patienten mit langen, komplizierten Intensivaufenthalten kann eine Hypoventilation infolge Atemmuskelschwäche bedingen.

Bei vigilanzgeminderten Schlaganfallpatienten kommen Obstruktionen im pharyngealen Bereich durch einen Muskeltonusverlust des Zungengrundes vor. Eine Hirnstämmläsion kann zu Schluckstörung und Verlust von Schutzreflexen führen. Die Folge sind Aspiration von Nahrungsbestandteilen und Sekret.

Eine Störung von Atemfrequenz und -muster mit daraus resultierender Hypoventilation kommt ebenfalls bei Hirnstammläsionen oder großen hemisphärischen Infarkten vor.

Eine respiratorische Insuffizienz mit Indikation zur Intubation ist erkennbar an:

- Atemfrequenz >35/min,
- Hypoxie mit arteriellem Partialdruck <50 mmHg unter O_2-Gabe,
- Hyperkapnie mit CO_2-Partialdruck >55 mmHg, zentrale Zyanose,
- Zeichen der respiratorischen Erschöpfung des Patienten (Atemhilfsmuskulatur, erhöhter und dann rasch abfallender Sympathikotonus).

Indikation zur Intubation ist auch eine drohende respiratorische Insuffizienz bei:

- Verlust von Schutzreflexen, z. B. fehlendes Husten beim Absaugen,
- erkennbare Aspiration von Rachensekret.

15.5.2.2 Intubation

Wegen der zahlreichen Nachteile der nasotrachealen Intubation (geringeres Tubuslumen, Schädigung der Nasenschleimhaut, Tubuskontamination bei Nasenpassage und bakterielle Sinusitis als häufig übersehene Sepsisursache) bevorzugen wir die orotracheale Intubation. Zur Prämedikation haben sich ein kurzwirkendes Opiat wie Fentanyl 0,1–0,5 mg oder das kurzwirksame Sufentanil (70 µg) und zur Narkose das rasch wirksame Etomidate (0,2 mg/kg) bewährt. Nach Wirkungseintritt wird zur Erleichterung der Intubation in der Regel eine Muskelrelaxation mit beispielsweise Vecuronium (Norcuron, 0,02 mg/kg) durchgeführt. Wählt man depolarisierende Relaxanzien wie Succinylcholin (Lysthenon, 1–1,5mg/kg), ist die Notwendigkeit einer Präkurarisierung mit z. B. 1–1,5 mg Norcuron und die Gefahr von Hyperkaliämien, vor allem bei schon länger bettlägerigen Patienten, zu beachten. Bis zur Intubation wird die Ventilation mit Maske und Ambu-Beutel sichergestellt.

Liegt bereits eine Magensonde, sollte vor Intubation der Mageninhalt abgesaugt werden. Neuanlage einer Magensonde vor Intubation ist wegen Stressbelastung mit Hirndrucksteigerung und Refluxbegünstigung nicht zu empfehlen.

Zu den Vorbereitungen vor der orotrachealen Extubation gehören rechtzeitiges Stoppen der Sondenernährung, Gabe eines Kortikoids >30 min vorher zur Vorbeugung eines Glottisödems, Absaugung des Rachenraums, erhöhter Oberkörper, Bereitstellung einer Sauerstoffmaske und Reintubationsbereitschaft.

15.5.2.3 Beatmungstechnik

Prinzipiell unterscheidet man kontrollierte und unterstützende Beatmungstechniken sowie Mischformen aus beiden.

Eine kontrollierte Beatmung (continous mandatory ventilation, CMV) erfordert eine Ausschaltung des Atemantriebs durch Analgosedierung. Als Standard hat sich hierfür eine Kombination aus Midazolam (Dormicum) und Fentanyl etabliert. Alternativ werden als Sedativum

Propofol (Disoprivan) und Derivate eingesetzt, wobei Blutdrucksenkung und Wirkungsverlust zu beachten ist. Bei ausgeprägter Hypotonie und schweren Lungenerkrankungen hat sich auch Ketamin (Ketanest) in Kombination mit einem Benzodiazepin bewährt, wobei jedoch ein möglicher hirndrucksteigernder Effekt beachtet werden muss.

15.5.3 Zentrale Wege und Ernährung

15.5.3.1 Zentrale Venenkatheter (ZVK)

Für Intensivpatienten mit zerebrovaskulären Erkrankungen ergeben sich neben den üblichen Richtlinien zur ZVK-Anlage besondere Aspekte, wenn ein erhöhter Hirndruck oder eine Thrombolyseoption verliegt.

Übliche Indikationen zur Anlage zentraler Wege sind:

- ZVD-Messung,
- parenterale Ernährung,
- Zufuhr von hyperonkotischen, venen- oder gewebstoxischen Substanzen,
- Dialyse oder Hämofiltration,
- Schleuse für intrakardialen Schrittmacher, Pulmonalis- oder Bulbuskatheter,
- schlechte periphere Venenverhältnisse.

15.5.3.2 Ernährung

Der Flüssigkeitsbedarf (basal ca. 30 ml/kg, im Mittel 50 ml/kg) kann individuell abgeschätzt werden, indem man Perspiration (je ca. 400 ml über Haut und Atemwege), Diurese des Vortages, Verluste über Sonden und Drainagen sowie zusätzliche Verluste durch Körpertemperaturerhöhung (500 ml/°C über 37 °C) addiert. Mit den üblichen Vollelektrolytlösungen oder Sondenkostpräparaten wird der Elektrolytbedarf in der Regel gedeckt, ein Mangel kann laborchemisch erkannt und über zusätzliche Perfusion von Konzentraten ausgeglichen werden.

Der Energiebedarf, der über Kohlenhydrate, Fette und Proteine (im Massenverhältnis 3:1:1) gedeckt werden sollte, muss bei den Patienten individuell abgeschätzt werden, um einerseits eine Unterernährung mit Infektanfälligkeit, Weaning-Problemen und Katabolismus, andererseits eine Überernährung mit Hyperglykämie, Hypertriglyzeridämie, Leberverfettung, Cholestase und vermehrte respiratorische Belastung durch vermehrte CO_2-Produktion zu vermeiden. Als Grundbedarf werden 25 kcal/kg angenommen, der bei schweren Erkrankungen um ca. 40% erhöht ist. Eine genauere Abschätzung erlaubt die Berechnung des Grundenergiebedarfs (basal energy expenditure, BEE) nach der Harris-Benedikt-Gleichung:

$$BEE_{Männer}(kcal/d) = 66{,}5+13{,}7\times KG(kg)+1{,}7 \times Größe(cm)-6{,}8\times Alter\ (Jahre)$$

$$BEE_{Frauen}(kcal/d) = 65{,}5+9{,}6\times KG(kg)+1{,}7 \times Größe(cm)-4{,}7\times Alter\ (Jahre)$$

Zur Abschätzung des Ruheenergiebedarfs muss der BEE mit einerm der Schwere der Erkrankung entsprechendem Stressfaktor F multipliziert werden (Intensivbehandlung: F = 1,25; Pneumonie: F = 1,5; großer Hemispäreninfarkt oder Multiorganversagen: F = 1,75). Fieber erhöht den Ruheenergiebedarf um ca. 13% pro 1 °C. Falls ein Pulmonaliskatheter liegt, kann der O_2-Verbrauch über den $avDO_2$ und das HZV berechnet und über das mittlere kalorische Äquivalent von 4,85 kcal/l O_2 der Energieverbrauch abgeschätzt werden.

Der Proteinbedarf ist bei Intensivpatienten gesteigert und ist primär bei 1,2–1,5 anzusetzen. Er kann im weiteren Verlauf den Laborparametern der Proteinsyntheseleistung und der Stickstoffbilanz angepasst werden, wobei eine negative Bilanz bei ausgeprägtem Stressstoffwechsel oft nicht vermieden werden kann.

Ernährungsstrategien

Während eine ausreichende Flüssigkeitszufuhr von Anfang an gewährleistet sein sollte, ist es ausreichend, wenn die vollkalorische Ernährung einschließlich (kontrovers diskutierter) Fettgaben erst am 3. Tag des Intensivaufenthaltes eingerichtet ist. Ergänzende Gaben durch Spurenelement- und Vitaminlösungen sind, wenn nicht der Verdacht auf eine präexistierende Mangelsituation besteht, erst nach einer Woche erforderlich.

Primär sollte eine enterale Ernährung versucht werden, da sie gegenüber der parenteralen Ernährung kostengünstiger und einfacher zu handhaben ist, Ulcera und erosiver Gastritis vorbeugt, die Aufrechterhaltung einer physiologischen Funktion der Bauchorgane, vor allem die Darmmotilität fördert und eine Darmzottenatrophie verhindert. Intensivpatienten mit zerebrovaskulären Erkrankungen können wegen Schluckstörungen und verminderten Schutzreflexen oft nicht oral ernährt werden, so dass die enterale Ernährung durch Sondenkost über eine Magensonde erfolgen muss. Ist eine dauerhafte Sondenernährung zu erwarten oder wird die nasogastrale Plazierung problematisch (beiseitige nasale Ulcera, schwierige Anlage, schlechte Toleranz durch den Patienten), ist eine perkutane endoskopische Gastrostomie (PEG) zu empfehlen. Der Ernährung kann mit 40 ml/h Infusionsrate beginnen und innerhalb von 3 Tagen bis zur Zielmenge von 1500–2000 ml/d gesteigert werden. Bei ausgeprägtem Reflux oder Motilitätsstörung (Aspirationstest durch Blasenspritze) oder nach längerer enteraler Nahrungskarenz müssen vorübergehend geringere Infusionsraten (10–20 ml) gewählt werden, beleitet von einer ergänzenden parenteralen Ernährung.

Eine parenterale Vollernährung über den ZVK ist überbrückend indiziert, wenn in absehbarer Zeit eine Intubation oder ein operativer Eingriff zu erwarten ist, eine gastrointestinale Leckage, Ileus oder eine Pankreatitis vorliegt.

15.5.4 Spezielle Probleme der neurologischen Intensivmedizin

15.5.4.1 Sekundäre Hämorrhagien nach zerebraler Ischämie

Sekundäre Blutungen unterscheiden sich von primären intrazerebralen Blutungen (ICB) durch das Vorhandensein oder Nichtvorhandensein einer zerebrovaskulären Vorschädigung. Beispiel hierfür sind z. B. Blutungen, die im Rahmen einer primär- oder sekundärprophylaktischen Antikoagulation oder einer primär therapeutischen Thrombolyse intrazerebraler oder extrazerebraler Gefäßverschlüsse entstehen. Dabei ist nicht jede Blutung ist von klinischer Bedeutung. In großen Thrombolysestudien werden daher nach Art und Größe verschiedene Blutungstypen unterschieden: Hämorrhagische Transformationen (HT) nach einem Schlaganfall werden in hämorrhagische Infarzierungen (HI) und parenchymatöse Hämatome (PH) eingeteilt. Beide untergliedern sich in zwei Subtypen. Die HI Typ I ist als eine petechiale Einblutung in den Infarktrandbezirken definiert, die HI Typ II als konfluierende, petechiale Einblutung im Infarktbezirk. Ein PH Typ 1 ist eine solide Einblutung, die weniger als ein Drittel des Infarktareals betrifft und eine geringgradige raumfordernde Wirkung hat. PH Typ II umfasst mehr als 30% des Infarktareals und hat eine deutliche raumfordernde Wirkung [47].

Durch richtige Indikationsstellung kann der Anteil klinisch relevanter ICB bei intravenöser Anwendung von rt-PA auf 6–12% gesenkt werden. Dies betrifft im wesentlichen die Beachtung der CCT-Frühkriterien (Infarktausdehnung weniger als 30% des Mediaterritoriums innerhab der ersten 6 h nach Symptombeginn), des Zeitfensters (<3 bzw. 6 h) und den Ausschluss von Kontraindikationen [67].

Die Vorhersagewahrscheinlichkeit einer ICB (vom Typ HI I oder PH) bei Schlaganfallpatienten, die Antikoagulanzien erhielten, konnte in einer Untersuchung durch Kombination verschiedener Methoden (Canadian Stroke Scale (CNS), CCT, transkranielle Doppler-Sonographie (TCD), Single-Photon-Emissions-Computertomographie (SPECT) und Toronto Embolic Scale (TES) auf 89% gesteigert werden. Den größten einzelnen prädiktiven Wert hatte die TES, womit erneut bestätigt wurde, dass kardioembolische Schlaganfälle häufiger eine hämorrhagische Transformierung nach sich ziehen [2].

Therapie

Eine Gerinnungsstörung aufgrund Antikoagulanzienüberdosierung muss korrigiert bzw. eine Lysetherapie beendet werden. Gegebenenfalls muss mit einer alternativen Antikoagulation überlappend begonnen werden; insbesondere dann, wenn die Gefahr embolischer Ereignisse nach wie vor groß ist. Eine Kumarinüberdosierung kann akut nur durch die intravenöse Gabe von Vitamin-K-abhängigen Gerinnungsfaktoren (Faktor II, VII, IX, X) behoben werden. Dies geschieht am wirkungsvollsten durch Gabe von PPSB (Prothrombinkonzentrat). Dabei ist zu beachten, dass PPSB selbst Gerinnungsstörungen verursachen kann. Eine Alternative stellt die Gabe von FFP (fresh frozen plasma) dar. Aufgrund der geringeren Konzentration an Vitamin-K abhängigen Faktoren in FFPs müssen teilweise erhebliche Volumina appliziert werden, weshalb diese Therapie häufig limitiert ist. Die Gabe von Vitamin K führt frühestens nach 6–12 h zu einer Teilrestitution der Faktoren – eine normale Lebersyntheseleistung vorausgesetzt – und ist deshalb in der Akutsituation ungeeignet. Heparin kann nach Absetzen durch Gabe von Protaminsulfat antagonisiert werden (1 mg Protamin inaktiviert 100 I.E. Heparin). Aufgrund der längeren Heparin-Halbwertszeit, der Dissoziation des Protamin-Heparin-Salzes und des Abbaus von Protamin ist mit einem Heparin-Rebound-Phänomen zu rechnen. Unter Protamingabe kann es zu Bradykardien, Blutdruckabfällen, Dyspnoe, Hautrötungen (flush) und anaphylaktischen Reaktionen kommen. Deshalb sollten nicht mehr als 50 mg Protamin in 10 min gegeben werden. Eine spezifische Hemmung von Thrombolytika ist in der Regel aufgrund der kurzen Halbwertszeiten nicht indiziert. Im übrigen gelten die Empfehlungen der Behandlung intrazerebraler Blutungen: eine maßvolle Blutdruckeinstellung, rechtzeitige intensivmedizinische Intervention bei Patienten mit klinischen Zeichen einer raumfordernden Wirkung der ICB, rechtzeitige Intubation, Hirndruckbehandlung, Anlage einer Ventrikeldrainage [117].

15.5.4.2 Hämodilution

Dieses Therapieprinzip geht davon aus, dass durch eine Senkung des Hämatokrits und eine hieraus resultierende Verminderung der Blutviskosität die Hirndurchblutung verbessert werden kann. Hierfür werden kolloidosmotische Lösungen wie niedermolekulare Dextrane; hydroxyäthylstärke oder Albumin infundiert. Die verbesserte Fließeigenschaften des Blutes sollen die Kollateralversorgung des ischämischen Areals verbessern. Die Hämodilution kann isovolämisch oder hypervolämisch erfolgen.

Bei der *isovolämischen* Hämodilution erfolgt parallel zur Zufuhr hyperosmolarer Substanzen ein Aderlass. Zu dieser Therapie wurden in den 80er Jahren zwei große Studien durchgeführt, die beide keinen eindeutigen Effekt zeigten [60, 99]. Auch eine Aufgliederung anhand verschiedener Faktoren wie Geschlecht, Alter, Beginn der Symptomatik, Ausgangshämatokrit, erreichte Hämatokritsenkung konnte keinen Therapiebenefit demonstrieren.

Bei der *hypervolämischen* Hämodilution wird kein Aderlass durchgeführt. Durch die somit ebenfalls erzielte Hypervolämie soll die Herzauswurfleistung gesteigert werden, was zusätzlich die zerebrale Mikroperfusion verbessern soll. Eine Studie unter Verwendung von Pentastarch (The Hemodilution in Stroke Study Group 1989) ergaben einen Trend bezüglich der hypervolämischen Hämodilution (HH) hinsichtlich des Barthel-Index nach 3 Monaten (HH mittlerer BI 85, Standardtherapie 70, $p=0{,}08$). Die potentielle Entwicklung eines Hirnödems und die kardiale Belastung sind limitierende Faktoren dieser Therapie. Aufgrund dieser potentiell lebensbedrohlichen Komplikationen sollte diese Therapie nur unter intensiver Überwachung ggf. auch mit Swan-Ganzkathetern durchgeführt werden.

15.5.4.3 Medikamentöse Therapie des erhöhten intrakraniellen Drucks

Die Verschlechterung eines initial stabilen neurologischen Zustandes durch die Entwicklung des postischämischen Hirnödems ist häufig. Die konventionelle Therapie des erhöhten ICP nach zerebraler Ischämie besteht aus maschineller Beatmung, Osmotherapie und eventueller Barbiturategabe [87]. Diese Form der Therapie wird heute jedoch vielfach in Frage gestellt. Über lange Zeit galt die kontrollierte Hyperventilation mit pCO_2-Zielwerten zwischen 25 und 30 mmHg als effektive Maßnahme zur temporären Hirndrucksenkung nach Intubation und Beginn der maschinellen Beatmung. Durch Hyperventilation wird sowohl im Serum als auch im Liquor eine Alkalose erzeugt, die zur Vasokonstriktion und Reduktion des zerebralen Blutflusses führt. Schon durch eine initiale Senkung des arteriellen pCO_2 auf 35 mmHg kann der ICP um bis zu 25% gesenkt werden. Dieser Effekt ist jedoch nur von kurzer Dauer, schon nach wenigen Stunden ist die Alkalose im Liquor kompensiert und eine weitere Hyperventilation kann sogar zu einer Hirndrucksteigerung führen. In letzter Zeit wurde daher von der rigorosen Hyperventilation Abstand genommen, weil der potentielle Abfall des zerebralen arteriellen Blutflusses durch zusätzliche Hypokapnie das Ausmaß der zerebralen Minderperfusion vergrößern kann [77].

Niedermolekulare, hypertone Zuckerlösungen wie Glyzerol, Mannitol oder Sorbitol werden seit Jahren in der Hirnödembehandlung benutzt. Der wesentliche Effekt besteht über den Aufbau eines osmotischen Gradienten an der Blut-Hirn-Schranke in einer Reduktion von extrazellulärer zerebraler Flüssigkeit. Zumindestens theoretisch ist dieser Effekt an Areale mit intakter Blut-Hirn-Schranke gebunden. Mannitol wird in einer Dosis von 0,5–1 g/kgKG verabreicht. der Wirkungseintritt erfolgt rasch und hält ca. 2–4 h an. Mannitol wird anders als Glyzerol nicht metabolisiert, sondern über die Niere ausgeschieden. Elektrolytverschiebungen, Niereninsuffizienz und Hypovolämie sind häufige Komplikationen einer solchen Therapie. Ein Reboundeffekt durch Akkumulation der Substanz in geschädigten Hirnarealen wurde vereinzelt beschrieben. Der frühe unkritische Einsatz von Glyzerol und Mannit kann möglicherweise durch die Akkumulation im infarzierten Gewebe die Ausdehnung des raumfordernden Ödems noch vergrößern [64].

Neben diesen Osmotherapeutika werden auch Schleifendiuretika zur Behandlung eines erhöhten ICP eingesetzt. Deren theoretischer Vorteil gegenüber osmotischen Substanzen liegt darin, dass es zu keinem - vorübergehenden - Anstieg des zerebralen Blutvolumens (CBF) kommt. Eine längerdauernder Therapie mit Diuretika scheint aber nicht sinnvoll; in Kombination mit anderen Maßnahmen werden diese jedoch immer wieder eingesetzt.

Barbiturate werden ebenfalls seit langem zur ICP-Behandlung verwendet. Kurzwirksame Abkömmlinge wie Thiopental führen zu einer raschen und ausgeprägten Reduktion des zerebralen Blutflusses und des ICP. Durch die schweren Nebenwirkungen der Barbiturattherapie wie Kardiodepression und gehäufte Infektionsrate wird diese Behandlung meist als „letztes Mittel" in der ICP-Behandlung eingesetzt. Selbst für die Barbiturattherapie steht allerdings der Nachweis des therapeutischen Nutzens bei der Behandlung schwerer Hirnläsionen noch aus. Ward et al. konnten keine Überlegenheit des prophylaktischen Barbituratkomas in einer kontrollierten randomisierten Studie bei schweren Schädel-Hirn-Traumen zeigen, Schwab et al. fanden ebenso keinen Nutzen einer längerfristigen Barbituratgabe beim ischämischen Hirnödem [107, 132].

Neben verschiedenen anderen Substanzen wird immer wieder die Gabe von Tris-Hydroxymethyl-Aminomethan (THAM), einer i.v. zu verabreichenden Pufferlösung, empfohlen. Deren genauer Wirkmechanismus ist bisher unbekannt, es wird ein Bolus von 1 mmol/kgKG über 10 min verabreicht, anschließend erfolgt die weitere Infusion pH-gesteuert (Ziel: 7,5-7,55), beginnend mit 0,25 mmol/kgKG/h. Wahrscheinlich wirkt die Substanz durch einen Ausgleich der Liquorazidose und der darüber vermittelten Vasodilatation auch vasokonstriktorisch. THAM sollte möglichst über einen zentralvenösen Katheter infundiert werden, da die Substanz erhebliche Weichteilnekrosen bei paravenöser Infusion hervorruft.

Der Einsatz von Steroiden ist zur Behandlung des perifokalen Ödems bei Hirntumoren gut etabliert. Bei anderen Erkrankungen mit erhöhtem ICP wird der Einsatz von Steroiden jedoch eher kontrovers diskutiert. Bei der zerebralen Ischämie hat bisher keine Studie den Nutzen einer Therapie mit Steroiden belegen können. Auf der anderen Seite sind die Nebenwirkungen der Behandlung mit z.B. schweren Hyperglykämien sicher schädlich, so dass wir momentan von einer Therapie mit Steroiden bei ischämischen Hirnödem abraten (Tabelle 15.9).

Tabelle 15.9. Stufenplan der medikamentösen Hirndruckbehandlung

- **Osmotherapeutika** (ggf. wiederholt)
  - Mannitol 20% 250 ml
  - Hyperhaes 100 ml (7% NaCl plus 20% HAES)
- **Hyperventilation**
  - pCO_2 35-40 mmHg
- **THAM**
  - 1 mmol/kg als Bolus über 10 min, dann 0,3 mmol/kg/h
  - Ziel pH 7,5-7,55
- **Barbiturate**
  - Thiopental 0,25 g ggf. wiederholt

In den letzten Jahren sind nun neue therapeutische Konzepte für die Behandlung des raumfordernden Hirnödems entwickelt worden. Hierzu gehören Therapieverfahren wie die moderate Hypothermiebehandlung zur Verringerung des ischämischen Hirnödems genauso wie die Hemikraniektomie zur Beherrschung des erhöhten intrakraniellen Drucks.

15.5.4.4 Hypothermie beim raumfordernden Mediainfarkt

Normalerweise liegt die Körpertemperatur bei 37 °C, auch wenn es Tagesschwankungen um bis zu 1 °C gibt. Interessanterweise liegt die Gehirntemperatur bei Schlaganfallpatienten um bis zu 1,5 °C über der z.B. in der Blase gemessenen Temperatur. Solche Temperaturgradienten fanden sich regelmäßig in einer Untersuchung von Schwab et al., dabei wurden in der Initialphase nach Ischämie in der infarzierten Hemisphäre sogar noch höhere Temperaturen als in der nicht betroffenen Hemisphäre gemessen [104]. Hypothermie wird heute in milde (-34 °C), moderate (-29 °C) und tiefe (<28 °C) Hypothermie eingeteilt. Unter Hypothermie wird der zerebrale Metabolismus deutlich abgesenkt. Darüber hinaus senkt Hypothermie auch die Ausschüttung exzitatorischer Aminosäuren, stabilisiert die Blut-Hirn-Schranke und senkt den ICP. Der neuroprotektive Effekt der Hypothermie nach ischämischer Schädigung ist experimentell gut belegt. Wichtig ist dabei, dass ohne relevante Nebenwirkungen die zerebrale Temperatur und Körperkerntemperatur rasch und einfach gesenkt werden kann.

Vor kurzem wurden erstmals die Auswirkungen moderater Hypothermie auf den klinischen Verlauf von Patienten nach ausgedehnter zerebraler Ischämie untersucht [105]. Dabei stellt die Hypothermiebehandlung sicherlich eine interessante neue Behandlungsoption des malignen Mediainfarkts dar. Zur Behandlung des raumfordernden Mediainfarkts wurde die Hypothermiebehandlung über 72 h durchgeführt, da mit einem Maximum des postischämischen Hirnödems zwischen dem 2. und 5. Tag nach Ischämie zu rechnen ist. Die Mortalität der mit moderater Hypothermie behandelten Patienten konnte so auf 43% versus 80% gesenkt werden. Die meisten überlebenden Patienten erreichten zudem, gemessen am BI zur Beurteilung der Aktivitäten des täglichen Lebens, schon nach wenigen Monaten eine nur mäßige oder leichtgradige Behinderung.

In Übereinstimmung mit den Beobachtungen von anderen, reduziert moderate Hypothermie den erhöhten ICP. Ein bisher jedoch noch ungelöstes Problem in der Hypothermiebehandlung stellt jedoch die Wiedererwärmung dar. In der Wiedererwärmungsphase nach Hypothermie besteht ein erhöhtes Risiko für eine zusätzliche Hirnschädigung, da der zerebrale Metabolismus die Sauerstoffversorgung bei unterschiedlichen Temperaturen übertreffen kann. Zudem kann während der Wiedererwärmung eine plötzliche Vasodilatation zu einem sog. Wiedererwärmungsschock führen, der von einem ICP-Anstieg begleitet sein kann. Für die allgemeine Anwendung milder und moderater Hypothermie muss die Wiedererwärmungsphase als besonders kritisch eingeschätzt werden.

Komplikationen tiefer Hypothermie sind vor allem Reizleitungsstörungen, Gerinnungsstörungen und Infektionen. Milde und moderate Hypothermie scheinen dagegen ohne wesentliche Nebenwirkungen durchführbar zu sein. Bei aller Vorsicht in der Beurteilung der momentan noch geringen klinischen Daten, deutet vieles darauf hin, dass moderate Hypothermie ein wirkungsvolles Instrument zur Behandlung ausgedehnter zerebraler Ischämien darstellen könnte.

15.5.4.5 Dekompressive Chirurgie beim Mediainfarkt

Bei ca. 8–10% der Patienten mit großen Territorialinfarkten der A. cerebri media entwickelt sich ein raumforderndes Hirnödem. Die Mortalität dieser Patienten liegt zwischen 70 und 80% bei alleiniger konservativer Hirnödemtherapie. Mit der Entlastungstrepanation kann die Mortalität auf 30% gesenkt werden. Eine Verkürzung der Zeit zwischen Symptombeginn und Operation (<21 h) führte zu einer weiteren Senkung der Mortalität bis auf 16% [108]. Etwa 60% der operierten Patienten erreichen einen BI zwischen 60 und 100, bzw. Punktwerte zwischen 4 und 2 auf der modifizierten Rankin-Skala (mRS). Die Bestimmung des richtigen Operationszeitpunktes wird von der Entwicklung klinischer und neuroradiologischer Parameter bestimmt: Zum einen wird die klinische Entwicklung berücksichtigt. Ein bereits initial schweres Defizit (Fixierte Kopf-/Blickwendung, hochgradige Hemiparese) deutet bereits auf einen großen Infarkt hin. Eine in der Folge zunehmende Vigilanzminderung ist in der Regel Ausdruck des zunehmenden Hirnödems. Andere Ursachen können mittels Computertomographie (CCT) oder Magnetresonanztomographie (MRT) ausgeschlossen werden. Die Wahrscheinlichkeit eines hemisphäralen Ödems steigt, wenn bereits auf der CCT bei Aufnahme mehr als 30% des Mediaterritoriums von dem Infarkt betroffen sind. Die Trepanation sollte bereits bei ersten klinischen und radiologischen Hirndruckzeichen erfolgen. Sind bereits irreversibel Hirnstammsymptome aufgetreten, kommt die Trepanation in der Regel zu spät.

Das Prinzip der Entlastungstrepanation basiert auf folgenden Gedanken: Die Eröffnung der Schädelkalotte über der betroffenen Hemisphere führt zum einen zu einer Druckentlastung von Hirngewebe und zu einer Entlastung leptomeningealer Kollateralgefäße. Auf diese Weise wird eine retrograde Perfusion der betroffenen Areale erreicht. In diesem Sinn hat die Entlastungstrepanation einen neuroprotektiven Aspekt, vorausgesetzt sie wird frühzeitig durchgeführt, so dass noch nicht irreversibel geschädigtes Gewebe von der Maßnahme profitiert. Voraussetzung ist außerdem eine ausreichend große Trepanationslücke. Nach geometrischen Modellen muss der Trepanationsdurchmesser - mindesten 12 cm betragen, damit effektive Herniationsvolumina (ca. 100 ml) erreicht werden. Wichtig ist außerdem eine großzügige Duraplastik, die Raum für entsprechende Volumina bietet. Zu kleine Trepanationen bergen die Gefahr eines mangelnden Entlastungseffekts, von Scher- und venösen Stauungsblutungen im Randbereich der Trepanation.

15.5.4.6 Dekompression beim Kleinhirninfarkt

Patienten mit Kleinhirninfarkt bedürfen nur selten einer intensivmedizinischen Behandlung. In einzelnen Fällen kommt es jedoch zu einer starken Ödementwicklung um das Infarktareal und damit zu einem Druckanstieg in der hinteren Schädelgrube. Patienten mit Zeichen für einen solchen Druckanstieg müssen intensivmedizinisch überwacht werden. Neben der engmaschigen klinischen Überwachung kann durch das elektrophysiologische Monitoring mit AEP und MSEP der Zeitpunkt erfasst werden, wann neben der oben erwähnten konservativen Hirndrucktherapie eine Dekompression der hinteren Schädelgrube erfolgen muss. Durch dieses Verfahren kann die sonst hohe Mortalität und Letalität raumfordernder Kleinhirninfarkte erheblich gesenkt werden.

15.6 Prophylaxe und Behandlung von Komplikationen

C. Berger, B. Ehrmann-Bentz, M. Bertram

15.6.1 Prophylaxe tiefer Beinvenenthrombosen und Lungenembolien

Bis Anfang der 90er Jahre wurden mehrere Studien veröffentlicht, die bei Schlaganfallpatienten Heparin mit Plazebo oder einer offenen Kontrollbehandlung verglichen und systematisch den Behandlungseffekt bezüglich tiefer Beinvenenthrombosen untersuchten. Eine Metaanalyse dieser Studien zeigte, dass die Heparinbehandlung mit einer hochsignifikanten fast 80%igen Reduktion des Risikos tiefer Beinvenenthrombosen assoziiert ist ($p<0{,}00001$). Dabei ergaben sich keine Unterschiede zwischen einer Therapie mit subkutan appliziertem unfraktioniertem (5 Studien) oder niedermolekularem Heparin (4 Studien). Drei Untersuchungen mit niedermolekularem Heparin zeigten zusammengefasst eine nichtsignifikante Reduktion des Auftretens von Lungenembolien (–58%) [98]. Im International Stroke Trial (IST) [59] hatten mit Heparin (2×5000 oder 2×12 500 I.E.) behandelte Patienten weniger Lungenembolien als nichtheparinisierte Patienten (0,5% versus 0,8%; $p=0{,}02$), während ASS (300 mg/Tag) nicht zu einer signifikanten Senkung (0,6% versus 0,8%, $p=0{,}08$) führte. Es ist heute nicht mehr umstritten, dass eine Gabe von Heparin oder Heparinoiden tiefe Beinvenenthrombosen und Lungenembolien nach Schlaganfall verhindert [1]. Allerdings ist ein leicht erhöhtes Blutungsrisiko zu berücksichtigen, das dosisabhängig ist und im IST den Nutzen der Heparinisierung neutralisiert.

Zur ausreichenden Prophylaxe gegen venöse Thrombosen bei immobilisierten Patienten ist die subkutane, niedrig dosierte Gabe von fraktioniertem oder unfraktioniertem Heparin ausreichend. Eine weitere wichtige Maßnahme ist darüber hinaus eine frühest mögliche Mobilisierung des Patienten.

15.6.2 Pneumonie, Aspiration und Acute Respiratory Distress Syndrome (ARDS)

Infektionen der Atemwege und Lunge gehören mit 12–31% zu den häufigen Komplikationen und sind für etwa ein Viertel der Todesfälle innerhalb des ersten Monats verantwortlich [111]. Meist liegt der Pneumonie eine overte oder stille Aspiration zugrunde, deren Auftreten von einer gestörten Vigilanz oder einer bulbären Symptomatik, insbesondere mit Dysphagie, begünstigt wird. Selbst bei wachen Patienten mit hemisphärischem Schlaganfall wird die Inzidenz von Schluckstörungen während der ersten Tage nach dem Schlaganfall auf 50% geschätzt [113]. Eine Dysphagie ist mit einer erhöhten Mortalität sowie einem schlechteren funktionellen Ergebnis nach 1 Monat bzw. 6 Monaten assoziiert [7a]. Um Patienten mit einem erh430öhten Aspirationsrisiko zu identifizieren, genügt die Überprüfung der pharyngealen Schutzfunktion mit Wasser, Eis oder Götterspeise. Zusätzlich kann man häufig eine Dysphonie oder Dysarthrie und einen verzögert einsetzende Therapie des ischämischen Insults Hustenstoss beobachten.

In einer retrospektiven Studie von Hilker et al. fanden sich bei 42% der intensivmedizinisch betreuten Schlaganfallpatienten nosokomiale Pneumonien, besonders bei Patienten mit einem GCS unter 10 Punkten oder eine infratentoriellen Infarkt [55]. 71% der Patienten wurden beatmungspflichtig. Inwieweit eine frühzeitige Intubation oder sogar Tracheotomie das Ergebnis verbessert, ist bisher prospektiv noch nicht untersucht worden.

Als Quelle einer komplizierenden Hyperthermie mit ihren negativen Auswirkungen auf den Verlauf sollte die pulmonale Infektion als FieberquelleTherapie des ischämischen Insults mit einer der Infektätiologie angepassten Antibiose therapiert werden.

Das ARDS ist ein seltenes, aber lebensbedrohliches Krankheitsbild, das sich auf eine Pneumonie, insbesondere eine Aspirationspneumonie aufpfropfen kann. Es ist definiert als eine akute Gasaustauschstörung der Lunge – verbunden mit einer nicht kardial bedingten Flüssigkeitseinlagerung (Lungenkapillarenverschluss unter 18 mmHG, wenn gemessen) –, einer Störung der pulmonalen Vasomotorik und Abnahme der Compliance. Neben einer diffusen, bilateralen Verschattung der Lungen im Röntgenbild der Lunge dient ein pathologischer Oxygenierungsindex ($P_aO_2/FiO_2 < 200$ mmHg) als Diagnosekriterium. Die Patienten sind praktisch immer beatmungspflichtig. Man wählt eine auf maximal 35 mbar Druckunterstützung begrenzte Druckkontrollierte Beatmung mit niedrigen Atemzugvolumina (5–6 ml/kg), höherer Atemfrequenz und einem positiven endexpiratorischen Druck (PEEP) zwischen 5 und 15 mbar und dabei über längere Strecken auch einen höheren P_aCO_2 (permissive Hyperkapnie) [3]. Zusätzlich erfolgt eine negative Flüssigkeitsbilanzierung und eine frequente Lagerung des Patienten, oft im Schwenkbett, wenn auch einschränkend bemerkt werden muss, dass die Auswirkungen dieses Beatmungskonzeptes auf einen erhöhten Hirndruck bisher nicht untersucht sind.

15.6.3 Epileptische Anfälle

Zerebrovaskulären Erkrankungen stellen jenseits der 6. Lebensdekade mit einem Anteil zwischen 32 und 54% die häufigsten Auslöser für eine Altersepilepsie dar [84]. Das Risiko, nach einer zerebralen Ischämie epileptische Anfälle zu entwickeln, beträgt 1,4–15% [6]. Die Häufigkeit der Entwicklung einer Epilepsie innerhalb der ersten zwei Wochen nach dem Infarkt liegt zwischen 3,8 und 6,5% [126]. Ein Großteil der Anfälle tritt zum Zeitpunkt des Schlaganfalls oder in den ersten 24 h danach auf und ist ein unabhängiger prädiktiver Faktor für eine schlechte Prognose.

Postischämische epileptische Anfälle sind eher primär fokal als generalisiert und führen nur selten zu einem Status epilepticus. Meist treten sie auf, wenn die Läsion den Kortex mit einbezieht, aber auch nach subkortikalen oder lakunären Infarkten sind Anfälle beschrieben worden. Blutungen führen häufiger zu epileptischen Anfällen als ischämische Infarkte.

Der natürliche Verlauf sehr früher, d.h. innerhalb der ersten 24 h auftretender Anfälle nach einem Schlaganfall ist unbekannt, da meist sofort mit einer antiepileptischen Behandlung begonnen wird. Das Wiederholungsrisiko liegt zwischen 0 und 40%, wobei in einer Studie von So et al. nur 21% der Patienten mit frühen Anfällen eine Epilepsie entwickelten [114]. Treten Anfälle später als 2 Wochen nach dem ischämischen Ereignis auf, ist dies mit einem hohen Risiko für die Entwicklung einer Epilepsie verbunden.

Die Auswirkung einer sofortigen antiepileptischen Therapie auf Mortalität und funktionelles Outcome sind prospektiv bisher nicht untersucht worden. Wir beginnen die Pharmakotherapie nach dem ersten Anfall, vor allem wenn es sich um einen Spätanfall handelte [6]. Eine prophylaktische Therapie nach zerebralen Ischämien oder Blutungen kann dagegen nicht empfohlen werden. Jedoch sollten mögliche additive Auslöser von Gelegenheitsanfällen anamnestisch (z.B. die Erregungsschwelle senkende Pharmaka) und laborchemisch (z.B. Hypoglykämie, Hyponatriämie, Hypoxämie) ausgeschlossen oder behoben werden. Wir geben bei primär fokalen Anfällen Carbamazepin als Monotherapie, während Valproat bei sekundär generalisierten Anfällen zumindest als ebenbürtig anzusehen ist (Tabelle 15.10). Bei einer Anfallsserie oder einem Status epilepticus kann man zunächst versuchen, die Anfälle mit Clonazepam oder Lorazepam zu kupieren. Dabei hat Lorazepam den Vorteil, dass seine Wirkung rasch einsetzt, es sich aber aufgrund seiner kürzeren Halbwertszeit besser als Clonazepam steuern lässt. Alternativ ist Phenytoin zu empfehlen, wenngleich es in seiner Wirkung weniger rasch einsetzt [125].

15.6.4 Spastik

Liegt unmittelbar nach dem Schlaganfall noch häufig eine schlaffe Parese der betroffenen Extremität vor, erhöht sich der Muskeltonus meist in den ersten Tagen. Die Entwicklung der Spastik kann Wochen bis Monate in Anspruch neh-

Tabelle 15.10. Übersicht gebräuchlicher Antiepileptika

Substanz	Indikation	Dosierung	Nebenwirkung	Wirkeintritt, HWZ
Clonazepam	Status epilepticus, Anfallsserie, Mittel 2.Wahl bei fokalen und symptomatischen generalisierten Anfällen	1–2 mg langsam i.v.	Sedierung, Atemdepression, Hypotension	2–5 min HWZ 20–80 h
Lorazepam	Status epilepticus, Anfallserie	2–4 mg i.v. sublingual applizierbar	Sedierung, Hypotension, Atemdepression	5 min HWZ 8–24 h
Carbamazepin	Fokale Anfälle, sek. gen. Anfälle, komplex-partielle Anfälle	langsam aufdosieren, 800–1600 mg/d, nur p.o. applizierbar	Schwindel, Müdigkeit, Verschwommensehen	ca. 2 h HWZ initial 24–36 h, später 12–15 h (Enzyminduktion)
Valproat	Generalisierte Anfälle, fokale Anfälle	1200–2400 mg/d p.o. und i.v.	Tremor, Alopezie, Gewichtszunahme, Lebertoxizität, Thrombopenie, Osteomalazie, Teratogenität	p.o. 1,5–2 h HWZ 8–16 h
Phenytoin	Generalisierte Anfälle, Status epilepticus	250 mg als Bolus i.v., dann 750 mg über 4–12 h	Tremor, Nystagmus, Dysarthrie, Ataxie, Hirsutismus, Gingivahyperplasie	15–60 min HWZ 12–96 h

men. Einerseits kann ein gewisses Maß an Spastik, insbesondere am gelähmten Bein vorteilhaft sein, um durch Aktivierung des Dehnungsreflexes den Körper während des Gehens zu unterstützen und somit eine Mobilisierung des Patienten zu ermöglichen, andererseits werden schnelle Bewegungsabläufe unmöglich und es können darüber hinaus schmerzhafte Spasmen, unwillkürliche Bewegungen (Flexorreflexe) bis hin zu Kontrakturen entstehen. Hier eine entsprechende Balance zwischen erwünschter und behindernder Spastik zu finden, ist das Ziel physiotherapeutischer Maßnahmen (Propriozeptive neuromuskuläre Bahnung, Myofeedback, Bobath, Vojta). Erst an zweiter Stelle erfolgt eine empirische, medikamentöse antispastische Therapie [39].

Als am besten wirksam haben sich Baclofen und Benzodiazepine erwiesen, die aber wegen der möglichen Übelkeit und Schläfrigkeit nur langsam einschleichend dosiert werden sollten. Bei Diazepam und etwas weniger auch bei Clonazepam ist zusätzlich mit einer Toleranzentwicklung, Abhängigkeit und mitunter einer Dosis-Kumulation zu rechnen. Selten zur Spastiktherapie eingesetzt werden Tizanidin und Clonidin, die über α_2-adrenerge Rezeptoren zentral wirken sollen, sowie Dantrolen, das durch eine verminderte Kalziumausschüttung aus dem muskulären endoplasmatischen Retikulum primär eine periphere Parese erzeugt.

Bei ausgeprägten pflegerischen Problemen immobilisierter Patienten bietet die intrathekale Infusion von Baclofen eine gut verträgliche Behandlungsalternative, die weitaus niedrigere Dosen als die orale Applikation benötigt (100–500 μg/d). Allerdings sollte zunächst der Effekt durch lumbale Bolus-Injektionen getestet werden, bevor eine Pumpe implantiert wird. Dabei ist der Patient in der Anfangsphase kontinuierlich zu überwachen, da bedrohliche Atemdepressionen entstehen können. An weiteren Nebenwirkungen sind die Vigilanzminderung, Zunahme der Paresen und zerebrale Krampfanfälle zu nennen [66].

15.6.5 Psychiatrische Störungen

15.6.5.1 Depression

Bis zu 50% der Patienten entwickeln innerhalb der ersten 2 Wochen nach dem Schlaganfall eine Depression. Umstritten ist, ob rechtshemisphärische Läsionen häufiger mit einer Depression assoziiert sind [68]. Andersen et al. fanden 1995 eine positive Korrelation einer Depression mit dem Vorliegen eines vorherigen Schlaganfalls, einer Depression in der Anamnese, dem weiblichen Geschlecht und einer vorbestehenden sozialen Deprivation. Dabei ist eine Depression in der Akutphase mit einem schlechteren funktionellen und kognitiven Outcome assoziiert [115]. Allerdings ist es oft schwierig, eine Depression überhaupt zu diagnostizieren. Indirekte Hinweise ergeben sich daraus, dass Patienten apathischer und weniger spontan mobil sind als für das Ausmaß ihrer Defizite zu erwarten wäre.

Therapeutisch sind die klassischen trizyklischen Antidepressiva sowie Serotonin-reuptake-Inhibitoren (SSRI) zu empfehlen. Dabei werden Substanzen mit schlaffördernder Wirkung, wie etwa Amitriptylin, eher abends (zunächst 25–50 mg) verordnet und bei Patienten mit gestörtem Schlaf-Wach-Rhythmus bevorzugt. Die Dosierung hat einschleichend zu erfolgen. Prinzipiell mobilere Patienten können von SSRI wie dem Fluoxetin (20–40 mg), profitieren, da es neben einer Stimmungsaufhellung zu einer Antriebssteigerung kommt.

15.6.5.2 Exogene Psychose und Delir

Patienten mit einer Alkoholkrankheit in der Anamnese neigen während des stationären Aufenthalts, der die bisherigen Trinkgewohnheiten unterbricht, zur Entwicklung eines Prädelirs oder Delirs, das durch eine psychomotorische Unruhe mit Nesteln, Tremor (6–8/s) und Agitiertheit bis hin zu Halluzinationen gekennzeichnet sein kann. Hinzu kommen Zeichen der vegetativen Hyperaktivität, die sich in Tachykardie, Hypertonie und Hyperhidrose ausdrückt. Bei milden Formen des Delirs kann auf eine medikamentöse Behandlung verzichtet werden. Bei schweren Verlaufsformen ist eine symptomatische Dämpfung mit Clomethiazol (Distraneurin) oder Benzodiazepinen möglich, die allerdings auch eine sedierende Nebenwirkung besitzen. Psychotische Erscheinungen lassen sich durch eine Kombinationstherapie mit Haloperidol (bis zu 60 mg/d) behandeln, was oft auch eine positive Wirkung auf die vegetative Symptomatik hat.

Alternativ bietet sich Clonidin an, das über eine zentrale Sympathikusblockade vor allem kardiale Symptome, aber auch den Tremor und die Agitiertheit des Patienten günstig beeinflusst (kontinuierliche, i.v. Applikation nach Bolus von 0,15 mg, Perfusor mit 1,5 mg/50 ml bei 2–4 ml/h) oder Carbamazepin (200–400 mg/d Initialdosis, bis 1200–1600 mg steigern) an.

Bei etwa 25% aller hospitalisierten Schlaganfallpatienten komplizieren akute Verwirrtheitszustände anderer Genese das klinische Bild [54a]. Häufig lag bereits vor dem akuten Ereignis ein dementieller Abbauprozess vor.

Literatur

1. Adams HP Jr, Brott TG, Crowell RM, Furlan AJ, Gomez CR, Grotta J, Helgason CM, Marler JR, Woolson RF, Zivin JA, et al. (1994) Guidelines for the management of patients with acute ischemic stroke. A statement for healthcare professionals from a special writing group of the Stroke Council, American Heart Association. Stroke 25:1901–1914
2. Alexandrov AV, Black SE, Ehrlich LE, Caldwell CB, Norris JW (1997) Predictors of hemorrhagic transformation occuring spontaneously and on anticoagulants in patients with acute ischemic stroke. Stroke 28:1198–1202
3. Amato MB, Barbas CS, Medeiros DM, Magaldi RB, Schettino GP, Lorenzi-Filho G, Kairalla RA, Deheinzelin D, Munoz C, Oliveira R, Takagaki TY, Carvalho CR (1998) Effect of a protective-ventilation strategy on mortality in the acute respiratory distress syndrome. N Engl J Med 338:347–354
4. Angeleri F, Scarpino O, Martinazzo C et al. (1992) GM1 ganglioside therapy in acute ischemic stroke. Cerbrovascular Disorders 2:163–168
5. Argentino C, Sacchetti ML, Toni D, Savoini G, D'Arcangelo E, Erminio F, Federico F, Milone FF, Gallai V, Gambi D (1989) GM1 ganglioside therapy in acute ischemic stroke. Stroke 20:1143–1149
6. Asconapé JJ, Penry JK (1991) Poststroke seizures in the elderly. Clin Geriatr Med 7:483–492
7. Astrup J, Siesjö B, Symon L (1981) Thresholds in cerebral ischemia – the ischemic penumbra. Stroke 12:723–725

7a. Barer DH (1988) The natural history and consequences of dysphagia after hemispheric stroke. J Neurol Neurosurg Psychiatry 52:236–241

8. Berlit P, Busse O, Diener HC, Haberl RL, Hacke W, Harms L, Kaps M, Kessler C, Ringelstein B (1996) Empfehlungen für die Einrichtung von Schlaganfallspezialstationen. Akt Neurologie 23:171–175
9. Berlit P, Busse O, Diener HC, Haberl RL, Hacke W, Harms L, Kaps M, Kessler C, Ringelstein B (1997) Empfehlungen für die Einrichtung von Schlaganfallspezialstationen – Aktualisierung 1997. Akt Neurologie 24:XXV–XXX
11. Bousser MG (1997) Aspirin or heparin immediately after a stroke? Lancet 349:1564–1565
12. Brandt T, von Kummer R, Müller Kuppers M, Hacke W (1996) Thrombolytic therapy of acute basilar artery occlusion. Variables affecting recanalization and outcome. Stroke 27:875–881
13. Brass LM, Lichtmann JH, Ceres J, Krumholz HM (1998) Management of stroke among academic medical centers (Abstract). Stroke 29:312
14. Britton M, Carlsson A, de Faire U (1986) Blood pressure course in patients with acute stroke and matched controls. Stroke 17:861–864
15. Brott T, Fieschi C, Hacke W (1994) General Therapy of Acute Ischemic Stroke. In: Hacke W (Hrsg)

Neurocritical Care. Springer, Heidelberg pp 553–377
16. Brott T, Kothari R, Barsan W, Tomsick T, Sauerbeck L, Spilker J, Duldner J, Khouri J (1997) Early hemorrhage growth in patients with intracerebral hemorrhage. Stroke 28:1–5
17. Brott T, Haley EC Jr, Levy DE, Barsan W, Broderick J, Sheppard GL, Spilker J, Kongable GL, Massey S, Reed R, et al. (1992) Urgent therapy for stroke. Part I. Pilot study of tissue plasminogen activator administered within 90 minutes. Stroke 23:632–640
18. Bullough DA, Zhang C, Montag A, Mullane KM, Young MA (1994) Adenosine-mediated inhibition of platelet aggregation by acadesine: a novel antithrombotic mechanism in vitro and in vivo. J Clin Invest 94:1524–1532
19. Camerlingo M, Casto L, Censori B, Ferraro B, Gazzaniga GC, Cesana B, Mamoli A (1994) Immediate anticoagulation with heparin for first-ever ischemic stroke in the carotid artery territories observed within 5 hours of onset. Arch Neurol 51:462–467
20. Carter AJ (1994) Many agents that antagonize the NMDA receptor channel complex in vivo also cause disturbance of motor coordination. J Pharmacol Exp Ther 269:573–580
21. Cerebral Embolism Study Group (1983) Immediate anticoagulation of embolic stroke: a randomized trial. Stroke 14:668–676
22. Chinese Acute Stroke Trial Collaborative Group (1997) CAST: randomised placebo-controlled trial of early aspirin use in 20000 patients with acute ischaemic stroke. Lancet 349:1641–1649
23. Choi DW (1994) Calcium and excitotoxic neuronal injury. Ann NY Acad Sci 747:164–171
24. Davis SM, Albers GW, Diener HC (1997) Termination of acute stroke studies involving selfotel treatment. Lancet 349:32
25. Dawson VL, Dawson TM, London ED (1991) Nitric oxide mediates glutamate neurotoxicity in primary cortical culture. Proc Nat Acad Sci USA 88:6368–6371
26. De Deyn PP, De Reuck J, Deberedt W, Vlietinck R, Orgogozo J-M for the PASS Group (1997) Treatment of acute ischemic stroke with piracetam. Stroke 28:2347–2352
27. del Zoppo GJ, Higashida RT, Furlan AJ, Pessin MS, Rowley HA, Gent M (1998) PROACT: A Phase II Randomized Trial of Recombinant Pro-Urokinase by Direct Arterial Delivery in Acute Middle Cerebral Artery Stroke. Stroke 29:4–11
28. del Zoppo GJ, Poeck K, Pessin MS, Wolpert SM, Furlan AJ, Ferbert A, Alberts MJ, Zivin JA, Wechsler L, Busse O, Greenlee Jr. R, Brass L, Mohr JP, Feldmann E, Hacke W, Kase CS, Biller J, Gress D, Otis SM (1992) Recombinant tissue plasminogen activator in acute thrombotic and embolic stroke. Ann Neurol 32:78–86
29. Diener HC, Hacke W, Hennerici M, Radberg J (1996) for the Lubeluzole International Study Group: Lubeluzole in acute ischemic stroke: A double-blind, placebo-controlled phase II trial. Stroke 27:76–81
30. Donnan GA, Davis SM, Chambers BR, Gates PC, Hankey GJ, McNeil JJ, Rosen D, Stewart-Wynne EG, Tuck RR (1995) Trials of streptokinase in severe acute ischaemic stroke. Lancet 345:578–579
31. D'Orlando KL, Sandage BJ (1995) Citicoline (CDP-choline): Mechanisms of action and effects in inschemic brain injury. Neurol Res 17:281–284
32. Duke RJ, Bloch RF, Turpie AGG, Trebilcock R, Bayer N (1986) Intravenous heparin for the prevention of stroke progression in acute partial stabile stroke: A randomized controlled trial. Ann Intern Med 105:825–828
33. Einhäupl KM, Masuhr F (1999) Acute therapy of stroke. Fortsch Med 117(3):26–31
34. Fieschi C, Argentino C, Lenzi GL, Fantozzi L, Sacchetti ML, Pace A, Rasura M, Bastianello S, Bozzao L, Zanette E, et al. (1988) Therapeutic window for pharmacological treatment in acute focal cerebral ischemia. Ann N Y Acad Sci 522:662–666
35. Fisher M, Do T, Weiss J, Trubetskoy V, Charette M, Finkelstein S (1995) Delayed treatment with intravenous basic fibroblast growth factor reduces infarct size following permanent focal cerebral ischemia in rats. J Cerebral Blood Flow Metab 15:935–959
36. Frey JL, Greene KA, Khayata MH (1995) Intrathrombus Administration of tissue plasminogen activator in acute cerebrovascular occlusion. Angiology 46:649–656
37. Fujikawa M, Kamiike W, Hatanaka N, Shimizu S, Akashi A, Miyata M, Kurosawa K, Yoshida Y, Tagawa K, Matsuda H (1994) Changes in biliary glutathione level during ischemia-reperfusion of rat liver. J Surg Res 57:569–573
38. Garthwaite J, Charles SL, Chess-Williams R (1988) Endothelium-derived relaxing factor release on activation of NMDA receptor suggests its role as intercellular messenger in the brain. Nature 336:385–388
39. Glenn MB, Whyte J (1990) The practical management of spasticity in children and adults. Lea & Febiger, Philadelphia, London
40. Graham SH, Chen J, Lan J, Leach MJ, Simon RP (1994) Neuroprotective effects of a use-dependent blocker of voltage dependent sodium channels, BW619C89, in rat middle cerebral artery occlusion. J Pharmacol Exp Ther 269:854–859
41. Grau AJ, Buggle F, Hacke W (1996) Body temperature and infection in acute stroke. Lancet 347:1415–1416
42. Grond M, Stenzel C, Schmulling S, Rudolf J, Neveling M, Lechleuthner A, Schneweis S, Heiss WD (1998) Early intravenous thrombolysis for acute ischemic stroke in a community-based approach. Stroke 29:1544–1549
43. Gross CE, Bednar MM, Howard DB, Sporn MB (1993) Transforming growth factor-beta 1 reduces infarct size after experimental cerebral ischemia in a rabbit model. Stroke 24:558–5562
44. Hacke W, del Zoppo GJ, Furlan A, von Kummer R (1995) Ischemic Stroke. In: Hanley DF (Hrsg) Principles and Practices in Neurocritical Care. Williams & Wilkins, Baltimore

45. Hacke W, Kaste M, Fieschi C, Toni D, Lesaffre E, von Kummer R, Boysen G, Bluhmki E, Höxter G, Mahagne M-H (1995) Intravenous thrombolysis with recombinant tissue plasminogen activator for acute hemispheric stroke, The European Cooperative Acute Stroke Study (ECASS). JAMA 274:1017-1025
46. Hacke W, Kaste M, Fieschi C, von Kummer R, Davalos A, Meier D, Larrue V, Bluhmki E, Davis S, Donnan G, Scheider D, Diez-Tejedor E, Trouilas P (1998) Randomised double-blind placebo-controlled trial of thrombolytic therapy with intravenous alteplase in acute ischaemic stroke. Lancet 352:1245-1251
47. Hacke W, Schwab S, De Georgia M (1995) Intensive Care of Acute Ischemic Stroke. Cerebrovasc Disorders 4:385-392
48. Hacke W, Stingele R, Steiner T, Schuchardt V, Schwab S (1996) Critical care of acute ischemic stroke. Intensive Care Med 10:856-862
49. Hacke W, Zeumer H, Ferbert A, Brückmann H, DelZoppo G (1988) Intraarterial thrombolytic therapy improves outcome in patients with acute vertebrobasilar occlusive disease. Stroke 19:1216-1222
50. Haley EC, Jr., Kassell NF, Torner JC (1988) Failure of heparin to prevent progression in progressing ischemic infarction. Stroke 19:10-14
51. Haley EC, Jr., Levy DE, Brott TG, Sheppard GL, Wong MC, Kongable GL, Torner JC, Marler JR (1992) Urgent therapy for stroke. Part II. Pilot study of tissue plasminogen activator administered 91-180 minutes from onset. Stroke 23:641-645
52. Haley EC (1997) for the Glaxo Wellcome North American GAIN Investigators: Glycine Antagonist in Neuroprotection-1 (GAIN-1). Abstract. In: 22nd Int Joint Conf on Stroke and Cerebral Circulation, American Heat Association Vol. CT3, p2: Anaheim
53. Hankey GJ, Hon C (1997) Surgery for primary intracerebral hemorrhage: is it safe and effective? A systematic review of case series and randomized trials. Stroke 28:2126-2132
54. Hardisty et al. (1990) The action of ticlopidine on human platelets: Studies on aggregation, secretion, calcium mobilization and membrane glycoproteins. Thromb Haemost 64:150-155
54a. Henon H, Lebert F, Durieu I, Godefroy O, Lucas C, Pasquier F, Leys D (1999) Confusional state in stroke: relation to preexisting dementia, patient characteristics, and outcome. Stroke 30(4):773-779
55. Hilker R, Zakzuk M, Schneweis S, Rudolf J, Jacobs A, Neveling M (1999) Nosokomiale Pneumonie nach akutem ischämischen Hirninsult: Evaluation von Inzidenz und Risikofaktoren in der neurologischen Intensivmedizin. Intensivmedizin und Notfallmedizin (in press)
56. Hossman KA (1988) Pathophysiology of cerebral infarction. In: Vinken PJ, Bruyn GW, Klawans HL (Hrsg) Handbook of Neurology, Vol. 53. Elsevier, pp 107-153
57. Hossman KA (1994) Glutamate-mediated injury in focal cerebral ischemia: the excitotoxin hypothesisi revised. Brain Pathology 4:23-36
58. Huber W, Willmes K, Poeck K, van Vleymen B, Debert W (1997) Piracetam as an adjuvant to language therapy for aphasia: a randomized double-blind placebo-controlled pilot study. Arch Phys Med Rehabil 78:245-250
59. International Stroke Trial Collaborative Group (1997) The International Stroke Trial (IST): a randomised trial of aspirin, subcutaneous heparin, both or neither among 19435 patients with acute ischaemic stroke. Lancet 349:1569-1581
60. Italian Acute Stroke Study Group (1988): Hemodilution in acute stroke: results of the Italian Hemodilution Trial. Lancet: 318-321
61. Jansen O, Schellinger PD, Fiebach JB, Hacke W, Sartor K (1999) Early recanalization in acute ischemic stroke saves tissue at risk defined by MRI. Lancet 353:2036-2037
62. Jansen O, von Kummer R, Forsting M, Hacke W, Sartor K (1995) Thrombolytic therapy in acute occlusion of the intracranial internal carotid artery bifurcation. AJNR 16:1977-1986
63. Jaenecke J (1996) Antikoagulanzientherapie und Fibrinolysetherapie. Thieme, 5. Auflage
64. Kaufmann AM, Cardoso ER (1992) Aggravation of vasogenic cerebral edema by multiple-dose mannitol J Neurosurg 77:584-589
65. Kay R, Wong KS, Yu YL, Chan YW, Tsoi TH, Ahuja AT, Chan FL, Fong KY, Law CB, Wong A (1995) Low-molecular-weight heparin for the treatment of acute ischemic stroke. N Engl J Med 333:24: 1588-1593
66. Kofler M, Kronenberg MF, Rifici C, Saltuari L, Bauer G (1994) Epileptic seizures associated with intrathecal baclofen application. Neurology 44:25-27
67. Larrue V, von Kummer R, del Zoppo G, Bluhmki E (1997) Hemorrhagic transformation in acute ischemic stroke: potential contributing factors in the european cooperative acute stroke study. Stroke 28:957-960
68. MacHale SM, O'Rourke SJ, Wardlaw JM, Dennis MS (1998) Depression and its relation to lesion location after stroke. J Neurol Neurosurg Psychiatry 64:371-374
69. Marsh 3rd EE, Adams HP, Biller J, Wasek P, Banwart K, Mitchell V, Woolson R (1989) Use of antithrombotic drugs in the treatment of acute ischemic stroke: A survey of neurologists in practice in the United States. Neurology 39:1631-1634
70. Marshall J, Shaw DA (1960) Anticoagulant therapy in acute cerebrovascular accidents: a controlled trial. Lancet 995-998
71. Meden P, Overgaard K, Pedersen H, Boysen G (1996) Effect of early treatment with tirilazad (U74006F) combined with delayed thrombolytic therapy in rat embolic stroke. Cerebrovasc Dis 6:141-148
72. Mohr JP, Orgogozo JM Harrison M (1994) Meta-analysis of oral nimodipine trials in acute ischemic stroke. Cerebrovasc Dis 4:204-210
73. Mori E, Yoneda Y, Tabuchi M, Yoshida T, Ohkawa S, Ohsumi Y, Kitano K, Tsutsumi A, Yamadori A (1992) Intravenous recombinant tissue plasmino-

gen activator in acute carotid artery territory stroke. Neurology 42:976–982
74. Muir KW, Lees KR (1995) A randomized, double-blind, placebo-controlled pilot trial of intravenous magnesium sulfate in acute stroke. Stroke 26:1183–1188
75. Muir KW, Lees KR (1996) Clinical experience with excitatory amino acid antagonist drugs. Stroke 26:503–513
77. Muizelaar JP, Marmarou A, Ward JD, Kontos HA, Choi SC, Becker DP, Gruemer H, Young HF (1991) Adverse effects of prolonged hyperventilation in patients with severe head injury. A randomized clinical trial. J Neurosurg 75:731–739
78. Multicenter Acute Stroke Trial – Europe Study Group (1996) Thrombolytic Therapy with streptokinase in acute ischaemic stroke. N Engl J Med 335:145–150
79. Multicentre Acute Stroke Trial – Italy (MAST-I) Group (1995) Randomized controlled trial of streptokinase, aspirin, and combination of both in treatment of acute ischaemic stroke. Lancet 356:1509–1514
80. Nakanishi S, Shneider NA, Axel R (1990) A familiy of glutamate receptor genes: evidence for the formation heteromultimeric receptors with distinct channel properties. Neuron 5:569–581
81. Nakayama N, Ginsberg M, Dietrich WD (1988) (S)-emopamil, a novel calcium channel blocker and serotonin S2 antagonist, markedly reduces infarct size following middle cerebral artery occlusion in the rat. Neurology 38:1667–1673
82. NIH-Group (1996) Tissue Plasminogen Activator for Acute Ischemic Stroke. N Eng J Med 333:1581–1587
83. Olney JW (1994) Neurotoxicity of NMDA receptor antagonists: an overview. Psychopharmacol Bull 30:533–540
84. Peinemann A, Stefan H (1998) Alterepilepsie. Nervenarzt 69:110–116
85. Petty GW, Brown RD, Whisnant JP, Sicks JD, O'Fallon WM, Wiebers DO (1999) Frequency of major complications of aspirin, warfarin, and intravenous heparin for secondary stroke prevention. Ann Intern Med 130:14–22
86. Phillis JW (1989) Adenosine in the control of the cerebral circulation. Crebrovasc Brain Metab Revue 1:26–54
87. Pickard JD, Czosnyka M (1993) Management of raised intracranial pressure. J Neurol Neurosurg Psychiatry 56:845–858
88. Prehn JH, Welsch M, Backhauss C, Nuglisch J, Ausmeier F, Karkoutly C, Krieglstein J (1993) Effects of serotoninergic drugs in experimental brain ischemia: evidence for a protective role of serotonin in cerebral ischemia. Brain Research 630:10–20
89. PROACT II Investigators (1999) PROACT II: Recombinant prourokinase (r-ProUK) in Acute Cerebral Thromboembolism. Initial Trial Results. 24th American Heart Association International Conference on Stroke and Cerebral Circulation, Nashville, Tennessee, USA
90. Pulsinelli W (1992) Pathophysiology of acute ischaemic stroke. Lancet 339:16–19
91. Ramirez-Lassepas M, Quinones MR, Nino HH (1986) Treatment of acute ischemic stroke. Open trial with continuous intravenous heparinization. Arch Neurol 43:386–390
92. Raschke RA, Reilly BM, Guidry JR (1993) The weight-based heparin dosing nomogram compared with a „standard care" nomogram. Ann Intern Med 119:874–881
93. Ringelstein EB, Busse O, Grond M (1999) Akutversorgung von Patienten mit zerebralen Insulten. D Arztebl 35:B-875–877
94. Ringleb PA, Bertram M, Keller E, Hacke W (1998) Hypertension in patients with cerebrovascular accident. To treat or not to treat? Nephrol Dial Transpant 13:2179–2181
95. Ronning OM, Guldvog B (1997) Stroke Unit Versus General Medical Wards, I: Twelve- and Eighteen-Month Survival. Stroke 29:58–62
96. Sacco RL, Foulkes MA, Mohr JP, Wolf PA, Hier DB, Price TTR (1989) Determinants of early recurrence of cerebral infarction: Stroke Data Bank. Stroke 20:983–989
97. Sacco RL, Shi T, Zamanillo MC, Kargman DE (1994) Predictors of mortality and recurrence after hospitalized cerebral infarction in an urban community: The Northern Manhattan Stroke Study. Neurology 44:626–634
98. Sandercock PA, van den Belt AG, Lindley RI, Slattery J (1993) Antithrombotic therapy in acute ischaemic stroke: an overview of the completed randomised trials. J Neurol Neurosurg Psychiatry 56:17–25
99. Scandinavian Stroke Study Group (1987) Multicenter trial of hemodilution in acute ischemic stroke. Results in the total patient population. Stroke 18:691–699
100. Schellinger P, Jansen O, Fiebach J, Hacke W, Sartor K (1999) A standardized MRI stroke protocol: comparison with CT in hyperacute intracerebral hemorrhage. Stroke 30:765–768
102. Schmidt JF, Waldemar G (1990) Effect of nimodipine on cerebral blood flow in human volunteers. J Cardiovasc Pharmacol 16:568–571
104. Schwab S, Spranger M, Aschof A, Steiner T, Hacke W (1997) Brain temperature monitoring and modulation in patients with severe MCA infarction. Neurology 48:762–767
105. Schwab S, Schwarz S, Spranger M, Keller E, Bertram M, Hacke W (1998) Efficacy and safety of moderate hypothermia in the therapy of patients with acute MCA stroke. Stroke 29:2461–2466
107. Schwab S, Spranger M, Schwarz S, Hacke W (1998) Barbiturate coma in patients with severe ischemic stroke: useful or obsolete? Neurology 48:1608–1613
108. Schwab S, Steiner T, Aschoff A, Schwarz S, Steiner HH, Jansen O, Hacke W (1998) Early hemicraniectomy in patients with complete middle cerebral artery infarction. Stroke 29:1888–1893
109. Scriabine A, Schuurman T, Traber J (1989) Pharmacological basis for the use of nimodipine in central nervous system disorders. FASEB Journal 3:1799–1806

110. Siesjö BK (1994) Calcium-mediated processes in neuronal degeneration. Ann NY Acad Sci 747: 140–161
111. Silver SL, Norris JW, Lewis AJ, Hachinski VC (1984) Early mortality following stroke: A prospective review. Stroke 15:492–496
112. Small DL, Buchan AM (1996) Mechanims of cerebral ischemia: intracellular cascades and therapeutic interventions. J Cardiothoracic Vascular Anesthesia 10:139–146
113. Smithard DG, O'Neill PA, Park C, Morris J, Wyatt R, England R, Martin DF (1996) Complications and outcome after acute stroke: Does dysphagia matter? Stroke 27:1200–1204
114. So EL, Annegers JF, Hauser WA, O'Brien PC, Whisnant JP (1996) Population-based study of seizure disorders after cerebral infarction. Neurology 46:350–355
115. Starkstein SE, Robinson RG (1989) Affective disorders and cerebral vascular disease. Br J Psychiatry 154:170–182
116. Steiner T, Bluhmki E, Kaste M, Toni D, Trouillas P, von Kummer R, Hacke W (1998) The ECASS 3-hour cohort. Secondary analysis of ECASS data by time stratification. Cerebrovasc Dis 8:198–203
117. Steiner T, Schwab S, Hacke S (1999) Zerebrovaskuläre Notfälle. In: Buchardi L (ed) Intensivmedizin. Springer, Heidelberg Berlin
118. Sydserff SD, Cross AJ, Green AR (1995) The neuroprotective effect of chlormethiazole on ischemic neuronal damage following permanent cerebral artery occlusion in the rat. Neurodegeneration 4:323–328
119. The ATLANTIS Stroke Study Investigators (1999) The ATLANTIS rt-PA (Alteplase) acute stroke trial: final results. 24th American Heart Association International Conference on Stroke and Cerebral Circulation, Nashville, Tennessee, USA
120. The FISS bis Investigators Group (1998) Fraxiparine in ischemic stroke study. Cerebrovasc Dis 8[Suppl 4]:64
121. The Hemodilution in Stroke Study Group (1989) Hypervolemic Hemodilution Treatment of Acute Stroke. Results of a Randomized Multicenter Trial Using Pentastarch. Stroke 20:317–323
122. The Japanese Thrombolysis in Stroke Group (1993) Intravenous tissue plasminogen activator ameliorates the outcome of hyperacute embolic stroke. Cerebrovasc Dis 3:269
123. The Publications Committee for the Trial of ORG 10172 in Acute Stroke Treatment (TOAST) Investigators (1998) Low molecular weight heparinoid, ORG 10172 (danaparoid), and outcome after acute ischemic stroke: a randomized controlled trial. JAMA 279:1265–1272
124. The Stroke Prevention in Reversible Ischemia Trial (SPIRIT) Study Group (1997) A randomized trial of anticoagulants versus aspirin after cerebral ischemia of presumed arterial origin. Ann Neurol 42:857–865
125. Treiman DM, Meyers PD, Walton NY, Collins JF, Colling C, Rowan AJ, Handforth A, Faught E, Calabrese VP, Uthman BM, Ramsay RE, Mamdani MB (1998) A comparison of four treatments for generalized convulsive status epilepticus. Veterans Affairs Status Epilepticus Cooperative Study Group. N Engl J Med 339(12):792–798
126. van der Worp HB, Kappelle LJ (1998) Complications of acute ischemic stroke. Cerebrovasc Dis 8:124–132
127. Vingerhoets F, Bogousslavsky J, Regli F, Van Mell G (1993) Atrial fibrillation after acute stroke. Stroke 24:26–30
128. von Kummer R, Bozzao L, Manelfe C (Eds) (1995) Early CT diagnosis of hemispheric brain infarction. Springer, Berlin
129. von Kummer R, Hacke W (1992) Safety and efficacy of intravenous tissue plasminogen activator and heparin in acute middle cerebral artery stroke. Stroke 23:646–652
130. Wahlgren NG (1997) The Clomethiazole Acute Stroke Study (CLASS). II Results of a randomized controlled study of clomethiazole versusu placebo in 545 acute stroke patients classified as total anterior circulation syndrome (TACS). (abstract). Cerebrovasc Dis 7:19
131. Wahlgren NG for the INWEST study group (1994) INWEST-study. Cerebrovasc Dis 4:204–210
132. Ward JD, Becker DP, Miller JD, Choi SC, Marmarou A, Wood C, Newlon PG, Keenan R (1985) Failure of prophylactic barbiturate coma in the treatment of severe head injury. J Neurosurg 62:383–388
133. Wijdicks EFM, Jack CR (1993) Intracerebral hemorrhage after fibrinolytic therapy for acute myocardial infarction. Stroke 24:554–557
134. Wildermuth S, Knauth M, Brandt T, Winter R, Sartor K, Hacke W (1998) Role of CT angiography in patient selection for thrombolytic therapy in acute hemispheric stroke. Stroke 29:935–938
135. Wolf PA, Abbott RD, Kannel WB (1991) Atrial fibrillation as an independent risk factor for stroke: The framingham Study. Stroke 22:983–988
136. Yanaka K, Spellman SR, McCarthy JB, Oegema TR, Low WC, Camarata PJ (1996) Reduction of brain injury using heparin to inhibit leukocyte accumulation in a rat model of transient focal cerebral ischemia. I Protective mechanisms. J Neurosurg 85:1102–1107
137. Yatsu FM, Zivin J (1985) Hypertension in Acute Ischemic Stroke: Not to Treat. Arch Neurology 42:999–1000
138. Zaloga G, Roberts P (1997) Early enteral feeding improves outcome. In: Vincent JL (Hrsg) Yearbook of intensive care and emergency medicine. Springer
139. Zeumer H, Freitag HJ, Zanella F, Thie A, Arning C (1993) Local intra-arterial fibrinolytic therapy in patients with stroke: urokinase versus recombinant tissue plasminogen activator (r-TPA). Neuroradiology 35:159–162
140. Zornow HM, Prough DS (1996) Neuroprotective properties of calcium-channel blockers. New Horizons 4:100–114

P. Marx

16 Carotisendarteriektomie

16.1 Geschichtlicher Hintergrund

Auf die Möglichkeit einer Verursachung von Hirninfarkten durch Veränderungen an der Carotis ist schon früh hingewiesen worden [20, 50, 74]. Stärkere Beachtung konnte dieser pathogenetische Mechanismus allerdings erst nach der Invention der zerebralen Angiographie durch Moniz gewinnen [66]. Als Meilenstein in der Geschichte der Schlaganfallforschung gilt die Arbeit von C. Miller Fisher aus dem Jahre 1951, in der er anhand von 8 Kasuistiken eine kausale Beziehung zwischen Carotisverschluss und Hirninfarkt nachwies [63]. 7 von diesen 8 Fällen hatten prodromale Symptome im Sinne von TIA.

Der erste rekonstruktive Eingriff an der Carotis ist 1916 von v. Parczewski bei einem Patienten mit einer arteriovenösen Missbildung der A. carotis communis durchgeführt worden [73], weitere erfolgten nach Verletzungen [25, 42, 56] und nach Tumorchirurgie am Hals [22, 91]. Die ersten Carotisrekonstruktionen erfolgten also nicht wegen Arteriosklerose, sondern aus anderen Gründen. Erste Operationen zur Behandlung von Hirninfarkten gingen von falschen pathophysiologischen Vorstellungen aus und erwiesen sich als ineffektiv, so die Arteriektomie zur Vermeidung von postulierten Reflexspasmen [18] und die Sympathektomie [52]. Auch der Versuch einer Thrombendarteriektomie [92] führte nicht zu Verbesserung.

Die moderne Geschichte der Carotisendarteriektomie beginnt mit Eastcott, Pickering und Rob [27], die bei einer Patientin mit vielfachen ischämischen Attacken bei hochgradiger Internastenose eine Arteriektomie mit End-zu-End-Anastomose durchführten. Die Patientin hatte keine neurologischen Ausfälle nach der Operation, die häufigen Attacken hörten auf. 1975 veröffentlichte dann M. DeBakey einen Fall einer Thrombendarteriektomie bei einem Patienten mit intermittierenden neurologischen Symptomen, den er 1953 erfolgreich operiert hatte [24].

Die Endarteriektomie der Carotis wurde rasch populär und entwickelte sich in den 70er und 80er Jahren zu dem am häufigsten durchgeführten gefäßchirurgischen Eingriff [96]. Dies war um so erstaunlicher, als die Joint Study kein positives Ergebnis erbracht hatte [35]. Im Operierten- wie im Nichtoperierten-Kollektiv waren nach 3,5 Jahren 23% bzw. 26% der Patienten verstorben oder hatten einen Hirninfarkt erlitten. Der Effekt der Operation war kein anderer, als dass ein großer Teil der zu erwartenden Schlaganfall- und Todesfälle in den perioperativen Zeitraum vorverlegt worden war. Wenn man allerdings die sehr hohe perioperative Komplikationsrate von >11% außer acht ließ, ergab sich ein Vorteil für die Operierten. 1982 wurden allein in den USA 84000 Eingriffe durchgeführt. Die Sterblichkeit betrug 2,8% [26]. Dies waren mehr als 2000 Tote für einen prophylaktischen Eingriff! Die heftige Kritik an der Praxis der Carotisendarteriektomie [5, 26, 58, 100] wurde durch eine Untersuchung unterstützt [103], in der weitgehend identisch hohe perioperative Komplikationsraten für 1302 Patienten aus 3 Zentren in den USA berichtet wurden. Bei einer retrospektiven Befragung von Experten wurde jeweils ein Drittel der Operationen für indiziert, für fraglich indiziert und für eindeutig nicht indiziert angesehen. Einigermaßen verlässliche Aussagen über den klinischen Wert der Karotisendarteriektomie und ihre eventuelle Indikation waren nur durch prospektive Untersuchungen zu gewinnen.

Aufgrund dieser erschreckenden Zahlen sank die Operationsfrequenz in den späten 80er Jahren in den USA. Sie ist 1996 jedoch auf Grund neuerer Ergebnisse wieder auf 130000 Operationen angestiegen [97]. Dabei zeigten sich jedoch nicht durch medizinische Indikationsstellung begründete Unterschiede in der Operationsrate.

So differierten die Operationsraten in einigen Bundesstaaten der USA 1995 erheblich: 99/100 000 Einwohner in Kalifornien, 96/100 000 in New York und 38/100 000 in Ontario. Zusätzlich gibt es Unterschiede der Operationsraten zwischen Weißen und Schwarzen. Die Operationsfrequenzen sind in Großbritannien niedriger als in den USA.

Mittlerweile liegen die Ergebnisse mehrerer prospektiv randomisierter Untersuchungen vor. Sie erlauben es, Leitlinien festzulegen, wenn auch aufgrund der den alltäglichen Gegebenheiten nicht völlig entsprechenden Studienverhältnisse (einschränkende Ein- und Ausschlusskriterien, strengere Überwachung der Patienten, Selektion ausschließlich erfahrener Operateure etc.) eine unkritische generelle Übertragung der Ergebnisse nicht gerechtfertigt ist. Wegen der völlig unterschiedlichen Spontanprognose symptomatischer und asymptomatischer Carotisstenosen ist eine gesonderte Beschreibung notwendig.

16.2 Symptomatische Carotisstenosen

1991 wurden erste Ergebnisse der ECST [29] und NASCET [72] veröffentlicht, deren weitere Resultate 1996 und 1998 mitgeteilt wurden [6, 31, 32].

Eine von der Veterans Administration begonnene Studie (VACS) wurde wegen der positiven Ergebnisse der ECST und NASCET 1991 abgebrochen [61]. Die an kleiner Fallzahl gewonnenen Ergebnisse standen in guter Übereinstimmung mit den beiden großen Untersuchungen. Eine Metaanalyse der 3 Untersuchungen findet sich bei Goldstein et al. [39].

In der ECST wie NASCET wurden Patienten mit TIA und/oder Insulten mit geringen restlichen Defiziten innerhalb von 6 Monaten bzw. 120 Tagen nach dem Indexereignis aufgenommen. Die Ausschlusskriterien waren in der NASCET umfänglicher definiert als in der ECST:

- Alter >80 Jahre in erster Studienphase, danach keine Altersbegrenzung,
- mental inkompetente oder nicht einwilligungsbereite Patienten,
- fehlende angiographische Darstellung beider Carotiden einschließlich der intrakraniellen Abschnitte,
- höhergradige Stenose an chirurgisch nicht angehbarer Stelle,
- Hirninfarkt (unabhängig von betroffener Seite) mit Symptomen, die nützliche Funktionen des betroffenen Gebiets unmöglich machten,
- auf nichtarteriosklerotische Bedingungen zurückzuführende Symptome,
- kardioembolische Ursache des Insults wahrscheinlich,
- vorangegangene ipsilaterale Carotisendarteriektomie,
- Organerkrankung (Niere, Leber, Lunge oder Malignom) mit Lebenserwartung <5 Jahre.

Patienten mit unkontrollierter Hypertonie, Diabetes mellitus, instabiler Angina pectoris, Myokardinfarkt in den letzten 6 Monaten, progredientem neurologischen Defizit, kontralateraler Carotisendarteriektomie in den letzten 4 Monaten oder operativem Eingriff in den letzten 30 Tagen wurden temporär ausgeschlossen, d.h. konnten erst operiert werden, wenn die jeweili-

Tabelle 16.1. Perioperative Komplikationsraten (Klammern: Vergleich mit Nichtoperierten-Gruppe im entsprechenden Zeitraum)

	ECST hochgradige Stenosen: 70–99% lokaler Bezugspunkt	ECST mittelgradige Stenosen: 30–69% lokaler Bezugspunkt	NASCET hochgradige Stenosen: 70–99% distaler Bezugspunkt	NASCET mittelgradige Stenosen: <60% distaler Bezugspunkt
Randomisierte Patienten	586 Operierte (638 Nicht-Operierte)	972 Operierte (389 Nicht-Operierte)	328 Operierte (331 Nicht-Operierte)	1087 Operierte (1118 Nicht-Operierte)
Schlaganfall und Tod innerhalb von 30 Tagen nach Operation	6,3% (0,16%)	7,8% (0,4%)	5,8% (3,3%)	6,7% (2,4%)
Behindernder Schlaganfall und Tod	3,6% (0%)	3,6% (0,4%)	2,1% (0,9%)	2,8% (1,4%)
Letalität	1,0% (0%)	1,3% (0%)	0,6% (0,3%)	1,2%

ge Störung innerhalb der 120 Tage nach dem Insultereignis beherrscht werden konnte.

An beiden Studien durften nur ausgewählte Chirurgen in erfahrenen Zentren teilnehmen. Prä- und postoperative Untersuchungen wurden von Neurologen durchgeführt. Beide Patientengruppen erhielten „beste medizinische Versorgung" einschließlich ASS, wobei in ECST keine Dosis, in der NASCET 1300 mg/d empfohlen wurde. Die perioperativen Komplikationsraten sind in Tabelle 16.1 zusammengefasst.

Aus diesen Ergebnissen geht eindeutig hervor, dass die Operation im perioperativen Zeitraum zu einer Risikoerhöhung (Risiko in Operierten-Gruppe minus Risiko in Nichtoperierten-Gruppe = Überschussrisiko) führt. Sie beläuft sich für alle Schlaganfälle und tödlichen Verläufe in der NASCET auf 4,3% und in der ECST auf 7,4% bei mittelgradigen Stenosen. Bei hochgradigen Stenosen beträgt das perioperative Überschussrisiko in der NASCET 2,5% für alle Schlaganfälle und Tod bzw. 1,2% für behindernde Schlaganfälle und Tod. Die entsprechenden Werte in der ECST liegen bei 6,1% bzw. 3,6%.

Für die Höhe der perioperativen Komplikationsrate ließen sich in beiden Untersuchungen Risikofaktoren identifizieren. Besonders bedeutsam waren

- ein Verschluss der kontralateralen A. carotis interna,
- ein sichtbarer Thrombus in der operierten Arterie,
- Diabetes mellitus,
- im CCT erkennbarer Hirninfarkt,
- ein diastolischer Blutdruck >90 mm Hg.

Weitere aus der ECST, NASCET und anderen Untersuchungen ableitbare Prädiktoren perioperativer Komplikationen sind:

- hemisphärische TIA oder Infarkte im Vergleich zu retinalen TIA oder Infarkten,
- symptomatische Stenose im Vergleich zu asymptomatischer,
- neurologisch instabile Patienten (Crescendo TIA, Symptombeginn >24 h – Hirninfarkt <als 1 Woche alt),
- instabile Angina pectoris oder Herzinfarkt in den letzten Wochen,
- weibliches Geschlecht.

Unglücklicherweise erlauben die bisher veröffentlichten Nachbeobachtungen in der ECST und NASCET keine umfassenden Aussagen über Stenoserezidive, postoperative Gefäßverschlüsse, Hirninfarktmuster der perioperativen Hirninfarkte (vgl. hierzu aber [37]) etc., da entsprechende apparative Kontrolluntersuchungen nicht generell vorgeschrieben waren.

Das perioperative Überschussrisiko wird bei hochgradigen Carotisstenosen durch eine verminderte Insultrate im Langzeitverlauf wettgemacht. Der Nettogewinn nach 2 Jahren lässt sich in beiden Untersuchungen differenziert spezifizieren (Tabelle 16.2).

Tabelle 16.2. Schlaganfallrisiko und Zahl der zu operierenden Patienten, um einen Schlaganfall in 2 Jahren zu verhindern (Patienten mit symptomatischen Carotisstenose[a] [7]

Stenosegrad	Risiko in Nicht-Operierten Gruppe [%]	Risiko in Operierten Gruppe [%]	Risikodifferenz [%]	Relative Risikominderung [%]	Zahl der zu Operierenden	Perioperativer Schlaganfall und Tod [%]
70–99% NASCET[a]	21,4	8,6	12,8	60	8	5,8
70–99% ECST[a]	19,9	7,0	12,9	65	8	5,6
50–69% NASCET[a]	14,2	9,2	5,0	35	20	7,1
50–69% ECST[a]	9,7	11,1	–1,4	–14	–	9,8
<50% NASCET[a]	11,6	10,1	1,5	13	67	6,5
<50% ECST[a]	4,3	9,5	–5,2	–109	–	6,1

[a] Distaler Stenosegrad

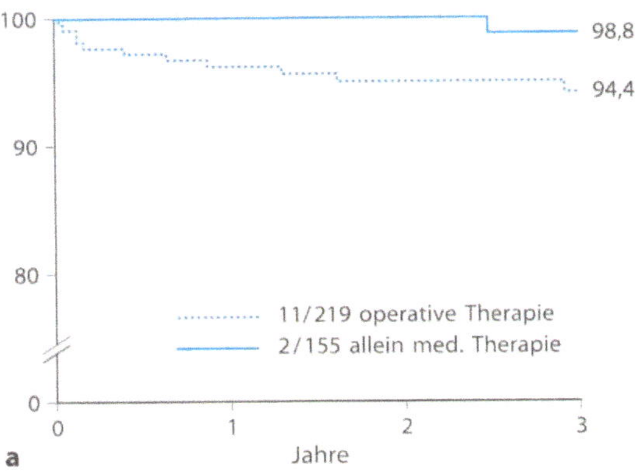

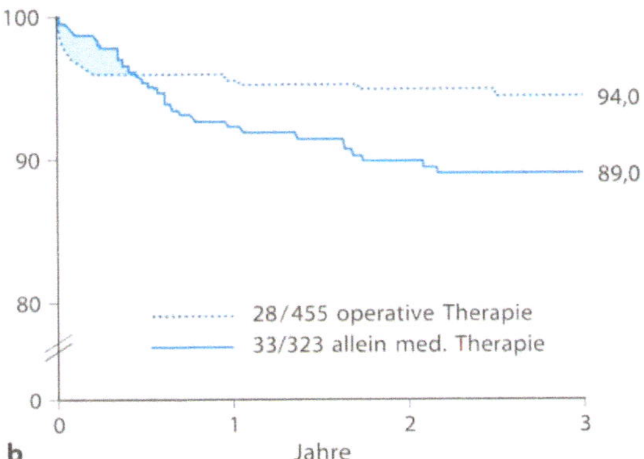

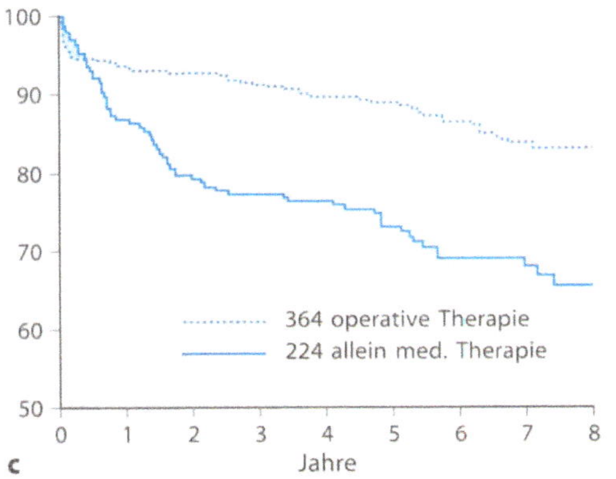

Abb. 16.1. a Symptomatische Carotisstenosen. Überleben frei von schwerem Schlaganfall. Stenosegrad $\leqslant$ 30% (Mod. n. [29]); **b** Symptomatische Carotisstenosen. Überleben frei von schwerem Schlaganfall. Lokaler Stenosegrad $\leqslant$ 70% (Mod. n. [29]); **c** Symptomatische Carotisstenosen. Überleben frei von schwerem Schlaganfall. Lokaler Stenosegrad $\geqslant$ 80% (Mod. n. [32]). Graue Areale: Perioperativer Risikoüberschuss

Die kumulative Ereignisverteilung über die Zeit lässt sich am besten in einer Kaplan-Meier-Darstellung aufzeigen. Abbildung 16.1 zeigt das Ergebnis für hoch- und niedriggradige Carotisstenosen in der ECST. Wie zu erwarten, ist der Anteil der Patienten mit Schlaganfall und Tod im Operierten-Kollektiv in der ersten Zeit höher als in der Vergleichsgruppe. Der Umschlagpunkt des Risikos hängt vom Stenosegrad ab. Er bedeutet aber noch nicht den Risikoausgleich, da der bei Operierten durch das Integral der Fläche zwischen den beiden Kurven (ausgefüllter Abbildungsteil) festgelegte Verlust an Überleben frei von Schlaganfall erst aufgeholt werden muss, was etwa doppelt so lange Zeit benötigt. Für Stenosen von <30% ergibt sich kein Vorteil für die Operierten.

Der Effekt der Carotisendarteriektomie ist in den ersten Monaten am deutlichsten. Da sich in beiden Studien die Schlaganfallraten von Operierten wie Nichtoperierten nach Ablauf von spätestens 2–3 Jahren annähern und danach weitgehend parallel verlaufen, spricht vieles dafür, dass die Operation nur eine auf einen kurzen, wenn auch besonders kritischen, Zeitraum begrenzte Reduktion des Hirninfarktrisikos bewirken kann. Dabei hängt der Effekt der Operation entscheidend von 2 Faktoren ab:

- dem Stenosegrad,
- der perioperativen Komplikationsrate.

Bei mittelgradigen Stenosen (50–69% distaler bzw. 75–85% lokaler Bezugspunkt) kommt es zu Überlappungen der Konfidenzintervalle [6]. Auch eine nur geringe Erhöhung der perioperativen Komplikationsrate verkleinert den Nettoeffekt, stärkere Zunahmen kehren ihn sogar in sein Gegenteil um.

Die Schlaganfallerwartung nimmt mit dem Alter zu, und dies hat einen Einfluss auf den durch eine Operation erzielbaren Vorteil. Dabei hatte Alter in der ECST zwar keinen Einfluss auf die Höhe der perioperativen Schlaganfallrate, der Anteil behindernder perioperativer Schlaganfälle stieg jedoch von 47% in der Altersgruppe <60 Jahre, auf 54% bei den 60- bis 70Jährigen und auf 64% bei den >70Jährigen. Der Bereich, in dem ein sicherer Vorteil für die Operation errechnet werden konnte, nahm nicht nur mit dem Stenosegrad, sondern auch mit dem Alter zu. Eine sichere Gewinnerwartung ergab sich in der ECST erst ab einem proximalen Stenosegrad von 80–90% bei Männern und ca. 90% bei Frauen. Darunter liegt ein altersabhän-

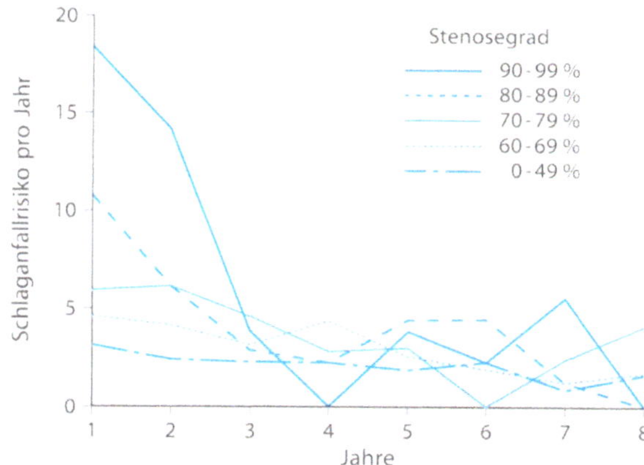

Abb. 16.2. Symptomatische Carotisstenosen. Risiko schwerer Schlaganfälle bei allein medikamentöser Therapie und unterschiedlichen Stenosegraden. (Mod. n. [32])

gig breites Areal unsicherer Gewinnerwartung. Auch in der ECST profitierten Männer mehr als Frauen von einer Carotisendarteriektomie.

Die Tatsache, dass Patienten mit mittelgradigen Stenosen nur gering, solche mit niedriggradigen gar nicht von einer Operation profitieren (bei letzteren kann sich sogar ein Nachteil durch die Operation ergeben), liegt an der stenosegradabhängigen Schlaganfallerwartung in den medikamentös behandelten Gruppen. Abbildung 16.2 zeigt die Schlaganfallerwartung der nur medikamentös Behandelten der ECST entsprechend dem Stenosegrad bei Einschluss in die Untersuchung.

16.2.1 Technik der Carotisendarteriektomie

Die Endarteriektomie kann in lokaler oder allgemeiner Narkose durchgeführt werden. Der Einfluss des Narkoseverfahrens auf die Komplikationsrate ist nicht genau bekannt.

Prinzipiell stehen 2 Operationsverfahren zur Verfügung:

- die konventionelle Endarteriektomie mit oder ohne Patch-Plastik,
- die Eversionsendarteriektomie.

Bei der konventionellen Endarteriektomie wird die Arterie nach distaler und proximaler Abklemmung im Bereich der Vorderwand eröffnet und der arteriosklerotische Plaque in der Tunica media sorgfältig ausgeschält. Besondere Aufmerksamkeit erfordert dabei die distale Abrisskante, an der ein glatter Übergang von Media zu Intima hergestellt werden muss, da auch kleine Intimalefzen nach Wiedereröffnung des Gefäßes zu Thrombenbildung oder Dissektion führen können. Gegebenenfalls wird eine Anheftung der distalen Intimastufe durch Einzelknopfnähte notwendig.

Vor endgültigem Verschluss der Arteriotomie wird die distale Gefäßklemme kurzfristig eröffnet, um eventuelles Thrombenmaterial zu entfernen (Flushmanöver). Anschließend wird die distale Internaklemme nochmals gesetzt und es werden die Communis- und Externaklemmen geöffnet, um eventuelles weiteres Thrombenmaterial auszuspülen. Nach erneuter Abklemmung der Communis wird bei offener Externaklemme die Nahtreihe verknotet. Anschließend wir der Blutstrom zuerst in die Externa und dann in die Interna freigegeben.

Bei der konventionellen Endarteriektomie ist die Schlaganfall-, Thrombosierungs- und Restenosierungsrate bei primärer Gefäßnaht höher als bei Verwendung eines Patch zur lokalen Gefäßerweiterung im Operationsgebiet [1]. Als Patch-Material kommt Vene oder Kunststoff (Dacron, Polytetrafluoroethylen) zur Anwendung. Vorteile des Venenpatch sind *geringe Thrombogenität* und ein *geringes Infektrisiko*. Nachteile sind die Gefahr der *Aneurysmabildung im Langzeitverlauf* (in bis zu 17%) und *Ruptur*. Bei Kunstoffpatches kommen Aneurysmen praktisch nicht vor, dafür sind jedoch Thrombose- und Infektionsrisiko sowie Stichkanalblutungen häufiger. Daher sind sie mit höherem Restenose- und Hirninfarktrisiko als Venenpatches assoziiert, wenn auch die bisher vorliegenden Fallzahlen keine sicheren Aussagen erlauben [23].

Bei der Eversionsendarteriektomie wird die Interna von der Communis abgeschnitten. Anschließend wird die äußere Gefäßwand, d.h. Adventitia und Media, über dem Plaque evertiert. Dieser stellt einen verkalkten Zylinder dar, in dem meist thrombotisches Material erkennbar ist. Danach wird das Gefäß reinseriert, wobei eine Längenkorrektur bei Kinking oder Coiling durchgeführt werden kann. Auch bei der Eversionsendarteriektomie kommt der sorgfältigen Gestaltung des Media-Intima-Übergangs höchste Bedeutung zu. Vorteile der Eversionstechnik sind die Vermeidung eines longitudinalen Schnitts der Interna und die Möglichkeit, Gefäßelongationen zu korrigieren.

Die Vor- und Nachteile beider Verfahren in Hinblick auf die Komplikationsrate und den Langzeitverlauf sind bisher nicht ausreichend in prospektiven Vergleichsuntersuchungen evaluiert. Eine noch nicht abgeschlossene italienische randomisierte Untersuchung zeigte eine etwa gleich hohe perioperative Komplikationsrate und einen Trend zu höherer Restenoserate für die Standardendarteriektomie bei noch nicht abgeschlossener Langzeitverlaufsbeobachtung [14].

16.2.2 Komplikationen der Carotisendarteriektomie und Methoden zu ihrer Vermeidung

Die Komplikationsraten der Carotisendarteriektomie variieren erheblich. In einer älteren Übersicht fanden sich Schlaganfälle und tödliche Ausgänge in 2,5–21,1% der Operationen [100]. Ein systematischer Überblick über Veröffentlichungen in den Jahren 1980 bis 1994 [83] fand eine durchschnittliche Sterblichkeit von 1,62% (95% CI 1,3–1,9) und eine kombinierte Schlaganfall- und Todesrate von 5,64% (95% CI 4,4–6,9). Besonders auffällig war, dass die Komplikationsraten in Untersuchungen, bei denen das Operationsergebnis von Neurologen erfasst wurde, mit durchschnittlich 7,7% die höchste Komplikationsrate aufwiesen, während Berichte einzelner Chirurgen mit 2,3% die niedrigste Komplikationsrate angaben (s. hierzu auch Abschnitt 16.4.5 Qualitätssicherung).

Etwa die Hälfte aller perioperativen Hirninfarkte entwickelte sich in der ECST nach einem zeitlichen Intervall von Stunden oder Tagen nach der Operation [37]. Von den 92 perioperativen Komplikationen in der NASCET ereigneten sich 30 während und 62 erst nach der Operation [34]. Aufgrund dieser zeitlichen Charakteristik und der Analyse von Hirninfarktmustern im CCT kann man davon ausgehen, dass diese verzögert auftretenden perioperativen Insulte im wesentlichen embolischer Genese waren, d.h. durch im Operationsgebiet entstandene Thromben hervorgerufen wurden. Bei Infarkten, die während der Operation entstehen, spricht die oft gemachte Beobachtung von Emboliesignalen im transkraniellen Doppler ebenfalls für eine embolische Genese. Emboliesignale sind mit Manipulationen an den Gefäßen (Einbringung der Nadel zur Stump-Pressure-Messung, Shuntinsertion, Nahtverschluss und Wiedereröffnung der Klemmen) assoziiert.

Hämodynamisch bedingte Infarkte sind offenbar seltener. Intraoperativ lassen sie sich z.T. durch Benutzung eines intraluminalen Shunts vermeiden. Die generelle Verwendung eines Shunts wird aber von den meisten Chirurgen wegen der damit verbundenen Emboliegefahr abgelehnt. Eine hämodynamische Mangelsituation- und damit die Indikation für die Benutzung eines Shunts – kann nach Abklemmung des Gefäßes mittels Messung des Stump Pressures (Stumpfdruck im distalen Carotisabschnitt), transkranieller Doppler-Sonographie, EEG, Ableitung der SEP und/oder Infrarotspektroskopie erkannt werden. Dabei gilt ein Stump Pressure von <50–60 mm Hg als kritisch [49, 99].

Bisher ist nicht gesichert, welche die optimale Überwachungsmethode ist. In der ECST hat sich jedoch gezeigt, dass die Komplikationsrate bei Verwendung irgendeines Monitoring geringer war als bei Verzicht.

Selbstverständlich kommt einer optimalen Narkoseführung für die Aufrechterhaltung eines ausreichenden zerebralen Perfusionsdrucks größte Bedeutung zu.

Weil die lokale Thrombenbildung im Operationsgebiet im wesentlichen von dem Gefäßsitus am Ende der Operation abhängt, kommt der technischen Perfektion der Endarteriektomie die entscheidende Bedeutung für Erfolg oder Misserfolg zu. Da das lokale Ergebnis oft mit bloßem Auge nicht eindeutig erkennbar ist, benutzen viele Gefäßchirurgen zur Überprüfung des Operationsergebnisses technische Methoden wie Endoskopie, Duplexsonographie oder intraoperative Angiographie. Die einfache Bestimmung der Flussgeschwindigkeit im Operationsgebiet reicht dazu nicht aus, da sie kleine Intimalefzen, die zu Dissektion und/oder Thrombusbildung führen können, nicht darstellt.

Daneben dürfen aber auch operationsbedingte Veränderungen von Gerinnungsparametern nicht außer acht gelassen werden. Zu ihnen gehört eine Plättchenaktivierung. In einer prospektiv randomisierten Untersuchung konnte gezeigt werden, dass die Gabe von 81 mg oder 325 mg ASS pro Tag mit einem deutlich geringeren perioperativen Risiko für Schlaganfall, Myokardinfarkt oder Tod assoziiert war als die Gabe höherer Dosen (850 oder 1300 mg/d). Dieser Vorteil war auch noch nach 3 Monaten nachweisbar [94]. Die Plättchenaktivierung wird unter ASS nicht vollständig unterdrückt. Offen bleibt, ob durch eine prä/perioperative Infusion von Dextran 40 eine weitere Resultatsverbesserung erzielt werden kann [78]. In der Abklemmphase wird von vielen Gefäßchirurgen systemisch Heparin gegeben. Ob die Fortsetzung einer pTT wirksamen systemischen Heparinbehandlung mit über die zur allgemeinen Thromboseprophylaxe notwendigen Dosis von 2×5000 I.E. s.c. Vorteile bringt, ist bisher nicht ausreichend gesichert.

Perioperative Hirninfarkte können nicht nur durch arterioarterielle Embolien aus dem Operationsgebiet bedingt sein, sondern auch durch thrombotischen Verschluss der Interna. Dieser wird zudem oft von embolischen Verschlüssen weiter distal gelegener intrakranieller Äste begleitet. Obwohl die Effektivität der sofortigen Thrombendarteriektomie nicht nachgewiesen ist, wird sie fast überall durchgeführt.

Außer durch embolisch oder thrombotisch bedingte Mangeldurchblutung sind Patienten in der postoperativen Phase auch durch eine Hyperperfusion gefährdet. Derartige Hyperperfusionen kommen nach Freigabe des Blutstroms vor und sind meist rasch reversibel [69]. Besonders bei Patienten mit hochgradigen Stenosen, schon präoperativ eingeschränkter Gefäßreserve und niedrigem Stumpfdruck kann diese Doppler-sonographisch oder mittels SPECT und PET nachweisbare Hyperperfusion mehrere Tage anhalten und zu Hirnödem und Hirnblutung führen [53, 70, 75, 86, 88, 89]. Klinisch manifestiert sich das Hyperperfusionssyndrom an meist homolateralen Kopfschmerzen, epileptischen Anfällen, fokalen neurologischen Ausfällen und/ oder Bewusstseinseintrübung. Tödliche Verläufe durch intrakranielle Hirndrucksteigerung kommen vor. Beim Hyperperfusionssyndrom findet man regelmäßig erhöhte Blutdruckwerte. Wichtigste Behandlungs- und Prophylaxemaßnahme ist die rechtzeitige Senkung des arteriellen Blutdrucks in der postoperativen Phase.

In der postoperativen Phase zu beobachtende Blutdruckerhöhungen beruhen möglicherweise auf einer Läsion des über den N. glossopharyngicus zum Hirnstamm leitenden Carotissinus-Nerven, der den afferenten Schenkel des Vasopressorenreflexes darstellt. Inwieweit andere Mechanismen zusätzlich wirksam werden, ist nicht bekannt.

Hypotensive Dysregulationen und bedeutsame Herzrhythmusstörungen sind in der postoperativen Phase eher selten. Die genannten vegetativen Dysregulationen dürfen nicht übersehen werden und erfordern eine sofortige und adäquate Behandlung. Sie erfordern eine zumindest 24stündige Überwachung von Blutdruck, EKG, Atmung und möglichst auch Sauerstoffsättigung.

Operationspflichtige Nachblutungen im Operationsgebiet und andere Wundkomplikationen ereignen sich in ca. 3–9,3% der Fälle [6, 16, 34, 61].

Die wichtigste internistische perioperative Komplikation ist der Herzinfarkt, mit dem durchschnittlich in 1–2,3% zu rechnen ist. Besonders gefährdet sind Patienten mit kardialen Vorerkrankungen [38, 45, 90, 93]. Daneben sind auch andere kardiologische Komplikationen wie Rhythmusstörungen etc. zu beachten.

Neben den zentralnervalen und kardiologischen perioperativen Komplikationen dürfen Verletzungen peripherer Nerven nicht übersehen werden, da sie ebenfalls zu erheblichen Beschwerden führen können und nicht immer reversibel sind. Ihre Rate lag in den prospektiven Untersuchungen bei 3,8–7,6%, wird sonst aber mit bis zu 17% angegeben [99]. Sie lassen sich meist durch eine sorgfältige Operationsführung vermeiden. Am häufigsten betroffen ist der N. hypoglossus (davon ca. ein Drittel persistierend), gefolgt vom N. recurrens und dem unteren Anteil des N. facialis. Verletzungen des N. auricularis magnus und der Nn. transversi colli sind schwer zu vermeiden und führen nur selten zu belastenden Sensibilitätsstörungen.

Die quantitativ besseren Ergebnisse von der NASCET im Vergleich zur ECST beruhen z.T. auf der unterschiedlichen Stenosegradbestimmung (s.u.). Sie dürften aber auch auf die etwas strengeren Ausschlusskriterien zurückzuführen sein. So war die Auflage, internistische Begleiterkrankungen vor der Operation befriedigend einzustellen, in der ECST nicht vorgeschrieben.

16.2.3 Restenosierungen

Asymptomatische Restenosierungen wurden in einer Literaturübersicht in 1,3–37% gefunden, symptomatische in 0–8,2% [55]. Sie haben unterschiedliche Ursachen. Zu unterscheiden sind:

- Reststenosen,
- frühe Restenosen,
- späte Restenosen.

Reststenosen beruhen auf einer nicht optimalen Gefäßrekonstruktion, was anatomische wie technische Gründe haben kann. Ihre Inzidenz wurde in der Asymptomatic Carotid Atherosclerosis Study mit 4,1–6,5% angegeben [68]. Sie erhöhen die Gefahr eines frühen thrombotischen Verschlusses.

Frühe Restenosen entstehen in der Regel aufgrund einer myointimalen Hyperplasie und entwickeln sich nach einigen Monaten. Sie sind klinisch praktisch immer asymptomatisch und erfordern daher auch keine Reoperation. In der schon zitierten Arbeit [68] kamen Stenosen, die sich innerhalb von 3–18 Monaten entwickelten, in 7,6–11,4% vor.

Späte Restenosen beruhen auf erneuter Arterioskleroseentwicklung im Operationsgebiet, die sich einer myointimalen Hyperplasie aufpfropfen kann. Ihre Inzidenz wurde in der ACAS mit 1,9–4,9% ermittelt.

16.3 Präoperative Diagnostik

16.3.1 Anamnese

Entscheidende Bedeutung kommt der sorgfältigen Anamneseerhebung zu, da sie allein die wesentliche Frage klären kann, ob es sich um eine klinisch symptomatische oder asymptomatische Stenose handelt. Dabei muss gezielt nach den typischen Symptomen ischämischer Insulte gefragt werden, also nach persistierenden oder passageren Sehstörungen, halbseitigen motorischen oder sensiblen Ausfällen (Ungeschicklichkeit, Lähmung, Taubheitsgefühl, Kribbeln) und Sprachstörungen. Alle diese Symptome sind typisch aber nicht pathognomonisch für arterielle zerebrale Durchblutungsstörungen, sondern kommen auch bei anderen Grundkrankheiten, wie zerebralen Blutungen oder Venenthrombosen, Hirntumoren und Enzephalitiden vor. Schwierig kann die Abgrenzung gegenüber fokalen epileptischen Anfällen sein. Deshalb darf die Frage, ob sich in der gelähmten Extremität unwillkürliche Bewegungen abgespielt haben, ebensowenig fehlen wie die nach dem Ausbreitungsmodus eines Taubheitsgefühls (Differentialdiagnose sensibler Jackson March). Postparoxysmale Paresen (sog. Todd-Paralyse) machen bis zu 10% aller als Hirndurchblutungsstörungen eingewiesenen Patienten aus! Hat sich ein Taubheitsgefühl von einem Punkt ausgehend entwickelt und über die Extremität ausgedehnt bzw. auf die andere Extremität übergegriffen, spricht dies für einen sensiblen Jackson-Anfall (March) und gegen eine akute Durchblutungsstörung als Ursache. Schwierig kann die Abgrenzung eines epileptischen Speech Arrest – z.B. nach länger zurückliegendem Hirninfarkt oder bei einem Tumor – gegen eine TIA sein. Stereotype Wiederholung gleicher Symptome und rasche Ausweitung der Störung auf andere kortikale Funktionsareale sprechen für einen Anfall.

Gelegentlich kann auch die Abgrenzung von Symptomen durch Mangeldurchblutung im vertebrobasilären Stromgebiet, d.h. nicht durch eine Carotisstenose hervorgerufene Störungen schwierig sein. Dies gilt insbesondere für lakunare Syndrome wie rein motorische oder rein sensible Syndrome. Eine ataktische Hemiparese kommt besonders oft bei lakunaren Infarkten im Pons vor, kann aber auch auf subkortikale Hemisphäreninfarkte zurückgehen. Keine Zweifel ergeben sich, wenn klar umschriebene Hirnstammsymptome vorliegen, wie periorales Taubheitsgefühl, Doppelbilder bzw. Augenmotilitätsstörungen, Vigilanzstörungen, eine Tetraparese oder ein gekreuztes Hirnstammsyndrom. Dies gilt auch, wenn diese Symptome flüchtig sind und klinisch eine homonyme Gesichtsfeldstörung verbleibt, was typisch ist für einen durch die Basilaris wandernden und schließlich in einer A. cerebri posterior hängenbleibenden Embolus.

Ein systematisches Schwindelgefühl (Dreh-, Lift- oder Schwankschwindel) gehört ebenfalls nicht zu den Symptomen einer Carotisstenose. Ein unsystematisches Schwindelgefühl im Sinne einer drohenden Ohnmacht kommt allerdings bei dem relativ seltenen Krankheitsbild des hypersensitiven Carotissinus vor.

Für die Indikationsstellung zur Carotisendarteriektomie ist die Differenzierung zwischen makroangiopathisch, d.h. arterioarteriell embolischen oder hämodynamisch verursachten, und mikroangiopathischen, d.h. lakunaren Insulten von großer Bedeutung. Die wichtigsten lakunaren Syndrome sind

- rein motorische Hemiparese,
- rein sensible Hemisymptome,
- die ataktische Hemiparese,
- Dysarthrie-mit-ungeschickter-Hand-Syndrom,
- der Hemiballismus.

Sensomotorische Halbseitensymptome kommen sowohl bei mikro- wie makroangiopathisch verursachten Insulten vor.

Lakunare Syndrome korrelieren mit dem Nachweis von Lakunen im CCT oder NMR und sind meist durch Stenose oder einen Verschluss der intraparenchymatösen Abschnitte der betroffenen Arterien infolge lokaler Lipohyalinose oder Arterio-/Arteriolosklerose verursacht. Sie sind höchst selten arterioarteriell – embolisch bedingt, d.h. ein Kausalbezug zu einer Carotisstenose ist fraglich. Entscheidend für die Diagnose eines mikroangiopathischen Insults ist, dass kortikale Symptome fehlen. Typische Symptome makroangiopathischer Insulte sind

- sensomotorische Hemiparese (durchgehend oder Arm-Gesicht-betont),
- Aphasie, Agraphie, Akalkulie und/oder Apraxie,
- Hemineglekt, Hemiextinkt.

Beschränkt sich eine rein sensible oder motorische Symptomatik auf eine Extremität, liegt ebenfalls der Verdacht auf einen kortikalen Störungsort, d.h. eine embolische Genese nahe. Aphasien und Hemineglekte kommen gelegentlich auch bei großen Thalamusinfarkten infolge einer Embolie in das hintere Stromgebiet vor.

Kopfschmerzen stärkerer Intensität sind für ischämische Insulte ungewöhnlich. Leicht oder mäßig ausgeprägte, homolaterale Stirnkopfschmerzen kommen bei akuten thrombotischen oder embolischen Carotisverschlüssen vor, müssen aber immer auch an die Möglichkeit einer Carotisdissektion oder eines Infarkts im Gebiet der A. cerebri posterior denken lassen. Einseitiger Nacken- oder Hinterhauptskopfschmerz mit oder ohne neurologische Ausfälle ist für Vertebralisdissektionen typisch. Migräneartige Kopfschmerzen im Zusammenhang mit neurologischen Ausfällen erfordern die Differenzierung einer Migräne mit Aura (Migraine accompagnée) oder einer durch einen ischämischen Insult getriggerten Migräneattacke. Ein heftiger, plötzlich einsetzender, okzipital oder frontal betonter oder holozephaler Kopfschmerz weist auf eine Subarachnoidalblutung oder eine zerebrale Venenthrombose hin. Bei diffusen, schon vorbestehenden Kopfschmerzen müssen Gefäßmissbildungen, Vaskulitiden, Meningitiden, Tumoren etc. bedacht werden.

Neben der neurologischen darf die allgemeine und internistische Anamneseerhebung nicht vernachlässigt werden. Zu ihr gehört v.a. die sorgfältige Erfassung der Risikofaktoren (Hypertonie, Diabetes mellitus, Hyperlipidämie, Nikotinabusus, Alkoholkonsum etc.) und vorangegangener Gefäßerkrankungen an Herz und peripherem Kreislauf. Besondere Bedeutung hat die Frage nach kardialen Emboliequellen, wie Herzrhythmusstörungen, Klappenfehlern und durchgemachten Herzinfarkten oder Herzoperationen. Schwere Organerkrankungen und Malignome müssen erfasst und hinsichtlich ihrer Bedeutung für die Lebenserwartung überprüft werden.

16.3.2 Klinische Untersuchung

Für die Indikationsstellung zur Carotisendarteriektomie ist die kompetente Erhebung und Bewertung des neurologischen Status unverzichtbar. Dies klingt wie eine Selbstverständlichkeit, ist aber leider bisher keineswegs Standard. Der Untersuchungsgang folgt dem üblichen Procedere, auf dessen Beschreibung hier verzichtet werden kann. Im internen Befund achtet man besonders auf kardiale Auffälligkeiten oder Störungen, die Blutdruckwerte an beiden Armen und den Status der peripheren Gefäße. Die Auskultation der supraaortalen Arterien vervollständigt die Diagnostik, wenn auch der diagnostische Gewinn relativ gering ist, da die Auskultation nicht zwischen Interna und Externa zu differenzieren vermag und höchstgradige Stenosen und Verschlüsse oft dem auskultatorischen Nachweis entgehen.

16.3.3 Apparative Untersuchungen

Da die Lebenserwartung von Patienten mit TIA oder Hirninfarkten stärker durch die koronare Herzkrankheit als durch die zerebrale Gefäßerkrankung bestimmt wird, kommt der präoperativen kardiologischen Abklärung sehr große Bedeutung zu. In vielen Zentren gehören neben dem Basis-EKG transthorakale Echokardiographie und bei Verdacht einer koronaren Herzerkrankung ein Belastungs-EKG und ggf. weitergehende Tests zum präoperativen Standard. Zum Ausschluss eines intermittierenden Vorhofflimmerns kann ein Langzeit-EKG notwendig sein.

Da neurologische Symptome und Syndrome niemals ätiologiespezifisch sind, ist eine präoperative CCT unverzichtbar. Die Differenzierung von makro- und mikroangiopathischen Insulten [77] gelingt mit der zerebralen Kernspintomographie besser als mit der CCT. Im Frühstadium eines Insults ist das diffusionsgewichtete Kernspintomogramm sensitiver als alle anderen Methoden. Finden sich – z.B. auch bei geringen neurologischen Ausfällen – multiple diffusionsgestörte Areale, so lässt dies Rückschlüsse auf eine embolische oder hämodynamische Genese der Störung zu.

In der Literatur gibt es eine lange Diskussion über die Frage, ob eine intraarterielle Angiographie des Aortenbogens und der supraaortalen Äste notwendig ist. In vielen Zentren wird auf diese invasive Methode in der Regel verzichtet, um das mit ihr verbundene Morbiditäts- und Mortalitätsrisiko von ca. 0,5–1% (in der Asymptomatic Carotid Atherosclerosis Study sogar 1,2%) – behindernde Schlaganfälle mindestens 0,1% – zu vermeiden. Dies setzt jedoch eine kompetente Beherrschung Doppler-sonographischer Methoden einschließlich der transkraniellen Doppler-Sonographie und eine genaue Definition der benutzten Parameter voraus [2, 65, 102]. Zu bedenken ist dabei ferner, dass die Doppler-Sonographie den Stenosegrad bei kontralateralem Internaverschluss regelmäßig zu hoch bestimmt [12, 76].

Mittels Kernspin- oder CT-Angiographie können alle relevanten Gefäßabschnitte einschließlich des Circulus Willisii und auch der dopplersonographisch nicht erfassbare Gefäßabschnitt vor und beim Gefäßdurchtritt durch den Schädel dargestellt werden.

Eine gewisse Schwäche aller nichtinvasiven Verfahren liegt darin, dass der Stenosegrad aufgrund der Methode oder Durchführung nicht so exakt bestimmt wird wie mit der noch immer als Goldstandard geltenden arteriellen digitalen Subtraktionsangiographie. Da dies dazu führen kann, dass Patienten mit nichtoperationswürdigen Stenosen operiert und damit einem unnötigen ca. 20fachen Morbiditätsrisiko durch die Operation unterworfen werden, ist die routinemäßige Anwendung der arteriellen Subtraktionsangiographie weiterhin in der Diskussion [7], wenn sie auch in vielen Zentren in den meisten Fällen als verzichtbar gilt.

Die venöse digitale Subtraktionsangiographie erlaubt wegen der unvermeidbaren Gefäßüberlagerung in den zweidimensionalen Bildern und des meist unzureichenden Auflösungsvermögens keine ausreichende präoperative Darstellung und ist daher obsolet. Zudem ist sie durch die Notwendigkeit, hohe Kontrastmittelmengen zu applizieren, keinesfalls risikolos.

SPECT (Single-Photon-Emissions-Computertomographie) erfasst globale und umschriebene zerebrale Minderdurchblutungen. Unglücklicherweise erlaubt sie jedoch keine Rückschlüsse auf die Ursache der Minderperfusion. Eine in der SPECT gemessene Durchblutungsminderung erlaubt somit keine Aussage darüber, ob sie durch Gefäßstenose oder -verschluss, alten oder frischen Hirninfarkt, Penumbra mit vermindertem Stoffwechselbedarf oder auf andere Ursachen (Diaschisis, Schlaf, Bewusstseinsstörung) zurückgeht. Für die präoperative Diagnostik akuter und chronischer zerebraler Gefäßprozesse ist sie daher nutzlos. Ob die Bestimmung der zerebralen Gefäßreserve im SPECT nach CO_2- oder Diamox-Applikation (ist auch mit dem transkraniellen Doppler möglich) für die Indikation zur extra-/intrakraniellen Anastomosenoperation nützlich ist, wurde bisher nicht ausreichend untersucht.

16.3.4 Bestimmung des Stenosegrads

Da die Gewinnerwartung durch die Operation für den Patienten entscheidend von dem Stenosegrad der betroffenen Carotis abhängt, muss dessen exakter Bestimmung höchste Priorität eingeräumt werden. Die Abschätzung mit dem bloßen Auge ist hierzu keinesfalls tauglich. Liegt eine angiographische Darstellung vor, hat sich die exakte Messung mit Hilfe einer mit einem Millimetermaß versehenen Linse bewährt. Unglücklicherweise wurden in den beiden maßgebenden prospektiven Untersuchungen unterschiedliche Berechnungsmodi für die Bestimmung des Stenosegrads zu Grunde gelegt. Die ECST bestimmte den Stenosegrad in Bezug auf den extrapolierten Durchmesser des Gefäßes im betroffenen Abschnitt, d.h. auf den abgeschätzten Durchmesser des Bulbus caroticus. Die NASCET verglich mit dem Gefäßdurchmesser der A. carotis interna distal vom bulbus caroticus (Abb. 16.3). Dies führt unweigerlich zu unterschiedlichen Ergebnissen. Tabelle 16.3 stellt korrespondierende Stenosegrade für beide Methoden vor.

Die erheblichen Unterschiede zeigen deutlich, dass Stenoseeinschätzungen ohne Angabe des Bezugspunkts völlig wertlos sind. Bei Benutzung einer mit Millimeterskala versehenen Linse ließen sich gute Übereinstimmungen zwischen unterschiedlichen Untersuchern für beide Methoden nachweisen. Zwischenzeitlich ist eine weitere Methode entwickelt worden, die den Stenosegrad auf den Durchmesser der A. carotis communis bezieht. Sie erwies sich in einer Untersuchung im Vergleich zur ECST- und NASCET-Methode als besser reproduzierbar [80, 81], hat sich aber bisher nicht durchgesetzt. Gleiches gilt für den Toronto-Stenose-Index [8].

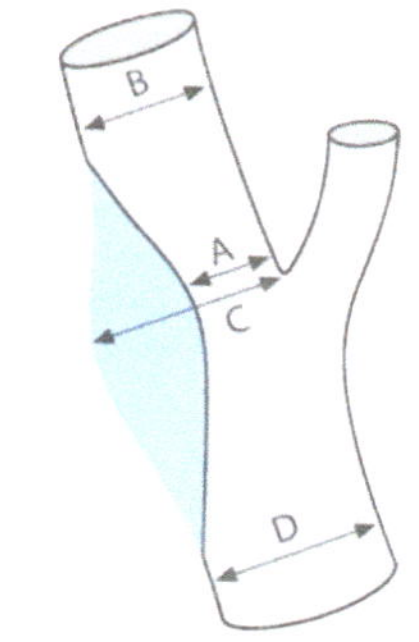

$$\text{Lokaler Stenosegrad} = \frac{C - A}{C} \times 100\,\%$$

$$\text{Distaler Stenosegrad} = \frac{B - A}{B} \times 100\,\%$$

$$\text{Car. comm. Stenosegrad} = \frac{D - A}{D} \times 100\,\%$$

Abb. 16.3. Bestimmung des Stenosegrades. (Mod. n. [80]). Lokaler Stenosegrad = ECST-Methode. Distaler Stenosegrad = NASCET-Methode

Tabelle 16.3. Korrespondierende Stenosegrade bei Bestimmung nach ECST (lokaler Bezugspunkt) und NASCET (distaler Bezugspunkt) [7]

	Niedriggradige Stenose	Mittelgradige Stenose	Hochgradige Stenose
Distaler Stenosegrad (NASCET)	<50%	50–69%	70–99%
Lokaler Stenosegrad (ECST)	<75%	75–84%	85–99%

16.4 Indikationsstellung

Für die Indikationsstellung sind vielfältige Gesichtspunkte zu berücksichtigen. Prinzipiell gilt, dass die Operation prophylaktischen Charakter hat. Eine Verbesserung bestehender Ausfälle ist nicht zu erwarten. Immer muss eine sorgfältige Risiko-Nutzen-Abschätzung erfolgen, d.h. das individuelle Operationsrisiko der individuellen Prognose bei allein medikamentöser Behandlung gegenübergestellt werden. Eine absolute Operationsindikation ist auch bei hochgradigen Stenosen kaum gegeben. Der Patient muss vielmehr immer eine Wahl treffen zwischen Operation mit im perioperativen Zeitraum erhöhtem, dafür aber auf lange Sicht vermindertem Risiko oder dem Verzicht auf Operation, der die Risikoerhöhung im perioperativen Zeitraum vermeidet, dafür aber mit höherem Langzeitrisiko verbunden ist.

Zu bedenken sind immer Einschränkungen der Operationsindikation, wie sie z.B. in den Ausschlusskriterien der NASCET (mit Ausnahme der höhergradigen intrakraniellen Gefäßstenosen) formuliert sind.

Der durch Operation zu erzielende Gewinn hängt wesentlich vom Ausmaß der Stenose ab. Die heute meist angegebene Grenze von 70% hat historische Gründe, da diese Grenze bei der Auswertung der vorläufigen Ergebnisse der ECST und NASCET gewählt wurde. Eine bei Beachtung von Ausschlusskriterien gut gesicherte Gewinnerwartung ergibt sich bei hochgradigen Stenosen (>70% lokaler bzw. >85% distaler Stenosegrad). Bei mittelgradigen Stenosen (50–69% lok. bzw. 75–84% dist. Stenosegrad) ist die Gewinnerwartung wesentlich geringer und durch das Operationsrisiko erhöhende Faktoren sowie eine nicht optimale Komplikationsrate des Operateurs gefährdet. Bei niedriggradigen Stenosen (<50% lokaler bzw. <75% distaler Stenosegrad) ist wegen der niedrigen Hirninfarktrate bei allein konservativer Behandlung kein Gewinn durch die Operation zu erwarten, d.h. man bürdet dem Patienten nur ein unnötiges Operationsrisiko auf.

In der NASCET hatten – obwohl höhergradige Stenosen an chirurgisch nicht zugänglicher Stelle als Ausschlusskriterium galten – etwa ein Drittel der Patienten intrakranielle Stenosen. Sie profitierten mehr von chirurgischer als von allein medikamentöser Behandlung, so dass das ehemalige Ausschlusskriterium jetzt eher als ein zusätzliches Argument für die Operation (z.B. bei mittelgradigen Stenosen) gelten kann [54].

Besondere Zurückhaltung ist dagegen bei lakunaren Insulten geboten, da diese meist mikroangiopathisch und nicht hämodynamisch oder arterioarteriell-embolisch verursacht sind. Ein begleitender Verschluss der kontralateralen Carotis erhöht das perioperative Risiko, wahrscheinlich aber auch das Risiko bei allein medikamentöser Behandlung. Liegt der auf eine Carotisstenose zurückführbare Hirninfarkt länger als 2–3 Jahre zurück und sind in diesem Zeit-

Tabelle 16.4. Individuelle Risiko-Prädiktion [84] (Patienten mit symptomatischer Carotisstenose)

Prädiktiver Risiko-Score bei nur medikamentöser Behandlung	
Zerebrale versus okuläre TIA oder Insult	1
Insult innerhalb der letzten 2 Monate	1
Stenosegrad 80–89%	1
Stenosegrad 90–99%	2
Plaque-Unregelmäßigkeiten	1
Prädiktiver Risiko-Score bei Operation	
Weibliches Geschlecht	−0,5
Periphere Verschlusskrankheit	−0,5
Systolischer Blutdruck >180 mm Hg	−0,5
Σ	X

raum keine neuen Symptome aufgetreten, ist der Nutzen einer Endarteriektomie äußerst fraglich, da die Hirninfarkterwartung unter allein konservativer Behandlung nach dieser Zeit deutlich abnimmt [6].

Wie auf S. 441 dargestellt, hängt das Operationsrisiko von einer Reihe von Faktoren und Begleiterkrankungen ab. In einem differenzierten Risikomodell haben Rothwell und Warlow versucht, individuelle Risiko-Scores zu erstellen [84]. Dabei zeigte sich, dass 4 Faktoren (zerebraler versus okulärer TIA oder Insult, Plaqueunregelmäßigkeit, Insult innerhalb der letzten 2 Monate und – gestaffelt – Stenosegrad >80%) mit höherem Langzeit-Hirninfarktrisiko verbunden waren. Sie wurden jeweils mit 1 Punkt als positiver prädiktiver Score bewertet (Stenose 80–89% = 1, Stenose >90% = 2). Für das perioperative Risiko konnten 3 Faktoren (weibliches Geschlecht, periphere arterielle Verschlusskrankheit und systolischer Blutdruck >180 mm Hg) identifiziert werden, die als negativer prädiktiver Score mit jeweils – 0,5 Punkten bewertet wurden (Tabelle 16.4). Ein Patient konnte in der Addition der Punkte maximal einen prädiktiven Score von 5 Punkten erreichen. Es zeigte sich, dass ein Score von 4–5 mit einem signifikant hohen Effekt der operativen Prophylaxe verbunden war, während Patienten mit einem Score von <3,5 keinen signifikanten Nutzen von der Operation hatten. Der sich daraus ergebende zu erwartende Gewinn, die Risikoreduktion und die Zahl der zu Operierenden, um 1 Endpunkt (schwerer Schlaganfall im Verlauf, perioperativer schwerer Schlaganfall oder Tod) zu verhindern, finden sich in Tabelle 16.5.

Derartige Modellrechnungen bedürfen zweifelsfrei weiterer Validierung. Nichtsdestoweniger liefern sie aber auch schon heute eine besser qualifizierte Risiko-Nutzen-Abwägung als die alleinige Indikationsstellung nach der oft von chirurgischer Seite propagierten Forderung, dass jede Stenose über 70% operiert werden müsse.

Prä- und perioperativ müssen auf jeden Fall Zuckerstoffwechsel und Blutdruck kontrolliert und stabilisiert werden.

Da instabile Angina pectoris und Herzinfarkt *in den letzten Wochen* das perioperative Risiko erheblich erhöhen, ist die präoperative Stabilisierung der Herzerkrankung erforderlich. Ob eine sog. simultane Operation an Koronarien und Carotis dem Patienten Vorteile bringt, ist zur Zeit nicht geklärt. Unbekannt ist auch der Einfluss von Frühphaseproteinen (z. B. Fibrinogen) im Rahmen von Infekten auf die perioperative Komplikationsrate. Da die Carotisendarteriektomie praktisch immer ein elektiver Eingriff ist, sollte sie bei interkurrenten Infekten verschoben werden.

Tabelle 16.5. Individuelle präoperative Risiko-Nutzen-Einschätzung [84] (Patienten mit symptomatischer Carotisstenose)

Risiko-Score	Operative Risikoreduktion Odds ratio (95% CI)	Zahl der verhüteten Endpunktereignisse[a] pro 1000 Operierte	Absolute Risikoreduktion	Zahl der zu Operierenden, um 1 Endpunktereignis[a] zu vermeiden
0–5	0,64 (0,44–0,93)	51	7%	14
0–3,5	1,00 (0,65–1,54)	0	1%	100
4,0–5,0	0,12 (0,05–0,29)	324	33%	3

[a] Ipsilateraler schwerer Schlaganfall, perioperativer schwerer Schlaganfall oder Tod

Tabelle 16.6. Indikationsstellung zur Carotisendarteriektomie bei symptomatischen Patienten

Entscheidungskriterien	Gesicherte Indikation	Unsichere Indikation	Fehlende Indikation
Stenosegrad	≥70% lokaler Stenosegrad ≥85% distaler Stenosegrad	50–69% lokaler Stenosegrad 75–84% distaler Stenosegrad	<50% lokaler Stenosegrad <75% distaler Stenosegrad
Insultätiologie	Stenose eindeutig insultverursachend	Konkurrierende Ursachen, Lakunarinsult	Nichtkarotisinsult, Kardiale Hochrisiko-Emboliequelle
Begleiterkrankungen	keine	Bei Hypertonie, Diabetes mellitus, Herzinfarkt etc. erst nach Stabilisierung	Deutliche Verminderung der Lebenserwartung
Risikoeinschätzung n. Rothwell und Warlow [84]	Risiko-Score 4–5	Risiko-Score <4	
Institutionelle Voraussetzungen	Team mit nachgewiesen niedriger Komplikationsrate	Team mit unbekannter Komplikationsrate	Unerfahrenes Team

Ein letzter, für die Indikation zur Carotisendarteriektomie maßgeblicher Parameter ist die perioperative Komplikationsrate des jeweiligen Chirurgen. Sie sinkt mit dem Grad der Erfahrung, d.h. v.a. mit der Zahl der pro Jahr durchgeführten Operationen und der Bereitschaft, eventuelle Fehlschläge sorgfältig zu registrieren und genau zu analysieren. Carotisendarteriektomien dürfen nur in „Centers of Excellence" durchgeführt werden, da sonst kein Nutzen für die Patienten zu erwarten ist. Hier kommt dem überweisenden Arzt, der sich über die Situation in der Klinik Kenntnisse verschaffen muss (s. Abschnitt 16.4.5 Qualitätssicherung), eine entscheidende Bedeutung zu. Eine kurze Orientierungshilfe für die Indikationsstellung gibt Tabelle 16.6.

16.4.1 Operationsindikation bei Carotisverschluss und Restenose

Ältere Carotisverschlüsse sind infolge abgelaufener Organisationsprozesse technisch nicht oder nur sehr schwer zu rekanalisieren. Sie haben eine relativ hohe Reverschlussrate und stellen daher eine Kontraindikation für die Endarteriektomie dar, zumal der Eingriff durchaus komplikationsbelastet ist. In einer grossen prospektiv randomisierten Untersuchung [28] konnte zudem gezeigt werden, dass eine extra-/intrakranielle Bypass-Operation keinen Vorteil für die Patienten bringt. Ob die Untergruppe von Patienten mit einer eingeschränkten zerebralen Gefäßreserve bei Internaverschluss von der Bypass Operation profitiert, ist nicht bekannt.

Die weitaus überwiegende Zahl der Patienten mit Restenosierungen ist asymptomatisch. Da Reoperationen ein erhöhtes perioperatives Risiko tragen, ist bei asymptomatischen Restenosen keine Operationsindikation erkennbar. Sie ist auch bei symptomatischen Patienten zweifelhaft.

16.4.2 Zeitpunkt der Operation

Nach einem TIA ohne Infarktnachweis in einem bildgebenden Verfahren sollte die Operation so schnell wie möglich erfolgen. Bei frischen Hirninfarkten haben ältere Untersuchungen nicht zwingende Hinweise auf eine Erhöhung des operativen Risikos ergeben [9, 93], weshalb lange Zeit die Überzeugung galt, nach einem abgelaufenen Hirninfarkt mindestens 6 Wochen–3 Monate zu warten. Da verlässliche Daten über Nutzen und Gefahren der Operation in der Frühphase eines Hirninfarkts bisher nicht vorliegen, können zur Zeit keine klaren Empfehlungen gegeben werden. Dies gilt auch für Surrogatparameter wie Blut-Hirn-Schranken-Störung im Infarktareal. Prospektive Untersuchungen sind diesbezüglich dringend notwendig. Dies gilt insbesondere auch für Patienten mit Crescendo-TIA bzw. rasch rezidivierenden Insulten.

Ebenfalls völlig offen ist die Indikation zur Carotisthrombendarteriektomie bei akutem Internaverschluss. Der Effekt der Operation ist unsicher, da klinische Symptome meist auf embolische Tandemverschlüsse intrakranieller Arterien zurückgehen, die durch die Operation nicht erreicht werden.

16.4.3 Wer stellt die Indikation?

Aus dem bisher Dargestellten geht eindeutig hervor, dass die Indikationsstellung sach- bzw. patientengerecht nur in einem interdisziplinären Team gestellt werden kann, zu dem neben dem Gefäßchirurgen ein Neurologe, ein Neuroradiologe, ein Anästhesist und möglichst auch (zumindest konsiliarisch) ein Kardiologe gehören. Die eigene Erfahrung zeigt, dass eine institutionalisierte und vertrauensvolle Zusammenarbeit der genannten Disziplinen möglich und für alle – besonders für die Patienten – von großem Nutzen ist. Die gemeinsame Beratung bei jedem Patienten vor und nach der Operation führt rasch zu einer Angleichung der Indikationsstellung, zu verbesserter Operationsstrategie, besserer perioperativer Überwachung und infolge offener Analyse von Fehlern bei Indikation, Operation und/oder perioperativer Überwachung zu deutlicher Verminderung der Komplikationsrate.

Für den überweisenden Arzt stellt sich somit neben der eigenen Beurteilung die zusätzliche Aufgabe, sich über die Verfahrensweise und die Qualität der Institution zu informieren, die für eine Operation in Frage kommt.

16.4.4 Stellenwert der Carotisendarteriektomie

Durch Arteriosklerose der supraaortalen Äste bedingte Hirninfarkte machen etwa 15–20% aller ischämischen Insulte aus [11, 64, 85]. Der Rest verteilt sich auf kardioembolische und mikroangiopathische Infarkte. Bei etwa 25–40% der Insulte ist eine ätiologische Zuordnung nicht möglich. Stenosen der hirnversorgenden Arterien betreffen in etwa 45% den Bifurkationsbereich der Carotis. Dies bedeutet, dass nur etwa 10% aller ischämischen Insulte auf eine Bifurkationsstenose zurückzuführen sind. Frühere Hochrechnungen, gemäß denen jährlich allein in Deutschland durch ein gezieltes Screening und ggf. Operation 15 000 tödliche Hirninfarkte verhindert werden können [98], waren zweifellos zu optimistisch.

16.4.5 Qualitätssicherung und Übertragbarkeit der Studienergebnisse

Perioperative Morbidität und Letalität sind in der ECST und NASCET verhältnismäßig niedrig, was zweifellos darauf zurückzuführen ist, dass nur operationserfahrene Zentren, bei denen zudem eine enge Kooperation von Chirurgen und Neurologen gewährleistet war, teilnehmen durften. Die Ergebnisse lassen sich daher keinesfalls unbesehen auf lokale Verhältnisse übertragen. Wenn auch vielleicht in einigen besonders erfahrenen Zentren sogar niedrigere perioperative Komplikationsraten zu erreichen sind, dürfte die durchschnittliche Komplikationsrate eher höher liegen als in den genannten Studien. Daran ändern auch die ungezählten Berichte über günstige Ergebnisse der Carotisendarteriektomie von Institutionen und einzelnen Chirurgen nichts. Ihnen haften meist erhebliche Mängel an, wie z. B.:

- retrospektive Natur der Untersuchung,
- fehlende prä- und postoperative Evaluation durch Neurologen,
- Klassifizierung von Insulten mit geringen Defekten als TIA,
- Angabe der Sterblichkeit als Krankenhaus-Mortalität statt fester Zeitdefinition,
- gezielte Auswahl von Berichtszeitpunkten mit niedriger Komplikationsrate,
- Unterlassung von Berichten, wenn Ergebnisse schlechter sind als erhofft etc.

Diese Mängel führen zwangsläufig zu einer den tatsächlichen Gegebenheiten nicht entsprechenden Unterrepräsentation der Komplikationsraten. So fand sich in 50 seit 1980 veröffentlichten Untersuchungen über die Carotisendarteriektomie (insgesamt 15 956 Operationen) eine perioperative Komplikationsrate von 7,7% bei unabhängiger Evaluation, von 6,4% in Arbeiten mit nichtchirurgischen Koautoren, von 5,5% in Arbeiten mit mehreren ausschließlich chirurgischen Autoren und von 2,3%, wenn ein einzelner Chirurg seine Ergebnisse veröffentlichte [82].

Das in Deutschland von gefäßchirurgischer Seite implementierte „Audit-System" weist erhebliche Mängel auf und muss richtiger als Self-Audit-System bezeichnet werden. Das vorliegende Ergebnis zeigt, dass ca. 2/3 der Patienten keiner regelmäßigen neurologischen Kontrolle zugeführt wurden. Die perioperative Komplikationsrate lag bei allein chirurgischer Befundkontrolle bei 1,9% leichte und 0,9% schwere neurologische Defizite, bei neurologischer Vor- und Nachuntersuchung bei 4,5% leichte und 3,9% schwere neurologische Defizite.

Für eine sachgerechte Information der überweisenden Ärzte und der betroffenen Patienten sollten folgende Anforderungen an ein Audit-System erfüllt werden:

- prospektive Erfassung aller Patienten (möglichst einschließlich ihrer demographischen Parameter, der Risikofaktoren, wesentlicher Begleiterkrankungen, des kardialen und neurologischen Status),
- prospektive Erfassung der verwendeten diagnostischen Methoden und der Auswertungsparameter,
- lückenlose, prospektive Erfassung der invasiven Diagnosemethoden und ihrer Komplikationen,
- lückenlose, prospektive Dokumentation aller Operationen und ihrer Komplikationen,
- obligate prä- und postoperative Untersuchung durch einen neurologisch erfahrenen Arzt,
- einheitliche Festsetzung des für die Festlegung der perioperativen Komplikationsrate zugrunde gelegten Zeitraums,
- einheitliche Festlegung von Berichtszeiträumen,
- Offenlegung der Ergebnisse.

Nur so kann die Forderung der American Heart Association erfüllt werden [67], die Komplikationsraten der Carotischirurgie besser zu überwachen und den einweisenden Ärzten bekannt zu machen. Leider ist man nicht nur in Deutschland, sondern auch in den USA von dieser am Interesse des Patienten orientierten Notwendigkeit noch weit entfernt. So befragten Chaturvedi und Femino 147 akademische Lehrkrankenhäuser in den Vereinigten Staaten [19]. Antwort erhielten sie nur von 57% der Befragten. Von diesen gaben 81% an, die Komplikationsrate grundsätzlich zu dokumentieren, die aktuelle Komplikationsrate war jedoch nur 40% von ihnen bekannt. Weniger als 20% der praktizierenden Ärzte in den USA kannten die perioperativen Komplikationsraten des Krankenhauses, in das sie ihre Patienten einwiesen [40]. Dass die Indikationsstellung und die Komplikationsraten oft denen der kontrollierten Studien nicht entsprechen, geht aus einer kanadischen Untersuchung hervor [104]. Die Autoren fanden, dass die Operationsindikation nur bei 33% der Patienten korrekt, bei 49% zweifelhaft und bei 18% nicht gegeben war. Die Komplikationsrate (Schlaganfall und Tod innerhalb 30 Tagen) bei 291 von insgesamt 9 Chirurgen durchgeführten Operationen lag bei symptomatischen Stenosen bei 5,2% und bei asymptomatischen bei 5,1%. Im Sinne einer besseren Patientenversorgung besteht hier dringender Handlungsbedarf [41].

16.5 Asymptomatische Stenosen

Asymptomatische Stenosen von $\geqslant$ 50% haben einen relativ gutartigen Verlauf mit einer Schlaganfallgefährdung von 1,7%/Jahr bei nichtprogredienten und von 2,8%/Jahr bei progredienten Stenosen. Durchschnittlich ergibt sich eine Schlaganfallrate von ca. 2%/Jahr [4, 17, 33, 44, 48, 71, 79]. Die in einigen chirurgischen Untersuchungsserien angegebenen höheren Inzidenzen von 3,1–4,7% sind nicht repräsentativ, da es sich um selektierte Patienten handelt [10, 46, 51]. Die Schlaganfallgefährdung steigt auch bei asymptomatischen Stenosen mit dem Grad der Stenose.

Asymptomatische Stenose kontralateral zu der Symptomatischen wiesen in der ECST eine durchschnittliche Hirninfarktinzidenz von 2,1% in 3 Jahren auf [30]. Lediglich bei Stenosen von 80–89 bzw. 90–99% (lokaler Stenosegrad) zeigte sich eine höhere Inzidenz von 9,8 bzw. 14,4% in 3 Jahren, entsprechend ca. 3,3 bzw. 4,8%/Jahr. Wegen der niedrigen Schlaganfallrate in diesen Gruppen war der Unterschied zu gering- oder mittelgradigen Stenosen nicht signifikant.

Carotisstenosen sind Ausdruck einer allgemeinen Arteriosklerose. So ist die Inzidenz von Myokardinfarkten bei Trägern asymptomatischer Carotisstenosen höher als das Hirninfarktrisiko. Noch gravierender fallen Unterschiede in der Sterblichkeit aus. Von den 834 konservativ behandelten Patienten in der ACAS [33] verstarben innerhalb des Beobachtungszeitraumes 24 Patienten an einem akuten Herzinfarkt, weitere 24 an anderen kardialen Erkrankungen, 29 an anderen Leiden und nur 9 an Schlaganfällen (davon 3 ipsilaterale und 2 kontralaterale Hirninfarkte und 4 Blutungen). Dies zeigt, dass der Langzeitnutzen einer Endarteriektomie im asymptomatischen Stadium nur gering sein kann.

Über den Wert einer Endarteriektomie lassen ältere Vergleichsuntersuchungen keine verlässlichen Aussagen zu [95]. Sie mußten zwangsläufig zu einem scheinbar vorteilhaften Ergebnis für die Operation kommen, weil die Patientenselektion nicht randomisiert war und viele Patienten in der nichtoperativen Gruppe geführt wurden, die für eine Operation zu krank waren. Es verwundert nicht, dass sich bei diesen Kranken höhere Sterblichkeits- und Hirninfarktraten ergeben als in einem Kollektiv weniger schwer Erkrankter. Zur Zeit liegen die Ergebnisse von

5 prospektiv randomisierten Untersuchungen [3, 15, 16, 21, 33, 48, 62] vor.

Die Untersuchung von Clagett et al. benutzte eine nach heutigen Maßstäben unzureichende Methodik und schloss zu wenig Patienten ein, um verlässliche Aussagen zuzulassen [21].

Das sehr komplizierte Design der CASANO-Study ließ am Ende des Beobachtungszeitraums keine Vorteile für das operative Verfahren erkennen [15, 16]. Die kombinierte Operationskomplikationsrate (Schlaganfall und Sterblichkeit) lag mit 6,9% deutlich oberhalb der nachfolgender Studien und auch der von Callow et al. als noch akzeptabel angegebenen Obergrenze von 3% [13].

Die MACE-Study musste nach 30monatiger Rekrutierungsphase und Einschluss von 71 Patienten vorzeitig abgebrochen werden, da 8/36 operativ behandelten Patienten offenbar wegen des im Protokoll vorgeschriebenen Verzichts auf ASS einen Myokardinfarkt entwickelten, während ein solches Ereignis in der mit ASS behandelten nichtoperativen Gruppe nicht eintrat [62]. Drei von 35 operierten Patienten erlitten einen Hirninfarkt, 1 eine TIA. In der Nichtoperierten-Gruppe ereigneten sich 4 TIA, kein Hirninfarkt.

Die Veterans Affairs Study randomisierte 444 Patienten mit mehr als 50%iger Carotisstenose (distaler Stenosegrad) [48]. Zielkriterien waren Schlaganfall, TIA und Tod. Alle Patienten sollten 1300 mg Aspirin erhalten (bei Nebenwirkungen Reduktion auf mehr als 325 mg/d). Die kombinierte operative Letalität (1,9%, vorwiegend infolge eines Myokardinfarkts) und Morbidität (2,4% Schlaganfälle mit bleibendem Defizit plus 0,4% infolge der Arteriographie) betrug 4,7% und lag damit deutlich über der als akzeptabel angesehenen Grenze von 3,0% bei asymptomatischen Stenosen. Die Studie zeigte keine Differenz für Schlaganfall und Tod zwischen operierten und nichtoperierten Patienten. Lediglich wenn auch TIA in die Berechnung mit einbezogen wurden, ergab sich ein positives Ergebnis der Studie (Abb. 16.4). Da sich kein einsichtiger Mensch einem 4,7%igen Morbiditäts- und Mortalitätsrisiko nur zur Vermeidung einer TIA aussetzt, wäre die einzig logische Schlussfolgerung aus diesem Ergebnis, die TIA abzuwarten und dann zu operieren.

Die amerikanische Asymptomatic Carotid Atherosclerosis Study randomisierte prospektiv 825 Patienten mit einer Carotisstenose >60% (distaler Stenosegrad) in den chirurgischen und 834 Patienten in den konservativen Arm [3, 33].

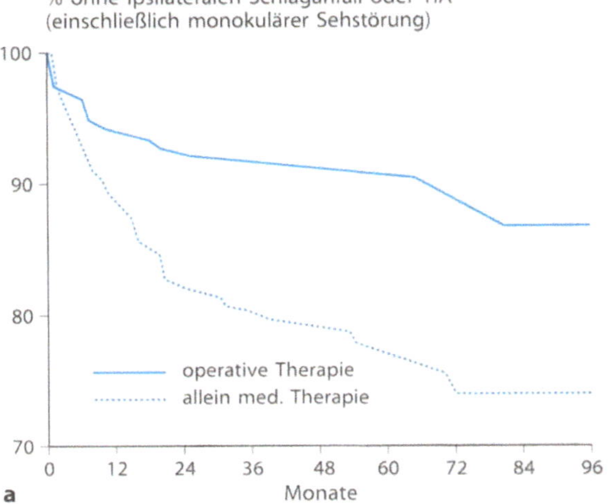

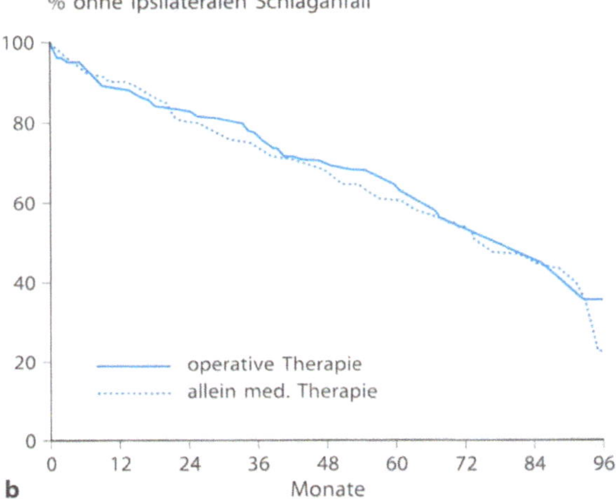

Abb. 16.4. **a** Asymptomatische Carotisstenosen. Überleben frei von Schlaganfall einschließlich TIA und monokulärer Erblindung. (Mod. n. [48]); **b** Asymptomatische Carotisstenosen. Überleben frei von ipsilateralem Schlaganfall ausschließlich ipsilateraler TIA. (Mod. n. [48])

Operiert wurden 724 Patienten. Beide Gruppen erhielten eine aggressive Risikofaktorbehandlung und 325 mg Aspirin/d. Nach einer mittleren Beobachtungszeit von 2,7 Jahren wurde das Risiko auf 5 Jahre hochgerechnet. Das Ergebnis ist in der Tabelle 16.7 dargestellt. Die Unterschiede waren für alle ipsilateralen Schlaganfälle sowie alle ipsilateralen TIA und Schlaganfälle signifikant, für die Verhütung schwerer Schlaganfälle aber nicht.

Die perioperative Komplikationsrate (Schlaganfall und/oder Tod) lag für die 724 operierten Patienten bei 2,3% (n=19), davon 5 (1,2% der

Tabelle 16.7. ACAS Ergebnisse [33]

Ereignis	Nicht-Operierte (n = 834)		Operation (n = 825)		Errechnete oper. Risikoreduktion nach 5 Jahren	P
	Nach 2,7 Jahren (Median) beobachtet	Auf 5 Jahre hochgerechnet	Nach 2,7 Jahren (Median) beobachtet	Auf 5 Jahre hochgerechnet	Odds-Ratio (95% CI)	
Ipsilateraler Schlaganfall oder jeder perioperative Schlaganfall oder Tod	52	92 (11,0%)	33	42 (5,1%)	0,53 (0,22–0,72)	0,004
Schwerer ipsilateraler Schlaganfall oder jeder perioperative schwere Schlaganfall oder Tod	24	50 (6,0%)	21	28 (3,4%)	0,43 (−0,17–0,72)	0,12
Ipsilaterale TIA oder Schlaganfall oder jede perioperative TIA, Schlaganfall oder Tod	102	160 (19,2%)	55	67 (8,2%)	0,57 (0,39–0,70)	< 0,001
Jeder Schlaganfall oder Tod	155	266 (31,9%)	127	211 (25,6%)	0,20 (−0,02–0,37)	0,08
Jeder schwere Schlaganfall oder Tod	116	213 (25,5%)	100	171 (20,7%)	0,19 (−0,08–0,39)	0,16

414 präoperativ angiographierten Patienten!) im Rahmen der präoperativen Angiographie. Die Komplikationsrate der Nichtoperierten – Gruppe lag im äquivalenten Zeitraum bei 0,4%, so dass sich ein Überschussrisiko von 1,9% im perioperativen Zeitraum errechnet. Wie Abb. 16.5 zeigt, stellt sich der Risikoumschlag abhängig von den Zielkriterien erst nach 1 bis etwa 3 Jahren ein, der bis dahin eingetretene Verlust an Jahren frei von Schlaganfall und Tod gleicht sich erst nach etwa doppelt so langer Zeit aus. Die absolute Risikoreduktion ist gering [101]: Es müssen 85 Patienten operiert werden, um 1 Schlaganfall pro Jahr zu vermeiden. Vernachlässigt man die zu erwartende Sterblichkeit an kardialen Erkrankungen, errechnet sich für einen 5-Jahres-Zeitraum die Zahl der zur Vermeidung eines Schlaganfalls zu Operierenden auf 17.

Da schwere Schlaganfälle nicht eindeutig reduziert werden, ist das Ergebnis von der ACAS keineswegs so zu interpretieren, dass alle Carotisstenosen von $\geqslant$ 60% operiert werden müssen. Knapp 50% der Patienten mit einem primären Endpunkt (ipsilaterale TIA oder Schlaganfall) in der Nichtoperierten-Gruppe haben im Beobachtungszeitraum eine TIA durchgemacht und etwa weitere 24% einen nichtbehindernden Schlaganfall; nur etwas mehr als ein Viertel der Patienten erlitten primär einen schweren Schlaganfall. Nur für diese wäre die Operation vorteilhaft, da man bei den asymptomatisch bleibenden Patienten und denen, die eine TIA erleiden, auf die Operation verzichten bzw. bis zum Eintritt der TIA warten könnte. Leider gibt es bisher keine Zusatzparameter, die eine eindeutige Identifikation der unmittelbar durch einen schweren Schlaganfall gefährdeten Patienten erlauben. Man weiß aber, dass bestimmte Konstellationen im Spontanverlauf besonders gefährlich sind. Dazu gehören

- rasche Progression einer Stenose,
- höchstgradige Stenosen (> 90% lokaler Stenosegrad),
- drohender Verschluss der Interna mit schlechter Kollateralisation.

Ob ein kontralateraler Internaverschluss oder andere Verschlusskonstellationen an den supraaortalen Ästen für (höheres Risiko im Spontanverlauf) oder gegen (erhöhtes Operationsrisiko) die Operationsindikation sprechen, ist ungeklärt. Das gleiche gilt für den Nachweis stummer Hirninfarkte, die sich homolateral zur Stenose in ca. 8–9% und in allen zerebralen Versorgungsgebieten in 22–24% finden [33]. Ungeklärt ist ebenfalls die Frage, ob Patienten mit einem Hirninfarkt in einem nicht von der asymptomatischen Carotis versorgten Areal mehr oder

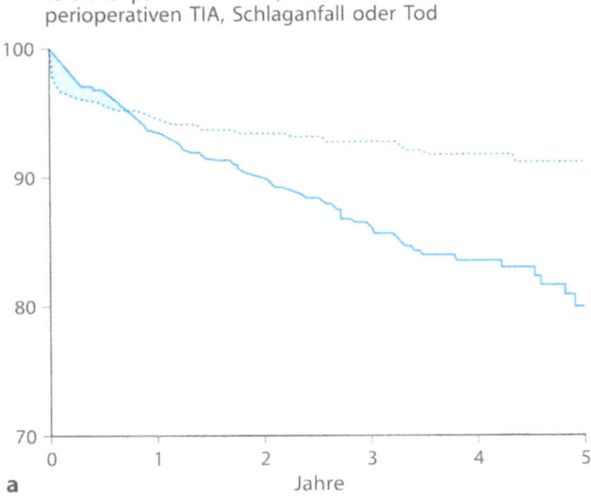

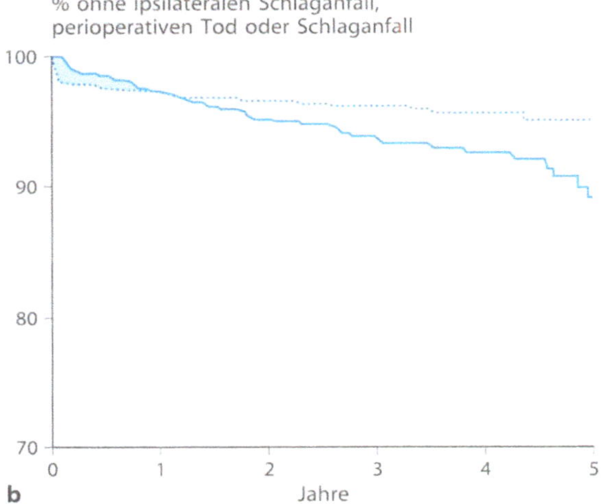

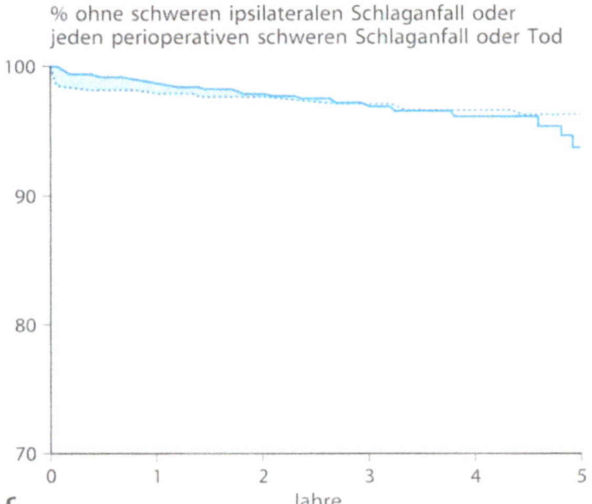

Abb. 16.5. a Asymptomatische Carotisstenosen. Überleben frei von ipsilateraler TIA und ipsilateralem Schlaganfall. **b** Asymptomatische Carotisstenosen. Überleben frei von ispilateralem Schlaganfall. **c** Asymptomatische Carotisstenosen. Überleben frei von schwerem ipsilateralem oder (jedem) perioperativen schweren Schlaganfall. (Mod. n. [33]).
Graue Areale: Perioperativer Risikoüberschuss

weniger profitieren als völlig asymptomatische Personen.

Insgesamt ist somit die Indikationsstellung zur Carotisendarteriektomie im asymptomatischen Stadium keineswegs gesichert [60, 101]. Sie sollte daher, wenn überhaupt, nur bei Personen mit hohem Schlaganfallrisiko erwogen werden.

Da die perioperative Komplikationsrate bei asymptomatischen Stenosen mit niedriger Schlaganfallgefährdung höher ist als die im Langzeitverlauf zu erwartende Schlaganfallrate bei konservativer Prophylaxe, ist zu befürchten, dass die unkritische Indikationsstellung *„jede asymptomatische Stenose ab 60% Lumeneinengung“* mehr Schaden als Nutzen anrichtet. Dies gilt insbesondere für Zentren, die die im Vergleich zu anderen Untersuchungen besonders niedrige perioperative Komplikationsrate in der ACAS nicht erreichen.

Wegen der insgesamt noch unsicheren Indikation zur Carotissanierung im asymptomatischen Stadium läuft zur Zeit noch eine weitere prospektive Untersuchung, die Asymptomatic Carotid Surgery Trial (ACST) [43].

16.5.1 Carotisendarteriektomie vor größeren Eingriffen an anderer Stelle

Schlaganfälle im Rahmen allgemeinchirurgischer Eingriffe ereignen sich in 0,08–2,9% der Fälle. Eine neuere Fall-Kontroll-Studie zeigte, dass sich die Mehrzahl dieser Schlaganfälle erst postoperativ mit einem medianen Intervall von 2 Tagen ereignen [57]. Nur 16,6% der Schlaganfälle ereigneten sich intraoperativ. Dieses Ergebnis belegt eindeutig, dass hämodynamische Faktoren für die Entstehung perioperativer Hirninfarkte eine nur geringe Bedeutung haben. Offenbar spielen systemische Faktoren, wie z. B. postoperative Veränderungen von Gerinnungsparametern, die entscheidende Rolle. Bisher gibt es keine empirisch gesicherten Daten, die eine „prophylaktische“ Operationsindikation stützen könnten. Ältere Untersuchungen haben bei Stenosen von >50% Lumeneinengung gezeigt, dass sich perioperative Insulte bei nicht-koronaren Eingriffen (vorwiegend abdominelle Eingriffe) völlig gleichmäßig auf alle 3 zerebralen Versorgungsgebiete verteilten, d.h. Insulte hinter der Stenose keineswegs häufiger waren [59]. Untersuchungen, die sich ausschließlich auf höhergradige Stenosen beziehen, liegen nicht vor. Bei aortokoronaren Eingriffen fand sich allerdings eine geringfügig höhere homolaterale Infarktrate bei einseitigen Internastenosen (4,5 versus 2,7%).

Da bei Operation im asymptomatischen Stadium eine Komplikationsrate von <3% bisher nur in der ACAS, sonst aber in keiner prospektiven und neurologisch kontrollierten Studie erreicht wurde, ist zu befürchten, dass die sog. prophylaktische Carotisendarteriektomie mehr Insulte produziert, als sie zu vermeiden im Stande ist. Diese Annahme wird von der Untersuchung von Furlan und Craciun unterstützt, die bei 115 Patienten mit bilateralen Carotisstenosen, die einseitig vor einem aortokoronaren Eingriff karotisendarteriektomiert wurden, eine Hirninfarktrate von 5,2% bei den operierten und von nur 1,7% bei den nichtoperierten Patienten fanden [36].

Diese negativen Ergebnisse sprechen gegen den Wert einer prophylaktischen Carotisendarteriektomie vor Eingriffen an anderen Organen, lassen aber gesicherte Aussagen nicht zu. Dies gilt auch für physiologische Surrogatparameter, wie die Bestimmung der zerebralen Gefäßreserve.

Letztlich ungeklärt ist auch die Frage, ob bei Patienten, bei denen ein aortokoronarer Bypass angelegt werden soll, eine prophylaktische Carotisendarteriektomie simultan mit dem Bypass-Eingriff sinnvoll ist. Die große Anzahl von Veröffentlichungen über die niedrige Komplikationsrate dieser kombinierten Prozedur darf nicht darüber hinwegtäuschen, dass sie aufgrund des Untersuchungsdesigns nicht geeignet sind, die einzig relevante Frage, nämlich ob die Carotisendarteriektomie oder ihre Unterlassung für den Patienten sinnvoller ist, zu beantworten.

Nur eine methodisch umstrittene Studie hat nach randomisiertem Verfahren ein kombiniertes (sog. simultanes) Vorgehen mit verzögerter Carotisendarteriektomie (ca. 2 Wochen nach dem aortokoronaren Eingriff) bei Patienten mit instabiler Angina pectoris und einseitiger, >70iger Carotisstenose verglichen [47]. Das anhand viel zu kleiner Fallzahl gewonnene Ergebnis zeigt die niedrigste Schlaganfallrate (2,8%) in der Gruppe der kombiniert Operierten. Die Schlaganfallrate bei zunächst alleinigem aortokoronarem Eingriff lag bei 6,9%, weitere 7,5% erlitten einen Hininfarkt bei der später durchgeführten Carotisoperation. Die Sterblichkeit war allerdings mit 4,2% bei dem kombinierten Verfahren höher als bei der Bypass-Operation allein (3,4%). Zweifellos ist diese bisher einzige Studie nicht ausreichend, um eine Indikationsstellung zur sog. simultanen Operation zu belegen. Prospektive Vergleichsuntersuchungen sind nötig [87], zumal man bei Betrachtung der bisher mitgeteilten unkontrollierten Untersuchungen durchaus auch zu dem Ergebnis kommen kann, dass die simultane Operation die Komplikationsrate eher erhöht als senkt.

16.5.2 Operationsindikation bei Patienten mit instabilem neurologischem Defizit (sog. progredientem Insult)

Patienten mit rasch rezidivierenden Insulten und/oder zunehmenden neurologischen Ausfällen sind eine besondere Herausforderung für die Neurologen. Leider liegen weder für medikamentöse noch für operative Interventionen empirische Daten vor, die eindeutige Empfehlungen erlauben. In letzter Zeit wird die bisherige Überzeugung, dass die Frühoperation mit einem höheren Risiko verbunden sei, zunehmend in Frage gestellt. Diesbezüglich sind prospektive Untersuchungen dringend erforderlich.

16.5.3 Operationsindikation bei Patienten mit schweren neurologischen Defekten

Da die Carotisendarteriektomie ein prophylaktischer Eingriff ist, ist die Operation in den meisten dieser Fälle unsinnig, da eine Besserung der neurologischen Symptome nach dem Eingriff nicht zu erwarten ist. Lediglich bei Patienten mit einer schweren Hemiparese der rechten Seite und erhaltenem Sprachvermögen ist eine Operationsindikation zum Schutz der Sprachfunktion kritisch zu erwägen.

Literatur

1. AbuRahma AF, Robinson PA, Saiedy S, Kahn JH, Boland JP (1998) Prospective randomized trial of carotid endarterectomy with primary closure and patch angioplasty with saphenous vein, jugular vein, and polytetrafluoroethylene: long-term follow-up. J Vasc Surg 27:222–232
2. AbuRahma AF, Robinson PA, Strickler DL, Alberts S, Young L (1998) Proposed new duplex classification for threshold stenoses used in various symptomatic and asymptomatic carotid endarterectomy trials. Ann Vasc Surg 12:349–358
3. Asymptomatic Carotid Atherosclerosis Study Group (ACAS) (1989) Study design for randomized prospective trial of carotid endarterectomy for asymptomatic atherosclerosis. Stroke 20:844–849
4. Autret A, Saudeau D, Bertrand P, Pourcelot L, Marchachal C, de Boisvilliers S (1987) Stroke risk in patients with carotid stenosis. Lancet 1:888–890
5. Barnett HJM, Plum J, Walton JN (1984) Carotid endarterectomy an expression of concern. Stroke 15:941–943
6. Barnett HJM, Taylor DW, Eliasziw M, Fox AJ, Ferguson GG, Haynes RB, Rankin RN, Clagett GP, Hachinski VC, Sackett DL, Thorpe KE, Math M, Meldrum HE for the North American Symptomatic Carotid Endarterectomy Trial Collaborators. (1998) Benefit of carotid endarterectomy in patients with symptomatic moderate or severe stenosis. N Engl J Med 339:1415–1425
7. Barnett HJM, Eliasziw M, Meldrum HE (1999) Prevention of ischaemic stroke. BMJ 318:1539–1543
8. Bladin CF, Alexandrov AV, Norris JW (1994) A new method of measuring carotid stenosis. The Toronto-Stenosis-Index. Stroke 25:250
9. Blaisdell WF, Clauss RH, Galbraith JG, Imperato AM, Wylie EJ (1969) Joint Study of Extracranial Arterial Occlusion. IV Review of surgical considerations. JAMA 209:1889–1895
10. Bock RW, Gray-Weale AC, Mock PA, App-Stats M, Robinson DA, Irwig L, Lusby RJ (1993) The natural history of asymptomatic carotid artery disease. J Vasc Surg 17:160–169
11. Brainin M (1990) Zur ätiologischen Klassifikation des ischämischen Insultes. Erfahrungen aus einem prospektiven Datenregister. Nervenarzt 61:719–724
12. Busuttil SA, Franklin DP, Youkey JR, Elmore JR (1996) Carotid duplex overestimation of stenosis due to severe contralateral disease. Am J Surg 172:147–148
13. Callow AD, Caplan LR, Correll JW, Fields WS, Mohr JP, Moore WS, Robertson JT, Toole JF (1988) Carotid endarterectomy: what is its current status? Am J Med 85:835–838
14. Cao P, Giordano G, De Rango P, Zanetti S, Chiesa R, Coppi G, Palombo D, Spartera C, Stancanelli V, Vecchiati E (1998) A randomized study on eversion versus standard carotid endarterectomy: study design and preliminary results: the Everest Trial. J Vasc Surg 27:595–605
15. CASANOVA Study Group (1990) Carotid surgery versus medical therapy in asymptomatic carotid stenosis. J Neurol 237:129–161
16. CASANOVA Study Group (1991) Carotid surgery versus medical therapy in asymptomatic carotid stenosis. Stroke 22:1229–1235
17. Chambers BR, Norris JW (1986) Outcome in patients with asymptomatic neck bruits. N Engl J Med 315:860–865
18. Chao WH, Kwan ST, Lyman RS et al. (1938) Thrombosis of the left internal carotid artery. Arch Surg 37:100–111
19. Chaturvedi S, Femino L (1997) Are carotid endarterectomy complication rates being monitored? Stroke 28:245
20. Chiari H (1905) Über das Verhalten des Teilungswinkels der Carotis communis bei der Endarteritis chronica deformans. Verh Dtsch Ges Pathol 9:326–330 (zit. n. Field WS, Lemak NA, A history of stroke, Oxford University Press)
21. Clagett GP, Youkey JR, Brigham RA, Orecchia PM, Salander JM, Collins GJ Jr, Rich NM (1984) Asymptomatic cervical bruit and abnormal ocular pneumoplethysmography: a prospective study comparing two approaches to management. Surgery 96:823–830
22. Conley JJ, Pack GT (1952) Surgical procedure for lessening the hazard of carotid bulb excision. Surgery 31:845–858
23. Counsell CE, Salinas R, Naylor R, Warlow CP (1997) A systematic overview of the randomized trials of carotid patch angioplasty in carotid endarterectomy. Eur J Endovasc Surg 13:345–354
24. DeBakey ME (1975) Successful carotid endarterectomy for cerebrovascular insufficiency. Nineteen year follow up JAMA 233:1083–1085
25. Denk W (1918) Wien klin Wschr XXXI:285 (zit. n. Fields WS, Lemak NA, A history of stroke, Oxford University Press)
26. Dyken M, Pokras R (1984) The performance of endarterectomy for disease of the extracranial arteries of the head. Stroke 15:948–950
27. Eastcott HHG, Pickering GW, Rob CG (1954) Reconstruction of internal carotid artery in patient with intermittent attacks of hemiplegia. Lancet 2:994–996
28. The EC/IC Bypass Study Group (1985) Failure of extracranial-intracranial arterial bypass to reduce the risk of ischemic stroke. N Engl J Med 315: 1191–1200
29. European Carotid Surgery Trialist's Collaborative Group (ESCT) (1991) MRC European Carotid Surgery Trial: interim results for symptomatic patients with severe (70–99%) or with mild (0–29%) carotid stenosis. Lancet 337:1235–1243
30. European Carotid Surgery Trialist's Collaborative Group (1995) Risk of stroke in the distribution of an asymptomatic carotid artery. Lancet 345:209–212
31. European Carotid Surgery Trialist's Collaborative Group (1996) Endarterectomy for moderate symptomatic carotid stenosis: interim results from the

MRC European Carotid Surgery Trial. Lancet 347:1591–1593
32. European Carotid Surgery Trialist's Collaborative Group (1998) Randomised trial of endarterectomy for recently symptomatic carotid stenosis: final results of the MRC European Carotid Surgery Trial (ECST) Lancet. 351:1379–1387
33. Executive Committee for the Asymptomatic Carotid Atherosclerosis Study (1995) Endarterectomy for asymptomatic carotid artery stenosis. JAMA 273:1421–1428
34. Ferguson GG, Eliasziw M, Barr HW, Clagett GP, Barnes RW, Wallace MC, Taylor DW, Haynes RB, Finan JW, Hachinski VC, Barnett HJ (1999) The North American Symptomatic Carotid Endarterectomy Trial: surgical results in 1415 patients. Stroke 30:1751–1758
35. Fields WS, Maslenikov V, Meyer JS, Hass WK, Remington RD, MacDonald M (1970) Joint study of extracranial arterial occlusion. JAMA 211:1993–2003
36. Furlan and Craciun (1985) Risk of stroke during coronary artery bypass graft surgery in patients with internal carotid artery disease documented by angiography. Stroke 16:797–799
37. van Gijn J (1994) Surgical Complications of Carotid Endarterectomy. In: Dorndorf W, Marx P (eds) Stroke Prevention. Karger, Freiburg, pp 122–130
38. Goldman L, Caldera DL, Nussbaum SR, Southwick FS, Krogstad D, Murray B, Burke DS, O'Malley TA, Goroll AH, Caplan CH, Nolan J, Carabello B, Slater EE (1977) Multifactorial index of cardiac risk in noncardiac surgical procedures. N Engl J Med 297: 845–850
39. Goldstein LB, Hasselblad V, Matchar DB, McCrora DC (1995) Comparison and meta-analysis of randomized trials of endarterectomy for symptomatic carotid artery stenosis. Neurology 45:1965–1970
40. Goldstein L, Bonito AJ, Matchar DB, Duncan PW, DeFriese GH, Oddone EZ, Paul JE, Akin DR, Samsa GP (1995) US National Survey of Physician Practices for the Secondary and Tertiary Prevention of Ischemic Stroke. Design, Service Availability, and Common Practices. Stroke 26:1607–1615
41. Goldstein LB, Moore WS, Robertson JT, Chaturvedi S (1997) Complication rates for carotid endarterectomy – a call to action. Stroke 28:889–890
42. von Haberer H (1918) Wien klin Wschr XXXI: 285 (zit. n Fields WS, Lemak NA, A history of stroke, Oxford University Press)
43. Halliday AW (1994) The asymptomatic carotid surgery trial (ACST) rationale and design. Eur J Vasc Surg 8:703–710
44. Hennerici M, Hülsbömer HB, Hefter H, Lammerts D, Rautenberg W (1987) Natural history of asymptomatic extracranial arterial disease. Brain 110: 777–791
45. Hertzer NR, Lees CD (1981) Fatal myocardial infarction following carotid endarterectomy: three hundred thirty five patients followed 6 to 11 postoperative years. Ann Surg 194:212–218
46. Hertzer NR, Flanagan RA jr, Beven EG, O'Hara PJ (1986) Surgical versus nonoperative treatment of asymptomatic carotid stenosis: 290 patients documented by intravenous angiography. Ann Surg 204:163–171
47. Hertzer NR, Loop FD, Beven EG, O'Hara PJ, Krajewski LP (1989) Surgical staging for simultaneous coronary and carotid disease: a study including prospective randomization. J Vasc Surg 9:455–463
48. Hobson RW, Weiss DG, Fields WS, Goldstone J, Moore WS, Towne JB, Wright CB, and the Veterans Affairs Study Group (1993) Efficacy of carotid endartectomy for asymptomatic carotid stenosis. Veterans Affairs Cooperative Study Group. N Engl J Med 328:221–227
49. Holland MC, Spetzler RF (1996) Carotid endarterectomy. Neuroimaging Clin N Am 6:939–956
50. Hunt JR (1914) The role of the carotid arteries in the causation of vascular lesions of the brain, with remarks on certain features of the symptomatology. Am J M Sc 147:704–713 (zit. n. Fields WS, Lemak NA, A history of stroke, Oxford University Press)
51. Javid H, Ostermiller WE, Hengesh JW, Dye WS, Hunter JA, Najafi H, Julian OC (1971) Carotid endarterectomy for asymptomatic patients. Arch Surg 102:389–391
52. Johnson HC and Walker AE (1951) The angiographic diagnosis of spontaneous thrombosis of the internal and common carotid arteries. J Neurosurg 8:631–635
53. Jorgensen LG and Schroeder TV (1993) Defective cerebrovascular autoregulation after carotid endarterectomy. Eur J Vasc Surg 7:370–379
54. Kappelle LJ, Eliasziw M, Fox AJ, Sharpe BL, Barnett HJ (1999) Importance of intracranial atherosclerotic disease in patients with symptomatic stenosis of the internal carotid artery. The North American Symptomatic Carotid Endarterectomy Trial. Stroke 30:282–286
55. Lattimer CR, Burnand KG (1997) Recurrent carotid stenosis after carotid endarterectomy. Br J Surg 84:1206–1219
56. Lexer E (1918) Münch Med Wschr XV: 468 (zit. n. Fields WS, Lemak NA, A history of stroke, Oxford University Press)
57. Limburg M, Wijdicks EF, Li H (1998) Ischemic stroke after surgical procedures: clinical features, neuroimaging, and risk factors. Neurology 50:895–901
58. Marx P (1986) Arteria Carotis. Indikationen zur operativen versus konservativen Behandlung. In: Häring R (Hrsg) Gemeinsame Jahrestagung der Angiologischen Gesllschaften der Bundesrepublik Deutschland, Österreich und der Schweiz – Berlin 1985, Gräfelfing, S 28–33
59. Marx P (1989) Prophylaxe ischämischer Insulte. Nervenheilkunde 8:27–34
60. Mayberg MR, Winn HR (1995) Endarterectomy for asymptomatic carotid artery stenosis. JAMA 273: 1285–1291

61. Mayberg MR, Wilson SE, Yatsu F, Weiss DG, Messina L, Hershey LA, Colling C, Eskridge J, Deykin D, Winn HR (1991) Carotid endarterectomy and prevention of cerebral ischemia in symptomatic carotid stenosis. Veterans Affairs Cooperative Studies Program 309 Trialist Group. JAMA 266: 3289–3294
62. Mayo Asymptomatic Carotid Endarterectomy Study Group (MACE) (1992) Results of a randomised controlled trial of carotid endarterectomy for asymptomatic carotid stenosis. Mayo Clin Proc 67:513–518
63. Miller Fisher C (1951) Occlusion of the carotid arteries. Arch Neurol Psychiat 10:187–204
64. Mohr JP and Barnett HJM (1986) Classification of Ischemic Stroke. In: Barnett HJM, Mohr JP, Stein BM, Yatsu FM (eds) Stroke. Pathophysiology, Diagnosis and Management. Livingstone, New York, pp 281–291
65. Moneta GL, Edwards JM, Papanicolaou G, Hatsukami T, Taylor LM Jr, Strandness DE Jr, Porter JM (1995) Screening for asymptomatic internal carotid artery stenosis: duplex criteria for discriminating 60% to 99% stenosis. J Vasc Surg 21:989–994
66. Moniz E (1927) L'encéphalographie artérielle, son importance dans la localisation des tumours cérébrales. Rev Neurol 2:272–290
67. Moore WS, Barnett HJM, Beebe HG, Bernstein EF, Brener BJ, Brott T, Caplan LR, Day A, Goldstone J, Hobson RW 2nd, et al. (1995) Guidelines for carotid endarterectomy. A multidisciplinary consensus statement from the Ad Hoc Committee, American Heart Association. Stroke 26:188–201
68. Moore WS, Kempczinski RF, Nelson JJ, Toole JF (1998) Recurrent carotid stenosis: results of the asymptomatic carotid atherosclerosis study. Stroke 29:2018–2025
69. Naylor AR, Whyman M, Wildsmith JA, McClure JH, Jenkins AM, Merrick MV, Ruckley CV (1993) Immediate effects of carotid clamp release on middle cerebral artery blood flow velocity during carotid endarterectomy. Eur J Vasc Surg 7:308–316
70. Naylor AR, Whyman M, Wildsmith JA, McClure JH, Jenkins AM, Merrick MV, Ruckley CV (1993) Factors influencing the hyperaemic response after carotid endarterectomy. Br J Surg 80:1523–1527
71. Norris JW, Zhu CZ, Bornstein NM, Chambers BR (1991) Vascular risks of asymptomatic carotid stenosis. Stroke 22:1485–1490
72. North American Symptomatic Carotid Endarterectomy Trial (NASCET) (1991) Methods, patient characteristics, and progress. Stroke 22:711–720
73. von Parczewski S (1916) Resection and anastomosis of the common carotid. Münch Wochenschr 63(46):1656 (zit. n. Fields WS, Lemak NA, A history of stroke, Oxford University Press)
74. Penzolt F (1881) Über Thrombose (autochthone oder embolische) der Carotis. Deutsches Arch Klin Med 28:80 (zit. n. Fields WS, Lemak NA, A history of stroke, Oxford University Press)
75. Piepgras DG, Morgan MK, Sundt TM jr, Yanagihara T, Mussman LM (1988) Intracerebral hemorrhage after carotid endarterectomy. J Neurosurg 68:532–536
76. Ray SA, Lockhart SJ, Burnand KG (1999) Vascular Surgical Society of Great Britain and Ireland: duplex ultrasonography overestimates internal carotid artery stenosis in the presence of contralateral disease. Br J Surg 86:705–706
77. Ringelstein EB, Zeumer H, Schneider R (1985) Der Beitrag der zerebralen Computertomographie zur Differentialtypologie und Differentialtherapie des ischämischen Großhirninfarkts. Fortschr Neurol Psychiat 53:315–336
78. Robless P, Okonko D, Tegos T, Mansfield A, Stansby G (1999) Vascular Surgical Society of Great Britain and Ireland: platelet function during carotid endarterectomy and antiplatelet effect of dextran 40. Br J Surg 86:709
79. Roederer GO, Langlois YE, Jager KA, Primozich JF, Beach KW, Phillips DJ, Strandness DE jr (1984) The natural history of carotid arterial disease in asymptomatic patients with cervical bruits. Stroke 15:605–613
80. Rothwell PM, Gibson RJ, Slattery J, Sellar RJ, Warlow CP, for the European Carotid Surgery Trialist's Collaborative Group (1994) Equivalence of measurement of carotid stenosis. A comparison of three methods on 1001 angiograms. Stroke 25: 2435–2439
81. Rothwell PM, Gibson RJ, Slattery J, Warlow CP, for the European Carotid Surgery Trialist's Collaborative Group (1994) Prognostic value and reproducibility of measurement of carotid stenosis. Stroke 25:2440–2444
82. Rothwell PM, Warlow CP (1995) Is self-audit reliable? Lancet 346:1623
83. Rothwell PM, Slattery J, Warlow CP (1996) A systematic comparison of the risks of stroke and death due to carotid endarterectomy for symptomatic and asymptomatic stenosis. Stroke 27:266–269
84. Rothwell PM, Warlow CP (1999) Prediction of benefit from carotid endarterectomy in individual patients: a risk-modelling study. European Carotid Surgery Trialists' Collaborative Group. Lancet 353:2105–2110
85. Sacco RL, Ellenberg JH, Mohr JP, Tatemichi TK, Hier DB, Price TR, Wolf PA (1989) Infarcts of undetermined cause: The NINDS stroke data bank. Ann Neurol 25:382–390
86. Sbarigia E, Speziale F, Giannoni MF, Colonna M, Panico MA, Fiorani P (1993) Post-carotid endarterectomy hyperperfusion syndrome: preliminary observation for identifying at risk patients by transcranial Doppler sonography and the acetazolamide test. Eur J Vasc Surg 7:253–256
87. Schepens MA, Vermeulen FE (1996) Management of combined carotid and coronary artery disease. Curr Opin Cardiol 11:525–532
88. Schroeder T, Sillesen H, Boesen J, Laursen H, Sorensen P (1987) Intracerebral haemorrhage after carotid endarterectomy. Eur J Vasc Surg 1:51–60

89. Schroeder T, Sillesen H, Sorensen O, Engell HC (1987) Cerebral hyperperfusion following carotid endarterectomy. J Neurosurg 66:824-829
90. Sieber FE, Toung TJ, Dringer MN, Wang H, Long DM (1992) Preoperative risks predict neurological outcome of carotid endarterectomy related stroke. Neurosurgery 30:847-85
91. Sloan HG (1921) Successfull end-to-end suture of the common carotid artery in man. Surg Gynec Obstet 33:62-64
92. Strully KJ, Hurwitt ES, Blankenberg HW (1953) Thrombo-endarterectomy: for thrombosis of the internal carotid artery in the neck. J Neurosurg 10: 474-482
93. Sundt TM, Sandok BA, Whisnant JP (1975) Carotid endarterectomy: complications and preoperative assessment of risk. Mayo Clin Proc 50:301-306
94. Taylor DW, Barnett HJ, Haynes RB, Ferguson GG, Sackett DL, Thorpe KE, Simard D, Silver FL, Hachinski V, Clagett GP, Barnes R, Spence JD (1999) Low-dose and high-dose acetylsalicylic acid for patients undergoing carotid endarterectomy: a randomised controlled trial. ASA and Carotid Endarterectomy (ACE) Trial Collaborators. Lancet 26: 2179-2184
95. Thompson JE, Patman RD, Talkington CM (1978) Asymptomatic carotid bruit. Long-term outcome of patients having endarterectomy compared with unoperated controls. Ann Surg 188:303-316
96. Thompson JE and Garrett WV (1980) Medical Progress: Peripheral-arterial surgery. N Engl J Med 302:491-503
97. Tu JV, Hannan EL, Anderson GM, Iron K, Wu K, Vranizan K, Popp AJ, Grumbach K (1998) The fall and rise of carotid endarterectomy in the United States and Canada. N Engl J Med 339: 1441-1447
98. Vollmar JF, Hamann H, Friedrich JM, Arlart IP (1986) Die zerebro-vaskuläre Insuffizienz: Was bringt die frühzeitige Diagnostik für die chirurgische Therapie? VASA 15:20-26
99. Vollmar JF (1996) Rekonstruktive Chirurgie der Arterien. Thieme, Stuttgart
100. Warlow C (1984) Carotid endarterectomy: does it work? Stroke 15:1068-1076
101. Warlow C (1995) Endarterectomy for asymptomatic carotid stenosis? Lancet 345:1254-1255
102. Winkelaar GB, Chen JC, Salvian AJ, Taylor DC, Teal PA, Hsiang YN (1999) New duplex ultrasound scan criteria for imaging symptomatic 50% or greater carotid stenosis. J Vasc Surg 29: 986-994
103. Winslow CM, Solomon DH, Chassin MR, Kosecoff J, Merrick NJ, Brook RH (1988) The appropriateness of carotid endarterectomy. N Engl J Med 318:721-727
104. Wong JH, Findlay JM, Suarez-Almazor ME (1997) Regional Performance of Carotid Endarterectomy. Appropriateness, Outcomes, and Risk Factors for Complications. Stroke 28:891-898

H.-C. Diener

17

Sekundärprävention zerebraler Durchblutungsstörungen

17.1 Warum Sekundärprävention?

Patienten, die eine transiente ischämische Attacke oder einen ischämischen Insult erlitten haben, haben in der Folgezeit ein deutlich erhöhtes Risiko, einen ischämischen Insult oder einen Reinsult zu erleiden, an einem Myokardinfarkt zu erkranken oder einen vaskulären Tod zu sterben. Die Rezidivrate innerhalb eines Jahres nach transienter ischämischer Attacke (TIA) oder ischämischem Insult beträgt minimal 5% und maximal 20% pro Jahr [57]. Die Zahl dieser Ereignisse soll reduziert werden. Prinzipiell ist zu unterscheiden zwischen der sehr frühen Sekundärprävention unmittelbar nach dem vaskulären Ereignis und der eigentlichen Sekundärprävention, die später einsetzt. In der sehr frühen Sekundärprävention werden aus theoretischen Erwägungen Antikoagulanzien wie Heparin oder Heparinoide bzw. Thrombozytenfunktionshemmer wie Acetylsalicylsäure (ASS) untersucht. Davon abzugrenzen ist die spätere Sekundärprävention, die bevorzugt mit Thrombozytenfunktionshemmern und bei Patienten mit kardialer Emboliequelle mit Antikoagulanzien durchgeführt wird. Auf die operative und interventionelle Sekundärprävention bei hochgradigen Stenosen der A. carotis interna wird in anderen Kapiteln eingegangen.

Ursache der meisten erstmaligen oder wiederkehrenden ischämischen Insulte ist die Bildung eines Gerinnungs- oder Plättchenthrombus an einer arteriosklerotischen Plaque oder hämodynamisch relevanten Stenose bzw. die Bildung eines Gerinnungsthrombus bei einer kardialen Emboliequelle. Das Ziel der Sekundärprävention ist daher eine auf lange Zeit ausgerichtete Hemmung der Thrombogenese, die entweder mit Thrombozytenfunktionshemmern oder mit Antikoagulanzien erreicht werden kann. Der Einsatz der Antikoagulanzien ist mit einer nicht unerheblichen Rate an Blutungskomplikationen assoziiert [27], sodass hier eine sorgfältige Abwägung zwischen Nutzen und Risiko vorgenommen werden muss.

Interessant ist der Aspekt, dass die pharmakologische Wirkung von Acetylsalicylsäure erst vor 20 Jahren entdeckt wurde. ASS wirkt über seine Fähigkeit, Thromboxan A2, ein Prostaglandin, das die Plättchenaggregation induziert, zu hemmen. Ticlopidin, Clopidogrel und Dipyridamol haben eine andere pharmakologische Wirkung.

17.2 Ziel der Sekundärprävention

Ziel der Sekundärprävention ist eine Reduktion von Morbidität und Mortalität. Hier muss eine sorgfältige Abwägung zwischen Nutzen und potentiellem Risiko, seien es nur unangenehme wie Magenbeschwerden bei ASS oder potentiell tödliche wie eine gastrointestinale oder zerebrale Blutung unter Thrombozytenfunktionshemmern, erfolgen.

Die in der Folge als wirksam dargestellten Substanzen sind allerdings nur in der Lage, die Morbidität an Schlaganfall und Myokardinfarkt zu reduzieren. Keiner der Thrombozytenfunktionshemmer ist in Einzelstudien in der Lage, die kardiovaskuläre Mortalität zu reduzieren. In diesem Aspekt unterscheiden sich Patienten mit einem Schlaganfall von Patienten mit einem Myokardinfarkt. In Sekundärpräventionsstudien an Patienten mit Angina pectoris oder Myokardinfarkt ist die kardiovaskuläre Mortalität meistens der primäre Zielparameter [6].

17.3 Endpunkte in klinischen Studien

Ein Vergleich der bisher durchgeführten Sekundärpräventionsstudien ist schwierig, da nicht nur die Studiendesigns unterschiedlich waren, sondern auch unterschiedliche klinische Endpunkte gewählt wurden. Die Antiplatelet Trialists Collaboration (APT) verwendet üblicherweise einen kombinierten Endpunkt aus Schlaganfall, Myokardinfarkt und vaskulärem Tod [5, 6] (Tabelle 17.1). Eingeschlossen werden in die Analyse der APT-Collaboration auch eine Vielzahl von Patienten mit erhöhtem Risiko wie Patienten mit Myokardinfarkt, instabiler Angina pectoris, peripherer arterieller Verschlusskrankheit, transienten ischämischen Attacken und Schlaganfall. Für die Leserschaft dieses Kapitels ist es sicher von größerer Relevanz, sich auf Patienten mit TIA und ischämischem Insult zu konzentrieren. Deshalb werden überwiegend diese Studien referiert.

Sowohl in Einzelstudien als auch in Metaanalysen wurden unterschiedliche statistische Verfahren zur Risikoreduktion angewandt. Am besten vermittelbar ist die relative Risikoreduktion, wobei diese numerisch z.T. sehr eindrucksvoll erscheint, in absoluten Werten aber meist gering ist. Die APT Collaboration bevorzugt die sog. Odds-Reduktion, die numerisch immer höher ist und daher eindrucksvoller wirkt als die relative Risikoreduktion.

Bei der Betrachtung einzelner Studien ist es außerordentlich wichtig, zu beachten, ob die Studie von vornherein eine Patientenzahl umfasste, die eine vernünftige statistische Aussage bezüglich des gewählten Zielkriteriums zulässt. Grob geschätzt muss man davon ausgehen, dass in Sekundärpräventionsstudien nach TIA und Schlaganfall eine Studie mindestens 2500 Patienten umfassen muss, um eine Aussage zur Risikoreduktion durch ein bestimmtes Medikament zu erlauben. Da für einige Substanzen diese Studiengrößen nicht erreicht wurden, muss man sich auf Metaanalysen verlassen.

17.4 Thrombozytenfunktionshemmer

17.4.1 Acetylsalicylsäure (ASS)

17.4.1.1 Acetylsalicylsäure in der frühen Sekundärprävention

Beim akuten Myokardinfarkt ist der frühe Einsatz von ASS ein etabliertes Verfahren, um die Frühmortalität und den Rezidivinfarkt in der Akutphase zu reduzieren. Die frühe Sekundärprävention mit Acetylsalicylsäure beim akuten ischämischen Insult wurde in zwei großen Studien untersucht [14, 32]. In der chinesischen akuten Schlaganfallstudie (CAST) wurden in einem randomisierten Plazebo-kontrollierten Design die Patienten entweder mit 160 mg ASS/d oder Plazebo behandelt. Die Behandlung begann innerhalb von 48 h nach den ersten klinischen Zeichen eines vermuteten Insultes und wurde im Krankenhaus für bis zu 4 Wochen durchgeführt. Primäre Zielkriterien waren Tod innerhalb der vierwöchigen Behandlungsphase und Tod bzw. Pflegebedürftigkeit bei Entlassung. Insgesamt 413 Krankenhäuser in China nahmen an der Studie teil. 21 106 Patienten wurden aufgenommen. Die mittlere Zeit vom

Tabelle 17.1. Nichttödliche Schlaganfälle in der Antiplatelet Trialists Collaboration [6]

Patientenkategorie	Zahl der Studien	Thrombozytenfunktionshemmer	Kontrollen	Odds-Reduktion in % (SA)[a]
Myokardinfarkt in der Vorgeschichte	8	82/8,375 (1,0%)	129/8,372 (1,5%)	39 (11)
Akuter Myokardinfarkt	7	32/9,094 (0,4%)	54/9,095 (0,6%)	40 (17)
Schlaganfall oder TIA in der Vorgeschichte	18	479/5,837 (8,2%)	600/5,870 (10,2%)	23 (6)
Patienten mit erhöhtem Risiko	89	103/9,600 (1,1%)	186/9,698 (1,9%)	46 (9)

[a] SA = Standardabweichung

Beginn der Symptome bis zum Beginn der ersten Medikamenteneinnahme betrug 25 h. Bei 87% der Betroffenen wurde vor der Randomisierung eine Computertomographie durchgeführt und eine Blutung ausgeschlossen. Während der Behandlungsperiode von 4 Wochen starben 343 Patienten in der ASS-Gruppe und 398 in der Plazebo-Gruppe. Dies entspricht 3,3% und 3,9%. Der Unterschied war mit p = 0,04 zugunsten von ASS signifikant. Die relative Risikoreduktion bezüglich Mortalität in diesem Zeitraum betrug 14%. Auffällig ist hier, dass die Mortalität deutlich niedriger ist als üblicherweise in prospektiven Studien bei Patienten mit akutem ischämischen Insult (z. B. [49]), sodass von einer Selektion von Patienten mit geringerem Risiko ausgegangen werden muss. Erneute ischämische Infarkte waren in der ASS-Gruppe mit 1,6% (n = 167) versus 2,1% (n = 215) seltener. Dieser therapeutische Nutzen wurde weitgehend aufgehoben durch den erhöhten Anteil zerebraler Blutungen in der ASS-Gruppe mit 1,1% (n = 115) im Vergleich zu 0,9% (n = 93) in der Plazebo-Gruppe. Für den kombinierten Endpunkt Tod oder nicht tödlicher Schlaganfall innerhalb von 4 Wochen kam es zu einer 12%igen relativen Risikoreduktion zugunsten der Acetylsalicylsäure. Der absolute Unterschied betrug allerdings nur 6,8 pro 1000 behandelter Patienten.

Eine zweite Studie zur frühen Sekundärprävention mit Acetylsalicylsäure war die IST-Studie [32]. Es handelte sich um eine randomisierte, in diesem Fall nicht Plazebo-kontrollierte Studie, bei der Patienten über einen Zeitraum von 14 Tagen entweder 300 mg Acetylsalicylsäure oder keine ASS erhielten. Die Ergebnisse der Behandlungsgruppen mit Heparin werden weiter unten referiert. In die IST-Studie wurden insgesamt 19 435 Patienten in 467 Krankenhäusern in 36 Ländern aufgenommen. Die Randomisierung erfolgte innerhalb von 48 h nach Beginn der Symptome. Die Hälfte der Patienten erhielt Acetylsalicylsäure, die andere Hälfte der Patienten keine ASS. In der Gruppe der Patienten, die ASS erhielten, traten innerhalb der ersten 14 Tage weniger Todesfälle auf. Es waren 9% (n = 872) versus 9,4% (n = 909). Dieser Unterschied war allerdings nicht signifikant. Sechs Monate nach Behandlung betrug die Häufigkeit der Patienten, die verstorben oder pflegebedürftig waren, in der ASS-Gruppe 62,2% verglichen mit 63,5% bei den Patienten, die kein ASS erhalten hatten. Auch dieser Unterschied war nicht signifikant. Die Zahl der frühen Reinsulte innerhalb von 14 Tagen war unter ASS mit 2,8% versus 3,9% reduziert. Unter ASS kam es erfreulicherweise nicht zu einer Zunahme von Hirnblutungen (0,9% versus 0,8%), allerdings zu einer erhöhten Häufigkeit von extrakraniellen Blutungen und der Notwendigkeit für Bluttransfusionen.

Die Internationale Schlaganfall-Studie hat eine Vielzahl methodischer Probleme. So wurde nur bei 67% der Patienten vor der Randomisation ein Computertomogramm zum Ausschluss einer Blutung durchgeführt. Da die Studie nicht doppelblind war und keine Plazebo-Kontrolle hatte, kann nicht ausgeschlossen werden, dass Patienten nach bestimmten Kriterien für den Einschluss in die Studie ausgesucht wurden.

Die Autoren der beiden großen Studien führten zusätzlich eine Metaanalyse durch. Auf diese Weise wurden 20 207 Patienten erfasst, die mit ASS behandelt wurden, und 20 190, die entweder Plazebo oder keine ASS erhielten. Der therapeutische Nutzen bezogen auf 1000 behandelte Patienten betrug mit ASS 7 pro 1000 für einen erneuten ischämischen Infarkt bei einem Risiko von 2 pro 1000 Patienten für eine zerebrale Blutung oder eine hämorrhagische Transformation. Insgesamt traten unter ASS 5 pro 1000 weniger Todesfälle und 9 pro 1000 weniger Todesfälle plus nicht tödliche Schlaganfälle auf.

Zusammengefasst zeigt sich, dass die frühe Gabe von Acetylsalicylsäure in mittlerer Dosis (160–300 mg) einen signifikanten, aber in absoluten Zahlen geringen therapeutischen Nutzen bezüglich früher Reinsulte und Todesfälle ergibt. Unterstellt man in Deutschland 100 000 ischämische Insulte pro Jahr, läge der absolute Gewinn für die Vermeidung früher Reinsulte bei 700 Fällen.

17.4.1.2 Acetylsalicylsäure für die weitere Sekundärprävention

In diesem Abschnitt werden nur Studien referiert, bei denen Acetylsalicylsäure und Plazebo in der Sekundärprävention des Schlaganfalls verglichen wurden. Aus Tabelle 17.2 können die Daten von 10 Studien mit sehr unterschiedlichen Patientenzahlen entnommen werden. Einige Studien mit größeren Patientenzahlen sollen etwas genauer referiert werden.

Die schwedische Niedrigdosis-Aspirin-Studie [51] verglich bei 1360 Patienten mit einem leichten Schlaganfall oder einer transienten ischämischen Attacke 75 mg ASS mit Plazebo.

Tabelle 17.2. Prospektive Studien, in denen Acetylsalicylsäure (ASS) und Plazebo bei Patienten mit TIA oder ischämischem Insult verglichen wurden (Endpunkt war die Kombination von Schlaganfall, Myokardinfarkt und vaskulärem Tod)

Studie	Patienten	Ereignisrate unter ASS (%)	Ereignisrate unter Plazebo (%)	Relatives Risiko
ATIA [24, 25]	319	16	22	0,72
German TIA [42]	65	7	14	0,47
Canadian Cooperative Study Group [12]	283	22	22	1,03
Toulouse TIA [28]	303	7	10	0,73
AICLA [10]	402	16	23	0,69
Danish Stroke Study [44]	203	23	26	0,86
Swedish Stroke Study [1]	505	23	22	1,07
UK TIA [55]	2435	21	24	0,89
SALT [51]	1360	24	28	0,85
ESPS 2 [20]	3298	16	19	0,87
Alle Studien	9173	19	22	0,87

Tabelle 17.3. Dosis der Acetylsalicylsäure (ASS) und Relatives Risiko vaskulärer Ereignisse (vaskulärer Tod, Myokardinfarkt, Schlaganfall) im Vergleich zu Plazebo

Dosis der ASS	Relatives Risiko	95-%-Konfidenzintervall
1000–1300 mg	0,87	0,76–0,98
300 mg	0,91	0,76–0,98
50–75 mg	0,86	0,77–0,97
Summe	0,87	0,80–0,94

Unter ASS kam es zu einer 18%igen relativen Risikoreduktion für den primären Endpunkt der Studie, nämlich Schlaganfall und Tod. Die relative Risikoreduktion für den kombinierten Endpunkt Schlaganfall, Myokardinfarkt oder vaskulärer Tod betrug 17%.

In die englische TIA-Studie wurden 2435 Patienten eingeschlossen, die entweder 300 mg ASS, 1200 mg ASS oder Plazebo erhielten [55]. Eine signifikante Reduktion vaskulärer Endpunkte unter der Behandlung mit ASS ergab sich nur, wenn beide ASS-Gruppen kombiniert mit Plazebo verglichen wurden.

Numerisch war die europäische zweite Schlaganfall-Studie (ESPS 2) die größte Studie zur Sekundärprävention mit ASS. Im Rahmen dieser Studie wurden u.a. die tägliche Gabe von 50 mg ASS mit Plazebo verglichen. Insgesamt 3298 Patienten nahmen an diesem Teil der Studie teil. Bezüglich des primären Endpunktes nämlich der Reduktion von Schlaganfällen kam es zu einer relativen Risikoreduktion von 18% zugunsten von Acetylsalicylsäure, die signifikant war.

Eine Metaanalyse aller Studien ist in Tabelle 17.3 zu sehen. Die hier beobachtete relative Risikoreduktion von 13% zugunsten von ASS im Vergleich zu Placebo für den Endpunkt Schlaganfall, Myokardinfarkt und vaskulären Tod stimmt mit der Berechnung überein, die Algra und van Gijn durchgeführt haben [2, 3]. Lange Zeit war die optimale ASS-Dosis in der Sekundärprävention nach TIA oder Schlaganfall zwischen Amerikanern und Europäern heftig umstritten [11, 34]. Die meisten Amerikaner favorisierten über lange Zeit ASS-Dosierungen, die ≥900 mg/d betrugen [7, 22], währenddessen die meisten Europäer niedrigere Dosen verwendeten [19, 39, 40]. Eine Metaanalyse, die Tijssen durchführte und die 9000 Patienten von 10 Plazebo-kontrollierten Studien umfasste, fand keinerlei Zusammenhang zwischen der Dosis von ASS und der Risikoreduktion bei Patienten mit TIA und Schlaganfall. Als Konsequenz daraus empfiehlt die amerikanische Zulassungsbehörde FDA, dass die empfohlene ASS-Dosis für die Sekundärprävention des Schlaganfalls zwischen 50 und 325 mg/d beträgt [16].

Bekannte und gefürchtete Nebenwirkungen von Acetylsalicylsäure sind Blutungskomplikationen. Die Häufigkeit schwerer Blutungen, d.h. Blutungen, die entweder eine Bluttransfusion erforderlich machen oder einen Krankenhausaufenthalt, sind nicht dosisabhängig, d.h. auch niedrigere Tagesdosen von 50 mg Acetylsalicyl-

Tabelle 17.4. Blutungsrisiko unter Acetylsalicylsäure in Studien zur Sekundärprävention des Schlaganfalls

Studie	Behandlung und Dosis (mg ASS)	Inzidenz von Blutungskomplikationen (%)
ESPS-2 (20)	50	8,2
SALT (51)	75	7,2
Dutch TIA (45)	282	8,7
CAPRIE (13)	325	9,3

säure tragen dieses Risiko (Tabelle 17.4). In der holländischen TIA-Studie wurden 30 mg ASS mit 283 mg bei mehr als 3000 Patienten untersucht [45]. Die Häufigkeit stärkerer Blutungskomplikationen betrug 3,4% in der mittleren Dosisgruppe und 2,6% in der Niederdosisgruppe. In der englischen TIA-Studie [55] war die Häufigkeit zerebraler Blutungen bei einer Tagesdosis von 300 mg und 1200 mg ASS mit 0,9% identisch, während gastrointestinale Blutungen bei der höheren Dosis mit 4,8% etwas häufiger waren als bei der mittelhohen Dosis. Tabelle 17.4 zeigt Blutungskomplikationen von 4 Studien, die unterschiedliche Dosierungen der Acetylsalicylsäure verwendeten.

Es gibt allerdings eine eindeutige Beziehung zwischen der ASS-Dosis und gastrointestinalen Nebenwirkungen. In diesem Bereich ist eine formale Metaanalyse nicht möglich, da jede Studie andere Definitionen gastrointestinaler Nebenwirkungen benutzte, und darüber hinaus die Art der Erfassung dieser Nebenwirkungen sehr unterschiedlich war. Die englische TIA-Studie zeigt beispielsweise, dass gastrointestinale Beschwerden bei 41,5% der Patienten auftraten, die 1200 mg ASS/d erhielten. Die entsprechende Häufigkeit betrug 31,4% bei den Patienten, die 300 mg ASS erhielten, und 25,7% in der Plazebo-Gruppe [55].

Zusammengefasst führt die ASS bei Patienten mit TIA und ischämischem Insult zu einer signifikanten, numerisch aber leider nur geringen Reduktion eines weiteren Schlaganfalls, eines Myokardinfarkts oder des vaskulären Todes (13% im Vergleich zu Plazebo). Niedrige Dosen von ASS (50–300 mg) sind genauso wirksam wie höhere Dosen (900–1600 mg) und sollten wegen ihrer besseren gastrointestinalen Verträglichkeit bevorzugt werden. Die empfohlene Tagesdosis hier liegt zwischen 50 und 100 mg. Blutungskomplikationen sind nicht dosisabhängig und treten auch bei Dosierungen von 50 und 100 mg/d auf. Gastrointestinale Nebenwirkungen sind dosisabhängig. Bezüglich der Kosten/Nutzenrelation ist ASS unschlagbar günstig.

17.4.2 Ticlopidin

Ticlopidin hemmt die Plättchenaggregation unabhängig vom Prostaglandin-Stoffwechsel. Es ist ein Thienopyridin, das die ADP-induzierte Fibrinogenbindung von Plättchen hemmt. Zwei große prospektive Studien wurden durchgeführt, um die Wirksamkeit von Ticlopidin bei Patienten mit zerebrovaskulären Durchblutungsstörungen zu belegen.

Die Ticlopidin- und Aspirin-Schlaganfall-Studie (TASS) schloss 3069 Patienten ein, die entweder einen leichten Schlaganfall oder eine transiente ischämische Attacke erlitten hatten [30]. Die eine Hälfte der Patienten wurde mit 2×650 mg ASS und die andere Hälfte mit 2×250 mg Ticlopidin behandelt. Da die Studie länger zurückliegt, erklärt sich daraus die relativ hohe ASS-Dosis. Primärer Endpunkt war die Schlaganfallrisikoreduktion. Unter Ticlopidin kam es zu 21% weniger Schlaganfällen als in der ASS-Gruppe. Für den kombinierten Endpunkt Schlaganfall, Myokardinfarkt oder vaskulären Tod kam es in der Intention-to-treat-Analyse nach 3 Jahren zu einer 9%igen Risikoreduktion zugunsten von Ticlopidin. Dieser Unterschied war nicht signifikant.

Typische Nebenwirkungen, die zum Studienabbruch führten, waren bei Ticlopidin Durchfall und Hautausschlag (je 2%). Schwerwiegende gastrointestinale Nebenwirkungen beispielsweise gastrointestinale Ulcera oder Blutungskomplikationen waren in der ASS-Gruppe 2,5-mal häufiger als in der Ticlopidin-Gruppe. Blutungskomplikationen an anderen Stellen waren zwischen den beiden Therapien nicht unterschiedlich. Hauptproblem der Behandlung mit Ticlopidin sind schwerwiegende Neutropenien, die bei 0,9% der Patienten auftraten. In aller Regel trat diese Komplikation innerhalb von 2–3 Monaten nach Behandlungsbeginn auf. Daraus erklärt sich auch die Notwendigkeit, in der Routinetherapie im Abstand von 2 Wochen in den ersten 3 Monaten Blutbildkontrollen durchzuführen.

Die kanadisch-amerikanische Ticlopidin-Studie (CATS) schloss 1072 Patienten ein, die alle einen ischämischen Insult erlitten hatten [26]. Die Patienten erhielten entweder 2×250 mg Ticlopidin oder Plazebo. Die Häufigkeit eines

Tabelle 17.5. Endpunkte in der CATS-Studie [26]. (Myokardinfarkt=MI, RRR=Relative Risikoreduktion)

Endpunkt	Ereignisrate pro Jahr Plazebo	Ereignisrate pro Jahr Ticlopidin	RRR (%)	p
		Intention-to-treat		
▪ Schlaganfall, MI, vaskulärer Tod	14,8	11,3	23,3	0,02
▪ Alle Schlaganfälle	10,7	8,5	20,5	0,063
▪ Vaskulärer Tod	4	3,1	21,6	0,15
▪ Alle Todesfälle	6,2	6,2	−0,5	0,57
		Per Protokoll		
▪ Schlaganfall, MI, vaskulärer Tod	15,3	10,8	30,2	0,006
▪ Alle Schlaganfälle	11,4	7,8	33,5	0,008
▪ Vaskulärer Tod	3,5	2,3	33,1	0,091
▪ Alle Todesfälle	4,5	4,1	9,0	0,35

Schlaganfalls, eines Myokardinfarktes oder vaskulären Todes betrug 15,3% pro Jahr in der Plazebo-Gruppe, was belegt, dass es sich hier um Patienten mit einem hohen Risiko handelte. Ticlopidin reduzierte die relative Häufigkeit von Schlaganfällen, Myokardinfarkten oder vaskulärem Tod um 30% bei den Patienten, die tatsächlich mit den Substanzen behandelt wurden. Die relative Risikoreduktion für die genannten Parameter betrug 23% zugunsten von Ticlopidin in der Intention-to-treat-Analyse (Tabelle 17.5). Das Nebenwirkungsspektrum unterschied sich nicht von dem in der TASS-Studie. Bezogen auf die Reduktion von Schlaganfällen betrug die relative Risikoreduktion zugunsten von Ticlopidin 33,5% und war signifikant. In letzter Zeit wurden mehrere Fälle einer thrombotischen-thrombozytischen Purpura durch Ticlopidin berichtet [8, 38].

Zusammengefasst ist Ticlopidin in der Sekundärprävention des Schlaganfalls bei Patienten mit TIA und abgelaufenem ischämischen Insult wirksam. Für einige der Endpunkte ist es einer hohen Dosis von ASS überlegen. Wegen des nicht unerheblichen Nebenwirkungsrisikos sollte es in erster Linie bei Patienten eingesetzt werden, die ASS nicht tolerieren oder Kontraindikationen gegen ASS haben. In den ersten 3 Monaten der Behandlung müssen in Abständen von 10–14 Tagen Blutbildkontrollen durchgeführt werden. Ob Ticlopidin der ASS überlegen ist bei Patienten, die unter ASS ein erstes oder wiederholtes ischämisches Ereignis erleiden, ist bisher in prospektiven Studien nicht untersucht worden. In gleicher Weise gibt es keine Studien, in denen die Kombination von Ticlopidin plus ASS im Vergleich zu ASS allein bei Patienten mit TIA oder ischämischem Insult untersucht wurde. Obwohl es entsprechende Hinweise für eine überlegene Wirksamkeit der Kombination bei Patienten nach Stent-Implantationen in der Kardiologie gibt, sollte eine solche Kombination solange nicht verwendet werden, bevor nicht Studien zum potentiellen Risiko und potentiellen Nutzen vorliegen.

17.4.3 Clopidogrel

Clopidogrel ist ebenfalls ein Thienopyridin wie Ticlopidin. Seine antithrombotischen Eigenschaften wurden in der großen CAPRIE-Studie untersucht [13]. CAPRIE war eine randomisierte, doppelblinde, multizentrische Studie, die die Wirksamkeit von 75 mg Clopidogrel 1×täglich und ASS 325 mg 1×täglich auf einen kombinierten Endpunkt aus ischämischem Insult, Myokardinfarkt oder vaskulären Tod untersuchte. Unter der Vorstellung, dass es sich bei der Arteriosklerose um eine generalisierte Krankheit handelt, wurden 3 Patienten-Gruppen eingeschlossen, nämlich solche mit einem ischämischen Insult, einem Myokardinfarkt oder einer peripheren arteriellen Verschlusskrankheit. Insgesamt wurden 19 185 Patienten in die Studie eingeschlossen. In der Intention-to-treat-Analyse zeigte sich, dass es bei den Patienten, die Clopidogrel erhielten, zu einem 5,32%igen jährlichen Risiko kam, einen ischämischen Insult oder einen Myokardinfarkt zu erleiden oder an

Tabelle 17.6. Vaskuläre Ereignisse in der CAPRIE Studie [13] (MI = Myokardinfarkt; ASS = Acetylsalicylsäure; RRR = Relative Risikoreduktion; CI = Konfidenzintervall)

Vaskuläres Ereignis	Behandlungsgruppe	Zahl der Ereignisse	Ereignisse pro Jahr (%)	RRR (%), (95% CI)	p
Ischämischer Insult, MI, vaskulärer Tod	Clopidogrel ASS	939 1021	5,32 5,83	8,7 (0,3–16,5)	0,043
Ischämischer Insult, MI, Amputation, vaskulärer Tod	Clopidogrel ASS	979 1051	5,56 6,01	7,6 (–6,9–15,3)	0,076
Vaskulärer Tod	Clopidogrel ASS	350 378	1,90 2,06	7,6 (–6,9–20,1)	0,29
Schlaganfall, MI, Tod	Clopidogrel ASS	1133 1207	6,43 6,90	7,0 (–0,9–14,2)	0,081
Tod	Clopidogrel ASS	560 571	3,05 3,1	2,2 (–9,9–12,9)	0,71

einem vaskulären Ereignis zu sterben. Die Vergleichszahl für ASS betrug 5,83%. Dies entspricht einer relativen Risikoreduktion zugunsten von Clopidogrel von 8,7% mit einem 95-%-Konfidenzintervall, was zwischen 0,3 und 16,5 liegt. Der Unterschied war mit p = 0,043 signifikant (Tabelle 17.6). Hier muss allerdings berücksichtigt werde, dass die absolute Risikoreduktion zugunsten von Clopidogrel nur 0,5% beträgt. Benutzt man die Methode, der Antiplatelet Trialists Collaboration (Odds-Reduktion), ergibt sich ein Wert von 10% zugunsten Clopidogrel. Betrachtet man lediglich die Untergruppe von 6431 Patienten mit einem Schlaganfall in der CAPRIE-Studie, betrug die relative Risikoreduktion für den kombinierten Endpunkt ischämischer Insult, Myokardinfarkt und vaskulärer Tod 7,3%. Dieser Unterschied war statistisch nicht signifikant.

Sowohl ASS als auch Clopidogrel wurden gut vertragen. Clopidogrel führte im Gegensatz zu Ticlopidin nicht zu relevanten Blutbildveränderungen. Unter ASS kam es zu etwas mehr schwerwiegenden Blutungskomplikationen mit 1,55% im Vergleich zu 1,38% mit Clopidogrel.

Zusammengefasst zeigt die CAPRIE-Studie, dass Clopidogrel etwas wirksamer ist als ASS, wenn es darum geht, bei Patienten mit generalisierter Arteriosklerose ischämische Insulte, einen Myokardinfarkt oder einen vaskulären Tod zu vermeiden. Patienten mit transienten ischämischen Attacken wurden in die Studie nicht eingeschlossen. Es kann allerdings unterstellt werden, dass Clopidogrel auch in dieser Patientengruppe wirksam ist, da pathophysiologisch kein Unterschied zwischen TIAs und ischämischen Insulten besteht. Clopidogrel ist indiziert bei Patienten, die ASS nicht vertragen oder für Patienten, die einen Schlaganfall erlitten haben und gleichzeitig einen Myokardinfarkt oder eine periphere arterielle Verschlusskrankheit der Beine haben. Die Kombination von Clopidogrel mit ASS im Vergleich zu ASS wird im Moment in einer großen prospektiven Studie an Hochrisikopatienten untersucht. Bis diese Ergebnisse vorliegen, sollte die Kombination nur im Rahmen dieser Studie eingesetzt werden.

17.4.4 Dipyridamol

Dipyridamol hemmt die Aufnahme von Adenosin in Thrombozyten und die zyklische Guanosinmonophosphatphosphodiesterase. Dipyridamol wirkt besonders gut in Anwesenheit von Endothelzellen [37]. Drei ältere Studien hatten keine Überlegenheit einer Kombination von ASS plus Dipyridamol gegenüber ASS allein ergeben [4, 10, 28]. Die erste europäische Schlaganfall-Studie (ESPS 1) untersuchte die Kombination von 3×330 mg ASS plus 3×75 mg Dipyridamol im Vergleich zu Plazebo bei 2500 Patienten mit TIA und Schlaganfall. Nach 2 Jahren bestand eine 38%ige Risikoreduktion bezüglich des Endpunktes Schlaganfall [46], die höchste Risikoreduktion, die bis zu diesem Zeitpunkt in einer Studie mit Thrombozytenfunktionshemmern beobachtet worden war. Da eine ASS-Gruppe

Tabelle 17.7. Klinische Studien und Metaanalyse zur Sekundärprävention des Schlaganfalls einer Kombination von Acetylsalicylsäure (ASS) plus Dipyridamol (DP) und ASS allein für den kombinierten Endpunkt: Schlaganfall, Myokardinfarkt und vaskulärer Tod [56]

Studie	Zahl der Patienten	Ereignisse (%) ASS plus DP	Ereignisse (%) ASS	Relatives Risiko
Toulouse TIA [28]	284	9	8	1,17
AICLA [10]	400	15	16	0,95
ACCSG [4]	890	18	19	0,92
ESPS-2 [21]	3299	12	16	0,77
Summe	4873	13	16	0,83

fehlte, war nicht klar, ob es sich um eine speziell ausgewählte Population von Patienten in der Studie handelte oder ob die Kombination von ASS und Dipyridamol tatsächlich wirksamer war als ASS allein. Da es durch die hohe Dosis von ASS zu zahlreichen Studienabbrüchen wegen gastrointestinaler Nebenwirkungen kam, wurde eine zweite Studie durchgeführt (ESPS 2), in der eine niedrige Dosis von ASS (2×25 mg) mit einer hohen Dosis retardierten Dipyridamols (2×200 mg) sowie der Kombination der beiden Substanzen und Plazebo untersucht wurde. Insgesamt 6602 Patienten mit transienten ischämischen Attacken oder Schlaganfällen wurden in die Studie aufgenommen. Die Kombination aus ASS plus Dipyridamol führte zu einer 37%igen Reduktion tödlicher und nicht tödlicher Schlaganfälle innerhalb von 2 Jahren im Vergleich zu Plazebo [20, 21] (Tabelle 17.7). Der Unterschied war mit $p=0{,}001$ signifikant. Auch Dipyridamol allein führte zu einer 16%igen signifikanten Schlaganfallreduktion. Weder Aspirin noch Dipyridamol noch die Kombination der beiden Substanzen führte zu einer Reduktion der Mortalität.

Bezogen auf alle Nebenwirkungen ergaben sich keine wesentlichen Unterschiede zwischen den 4 Therapiearmen. Unter ASS kam es bei 8,2% der Patienten zu Blutungskomplikationen und unter der Kombination von ASS plus Dipyridamol bei 8,7%. Im Vergleich dazu betrug die Blutungsquote unter Plazebo 4,5% und unter Dipyridamol allein 4,7%. Unter Dipyridamol kam es signifikant häufiger zu Kopfschmerzen.

In einer Metaanalyse, die alle vier Studien zur Kombination von ASS plus Dipyridamol im Vergleich zu Plazebo zusammenfasste, kam es insgesamt zu einer 17%igen Risikoreduktion für den kombinierten Endpunkt Schlaganfall, Myokardinfarkt und vaskulärem Tod bei einer Gesamtpatientenzahl von 4873 (Tabelle 17.7).

Während die Studie lief, wurde ein Zentrum entdeckt, in dem Patientendaten gefälscht wurden. Die Identifikation geschah, bevor die Datenbasis geschlossen wurde, sodass die Daten aus diesem Zentrum aus der endgültigen Analyse ausgeschlossen wurden. Wurden dessen ungeachtet die gefälschten Daten in die Gesamtanalyse einbezogen, ergab sich kein Unterschied bezüglich der Ergebnisse [18].

Fasst man die Studienergebnisse zusammen, ist die Kombination von Acetylsalicylsäure und retardiertem Dipyridamol einer Monotherapie mit Acetylsalicylsäure überlegen.

17.4.5 Neue Entwicklungen und praktische Empfehlungen

Im Moment werden Pilotstudien und Sicherheitsstudien zum Einsatz von Glykoprotein-IIb/IIIa-Antagonisten durchgeführt. Zum Teil handelt es sich um Plazebo-kontrollierte Studien beim akuten ischämischen Insult, z. T. um Langzeitstudien, in denen die Kombination eines IIb/IIIa-Antagonisten plus einer niedrigen Dosis ASS gegen ASS allein verglichen wird. Bisher liegen weder publizierte Sicherheitsdaten noch Ergebnisse vor.

ASS allein führte bei Patienten mit TIA oder ischämischem Insult zu einer nur 12–16%igen Risikoreduktion für den kombinierten Endpunkt aus Myokardinfarkt, Schlaganfall und vaskulärem Tod. Ticlopidin ist im Vergleich dazu etwas besser wirksam, hat aber auch eine nicht zu vernachlässigende Inzidenz schwerwiegender Nebenwirkungen, die in den ersten 3 Monaten regelmäßige Blutbildkontrollen notwendig machen. Bezogen auf den kombinierten Endpunkt Myokardinfarkt, Schlaganfall und vaskulären Tod ist Clopidogrel besser wirksam als ASS. Für eine Untergruppe von Patienten mit Schlaganfall allein ist die Überlegenheit nicht sicher belegt. Clopidogrel eignet sich daher insbesondere für Patienten, die ASS nicht tolerieren, Kontraindikationen gegen ASS haben oder gleichzeitig an einer peripheren arteriellen Verschlusskrankheit der Beine leiden. Die Kombination von ASS und Dipyridamol ist ASS allein überlegen und führt zu einer 23%igen Risikoreduktion für den kombinierten Endpunkt Schlaganfall, Myokardinfarkt und vaskulären Tod im Vergleich zu ASS. Diese Kombination wird auf lange Sicht wahrscheinlich die ASS als Medikament der ersten Wahl in der Schlaganfallprävention ablösen.

17.4.6 Thrombozytenfunktionshemmer bei der Sekundärprävention kardioembolischer Schlaganfälle

Patienten mit kardialer Emboliequelle werden im Rahmen der Sekundärprävention üblicherweise antikoaguliert (s.u.). Zwei Studien untersuchten den Einsatz von Thrombozytenfunktionshemmern bei Patienten mit Schlaganfall und Vorhofflimmern. In der europäischen Atrial Fibrillation Trial wurden Patienten mit Kontraindikationen für eine Antikoagulation mit 300 mg ASS oder Plazebo behandelt [23]. Unter ASS kam es zu einer 16%igen relativen Reduktion der Schlaganfallhäufigkeit. Der Unterschied war allerdings nicht signifikant. Die italienische SIFA-Studie verglich Indobufen 2×200 mg täglich mit Warfarin mit einer INR von 2,0–3,5. Eingeschlossen wurden 916 Patienten mit Vorhofflimmern und leichten Schlaganfällen bzw. transienten ischämischen Attacken. Zwischen den beiden Behandlungsgruppen ergab sich kein Unterschied bezüglich weiterer Schlaganfälle, Myokardinfarkte, peripherer Embolien oder vaskulärer Todesfälle [36].

Patienten mit vermuteter kardialer Emboliequelle sollten im Rahmen der Sekundärprävention 300 mg ASS erhalten, wenn Kontraindikationen für Antikoagulation bestehen. Andere Dosierungen von ASS wurden in der Sekundärprävention bei kardialer Emboliequelle bisher nicht untersucht.

17.4.7 Antikoagulanzien in der Sekundärprävention

17.4.7.1 Frühe Sekundärprävention

Die Bedeutung der Antikoagulation in der Frühphase des ischämischen Insultes wurde in 4 Studien untersucht. Die internationale Schlaganfallstudie (IST) untersuchte die subkutane Gabe von Heparin [32]. Die Studie umfasste 19435 Patienten mit akutem Schlaganfall. Ein Drittel der Patienten bekam 5000 I.E. Heparin 2×täglich, ein weiteres Drittel 12500 I.E. 2×täglich, das restliche Drittel erhielt kein Heparin. Der primäre Studienendpunkt war die Mortalität in den ersten 2 Wochen und die Mortalität und Morbidität nach 6 Monaten. Sowohl die Einzelgruppen wie die Kombination der beiden Heparin-Gruppen ergab keinen Unterschied bezüglich der Mortalität in den ersten 14 Tagen im Vergleich zu den Patienten, die kein Heparin erhielten. Die Sterblichkeit betrug 9% (n=876) in den Heparin-Gruppen und 9,3% (n=905) in der Patientengruppe, die kein Heparin erhielt. Patienten, die Heparin bekamen, hatten signifikant weniger erneute ischämische Schlaganfälle innerhalb der ersten 2 Wochen (2,9% versus 3,8%). Dieser positive Behandlungserfolg wurde allerdings aufgehoben durch die höhere Rate intrakranieller Blutungen in der Heparin-Gruppe (1,2% versus 0,4%). In der Gruppe der Patienten, die die höhere Dosis von Heparin erhielt, kam es zu signifikant mehr systematischen Blutungskomplikationen und zerebralen Blutungen und auch zu einer signifikanten Erhöhung von Todesfällen und nicht tödlichen hämorrhagischen Insulten innerhalb der ersten 14 Tage. Patienten mit nachgewiesener kardialer Emboliequelle wurden in der IST-Studie nicht untersucht. Betrachtete man die Untergruppe der Patienten mit Vorhofflimmern, ergab sich ebenfalls kein therapeutischer Nutzen von Heparin. In der sog. Hongkong-Studie wurde niedermolekulares Heparin untersucht [33]. Die Studie schloss 308 Schlaganfallpatienten ein, die innerhalb von 48 h mit 2 verschiedenen Dosen des niedermolekularen Heparins Nadroparin oder Plazebo über einen Zeitraum von 10 Tagen behandelt wurden. Der Verlauf war nach 3 Monaten nicht unterschiedlich. Die Häufigkeit von Todesfällen und Pflegebedürftigkeit war in den Heparin-Gruppen nach 6 Monaten geringer als in der Plazebo-Gruppe. Die Studie hatte allerdings viel zu wenig Patienten, um die hier gestellte klinische Frage beantworten zu können. Das Ergebnis konnte demnach auch in einer viel größeren Studie mit dem niedermolekularen Heparin Fraxiprarin nicht reproduziert werden [31]. Die FISS-bis-Studie zeigte allerdings überzeugend, dass es durch niedermolekulares Heparin zu einer Reduktion tiefer Beinvenenthrombosen und Lungenembolien bei Patienten mit ischämischen Schlaganfällen kommt. In der TOAST-Studie wurde das niedermolekulare Heparinoid Danaparoid bei 1281 Patienten mit ischämischen Insulten untersucht. Die Patienten wurden innerhalb von 24 h nach Beginn der Symptomatik eingeschlossen und über 7 Tage entweder mit Danaparoid oder Plazebo behandelt. Nach 3 Monaten ergab sich kein therapeutischer Nutzen von Danaparoid [50]. Lediglich in einer Untergruppe von Patienten mit Insulten im Rahmen einer Makroangiopathie kam es zu einem positiven Trend zugunsten von Danaparoid.

Orientiert man sich an der sog. Evidenz-basierten Medizin, kommt eine Behandlung mit nichtfraktioniertem oder fraktioniertem Heparin oder Heparinoiden in PTT-wirksamer Dosis bei Patienten mit akuten ischämischen Insulten nicht in Betracht. Leider wurden bisher Untergruppen von Patienten mit kardialer Emboliequelle oder progredientem Schlaganfall nicht spezifisch untersucht. Nachgewiesen ist allerdings, dass die Gabe von niedermolekularem Heparin bei Patienten mit Hemiparese die Entwicklung tiefer Beinvenenthrombosen und Lungenembolien verhindert.

17.5 Antikoagulanzien in der weiteren Sekundärprävention

Bei etwa 20% aller Schlaganfälle liegt eine kardiale Emboliequelle vor. Am häufigsten handelt es sich dabei um Vorhofflimmern. Es gibt bisher nur eine große Studie, die den Nutzen der Antikoagulation im Vergleich zu ASS bei Patienten mit kardialer Emboliequelle (Vorhofflimmern) untersuchte, die bereits eine transiente ischämische Attacke oder einen Schlaganfall erlitten hatten. Die europäische Atrial-Fibrillation-Studie nahm Patienten auf, die innerhalb der letzten 3 Monate eine TIA oder einen leichten bis mittelschweren Schlaganfall erlitten hatten. In die Studie wurden 669 Patienten aufgenommen. Die Patienten erhielten entweder ASS 300 mg/d, Plazebo oder wurden mit einer INR zwischen 2,5 und 4,0 antikoaguliert. Etwa die Hälfte der Patienten in jeder Gruppe hatte eine Hypertonie und 13% waren Diabetiker. In der Plazebo-Gruppe traten bei 12% der Patienten pro Jahr ein Schlaganfall auf. Die entsprechenden Zahlen betrugen 10% pro Jahr mit ASS, was einer relativen Risikoreduktion von 15% entsprach. Dieser Unterschied war nicht signifikant. Die Schlaganfallquote in der Antikoagulationsgruppe betrug 4% pro Jahr. Dies entspricht einer relativen Risikominderung von 66% [23]. In der Antikoagulationsgruppe war die Häufigkeit relevanter Blutungskomplikationen etwa 2,8% pro Jahr, unter ASS 0,9% pro Jahr und in der Plazebo-Gruppe 0,7% pro Jahr.

Die SPIRIT-Studie verglich eine orale Antikoagulation mit INR-Werten zwischen 3,0 und 4,5 mit 30 mg ASS in der Sekundärprävention bei Patienten, die keine kardiale Emboliequelle hatten [54]. Insgesamt wurden 1316 Patienten mit einer transienten ischämischen Attacke oder einem leichten Schlaganfall in die Studie aufgenommen. Die Studie musste nach Intervention des Sicherheitskommitees abgebrochen werden, da es in der Gruppe der antikoagulierten Patienten zu einer hochsignifikanten Häufung von schwerwiegenden Blutungskomplikationen kam. Die Warfarin-Aspirin-Recurrence-Stroke-Study (WARSS) vergleicht die Antikoagulation mit einem INR-Wert von 1,4–2,8 in einem Studienarm mit ASS 375 mg/d [35]. Daten stehen noch nicht zur Verfügung. Die ESPRIT-Studie, die noch rekrutiert, untersucht eine Antikoagulation mit INR-Werten zwischen 2,0 und 3,0 im Vergleich zu einer Kombination von ASS und Dipyridamol. Auch hier sind noch keine Ergebnisse bekannt.

Die WASID-Studie war eine retrospektive Studie, in die Patienten mit 50–99%igen Stenosen intrakranieller Arterien eingeschlossen wurden [15]. 63 Patienten erhielten 325 mg ASS täglich und 88 wurden antikoaguliert. In der Gruppe der Patienten, die antikoaguliert wurden, ergab sich eine signifikante Minderung ischämischer Ereignisse, gleichzeitig aber auch eine signifikante Erhöhung zerebraler Blutungskomplikationen. Eine größere randomisierte Studie wird im Moment durchgeführt.

Zusammengefasst sollten Patienten mit kardialer Emboliequelle und transienten ischämischen Attacken oder einem leichten bis mittelschweren ischämischen Insult, wenn keine Kontraindikationen bestehen, antikoaguliert werden. Das beste Verhältnis zwischen Nutzen und Risiko liegt offenbar bei INR-Werten um 3,0 [53]. Bei niedrigeren INR-Werten steigt das Schlaganfallrisiko, bei Werten über 4,5 das Blutungsrisiko. Patienten, bei denen mehrere vaskuläre Risikofaktoren bestehen, profitieren offenbar mehr von der Antikoagulation als Patienten ohne vaskuläre Risikofaktoren.

17.6 Aspirin-„Versager"

In der klinischen Praxis ergibt sich häufig das Problem, dass Patienten, die aus anderer Indikation auf ASS eingestellt wurden, eine TIA oder einen ischämischen Insult erleiden. Wird bei diesen Patienten eine hämodynamisch relevante Carotisstenose oder eine kardiale Emboliequelle ausgeschlossen, ergibt sich die Frage der weiteren Sekundärprävention. Dieses Problem ist bisher in prospektiven Studien nicht untersucht worden. Sämtliche Therapieempfehlungen sind daher rein empirisch und nicht wissenschaftlich belegt. Mögliche Strategien umfassen die Behandlung mit ASS vorzusetzen, Dipyridamol hinzuzufügen, auf Ticlopidin oder Clopidogrel zu wechseln oder mit einer INR von 2,0–3,0 zu antikoagulieren. Von einer Kombinationsbehandlung ASS plus Antikoagulation wird abgeraten, da es unter dieser kombinierten Behandlung zu unverhältnismäßig häufigen Blutungskomplikationen kommt.

17.7 Behandlung von Risikofaktoren

Es gibt eine Vielzahl von Interventionsstudien zur Behandlung von Risikofaktoren in der Primärprävention des Schlaganfalls. Für die Sekundärprävention liegen fast keine Studien vor. Im Bereich der antihypertensiven Therapie liegt dies daran, dass heute mit den Erkenntnissen aus der Primärprävention Plazebo-kontrollierte Studien aus ethischen Erwägungen nicht mehr durchzuführen sind.

Die INDANA-Gruppe hat eine Metaanalyse aller klinischen Studien durchgeführt, in denen Patienten mit transienten ischämischen Attacken oder Schlaganfall entweder mit Antihypertensiva oder Plazebo behandelt wurden. Es konnten 9 Studien identifiziert werden, in denen insgesamt 6772 Patienten behandelt wurden [47]. 12% der Patienten hatten eine transiente ischämische Attacke erlitten, 88% einen ischämischen Insult. Die mittlere Beobachtungszeit über alle Studien hinweg betrug 1,8 Jahre. In diesem Beobachtungszeitraum kam es zu 237 Schlaganfällen bei den Patienten, die antihypertensiv behandelt wurden und zu 270 Schlaganfällen bei den Patienten, die Plazebo erhielten. Dies bedingte ein relatives Risiko von 72% mit einem 95-%-Konfidenzintervall von 61–85%. Die Risikominderung betrug demnach 28% zugunsten der antihypertensiven Therapie. Die Risikoreduktion zugunsten der antihypertensiven Therapie bezüglich der Gesamtmortalität betrug 14% (nicht signifikant), bezüglich kardiovaskulärer Ereignisse 21% (signifikant) und bezüglich weiterer Myokardinfarkte 12% (nicht signifikant). Diese Metaanalyse zeigt, dass es sich auch bei Patienten nach einer zerebralen Durchblutungsstörung lohnt, erhöhte Blutdruckwerte zu behandeln. Die relative Risikoreduktion ist allerdings nicht so hoch wie in der Primärprävention. Studien zur Behandlung der Hypercholesterinämie mit Statinen wurden nur im Rahmen der Primärprävention durchgeführt [9, 41, 43, 48, 52]. Eine große Interventionsstudie bei Diabetikern zeigte, dass eine konsequente Behandlung des Diabetes mellitus zu einer signifikanten Reduktion der Mikroangiopathie, aber nicht der Makroangiopathie und der dadurch verursachten Schlaganfälle führt [17]. Interventionsstudien zur Behandlung erhöhter Homocysteinwerte, zum Einsatz von Vitamin E und zur Rolle von Lipoprotein A werden derzeit durchgeführt.

17.7.1 Absolute Risikoreduktion und Kosten-Nutzen-Analyse

In Tabelle 17.8 sind die Schlaganfallrisiken pro Jahr, die absolute und relative Risikoreduktion, die Zahl der verhinderten Schlaganfälle, numbers needed to treat und die Kosten für die verschiedenen therapeutischen präventiven Strategien niedergelegt.

Dabei zeigt sich, dass ASS eine relativ geringe Wirkung hat, aber ausgesprochen kostengünstig ist. Sowohl Clopidogrel als auch ASS plus Dipyridamol sind ASS allein überlegen, wobei die Kosten bei Clopidogrel deutlich höher sind. Eine sehr kostengünstige Prävention kann durch eine Antikoagulation bei Patienten mit kardialer Emboliequelle erfolgen. Im Rahmen der Kosten-Nutzen-Analyse zeigt sich, dass die

Tabelle 17.8. Vergleich verschiedener therapeutischer Maßnahmen in der Sekundärprävention des Schlaganfalls. (Nach [29] 1999) (NNT = Numbers needed to treat; Einschlusskriterium TIA oder Schlaganfall; 95% CI = Konfidenzintervall; ASS = Acetylsalicylsäure; DP = Dipyridamol)

Intervention	Relative Risikoreduktion (%) (95-%-CI)	absolute Risikoreduktion (%)	Zahl der verhinderten Schlaganfälle/1000/Jahr	NNT, um einen Schlagafall pro Jahr zu verhindern	Kosten pro verhindertem Schlaganfall (DM)
ASS	13 (4–21)	1,0	10	100	1 000
Clopidogrel (im Vergleich zu ASS)	8,7 (0,3–16)	1,5	15	66	80 000
ASS plus DP (im Vergleich zu ASS)	15 (5–26)	1,9	19	53	18 500
Antikoagulation bei kardialer Emboliequelle	67 (43–80)	8,0	80	12	1 200
Operation symptomat. Carotisstenose	44 (21–60)	3,8	38	26	182 000
Operation asympt. Carotisstenose	53 (22–72)	1,2	12	83	580 000

Operation symptomatischer Carotisstenosen sehr teuer ist und die Operation asymptomatischer Stenosen unter keinen Umständen einen Nutzen für das Gesundheitssystem erbringt.

17.7.2 Praktische Umsetzung der medikamentösen Sekundärprävention

Bei allen Patienten mit einer transienten ischämischen Attacke oder einem ischämischen Insult muss eine sorgfältige ätiologische Abklärung erfolgen. Liegt eine hämodynamisch relevante Stenose der A. carotis interna vor, stimmen klinische Symptome und Stenose überein und besteht ein vernünftiges Risiko-Nutzen-Verhältnis, sollten die Patienten einen erfahrenem Operateur zugeführt werden. Findet sich eine kardiale Emboliequelle, die mit überwiegender Wahrscheinlichkeit für die zerebralen Durchblutungsstörungen verantwortlich ist, sollte - wenn keine Ausschlusskriterien bestehen (nicht einstellbare Hypertonie, zerebrale Blutung in der Vorgeschichte, größere Blutungen in der Vorgeschichte, Ulcus ventriculi oder duodeni, Gerinnungsstörung, subkortikale arteriosklerotische Enzephalopathie, schlechte Compliance) – eine Antikoagulation mit INR-Werten um 3,0 erfolgen. Diese Form der Sekundärprävention muss rein theoretisch lebenslang erfolgen. Jenseits des 75. Lebensjahres muss allerdings in regelmäßigen Abständen überprüft werden, ob noch eine ausreichende Nutzen-Risiko-Relation besteht.

Bei den übrigen Patienten erfolgt die Sekundärprävention mit Thrombozytenfunktionshemmern. Hier wird in absehbarer Zeit die Kombination von ASS plus Dipyridamol die ASS als Monosubstanz ablösen. Bei Patienten mit Kontraindikationen bzw. Unverträglichkeit von ASS (diese machen etwa 20% der Gesamtpopulation aus) kommt Clopidogrel zum Einsatz. Clopidogrel eignet sich auch insbesondere für Patienten, bei denen transiente ischämische Attacken oder ein ischämischer Insult in Kombination mit einer arteriellen Verschlusskrankheit der Beine vorliegt. Ticlopidin ist im direkten Vergleich wirksamer als die ASS in der Sekundärprävention des Schlaganfalls. Die Substanz kann erfolgreich eingesetzt werden, wenn eine entsprechende Compliance bezüglich der notwendigen Blutbildkontrollen in den ersten 3 Monaten besteht.

Literatur

1. A Swedish Cooperative Study (1987) High-dose acetylsalicylic acid after cerebral infarction. Stroke 18:325–334
2. Algra A, van Gijn J (1996) Aspirin at any dose above 30 mg offers only modest protection after cerebral ischaemia. J Neurol Neurosurg Psychiatry 60:197–199

3. Algra A, van Gijn J (1999) Cumulative meta-analysis of aspirin efficacy after cerebral ischaemia of arterial origin. J Neurol Neurosurg Psychiatry 65:255
4. American-Canadian Co-operative Study Group (1985) Persantin-Aspirin in cerebral ischemia - part II: endpoint results. Stroke 16:406-415
5. Antiplatelet Trialists Collaboration (1988) Secondary prevention of vascular disease by prolonged antiplatelet treatment. Brit Med J 296:320-331
6. Antiplatelet Trialists Collaboration (1994) Collaborative overview of randomised trials of antiplatelet therapy - I: Prevention of death, myocardial infarction, and stroke by prolonged antiplatelet therapy in various categories of patients. Brit Med J 308:81-106
7. Barnett H, Kaste M, Meldrum H, Eliasziw M (1996) Aspirin dose in stroke prevention. Stroke 27:588-592
8. Bennett CL, Kiss JE, Weinberg PD, Pinevich AJ, Green D, Kwaan HC, Feldman MD (1998) Thrombotic thrombocytopenic purpura after stenting and ticlopidine. Lancet 352:1036-1037
9. Blauw GJ, Lagaay AM, Smelt AHM, Westendorp RGJ (1997) Stroke, statins, and cholesterol. A meta-analysis of randomized, placebo-controlled, double-blind, trials with HMG-CoA reductase inhibitors. Stroke 28:946-950
10. Bousser MG, Eschwege E, Haguenau M, Lefaucconier JM, Thibult N, Touboul D, Touboul PJ (1983) "A.I.C.L.A" controlled trial of aspirin and dipyridamole in the secondary prevention of atherothrombotic cerebral ischemia. Stroke 13:5-14
11. Busch M, Masuhr F, Einhäupl KM (1997) Medical and surgical prevention of stroke: experiences around the world. Cerebrovasc Dis Suppl 1:22-28
12. Canadian Cooperative Study Group (1978) A randomized trial of aspirin and sulfinpyrazone in threatened stroke. N Engl J Med 299:53-59
13. CAPRIE Steering Committee (1996) A randomised, blinded, trial of clopidogrel versus aspirin in patients at risk of ischaemic events (CAPRIE). Lancet 348:1329-1339
14. CAST (Chinese Acute Stroke Trial) Collaborative Group (1997) CAST: randomized placebo-controlled trial of early aspirin use in 20.000 patients with acute ischaemic stroke. Lancet 349:1641-1649
15. Chimowitz M, Kokkinos J, Strong J, Brown M, Levine S, Silliman S, Pessin M, Weichel E, Sila C, Furlan A, Kargman D, Sacco R, Wityk R, Ford G, Fayad P (1995) The warfarin-aspirin symptomatic intracranial disease study. Neurology 45:1488-1493
16. Department of Health and Human Services, Food and Drug Administration (1998) Internal analgesic, antipyretic, and antirheumatic drug products for over-the counter human use. Final rule for professional labeling of aspirin, buffered aspirin and aspirin in combination with antacid drug products. Federal register 63:56802-56819
17. Diabetes Control and Complications Trial Research Group (1993) The effect of intensive treatment of diabetes on the development and progression of long-term complications in insulin-dependent diabetes mellitus. N Engl J Med 329:977-986
18. Diener H, Lowenthal A (1997) Reply to Rosendaal and Algra regarding recalculation of ESPS2 results including data of all patients originating from one centre. J Neurol Sci 150:87
19. Diener HC (1998) Use of acetylsalicyclic acid in the secondary prevention of stroke. Int J Clin Practice Suppl 97:12-15
20. Diener HC, Cuhna L, Forbes C, Sivenius J, Smets P, Lowenthal A (1996) European Stroke Prevention Study 2. Dipyridamole and acetylsalicylic acid in the secondary prevention of stroke. J Neurol Sci 143:1-13
21. Diener HC, Forbes C, Riekkinen PJ, Sivenius J, Smets P, Lowenthal A, and the ESPS Group (1997) European stroke prevention study 2: Efficacy and safety data. J Neurol Sci 151:S1-S77
22. Dyken ML, Barnett HJM, Easton JD, Fields WS, Fuster V, Hachsinski V, Norris JW, Sherman DG (1992) Low-dose aspirin and stroke: "It ain't necessarily so". Stroke 23:1395-1399
23. EAFT Group (1993) Secondary prevention in non-rheumatic atrial fibrillation after transient ischaemic attack or minor stroke. Lancet 342:1255-1262
24. Fields WS, Lemak N, Frankowski F, Hardy RJ (1978) Controlled trial of aspirin in cerebral ischemia. Part II. Stroke 9:309-319
25. Fields WS, Lemak NA, Frankowski RF, Hardy RJ (1977) Controlled trial of aspirin in cerebral ischemia. Stroke 8:301-316
26. Gent M, Blakely JA, Easton JD, Ellis DJ, Hachinski VC, Harbison JW, Panak E, Roberts RS, Sicurella J, Turpie AGG (1989) The Canadian American ticlopidine study (CATS) in thromboembolic stroke. Lancet i:1215-1220
27. Gorter JW, Algra A, van Gijn J, Kapelle LJ, Koudstaal PJ, Tjeerdsma HC, on behalf of the Spirit Study Group (1997) SPIRIT: predictors of anticoagulant-related bleeding complications in patients after cerebral ischemia. Cerebrovasc Dis 7 Suppl 4:3258
28. Guiraud-Chaumeil B, Rascol A, David J, Boneu B, Clanet M, Bierme R (1982) Prevention des recidives des accidents vasculaires cerebraux ischemiques par les anti-agregants plaquettaires. Rev Neurol (Paris) 138:367-385
29. Hankey GJ (1999) Stroke. How large a public health problem, and how can the neurologist help? Arch Neurol 56:748-754
30. Hass WK, Easton JD, Adams HP, Pryse-Phillips W, Molony BA, Anderson S, Kamm B (1989) A randomized trial comparing ticlopidine hydrochloride with aspirin for the prevention of stroke. N Engl J Med 321:501-507
31. Hommel M, for the FISS bis Investigators Group (1998) Fraxiparine in ischaemic stroke study (FISS bis). Cerebrovasc Dis 8:63
32. International Stroke Trial Collaborative Group (1997) The International Stroke Trial (IST): a randomised trial of aspirin, subcutaneous heparin, both, or neither among 19.435 patients with acute ischaemic stroke. Lancet 349:1564-1565
33. Kay R, Wong KS, Yu YL, Chan YW, Tsoi TH, Ahuja AT, Chan FL, Fong KY, Law CB, Wong A, Woo J

(1995) Low-molecular-weight heparin for the treatment of acute ischemic stroke. N Engl J Med 333: 1588–1593

34. Masuhr F, Busch M, Einhäupl KM (1998) Differences in medical and surgical therapy for stroke prevention between leading experts in North America and Western Europe. Stroke 29:339–345
35. Mohr JP, and the WARSS Group (1995) Design considerations for the warfarin-antiplatelet recurrent stroke study. Cerebrovasc Dis 5:156–157
36. Morocutti C, Amabile G, Fattapposta F, et al., for the SIFA (Studio Italiano Fibrillazione Atrial) Investigators (1997) Indobufen versus warfarin in the secondary prevention of major vascular events in nonrheumatic atrial fibrillation. Stroke 28:1015–1021
37. Müller TH, Su CA, Weisenberger H, Brickl R, Nehmiz G, Eisert WG (1990) Dipyridamole alone or combined with low dose acetylsalicyclic acid inhibits platelet aggregation in human whole blood ex vivo. Br J Clin Pharmac 30:179–186
38. Page Y, Tardy B, Zeni F, Comtet C, Terrana R, Bertrand JC (1991) Thrombotic thrombocytopenic purpura related to ticlopidine. Lancet i:774–776
39. Patrono C, Coller B, Dalen JE, Fuster V, Gent M, Harker LA, Hirsh J, Roth G (1998) Platelet-active drugs. The relationships among dose, effectiveness, and side effects. Chest 114 (Suppl):470S–488S
40. Patrono C, Roth GJ (1996) Aspirin in ischemic cerebrovascular disease. Stroke 27:756–760
41. Plehn JF, Davis BR, Sacks FM, Rouleau JL, Pfeffer MA, Bernstein V, Cuddy E, Moyé LA, Piller L, Rutherford J, Simpson LM, Braunwald E, for the CARE investigators (1999) Reduction of stroke incidence after myocardial infarction with pravastatin – The Cholesterol and Recurrent Events (CARE) study. Circulation 99:216–223
42. Reuther RD, Dorndorf W (1978) Aspirin in patients with cerebral ischemia and normal angiograms or non-surgical lesions. In: Breddin K, Dorndorf W, Loew D, Marx R (eds) Acetylsalicylic acid in cerebral ischemia and coronary heart disease. Schattauer, Stuttgart, S 97–106
43. Rosendorff C (1998) Statins for preventions of stroke. Lancet 351:1002–1003
44. Sorensen PS, Pedersen H, Marquardsen J, Petersson H, Heltberg A, Simonsen N, Munck O, Andersen LA (1983) Acetylsalicylic acid in the prevention of stroke in patients with reversible cerebral ischemic attacks. A Danish cooperative study. Stroke 14:15–22
45. The Dutch TIA Trial Study Group (1991) A comparison of two doses of aspirin (30 mg vs. 283 mg a day) in patients after a transient ischemic attack or minor ischemic stroke. N Engl J Med 325:1261–1266
46. The ESPS Group (1987) The European Stroke Prevention Study (ESPS). Principal end-points. Lancet ii:1351–1354
47. The INDANA Project Collaborators (1997) Effect of antihypertensive treatment in patients having already suffered from stroke, gathering the evidence. Stroke 28:2557–2562
48. The Long-Term Intervention with Pravastatin in Ischemic Disease (LIPID) Study Group (1998) Prevention of cardiovascular events and death with pravastatin in patients with coronary heart disease and a broad range of initial cholersterol levels. N Engl J Med 339:1349–1357
49. The National Institute of Neurological Disorders and Stroke rt-PA Stroke Study Group (1995) Tissue plasminogen activator for acute ischemic stroke. N Engl J Med 333:1581–1587
50. The Publications Committee for the Trial ORG 10172 in Acute Stroke Treatment (TOAST) Investigators (1998) Low molecular weight heparinoid, ORG 10172 (Danaparoid), and outcome after acute ischemic stroke. JAMA 279:1265–1272
51. The SALT Collaborative Group (1991) Swedish aspirin low-dose trial (SALT) of 75 mg aspirin as secondary prophylaxis after cerebrovascular ischaemic events. Lancet 338:1345–1349
52. The Scandinavian Simvastatin Survival Study Group (1994) Randomised trial of cholesterol lowering in 4444 patients with coronary heart disease: the Scandinavian Simvastatin Survival Study (4S). Lancet 344:1383–1389
53. The Stroke Prevention in Atrial Fibrillation Investigators (1996) Bleeding during antithrombotic therapy in patients with atrial fibrillation. Arch Int Med 156:409–416
54. The Stroke Prevention in Reversible Ischemia Trial (SPIRIT) Study Group (1997) A randomized trial of anticoagulants versus aspirin after cerebral ischemia of presumed arterial origin. Ann Neurol 42:857–865
55. UK-TIA Study Group (1991) The United Kingdom transient ischaemic attack (UK-TIA) aspirin trial: final results. J Neurol Neurosurg Psychiatr 54:1044–1054
56. Wahlgren NG (1998) Critical analysis of the combination of dipyridamole plus acetylsalicyclic acid versus acetylsalicyclic acid alone in the secondary prevention of stroke. Int J Clin Pract Suppl 97:3–6
57. Wilterdink JL, Easton JD (1992) Vascular event rates in patients with atherosclerotic cerebrovascular disease. Arch Neurol 49:857–863

E. B. Ringelstein

18 Zerebrale Mikroangiopathien

18.1 Definition und Terminologie

Es ist berechtigt, zerebrale Mikroangiopathien von anderen Verschlusskrankheiten der Hirnarterien und der hirnversorgenden Arterien abzugrenzen, weil sie in Bezug auf die erforderliche Diagnostik, das Risikoprofil, die Prognose und auch die Therapie distinkte Entitäten darstellen. Auch weist der klinische Phänotyp, d. h. die Symptomatik, charakteristische Merkmale auf, die oft schon eine Abgrenzung dieser Krankheitsgruppe von anderen Insultursachen am Krankenbett erlauben.

Der Begriff „zerebrale Mikroangiopathie" orientiert sich nicht nur am Gefäßkaliber, sondern auch an Besonderheiten der Angioarchitektur des Gehirns. Von den großen, im Subarachnoidalraum verlaufenden (pialen) Hirnarterien – intradurale Segmente der A. vertebralis, die A. basilaris, Aa. cerebri posteriores, Aa. communicantes posteriores, die distalen Segmente (C_1-Segment) der A. carotis interna, Aa. cerebri mediae, (M_1- und M_2-Segment), Aa. cerebri anteriores (nur A_1-Segment) – entspringen annähernd rechtwinklig (oder sogar mit stumpfem Winkel) sehr dünne, ca. 0,5–0,05 mm im Lumen durchmessende, z. T. sehr lange Arterien, die von der Oberfläche in die Tiefe der Hirnsubstanz eindringen und deshalb auch als „penetrierende Hirnarterien" (engl. penetrators) bezeichnet werden. Die Prototypen dieser Arterien sind die Aa. lenticulostriatae einschließlich ihrer besonders weitlumigen Varianten, der A. chorioidea anterior und der A. recurrens Heubner sowie die Rami ad pontem et mesencephalon und die Thalamusarterien (Abb. 18.1, 18.2). Weitere wesentliche Merkmale dieser Arterien sind ihre (nicht vollständig) fehlende distale Vernetzung, d. h. sie stellen Endarterien im eigentlichen Sinne dar. Hinzu kommt, dass sie grundsätzlich nicht den Kortex und auch nicht die U-Fasern versorgen, sondern lediglich den gesamten Hirnstamm, die Basalganglien und die Marklager der Großhirnhemisphären. Im Kleinhirn spielten diese Gefäßerkrankungen offenbar keine Rolle.

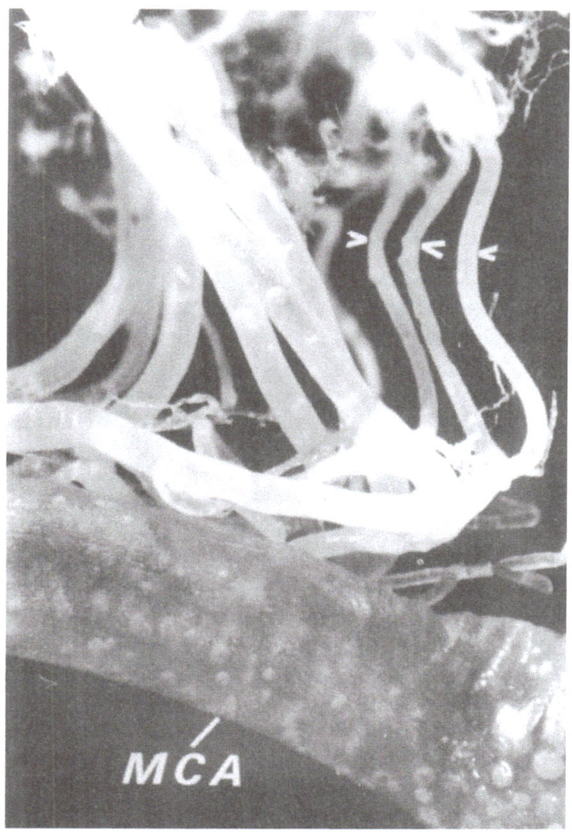

Abb. 18.1. Ausgusspräparat der lentikulostriären Arterien. Man erkennt die A. cerebri media (MCA) mit einem Durchmesser von etwa 3 mm, aus der teils rechtwinklig, teils mit einer Verlaufsrichtung gegen die Stromrichtung der A. cerebri media die Aa. lenticulostriatae (> und <) entspringen. Man beachte den großen Kalibersprung zwischen dem Muttergefäß und den Aa. lenticulostriatae, die Endarterien darstellen und tief in das Gehirn eindringen. (Aus [60])

Die verschiedenen Verschlusskrankheiten der penetrierenden Arterien manifestieren sich dis-

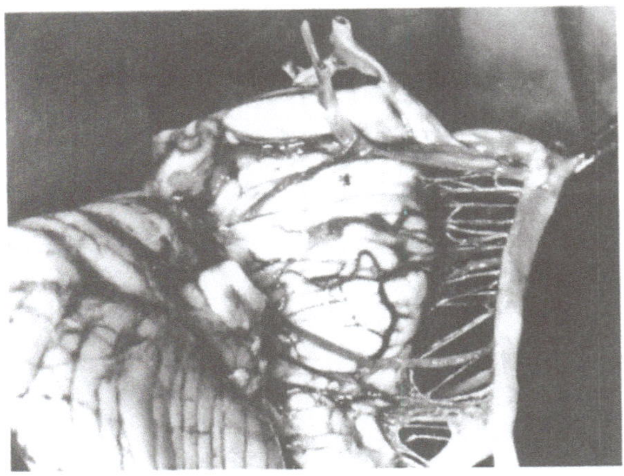

Abb. 18.2. Lange, penetrierende Hirnstammarterien, die aus der A. basilaris entspringen. Die A. basilaris wird mit einer Pinzette vom Hirnstamm abgehoben, wodurch die penetrierenden Rami ad pontem wie die Borsten einer Zahnbürste sichtbar werden. (Aus [56])

seminiert, d.h. bilateral und multifokal. Hirnmorphologisch manifestiert sich die zerebrale Mikroangiopathie entweder in streng subkortikal gelegenen, bis zu 1,5 cm durchmessenden Totalinfarkten des Gehirns (sog. Lakunen) oder in unscharf begrenzten, zum Teil fluktuierenden Partialinfarkten der weißen Substanz, die als vaskuläre Leukenzephalopathie oder synonym als Leukoaraiosis bezeichnet werden, oder in beiden Läsionstypen. Von der streng subkortikalen Lage der ischämischen Hirnsubstanzläsionen infolge von Erkrankungen der Mikrogefäße gibt es nur wenige Ausnahmen, die insbesondere die Amyloidangiopathien und die zerebralen Vaskulitiden betreffen (s.u.). Beide können auch kortikale Läsionen durch mikroangiopathische Verschlüsse bewirken.

Seit der Einführung der zerebralen Computertomographie (CT), v.a. aber wegen der großen Sensitivität der Magnetresonanztomographie (MRT) in den T2-gewichteten Sequenzen (MRT-T2) wird eine zerebrale Mikroangiopathie heute häufig nicht primär über die klinische Symptomatik (s.u.) sondern über die pathologischen Veränderungen der Hirnschnittbilder diagnostiziert. Dieses Vorgehen ist problematisch, weil die beobachtbaren Hirnveränderungen, d.h. die Hypodensitäten (in der Transmissionsradiotomographie des CT) und die Hyperintensitäten des Marklagers (in der T2-Gewichtung der Magnetresonanztomographie) unspezifische Phänomene darstellen, die auch bei gesunden alten Menschen, bei entzündlichen Gehirnerkrankungen (z.B. bei der multiplen Sklerose) und bei zerebralen Stoffwechsel- und Speicherkrankheiten sowie selbst beim Morbus Alzheimer beobachtet werden können. Nur die Bewertung im klinischen Kontext kann hier zur richtigen Diagnose führen. Für diffuse, fleckförmige, z.T. konfluierende Veränderungen des Marklagers sollten dann die Begriffe „vaskuläre Leukenzephalopathie" [74], „subkortikale arteriosklerotische Enzephalopathie" [71], oder, unspezifischer „Leukoaraiosis" [46] benutzt werden, während das häufig noch benutzte Eponym „Binswanger-Krankheit" aus verschiedenen Gründen nicht geeignet ist [74].

18.2 Allgemeine Pathophysiologie

Von den *erworbenen* zerebralen Mikroangiopathien, die wahrscheinlich über 90% der Fälle ausmachen, sind die *genetischen*, sehr viel selteneren Krankheiten der dünnen, penetrierenden Zerebralarterien abzugrenzen. Innerhalb der erworbenen Formen ist es aus diagnostischen und therapeutischen Gründen sinnvoll, durch bekannte vaskuläre Risikofaktoren hervorgerufene, nicht ganz präzise als „degenerativ" bezeichnete Mikroangiopathien von den wahrscheinlich autoimmunologisch verursachten Vaskulitiden der kleinen Hirnarterien (Prototyp: isolierte granulomatöse Angiitis des NS, IGANS) abzugrenzen. Die den Verschlüssen der dünnen, penetrierenden Hirnarterien zugrunde liegenden Pathomechanismen sind außerordentlich variabel und haben lediglich das Resultat gemeinsam, d.h. den mikroangiopathischen Verschluss und die ischämische Hirngewebsschädigung.

Zerebrale Mikroangiopathien stellen in ihrer Summe eine Volkskrankheit dar, die je nach Ausgangsklientel für 20–50% der beobachtbaren ischämischen Insulte verantwortlich gemacht wird [34] und auf denen 10–20% der kognitiven Beeinträchtigungen im höheren Lebensalter (sog. „vaskuläre Demenz") beruhen sollen [25].

Im Folgenden werden die einzelnen, heute bereits abgrenzbaren, nosologischen Entitäten und spezifischen Syndrome zerebraler Mikroangiopathien unter den Aspekten Pathoanatomie und Ätiopathogenese, klinisches Bild, Zusatzdiagnostik und Behandlung und Prognose, einschließlich der spezifischen Therapie – soweit bekannt – dargestellt.

18.3 Degenerative zerebrale Mikroangiopathie (Status lacunaris [29, 59], subkortikale arteriosklerotische Enzephalopathie [71])

18.3.1 Pathoanatomie und Ätiopathogenese

Die *Pathogenese* dieser Krankheit ist im einzelnen noch nicht bekannt. Drei Risikofaktoren wurden bisher identifiziert:

- die arterielle Hypertonie [3, 5, 12, 25, 29, 49, 65a, 72, 103],
- der Diabetes mellitus mit Hyperinsulinismus [84, 100],
- die Hyperhomozysteinämie [27].

Darüber hinaus wurden auch hämostaseologische und hämorheologische Merkmale als Risikofaktoren diskutiert, wie eine erhöhte Faktor VII-Aktivität [11] und eine Hyperfibrinogenämie [11, 13, 72, 86]. Außerdem konnte in der Austrian Stroke Prevention Study nachgewiesen werden, dass der Apolipoprotein E-Polymorphismus vom Epsilon2/3-Genotyp (neben der arteriellen Hypertonie und dem hohen Alter) einen signifikanten Prädiktor typischer mikroangiopathischer Marklagerläsionen mit einem Odds-Ratio von 3,0 darstellt [85]. Bisher ist nicht bekannt, ob auch andere Hyperlipidämien, insbesondere erhöhtes Lipoprotein (a), und die Hypertriglyzeridämie Risikofaktoren der gefäßdegenerativen zerebralen Mikroangiopathie darstellen. In kleineren Serien wurden auch Polyzytämie, Thrombozytose, Chylomikronämie, Makroglobulinämie oder Hyperkoagulopathie infolge eines Adenokarzinoms [13] als Risikofaktoren vermutet.

Die *gefäßpathologischen Veränderungen*, die der degenerativen zerebralen Mikroangiopathie zugrunde liegen, sind nur selten systematisch untersucht worden. An den dünnen penetrierenden Hirnarterien finden sich regelmäßig Wandverdickungen, häufig mit Hyalinose der Lamina media und fibröser Intimaproliferation. Auch die Adventitia kann fibrös verändert sein. Es kommt auch zur Aufsplitterung der Lamina elastica interna. Die Virchow-Robin-Räume können erweitert sein (sog. Kriblüren). Besonders schwierig ist der definitive *Nachweis von Verschlüssen* der penetrierenden Hirnarterien. Intravital ist das bisher mit keinem verfügbaren, bildgebenden Verfahren direkt am Gefäß möglich. Postmortal-neuropathologisch ist hierzu eine besonders aufwendige Durchmusterung mehrerer Tausend Serienschnitte der betroffenen penetrierenden Hirnarterien im Querschnitt erforderlich. Fisher, der sich bisher unseres Wissens als Einziger dieser Mühe unterzogen hat, konnte bei Patienten mit lakunären Infarkten der Stammganglien tatsächlich die Verschlüsse der korrespondierenden Aa. lenticulostriatae nachweisen [29, 30, 31]. Dabei zeigte sich eine umschriebene Thrombose der kleinen Arterien auf der Grundlage der o.g., fokal akzentuierten Wandveränderungen in Kombination mit Anhäufung fettbeladener Schaumzellen (Makrophagen). Diese Gefäßwandläsionen stellen möglicherweise Mikroatherome dar. Das bunte histologische Bild fasste Fisher unter dem Begriff der „segmentalen Desintegration" zusammen (Abb.18.3). In den postmortalen Befunden sticht hervor, dass das Ausmaß der Lipohyalinose der penetrierenden Hirnarterien mit dem Vorhandensein oder dem Ausmaß der Läsionen der weißen Substanz besser korreliert als makroangiopathische Veränderungen an den extrakraniellen oder intrakraniellen großen Arterien [38].

Durch eine besondere postmortale Untersuchungstechnik (sog. Transluzidationsangiographie) konnten De Reuck et al. die den laku-

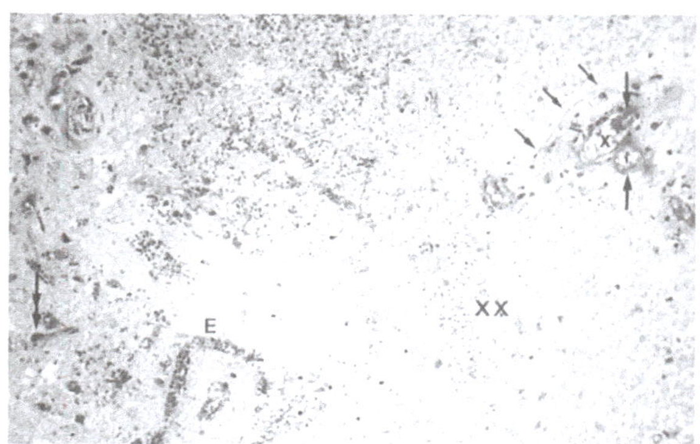

Abb. 18.3. Hyalinose der lentikulostriären Arterien mit „segmentaler Desintegration". Schnitt durch Stammganglien mit lakunärem Infarkt und hyalinotisch erkrankter A. lenticulostriata. Rechts oben erkennt man im Schrägschnitt eine perforierende Stammganglienarterie mit verdickter Adventitia (*kleine Pfeile*) und hyalinotischen Einlagerungen in der Gefäßwand (*große Pfeile*) sowie stark reduziertem residualem Lumen (X). Das Gefäß liegt inmitten einer Zone eines frischen Infarkts mit vereinzelten Fettkörnchenzellen (XX). Im linken Bildabschnitt erkennt man intaktes Neuropil mit Ganglienzellen (*Doppelpfeil*) (E: streifenförmige Erythrozyten-Austritte; HE-Färbung, 10fach; mit freundlicher Überlassung durch Prof. Dr. Andreas Schwartz, Hannover)

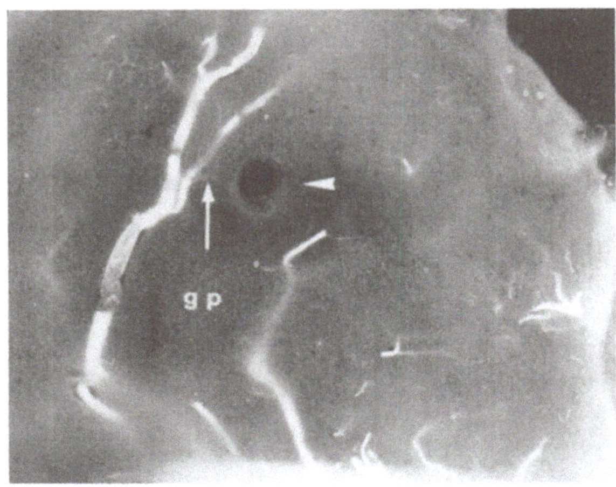

Abb. 18.4. Nachweis des Verschlusses eines Astes einer A. lenticulostriatae (*Pfeil*) im Röntgenbild einer koronaren Hirnscheibe nach Bariumsulfat-Injektion der Arterien. Der Pfeilkopf zeigt den resultierenden lakunären Infarkt im Putamen (gp: Globus pallidus). (Aus [19])

nären Hirninfarkten zugrundeliegenden Gefäßverschlüsse der Aa. lenticulostriatae auf Röntgenfilmen frontaler Hirnscheiben nachweisen, nachdem die Hirnarterien zuvor mit Bariumsulfat injiziert worden waren (Abb. 18.4) [19].

Viel häufiger als lakunäre Infarkte, die pseudozystisch umgewandelte Totalinfarkte der Gehirnsubstanz darstellen, kommen *partielle ischämische Läsionen der weißen Substanz* der Marklager vor, die schon makroskopisch auf den Hirnscheiben anhand der Verfestigung und grau-gelblichen Verfärbung der geschädigten Areale erkennbar sein sollen [33]. Die periventrikulären Zonen sind Prädilektionsstellen. Die unmittelbar dem Kortex anliegenden U-Fasern sind nicht betroffen, vermutlich weil sie direkt aus kurzen penetrierenden Arteriolen aus dem leptomeningealen Netzwerk der Hirnoberflächenarterien versorgt werden und damit reichlich kollateralisiert sind. Die ischämischen Läsionen der weißen Substanz zeigen histologisch einen Myelinschwund, oft mit unvollständiger Demyelinisierung und relativer Schonung der Axone, sowie eine Rarefizierung der Oligodendroglia, ferner einen Verlust des Ependyms der Vorderhörner mit reaktiver Gliose (sog. granuläre Ependymitis). In akuten Läsionen können auch fettbeladene Makrophagen erkennbar sein. Die genannten Veränderungen können mit Astrogliose und diffuser Vakuolisierung einhergehen. Die Läsionen sind bilateral, annähernd symmetrisch verteilt, dabei fleckförmig oder konfluierend und multifokal (Literaturüberblicke bei [13, 33, 74]). Neuere immunhistochemische Untersuchungen zeigten zusätzlich eine Aktivierung der Mikroglia und eine Schädigung der Axone, was als entzündliche Reaktion und Störung des axonalen Transports infolge chronischer Ischämie interpretiert wird [2].

18.3.2 Klinisches Bild

Die *klinische Symptomatik* der degenerativen zerebralen Mikroangiopathie ist im wesentlichen durch das Auftreten *lakunärer Syndrome*, spastischer und parkinsonoider Gangstörungen, anderer extrapyramidal-motorischer Störungen und einer langsam progredienten Beeinträchtigung kognitiver und affektiver Fähigkeiten gekennzeichnet. Keine der genannten Störungen ist für die Diagnose obligat oder spezifisch. Charakteristisch ist ein Beginn der Erkrankung im höheren Lebensalter ab Mitte 50 (im Gegensatz zu den unten dargestellten genetischen Mikroangiopathien). Nur bei einem Teil der Patienten treten lakunäre Syndrome auf (Tabelle 18.1). Bei ca. 80% der Fälle lassen sich lakunäre Syndrome auch tatsächlichen lakunären Infarkten im CT oder im T1-gewichteten MRT zuordnen [9]. Von den etwa 20 beschriebenen lakunären Syndromen sind die bei weitem häufigsten 4 Syndrome in Tabelle 18.1 aufgelistet, nämlich das „dysarthria clumsy hand"-Syndrom, die rein motorische Hemiparese, die rein sensible Hemiparese und die beinbetonte Hemiataxie [32]. Bedauerlicherweise ist der Begriff „Lakune" oder „lakunärer Infarkt" in der Literatur der letzten 20 Jahre häufig falsch angewandt worden, indem kleine *kortikale* Infarkte und *große Stammganglieninfarkte* hier miteinbezogen wurden. Aufgrund des oben dargestellten angioarchitektonischen Hintergrundes der degenerativen zerebralen Mikroangiopathie können lakunäre Infarkte jedoch grundsätzlich *nur subkortikal* lokalisiert sein. Dementsprechend fehlen im Akutstadium kortikale Fokalsymptome wie Aphasie, Apraxie, Alexie, Agnosie, Hemianopsie und Déviation conjugée. Selten können neuropsychologische Defizite bei lakunären Infarkten des Thalamus passager auftreten. Über 1,5 cm, meist jedoch 2–4 cm durchmessende, keilförmige Stammganglieninfarkte stellen keine Lakunen auf der Grundlage einer zerebralen Mikroangiopathie dar, sondern sind für einen em-

Tabelle 18.1. Typische Symptome der degenerativen, zerebralen Mikroangiopathie[a]

- Beginn der Erkrankung ab dem 50. Lebensjahr
- Akute oder über Tage progrediente Insulte mit lakunärem Syndrom
- Parkinsonismusartige Gangstörung und andere extrapyramidal-motorische Auffälligkeiten
- Dysarthrie kombiniert mit Spastik und Pyramidenbahnzeichen, gelegentlich auch Ataxie (Pseudobulbärparalyse)
- Langsam progrediente, gelegentlich stufenförmige Verschlimmerung mentaler und affektiver Fähigkeiten über viele Jahre (plateauförmiger Krankheitsstillstand ist vorübergehend möglich). Im wesentlichen Interesseneinengung, unspezifische, nicht besonders hervorstechende Merkfähigkeits- und Gedächtnisstörung, Aktivitätsreduzierung, Initiativelosigkeit, Affektabflachung, Kommunikationseinschränkung, allgemeines Desinteresse, Denkverlangsamung, verminderte Einsichtsfähigkeit und Störung der Urteilsfähigkeit, gelegentlich gereizt-mißtrauisches Verhalten, vereinzelt passagerer Verwirrtheitszustand bis zum Delir

[a] Einzelne frische und in der Regel mehrere alte lakunäre Infarkte oder eine ausgeprägte ischämische Leukenzephalopathie oder beides als morphologisches Korrelat im CT oder MRT.

Tabelle 18.2. Die wichtigsten lakunären Syndrome[a]

Bezeichnung	Symptomatik
Rein motorische Hemiparese (engl. pure motor stroke)	Gleichverteilte, rein motorische Hemiparese, Gesicht fakultativ ausgespart
Dysarthrie mit Ungeschicklichkeit der Hand (engl. dysarthria clumsy hand syndrome)	Dysarthrie, distalbetonte brachiofaziale Parese, fakultatives Babinski-Zeichen
Ataxie mit Hemiparese (engl. ataxic hemiparesis)	Beinbetonte Hemiparese mit ipsilateraler Zeigeataxie
Rein sensible Hemiparese (engl. pure sensory stroke)	Durchgehende sensible Hemiparese, Gesicht fakultativ ausgespart

[a] Nach Boiten und Lodder [9] betragen Sensitivität, Spezifität, positiver Vorhersagewert und negativer Vorhersagewert der lakunären Syndrome hinsichtlich des Nachweises eines korrespondierenden lakunären Infarkts ≥90%.

bolischen, in der Regel passageren Verschluss der A. cerebri media charakteristisch [105].

Die Mehrzahl der lakunären Syndrome (Insulte auf der Grundlage eines lakunären Infarkts) beginnt apoplektiform, ein großer Anteil (vermutlich 25-30%) der Patienten zeigt jedoch eine *subakut progrediente Insultsymptomatik* oft mit stufenförmiger Verschlechterung oder Ausweitung (Klinikjargon: „stotternde Lakune“). Kleine intraparenchymatöse (Massen-)Blutungen und umschriebene kortikale Infarkte embolischer Genese sowie die Entität des embolisch verursachten „lentikulostriären Stammganglieninfarkts“ [105] können ebenfalls ein lakunäres Syndrom hervorrufen und damit klinisch einen lakunären Infarkt imitieren (Tabelle 18.2). Zur Sicherung und Präzisierung der hirnmorphologischen Diagnose eignet sich am besten die Kernspintomographie.

Im Laufe von Jahren kann eine extrapyramidale *Bewegungsstörung* auftreten, die im Hinblick auf die Gebundenheit der gesamten Motorik und die Hypokinese einem frühen Parkinson-Syndrom ähnelt, jedoch nicht dessen Progredienz und auch nicht den charakteristischen Ruhetremor aufweist. Der gesamte Bewegungsradius des Patienten nimmt graduell ab, der Gang wird kleinschrittig und unbeholfen mit zunehmend häufigeren Stürzen. Bei der neurologischen Untersuchung können eine rigorartige Tonuserhöhung, aber auch Spastizität oder eine leichte Gangataxie oder Kombinationen dieser Defizite nachgewiesen werden. Die wichtigsten Differentialdiagnosen umfassen den Morbus Parkinson, die Multisystematrophie, multiple, bilaterale kortikale Hirninfarkte und den Normaldruckhydrozephalus. Diese Krankheiten können mittels Bildgebung und Liquordruckmessung in der Regel gut abgegrenzt werden.

Besonders variabel sind die Beeinträchtigungen der *kognitiven Fähigkeiten*, des Affekts und des Sozialverhaltens. Fast immer lässt sich fremdanamnestisch eine Einengung der Interessen des Patienten und seiner Aktivitäten im Beruf und in der Freizeit eruieren, begleitet von reduzierter Spontaneität, Denkverlangsamung und Abnahme der spontanen Kommunikation. Die affektive Schwingungsfähigkeit verflacht zunehmend, ohne dass aber die Stimmung depressiv herabgesetzt sein muß. Die Progredienz der Erkrankung macht sich nur langsam über Zeiträume von 5 oder 10 Jahren bemerkbar, im Gegensatz zur Alzheimer-Krankheit, die wesentlich rascher verläuft. Für ein stark ausgeprägtes Syndrom kognitiver Einschränkungen durch eine ischämische Leukenzephalopathie wurde auch der unspezifische, in seiner prognostischen Implikation falsche und daher unbrauchbare Begriff „vaskuläre Demenz" benutzt, der, wenn man ihn überhaupt gebraucht, als „subkortikale vaskuläre Demenz" spezifiziert werden sollte.

Die Kausalbeziehung zwischen subkortikaler vaskulärer Leukenzephalopathie im CT oder MRT und kognitiver und affektiver Leistungseinschränkung ist nicht eindeutig [74], es scheint aber ein Schwelleneffekt vorzuliegen [10]. Eine aktuelle kritische Übersicht über die Wertung der im CT oder MRT-T2 nachweisbaren leukenzephalopathischen Läsionen für das Insultrisiko und das Risiko einer mikroangiopathisch verursachten, kognitiven Störung wurde kürzlich von der „European Task Force on Age Related White Matter Changes" veröffentlicht [58].

18.3.3 Apparative Diagnostik

Innerhalb der *Zusatzdiagnostik* nimmt die Bildgebung des Gehirns im CT oder MRT die entscheidende Rolle ein. Mit diesen beiden Methoden lassen sich sowohl die lakunären Infarkte als auch die ischämische Marklagerschädigung mäßig gut (CT) oder hervorragend (MRT) darstellen (Abb. 18.5). Dabei ist das Kernspintomogramm in der T2-gewichteten Sequenz dem Computertomogramm mit und ohne Kontrastmittelgabe eindeutig überlegen (Abb. 18.6). Daher sollte heute vorzugsweise eine Kernspintomographie durchgeführt werden. Nach Gadolinium-Gabe kann anhand der Kontrastmittelanreicherung in der Regel auch die aktuell symptomatische Läsion als frischer lakunärer Infarkt nachgewiesen werden, gelegentlich gelingt das nach Kontrastmittelgabe auch mittels CT (s. Abb. 18.6). Nicht jede kleine subkortikale Läsion entspricht einem lakunären Infarkt, differentialdiagnostisch kommen erweiterte Virchow-Robin-Räume im Querschnitt, demyelinisierende Plaques, granulomatöse Entzündungsherde, angeborene Gehirnzysten, kongenitale Divertikel des Seitenventrikels, zystische Hirntumoren und resorbierte kleine Massenblutungen in Betracht. Bei letzteren ist die zurückbleibende Läsion meistens schlitzförmig und nicht rundlich, zudem lassen sich im MRT häufig periläsionell mikroskopisch kleine Hämosiderin-Abbauprodukte als hypointenser, schwarzer Randsaum erkennen. Besonders wichtig ist die Abgrenzung von keilförmigen Infarkten der vorderen Stammganglien (lentikulostriäre Infarkte, s.o.).

Für wissenschaftliche Zwecke wird wegen der differential-diagnostischen Unsicherheit in der Beurteilung einzelner lakunenverdächtiger Hirnläsionen eine gestufte Rangordnung nach „si-

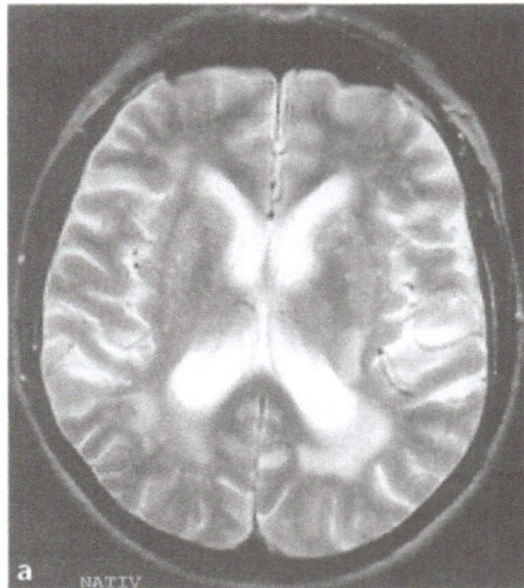

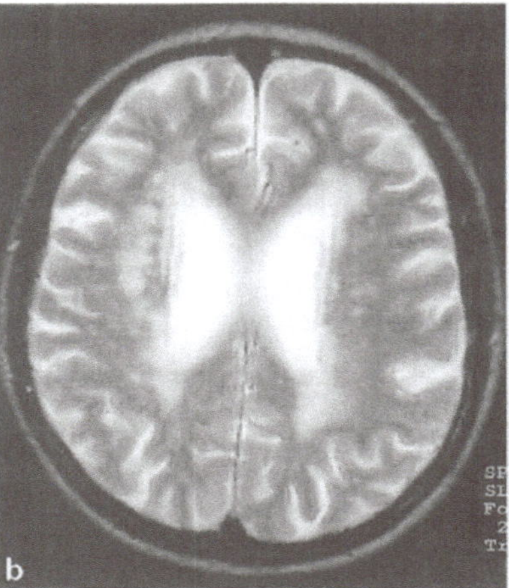

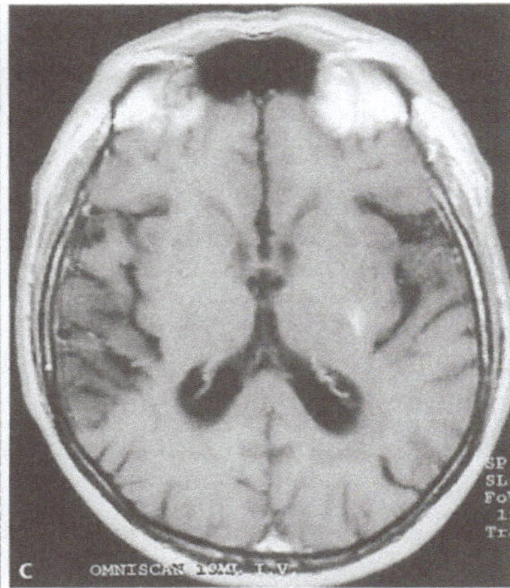

Abb. 18.5 a–c. T2-gewichtetes Kernspintomogramm eines Patienten mit gefäßdegenerativer, zerebraler Mikroangiopathie. **a, b** Man erkennt auf den periventrikulären Schnittebenen teils isoliert stehende, teils um die Hinterhörner konfluierende, hyperintense Hirnläsionen, die einer ischämischen Leukenzephalopathie entsprechen (Patient zum Zeitpunkt der Untersuchung 74 Jahre alt, Risikofaktoren: Hypertonie und Diabetes mellitus). **c** Im T1-gewichteten Bild erkennt man nach Kontrastmittelgabe, daß sich im linken hinteren Kapselschenkel eine Läsion weißlich anfärbt (frischer lakunärer Infarkt; klinisches Bild; rein sensible Hemiparese)

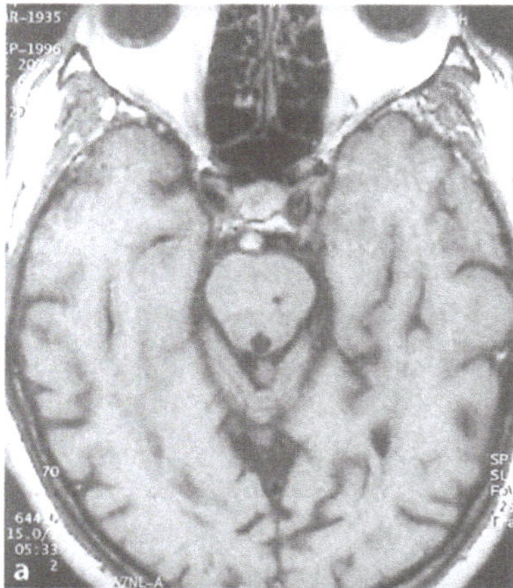

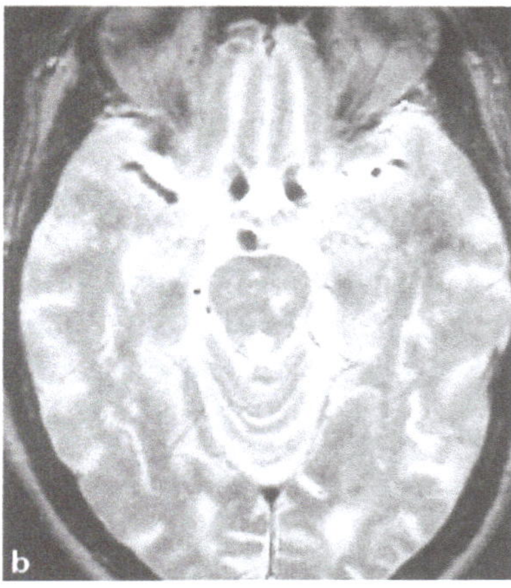

Abb. 18.6 a, b. Lakunäre Infarkte im Hirnstamm (61jähriger Patient). **a** Im T1-gewichteten Kernspintomogramm erkennt man den linksseitig gelegenen, kreisrund erscheinenden, lakunären Infarkt als pseudozystischen Defekt in der Basis pontis. **b** In der T2-gewichteten Kernspintomographie erkennt man die umgebende, zusätzliche partielle Hirnsubstanzschädigung an der weißen Verfärbung, eine weitere ischämische Läsion findet sich weiter ventral in der Mitte des Pons (Partialinfarkt). Klinisch „dysarthria clumsy hand syndrome"

Tabelle 18.3. Abgrenzung von lakunären und nicht-lakunären Infarkten

- **Sicherer lakunärer Infarkt**
  - Unter 1,5 cm Durchmesser
  - Ovoid in der Form
  - Multiple, bilaterale Läsionen
  - In Stammganglien oder innerer Kapsel gelegen
- **Wahrscheinlicher lakunärer Infarkt**
  - Unter 1,5 cm Durchmesser ovoide Form
  - Ovoide Form
  - Einzelne Läsion
  - In Basalganglien oder innerer Kapsel gelegen
- **Möglicher lakunärer Infarkt**
  - Durchmesser unter 2 cm
  - Ovoide Form
  - Einzelne Läsion subkortikal in der weißen Substanz gelegen
- **Nichtlakunärer Infarkt**
  - Über 2 cm im Durchmesser oder
  - Subkortikal gelegen aber nicht ovoid in der Form (häufig dreieckig, exakt entlang der Begrenzung der Basalganglien) oder
  - Klein (unter 2 cm im Durchmesser) und ovoid, aber kortikal gelegen

cheren", „wahrscheinlichen" und „möglichen" Lakunen vorgeschlagen (Tabelle 18.3). Ein kortikal gelegener Infarkt kann grundsätzlich keine Lakune darstellen, aber keineswegs ist jeder subkortikal gelegene Infarkt eine Lakune.

Die Abgrenzung der ischämischen Marklagerläsionen von entzündlichen Demyelinisierungsherden oder metabolisch verursachten Leukenzephalopathien kann sehr schwierig sein und unter Umständen wegen der unterschiedlichen therapeutischen Konsequenzen bei Krankheiten wie z. B. Neurosarkoidose, multipler Sklerose, isolierter granulomatöser Angiitis des NS, eine *Hirnbiopsie* erforderlich machen. In der Regel lässt sich aber anhand charakteristischer makromorphologischer Merkmale der Läsionen die richtige Zuordnung treffen. Die ischämischen Läsionen sind bevorzugt um das Hinterhorn herum angeordnet, die U-Fasern sind kategorisch ausgespart, die Läsionen können konfluieren. Die ischämische Leukenzephalopathie dehnt sich *nicht* in die Schenkel der inneren Kapsel bilateral aus (wie z. B. bei metabolischen Leukenzephalopathien), die Läsionen sind unscharf begrenzt und können mit zunehmendem Schweregrad der Erkrankung konfluieren. Das gleichzeitige Auftreten mit lakunären Infarkten legt eine vaskuläre Genese sehr nahe. Das Corpus callosum ist in aller Regel ausgespart, wahrscheinlich wegen seiner redundanten Blutversorgung, während sich die multiple Sklerose gerade dort bevorzugt manifestiert. Beim Hydrocephalus communicans (Normaldruckhydrozephalus) können transependymale Liquoraustritte in das frontale Marklager als hyperintense Läsionen imponieren. Diese sind frontal betont und scharf abgrenzbar. Der Nachweis einer Aquäduktstenose in den sagittalen MRT-Schnitten unterstützt die Diagnose eines Hydrozephalus, ebenso der Nachweis eines erhöhten Liquordruckes (>25 cm Wassersäule) während der *Lumbalpunktion* im Liegen. Auch die Besserung neurologischer Defizite, insbesondere der

Gangstörung sowie neurologischer und kognitiver Defizite nach (wiederholter) Lumbalpunktion kann differentialdiagnostisch sehr hilfreich sein, gelegentlich ist jedoch die Abgrenzung zwischen Normaldruckhydrozephalus und ischämischer Leukenzephalopathie nicht sicher möglich.

Identische lakunäre und leukenzephalopathische Läsionen können auch bei Patienten mit CADASIL (s.u.), beim Pseudoxanthoma elasticum (Gröenblad-Strandberg-Krankheit, [64, 76]) oder als Folge der lebensbedrohlichen, jedoch gut behandelbaren isolierten granulomatösen Angiitis des NS (s.u.) beobachtet werden. Die Differentialdiagnostik ist hier durch *hautbioptische Untersuchungen* (CADASIL) bzw. durch Hirnbiopsie (IGANS) möglich. Auf die bioptische Diagnostik mittels Hautbiopsie zum Nachweis von CADASIL (s.u.) kann in Zweifelsfällen nicht verzichtet werden. Inzwischen wurde die Krankheit nämlich weltweit in zahlreichen Familien beschrieben [21, 53, 78, 83, 87, 90a]. Die *Liquordiagnostik* kann für die Abgrenzung granulomatöser Entzündungen (z.B. Neurosarkoidose) und zur Abgrenzung der multiplen Sklerose sehr hilfreich sein. Für die Diagnose einer zerebralen Arteriitis ist in der Regel eine *intraarterielle zerebrale Angiographie* mit Vergrößerungsaufnahmen der dünnen pialen Äste der Hirnoberflächenarterien notwendig und in etwa der Hälfte der Fälle positiv. Auf die Bedeutung einer *kombinierten leptomeningealen und Hirnsubstanzbiopsie* zum Nachweis der isolierten granulomatösen Angiitis des NS wurde bereits hingewiesen.

In der *Plasma- und Serumdiagnostik* können Hyperviskosität, Hyperlipidämie und hämostaseologische Störungen sowie die o.g. Risikofaktoren Hyperhomozysteinämie und Hyperinsulinismus nachgewiesen werden. Für den sicheren Nachweis oder Ausschluss einer arteriellen Hypertonie ist eine *24-h-Blutdruckmessung* erforderlich. Sollten sich dabei nächtliche Druckspitzen zeigen, muss zusätzlich durch geeignete apparative Untersuchungen, d.h. durch eine *Polysomnographie* geklärt werden, ob bei dem Patienten ein obstruktives Schlafapnoe-Syndrom vorliegt.

18.3.4 Behandlung und Prognose

Die *Behandlung* erfolgt im weiteren Sinne des *Management* des Patienten. Im Vordergrund steht die Beseitigung der Risikofaktoren, sofern dies möglich ist, d.h. insbesondere die konsequente und ausreichende Senkung des erhöhten Blutdrucks und die strenge Einstellung des Diabetes mellitus sowie der absolute Verzicht auf das Rauchen. Bezüglich des Zielblutdrucks sind die konventionellen Vorstellungen inzwischen überholt, die WHO hat kürzlich in einem internationalen Konsensus neue Richtlinien herausgegeben und die bisherigen Zielbereiche damit revidiert. Der Idealblutdruck beträgt 110/70 mm Hg. Zu keinem Zeitpunkt, außer bei körperlicher Anstrengung, sollte der Blutdruck Werte von 130/85 mm Hg überschreiten. Es gibt keine spezifisch für die gefäßdegenerative zerebrale Mikroangiopathie durchgeführte Interventionsstudie, in zahlreichen großen Studien der letzten Jahre an Hypertonikern konnte jedoch eindeutig bewiesen werden, dass mit der Normalisierung des Blutdrucks das Insultrisiko um mindestens 40% gesenkt werden kann [15, 90].

Der Diabetes mellitus muss mit oralen Antidiabetika oder Insulin so eingestellt werden, dass das glykosylierte Hämoglobin (HbA_{1c}) einen Wert von 6,6% nicht überschreitet. Hyperinsulinismus als solcher ist nicht direkt angreifbar. Auch hier gibt es bezüglich der zerebralen Mikroangiopathien keine gezielten Interventionsstudien, in einer kürzlich durchgeführten Britischen Studie zur konsequenten Diabetes-Therapie Übergewichtiger konnte gezeigt werden, dass das Insultrisiko um bis zu 40% gesenkt werden kann [101, 102]. Auch zur Hyperhomozysteinämie existiert bisher keine Interventionsstudie. Bei einem großen Teil der Patienten mit dieser Stoffwechselveränderung, d.h. mit einer *G 677T*-Mutation (TT-Genotyp) des Methylhydrofolatreduktase-Gens, kann jedoch durch die Gabe von 400 µg Folsäure in Verbindung mit 1 mg Vitamin B_{12} (Cobalamin) pro Tag eine Normalisierung des Homocysteins im Serum erreicht werden [81].

Die Hyperfibrinogenämie, die auffällig häufig bei diesen Patienten anzutreffen ist, kann durch verschiedene, zur Zeit noch experimentelle Therapien gesenkt werden. Zum einen chronisch durch die diätetische Anreicherung von Omega-3-Fettsäuren in der Nahrung [77], zum anderen akut, allerdings wegen der Allergisierung nicht länger als einige Wochen lang, durch die intravenöse Gabe von Ancrod, einem defibrinogenierenden Enzym aus dem Schlangengift der malayischen Grubenotter [80] oder durch eine Apherese-Technik genannt HELLP (**H**eparin-mediated **e**xtracorporeal **l**ow density **l**ipoprotein/fibrinogen **p**recipitation, [104]). Bevor man sich zu letzteren, sehr kostspieligen Therapieoptionen entscheidet, ist Voraussetzung, dass der Patient das Rauchen absolut einstellt. Auch Ticlopidin, ein hochwirksamer Thrombozytenaggregationshemmer, senkt den Fibrinogen-Spiegel und hat sich in einer Metaanalyse der TASS-Studie (Ticlopidine vs. Aspirin Stroke Study) bei den als mikroangiopathisch klassifizierten Patienten in der Rezidivprophylaxe als besonders wirksam herausgestellt [45]. Auch Bezafibrat senkt den Fibrinogen-Spiegel neben seiner lipidsenkenden Hauptwirkung.

Eine Behandlung mit Antikoagulanzien erscheint bei den Patienten mit degenerativer zerebraler Mikroangiopathie zumindest relativ, wenn nicht sogar absolut kontraindiziert. In der SPIRIT-Studie (Stroke Prevention in Reversible Ischemia Trial, [93]) wurde unter Marcumar-Behandlung eine stark erhöhte Rate von Hirnblutungen bei den Patienten mit ischämischer Leukenzephalopathie beobachtet, die zum Abbruch der Studie zwang. Unsere eigenen Erfahrungen mit der akuten Antikoagulation etlicher Patienten mit progredientem Insult auf der Grundlage eines lakunären Infarkts (der anschließend hirnmorphologisch nachgewiesen werden konnte) geht dahin, dass trotz scharfer intravenöser Heparin-Therapie in keinem einzigen Fall die Insultprogredienz erkennbar zu stoppen war.

Im Gegensatz zur Alzheimer-Demenz, die zur Zeit nur passager und auch nicht in allen Fällen therapeutisch positiv beeinflussbar ist, handelt es sich bei der subkortikalen arteriosklerotischen Enzephalopathie (SAE) um eine *benigne Erkrankung*. In den 80er Jahren wurde in Aachen eine Kohorte von über 50 Patienten mit SAE über mehrere Jahre systematisch neurologisch, neuropsychologisch, CT-morphologisch und mit anderen Methoden untersucht, während gleichzeitig einige der o.g. Risikofaktoren (Hypertonie, Diabetes, Hyperlipidämie) systematisch durch gezielte Therapie und Schulung des Patienten streng kontrolliert wurden und durch repetitive Hämodilution der Hämatokrit-Wert niedrig gehalten und auch der Fibrinogen-Wert gesenkt werden konnten. Dabei zeigte sich bei der absoluten Mehrzahl der Patienten eine Stabilisierung oder sogar Besserung des Krankheitsbildes. Eine CT-gestützte Verlaufsuntersuchung dieser Patienten zur Rezidivrate lakunärer Infarkte musste nach mehreren Jahren wegen der geringen Zahl nachweisbarer Ereignisse eingestellt werden. Diese Erfahrungen sprechen entschieden dafür, dass durch die oben dargestellte „konzertierte Aktion" auch der niedergelassene Arzt äußerst erfolgreich therapeutisch aktiv werden und dem Patienten noch viele Jahre hoher Lebensqualität bescheren kann.

18.4 CADASIL (Cerebral Autosomal Dominant Arteriopathy with Strokes and Ischemic Leucoencephalopathy) [99]

Diese erstmals umfassend von französischen Autoren beschriebene familiäre zerebrale Mikroangiopathie wurde wahrscheinlich bereits früher in einzelnen Fallmitteilungen und unter anderen Bezeichnungen publiziert [91, 92, 95]. Durch die Erkrankung kommt es ebenfalls zu Verschlüssen der kleinen penetrierenden Stammganglien- und Markarterien des Gehirns, allerdings aufgrund einer vollständig anderen strukturellen Gefäßwandläsion (s.u.). Die Krankheit unterscheidet sich in mehreren Charakteristika von der wahrscheinlich weitaus häufigeren, degenerativen zerebralen Mikroangiopathie, bei vielen Patienten überlappen sich die Krankheitsmerkmale jedoch erheblich, so dass klinisch keine ausreichend sichere Differenzierung möglich ist.

18.4.1 Pathoanatomie und Ätiopathogenese

Es handelt sich um eine autosomal-dominant vererbte Krankheit, deren Pathophysiologie nur z.T. aufgeklärt ist. Die Ätiologie sind diverse Punktmutationen im *Notch3*-Gen, einem hochkonservierten (Drosophila-)Gen auf dem langen Arm von Chromosom 19 (Abb. 18.7) [18, 37, 51, 52, 61, 99]. Bei der Drosophila-Fliege führt das Gen zur Bildung einer Kerbe (Notch) am Kopf, die physiologische Bedeutung beim Menschen ist noch nicht bekannt. Die Genaberration führt über eine unbekannte Pathophysiologie zu einer

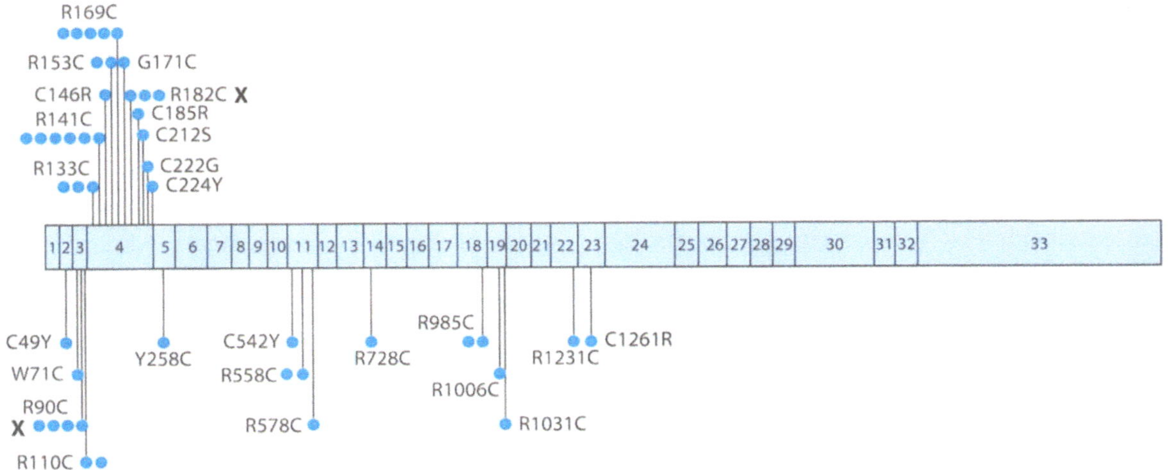

Abb. 18.7. Schematische Abbildung des *Notch3*-Gens mit der Lokalisation bisher identifizierter Mutationen. 33 Exone sind durch Kästchen markiert. Die angegebenen Aminosäuren, gefolgt von der Nummer der Kodons, kennzeichnen Punktmutationen (Missense-Mutationen). Jeder Punkt entspricht einer Mutation in der Serie von [52]. X kennzeichnet die in Münster in zwei CADASIL-Sippen identifizierten Punktmutationen. Diese treten gehäuft in den Exons 3 und 4 auf. C: Cystein, G: Glycin, R: Arginin, S: Serin, W: Tryptophan, Y: Tyrosin. (Modifiziert nach [52])

Verdickung der Wand kleiner Hirnarterien und -arteriolen, indem sich in der Basalmembran der glatten Muskelzellen ein granuläres osmophiles Material unbekannter Zusammensetzung ansammelt [7] (Abb. 18.8). Elektronenmikroskopische Befunde suggerieren eine Exozytose dieses abnormen Materials aus den glatten Muskelzellen [8, 87] oder sogar deren Separierung und Ersatz durch das Material [37]. Die Lamina media der Gefäßwand zeigt lichtmikroskopisch eine nichtkongophile Hyalinisierung und eine Aufsplitterung der Lamina elastica interna [7, 8], die Gefäßwände sind insgesamt verdickt, die Virchow-Robin-Räume erweitert. Auch bei dieser Krankheit sind der Kortex und die U-Fasern ausgespart.

Die Gefäßläsionen führen zum ischämischen Myelinverlust in der weißen Substanz und zu multiplen pseudozystischen, lakunären Infarkten. Risikofaktoren sind nicht bekannt, im Gegenteil, die Patienten fallen gerade dadurch auf, dass die üblichen Risikofaktoren der degenerativen, zerebralen Mikroangiopathie, insbesondere arterielle Hypertonie und Diabetes mellitus, fehlen.

18.4.2 Klinisches Bild

CADASIL manifestiert sich bereits im 3. und 4. Lebensjahrzehnt. Die meisten Kranken werden zwischen dem 40. und 60. Lebensjahr klinisch auffällig, einzelne Patienten aber auch im Alter von 20 bis 70 Jahren. Das frühe Erkrankungsalter kennzeichnet somit ebenfalls einen markanten Unterschied zu der degenerativen, zerebralen Mikroangiopathie. Es treten rezidivierend subkortikale Insulte (84%), eine langsam über 5–20 Jahre progrediente, subkortikale „Demenz" (31%) und depressive oder manische Verstimmungszustände (20%) auf [14]. Ein weiteres charakteristisches Symptom, das in etwa einem Fünftel der Patienten vorliegt, ist eine Migräne mit Aura. Schließlich kann es durch die Akumulation multipler, subkortikaler Infarkte und deren residualer Defekte über Jahre zu einer Pseudobulbärparalyse mit Tetraparese kommen.

18.4.3 Apparative Diagnostik

In der *Zusatzdiagnostik* sind charakteristische Veränderungen einer zerebralen Mikroangiopathie in Hirnschnittbildern, vor allem im *T2-gewichteten Kernspintomogramm* zu sehen (Abb. 18.9). Es gibt zwar keine spezifischen morphologischen Merkmale im MRT, die eine Abgrenzung zur degenerativen, zerebralen Mikroangiopathie erlauben, sehr charakteristisch für CADASIL sind jedoch die hyperintensen Läsionen der weißen Substanz in den Temporalpolen (s. Abb. 18.9).

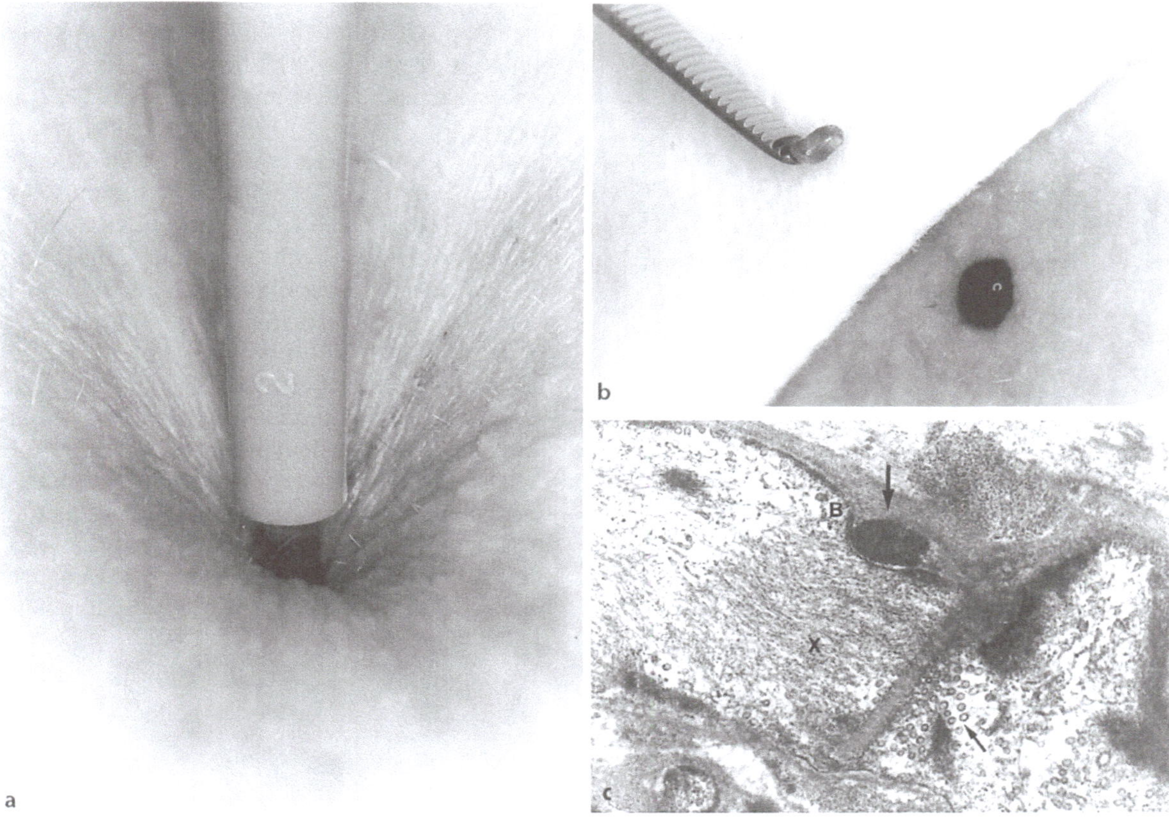

Abb. 18.8 a–c. Derzeitige Individualdiagnostik der Krankheit CADASIL. **a** Mit einer Hautstanze wird an der Bauchhaut oder an der Ellbogenrückseite nach lokaler Anästhesie ein Hautzylinder bis zum subkutanen Fettgewebe gestanzt und **b** mit einer Pinzette entnommen. **c** Typische granuläre osmiophile Ablagerungen bei CADASIL in der Hautbiopsie. Man erkennt 2 glatte Muskelzellen aus der Gefäßwand einer Hautarteriole der Subkutis mit zytoplasmatischen Filamenten (x) und Pinozytosebläschen (*kleiner Pfeil*). In der umgebenden Basalmembran (B) liegt eine typische granuläre osmiophile Ablagerung (*großer Pfeil*; 20600fach). (Gleicher Krankheitsfall wie in Abb. 18.9; mit freundlicher Genehmigung von Herrn PD Dr. M. Bergmann, Bremen)

Die Erkrankung manifestiert sich auch an den kleinen Arterien anderer Körperorgane, z.B. in den Vasa nervorum der peripheren Nerven [87], den Arteriolen der Muskulatur, der Haut, im Darm, in der Leber, in der Niere und im Herzmuskel. Die Gefäße der Subkutis sind durch eine Hautbiopsie einer histologischen und elektronenmikroskopischen Untersuchung leicht zugänglich [8]. Aus diesem Grunde führen wir bei klinischem Verdacht auf das Vorliegen von CADASIL grundsätzlich eine *diagnostische Hautbiopsie* in Form einer Stanze an der Rückseite des unteren Oberarmes durch (s. Abb. 18.8). Für eine zukünftige Therapie ist in diesem Zusammenhang bedeutsam, dass auch völlig asymptomatische Patienten ohne Veränderungen im MRT des Gehirns oder oligosymptomatische Patienten mit Migräne diese Gefäßveränderungen bereits aufweisen und damit *präklinisch* diagnostiziert werden können.

Kürzlich konnte in den Liquores von 3 CADASIL-Patienten mit einer *Notch3*-Gen-Mutation im Vergleich zu Kontrollen ein Komplementfaktor B in der zweidimensionalen Elektrophorese identifiziert werden, der möglicherweise als diagnostischer Marker fungieren und Aufschluss über einen Teil der Pathogenese der Erkrankung geben könnte [100].

Das ätiologisch relevante *Notch3*-Gen wurde zwar inzwischen sequenziert, eine *molekulargenetische Individualdiagnostik* ist jedoch noch extrem aufwendig, weil das Gen sehr groß ist und die Krankheit fast ausschließlich durch Punktmutationen entsteht [52]. Allerdings konzentrieren sich ca. 85% aller bisher entdeckten Punktmutationen auf das 3. und 4. Exon, dessen

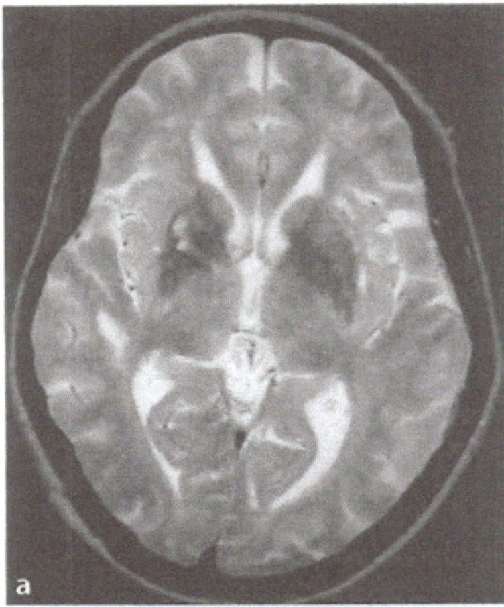
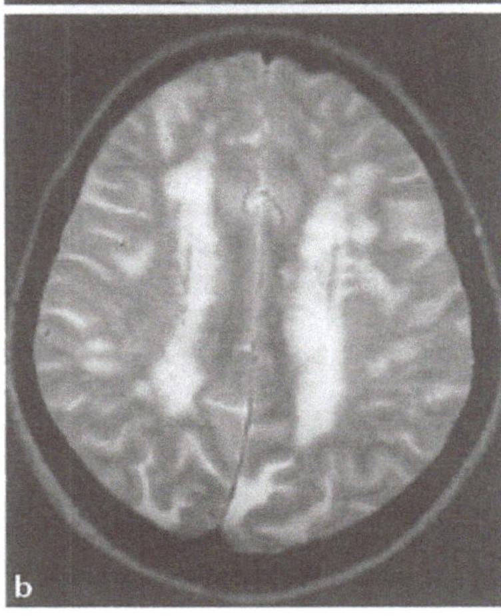

Abb. 18.9 a, b. Kernspintomogramm einer 57jährigen Patientin mit CADASIL. Die Symptomatik bestand in einer Affektstörung, kognitiver Leistungsminderung und 2 ischämischen Insulten mit guter Rückbildung. **a** Im rechten Linsenkern und in der linken Capsula externa erkennt man mehrere feinfleckige, hyperintense Zonen, die ischämischen Läsionen entsprechen. **b** Im Schnitt oberhalb der Cella media erkennt man multiple hyperintense Signale in verschiedenen Markstrahlen beidseits und im Centrum semi ovale, wo die Läsionen konfluieren. Vom makroskopischen Aspekt aus kann die Krankheit nicht gegenüber einer subkortikalen arteriosklerotischen Enzephalopathie abgegrenzt werden. (Gleiche Patientin wie in Abb. 18.8)

detaillierte isolierte Sequenzierung in einem neurogenetisch versierten Labor auch im Einzelfall vertretbar erscheint (s. X in Abb. 18.7).

18.4.4 Behandlung und Prognose

Eine spezifische Therapie ist nicht bekannt. Die Krankheit verläuft sehr langsam und progredient, sodass die Lebenserwartung nicht oder nur leicht reduziert ist. Viele genetisch betroffene Familienmitglieder bleiben klinisch asymptomatisch, und die Krankheit kann sich dann phänotypisch lediglich subklinisch in mikroangiopathie-typischen Gehirnveränderungen in der zerebralen Bildgebung mittels MRT-T2 äußern [23].

Obwohl spezifische vaskuläre Risikofaktoren für die Krankheit CADASIL nicht bekannt sind, besteht eine wahrscheinlich präventive Maßnahme darin, die doch recht jungen und möglicherweise durch die Grundkrankheit in ihrer kritischen Selbsteinschätzung beeinträchtigten Patienten von der Notwendigkeit zu überzeugen, die gängigen vaskulären Risikofaktoren als zusätzliche Krankheitsverschlimmerer strikt auszuschalten. Dies bedeutet absoluter Verzicht auf Rauchen, vorsorglicher Verzicht auf Kontrazeptiva, gefäßgesunde, fettarme, vegetarisch betonte Ernährung, strikte Behandlung eines etwaigen Bluthochdrucks nach den neuesten WHO-Richtlinien [108] und die strenge Einstellung eines Diabetes mellitus.

18.5 Non-CADASIL

Als Non-CADASIL werden hereditäre, nichtamyloidogene, zerebrale Mikroangiopathien mit normalem *Notch3*-Gen bezeichnet. Diese vermutlich genetisch und phänotypisch heterogene Gruppe wird hier mit der Kurzformel „Non-CADASIL" zusammengefasst.

In den drei von Estes et al. beschriebenen, *nichtfamiliären Einzelfällen* hätte der klinische Phänotyp wegen der Kopfschmerzen und des langsam progredienten Verlaufs mit vaskulärer Demenz und Pseudobulbärparalyse bei gleichzeitig fehlender Hypertonie und dem frühen Manifestationsalter gut zum CADASIL-Syndrom gepasst [26].

Fukutake und Hirayama berichteten in einer *japanischen Sippe* über ein autosomal-rezessiv vererbtes Syndrom, durch das junge Männer und Frauen an einer Demenz und an einer Leukenzephalopathie erkrankten, ohne dass bei ihnen eine arterielle Hypertonie oder andere vaskuläre Risikofaktoren vorlagen [36]. Gleichzeitig kam es zum Auftreten einer Alopezie und einer Lumbago. Der Hintergrund der Erkrankung ist unbekannt. Die Krankheit manifestierte sich im Alter von 25–30 Jahren. Pathologisch-anatomisch kam es zu CADASIL-artigen Läsionen der Basalganglien und der weißen Substanz mit lakunären Infarkten und ischämischer Leukenzephalopathie auf der Grundlage einer zerebralen Mikroangiopathie, die durch fibröse Intimaproliferation, Hyalinose und Aufsplitterung der Lamina elastica interna gekennzeichnet war.

Unter verschiedenen Bezeichnungen wurden *weitere hereditäre zerebrale Mikroangiopathien* mit CADASIL-artigen Hirnläsionen beschrieben, die nicht durch Mutation des *Notch3*-Gens verursacht waren [1]. Im Gegensatz zu CADASIL betrafen die lichtmikroskopischen Veränderungen sowohl die Arteriolen als auch die Venolen und Kapillaren, und das Endothel war intakt und zeigte eine normale Basalmembran. In der Lamina media waren membranöse Körperchen nachweisbar, die als sekundäre Lysosomen interpretiert wurden, und die sich mit keinem gängigen Farbstoff speziell anfärben ließen, einschließlich dem Perjodsäure-Schiff (PAS)-Reagenz. Die genannten Körperchen fanden sich im Zytoplasma von Zellen, die z.T. an der Außenseite der Basalmembran angeheftet waren, d.h. es könnte sich hier um kranke Perizyten oder Makrophagen handeln. Elektronenmikroskopisch stellten sich die Körperchen als multiple, große, komplexe Lysosomen heraus, zusätzlich waren Fetttropfen im Zytoplasma der Zellen. Gleichzeitig fand sich in der Umgebung dieser Zellen eine Vermehrung des Kollagens und elektronendichten, granulären Materials (sog. „disorganized medial layer“ [1]. Glatte Muskelzellen fehlten vollständig. Die genannten Veränderungen konnten eindeutig von einer Vaskulitis, Atherosklerose, Lipohyalinose, fibrinoiden Nekrose oder Amyloidose abgegrenzt werden.

St. Clair et al. beschrieben eine *schottische Sippe* mit familiärer, chronisch-vaskulärer Enzephalopathie, die von der subkortikalen arteriosklerotischen Enzephalopathie abgegrenzt werden konnte [94]. Die Krankheit hatte mit CADASIL das relativ junge Manifestationsalter, den normalen Blutdruck und den Mendel-Vererbungsgang gemeinsam, ebenso die Verlaufsdynamik und die phänotypischen Charakteristika während des jahrzehntelangen Krankheitsverlaufs. Nicht unterscheidbar waren auch die Manifestationen der Mikroangiopathie am Gehirn in den Schnittbildern der Kernspintomographie. MR-tomographisch liess sich die Krankheit nicht von der CADASIL abgrenzen. Die Gefäßveränderungen waren lichtmikroskopisch durch eine nicht-kongophile Hyalinisierung charakterisiert. Die Hautbiopsie zeigte allerdings damals *nicht* die für CADASIL typischen, granulären, osmiophilen Partikel. In einer persönlichen Mitteilung (4. Februar 2000) berichtete Dr. David St. Clair, dass diese Familie später eindeutig als CADASIL identifiziert werden musste und eine Punktmutation im *Notch3*-Gen aufweist.

18.6 Zerebrale Amyloidangiopathien

Die hier gewählte Mehrzahl des Begriffs „Amyloidangiopathie“ soll zum Ausdruck bringen, dass es sich um eine ätiologisch heterogene Gruppe von Gefäßkrankheiten handelt, die charakteristische, histologische Gefäßwandveränderungen, nämlich die kongophilen Ablagerungen in der Gefäßwand (Amyloidose), phänomenologisch gemeinsam haben. Die Erkrankungen verursachen überwiegend Hirnblutungen, insbesondere rezidivierende Lappenblutungen wechselnder Lokalisation, können aber auch ischämische Insulte und eine Leukenzephalopathie mit kognitiven Einschränkungen verursachen [41]. Wahrscheinlich beruhen etwa ein Drittel aller Lappenblutungen im Alter über 70 Jahren auf einer zerebralen Amyloidangiopathie. Die Prävalenz einer ausgeprägten zerebralen Amyloidangiopathie in Autopsien beträgt jenseits des 70. Lebensjahrs etwa 8% und steigt mit zunehmendem Alter exponentiell an [43]. Etwa 25% der Alzheimer-Patienten zeigen postmortal ebenfalls eine Amyloidangiopathie [24]. Die lichtmikroskopischen Charakteristika erscheinen wegen der besonderen, übereinstimmenden Struktur der Amyloidproteine identisch, die biochemische Zusammensetzung des Amyloids ist aber bei den einzelnen Amyloidangiopathien unterschiedlich.

18.6.1 Pathoanatomie, Ätiopathogenese und Klinik

Histologisch finden sich fleckförmige oder segmentale kongophile Ablagerungen in der Lamina media der kortikalen und leptomeningealen Arterien, die sich mit Kongorot lachsfarben darstellen und im polarisierten Licht grünlich erscheinen. Die Amyloidablagerungen lassen sich auch durch die Immunoperoxidase-Färbung von Beta-Amyloid darstellen. Schließlich wird die

Lamina media vollständig durch Amyloidablagerungen ersetzt und das Amyloid kann die Gefäßstruktur derart zerstören, dass ein „Gefäß-im-Gefäß"-Phänomen entsteht [42]. Diese Veränderungen führen schließlich über Brüche in der Gefäßwand („cracking") zur Gefäßruptur und Blutung. Allerdings sind die genannten Veränderungen nicht ganz spezifisch für eine Amyloidangiopathie, weil geringe Amyloidablagerungen auch bei Gesunden im Senium vorkommen. Abhängig vom Schweregrad der Amyloidangiopathie und vom Alter des Patienten variieren die diagnostische Sensitivität und Spezifität der leptomeningokortikalen Hirnbiopsie von 46–100% (Sensitivität) und von 77–100% (Spezifität) im Vergleich zur kompletten pathoanatomischen Aufarbeitung des Gehirns [42]. Der Nachweis fibrinoider Gefäßwandnekrosen zeigt ein sehr hohes Blutungsrisiko an. Die Blutungen bevorzugen keinen speziellen Hirnlappen.

Die Mehrzahl der Erkrankungen ist sporadisch, ein kleinerer Teil wird autosomal-dominant vererbt. Bisher sind zwei grundsätzlich verschiedene Genaberrationen als Ursache der erblichen Form bekannt, und zwar Mutationen des Beta-Amyloid-Precursorprotein-Gens [48, 57], die auch als „niederländischer Typ" der Erkrankung („dutch type") bezeichnet wird und Mutationen im Gen des Cystatins, eines Proteaseinhibitors [40, 73] die den sog. „isländischen Typ" („island type") hervorrufen. Da die meisten Fälle sporadisch sind, ist die genetische Diagnostik in der Praxis wenig hilfreich.

Als genetischer Risikofaktor hat sich ein bestimmter Apolipoprotein E-Genotyp herausgestellt, nämlich das APO-E-Epsilon-4- und -Epsilon-2-Allel. Dabei begünstigt Epsilon 4 das Auftreten einer zerebralen Amyloidangiopathie, während Epsilon 2 eher protektiv wird. Im Einzelfall ist dieser Marker aber nicht hilfreich, er kann jedoch wichtige Einblicke in die Pathophysiologie der Erkrankung geben [43, 69]. Die Ursache der sporadischen Form der zerebralen Amyloidangiopathie ist unbekannt.

Die Progredienz der Erkrankung ist weniger durch Befall von immer mehr Gefäßen charakterisiert als durch immer stärkeren Befall der bereits erkrankten Gefäße. Das A-Beta-Protein, eine 39–43 Aminosäuren lange Komponente des Amyloids, wirkt auf glatte Muskelzellen der Gefäßwand offensichtlich toxisch. Es gibt Hinweise, dass dadurch eine Immunantwort in der Gefäßwand induziert wird, die schließlich die Ruptur begünstigt.

18.6.2 Klinisches Bild

Das Leitsymptom der Erkrankung sind Hirnblutungen, die charakteristischerweise nicht in die Stammganglien, sondern wegen des diffusen Befalls kortikaler und leptomeningealer Arterien und Venen kortexnahe in die verschiedenen Hirnlappen erfolgen. Entsprechend vielgestaltig sind die neurologischen Reiz- und Ausfallssymptome, wie Vigilanzstörungen, zentrale sensomotorische Mono- und Hemiparesen, visuelle Halluzinationen, alle Varianten fokaler epileptischer Anfälle mit sensiblem oder motorischem „march of convulsion" und Verwirrtheitszustände. Die Blutungen lassen eine Neigung zum Rezidiv an anderer Stelle erkennen (Abb. 18.10). Seltener kommt es durch die Verlegung der Gefäßlumina der schwer betroffenen Arterien zu ischämischen Symptomen, die dann überwiegend leichten Schweregrades und von kurzer Dauer sind. Das pathoanatomische Korrelat sind kleine kortikale Infarkte. Über die Jahre hinweg entwickelt sich durch die rezidivierenden Blutungen und die Akkumulation kortikaler Infarkte eine fortschreitende kortikale Leistungseinbuße, die keine (!) Korrelation zu der oft ebenfalls nachweisbaren ischämischen Leukenzephalopathie erkennen lässt [41].

18.6.3 Zusatzdiagnostik

Die klinische Diagnose wird bei den sporadischen Erkrankungen verdachtsweise aufgrund des Alters (in der Regel über 70 Jahre), bei den hereditären Formen anhand der Familienanamnese (hier auch Erkrankungsalter unter 50 Jahren möglich) und anhand der rezidivierenden Lappenblutungen gestellt. Letztere werden in der Regel im Computertomogramm des Kopfes nachgewiesen. Inzwischen hat sich das Gradientenechokernspintomogramm als diagnostisch besonders leistungsstark herausgestellt, weil damit Blutungen auch nach langer Zeit noch anhand der eisenhaltigen Blutabbauprodukte im Hirngewebe nachweisbar sind, die im CT nicht mehr sichtbar sein müssen. Das ist etwa in 50–75% der Patienten der Fall. Die Kernspintomographie ist auch zur Verlaufsuntersuchung und zur Erfassung der Krankheitsprogression bestens geeignet, weil selbst asymptomatische oder oligosymptomatische, kleine, rindennahe Blutungen retrospektiv nachgewiesen werden können [43].

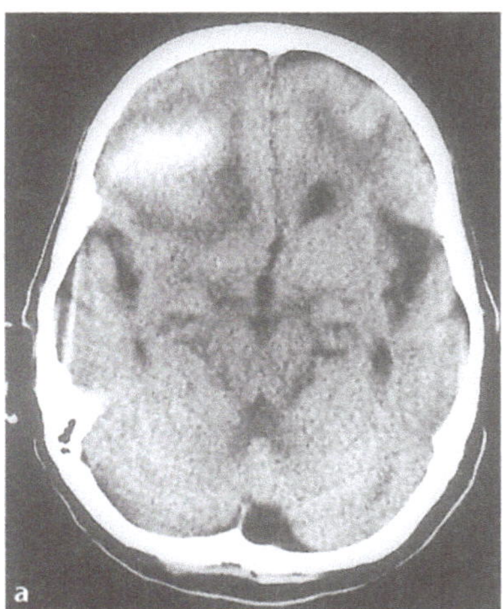

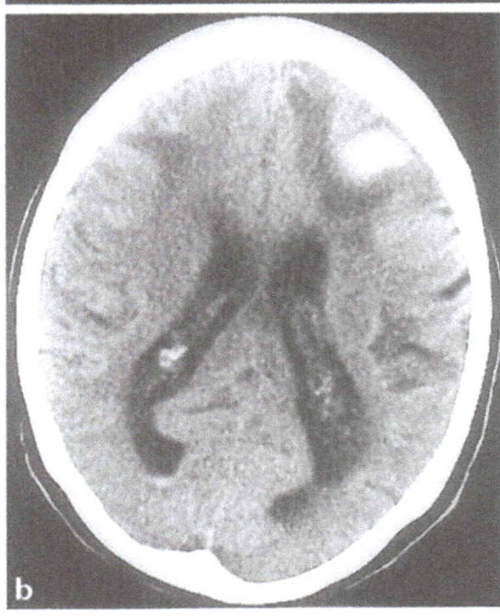

Abb. 18.10 a, b. Rezidivierende Lappenblutungen infolge einer zerebralen Amyloidangiopathie. **a** Im Schnitt durch das Mittelhirn erkennt man im rechten Frontallappen eine großflächige Blutung, die sich in Resorption befindet. Eine etwas ältere Blutung erkennt man auch links frontolateral. **b** Im Schnitt durch die Cella media erkennt man links frontolateral eine Lappenblutung mit perifokalem Ödem. Insgesamt erlitt die 77jährige Patientin im Verlauf von 2 Jahren 7 Lappenblutungen, die von fokalen epileptischen Anfällen und einzelnen Grands maux sowie mehrfachem Status epilepticus begleitet waren. Nach intensivmedizinischer Behandlung konnte die Patientin in einem kommunikationsfähigen, jedoch abhängigen Zustand in eine Pflegeeinrichtung verlegt werden

Die *zerebrale Katheterangiographie* ist selbst mit Vergrößerungstechniken diagnostisch nicht hilfreich, außer in den wenigen Fällen, in denen die Amyloidangiopathie gleichzeitig mit einer isolierten granulomatösen Angiitis des NS assoziiert ist [35].

In den betroffenen Sippen wird man die Familienmitglieder bei Bedarf auf die bereits bekannten *Mutationen* gezielt untersuchen. Die Genotypisierung der *Apolipoprotein E-Allele* kann im Einzelfall den Verdacht einer zerebralen Amyloidangiopathie unterstützen.

Ansonsten bleibt die definitive Sicherung der Diagnose der *Hirnbiopsie* oder der *Autopsie* überlassen. Werden zerebrale Hämatome neurochirurgisch evakuiert, bietet es sich an, in dem abgesaugten, perifokalen Hirngewebe die Amyloidangiopathie nachzuweisen, ansonsten kann man intravital die Diagnose nur durch eine offene Blockbiopsie (d.h. Hirnrinde einschließlich Leptomeninx) erzwingen.

18.6.4 Behandlung und Prognose

Die Akutversorgung ist identisch mit der Behandlung jeglicher intrazerebraler Blutungen (s. Abschn. 13.7). Interessanterweise ist das intraoperative Blutungsrisiko nicht größer als bei anderen Massenblutungen [54]. Etwa ein Drittel der Patienten mit Lappenblutungen erholt sich gut und kann selbständig leben, andererseits ist die Letalität aber hoch und kann bis zu 50% betragen.

Wegen des hohen Blutungsrisikos sind Antikoagulanzien und Thrombozytenaggregationshemmer kontraindiziert. Insofern kann die Sicherung der Diagnose im Einzelfall von erheblicher therapeutischer Relevanz sein.

In transgenen Mäusen konnte durch Beseitigung des Gens für das Apolipoprotein E die Einlagerung des Amyloids in die Gefäßwände verhindert werden [6]. Auch können vasoaktive Zytokine die Einlagerung des Amyloids beeinflussen. Hieraus könnten sich Ansätze für neue experimentelle Therapien ergeben.

18.7 MELAS-Syndrom (Mitochondrial Myopathy, Encephalopathy, Lactic Acidosis and Stroke-Like Episodes [75])

Dieses Akronym beschreibt ein Syndrom mit episodischem Erbrechen, epileptischen Anfällen und rezidivierenden zerebralen Insulten, die zu Hemiparese, Hemianopsie oder kortikaler Blindheit führen. Die Krankheit beruht auf einer Mutation der mitochondrialen (mt-)DNA, sie gehört somit zu den *mitochondrialen Enzephalomyopathien*.

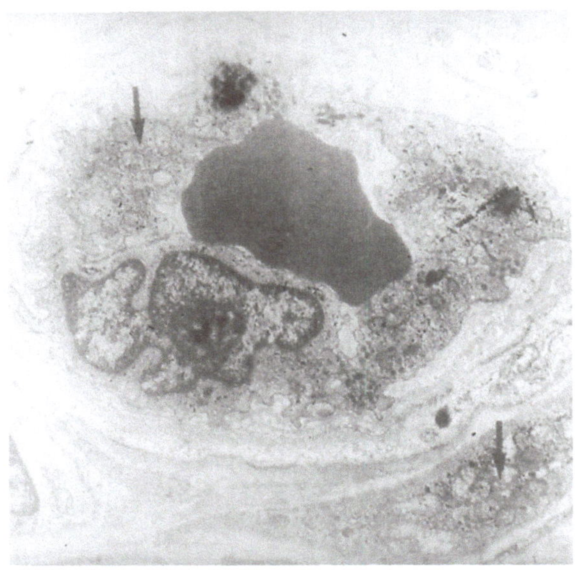

Abb. 18.11. Mitochondriale Enzephalomyopathie (phänotypisch: progressive externe Ophthalmoplegie; genotypisch: mt-DNA-Deletion). Man erkennt eine Kapillare aus dem Endoneurium des bioptisch entnommenen N. suralis. Sowohl in den Perizyten (*Pfeil rechts unten*) wie auch in den Endothelzellen (*Pfeil links oben*) erkennt man eine stark vergrößerte Zahl von Mitochondrien mit abnorm großem Volumen. Dadurch ist die Endothelzelle derart verdickt, daß sie das Lumen nahezu verlegt. Die dunkle Zone in der Mitte ist ein Erythrozyt. (Aus [66])

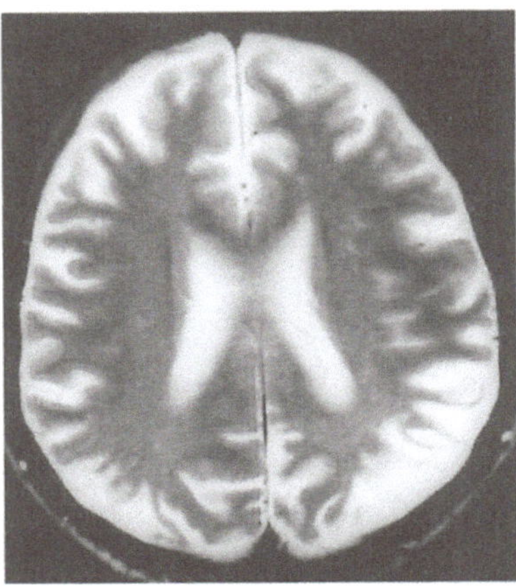

Abb. 18.12. Kernspintomogramm eines 42jährigen Mannes mit Sehstörungen durch Gesichtsfelddefekte. Beiderseits okzipitoparietal, linksbetont, erkennt man eine Hyperintensität der Rinde und des darunterliegenden Marklagers aufgrund der ischämischen Gewebeschädigung. Die Läsion hält sich nicht an die arteriellen Territorien. Patient zeigte das klassische MELAS-Syndrom

18.7.1 Ätiopathogenese

Am häufigsten tritt die mt-DNA-Mutation in der Nukleotidposition A3243G auf [55]. Es wurden auch noch andere Mutationen im mt-RNA-*leu(UUR)*-Gen in der gleichen Region beschrieben mit z.T. ähnlichem, z.T. abweichendem klinischem Phänotyp [39].

Durch die Erkrankung kommt es zur Hypertrophie der endothelialen Mitochondrien, daraus resultierend zu einer Schwellung der Endothelzellen in den Arteriolen und Kapillaren, die wie geblähte Wasserkissen das Lumen der kleinen Gefäße verlegen (Abb. 18.11). Der Schwellungszustand dieser Zellen hängt von der metabolischen Belastung ab (z.B. von massiver Kohlenhydrataufnahme, epileptischen Anfällen, aber auch gastrointestinalen Infekten mit Hungern). Der genetische Befall der Endothelien kann wegen des maternalen, d.h. extrachromosomalen Erbgangs in den einzelnen Hirnarealen stark schwanken. Dadurch entstehen letzlich ischämische Areale, die sich nicht an die Territorien einzelner großer Arterien halten. Die ischämischen Hirnläsionen liegen überwiegend im Kortex und erstrecken sich von dort landkartenartig in die weiße Substanz, sie können zu einem akuten kortikalen Ödem oder auch zum definitiven Infarkt führen (Abb. 18.12). Die parietookzipitalen Hirnabschnitte sind bevorzugt betroffen.

18.7.2 Klinisches Bild

Das Akronym MELAS (s.o.) gibt bereits die Leitsymptome wieder. Die klinische Ausprägung ist jedoch sehr variabel, da bei den Krankheiten der Mitochondrien die Klinik stark davon bestimmt wird, welche Organe und Organabschnitte besonders viel mutierte mitochondriale DNA enthalten (Segregation der Mitochondrien in der Keimbahn). Die Krankheit manifestiert sich in jungen Jahren, z.T. in der frühen Kindheit, meist aber bei jungen Erwachsenen. Die neurologischen Beschwerden und Defizite stehen meistens im Vordergrund. Typische Symptome sind Migräne mit Aura, rezidivierende Insulte, die sich bevorzugt in den Okzipitallappen manifestieren (Hemianopsie, kortikale Blindheit), fokale epileptische Anfälle und eine Myopathie. Darüber hinaus manifestiert sich die Krankheit am Nervensystem auch durch eine Innenohrschwerhörigkeit bis zur Ertaubung, eine retinale Pigmentdegeneration und gelegentlich einen hypothalamischen Hypogonadismus [68]. Es muss aber auch gezielt nach Begleitkrankheiten anderer Organe wie Diabetes mellitus Typ II, Kardiomyopathie, Nierenversagen und Minderwuchs gefahndet werden. Die Heteroplasmie des Gendefekts erklärt die Variabilität des Phänotyps.

18.7.3 Zusatzdiagnostik

Die ischämischen Hirnläsionen sind am besten im MRT des Kopfes erkennbar (s. Abb. 18.12). Hilfreich ist der Nachweis erhöhten *Laktats* und *Pyruvats* im Serum nach muskulärer Belastung [109]. Der nächste Schritt sollte eine *Muskelbiopsie* sein. In der Gomori-Trichrom-Färbung finden sich dort im Querschnitt charakteristische rote Aussparungen in den Zentren der Myozyten, die pathologisch veränderten Mitochondrien entsprechen (sog. „ragged red fibers"). Sie sind für Erkrankungen der Mitochondrien charakteristisch, jedoch nicht spezifisch.

In den positiven Fällen ist es sinnvoll, gezielt mittels *Polymerasekettenreaktion* (*PCR*) nach der A3142G-Mutation zu fahnden. Der Nachweis der Mutation ist an der mt-DNA der Lymphozyten möglich, der Prozentsatz mutierter Mitochondrien liegt im Muskel jedoch höher, sodass die DNA-Analyse hier diagnostisch ergiebiger ist.

18.7.4 Behandlung und Prognose

Wegen der Heteroplasmie der genetischen Veränderungen und wegen der nicht exakt bekannten Pathogenese ist eine Verlaufsbeurteilung sehr schwierig [17]. Bisher gibt es keine sicher wirksame Prävention und keine effektive Therapie. Exzessive Kohlenhydrataufnahmen müssen strikt vermieden werden, Epilepsie ist konsequent zu behandeln. Eine Karnitin-Substitution sollte v.a. bei Patienten mit epileptischen Anfällen und bei denen mit sekundärem Karnitin-Mangel versucht werden. Heute wird bei fast allen Patienten ein Therapieversuch durch Ubichinon(Coenzym-Q)-Substitution versucht, die gelegentlich die klinische Symptomatik zurückdrängen und die Progression stoppen kann. Positive Erfahrungen wurden auch mit Idebenon (Freie-Radikale-Fänger), Riboflavin und Askorbinsäure gemacht [16].

18.8 Retinozerebrale Vaskulopathien

Es handelt sich um eine ätiologisch und pathogenetisch heterogene Gruppe von Mikroangiopathien, die sowohl eine zerebrale als auch eine retinale Krankheitsmanifestation aufweisen. Darüber hinaus kann als weitere neurologische Struktur das Innenohr betroffen sein. Die Erkrankungen sind z.T. hereditär, z.T sporadisch. Pathoanatomisch zeigen sich bei einigen dieser Krankheiten entzündliche, bei anderen degenerative Veränderungen der kleinen Arterien.

18.8.1 Susac-Syndrom (Microangiopathy with Retinopathy, Encephalopathy, and Deafness [63], Syndrome of arterial-occlusive retinopathy and encephalopathy [97])

18.8.1.1 Pathoanatomie und Ätiopathogenese

Die Ätiologie der Erkrankung ist unbekannt. Es wird eine vasospastische oder entzündliche Erkrankung der Arteriolen vermutet [97]. Zwei der bisher beschriebenen Patientinnen hatten in der Zeit vor dem Auftreten der Erkrankung monatelang den Appetitzügler *Fenfluramin* eingenommen. Pathoanatomisch und funduskopisch ist die Retinopathie durch multiple distale Verschlüsse der Netzhautarterien mit fleckförmigen Netzhautinfarkten und resultierenden Skotomen im Gesichtsfeld gekennzeichnet. Die Netzhautarterien sind segmental verengt, die Venolen und Venen sind intakt. Wahrscheinlich handelt es sich um eine Arteriitis, häufig begleitet von periarteriellen Einscheidungen durch Exsudate, einer Uveitis sowie einer Infiltration des Glaskörpers. Es kann auch zu retinalen Blutungen, zur Netzhautablösung und Neovaskularisation kommen. In typischen Fällen tritt außerdem eine Innenohrschwerhörigkeit im mittleren und unteren Frequenzbereich, oft verbunden mit Tinnitus, hinzu, die vermutlich auf einer vaskulären Schädigung der Kochlea oder des N. cochlearis beruht. Bisher gibt es hierzu keine histologischen Befunde.

Inzwischen wurden etwa 30 Fälle beschrieben, fast ausschließlich Frauen, ganz vereinzelt auch Männer [107]. Die bisher untersuchten Hirnbiopsien zeigten Mikroinfarkte der grauen und weißen Substanz mit unspezifischen Veränderungen in den kleinen pialen Arterien und ihren kortikalen Ästen [67, 96], insbesondere eine Wandsklerose der Lamina media und Adventitia der kleinen kortikalen Arteriolen [47].

18.8.1.2 Klinisches Bild

Charakteristisch ist die Kombination von Innenohrschwerhörigkeit, die zeitlich versetzt bilateral auftritt, mit rezidivierenden retinalen Infarkten und enzephalopathischen Symptomen. Fundoskopisch zeigen sich landkartenartige Infarkte der Retina, sehr stark verengte retinale Arterien und Abbrüche kleiner Äste (Abb. 18.13a). Zusätzlich kann es zu einer Enzephalopathie mit Verwirrtheitszuständen, Affektstörungen, akuter Psychose, mnestischen Störungen, Myoklonien und generalisierten Krampfanfällen kommen. Darüber hinaus können auch zahlreiche andere neurologische Fokalsymptome, z. B. Dysarthrie und Ataxie durch pontine Infarkte und Läsionen des Brachium pontis [88, 97], Nystagmus und Hirnnervenparesen sowie Rückenmarkssyndrome als Zeichen spinaler Läsionen beobachtet werden [67, 97]. Auch flüchtige Insulte, häufig verbunden mit migräneartigen Kopfschmerzen, sind möglich.

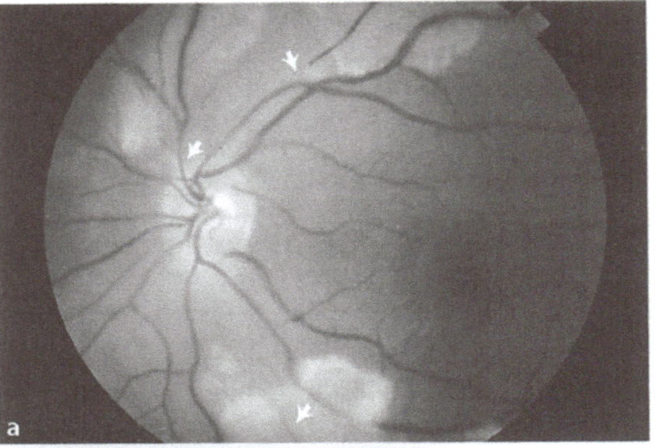

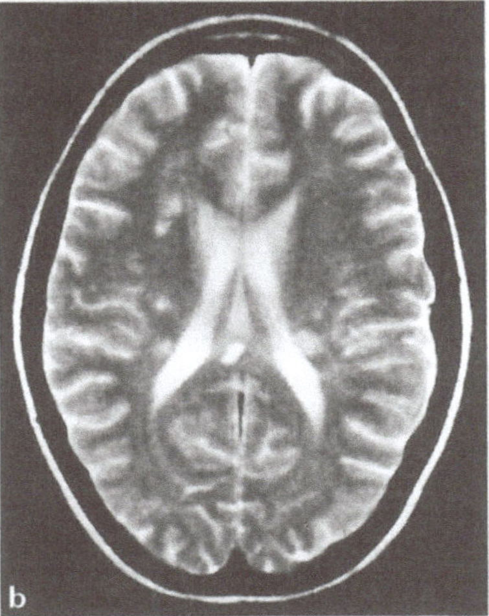

Abb. 18.13 a, b. Susac-Syndrom. **a** Landkartenartige Infarkte der Retina in der Fundoskopie (Pfeilkopf: Verschlüsse retinaler Gefäße mit angrenzenden hellen Infarktarealen). **b** Im Kernspintomogramm der 29jährigen Frau mit progredientem, bilateralem Hörverlust und Skotomen erkennt man im T2-gewichteten Bild multiple, fleckförmige, hyperintense Läsionen im periventrikulären Marklager und im hinteren Balken. (Nach [107] mit freundlicher Überlassung von Frau PD Dr. Brigitte Wildemann, Heidelberg)

18.8.1.3 Zusatzdiagnostik

In der *retinalen Fluoreszenzangiographie* finden sich zahlreiche Engstellungen bis zu hochgradigen Stenosierungen der retinalen Arterien sowie distale Gefäßabbrüche und Kontrastmittelaustritte (s. Abb. 18.13a). Gelegentlich zeigen sich fundoskopisch auch Cotton-wool-Exsudate und eine leichte Optikusatrophie, ohne dass jedoch die Sehstärke abnimmt.

Die *Rheuma-Serologie* und andere Entzündungsparameter sowie die Untersuchungen hinsichtlich Thrombophilie sind meistens völlig normal.

Patienten mit Enzephalopathie können im *EEG* eine Verlangsamung und Allgemeinveränderungen zeigen.

Einen wichtigen Beitrag leistet auch das *MRT* in den T2-gewichteten Bildern. Man findet kleine, umschriebene Läsionen in der weißen Substanz des Marklagers und in den Basalganglien, die sich im Akutstadium mit Gadolinium anfärben (Abb. 18.13b). Der Befund ist unspezifisch.

In der *Audiometrie* werden die Hörstörungen objektiviert, nicht nur zur Diagnosestellung, sondern auch als Erfolgsparameter der Behandlung.

Der *lumbale Liquor* kann eine leichte Pleozytose und leichte bis mäßige Eiweißerhöhung aufweisen.

18.8.1.4 Behandlung und Prognose

Die Krankheit heilt in der Regel in 1–2 Jahren aus, allerdings häufig mit leichten residualen Defekten. Die Hälfte der Frauen kehrt wieder zu einem völlig normalen Lebensstil zurück [97]. Die Kombination aus Nimodipin und Acetylsalicylsäure hat sich in Einzelbeobachtungen als prompt und sehr nachhaltig wirksam erwiesen [97, 107]. Sollte die Krankheit unter dieser Behandlung therapieresistent sein, kann als ultima ratio Cyclophosphamid verabreicht werden. Die therapeutische Wirkung von Kortison ist zweifelhaft, es gibt sogar Hinweise, dass es die Erkrankung akut verschlimmert, auch wenn es in den üblichen Dosen gegeben wird (Literaturübersicht bei [97]).

18.8.2 Weitere retinozerebrale Syndrome

Terwind et al. berichteten von einer sehr *großen niederländischen Familie* mit einer hereditären, autosomal-dominant vererbten Mikroangiopathie, die mit Retinopathie, Migräne und einem Raynaud-Phänomen einherging („autosomal-dominant vascular retinopathy, migraine and Raynaud's phenomenon") [97a]. Die Erkrankung geht mit Cotton-wool-Exsudaten der retinalen Gefäße, Mikroaneurysmen, Verschlüssen der kleinen Arteriolen und Venolen der Retina einher, auch Netzhautblutungen können auftreten. Stark befallene Individuen der betroffenen Sippe zeigten auch Verschlüsse der großen Retinaarterien und avaskuläre Zonen in der Peripherie. Schließlich entwickelt sich eine proliferative Retinopathie mit Revaskularisation und Glaskörpereinblutungen. Pathogenetisch sind möglicherweise bisher noch nicht identifizierte Neuropeptide als Mediatoren der Erkrankung wirksam.

Das von Jen et al. beschriebene Syndrom *HERNS* („hereditary endotheliopathy with retinopathy, nephropathy, and stroke") wurde bisher lediglich in einer chinesisch-amerikanischen Familie beobachtet [50]. Es ist durch Makulaödem mit Gefäßabbrüchen der kleinsten Retinaarteriolen und durch mikroangiopathische Teleangiektasien in der Umgebung der Sehnervenpapille gekennzeichnet. Zusätzlich treten bei einzelnen Familienmitgliedern Proteinurie und Hämaturie hinzu. Sehstörungen, Nierenfunktionsstörungen und neurologische Defizite manifestieren sich im 3. Lebensjahrzehnt, letztere mit migräneartigen Kopfschmerzen, Dysarthrie, Hemiparese und neuropsychologischen Störungen. In der zerebralen Bildgebung finden sich subkortikale ischämische Läsionen mit umgebendem Ödem. Ultrastrukturell findet sich eine mehrfach geschichtete, aufgesplitterte Basalmembran der kleinen Arterien im Gehirn und in den anderen betroffenen Gewebeabschnitten.

18.8.3 Eales-Krankheit (retinale Perivaskulitis, Angiopathia retinae juvenilis)

Die Ursache der Erkrankung ist unbekannt. Es handelt sich offenbar um eine entzündliche Erkrankung kleiner Arterien und Arteriolen der Retina und des Gehirns. Eine ausgeprägte exsudative Einscheidung der betroffenen Arterien ist charakteristisch und weist auf den entzündlichen Charakter der Erkrankung hin. Gleichzeitig kommen zungenförmige Retinablutungen entlang der erkrankten Arterien vor. Begleitend finden sich Iridozyklitis, Uveitis, Makulaödem und retinale Neovaskularisation. Die Diagnose wird durch die Fundoskopie und per exclusionem unter Berücksichtigung der Differentialdiagnosen Kollagenose, Sarkoidose, Behçet-Krankheit, Diabetes mellitus, Sichelzellenanämie, multiple Sklerose und anderer granulomatöser entzündlicher Erkrankungen gestellt.

Die Erkrankung befällt überwiegend Männer im Alter von 20–30 Jahren. Leitsymptome sind Obskurationen, Schleiersehen, Abnahme der Sehschärfe und schließlich Blindheit. Die Krankheit verläuft über mehrere Jahre bis Jahrzehnte. Akute Visusverluste beruhen meist auf Glaskörperblutungen. Die Gesamtprognose ist günstig, nur in wenigen Fällen führt die Krankheit zur Erblindung.

Die Beteiligung des zentralen Nervensystems ist selten, und beruht wahrscheinlich auf einer diffusen Vaskulitis, die sich vorwiegend in den Venen des Hirnstamms, des Kleinhirns und des Rückenmarks abspielt. Klinisch finden sich flüchtige und bleibende Insulte, spinale Ausfallsyndrome (Paraparese) und auch Innenohrschwerhörigkeit. Oft treten Basalganglieninfarkte oder kortikale Infarkte bilateral auf. Im Liquor ist das Eiweiß erhöht, ferner zeigt sich eine lymphozytäre Pleozytose.

Eine wirksame Therapie ist nicht bekannt, die Patienten werden oft probatorisch mit Kortison behandelt.

18.9 Fabry-Krankheit (α-Galaktose-A-Mangel, Angiokeratoma corporis diffusum) [28]

Es handelt sich um eine X-chromosomale rezessive Krankheit, die zu einem lysosomalen Enzym-Mangel der α-Galaktosidase A führt. Die Krankheit manifestiert sich durch charakteristische Hauteffloreszenzen, durch schmerzhafte Akroparästhesien und durch eine ischämische Leukenzephalopathie. Die Inzidenz der Erkrankung beträgt 1:40000 und betrifft meist Kaukasier.

18.9.1 Pathoanatomie und Ätiopathogenese

Krankheitsursache sind verschiedene Mutationen auf dem langen Arm des X-Chromosoms im α-Galaktosidase-A-Gen. Das Enzym ist eine lysosomale Hydrolase, deren Ausfall zu einer Akkumulation neutraler Glykosphingolipide (Zeramid) in den Lysosomen des Gefäßendothels und der glatten Gefäßmuskulatur führt. Die Krankheit manifestiert sich im ganzen Körper, unter anderem in den perineuralen Zellen der peripheren Nerven, in den Spinalganglien, in Kernen des Hirnstamms, den Stammganglien und multifokal in den kleinen Hirnarterien.

18.9.2 Klinisches Bild

Die Krankheit kommt bei den männlichen hemizygoten Genträgern in der Kindheit oder Adoleszenz zum Ausbruch. Häufig treten zunächst heftige, tagelang anhaltende Schmerzen in den Fingern und Zehen, sog. Akroparästhesien [20] auf, man findet auch Angiokeratomata an der Haut, bestehend aus umschriebenen Anhäufungen dunkelroter bis blauroter Angiektasien, ferner Trübungen der brechenden Medien des Auges und - wegen des Befalls des vegetativen Nervensystems - eine Hypohidrose. Erst später treten zerebrale Infarkte sowie ischämische Herz- und Nierenkrankheiten hinzu. Die heterozygoten weiblichen Überträgerinnen bleiben meist asymptomatisch, außer dass sich eine Trübung der Linse und Kornea einstellen kann. Mit zunehmendem Alter manifestiert sich die Erkrankung stärker am Gefäßsystem durch eine mikrovaskuläre Niereninsuffizienz mit Proteinurie, durch ischämische Myokardsymptome aller Schweregrade und durch ischämische Insulte. Die ischämischen Symptome kommen dadurch zustande, dass sich die Zeramid-beladenen Endothelzellen der Arteriolen ballonartig aufblähen und dadurch das Lumen vollständig verlegen (Abb. 18.14). Krisenhafte Bauchschmerzen, Dyspnoe, Knochennekrosen und Wachstumsverzögerung kommen ebenfalls vor.

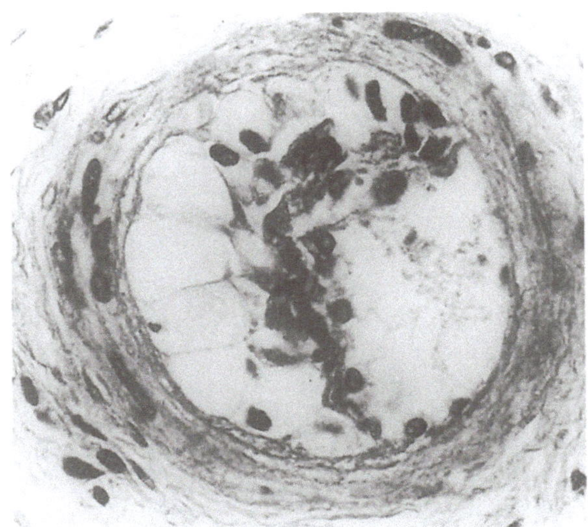

Abb. 18.14. Fabry-Krankheit (Angiokeratoma corporis diffusum). Mikroskopische Aufnahme einer Arteriole mit hypertrophierten, durch Fetteinlagerung geschwollenen Endothelzellen, die das Gefäßlumen vollständig verlegen (Hämatoxylin-Eosin-Färbung; 1000fach. (Aus [20])

18.9.3 Zusatzdiagnostik

Der *α-Galaktosidase-A-Mangel* kann im Plasma, in Leukozyten, in Fibroblasten oder in der Tränenflüssigkeit nachgewiesen werden. Eine Pränataldiagnostik in Zellen von Chorionzotten- oder Amniozytenkulturen ist ebenfalls möglich. Wegen der noch vorhandenen Enzymaktivitäten werden heterozygote Frauen verlässlicher durch die molekulargenetische Diagnostik mittels Restriktionsfragmentlängenpolymorphismus diagnostiziert. Das Gen ist vollständig bekannt.

In der *Kernspintomographie des Kopfes* finden sich typische Zeichen einer zerebralen Mikroangiopathie (Abb. 18.15), zuvor, oder auch durch den kernspintomographischen Befund getriggert, sollte eine sorgfältige Inspektion des gesamten Integumentes einschließlich der Geschlechtsteile (Abb. 18.16) und der sichtbaren

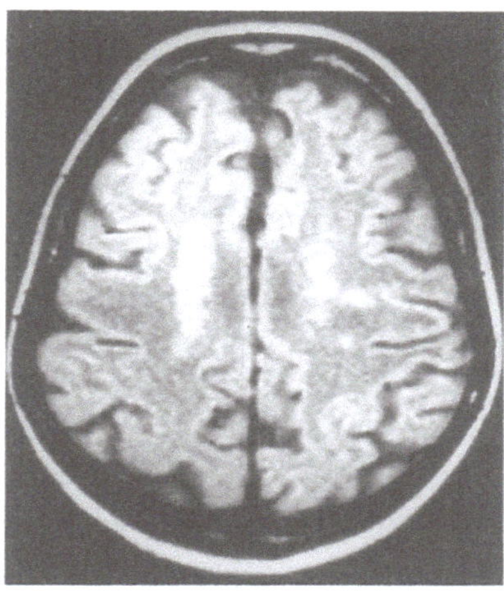

Abb. 18.15. Kernspintomogramm einer 66jährigen Frau mit Fabry-Krankheit (heterozygote Konduktorin). Im Schnitt durch das Marklager erkennt man beidseits multiple, überwiegend konfluierende, hyperintense Läsionen, wie sie für eine zerebrale Mikroangiopathie charakteristisch sind. Die Patientin hatte eine leichtgradige Insultsymptomatik mit rascher Rückbildung der Ausfälle erfahren. Die für Fabry-Krankheit typische Genaberration im α-Galaktosidase-A-Gen konnte mittels PCR nachgewiesen werden

Schleimhäute erfolgen, um die Angiokeratomata zu entdecken. Weitere diagnostische Maßnahmen beziehen sich auf die übrigen Organmanifestationen.

18.9.4 Behandlung und Prognose

Die krisenhaften Akroparästhesien können durch gängige Antiepileptika (Diphenylhydantoin, Carbamazepin), getrennt oder in Kombination, gut beherrscht werden.

Die Niereninsuffizienz führt häufig zur Hämodialysepflichtigkeit. Eine Nierentransplantation sollte möglichst angestrebt werden, da durch das Transplantat gleichzeitig der Enzymdefekt abgeschwächt wird.

Bei den Patienten mit ischämischen Insulten wird eine orale Antikoagulation empfohlen.

Zur Zeit laufen Behandlungsversuche mit rekombinanter α-Galaktosidase A zur Substitutionstherapie.

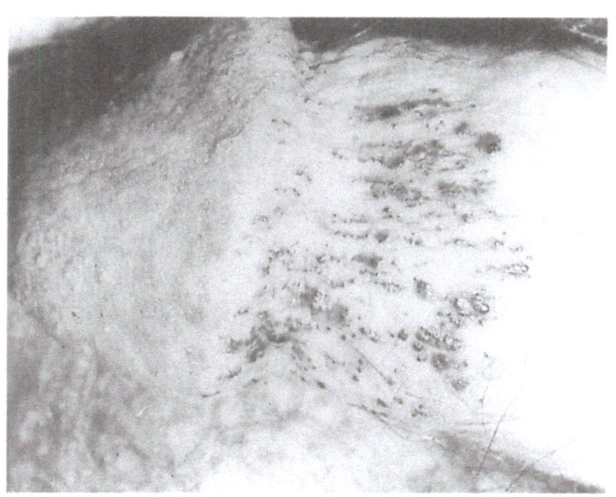

Abb. 18.16. Fabry-Krankheit (Angiokeratoma corporis diffusum). Typische hyperkeratotische, livide Angiome an der Corona glandis des Penis. (Aus [65])

18.10 Toxämische Vaskulopathie der Schwangeren

Die einschlägige Literatur zu dieser Krankheit ist äußerst spärlich, zumeist werden die Patienten unter der Diagnose „Eklampsie" subsumiert. Eklampsie wird heute nur noch bei etwa 0,1% der schwangeren Frauen beobachtet, ist aber immer noch eine der führenden Todesursachen in der Schwangerschaft [89].

18.10.1 Pathoanatomie und Ätiopathogenese

Auslöser der toxämischen Vaskulopathie sind das Präeklampsie-Eklampsie-Syndrom und das HELLP-Syndrom der Schwangeren.

Die Pathogenese der Hirngefäßveränderungen und der Hirnläsionen ist nur partiell geklärt. Autoptisch wurden kortikale und in der weißen Substanz gelegene Mikroinfarkte sowie kortikale Petechien und eine Vaskulopathie der Arteriolen und Kapillaren mit okzipitaler Lokalisationsbevorzugung nachgewiesen. Bei frühzeitiger Erkennung und mit geeigneten therapeutischen Maßnahmen sind die genannten Veränderungen vollständig reversibel, auch wenn im Akutstadium im Kernspintomogramm ausgedehnte Läsionen erkennbar sind [62]. Eigene Untersuchungen ergaben Hinweise auf eine passive Überdehnung und Weitstellung der zerebralen Arteriolen mit der Folge eines vasogenen Ödems („forced vasodilatation", [110]). Da die Patientinnen keineswegs einen exzessiv erhöhten Blutdruck aufwiesen, wird angenommen, dass eine schwere endotheliale Dysfunktion mit einer Übersensitivität des Endothels gegenüber endogenen vasoaktiven Substanzen vorliegt [82].

18.10.2 Klinisches Bild

Das Präeklampsie-Eklampsie-Syndrom ist durch Kopfschmerzen, Sehstörungen aufgrund retinaler Läsionen oder einer Okzipitallappenschädigung, Eintrübung und Krampfanfällen gekennzeichnet. Hinzu treten insultartige neurologische Fokalsymptome [89].

18.10.3 Zusatzdiagnostik

Im Computertomogramm des Kopfes finden sich unscharf begrenzte, fleckförmige, kortikal und in der weißen Substanz gelegene, hypodense Zonen, die wesentlich eindrucksvoller im Kernspintomogramm als flächige, teils girlandenförmig entlang dem Kortex sich ausbreitende, teils konfluierende, hyperintense Zonen mit okzipitaler Lokalisationsbetonung (Abb. 18.17) erkennbar sind. Charakteristischerweise sind die Veränderungen bilateral und annähernd symmetrisch [22, 79, 110].

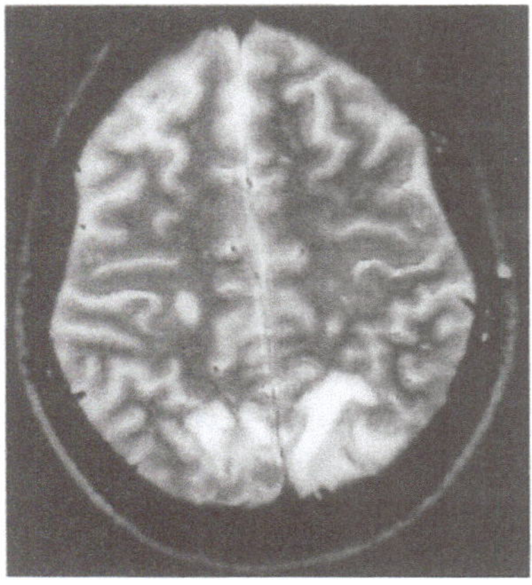

Abb. 18.17. Toxämische Vaskulopathie der Schwangeren. Kernspintomogramm des Kopfes in T2-Wichtung. Man erkennt biokzipital hyperintense Läsionen, die sich vom okzipitalen Kortex bis in das Marklager ausdehnen, betont linksseitig. Eine weitere hyperintense Läsion ist im Centrum semi ovale rechts in Höhe der Zentralregion zu erkennen. 24jährige Frau in der 30. Schwangerschaftswoche mit Eklampsie, einem Grand-mal-Anfall und Gesichtsfeldeinschränkung. Später Restitutio ad integrum

18.10.4 Behandlung und Prognose

Therapeutisch muss der arterielle Blutdruck auf Normalniveau gehalten werden, epileptische Anfälle müssen unbedingt durch eine antikonvulsive Therapie unterdrückt werden (z.B. mit Diphenylhydantoin oder Diazepam) und zusätzlich wird Magnesiumsulfat infundiert [62]. Entscheidend für die insgesamt günstige Prognose der toxämischen Vaskulopathie der Schwangeren ist die frühzeitige Erkennung dieser Störung mit der sofortigen Einleitung der genannten Gegenmaßnahmen.

18.11 Zerebrale Vaskulitiden

Siehe Kap. 4.3, S. 68.

Literatur

1. Adair J, Graham G, Hart B, Kornfeld M, Ptacel L, Davis L (1997) Hereditary neuropsychiatric syndrome secondary to familial vascular leucoencephalopathy. Neurology 48:A99
2. Akiguchi I, Tomimoto H, Suenaga T, Wakita H, Butka H (1997) Alterations in glia and axons in the brains of Binswanger's disease patients. Stroke 28:1423–1429
3. Awad LA, Spetzler RF, Hodak JA, Awad CA, Carey R (1986) Incidental subcortical lesions identified on magnetic resonance imaging in the elderly. I: Correlation with age and cerebrovascular risk factors. Stroke 17:1084–1089
4. Awad LA, Johnson PC, Spetzler RF, Hodak JA (1986) Incidental subcortical lesions identified on magnetic resonance imaging in the elderly. II: Postmortem pathological correlations. Stroke 17: 1090–1097
5. Babikian V, Ropper AH (1987) Binswanger's disease: a review. Stroke 18:2–12
6. Bales KR, Verina T, Dodel RC, Yansheng D, Altstiel L, Bender M, Hyslop P, Johnstone EM, Little SP, Cummins DJ, Piccardo P, Ghetti B, Paul SM (1997) Lack of apolipoprotein E dramatically reduces amyloid-β-peptid deposition. Nat Gen 17:263–264
7. Baudrimont M, Dubas IF, Joutel A, Tournier-Laserve E, Bousser M-G (1993) Autosomal dominant leucoencephalopathy and subcortical ischemic stroke: a clinicopathological study. Stroke 24:122–125
8. Bergmann M, Ebke M, Yuan Y, Brück W, Mugler M, Schwendemann G (1996) Cerebral Autosomal Dominant Arteriopathy with Subcortical Infarcts

and Leucoencephalopathy (CADASIL): a morphological study of a German family. Acta Neuropathol 92:341–350
9. Boiten J, Lodder J (1991) Lacunar infarcts. Pathogenesis and validity of the clinical syndromes. Stroke 22:1374–1378
10. Boone KB, Miller BL, Lesser IM, Mehringer CM, Vill-Gutirerez E, Goldberg MA, Bergman NG (1992) Neuropsychological correlates of white-matter lesions in healthy subjects: a threshold effect. Arch Neurol 49:549–554
11. Breteler MMB, van Swieten JC, Bots ML, Grobbee DE, Claus JJ, van den Hout, van Harskamp F, Tanghe HLJ, de Jong PTVM, van Gijn J, Hofmann A (1994) Cerebral white matter lesions, vascular risk factors, and cognitive function in a population-based study: The Rotterdam study. Neurology 44:1246–1252
12. Cadelo M, Inzitari D, Pracucci G, Mascalchi M (1991) Predictors of leucoaraiosis in elderly neurological patients. Cerebrovasc Dis 1:345–351
13. Caplan LR (1995) Binswanger's disease – revisited. Neurology 45:626–633
14. Chabriat H, Vahedi K, Iba-Citzen MT, Joutel A, Nibbio A, Nagy TG, Krebs MO, Julien J, Dubois B, Ducrocq X, Levasseur M, Homeyer P, Mas JL, Lyon-Caen O, Tournier-Laserve E, Bousser M-G (1995) Clinical spectrum of CADASIL. A study of 7 families. Lancet 346:934–939
15. Dahlöf B, Lindholm H, Hannsson L, Schersten B, Eckbom T, Wester PO (1991) Morbidity and mortality in the Swedish trial in old patients with hypertention (STOP hypertension). Lancet 338:1281–1285
16. Damian MS, Reichmann H, Seibel P, Bachmann G, Schachenmayr W, Dorndorf W (1994) Das MELAS-Syndrom. Klinik, MRT, Biochemie und Molekulargenetik. Nervenarzt 65:258–263
17. Damian MS, Seibel P, Reichmann H, Schachenmayr W, Laube H, Bachmann G, Wassill KH, Dorndorf W (1995) Clinical spectrum of the „MELAS"-mutation in a large German family. Acta Neurol Scand 92:409–415
18. Davous P, Fallet-Ianco C (1991) Démence souscorticale familiale avec leucencéphalopathie artériopatique: observation clinico-pathologique. Rév Neurol 147:376–384
19. De Reuck J, Crevits L, De Coster W, Sieben G, van der Eecken H (1980) Pathogenesis of Binswanger chronic progressive subcortical encephalopathy. Neurology 30:920–928
20. Desnik RJ (1993) Fabry disease: alpha-galactosidase A deficiency. In: Rosenberg RN, Prusiner SB, DiMauro S, Barchi RL, Kunkel LM (eds) The molecular and genetic basis of neurological disease. Butterworth-Heinemann, Boston, pp 505–513
21. Dichgans M, Mayer M, Müller-Myhsok B, Straube A, Gasser T (1996) Identification of Key Recombinant Narrows with CADASIL Gene Region to 8cM and Argues against Allelysm of CADASIL and Familial Hemiplegic Migraine. Genomics 32:151–154
22. Duncan R, Hadley D, Bone I, Symonds EM, Worthington BS, Rubin PC (1989) Blindness in eclampsia: CT- and MR-imaging. J Neurol Neurosurg Psychiatr 52:899–902
23. Ebke M, Dichgans M, Bergmann M, Voelter HU, Rieger P, Gasser T, Schwendemann G (1997) CADASIL: skin biopsy allows diagnosis in early stages. Acta Neurol Scand 95:351–357
24. Ellis RJ, Olichney JM, Thal LJ, Mirra SS, Morris JC, Beekly D, Heyman A (1996) Cerebral amyloid-angiopathy in the brains of patients with Alzheimer's disease: the CERAD-experience, part XV. Neurology 46:1592–1596
25. Erkinyuntti T, Gao F, Lee DH, Eliasziw M, Merskey H, Hachinski VC (1994) Lack of difference in brain hyperintensities between patients with early Alzheimer's disease and control subjects. Arch Neurol 51:260–268
26. Estes ML, Chimowitz NI, Awad IA, MacMahon JT, Furlan AJ; Ratliff NB (1991) Sclerosing vasculopathy of the central nervous system in non-elderly demented patients. Arch Neurol 48:631–636
27. Evers S, Koch H-G, Grotemeyer K-H, Lange B, Deufel T, Ringelstein EB (1997) Features, symptoms, and neurophysiological findings in stroke associated with hyperhomocysteinemia. Arch Neurol 54:1276–1282
28. Fabry J (1898) Beitrag zur Kenntnis der Purpura hemoragica nodulares (Purpura papulosa hemorrhagica Hebrae). Arch Dermatol Suff 43:187
29. Fisher CM (1965) Lacunes: Small deep cerebral infarcts. Neurology 15:774–784
30. Fisher CM (1969) The arterial lesions underlying lacunes. Acta Neuropathol (Berlin) 12:1–15
31. Fisher CM (1979) Capsular infarcts. The underlying vascular lesions. Arch Neurol 36:65–73
32. Fisher CM (1982) Lacunar stroke and infarcts: a review. Neurology 32:871–876
33. Fisher CM (1989) Binswanger's encephalopathy: a review. J Neurol 236:65–79
34. Foulkes MA, Wolf PA, Price TR (1988) The Stroke Data Bank: design, methods, and baseline characteristics. Stroke 19:547–554
35. Fountain NB, Eberhard DA (1996) Primary angiitis of the central nervous system associated with cerebral amyloid angiopathy: report of new cases and review of the literature. Neurology 46:190–197
36. Fukutake T, Hirayama K (1995) Familial young-adult onset arteriosclerotic leucoencephalopathy with alopecia and lumbago without arterial hypertension. Eur Neurol 35:69–79
37. Furby A, Vahedi K, Force M, Larrouy S, Ruchoux MM, Joutel A, Tournier-Lasserve E (1998) Differential diagnosis of a vascular leukoencephalopathy within a CADASIL family: use of skin biopsy electron microscopy study and direct genotypic screening. J Neurol 245:734–740
38. Furuta A, Ishii N, Nishihara Y, Horie A (1991) Medullary arteries in aging and dementia. Stroke 22:442–446
39. Goto Y, Horai S, Matsuoka T, Koga Y, Nihei K, Kobayashi M, Nonaka R (1992) Mitochondrial myo-

pathy, encephalopathy, lactid acidosis, and stroke-like episodes (MELAS): a correlative study of the clinical features and mitochondrial DNA mutation. Neurology 42:545–550
40. Graffagnino C, Herbstreith MH, Schmechel DE, Levy E, Roses AD, Alberts MJ (1995) Cystatin C mutation in an elderly man with sporadic amyloid angiopathy and intracerebral hemorrhage. Stroke 26:2190–2193
41. Greenberg SM, Vonsattel JPG, Starkes JW, Gruber M, Finklestein SP (1993) The clinical spectrum of cerebral amyloid angiopathy: presentations with outlobar hemorrhage. Neurology 43:2073–2079
42. Greenberg SM, Vonsattel JPG (1997) Diagnosis of cerebral amyloid angiopathy. Sensitivity and specificity of cortical biopsy. Stroke 28:1418–1422
43. Greenberg SM, Vonsattel JPG, Segal AZ (1998) Association of apolipoprotein E, epsilon2 and vasculopathy in cerebral amyloid angiopathy. Neurology 50:961–965
44. Greenberg SM (1998) Cerebral amyloid angiopathy. Prospects for clinical diagnosis and treatment. Neurology 51:690–694
45. Grotta J, Norris JW, Kamm B (1992) Prevention of stroke with ticlopidine: who benefits most? Neurology 42:111–115
46. Hachinski VC, Potter P, Merkskey H (1987) Leucoaraiosis. Arch Neurol 44:21–23
47. Heiskala H, Somer H, Kovanan J, Poutiainen E, Karli H, Haitia M (1988) Microangiopathy with encephalopathy, hearing loss and retinal arteriolar occlusions: two new cases. J Neurol Sci 86:239–250
48. Hendriks L, Van Duijn CM, Kras P (1992) Presenile dementia and cerebral hemorrhage linked to a mutation of codon 692 in the β-amyloid-precursor-protein-gene. Nat Gen 1:218–221
49. Inzitari D, Diaz F, Vox A, Hachinski VC, Steingart A, Lau C, Donald A, Wade J, Mulic H, Merskey H (1987) Vascular risk factors and leucoaraiosis. Arch Neurol 44:42–47
50. Jen J, Cohen AH, Stout JT, Vinters HV, Melson S, Baloh RW (1997) Hereditary Endotheliopathy with Retinopathy, Nephropathy and Stroke (HERNS). Neurology 49:1322–1330
51. Joutel A, Corpechot C, Ducros A, Vahedi K, Chabriat H, Mutand P, Alamowicz S, Domenga V, Cecillion M, Marechal E, Maclazek J, Vayssiere C, Cruaud C, Cabanis E-A, Ruchoux MM, Weissenbach J, Bach JF, Bousser M-G, Tournier-Lasserve E (1996) *Notch3* mutations in CADASIL, a hereditary adult-onset condition causing stroke and dementia. Nature 383:707–710
52. Joutel A, Vahedi K, Corpechot C, Troesch A, Chabriat H, Vayssière C, Cruaud C, Maciazek J, Weissenbach J, Bousser M-G, Bach J-F, Tournier-Lasserve E (1997) Strong clustering and stereotyped nature of *Notch3* mutations in CADASIL patients. Lancet 350:1511–1515
53. Jung HH, Bassetti C, Tournier-Lasserve E, Vahedi K, Arnaboldi M, Arifi VB, Burgunder JM (1995) Cerebral Autosomal Dominant Arteriopathy with Subcortical Infarcts and Leucoencephalopathy: a clinicopathological and genetic study of a Swiss family. J Neurol Neurosurg Psychiat 59:138–143
54. Kase CSCerebral amyloid angiopathy (1994) In: Kase CS, Caplan LR (eds) Intracerebral hemorrhage. Butterworth-Heinemann, Boston, pp 179–200
55. Kobayashi Y, Momeu MY, Tominaga K, Shimoizumi H, Nihei K, Yamadisawa M, Kagava Y, Ohta S (1991) Respiration-deficient cells caused by a single point mutation in the mitochondrial trMA-leu (OUR) gene in mitochondrial myopathy, encephalopathy, lactid acidosis and stroke-like episodes (MELAS). Am J Hum Genet 49:590–599
56. Krayenbühl H, Yasagil G (1957) Die vaskulären Erkrankungen im Gebiet der A. vertebralis und A. basilaris. Thieme, Stuttgart, S. 20
57. Levy E, Carman MD, Fernandez-Madrid IJ, Power MD, Lieberburg I, van Duinen SG, Bots GTAM, Luyendijk W, Frangione B (1990) Mutation of the Alzheimer's disease amyloid gene in hereditary cerebral hemorrhage, Dutch type. Science 248: 1124–1126
58. Leys D, Englund E, Del Ser T, Inzitari D, Fazekas F, Bornstein N, Erkinjuntee T, Bowler JV, Pantoni L, Parnetti L, De Reuck J, Ferro J, Bogousslavsky J (1999) On behalf of the European Task Force on Age-Related White Matter Changes: White matter changes in stroke patients. Relationship with stroke subtypes and outcome. Eur Neurol 42:67–75
59. Marie P (1901) Des foyers lacunaires de desintégration et de différents autres états cavitaires du cerveaux. Rév Méd 21:281–298
60. Marinkovic SV, Milisavljevic MM, Kovacevic MS, Stevic ZD (1985) Perforating branches of the middle cerebral artery. Microanatomy and clinical significance of their intracerebral segments. Stroke 16:1022–1029
61. Mas JL, Dilouya A, De Recondo Y (1992) A familial disorder with subcortical ischemic strokes, dementia, and leucoencephalopathy. Neurology 42: 1015–1019
62. Mas JL, Lamy C (1998) Stroke impragnancy and the postportum period. In: Ginsberg D, Bogousslavsky J (eds) Cerebrovascular disease. Pathophysiology, diagnosis and management. Vol. II. Blackwell Science, Oxford London Edinburgh, pp 1684–1697
63. Mass M, Bourdette D, Bernstein W, Hammerstad J (1988) Retinopathy, encephalopathy, deafness associated microangiopathy (The RED M syndrome): three new cases. Neurology 38:S215 (Abstr.)
64. Mayer SA, Tatemichi TK, Spitz JL, Desmond DW, Gamboa ET, Gropen TI (1994) Recurrent ischemic events and diffuse white matter disease in patients with pseudoxanthoma elasticum. Cerebrovasc Dis 4:294–297
65. Mohr JP (1982) Lacunes. Stroke 13:3–11
66. Molnar M, Neudecker S, Schroder JM (1995) Increase of mitochondria in vasa nervorum of cases with mitochondrial myopathy; Kearns-Sayre syndrome, progressive external ophthalmoplegia and MEALS. Neuropathol Appl Neurobiol 21:432–439

67. Monteiro MLF, Swanson RA, Copetto JR, Cuneo RA, DeArmond SJ, Prusiner SB (1985) Microangiopathic syndrome of encephalopathy, hearing loss and retinal arteriolar occlusions. Neurology 35: 1113–1121
68. Mosewich RK, Donat JR, DiMauro S, Ciafaloni E, Shantske S, Arasmus M, George D (1993) The syndrome of mitochondrial encephalopathy, lactid acidosis and stroke-like episodes presenting without stroke. Arch Neurol 50:275–278
69. Nicoll JA, Burnett C, Love S, Graham DI, Dewar D, Ironside JW, Stewart J, Vinters HV (1997) High frequency of apolipoprotein E, epsilon2 allele in hemorrhage due to cerebral amyloid angiopathy. Ann Neurol 41:716–721
70. Nicolle MW, McLachlan RS (1991) Microangiopathy with retinopathy, encephalopathy, and deafness (RED-M) and systemic features. Seminars in Arthritis and Rheumatism 21:123–128
71. Olszewski J (1962) Subcortical arteriosclerotic encephalopathy. World Neurol 3:359–375
72. Ostrow PT, Miller LL (1993) Pathology of small artery disease. Adv Neurol 62:93–103
73. Palsdottir A, Abrahamson M, Thorsteinsson L, Arnason A, Olafsson I, Grubb A (1988) Mutation in cystatin C gene causes hereditary brain hemorrhage. Lancet 2:603–604
74. Pantoni L, Garcia JH (1995) The significance of cerebral white matter abnormalities 100 years after Binswanger's report. A review. Stroke 26:1293–1301
75. Pavlakis SG, Phillips PC, DiMauro S, De Vivo DC, Roland LP (1984) Mitochondrial myopathy, encephalopathy, lactid acidosis, and stroke-like episodes: a distinctive clinical syndrome. Ann Neurol 16:481–488
76. Pessin MS, Chung CS (1995) Eales's disease and Gröenblad-Strandberg disease (pseudoxanthoma elasticum). In: Bogousslavsky J, Caplan L (eds) Stroke syndromes. Cambridge University Press, New York Melbourne, pp 443–447
77. Radack K, Deck C, Puster G (1989) Diatary supplementation with low-dose fishoils lowers fibrinogen levels: a randomized, double-blind controlled study. Ann Int Med 111:757–758
78. Ragno M, Tournier-Lasserve E, Fiori MG, Manca A, Patrosso MC, Ferlini A, Sirocchi G, Trojano L, Chabriat H, Salvi F (1995) An Italian kindred with cerebral autosomal dominant arteriopathy with subcortical infarcts and leucoencephalopathy (CADASIL). Ann Neurol 38:231–236
79. Raroque HG, Orrisson WW, Rosenberg GA (1990) Neurologic involvement in toxaemia of pragnancy: reversible MRI lesions. Neurology 40:167–169
80. Ringelstein EB, Mauckner A, Schneider R, Sturm W, Doering W, Wolf S, Maurin N, Wilemes K, Schlenker M, Brückmann H, Eschenfelder V (1988) Effects of enzymatic blood defibrination in subcortical arteriosclerotic encephalopathy. J Neurol Neurosurg Psychiatr 51:1051–1057
81. Ringelstein EB (1999) Primärprävention. In: Berlit P (Hrsg) Klinische Neurologie. Springer, Berlin Heidelberg New York, S 1019–1032
82. Roberts JM, Redman CWG (1993) Preeclampsia: more than pragnancy-induced hypertention. Lancet 34:1447–1450
83. Sabbadini G, Franci A, Calandriello L, Di Biasi C, Trasimeni G, Gualdi GF, Palladini G, Manfredi M, Frontali M (1995) Cerebral autosomal dominant arteriopathy with subcortical infarcts (sic) and leucoencephalopathy (CADASIL): Clinical, neuroimaging, pathological and genetic study of a large Italian family. Brain 118:207–215
84. Schmidt R, Fazekas F, Kleinert G, Offenbacher H, Gindel K, Payer F, Freidel W, Niederkorn K, Lechner H (1992) Magnetic resonance imaging signal hyperintensities in the deep and subcortical white matter: a comparative study between stroke patients and normal volunteers. Arch Neurol 49:825–827
85. Schmidt R, Schmidt H, Fazekas F, Schumacher M, Niederkorn K, Kappeller P, Weinrauch V, Kostner GM (1997) Apoprotein E polymorphism and silent microangiopathy-related cerebral damage. Results of the Austrian Stroke Prevention Study. Stroke 28:951–956
86. Schneider R, Ringelstein EB, Zeumer H, Kiesewetter H, Jung F (1987) The role of plasma hyperviscosity in subcortical arteriosclerotic encephalopathy (Binswanger's disease). J Neurol 234:67–73
87. Schröder JM, Sellhaus B, Jörg J (1995) Identification of the characteristic vascular changes in sural nerve biopsy of a case with Cerebral Autosomal Dominant Arteriopathy with Subcortical Infarcts and Leucoencephalopathy (CADASIL). Acta Neuropath 89:116–121
88. Schwitter J, Agosti R, Ott P, Kalman A, Waespe W (1992) Small infarctions of cochlear, retinal, and encephalic tissue in young women. Stroke 23: 903–907
89. Sharshar T, Lamy C, Mas JL for the Stroke in Pregnancy Study Group (1995) ncidence and causes of strokes associated with pregnancy and puerperium. Stroke 26:930–936
90. SHEP Cooperative Research Group (1991) Prevention of stroke by antihypertensive drug treatment in older persons with isolated systolic hypertension: final results of the systolic hypertension in the elderly program (SHEP). JAMA 265:3255–3264
90a. Skehan SJ, Hutchinson M, Macerlaine DP (1995) Cerebral autosomal dominant arteriopathy with subcortical infarcts and leukoencephalopathy: MR findings. AJNR Am J Neuroradiol 16:2115–2119
91. Soninnen V, Savontaus M-L (1987) Hereditary multi-infarct dementia. Europ Neurol 27:209–215
92. Sourander P, Walinder J (1977) Hereditary multi-infarct dementia. Acta Neuropath 39:247–254
93. SPIRIT Study Group (1997) A randomized trial of anticoagulants vs. Aspirin after cerebral ischaemia of presumed arterial origin. Ann Neurol 42: 857–865
94. St. Clair D, Bolt J, Morris S, Doyle D (1995) Hereditary multi-infarct dementia unlinked to chromosome19q12 in a large Scottish pedigree: evidence of probable locus heretogeneity. J Med Genet 32: 57–60

95. Stevens DL, Hewlett RH, Brownell B (1997) Chronic familial vascular encephalopathy. Lancet 2:1364–1365
96. Susac JO, Hardimann JM, Selhorst JB (1979) Microangiopathy of the brain and retina. Neurology 29:313–316
97. Susac JO (1994) Susac's syndrome: a triad of microangiopathy of the brain and retina with hearing loss in young women. Neurology 44:591–593
97a. Terwind GM, Haan J, Ophoff RA, Groenen SMA, Storimans CWJM, Lanser JBK, Roos RAC, Bleeker-Wagemakers EM, Frants RR, Ferrari MD (1998) Clinical and genetic analysis of a large Dutch family with autosomal dominant vascular retinopathy, migraine and Raynaud's phenomenon. Brain 121: 303–316
98. Tournier-Lasserve E, Iba-Zizen MT, Romero N, Bousser MG (1991) Autosomal dominant syndrome with strokelike episodes and Leucoencephalopathy. Stroke 22:1297–1302
99. Tournier-Lasserve E, Joutel A, Melki J, Weissenbach J, Lathrop GM, Chabriat H, Mas J-L, Cabanis E-A, Baudrimont M, Maciazek J, Bach M-A, Bousser M-G (1993) Cerebral autosomal dominant arteriopathy with subcortical infarcts and leucoencephalopathy maps to chromosome19q12. Nat Genet 3:256–259
100. Uenlue M, DeLange RPJ, De Silva R, Kalaria R, St Clair D (2000) Detection of complement factor B in the cerebrospinal fluid of CADASIl cases using two-dimensional electrophoreses and mass-spectrosmetry. Neuroscience Lett (in press)
101. UKPDS I. UK Prospective Diabetes Study (UKPDS) Group (1998) Intensive blood-glucose control with sulphonylureas or insulin compared with conventional treatment and risk of complications in patients with type 2 diabetes (UKPDS 33). Lancet 352:837–853
102. UKPDS II. UK Prospective Diabetes Study (UKPDS) Group (1998) Effect of intensive blood-glucose control with metformin on complications in overweight patients with type 2 diabetes (UKPDS 34). Lancet 352:854–865
103. van Swieten JC, Geyskess GG, Derix MMA, Peeck BM, Ramos LNP, van Latum JC, van Gijn J (1991) Hypertension in the elderly is associated with white matter lesions and cognitive decline. Ann Neurol 30:825–830
104. Waltzl M (1993) Effect of heparin-induced extracorporeal low-density lipoprotein precipitation and dezafibrate on hemorheology and clinical symptoms in cerebral multi-infarct disease. Hämostasis 23:192–202
105. Weiller C, Ringelstein EB, Reiche W, Thron A, Buell U (1990) The large striatocapsular infarct. A clinical and pathophysiological entity. Arch Neurol 47:1085–1091
106. Wielaard R, Bornebroek M, Ophoff RA, Winter-Warnars HAO, Scheltens Ph, Frants RR, Ferrari MD, Haan J (1995) A four-generation Dutch family with cerebral autosomal-dominant arteriopathy with subcortical infarct and leucoencephalopathy (CADASIL), linked to chromosome19p13. Clin Neurol Neurosurg 97:307–313
107. Wildemann B, Schülin C, Storch-Hagenlocher B, Hacke W, Dithmar S, Kirchhof K, Jansen O, Breitbart A (1996) Susac's syndrome: improvement with combined antiplatelet and calcium antagonist therapy. Letter to the Editor. Stroke 27: 149–150
108. World Health Organization (WHO) Guidelines Subcommittee (1999) International Society of Hypertension Guidelines for the Management of Hypertension. J Hypertens 17:151–183
109. Zierz S, Meeßen S, Jerusalem F (1989) Lactat- und Pyruvat-Blutspiegel in der Diagnostik mitochondrialer Myopathien. Nervenarzt 60:545–548
110. Zunker P, Ley-Pozo J, Louwen F, Schuierer G, Holzgreve VW, Ringelstein EB (1995) Cerebral hemodynamics in pre-eclampsia/eclampsia syndrome. Ultrasound Obstet Gynecol 6:411–415

K.-H. Mauritz
T. Platz
S. Hesse

19 Neurologische Rehabilitation nach einem Schlaganfall

19.1 Einleitung

Rehabilitation nach einem Schlaganfall strebt eine möglichst umfassende Wiederherstellung der körperlichen und geistigen Funktionen und eine Wiedereingliederung des Patienten in sein soziales Umfeld an. Um dies zu erreichen, müssen die Therapien und Maßnahmen auf das sehr individuelle Schadensmuster angepasst sein. Vor allem sind nicht nur die körperlich-geistigen Schäden zu dokumentieren und zu berücksichtigen, sondern auch ihre Auswirkung auf das Alltagsleben und auf die sozialen, beruflichen und schulischen Anforderungen. Selbst wenn gewisse somatische Funktionen nicht wiedererlangt werden (z. B. Gehen), können übergeordnete soziale Ziele (Mobilität) durch kompensatorische Maßnahmen (Rollstuhl, Umgestaltung der Wohnung) erreicht werden. Sinnvollerweise misst man daher die Funktionsdefizite und Fähigkeitsminderungen auf verschiedenen Ebenen, entsprechend dem WHO-Schema [130] von Krankheit und Krankheitsfolgen, wonach man Impairment, Disability und Handicap unterscheidet. Tabelle 19.1 demonstriert diese unterschiedlichen Ebenen.

19.1.1 Assessment und Funktionsdiagnostik

Vor Erstellen eines Rehabilitationsplans müssen für jeden Patienten die Ausfälle und der Schweregrad der Beeinträchtigungen in den verschiedenen Leistungsbereichen (Sensomotorik, Kognition, Kommunikation) quantitativ erfasst werden. Auf dieses individuelle Schadensmuster werden dann der pflegerische Einsatz und die Therapien abgestimmt, die Fortschritte evaluiert und bei Bedarf der Therapieplan modifiziert. Der Schweregrad der globalen Funktionseinbußen wird im deutschsprachigen Bereich sehr allgemein und knapp durch das Phasenmodell des VDR (Verband der Rentenversicherer) beschrieben, das je nach Schweregrad und Stadium eine Einteilung in die Phasen A bis F vornimmt. Dieses Modell hat sich in der Zwischenzeit auch in der Schweiz und in Österreich durchgesetzt (Tabelle 19.2).

Globale ADL-Skalen aus dem Disability-Bereich geben einen groben Überblick über die wichtigsten Alltagsfertigkeiten des Patienten. Ein Beispiel, das die Verbesserung bei 120 Schlaganfallpatienten dokumentiert, ist in Abb. 19.1 wiedergegeben. Am weitesten verbreitet ist sicher der Barthel-Index, der allerdings einige gravierende Nachteile mit sich bringt. In diesen gebräuchlichen Index gehen keine kognitiven Funktionen oder sprachlichen Defizite ein. Außerdem hat er einen ausgeprägten Deckeneffekt, d. h. dass sich Verbesserungen im oberen Bereich nicht mehr gut abbilden. Des Weiteren eignet sich der Barthel-Index kaum für sehr schwer betroffene Patienten der Phase B. In Tabelle 19.3 sind die wichtigsten international gebräuchlichen ADL-Skalen zusammengestellt. Die

Tabelle 19.1. Rehabilitation – WHO Einteilung (ICIDH)

1. Impairment	Schädigung, Schadensmuster, Symptome
2. Disability	Fähigkeitsstörung, Funktionseinschränkung
3. Handicap	Beeinträchtigung, soziale Integrationsstörung, Änderung der sozialen Rolle

Tabelle 19.2. Schweregrad: einheitliche Phaseneinteilung des Verbandes der Rentenversicherer VDR für die neurologische Rehabilitation

A	Akutbehandlung
B	Frührehabilitation (nicht kooperationsfähig)
C	Postprimäre Rehabilitation (nur kurzzeitig belastbar)
D	Anschlussheilbehandlung (AHB)
E	Übergang medizinisch-berufliche Rehabilitation
F	Dauerpflege (zustandserhaltende Pflege)

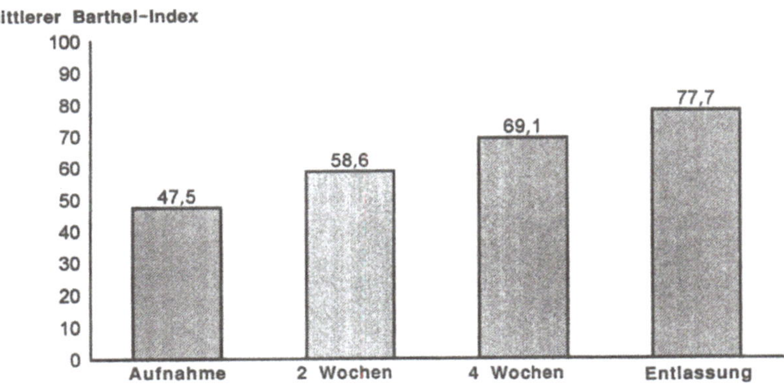

Abb. 19.1. Entwicklung des mittleren Barthel Index bei 120 Schlaganfallpatienten bei Aufnahme, 2 Wochen, 4 Wochen später und bei Entlassung aus einer stationären Rehabilitationsbehandlung. Der mittlere Zugewinn beträgt 30,6 Punkte; die mittlere Aufenthaltsdauer betrug für diese Patienten 42,7 Tage.

Tabelle 19.3. International gebräuchliche Assessment-Skalen der ADL-Funktionen

Barthel-Index	(BI)
Extended-Barthel-Index	(EBI)
Functional Independence Measure	(FIM)
Rivermead-ADL-Index	
Nottingham-Extended-ADL-Index	

neueren Skalen (FIM, EBI) decken neben den motorischen Fähigkeiten auch kognitive und kommunikative Fertigkeiten ab. Zur Dokumentation des allgemeinen Rehabilitationsfortschritts sind globale ADL-Skalen unentbehrlich. In Abb. 19.2a–c sind Beispiele von ADL- und Haushaltsfunktionen aufgezeigt, die mit dem Rivermead-ADL-Score ermittelt wurden. Für die spezifische Gestaltung von Therapien muss jedoch eine differenziertere Testung erfolgen. Parameter, die im motorischen Gebiet erfasst werden müssen, sind in Tabelle 19.4 zusammengefasst. Mit Hilfe solcher Parameter lässt sich dann festlegen, dass z.B. das Training der Kraft der proximalen Muskelgruppen im Vordergrund stehen muss. Bei anderen Patienten kann besonders die Feinmotorik der betroffenen Hand von großer Bedeutung sein. Eine entsprechende differenzierte funktionelle Diagnostik ist auch für die Sprachtherapie und für die neuropsychologische Behandlung erforderlich. Tabelle 19.5 zeigt häufig verwendete Assessment-Instrumente in diesen Bereichen.

Bei der Auswahl von Assessment-Skalen sollte man möglichst auf international übliche, evaluierte Skalen zurückgreifen, für die es publizierte Gütekriterien (Test-Retest-Reliabilität, Interrater-Reliabilität, Validität) gibt. Um die Effektivität verschiedener Therapieansätze und ihre Auswirkung auf die Patientenzufriedenheit zu vergleichen, sollten heute auch Handicap und Lebensqualität (Quality of Life QOL) gemessen werden. Für eine möglichst umfassende Wiederherstellung und Wiedereingliederung ist daher eine differenzierte Funktionsdiagnostik und Assessment erforderlich. Hierdurch werden auch Aus-

Tabelle 19.4. Assessment von motorischen Leistungen auf Impairment- und Disability-Ebene

Kraft	
Medical Research Council grades (MRC grades)	
– Dynamometry	
– Isokinetik	
Tonus	
Ashworth Skala für Spastik	
Pendel Test	
– Torque motors (Drehmoment-Motor)	
Gleichgewicht und Stand	
Trunc-Control-Test	(TCT)
– Messplattform	
Gang	
Functional Ambulation Categories	(FAC)
Timed-walking-Test	
– Ganganalyse	
Bodenreaktionskräfte	
Gelenkwinkel	
EMG	
3-D-Erfassung	
Greifen/Fassen	
Action-Research-Arm-Test	
Nine-hole-peg-Test	(NHPT)
– Motorische Leistungsserie	(MLS)
– Tracking am Computer	
– 3-D-Erfassung von Armbewegungen	
Globale motorische Skalen	
Rivermead Motor Assessment	(RMA)
Motricity-Index	(MI)
Fugl-Meyer-Assessment-Scale	

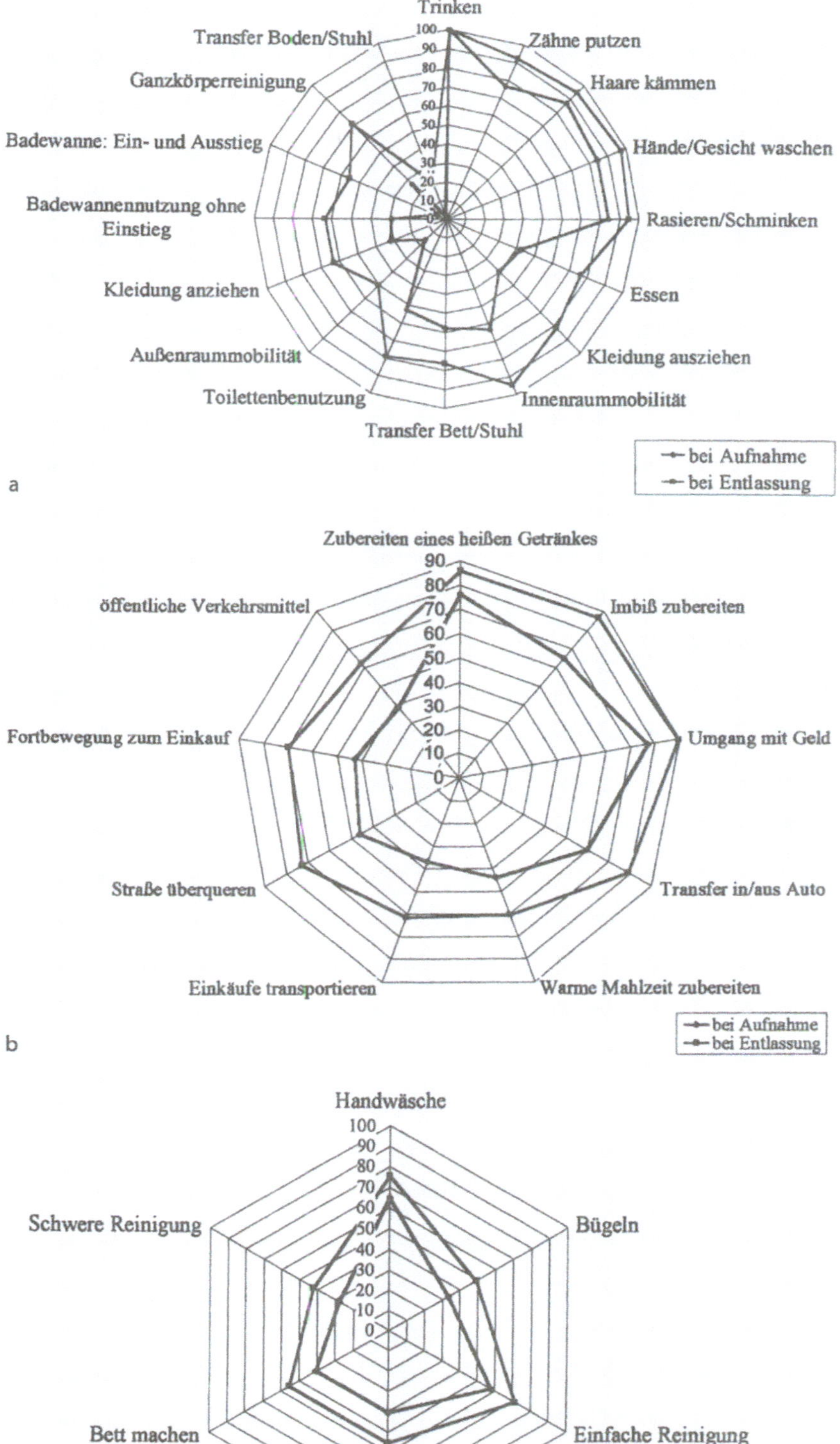

Abb. 19.2. Verbesserung der Selbständigkeit gemessen mit der **a** Rivermead-ADL Skala, **b** Rivermead-ADL-Haushalt I-Skala, **c** Rivermead-ADL-Haushalt II-Skala bei 114 Schlaganfallpatienten. Deutliche Verbesserung in den meisten Bereichen zwischen Aufnahme (innere Kurve) und Entlassung (äußere Kurve)

Tabelle 19.5. Testbatterien zur Prüfung kognitiver und sprachlicher Funktionen

Funktionen	
Wechsler Adult Intelligence Scale	(WAIS)
Wechsler Memory Scale	(WMS)
Tübinger Luria-Christensen-Test	(TÜLUC)
Rivermead-Behavioral-Inattention-Test	(RBIT)
Rivermead-Behavioral-Memory-Test	(RBMT)
Aphasie-Tests	
Boston-Aphasia-Test (englisch)	(BAT)
Porch Index of Communicative Ability	(PICA)
Aachener-Aphasie-Test (deutsch)	(AAT)

sagen über Effektivität und Effizienz von Therapieansätzen möglich und Qualitätssicherung basiert auf dieser quantitativen Erfassung. Einen ausführlichen Überblick über Assessment in der Neurologie geben Wade [121] und Masur [83].

19.1.2 Prognostische Kriterien und Outcome

Einer der besten Prädiktoren für die Funktionswiederherstellung nach Schlaganfall ist der initiale Barthel-Index. Je höher dieser Score bei Aufnahme ist, desto besser ist das langfristige Rehabilitationsergebnis [39]. Auch der Aufnahmewert des Functional Independence Measure (FIM) ist ein guter Indikator dafür, ob der Patient nach Hause zurückkehren kann [1, 95]. Auf der anderen Seite ist eine initiale Blaseninkontinenz ein negativer prognostischer Faktor mit einer Genauigkeit von 78% [117]. Eine Metaanalyse von 33 Studien zeigte weitere Faktoren, die für das zukünftige funktionelle Ergebnis von Bedeutung sind [65]. Reinsult, höheres Alter, visuokonstruktive Störungen gelten als prognostisch ungünstig.

Eine holländische prospektive epidemiologische Studie (TESS) ergab, dass 58% der Patienten, die den ersten Schlaganfall erlitten, in ihren ADL-Fertigkeiten unabhängig wurden, wobei 82% mit oder ohne Gehhilfen gehfähig wurden [41]. Diese Ergebnisse stimmen mit epidemiologischen Untersuchungen aus Großbritannien, Schweden, Norwegen und den USA überein [7, 28, 69]. Der größte Zugewinn erfolgt in den ersten zwei Monaten nach Schlaganfall [4, 27].

Hinsichtlich des Effekts einer Rehabilitationsbehandlung konnten Langhorne et al. [74] und Dennis und Langhorne [23] in einer Metaanalyse von 10 randomisierten kontrollierten Studien zeigen, dass Schlaganfallrehabilitations-Einheiten zu einem besseren Ergebnis führen. Zu ähnlichen Ergebnissen kommen Ottenbacher und Jannell [94]. Eine kritische Metaanalyse ergab, dass neben dem frühen Beginn einer intensiven Rehabilitation auch die Intensität der Behandlung statistisch signifikant mit dem Ergebnis der Rehabilitation korreliert [73]. In Tabelle 19.6 sind die wichtigsten Einflussfaktoren aufgelistet, die das Ergebnis der Schlaganfallrehabilitation bestimmen. Dabei spielen neben dem Schweregrad der Ausfälle bei Aufnahme der frühe Beginn der Rehabilitation, die Intensität und Quantität der Therapien und das interdisziplinäre Setting der Behandlung eine wichtige Rolle. So konnte gezeigt werden, dass die enge Kommunikation und die gemeinsame Zielplanung durch Team-Besprechungen (interdiszipli-

Tabelle 19.6. Wichtige Faktoren für das Ergebnis der Schlaganfallrehabilitation (M/A = Metaanalyse, Level II kontrollierte randomisierte Studie)

Früher Beginn	M/A, 36 studies, n = 3717, [67]	Positive Korrelation zwischen frühem Beginn und funktionellem Outcome (ADL)
Früher Beginn	Level II, n = 233, [3]	Verzögerung der Rehabilitation ergab schlechteren Outcome
Interdisziplinär/multidisziplinär	M/A, 8 Studien, n = 1586, [54]	ADL und Mortalität besser unter interdiziplinärem Setting
Interdisziplinär/multidisziplinär	M/A, 36 Studien, n = 3717, [67]	ADL besser, kürzere Liegezeiten, weniger Kosten
Intensität der Therapien	165 Interventionsstudien, [91]	Höhere Intensität der Therapien erreicht höhere Zugewinne (Dosis-Wirkungs-Kurve wahrscheinlich)
Intensität der Therapien	M/A, 9 kontrollierte Studien, n = 1051, [52, 53]	Statistisch signifikanter Dosiseffekt (klein), größer bei motorischen Parametern
Task-specific training	Zahlreiche Interventionsstudien, [27, 90]	Gehen erlernen durch Gangtraining am effektivsten vs. andere Therapien

Tabelle 19.7. Mechanismen der Funktionswiederherstellung in der neurologischen Rehabilitation

- Ausnutzung der Plastizität des Nervensystems durch übende Verfahren (Krankengymnastik, Ergotherapie)
- Kompensation verlorener Funktionen durch Ersatz- oder Umwegstrategien
- Hilfsmittelversorgung (Orthesen oder Prothesen)
- Anpassung der Umwelt an den Patienten und Anpassung des Patienten und der Angehörigen an die Umwelt und die neue Situation (Coping)

näres Setting) einen wesentlichen Vorteil gegenüber der Therapie von gleichen Berufsgruppen hat, die nicht in enger Kommunikation stehen (multidisziplinäres Setting).

19.1.3 Mechanismen der Funktionswiederherstellung

Die Wiederherstellung von motorischen Funktionen nach zerebralen Läsionen in der neurologischen Rehabilitation beruht auf mehreren Mechanismen (Tabelle 19.7): Zum einen werden die plastischen Eigenschaften des zentralen Nervensystems durch die übenden Verfahren (Krankengymnastik, Ergotherapie) ausgenutzt, zum anderen werden Kompensationsstrategien eingeübt, wenn die verlorengegangene Funktion nicht mehr wiederkehrt. Zusätzlich werden noch Hilfsmittel, Orthesen oder auch Prothesen verwendet, um gestörte Funktionen zu erleichtern oder zu ersetzen. Neben diesen Therapieansätzen ist es oft erforderlich, den Wohnbereich des Patienten so umzugestalten, dass er mit den neuen Gegebenheiten und Defiziten zurechtkommt. Neuere Methoden in der Rehabilitation nach Schlaganfall sind ausführlich in zusammenfassenden Darstellungen [33, 87] beschrieben.

19.2 Neurobiologische Grundlagen

Tierexperimentelle Ergebnisse der letzten Jahre belegen die erstaunlichen plastischen Eigenschaften des Gehirns, wodurch Reorganisationen im sensomotorischen Kortex bei erwachsenen Tieren möglich werden [66]. Jenkins et al. konnten an Affen zeigen, dass sich das Repräsentationsareal einzelner Finger im somatosensiblen Kortex vergrößert, wenn die Versuchstiere mit diesem Finger eine taktile Diskriminationsaufgabe für längere Zeit durchführen mussten [63]. Auch der primäre motorische Kortex ist plastisch, wie Nudo und seine Gruppe zeigen konnten [91, 92]. Repetitive Fingerbewegungen, die die Affen über mehrere Wochen ausführen mussten, erbrachten eine Ausweitung der Fingerareale im motorischen Kortex. Diese Plastizität ist sehr spezifisch, da sich beim Trainieren von proximalen Muskelgruppen die Repräsentationsgebiete dieser entsprechenden Muskeln ausweiteten. Die plastischen Eigenschaften und der Einfluss von rehabilitativen Übungen wurde von Nudo et al. nach ischämischen Läsionen im Fingerareal des motorischen Kortex nachgewiesen [93]. Eine Verkümmerung der Fingerareale in der Umgebung der ischämischen Läsion, die schon kurz nach dem artifiziellen Insult zu beobachten war, konnte durch Training (Krankengymnastik) verhindert werden [93]. Diese Ergebnisse zeigen, dass nach einer lokalen Schädigung im motorischen Kortex ein rehabilitatives Training die Organisation des umliegenden intakten Kortexgewebes beeinflusst und dass dieser intakte Motorkortex seine wichtige Rolle bei der Funktionswiederherstellung spielt. Damit wurde zum ersten Mal die positive Wirkung von krankengymnastischen Übungen im Tierversuch nachgewiesen. Bei Schlaganfallpatienten wurden in jüngster Zeit Untersuchungen mit der PET durchgeführt, die zeigte, dass bei Patienten mit wiederhergestellter Handfunktion eine bilaterale Aktivierung in Area 6, in der SMA, der vorderen Insel und im parietalen Kortex (Area 40) festzustellen ist. Die Aktivierung war bei Handbewegungen auch stärker im ipsilateralen premotorischen Kortex, in den Basalganglien und im kontralateralen Kleinhirn. Es scheint daher, dass diese nichtprimären motorischen Zentren kompensatorisch einspringen [126, 127]. Diese und andere Untersuchungen, die prognostische Schlüsse zur Funktionswiederherstellung zulassen [125], deuten darauf hin, dass funktionelles Imaging in den nächsten Jahren noch einen großen Einfluss auf die rehabilitative Übungstherapie haben wird.

19.3 Motorische Rehabilitation

19.3.1 Neurophysiologische Grundlagen krankengymnastischer Behandlung

Mehrere krankengymnastische Übungsbehandlungen nehmen für sich in Anspruch, auf neurophysiologischer Basis zu arbeiten. Im mitteleuropäischen Raum werden v.a. die Bobath-Methode, die Brunnstrom-Methode, die propriozeptive neuromuskuläre Fazilitation (PNF) und die Vojta-Methode angewendet. Jeder dieser Methoden hat verschiedene Ziele in der gestörten Motorik, wie Bewegungsanbahnung, Koordination, Reproduzierbarkeit von Bewegungserfolgen, die Kontrolle von Feinbewegungen, Kraft und Ausdauer sowie die Minderung von erhöhtem Muskeltonus und Vermeidung von Gelenkkontrakturen.

Fazilitation und Inhibition sind wichtige Bestandteile aller Behandlungskonzepte. Fazilitation erfolgt entweder zentral durch willkürliche Bewegungsanbahnung oder peripher afferent durch verschiedene Reize (Muskeldehnung, Beklopfen, Vibrationsreize oder Temperaturreize). Tonusmindernde Maßnahmen sind langsame Muskeldehnung und Kühlung. Die krankengymnastischen Behandlungskonzepte unterscheiden sich v.a. darin, ob Synergien und Massenbewegungen in der Anfangsphase ausgelöst oder unterdrückt werden sollen. Bei Bobath steht die Tonusminderung und die Wiederherstellung normaler Bewegungsmuster im Vordergrund, während im Brunnstrom-Konzept durchaus spastische Synergien erzeugt und zur Bewegungsanbahnung ausgenutzt werden. Kernsätze des Bobath-, Brunnstrom-, PNF- und Vojta-Konzepts sind in Tabelle 19.8 zusammengefasst. Nach Bobath wird v.a. in Mitteleuropa behandelt, während in Skandinavien und in Amerika die Brunnstrom-Methode vorherrscht. Bisherige Untersuchungen (s. Zusammenfassung bei [62]) haben keine Überlegenheit einer dieser Methoden nachweisen können (Tabelle 19.9).

Hinsichtlich der erforderlichen Dosierung krankengymnastischer Behandlung gibt es kaum quantitative Daten, auch nicht darüber, wie lange eine Therapie weitergeführt werden sollte und in welcher Frequenz. Erste Untersuchungen an unserer Klinik haben gezeigt, dass durchaus eine Korrelation zwischen der Gesamtstundenanzahl von Krankengymnastik und der Verbesserung besteht (Florian et al. in

Tabelle 19.8. Neurophysiologische Therapie-Konzepte in der Krankengymnastik

- **Bobath**
  - Hemmung pathologischer Bewegungs- und Haltungsmuster/Synergien
  - Normalisierung des Muskeltonus (tonische Dehnung und Lagerungstechniken)
  - Fazilitation durch kutan-propriozeptive Reize an Schlüsselpunkten
  - Stimulierung von Haltungsreflexen, Erarbeitung von Körpergefühl
  - Miteinbeziehung der betroffenen Seite (bilaterale Übungen)
- **Brunnstrom**
  - Ausnutzung von Synergien, Massenbewegungen, die modifiziert werden sollen
  - Maximalkontraktionen auf nichtbetroffener Seite (Overflow zur kranken Seite)
  - Propriozeptive und kutane Reize (Tapping)
- **Propriozeptive neuromuskuläre Fazilitation (PNF)**
  - Diagonal-spiralige Bewegungen in funktionelle Bewegungen eingebaut
  - Fazilitation durch propriozeptive/exterozeptive Reize (Widerstand geben, stretch)
  - Synergistische patterns von distal nach proximal mit anfänglicher Dehnung
  - Wiederholte Bewegungsumkehr mit abwechselndem Halten und Entspannen
- **Vojta**
  - Bahnungsmethode, Applikation propriozeptiver Reizen an definierten Zonen
  - Bei bestimmten Stellungen werden dadurch globale reziproke Muster ausgelöst
  - Bewegungsmuster = angeborene Fortbewegungsmechanismen (Reflexkriechen)

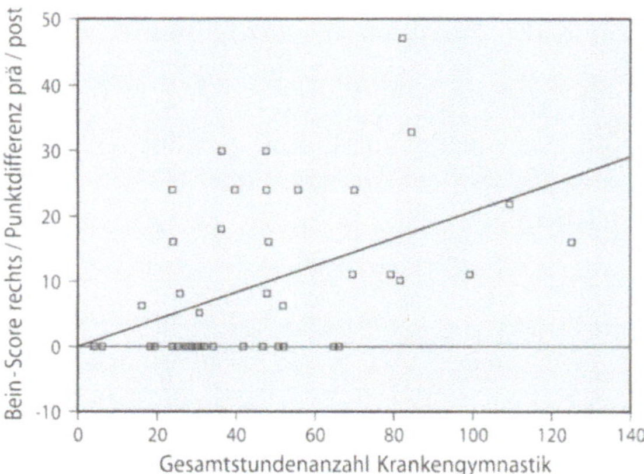

Abb. 19.3. Abhängigkeit der Verbesserung des Bein-Scores des Motricity-Index (Differenz Aufnahme-Entlassung) von der Gesamtstundenzahl Krankengymnastik bei 43 Patienten. Bei höherer Dosierung ist ein größerer therapeutischer Effekt zu erkennen

Tabelle 19.9. Vergleichende Untersuchungen krankengymnastischer Behandlungskonzepte: konventionelle, Bobath, Brunnstrom, PNF, Biofeedback

Autoren	n	Randomisiert	Vergleich	Ergebnis
Logigian et al. [78]	42	Ja	Konventionell Bobath	Kein Unterschied im Barthel-Index und im Manual-muscle-Test (MMT)
Dickstein et al. [26]	131	Quasi	Konventionell Bobath/PNF	Kein Unterschied im Bartehl-Index in allen Gruppen
Lord und Hall [79]	39	Nein	Konventionell Bobath	Kein Unterschied im Ergebnis (Eigeneinschätzung der Patienten)
Stern et al. [114]	62	Ja	Konventionell PNF	Kein Unterschied in Motility-Index, Kenney-Skala, Knieflexiion, -extension
Quin [106a]	4	Einzelfallstudien	Konventionell PNF	Kein Unterschied in ADL, Handfunktionen
Basmajian et al. [9]	29	Ja	EMG-Biofeedback/Bobath	Kein Unterschied in Armfunktion, Stimmung, Selbsteinschätzung
Wagenaar et al. [122]	7	Einzelfallstudien	Brunnstrom/Bobath	Kein Unterschied in Barthel-Index, Action-Research-Arm-Test

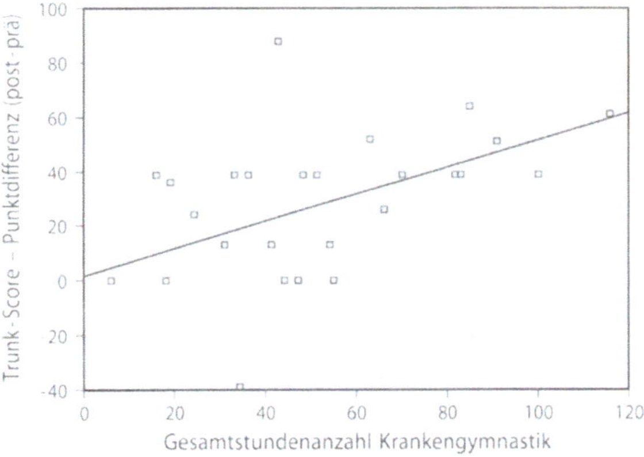

Abb. 19.4. Abhängigkeit der Verbesserung der Rumpffunktionen (Trunc-Control-Test) (Differenz Aufnahme-Entlassung) von der Gesamtstundenzahl Krankengymnastik bei 28 Patienten. Bei höherer Dosierung ist ein größerer therapeutischer Effekt zu erkennen

Vorbereitung). In Abb. 19.3 und 19.4 sind Beispiele für den Motricity-Index und den Trunc Control Score dargestellt.

19.3.2 Behandlung der spastischen Hemiparese

19.3.2.1 Lagerung und Mobilisierung in der Frühphase

Nach einem Schlaganfall ist eine Sitzkontrolle oftmals in der Frühphase nicht vorhanden. In diesem Fall ist eine korrekte Lagerung des Patienten sehr wichtig, weil sie einer Spastikentwicklung entgegenwirkt und dabei hilft, Sekundärkomplikationen wie Kontrakturen, Dekubitalgeschwüre, hypostatische Pneumonien und Kreislaufdysregulationen entgegenzuwirken sowie auch die Entwicklung eines akuten Schulter-/Handsyndroms, das häufig bei Hemiparetikern auftritt, zu vermeiden. Die Lagerung erfolgt im sog. antispastischen Muster mit Protraktion und Außenrotation der Schulter, Ellenbogenextension, Fingerextension und -abduktion; das Becken sollte protrahiert sein und die untere Extremität in angedeuteter Innenrotation mit geringer Flexion der Hüfte und des Knies. Am vorteilhaftesten ist die Lagerung auf der hemiparetischen Seite. Dabei bildet der hemiparetische Arm einen Winkel von 90° zum Körper, der Unterarm ist supiniert und das Handgelenk dorsiflektiert. Wichtig ist es, auf eine ausreichende Protraktion des Schulterblattes zu achten. Der andere Arm wird auf dem Körper gehalten oder auf das Rücken-unterstützende Kissen gelegt. Die Beine befinden sich in einer Art Schrittstellung mit dem nicht betroffenen Bein in Beugestellung, das paretische Bein ist in der Hüfte gestreckt und im Knie leicht gebeugt. Durch diese Lagerung erfolgt eine Verlängerung der paretischen Seite. Sie wirkt einer ungünstigen Flexorspastik entgegen. Bei Lagerung auf der nichtbetroffenen Seite wird der hemiparetische Arm auf einem Kissen so gelegt, als ob der Patient nach vorne in Kopfhöhe greifen wollte. Die Beine befinden sich wiederum in Schrittstellung, wobei das betroffene Bein in Flexionsstellung, das nichtbetroffene in Extension gesetzt wird. Diese Lagerung auf der nichtbetroffenen Seite ist insbesondere beim sog. „Pusher-Syndrom" angezeigt, da durch den Druck der

Unterlage der Tendenz entgegengewirkt wird, sich auf die paretische Seite zu schieben.

In der Frühphase muss der Patient das aktive Drehen im Bett lernen. Dabei sollte folgende Sequenz eingehalten werden: Kopfwendung nach der Seite, Schulter-, Arm-, Rumpf- und zuletzt Beinrotation. Bei diesen Drehbewegungen ist auf die gefährdete Schulter zu achten, um die Entwicklung eines Schulter-/Hand-Syndroms zu vermeiden. Als nächstes wird die Sitzkontrolle und das Umsetzen (Transfer) auf den Stuhl oder Rollstuhl gelernt. Der Transfer erfolgt am besten über die hemiparetische Seite, im Sitzen ist auf eine aufrechte Haltung zu achten, die am besten auf einem Stuhl mit fester Unterlage eingenommen werden kann. Dabei werden die Arme auf einen Tisch, der vor dem Patienten steht, gelagert.

19.3.2.2 Vermeidung von Früh- und Spätkomplikationen

Die schwerwiegendsten Komplikationen im Rahmen der Frührehabilitation werden durch eine längere Immobilisierung verursacht. Dadurch kann es zu Osteoporose, Muskelatrophien, Kontrakturen, Thromboembolien, Dekubitalulzera, Pneumonien oder orthostatischer Dysregulation kommen. Die kognitive Beeinträchtigung durch die sensorische Deprivation sollte nicht unterschätzt werden, da Messungen schon einen deutlichen Abfall der intellektuellen Leistungen nach 10 Tagen Bettruhe im Krankenhaus gezeigt haben. Bei apallischen Patienten sollte daher eine „basale Stimulation" mit somatosensiblen Reizen (Temperatur, Druck, Berührung, Bewegung, Vibration etc.), vestibulären (passive Kopfbewegungen, Schaukelreize), auditiven, olfaktorischen und gustatorischen Reizen erfolgen.

Spätkomplikationen werden immer häufiger angetroffen, da schwerbehinderte Patienten heutzutage den Insult länger überleben. Bei Rollstuhlpatienten kommt es zu Überbeanspruchungssymptomen der oberen Extremität. Schulterbeschwerden, Karpaltunnelsyndrom und Druckschädigung der peripheren Nerven sind darauf häufig zurückzuführen. Ähnliche Überbelastungsbeschwerden treten auch bei gehbehinderten Patienten auf, die auf Gehstützen angewiesen sind. Andere Späteffekte bei behinderten Patienten sind eine allgemeine Dekonditionierung, Adipositas, sekundäre Gelenkveränderung an der unteren Extremität durch Fehlbelastung, Wirbelsäulenbeschwerden und Stürze mit Frakturen aufgrund der Osteoporose. Am besten ist eine prophylaktische Berücksichtigung möglicher Spätsymptome, z.B. durch Schulung des korrekten Bewegungsablaufs, geeignete Hilfsmittel und Abpolstern gefährdeter Körperstellen

19.3.2.3 Stand- und Gangtraining beim Hemiparetiker

Die Wiederherstellung der Mobilität ist ein wesentlicher Punkt in der motorischen Rehabilitation. Mobilität umfasst Aufstehen, Hinsetzen, Gewichtsverlagerung von einem Bein zum anderen, Gehen in wechselnden Geschwindigkeiten, Umdrehen, Abbremsen und Treppensteigen. Beim hemiparetischen Gang können sich eine Vielzahl von Problemen zu immer anderen Gangbildern kombinieren. Zu diesen Problemen gehören u.a. Paresen, Kokontraktion bestimmter Muskelgruppen, spastische Tonuserhöhung, Kontrakturen, Schmerzen, ungenügende Feinkontrolle der Kontraktion und funktionelle Beinlängenunterschiede durch Rumpfverkürzung. Der hemiparetische Gang ist häufig durch folgende Abweichungen im Schrittzyklus gekennzeichnet, an denen Therapeuten korrigierend eingreifen:

- Initialer Kontakt mit Vorfuß (oftmals mit Inversionsfehlstellung) statt mit Ferse; dadurch beeinträchtigte Gewichtsübernahme; Gefahr von Supinationstraumen; dieser Vorfußkontakt ist auch bedingt durch eine Plantarflexion in der späten Schwungphase (sog. premature activity),
- Gewichtsübernahme: Knie bei Gewichtsübernahme oft hyperextendiert, weil der Unterschenkel nur schwer über dem Sprunggelenk nach vorne gebracht werden kann (fehlende Tibia-anterior-Wirkung und premature activity); dadurch wird der Gang abgebremst, die Gewichtsübernahme auf das betroffene Bein ist mangelhaft,
- Mittstand: übermäßige Seitverlagerung des Körperschwerpunktes, mangelnde Hüftextension, evtl. pathologischer Trendelenburg,
- Vor der Schwungphase (preswing) führt die fehlende Knieflexion und die fehlende Fersenhebung zu einer geringen Bodenfreiheit; deshalb muss das Becken angehoben werden, um diese Bodenfreiheit zu gewährleisten.

Es gibt zwei grundsätzlich unterschiedliche Vorgehensweisen zur Wiedererlangung der Mobilität: Die eine Methode versucht die Wiederherstellung des physiologischen Ganges und betont die „Qualität der Bewegungen", wobei auf Substitutionsmechanismen und technische Hilfen soweit wie möglich verzichtet wird. Der andere Therapieansatz besteht darin, den Patienten möglichst rasch zum Gehen zu bringen, auch unter Einsatz von Kompensations- und Substitutionsbewegungen und technischen Hilfen. Vertreter des ersten Konzepts (bei uns z.B. Bobath-Konzept) legen daher sehr viel Wert auf ein symmetrisches Gangmuster und opfern hierfür oftmals die rasche Erlangung der Mobilität. Dieses Vorgehen wird angesichts der kürzeren Rehabilitationsbehandlungen mehr und mehr fragwürdig. Sinnvoller ist ein Vorgehen, bei dem frühzeitig ein breites Spektrum an Methoden angewendet wird, das an die individuellen Gegebenheiten und Bedürfnisse angepasst ist. Dabei sind Sicherheit, Geschwindigkeit, Ausdauer, gleichmäßige Stand- und Schwungphasen, Flexibilität und niedrige Variabilität des Bewegungserfolgs sowie Anpassung an die Umgebung wichtige Therapieziele. Hierfür stehen krankengymnastische Übungen, technische Hilfen wie Gehstöcke, Rollator, Gehrad oder Orthesen zur Verfügung. In letzter Zeit sind neue Methoden hinzugekommen:

- Laufbandtraining mit partieller Körpergewichtsentlastung,
- funktionelle Elektrostimulation,
- selektive Verminderung der Spastizität durch Botulinustoxin-Injektionen,
- akustische und visuelle Reizung,
- Biofeedback.

19.3.2.4 Krankengymnastisches Gangtraining

Die Schwerpunkte sind aus den individuellen Störungen in den verschiedenen Schrittphasen abgeleitet. Becken-Rumpf-Stabilität, gleichmäßige Gewichtsübernahme in der jeweiligen Standbeinphase und Seitverlagerung des Körperschwerpunkts sind wesentliche Punkte des Gangtrainings. Zur Gewichtsvorverlagerung wird bei gleichzeitiger Beckenrotation die Hüfte als zentraler Therapiebaustein extendiert und das Knie nach der initialen „loading reaction" kontrolliert extendiert bzw. minimal flektiert. Dadurch wird eine Kniehyperextension vermieden. In der anschließenden Schwungbeinphase des betroffenen Beins wird auf die Knie- und daran anschließend auf die Hüftflexion geachtet. Eine isolierte Hüftflexion und Hochziehen der Hüfte (pelvic hike) müssen vermieden werden. Knie- und Hüftflexion sichern ausreichende Bodenfreiheit.

Die ersten Gehversuche sollten möglichst früh, gegebenenfalls mit maximaler Unterstützung durch zwei Therapeuten oder im Gehbarren erfolgen (oder es sollte ein Laufbandtraining erfolgen, s.u.). Meistens muss in dieser frühen Phase das paretische Bein von den Therapeuten passiv gesetzt und in der Standbeinphase blockiert werden. Mit schwer betroffenen Patienten wird auch an der Treppe geübt, wobei nicht das Treppensteigen, sondern das Erlernen von Stand- und Schwungbeinphase unter erhöhter Gewichtsbelastung das Ziel ist. Nach Herstellung eines verbesserten Gangbilds sollte der Gangrhythmus und das Ausweichen und Übersteigen von Hindernissen geübt werden. Ist dabei Hilfe erforderlich, sollte die Unterstützung von hinten durch Druck auf die Beckenschaufeln erfolgen, nicht durch Unterhaken. Zu Übungszwecken haben sich auch „Hirtenstäbe" bewährt, die in Brusthöhe gehalten werden, was ein zu starkes Abstützen und Hinüberlehnen verhindert. Das Repertoire der krankengymnastischen Methoden umfasst auch Krafttraining, Verminderung der Spastik, Ausdauertraining und Repetition von rhythmischen Bewegungen, die von erfahrenen Therapeuten in ein funktionelles Gangtraining eingebaut werden.

Eine kritische Zusammenfassung des krankengymnastischen Gangtrainings findet sich bei Hesse [44].

19.3.2.5 Laufbandtraining und Gangtrainer

Tierversuche an spinalisierten Katzen haben gezeigt, dass ein Laufbandtraining mit partieller Körpergewichtsentlastung die lokomotorischen Funktionen verbessert. Ein motorgetriebenes Laufband und ein Aufhängesystem zur partiellen Körpergewichtsentlastung hat sich auch in der Behandlung von Patienten mit zentralen Paresen als wirksam erwiesen [45, 46].

Mit dieser Methode kann das Training schon bei geh- und stehunfähigen Patienten begonnen und die Haltungsreflexe sowie die Rumpfstabilisation schon frühzeitig trainiert werden. Durch das Laufbandtraining werden nicht nur mehr Schritte pro Trainingszeiteinheit geübt, sondern die Gurtsicherung erlaubt auch das Üben eines korrekten Gangmusters. Die Patienten sind in einem modifizierten Fallschirmgurt gesichert, über den das Körpergewicht partiell entlastet

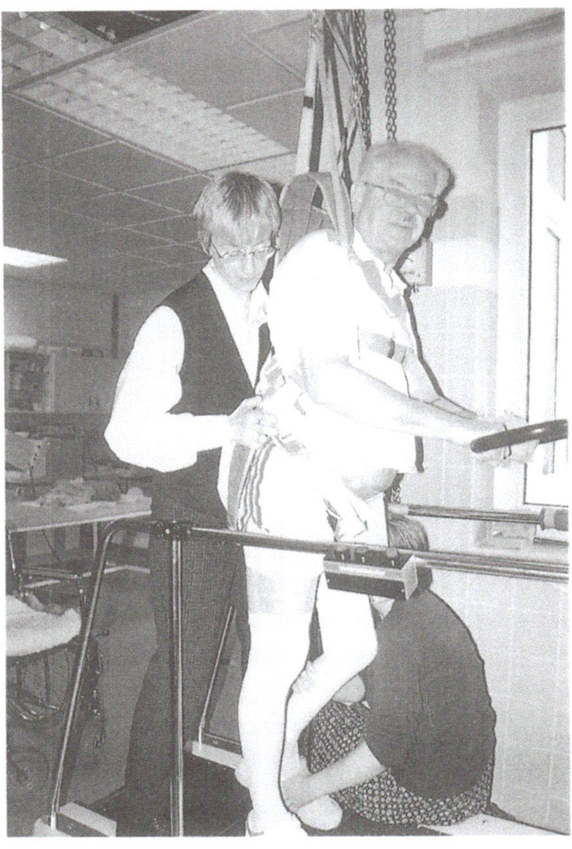

Abb. 19.5. Laufbandtraining mit partieller Körpergewichtsentlastung durch modifizierte Fallschirmgurte. Meistens sind zwei Therapeuten erforderlich für die Rumpf/Hüft-Kontrolle und das Setzen des paretischen Beins

werden kann (Abb. 19.5). Die Geschwindigkeit wird anfangs sehr niedrig eingestellt und dann sukzessive vergrößert. Bei zu hoher Laufbandgeschwindigkeit besteht die Gefahr, dass sich die Patienten in den Gurt setzen und nicht mehr ihr Körpergewicht tragen. Anfangs, wenn das paretische Bein noch zu schwach ist, wird der Fuß von einer Therapeutin passiv auf das Laufband gesetzt. Es wird auf einen korrekten Abrollvorgang, symmetrische Schrittlänge und Standdauer geachtet. Eine zweite Therapeutin steht hinter dem Patienten und korrigiert Rumpf- und Hüftbewegungen, insbesondere eine zu geringe Hüftextension. In einer kontrollierten Untersuchung konnte nachgewiesen werden, dass durch dieses Laufbandtraining das Gehvermögen auch bei bisher gehunfähigen Patienten lange nach einem Schlaganfall wiedererlangt werden kann [45]. Es hat sich in kontrollierten Studien im Vergleich zur konventionellen Krankengymnastik als überlegen erwiesen. Fast alle Gangparameter (Geschwindigkeit, Schrittlänge, Ausdauer) hatten sich durch diese Methode signifikant verbessert. Abb. 19.6 demonstriert den Verlauf einiger Gangparameter bei jeweils dreiwöchigem Laufbandtraining, dreiwöchiger konventioneller Krankengymnastik und nochmals dreiwöchiger Laufbandbehandlung. Deutlich zu erkennen ist der Zugewinn jeweils in der Laufbandphase. Der symmetrische und physiologische Gangzyklus beim Laufbandtraining ist in Abb. 19.7 ersichtlich. Demgegenüber ist beim Ge-

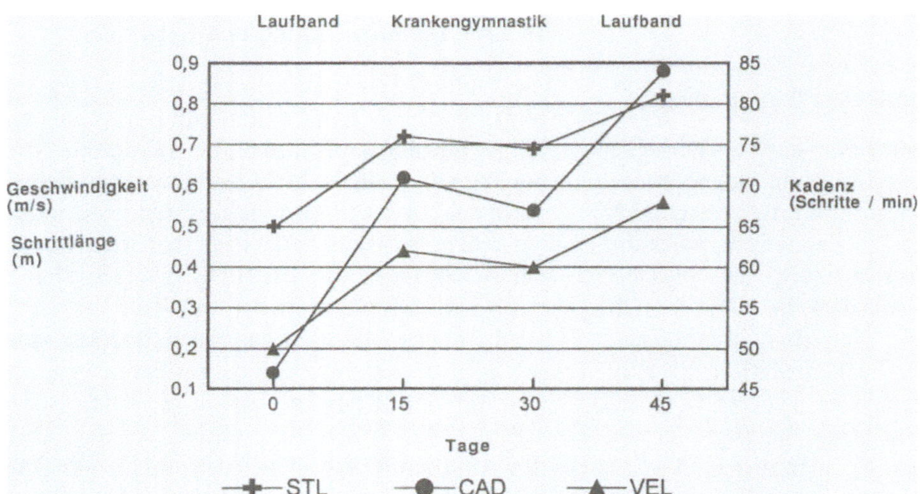

Abb. 19.6. Gangparameter bei konventioneller Krankengymnastik vs. Laufbandtraining bei 9 Patienten mit Hemiparese. A-B-A-Design mit dreiwöchigem Laufbandtraining und dreiwöchiger Krankengymnastik. (STL = stride length = Doppelschrittlänge; CAD = Kadenz = Schritte pro min; VEL = velocity = Ganggeschwindigkeit). Eine deutliche Verbesserung ist in den Laufbandphasen zu erkennen

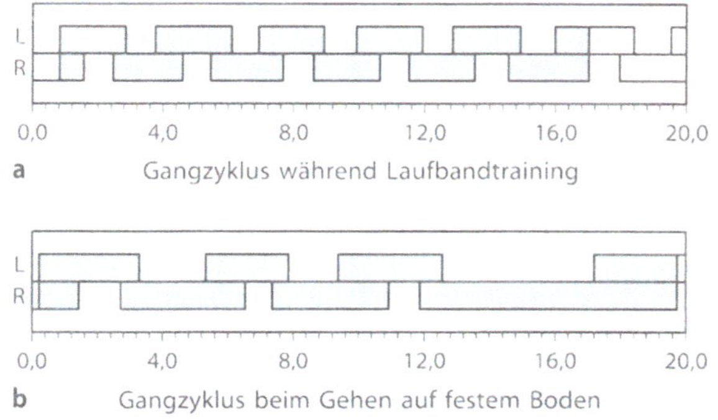

Abb. 19.7 a, b. Bodenkontaktzeiten für das linke und rechte Bein bei einem linksseitigen Hemiparetiker. **a** Während des Laufbandtrainings; **b** während des Gangtrainings mit Krankengymnastin in der Ebene. Die raschere Schrittfolge und die Gangsymmetrie bei Laufbandbedingungen ist deutlich zu sehen

hen auf ebenem Boden während des krankengymnastischen Gangtrainings ein langsamerer, asymmetrischer Gang festzustellen.

Sogar Patienten mit einem sog. Pusher-Syndrom und Patienten mit schweren visuellem und sensomotorischem Neglekt verbesserten sich. Da das Laufbandtraining durch die partielle Körpergewichtsentlastung und durch die Unterstützung des Aufhängeapparates mehr Sicherheit gibt, wurde auch die Spastik vermindert, und spastische Massenbewegungen und Synergien konnten verhindert werden.

Zur Förderung der Gangrehabilitation schwerstbetroffener Patienten wurde ein neuartiger Gangtrainer entwickelt, bei dem der Patient auf 2 Fußplatten steht, die alternierend nach vorn und hinten bewegt werden (Abb. 19.8). Dabei ist die Nachahmung der Stand- und Schwungbeinphase mit einem zeitlichen Verhältnis von 60 zu 40% zueinander möglich – wie beim normalen Gang. Außerdem wird der Körperschwerpunkt phasengerecht in vertikaler und horizontaler Richtung bewegt. Diese Schreitbewegung erfolgt durch einen Servoantrieb, wobei die Maschine die Bewegung vollständig übernehmen kann (passiver Modus) oder je nach Schweregrad des Patienten unterstützend wirkt (aktiver Modus). Bei fehlenden Stand- und Gleichgewichtsfunktionen können die Patienten mit einem modifizierten Fallschirmgurt gesichert werden [43, 119]. Die Ganganalyse ergab auf dem Laufband und auf diesem Gangtrainer vergleichbare Gelenkwinkel und Aktivierungsmuster ausgewählter Beinmuskeln. Die Bewegungsabläufe waren auf dem Gangtrainer noch symmetrischer und stoßfreier.

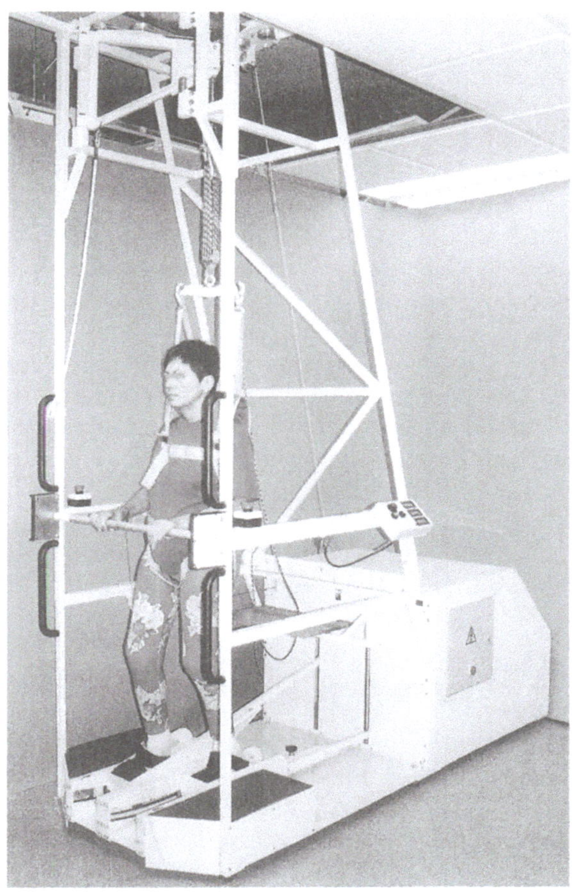

Abb. 19.8. Gangtrainer (Patent Nr. DE 198 05 164; 1998; Hesse S und Uhlenbroch D.). Der Patient steht auf Fußplatten, die von einem Motor mit Getriebesystem bewegt werden, wobei Stand- und Schwungphase ein physiologisches Verhältnis von 60% zu 40% haben. Der Körperschwerpunkt wird wie beim physiologischen Gang phasengerecht in vertikaler und horizontaler Richtung bewegt

19.3.2.6 Funktionelle Elektrische Stimulation in der hemiparetischen Gangstörung

Funktionelle Elektrische Stimulation (FES) wurde vor mehr als 30 Jahren als elektronische Orthese entwickelt, die die Fußheberschwäche beim hemiparetischen Patienten korrigiert [76]. Die Methode wurde auch zur Wiederherstellung von Stand- und Gangfunktionen bei querschnittgelähmten Patienten verwendet, hat sich jedoch im klinischen Bereich nicht vollständig durchgesetzt, weil der Aufwand relativ groß ist. In jüngster Zeit wurde bei hemiparetischen Patienten versucht, mit einer verminderten Anzahl von Stimulationskanälen und weniger Oberflächenelektroden eine Verbesserung des hemiparetischen Gangbildes bei Patienten nach Schlaganfall zu erreichen [81]. Die Wiederherstellung des Stehens und der Gewichtsverlagerung wurde durch zyklusphasengesteuerte Reizung des M. glutaeus maximus, der Quadrizeps und der Hüftstrecker erreicht. Die Stimulussequenzen werden über einen Mikrocomputer der jeweiligen Ganggeschwindigkeit und der Schrittphase angepasst. Diese Reizung stabilisiert das Becken und die Knie und erleichtert eine raschere Gewichtsverlagerung von einem Bein zum anderen.

In einer weiteren Untersuchung nach einem Single-case-Design wurde die FES-Methode mit einem Laufbandtraining kombiniert und die Gangfunktionen vorher und nachher gemessen. In dieser A-B-A-Studie zeigte sich, dass durch die Kombination beider Methoden eine zusätzliche Verbesserung der Ergebnisse erzielt werden konnte [52].

19.3.2.7 Technische Hilfsmittel für die Fortbewegung

Die Verordnung und Anpassung technischer Hilfsmittel sind ein wesentliche Bestandteil motorischer Rehabilitation. Ein breites kommerzielles Angebot an Hilfsmitteln hat dazu geführt, dass sich nur noch Experten in dieser Vielfalt zurechtfinden. Die Hilfsmittelversorgung muss sich nach den individuellen Defiziten richten, muss aber darüber hinaus auch Lebensstil und Bedürfnisse des Patienten berücksichtigen. Grundregel ist: *soviel wie nötig, aber so wenig wie möglich*. Eine neuere Untersuchung zeigte, dass in Deutschland im Vergleich zu den USA sehr viel weniger technische Hilfmittel verordnet werden [47]. Dies ist wahrscheinlich darauf zurückzuführen, dass in Deutschland im Gegenzug mehr Krankengymnastik verordnet wird. Einen Überblick über Hilfsmittel, die in der Schlaganfallrehabilitation eingesetzt werden, gibt Tabelle 19.10. Die am häufigsten verordneten Gehhilfen sind Gehstöcke, Unterarmgehstützen, Vierpunktstöcke, Rollatoren und Gehräder. Sie sind zur Sicherung besonders bei älteren Patienten erforderlich, unterstützen die Hüftabduktion und vermindern zusätzlich die Belastung im Knie. Die Höhe dieser Gehhilfen sollte so eingestellt sein, dass der Ellbogen etwa 20° gebeugt ist.

Unter anderem bedingt durch den kürzeren stationären Aufenthalt werden heutzutage schon frühzeitig Sprunggelenksorthesen angepasst.

Tabelle 19.10. Technische Hilfsmittel in der Schlaganfallrehabilitation

- **Mobilitätshilfsmittel**
  Orthesen
  Prothesen
  Gehhilfen
  Spezialschuhe
  Rollstühle
- **Sitzhilfen**
  Spezialkissen
  Spezialstühle
  Sitzschalen
  Gurte
- **Transferhilfen**
  Rutschbrett, Haltegriffe
  Lifter
- **Stehversorgung**
  Stehbarren
  Stehbrett
- **Spezialbetten**
  z. B. zur Dekubitusprophylaxe
- **Manipulationshilfen**
  Schreibhilfen, Anziehhilfen
  Greifzangen, Griffverdickungen
  Spezialverschlüsse
  Einhänderwerkzeuge
- **Kommunikationshilfen**
  Blattwender
  Canon-Communicator
  Computergestützte Kommunikationsgeräte
- **Wohnungsanpassung**
  Rampen, automatische Türen
  Treppenlift, Treppenraupe
  Toilettenerhöhung, Haltegriffe
  Umweltkontrollgeräte
- **Auto-Anpassung**
  Handbedienung (Gas, Bremse)
  Rollstuhllifter
- **Atmungshilfen**
  Atmungsgeräte für zu Hause
  Absauggeräte und Zubehör
  Arbeitsplatzanpassung

Die Auswahl der jeweiligen Orthese hängt vom Ausmaß der Parese und von der Spastik ab. Die in Deutschland hauptsächlich verwendeten Orthesenmodelle sind Heidelberger Winkel (starre Ledereinlegesohle mit dorsalem Metallbügel, der in Wadenhöhe mit Manschette am Unterschenkel befestigt wird), Peroneus-Innenschuh (relativ starre Ledereinlegesohle, Ferse und Knöchel werden durch Ledermanschette und Seitenteile umfasst, die vorne durch elastische Kreuzzüge verbunden sind) und die Valenser Schiene (medialer Metallbügel in Schuhabsatz verankert, Ledermanschette in Wadenhöhe, Metallbügel hat ein Gelenk in Höhe des Sprunggelenkes). Bei leichterem „drop foot" wird ein Heidelberger-Winkel ausreichend sein, der Peroneus-Innenschuh bietet starke mediolaterale Stabilität und ist daher für Patienten mit Inversionsfehlstellung geeignet. Bei ausgeprägtem spastischem Spitzfuß ist eine Valenser Schiene erforderlich [47, 50, 53, 72].

Für die Abmessung von Rollstühlen gibt es einige Regeln: Die Sitzbreite sollte so bemessen sein, dass auch Winterkleidung getragen werden kann und trotzdem noch beidseits die Hand zwischen Hüfte und Seitenteil geschoben werden kann. Die Sitzhöhe sollte etwa 5 cm größer sein als der Abstand Ferse-Kniekehle. Die Sitztiefe sollte etwa 5 cm größer sein als der Abstand Kniekehle-Kreuzbein. Die Höhe der Rückenlehne ist abhängig von der Rumpfkontrolle, über die der Patient verfügt, je schlechter diese Kontrolle ist, desto höher die Rückenlehne.

19.3.2.8 Musik-Biofeedback als Gangtraining

In den bisher verwendeten Biofeedback-Verfahren im Rahmen eines Gangtrainings bei Hemiparetikern wurde eine audiovisuelle Rückmeldung von elektrischen Muskelaktivitäten, von Knie- oder Sprunggelenkswinkeln oder von Auftrittskräften angeboten [82]. Durch rhythmische Reize (pacing) wurde bei Schlaganfallpatienten eine synchronisierende Wirkung auf das Gangmuster beobachtet. Die Gewichtsübernahme auf die paretische Seite, die Symmetrie und die Muskelaktivierung wurden dadurch normalisiert [118]. In jüngster Zeit wurde versucht, rhythmische musikalische Reize als Biofeedback einzusetzen. Es wurde ein „Reha-Walkman" entwickelt, der am Gürtel getragen werden kann und der zahlreiche Melodien gespeichert hat [111]. Sensoren in den Sohlen können als Signalgeber verwendet werden, um die Geschwindigkeit und die Richtigkeit der Melodie zu steuern. Aufgabe des Patienten ist es, durch einen möglichst symmetrischen und flüssigen Gang die Melodie richtig erklingen zu lassen. Die Patienten müssen hierfür willkürlich die Schrittdauer, die Gewichtsübernahme und den Hackenkontakt verändern. Das Gerät ist so flexibel, dass es auch erlaubt musikalische Störreize bei motorischen Fehlern einzublenden. Eine erste Untersuchung hat gezeigt, dass dadurch Symmetrie und Gangbild bei Schlaganfallpatienten signifikant verbessert werden können, und es konnte nachgewiesen werden, dass die Trainings-Effekte dauerhaft sind [111]. Diese Methode stellt – im Unterschied zu Metronomen und externen Musikquellen – ein echtes Musik-Biofeedback dar.

19.3.2.9 Botulinustoxin zur selektiven Therapie der Spastik

In den letzten Jahren wurde die Injektion von Botulinustoxin A bei spastischer Hemiparese verwendet. Insbesondere bei starker Inversions- und Plantarflexion des Fußes, die durch Schienen nicht mehr ausgeglichen werden kann und gegenüber Antispastika therapieresistent ist, bringt die Injektion von Botulinustoxin in den Soleus, Tibialis posterior und in beide Köpfe des Gastrocnemius eine verbesserte Stellung und ein wesentlich physiologischeres Gangbild [49, 51]. Die Spastik ließ sich reduzieren und das Gangbild war physiologischer. Nicht nur das Abrollverhalten, sondern auch die EMG-Aktivität der Unterschenkelmuskulatur wurde nach der Injektion normaler, insbesondere waren keine Kloni mehr festzustellen. Die Schrittlänge war größer und die Ganggeschwindigkeit höher. Auch die Variabilität im Schrittzyklus verringerte sich als Zeichen der höheren Stabilität. Durch zusätzliche elektrische Reizung der injizierten Muskulatur konnte der Effekt von Botulinustoxin deutlich gesteigert werden, so dass niedrigere Dosen den gleichen Effekt erzielten [48]. In Anbetracht der hohen Kosten hat diese Dosisreduktion große praktische Bedeutung.

19.3.3 Der zentral-paretische Arm

19.3.3.1 Klinisches Assessment der Armfunktion

Armfunktionstests gibt es auf der Ebene des „Impairments", der internen Dysfunktion, die sich mit klinischen Symptomen äußert, sowie auf der Ebene der „Disability", die sich bei Aufgaben, welche Aktivitäten des täglichen Lebens widerspiegeln, manifestiert. Es gibt Tests, die Armfunktionen allein prüfen, oder andere, bei denen Armfunktionsprüfungen weitere funktionelle Einschätzungen, wie z.B. für die Rumpf- und Beinkontrolle, beinhalten. In letzteren Falle liegt jedoch nicht immer eine separate Validierung für die Armfunktionsmessung vor. Im folgenden seien einige Armfunktionstest genannt, wobei nicht die inhaltliche Darstellung des Tests so sehr im Vordergrund steht, sondern die Hilfestellung für die Entscheidung der Einsetzbarkeit eines Testes. Im übrigen sei dann auf die Originalliteratur für ein vertieftes Studium verwiesen.

Focal impairment

Der *Fugl-Meyer-Test* (Abschnitt obere Extremität [34]), ein in Therapiestudien häufig benutzter Score, setzt sich aus Scores für Schulter-/Ellenbogen-, Unterarmfunktion, Handgelenksfunktion, Handfunktion und Koordination/Geschwindigkeit zusammen und misst die Selektivität bzw. Qualität der Bewegung des zentral-paretischen Armes, was für Therapeuten von besonderer Bedeutung ist. Er ist sowohl für schwer als auch leichter betroffene Patienten einsetzbar. *Rivermead Motor Assessment* (Armsektion [77]) ist eine hierarchisch organisierte dichotome Skala und enthält 15 Aufgaben des Armfunktionstests, bei der einfachere und mehr komplexe Armbewegungen geprüft werden. Vorteilhaft ist insbesondere die hierarchische Organisation des Rivermead Motor Assessment, d.h. dass eine Person, die eine Aufgabe nicht ausführen kann, auch nicht die nachfolgenden schwierigeren Aufgaben erfüllen können sollte; dadurch verkürzt sich die Testdauer bei schwerer betroffenen Patienten. Der *Motricity-Index* (Arm-Score [22]) ist ein ordinalskalierter 3-Aufgabentest und untersucht proximale und distale Armkraft und ist damit schnell und einfach bei der klinischen Untersuchung zu erheben. Die *Griffstärke* (Dynamometrie) ist ein sensitives Maß, das die ganze Brandbreite der Funktionserholung nach Schlaganfall abdecken kann und sich als prognostisch wertvoll erwies [10, 11]. Die modifizierte *Asworth-Skala* für Spastizitätsbeurteilung stellt die einzige formell evaluierte, ordinal skalierte Beurteilung des abnormen Muskeltonus, wie er durch eine Störung der ersten motorischen Neurons verursacht wird, dar [6, 12].

Focal Disability

Während die Untersuchung des „Impairments" spezifische neurologische Syndrome wie etwa die zentrale Parese erfasst, messen die Tests zur fokalen „Disability" Beeinträchtigungen der Arm- bzw. Handfunktionen, wie sie im Alltag aus jeweils verschiedenen neurologischen Beeinträchtigungen resultieren können. Diese Instrumente sind also allgemeinerer Natur und im Kontext der Neurorehabilitation näher an dem, was für den Patienten relevant ist, nämlich seine Armfunktion im Alltag. Es seien verschiedene validierte Vorgehensweisen erwähnt, die je nach Fragestellung alle ihre Berechtigung einerseits im klinischen Alltag oder auch bei wissenschaftlichen Fragestellungen haben. Ein einfacher und kurz durchzuführender Test mit lediglich 4 Aufgaben bei dichotomer Beurteilung (möglich/nicht möglich) ist der *Frenchay-Arm-Test* [24]. Zwei weitere attraktive und schnell durchführbare Tests, einerseits für die Feingeschicklichkeit und andererseits für die grobe manuelle Geschicklichkeit, sind der sog. *Nine-Hole-Peg-Test* [86] sowie der *Box-and-Block-Test* [19, 85]. Ein weiterer interessanter Test ist der *Action-Research-Arm-Test* [15, 80], der insbesondere grobes und feines Greifen und Hantieren mit (überwiegend abstrakten) Objekten prüft. Der Test ist ordinal skaliert, u.a. korreliert er hoch mit dem Fugl-Meyer-Test [21]. Er ist nicht kommerziell erhältlich, jedoch ausreichend detailliert beschrieben, so dass ein Nachbau der Standardtestsituation gut möglich ist.

Zwei weitere Tests, der sog. *TEMPA* („Test Évaluant les Membres supérieurs des Personnes Agées"- oberere Extremitäten-Performance-Test für ältere Personen von Desrosiers et al. [25] sowie der *AMAT* (Arm-Motor-Activity-Test von Kopp et al. [69]) benutzen standardisierte Aufgaben, die Verrichtungen des täglichen Lebens repräsentieren und erscheinen für leicht- bis mittelgradig betroffene Patienten besonders geeignet. Einerseits wird die dafür benötigte Zeit dokumentiert, andererseits gibt es spezifische funktionelle Beurteilungen, die über die Koordination und Präzision der Bewegungen weitere Aufschlüsse geben können. Die Tests sind relativ zeitaufwendig (mit Auswertung ca. 45 min), sind jedoch wegen ihrer guten Testqualitäten für klinische Studien sehr empfehlenswert. Der TEMPA ist kommerziell erhältlich, eine deutschsprachige Version wurde in der Arbeitsgruppe des Autors auch für (jüngere) Schlaganfall- und Schädelhirntrauma-Patienten validiert.

Eine weitere Möglichkeit der Armmotorik-Untersuchung ist die *kinematische Bewegungsanalyse*. Die Analyse von Zielbewegungen erlaubt, Geschwindigkeit und Präzision sowohl ballistischer als auch mehr „Feedback"-gesteuerter Bewegungsaspekte zu messen, so dass auch bei hochfunktionellen Patienten leichtgradige Defizite und deren therapeutische Beeinflussung nachgewiesen werden können [97].

Abschließend sei für die Wahl eines Tests folgende Hilfestellung summarisch gegeben. Entsprechend des Interesses der zu messenden Armfunktionen wäre für die Kraft der Dynamometer sowie der Motricity-Index, für die Feinmotorikkontrolle der Nine-Hole-Peg-Test und für mehr globale Armfunktionen der Fugl-Meyer-Test, TEMPA oder der Action-Research-Arm-Test zu empfehlen. Für klinische Belange sind insbesondere der Motricity-Index, Nine-Hole-Peg-Test, der Box-and-Block-Test sowie Action-Research-Arm-Test wegen ihrer Einfachheit zu empfehlen. Bei Follow-up-Untersuchungen kämen insbesondere der Fugl-Meyer-Test (Impairment) bzw. TEMPA oder Action-Research-Arm-Test (Disability) in Frage.

19.3.3.2 Bobath-Therapie

Derzeit ist die Behandlung des zentral-paretischen Arms nach dem Bobath-Konzept die gebräuchlichste Therapie und daher der „Goldstandard“, obwohl in klinischen Studien die therapeutische Überlegenheit des Ansatzes bisher nicht nachgewiesen wurde [99]. Die Therapie des zentral-paretischen Arms nach dem Bobath-Konzept erfolgt individualisiert in Abhängigkeit von Paresegrad, Muskeltonus und evtl. vorhandenem Schulter-Hand-Syndrom. Die Therapie kann im Liegen, im Sitz, Stand, oder im Kontext der Fortbewegung stattfinden, Schulter-/Arm-Aktivitäten erfolgen bi- oder monolateral mit oder ohne Gerät, mit oder gegen die Schwerkraft, jeweils unter Berücksichtigung der Rumpfaktivität.

19.3.3.3 Arm-Fähigkeits-Training (Ability-Training)

Dieses Training soll Insultpatienten oder Schädelhirntrauma-Patienten mit bereits mittelgradigen bis guten Armfunktionen zu einer Verbesserung verschiedener komplexerer sensomotorischer Armfunktionen („Fähigkeiten“) verhelfen. Für diese Patienten bedeuten klinisch als leichtgradig eingestufte Defizite oftmals erhebliche Beeinträchtigungen in der sozialen Rehabilitation, woraus sich die Notwendigkeit der Entwicklung von geeigneten Therapien ableitet. Psychometrische Untersuchungen legen nahe, dass es unterschiedliche sensomotorische Leistungen, sog. Fähigkeiten gibt, die das Leistungsvermögen bei vielen unterschiedlichen motorischen Aufgaben in jeweils variierender Konstellation bestimmen. So wurden faktorenanalytisch z. B. die Fähigkeit, Arm und Hand ruhig zu halten, die Zielgenauigkeit von Armbewegungen und die Geschwindigkeit von Hand-Finger-Bewegungen als voneinander unabhängige Faktoren verifiziert [32]. Andererseits zeigte eine Untersuchung dieser sensomotorischen Fähigkeiten selbst bei funktionell weitgehend wiederhergestellten hemiparetischen Patienten noch Defizite [96, 100]. Obwohl diese Patientengruppe in Übereinstimmung mit dem klinischen Eindruck also bereits wieder viele motorische Aufgaben ausführen kann, ist die Effizienz der Bewegungskontrolle bezüglich verschiedener motorischer Fähigkeiten noch reduziert. Es liegt daher nahe, bei leichtgradig hemiparetischen Patienten (alle) diese defizitären Leistungsbereiche zu trainieren. Entsprechend wurde das sog. Arm-Fähigkeits-Training entwickelt, bei dem Aufgaben wiederholt geübt werden, die jeweils diese unterschiedlichen sensomotorischen Fähigkeiten in wechselnder Konstellation erfordern.

Die Prüfung der Wirksamkeit des Arm-Fähigkeits-Training erfolgte mittels einer dreiarmigen, randomisierten, kontrollierten Studie: Patienten erhielten entweder

- kein zusätzliches Training neben der üblichen Behandlungseinheiten (im Rahmen der stationären Rehabilitation),
- zusätzlich das Arm-Fähigkeits-Training oder
- zusätzlich das Arm-Fähigkeits-Training und eine intermittierende Ergebnisrückmeldung über die aktuelle motorische Leistung mit Hilfe von Verlaufsdiagrammen, die auf einem Bildschirm während des Trainings gezeigt werden.

Zur Prüfung der Therapiewirksamkeit wurde das motorische Leistungsvermögen vor und nach dreiwöchiger Therapie sowie 1 Jahr später u. a. bei alltagsähnlichen Aufgaben mittels eines standardisierten Tests (TEMPA [25]) erfasst. Die Studie an 60 Patienten ergab, dass Patienten durch das Arm-Fähigkeits-Training ihre alltagsrelevanten Armfunktionen signifikant deutlicher im Trainingsintervall steigern konnten als solche, die dieses Training nicht erhielten [96–98]. Auch 1 Jahr nach Abschluss des Arm-Fähigkeits-Training bestand noch ein funktioneller Vorteil (Abb. 19.9).

19.3.3.4 Repetitives Handtraining

Das sog. „repetitive Handtraining“ wurde bei schwergradig und mittelgradig paretischen Patienten untersucht [14]. Motivation für die Untersuchung dieser Trainingsform war einerseits,

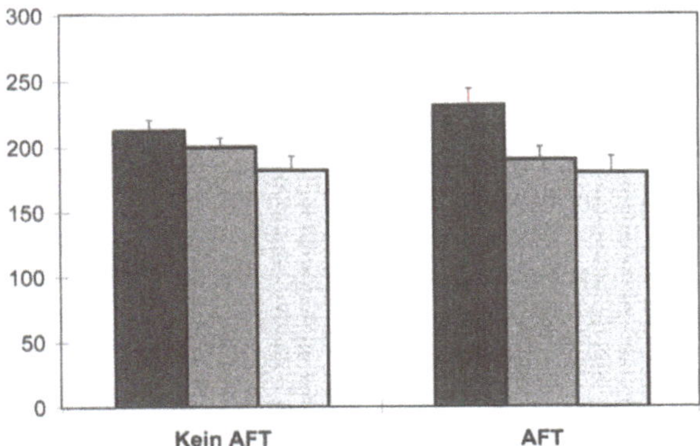

Abb. 19.9. Arm-Fähigkeits-Training. Testergebnisse des TEMPA (Summenzeit-Score in Sekunden für eine Reihe standardisierter alltagsähnlicher Aufgaben) vor Beginn der Behandlung (dunkelgrau), nach Abschluss des dreiwöchigen Trainings (grau) und 1 Jahr später (hellgrau). Erkennbar ist eine stärkere Verbesserung der Armfunktion bei den Patienten, die das Arm-Fähigkeits-Training (AFT) erhielten (rechts) im Vergleich zu den Patienten, die das AFT nicht erhielten (kein AFT)

dass physiotherapeutische Behandlung gemäß der häufig zur Anwendung kommenden Methoden wenig Übungsstrategien zum gezielten Training distaler Hand- und Fingermuskeln bereit hält; andererseits, dass das repetitive Element sich in Tierstudien geeignet zeigte, mit motorischem Lernen assoziierte funktionelle Veränderungen im sensomotorischen Kortex zu induzieren, die sog. „long-term potentiation (LTP)“ [5]. In einer „Multiple-baseline“-Untersuchung mit 27 hemiparetischen Patienten im postakuten Stadium konnte durch zweimal tägliches repetitives Training von Hand- und Fingerextension und Hand- und Fingerflexion à 15 min Kraft und Beschleunigung der zentral-paretischen Hand verbessert werden, während in der Phase mit ausschließlicher Therapie nach dem Bobath-Konzept entsprechende Verbesserungen der zentral-paretischen Hand nicht erreicht wurden.

19.3.3.5 EMG-getriggerte Elektrostimulation

Ähnliches kann für die Methode der EMG-getriggerten Elektrostimulation angenommen werden, bei der ebenfalls repetitiv geübt wird. Dabei werden geringe, für einen Bewegungseffekt evtl. noch nicht ausreichende Willkürinnervationen technisch zu einer großamplitudigen Bewegung umgesetzt. In 4 abgeschlossenen Studien [17, 60, 71, 90] wurden Therapieerfolge bei Anwendung der muskelaktivitätabhängigen Elektrostimulation beobachtet, die gleich groß oder größer waren als andere Behandlungen, die zum Vergleich herangezogen wurden. Behandlungserfolge wurden sowohl bei mittelgradigen als auch bei schwergradigen (aber nicht vollständigen) Lähmungen erzielt, sowohl im postakuten als auch chronischen Stadium, die Behandlungserfolge scheinen zumindest über Monate anzuhalten.

19.3.3.6 BASIS-Training

Bei schwergradigen zentralen Paresen steht der Verlust der selektiven Innervationsfähigkeit im Vordergrund der funktionell relevanten Armfunktionsstörung. Ziel der Behandlung sollte demnach die Wiedererlangung dieser Basis-Kompetenz „selektive Innervation“ für die verschiedenen Freiheitsgrade des Arms sein. Diese Kompetenz wiederzuerlangen, ist jedoch nicht als primäres Ziel der derzeit gebräuchlichen physiotherapeutischen Verfahren erkennbar. Erste ermutigende Ergebnisse bei der zentralparetischen Hand (repetitives Handtraining, EMG-getriggerte Elektrostimulation) sprechen dafür, dass das repetitive Training selektiver Innervation eine effiziente Trainingsstruktur bei der schwergradigen zentralen Parese darstellen könnte. Derzeit wird eine randomisierte kon-

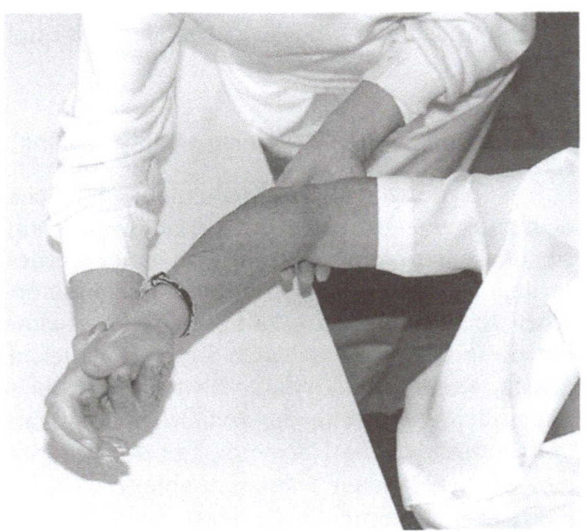

Abb. 19.10. BASIS-Training. Beim BASIS-Training für Patienten mit schwerer zentraler Armlähmung werden alle Freiheitsgrade des Arms bezüglich der selektiven Innervationsfähigkeit repetitiv beübt. Denn nur wenn therapeutisch erreicht wird, dass alle Freiheitsgrade des Arms selektiv bewegt werden können, ist eine weitgehende Restitution der Gebrauchsfähigkeit des Arms zu erwarten

trollierte Studie durchgeführt, in der die Effizienz des sog. BASIS-Training untersucht wird, bei dem alle Freiheitsgrade des Arms bezüglich der selektiven Innervationsfähigkeit repetitiv bei Patienten mit schwerer zentraler Armlähmung trainiert werden (Abb. 19.10). Denn nur wenn therapeutisch erreicht wird, dass alle Freiheitsgrade des Arms selektiv bewegt werden können, ist eine weitgehende Restitution der Gebrauchsfähigkeit des Arms zu erwarten.

19.3.3.7 Forced use

Bei einem Teil hemiparetischer Patienten im chronischen Stadium gibt es das Phänomen des gelernten Nicht-Gebrauchs („learned non-use") [115]. Das heißt, daß ein Patient vorhandene Armfunktionen des paretischen Armes nicht im vollen Umfang im Alltag einsetzt. Folgender Entstehungsmechanismus wird postuliert: Der Patient lernte im akuten Stadium, als sein Arm noch nicht im Alltag einsetzbar war, diesen nicht zu benutzen und behält später dieses erlernte Verhaltensmuster trotz verbesserter Funktion bei. Ziel der Therapie mit forciertem Gebrauch („forced use") ist es, dieses erlernte Verhaltensmuster zu revidieren. In Frage kommen Patienten, die nachweislich Mindestkriterien für Armfunktionen erfüllen und andererseits Hinweise für Nicht-Gebrauch aufweisen. Der Patient erhält während einer 14-tägigen Trainingsphase den größten Teil des Tages eine Schlinge für den nichtbetroffenen Arm, die dessen Gebrauch unmöglich macht. Gleichzeitig erfolgt ein intensives Training des betroffenen Arms mit alltagsbezogenen fein- und grobmotorischen Anforderungen. An 2 Studienkollektiven mit 9 bzw. 15 Patienten im chronischen Stadium eines zerbralen Insults mit einerseits residueller Armfunktion und andererseits Hinweisen auf gelernten Nicht-Gebrauch konnte gezeigt werden, dass forced use zu einer deutlichen und lang anhaltenden Verbesserung des Einsatzes des betroffenen Arms im Alltag führte [89, 115]. Der Therapieerfolg der Forced-use-Methode beruht nicht auf einer Verbesserung der selektiven Innervation und ist wahrscheinlich nicht bei allen chronischen Patienten mit residueller Armfunktion zu erwarten. Er ist vielmehr durch ein verändertes motorisches Verhalten begründet und könnte an die Phänomene gelernter Nicht-Gebrauch, Sensibilitätsdefizite oder Hemineglekt gebunden sein.

19.3.3.8 Schulter-Hand-Syndrom bei Patienten mit Hemiparese

Bei vielen Halbseitengelähmten beeinträchtigt der Schulter-Arm-Schmerz die motorische Rehabilitation. Für die Entstehung sind Paresen im Bereich des Schultergürtels, Subluxation im Schultergelenk, Traumatisierung des Kapsel- und Bandapparates und Zerrungen im Armplexusbereich verantwortlich. Die Inzidenz des Schulter-Hand-Syndroms kann durch einen schonenden Umgang mit dem paretischen Arm deutlich gesenkt werden. Hierzu gehören die unterstützende Lagerung des Arms (tagsüber und in der Nacht), der sorgsame Umgang bei pflegerischen Maßnahmen sowie die Vermeidung von intravenösen Behandlungen am betroffenen Arm. Hilfreich ist auch die tonussenkende und insbesondere das Schulterblatt mobilisierende krankengymnastische Behandlung. Zur Behandlung empfiehlt sich neben den o.g. Maßnahmen eine niedrig dosierte orale Glukokortikoidbehandlung (32 mg Methylprednisolon über 14 Tagen, dann Ausschleichen über 14 Tage), die fast immer wirksam ist und zu einer deutlichen Schmerzreduktion führt [13].

19.3.3.9 Medikation zur Funktionsverbesserung

Amphetamin konnte in Tierstudien die Erholung der motorischen Funktionen nach Hirnschädigungen beschleunigen. Die stärksten Verbesserungen motorischer Funktionen wurden beobachtet, wenn modalitätsspezifisches Training mit Amphetamin-Gabe kombiniert wurde [31, 36, 37, 57]. Auch in ersten kleineren kontrollierten klinischen Studien konnte Amphetamin in Kombination mit krankengymnastischer Behandlung zu einer deutlicheren Verbesserung motorischer Leistungen führen als die Kombination von Krankengymnastik und Plazebo-Gabe [18, 124]; die Vorteile in der Verumgruppe blieben auch längerfristig bestehen [124]. Derzeit erfolgt unter Leitung des Autors (TP) eine randomisierte, kontrollierte Studie zur Effizienz der Kombinationsbehandlung „Arm-Fähigkeits-Training plus Amphetamin".

Ein weiteres Psychostimulanz, *Methylphenidat*, hat sich kürzlich in einer kleinen randomisierten, kontrollierten Studie ebenfalls als die Funktionserholung fördernd erwiesen [38]: 21 Schlaganfallpatienten erhielten für bis zu 3 Wochen Methylphenidat in der postakuten Krankheitsphase (maximal 2× täglich 30 mg). Gegenüber der Plazebo-Behandlung, hatten Patienten in der Verumgruppe nach der Behandlung geringere Depression-Scores (Hamilton Skala, p = 0,028; Zung Skala, p = 0,055), größere Unabhängigkeit im Alltag (modifizierte FIM Skala, p = 0,032) und zumindest tendenziell bessere motorische Funktionen (Fugl-Meyer, p = 0,075).

Die Funktionserholung kann auch negativ durch Medikamente beeinflusst werden, wie tierexperimentell nachgewiesen und für Schlaganfallpatienten gezeigt werden konnte. Patienten, die vermeintlich *nachteilige Medikamente* erhielten (n = 37), hatten bei einer Verlaufsbeobachtung von knapp 3 Monaten eine schlechtere Armfunktionserholung als Patienten, die solche Medikamente nicht erhielten (n = 59) [37]. Zu den nachteiligen Medikamenten gehörten Clonidin und Prazosin, Neuroleptika und andere Dopaminrezeptorantagonisten, Benzodiazepine sowie die Antikonvulsiva Phenytoin und Phenobarbital.

19.4 Schluckstörungen

Neurogene Dysphagien treten nach einem Schlaganfall ziemlich häufig auf, da der Schluckakt auf verschiedenen neuroanatomischen Ebenen repräsentiert ist: kortikale Areale für das Schlucken finden sich im sensomotorischen Kortex im unteren Gesichtsareal, im prämotorischen Kortex und im vorderen Inselbereich. Im Hirnstamm liegen die für das Schlucken wichtigen Kerne und in der Medulla oblongata kontrollieren 2 „pattern generators“ die Schluckinitiierung und die Durchführung. Diese „pattern generators“ sind beim Nucleus tractus solitarii und in der Nähe des Nucleus ambiguus gelegen. Je nach Läsionsort können die 4 Schluckphasen entweder isoliert oder in verschiedenem Muster gestört sein.

Die *orale* Vorbereitungsphase beinhaltet Kauen, die Formung eines Bolus. Daran schließt sich die orale Transportphase an, die etwa 1 s dauert und in der der Bolus nach hinten in den Rachen befördert wird, bis der Schluckreflex durch Reizung der vorderen Gaumensegelbögen getriggert wird.

Danach beginnt die *pharyngeale* Phase, die ebenfalls etwa 1 s dauert. Zungenmotorik, Pharynxperistaltik und Larynxelevation spielen in dieser Phase eng zusammen, um eine zeitgerechte Öffnung des oberen Ösophagussphinkters zu erreichen. Der vom N. recurrens innervierte M. cricopharyngeus als Hauptbestandteil des oberen Ösophagussphinkters hat einen hohen Ruhetonus und schützt durch seinen Verschluss vor einem Reflux. Zu Beginn der pharyngealen Phase nimmt dieser Ruhetonus ab, durch die Larynxelevation wird der obere Sphinkter aufgedehnt und geöffnet. Zusätzlich wird durch den nach hinten transportierten Bolus der obere Ösophagussphinkter weiter geöffnet und der Bolus schließlich in die Speiseröhre transportiert.

Damit beginnt die *ösophageale* Phase. An der Triggerung des Schluckreflexes sind kortikale Areale, der Mandelkern, der Hypothalamus, der Hirnstamm und die Hirnnerven V, IX und X beteiligt. Die Triggerung des Schluckreflexes erfolgt durch Schleimhautreize, wobei bestimmte Regionen auf unterschiedliche Reize ansprechen. Berührungs- und Kältereize im oropharyngealen Gebiet bewirken eine Schuckreflextriggerung und verkürzen die Transportzeit des Bolus. Deshalb werden solche Reize mit Erfolg auch bei neurogenen Dysphagien angewendet. Insbesondere Hirnstamminfarkte können zu schweren Dysphagien führen. Dabei liegt meist eine unzureichende Öffnung oder ein vorzeitiger Schluss des oberen Ösophagussphinkter vor. Bei bilateralen Läsionen im Großhirnbereich oder der Pyramidenbahnen können schwere Dysphagien resultieren. Einseitige Großhirnläsionen führen meist nur zu transienten Dysphagien aufgrund der bilateralen Projektionen zum Hirnstamm [106].

Klinischer Befund und Schluckdiagnostik: Die Anamnese ergibt entweder, dass der Schluckvorgang insgesamt unmöglich ist oder, daß Speisen im Hals steckenbleiben, dass es zu einer Aspiration mit nachfolgendem Husten, Keuchen und Dyspnoe kommt. Bei schwereren Störungen treten gehäuft Aspirationspneumonien mit Fieber und Gewichtsabnahme auf, wodurch die Patienten vital gefährdet sind. Da bei gestörter Sensibilität und bei fehlender Reflexauslösung das Husten fehlen kann, muss auf indirekte Zeichen einer stillen Aspiration geachtet werden. Da die Speichelkontrolle häufig ebenfalls nicht möglich ist, sind diese Patienten auch ohne orale Nahrungsaufnahme gefährdet. Stumme Aspirationen können durch apparative diagnostische Verfahren (Videofluoroskopie oder Endoskopie) entdeckt werden. Mit diesen Verfahren lässt ich auch eine grobe Einteilung des Schweregrades vornehmen [105].

Bei nachgewiesener Aspiration ist eine Tracheotomie und bei absehbar längerdauernder Schluckstörung eine perkutane endoskopische Gastrostomie (PEG) indiziert. Nasogastrale Sonden sollten nicht über einen längeren Zeitraum liegen, weil sie Druckschäden der Schleimhaut verursachen, das Schlucken behindern und durch Gegendruck auf die Trachealkanüle zu einer Tracheomalazie führen können. Entsprechend den individuellen Ausfällen werden einfache oder „geblockte" Kanülen (mit aufblasbarer Manschette) verwendet. Bei Sprechkanülen sitzt am Kanülenschild eine Ventilklappe, die sich beim Einatmen durch die einströmende Luft öffnet und beim Ausatmen durch den Luftstrom verschlossen wird. Durch ein Fenster an der konvexen Krümmung der Kanüle wird die Ausatmungsluft nach oben zum Kehlkopf geleitet.

Die Ernährung erfolg bei längerfristig schluckgestörten Patienten über eine perkutanendoskopische Gastrostomie oder Jejunostomie (PEG oder PEJ).

Das *Schlucktraining* umfasst die Übung der Oralmotorik (Lippenschluss, Kauübungen, Zungenbewegungen für den Bolus-Transport), die Stimulation des Schluckreflexes (Eislutschen, Betupfen des Rachens mit Eisstäbchen, propriozeptive Stimuli durch Löffeldruck, Saugübungen, Stimulation mit gustatorischen und olfaktorischen Reizen), Übungen zur Kehlkopfhebung und eine Aktivierung der pharyngealen Kontraktionen Phonationsübungen, Ansaugen der Zunge an den Gaumen etc.). Zusätzlich wird der Schluckakt durch Modifikation der Kopfhaltung erleichtert. Es werden auch spezielle Schlucktechniken eingeübt, wie etwa das supraglottische Schlucken, wobei der Patient durch willkürliches Atemanhalten während des Schluckens die Stimmlippen verschließt und unmittelbar danach hustet und forciert ausatmet. Dadurch sollen Nahrungspartikel vom Kehlkopfeingang entfernt werden. Beim Mendelsohn-Manöver wird die Öffnung des oberen Ösophagussphinkter willkürlich beeinflusst: Dabei wird zu Beginn die Zunge etwa 2 s fest gegen den Gaumen gepresst und dann losgelassen. Hierdurch wird der Kehlkopf angehoben und durch die passive Dehnung des oberen Sphinkter die Öffnungsdauer verlängert.

Durch Veränderung der Nahrungskonsistenz (Andicken von Flüssigkeiten), der Temperatur der Nahrung und durch Ess- und Trinkhilfen (Sauglaschen, Schiebelöffel, geeignete Gefäße) sind zusammen mit den übenden Verfahren oftmals sehr gute Fortschritte zu erzielen [8].

19.5 Neuropsychologische Rehabilitation

Nach einem Schlaganfall ist meist eine Vielzahl neuropsychologischer Ausfälle feststellbar, die den Rehabilitationsverlauf entscheidend mit beeinflussen. Wie bei der motorischen Rehabilitation muss auch hier sehr individuell das spezifische Störungsbild angegangen werden. Eine effektive kognitive Rehabilitation setzt daher auch eine detaillierte Funktionsdiagnostik voraus. Relevante Funktionsbereiche, die mittels standardisierter Verfahren einer Prüfung unterzogen werden sollen, sind:

- Intelligenzfaktoren,
- verschiedene Aufmerksamkeitsaspekte,
- Gedächtnis und Lernen,
- Planen und Handeln,
- Persönlichkeitsveränderungen.

19.5.1 Aufmerksamkeitsstörungen

Aufmerksamkeitsstörungen sind nach einem Schlaganfall sehr häufig und haben für das Alltagsleben eine große Bedeutung, weil sie z. B. die Reaktionsgeschwindigkeit beeinträchtigen, die Ablenkbarkeit erhöhen und zu einer völligen Vernachlässigung der visuellen, taktilen und akustischen Reize auf einer Seite führen können. Dadurch wird die Fahrtauglichkeit meistens in Frage gestellt. Für die Planung nachfolgender Therapieschritte ist es erforderlich, unterschiedliche Teilaspekte der Aufmerksamkeit zu erfassen [56]: Vier Aufmerksamkeitsfunktionen werden heute unterschieden. Diese sind

- Alertness (Aufmerksamkeitsaktivierung),
- sustain attention (längerfristige Aufmerksamkeit, Daueraufmerksamkeit),
- selektiv attention (selektive oder fokusierte Aufmerksamkeit),
- divided attention (geteilte oder verteilte Aufmerksamkeit).

Zahlreiche unterschiedliche Behandlungsmethoden von Aufmerksamkeitsstörungen und insbesondere von Neglekt sind in der Literatur beschrieben. Die Behandlungsverfahren, die bei Patienten mit Neglekt angewendet werden, basieren meist auf der Annahme einer Aufmerksamkeitsschwäche hinsichtlich einer Seite. Im Mittelpunkt des therapeutischen Bemühens steht daher eine vermehrte und aktive Lenkung der Aufmerksamkeit zu dieser Seite und damit

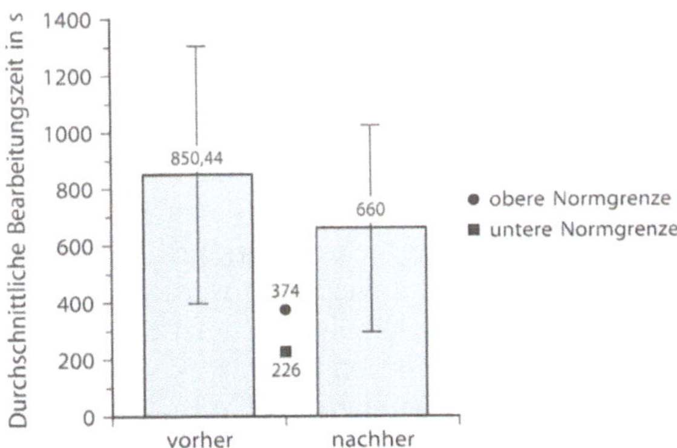

Abb. 19.11. Bearbeitungszeit (in Sekunden) bei 38 Schlaganfallpatienten, gemessen als Beck-Tensor. Die Patienten hatten eine deutliche Verlangsamung des visuo-kognitiven Tempos, das sich durch die Therapie signifikant verbesserte, jedoch noch weiterhin oberhalb der oberen Normgrenze lag

zu vermehrten motorischen Aktivitäten der betroffenen Seite. Weinberg et al. wiesen nach, daß ein strukturiertes Training positive Effekte zeigte, was von anderen Gruppen bestätigt werden konnte [128]. Sie entwickelten und quantifizierten ein Therapieverfahren bei Halbseitenvernachlässigung, das mehrere Trainingselemente enthielt: Vorübungen zur räumlichen Gliederung werden durchgeführt, wie z. B. Formen und Gebilde fragmentieren und wieder zusammensetzen; auf eine multimodale Stimulation der vernachlässigten Raumhälfte wird geachtet; der Patient wird zur aktiven Exploration angeregt und aufgefordert; es wird ein sog. Verankerungsstimulus (Anchoring) eingeführt, der den Patienten hilft, die vernachlässigte Raumhälfte zu beobachten. Die Verbesserung des visuokognitiven Tempos im Beck-Tensor ist in Abb. 19.11 an 38 Schlaganfallpatienten vor und nach einem derartigen Training wiedergegeben.

Ein neuer Ansatz in der Behandlung des visuellen Neglekts geht davon aus, dass diese Patienten immer auch eine gestörte Transformation des räumlichen Koordinatensystems aufweisen [67, 68]. Da die motorische Aktivität im Raum unter Zuhilfenahme der egozentrischen Koordinaten erfolgt, zielt dieser neue Ansatz darauf ab, durch vestibuläre und propriozeptive Stimulation der Halsrezeptoren eine Verschiebung der subjektiven Raumkoordinaten zu erzielen und damit die Kontrolle der Aufmerksamkeit zu verändern. Diese Behandlungsansätze müssen jedoch in Zukunft noch weiter überprüft werden. Optische Prismen und Abdecken des rechten Auges sind zwar theoretisch begründbar, haben sich jedoch als nur wenig effektiv erwiesen [110].

19.5.2 Hemianopsie

Die Behandlung der Hemianopsie besteht im wesentlichen darin, durch Training von Kopf und Augenbewegungen (Spähsakkaden) den Gesichtsfelddefekt zu kompensieren. Dieses visuelle Explorationstraining wird oftmals computergestützt durchgeführt. Die Patienten fixieren z. B. einen zentralen Punkt und sollen dann mit einer einzigen Blicksakkade zu einem auftauchenden Reiz schauen. Durch das systematische Einüben von Blickbewegungen in das blinde Halbfeld kommt es zu einer funktionellen Ausweitung des Gesichtsfelds. Insbesondere für das Lesen ist ein Zuwachs des funktionellen Sehwinkels sehr hilfreich, da dann ganze Wörter mit einem Blick erfasst werden können. Das Training des funktionellen Sehwinkels erfolgt durch Schriften, die vom gesunden Halbfeld in die ausgefallene Gesichtsfeldhälfte wandern. Für das Explorationstraining werden auch große Suchbilder verwendet, mit denen systematisches Abtasten des gesamten Bildfelds eingeübt wird.

15.5.3 Gedächtnisstörungen

Gedächtnisstörungen gehören zu den häufigsten neuropsychologischen Ausfällen nach einem Schlaganfall. Untersuchungen in den letzten Jahren haben ergeben, dass man von einem Kurzzeitgedächtnis oder Arbeitsgedächtnis und länger dauernden Gedächtnisleistungen, dem Langzeitgedächtnis, unterscheiden muss. Hier wiederum ist die Aufteilung in ein deklaratives und prozedurales Gedächtnis erforderlich. Da bei Schlaganfallpatienten oftmals eine schwere Störung des deklarativen Gedächtnisses vorliegt, ist im Rahmen der Krankengymnastik und Ergotherapie darauf zu achten, dass praktisches Einüben im Vordergrund stehen soll und nicht das Erklären, da solche verbalen Inhalte nur schlecht behalten werden können. Die heute gebräuchlichen Techniken zu Verbesserungen von Gedächtnisleistungen beruhen auf dem systematischen Trainieren von Umwegstrategien, die es dem Patienten ermöglichen, seine verbliebenen Gedächtnisfunktionen einzusetzen.

Allgemeine Therapierichtlinien wurden von Wilson aufgestellt [131]: Vereinfachung von Informationen, Reduktion von Informationen, Sicherstellung, dass die gegebene Information verstanden wird; außerdem sollten Informationen kurz und dafür häufiger gegeben werden. Die Therapiekonzepte zur Behandlung von Gedächtnisstörungen können in zwei Hauptgruppen – kognitive und Verhaltensansätze – eingeteilt werden. Kognitive Strategien zielen auf eine Verbesserung des gestörten Prozesses ab und benutzen den Einsatz mnemotechnischer Verfahren. Dazu gehört, zwischen den zu lernenden Inhalten und bekannten Orten Verbindungen herzustellen. Andere mnemotechnische Strategien beruhen darauf, dass visuelle Vorstellungen mit den Gedächtnisinhalten verknüpft werden, dass Gedächtnisinhalte vereinfacht werden (z.B. sich nur die ersten Buchstaben gemerkt werden) und daß besondere Sicherungsstrategien, z.B. das PQRST-Verfahren (Preview, Question, Read, State, Test), durchgeführt werden [131].

Neben der Vermittlung derartiger Strategien können auch externe Hilfen eingesetzt werden. Dies sind etwa Notizbücher, Einkaufslisten, Kalender, Kassettenrekorder und Diktiergeräte. Patienten mit Gedächtnisstörungen vergessen jedoch oftmals vollständig, sie zu benutzen. Oftmals ist es erforderlich, Patienten von der Notwendigkeit des Gebrauchs externer Hilfen zu überzeugen. Auch Umgebungsbedingungen können geändert werden, um z.B. die Orientierung zu erleichtern. Es werden hierzu in der Klinik Markierungen angebracht, die Tür des Patienten gekennzeichnet, Schränke beschriftet, um das Wiederfinden von Gegenständen zu erleichtern. Gedächtnistraining erfolgt oftmals nach der Methode der „Wanishing Cues", wobei Hinweise und Hilfen schrittweise reduziert werden.

19.5.4 Depression und pathologisches Weinen

Zu den häufigsten Störungen nach Schlaganfall gehören Depressionen, die sich in Niedergeschlagenheit, aber auch in Antriebslosigkeit, Energiemangel und Motivationsverlust äußern und daher die Rehabilitationsmaßnahmen erheblich beeinträchtigen. Bis zu 50% der Schlaganfallpatienten leiden zeitweise unter Depressionen [109]. In der Literatur finden sich kontroverse Diskussionen zu Ätiopathogenese der „Post-stroke-Depression", auf die in der Übersichtsarbeit von Hermann und Wallesch eingegangen wird [42]. Heute hat sich eine frühzeitige Behandlung mit Antidepressiva der Post-stroke-Depression durchgesetzt, insbesondere mit den Serotoninwiederaufnahmehemmern (SSRI), da sich nicht nur die Befindlichkeit der Patienten verbessert, sondern auch deutliche Fortschritte in der Funktionswiederherstellung ergeben [16]. Zwangsweinen, Affektinkontinenz und emotionale Instabilität werden sehr rasch und gut durch SSRI beeinflusst [2].

19.5.5 Therapie von Sprachstörungen

Die weit verbreitete Skepsis gegenüber der Wirksamkeit von Aphasie-Therapien ist heute nicht mehr gerechtfertigt, nachdem zwei umfangreiche Metaanalysen die höhere Effektivität von spezifischen Therapieansätzen gegenüber dem Spontanverlauf oder einer Laienbehandlung nachgewiesen haben [55, 108]. Robey wies in seiner Metaanalyse auch nach, dass eine früh beginnende Therapie größere Wirksamkeit zeigt als eine in späteren Phasen [108]. In beiden Analysen konnte gezeigt werden, daß sowohl Quantität als auch Qualität der Sprachproduktion und des Verständnisses verbessert wurden. Holland et al. kommen zu dem Schluss, dass Aphasiker mindestens 3 Behandlungen pro Woche über 5 Monate hin erhalten sollen [55]. Während in diese Effektivitätsstudien vielfältige Therapieansätze eingingen, geht heute die Entwicklung dahin, dass für bestimmte Patientengruppen spezifische, d.h. an der linguistischen Beeinträchtigung ausgerichtete Behandlungsverfahren entwickelt werden, die den global ermutigenden, intuitiv angelegten und mehr psychotherapeutisch wirksamen Behandlungsverfahren überlegen sind.

Ganz allgemein gilt, daß die Übungsbehandlung in den verschiedenen Phasen unterschiedlich erfolgen muss: In der Akutphase stehen basale kommunikative Fertigkeiten, Orientierung und Aufmerksamkeit im Vordergrund. In der Frührehabilitation steht die allgemeine sprachliche Aktivierung und die Vermeidung von Perseveration, Jargonproduktion etc. im Vordergrund. Später folgen dann in vielen Fällen störungsspezifische Therapien oder mehr pragmatisch-kommunikativ ausgerichtete Behandlungsansätze. Mehrere Gruppen von Therapieansätzen lassen sich dabei unterscheiden. Eine Übersicht findet sich auch bei Huber [59].

Die Melodische Intonationstherapie (MIT) basiert darauf, dass Sprachmelodie, Intonation und Betonung von der rechten Hemisphäre gesteuert werden und daher aphasischen Patienten mit linkshemisphärischen Läsionen zur Verfügug stehen. Die Therapie besteht darin, dass normale Sprache in ihrem Rhythmus und ihrer Betonung und Melodie übertrieben wird. Von der American Academy of Neurology wird MIT als wirksam und als ergebnisorientiert eingestuft [107].

Beim psycholinguistischen Ansatz, der auf Informationsverarbeitungsmodellen im Bereich der Kognition fußt, wird zunächst das linguistische Defizit identifiziert. Dann werden linguistische Strukturen und Regeln durch gezieltes Training angegangen. Ein Beispiel ist die reduzierte Syntax-Therapie (REST) für Patienten mit schwerem chronischem Agrammatismus. Diese Therapie zielt darauf ab, bei Patienten, die höchstens Zweiwort-Sätze bilden können, durch Einbeziehung von Verben, Adverbien und Objekten usw. die Verständigungsmöglichkeiten zu erweitern [112]. Ob sich die Erfolge in den Alltag übertragen, wurde bisher noch nicht nachgewiesen.

Beim neuropsychologischen Ansatz werden Gedächtnis, Aufmerksamkeit und andere kognitive Faktoren trainiert, weil die Kommunikation nicht nur durch linguistische Ausfälle, sondern auch durch solche neuropsychologischen Störungen behindert ist. So entwickeln fast alle Aphasiker eine Perseveration, die eine Kommunikation erschweren. Eine Behandlung dieser Perseveration (Treatment for Aphasic Perseveration) ergibt deutlich verbesserte Leistungen [40]. Ebenso wurden Ansätze versucht, Aufmerksamkeitsstörungen bei Aphasiker zu therapieren, weil Verbindungen zwischen Sprache und linkshemisphärischen Aufmerksamkeitsprozessen nachgewiesen werden konnten [88, 103].

Bei pragmatischen Kommunikationsansätzen werden Patienten dazu angeleitet, alle ihnen zur Verfügung stehenden verbalen und non-verbalen Strategien zur Verständigung einzusetzen. In Gruppen werden Unterhaltungstechniken und alternative Kommunikationsstrategien erlernt [29, 54]. Eine Technik, die besonders populär geworden ist, versucht die verbalen und nonverbalen Kommunikationsmöglichkeiten in einem pragmatisch-realistischen Setting zu behandeln. Bei dieser PACE-Methode (Promoting Aphasics' Communicative Effectiveness) werden kompensatorische Strategien in Gruppenbehandlungen unterstützt und das Wiedererlernen linguistischer Regeln weniger betont [20]. Einen Überblick über derartige pragmatische Behandlungsansätze geben Johannsen-Horbach und Wallesch [64].

Patienten mit globalen oder sehr schweren Aphasien sind in der Lage, alternative Symbolsysteme zu erlernen, die anstelle von sprachlichen Äußerungen eingesetzt werden können. Darauf beruhen computergestützte Therapiemethoden, die von Weinrich et al. entwickelt wurden [35, 129]. Bei diesem sehr kreativen Ansatz werden Bilder, Icons und Symbole verwendet, die der Patient auf dem Bildschirm in Kommunikationszeilen anordnen kann. Einfache Sätze konnten auf diese Weise geschrieben werden und einige Patienten benutzen derartige Systeme zur alltäglichen Verständigung.

In den letzten Jahren werden vermehrt pharmakotherapeutische Wege in der Behandlung der Aphasien zusätzlich eingeschlagen [113]. Huber et al. haben die Effektivität von Piracetam in einer kontrollierten Studie in Verbindung mit logopädischer Behandlung bei chronisch aphasischen Patienten gezeigt [58]. Andere Studien beziehen sich auf die Effekte nach Bromocriptin- oder Amphetamin-Gaben.

Literatur

1. Alexander M (1994) Stroke rehabilitation outcome: a potential use of predictive variables to establish levels of care. Stroke 25:128–134
2. Andersen G (1995) Treatment of uncontrolled crying after stroke. Drugs Aging 6:105–111
3. Anderson TP, Bourestom N, Greenberg FR, Hildyard VG (1974) Predicitve factors in stroke rehabilitation. Arch Phys Med Rehab 55:545–551
4. Andrews K, Brocklehurst JC, Richards B, Laycock PJ (1981) The rate of recovery from stroke and ist measurement. Int J Rehabil Res 3:155–161
5. Asanuma H and Keller A (1991) Neuronal mechanisms of motor learning in mammals. NeuroReport 2:217–224
6. Ashworth, B (1964) Preliminary trial of carisoprodol in multiple sclerosis. Practioner, 192:540–542
7. Bamford J, Sandercock P, Dennis M, Burn J, Warlow C (1990) A prospective study of acute cerebrovascular disease in the community: the Oxfordshire Community Stroke Project 1981–1986. J Neurol Neurosurg Psychiatry 53:16–22
8. Bartolome G (1999) Schluckstörungen. In: Frommelt P, Grötzbach H (Hrsg) Neurorehabilitation. Blackwell, Berlin pp 107–124
9. Basmajian JV, Gowland CA, Finleyson AJ (1987) Stroke treatment: comparison of integrated behavioral-physical therapy vs. traditional physical physical therapy programs. Arch Phys Med Rehab 68:267–272

10. Bohannon, RW and Andrews AW (1987a) Interrater reliability of hand-held dynamometry. Physical Therapy 67:931–933
11. Bohannon, RW and Andrews, AW (1987b) Relative strength of seven upper extremity muscle groups in hemiparetic stroke patients. J Neurol Rehabil 1:161–165
12. Bohannon RW and Smith MB (1987) Interrater reliability of a modified Ashworth scale of muscle spasticity. Phys Ther 67:206–207
13. Braus DF, Krauss JK, Strobel J (1994) The shoulder-hand syndrome after stroke: a prospective clinical trial. Ann Neurol 36:728–733
14. Bütefisch C, Hummelsheim H, Denzler P, Mauritz KH (1995) Repetitive training of isolated movements improve the outcome of motor rehabilitation of the centrally paretic arm. J Neurol Sci 130:59–68
15. Carroll DA (1965) Quantitative test of upper extremity function. J Chron Dis 18:479–491
16. Catapano F, Galderisi S (1990) Depression and cerebral stroke. J Clin Psychiatry 51:9–12
17. Chawla H, Francisco G, Chae J, Zorowitz RD, and Kirshblim S (1995) Efficacy of electromyography-triggered functional electrical stimulation in enhancing motor recovery of stroke survivors – a pilot study. Arch Phys Med Rehabil 76:1033
18. Chrisostomo EA, Duncan PW, Probst M, Dawson DV, Davis JN (1988) Evidence that amphetamine with physical therapy promotes recovery of motor function in stroke patients. Ann Neurol 23:94–97
19. Cromwell FS (1965) Occupational therapists manual for basic skills assessment: primary preevocational evaluation. Pasadena CA: Fair Oaks Printing, 29–31
20. Davis DA, Wilcox MJ (1985) Adult Aphasia Rehabilitation: Applied Pragmatics. College Hill Press, San Diego, California
21. De Weerdt WJG, Harrison MA (1985) Measuring recovery of arm-hand function in stroke patients: a comparison of the Brunstrom-Fugl-Meyer test and the Action Research Arm test. Physiotherapy Canada 37:65–70
22. Demeurisse, G, Demol O, Robaye E (1980) Motor evaluation in vascular hemiplegia. European Neurology 19:382–389
23. Dennis M, Langhorne P (1994) So stroke units save lives? Where we got from here? BMJ 309: 1273–1277
24. DeSouza LH, Langton Hewer, R, and Miller S (1980) Assessment of recovery of arm control in hemiplegic stroke patients. Arm function test. Int Rehabil Med 2:3–9
25. Desrosier J, Hérbert R, Dutil E, Bravo G (1993) Development and reliability of an upper extremity function test for the elderly: the TEMPA. Can J Occup Ther 60:9–16
26. Dickstein R, Hocherman S, Pillar T, Shaham R (1986) Stroke rehabilitation: three exercise therapy approaches. Phys Ther 66:1233–1238
27. Dombovy ML, Bach-Y-Rita P (1988) Clinical observations on recovery from Stroke. In: Waxman SG (ed) Advances in Neurology. Raven Press, New York, 47:265–276
28. Dombovy ML, Basford JR, Shisnant JP, Bergstrahl EJ (1987) Disability and the use of rehabilitation services following stroke in Rochester, Minnesota, 1975–1979. Stroke 22:1830–1836
29. Elman RJ (1998) (ed) Group Treatment for Aphasia. Butterworth-Heineann, Newton, Mass
30. Feeney DM (1991) Pharmacologic modulation of recovery after brain injury: a reconsideration of diaschisis. J Neurol Rehabil 5:113–128
31. Feeney DM, Gonzalez A, Law W (1982) Amphetmaine, haloperidol and experience interact to affect rate of recovery after motor cortex injury. Science 217:855–857
32. Fleishman EA, Bartlett CJ (1969) Human Abilities. Ann Rev Psychol 20:349–380
33. Frommelt P, Grötzbach H (Hrsg) (1999) Neurorehabilitation. Blackwell, Berlin
34. Fugl-Meyer AR, Jaasko L, Leyman I, Olsson S, Steglind S (1975) The post-stroke hemiplegic patient. Scan J Rehabil Med 7:13–31
35. Gardner H, Zurif E, Berry T, Baker E (1976) Visual communication in aphasia. Neuropsychologia 14: 275–292
36. Goldstein LB, Davis JN (1990) Post-lesion practice and amphetamine-facilitated recovery of beam-walking in the rat. Restor Neurol Neurosci 2:311–314
37. Goldstein LB and the Sygen in Acute Stroke Study Investigators (1995) Common drugs may influence motor recovery after stroke. Neurology 45: 865-871
38. Grade C, Redford B, Chrostowski J, Toussaint L, Blackwell B (1998) Methylphenidate in early post-stroke recovery: a double-blind, placebo-controlled study. Arch Phys Med Rehabil 79:1047–1050
39. Granger C, Lewis L, Peters N (1979) Stroke rehabilitation: analysis of repeated Barthel index measures. Arch Phys Med Rehabil 60:14–17
40. Helm-Estabrooks N, Emery P, Albert ML (1987) Treatment of aphasic Perseveration (TAP) program: a new approach to aphasia therapy. Clin Aphasiol 4:1253–1255
41. Hermann B (1980) Tilburg epidemiological study of stroke – TESS. Dutch Heart Foundation final report. Tilberg
42. Hermann M, Wallesch CW (1993) Depressive changes in stroke patients. Disability and Rehabilitation 150:55–66
43. Hesse S, Sarkodie-Gyan Th, Uhlenbrock D (1999) Development of an advanced mechanissed gait trainer, controlling movement of the center of mass, for restoring gait in non-ambulant subjects. Biomed Technik 44:194–201
44. Hesse S (1994) Stand und Gang des hemiparetischen Schlaganfallpatienten im Vergleich zum Gesunden. In: Mauritz KH (ed) Rehabilitation nach Schlaganfall. Kohlhammer, Stuttgart, S 115–141
45. Hesse S, Bertelt C, Jahnke MT, Schaffrin A, Baake P, Malezic M, Mauritz KH (1995) Treadmill training with partial body weight support compared

with physiotherapy in nonambulatory hemiparetic patients. Stroke 26:976–981

46. Hesse S, Bertelt Ch, Schaffrin A, Malezic M, Mauritz KH (1994) Restoration of gait in non-ambulatory hemiparetic patients by treadmill training with partial body weight support. Arch Phys Med Rehab 75:1087–1093
47. Hesse S, Gahein-Sama AL, Mauritz KH (1996) Technical aids in hemiparetic patients: prescription, costs and usage. Clinical Rehabil 10:255–260
48. Hesse S, Jahnke MT, Luecke D, Mauritz KH (1995) Short-term electrical stimulation enhances the effectiveness of Botulinum toxin in the treatment of lower limb spasticity in hemiparetic patients. Neuroscience Letters 201:37–40
49. Hesse S, Krajnik J, Lücke D, Jahnke MT, Gregoric M, Mauritz KH (1996) Ankle muscle activity before and after Botulinum toxin therapy for lower limb extensor spasticity in chronic hemiparetic patients. Stroke 27:455–460
50. Hesse S, Lücke D, Jahnke MT, Mauritz KH (1996) Gait function in spastic hemiparetic patients walking barefoot, with firm shoes, and with ankle-foot-orthosis. Int J Rehab Res 19:133–141
51. Hesse S, Lücke D, Malezic M, Bertelt C, Friedrich H, Gregoric M, Mauritz KH (1994) Botulinum toxin treatment for lower limb extensor spasticity in chronic patients. J Neurol Neurosurg Psych 57: 1321–1324
52. Hesse S, Malezic M, Schaffrin A, Mauritz KH (1995) Restoration of gait by a combined treadmill training and multichannel electrical stimulation in non-ambulatory hemiparetic patients. Scandinavian J Rehabil Med 27:199–205
53. Hesse S, Schewe H, Strohmeyer K (1993) Verordnung von Sprunggelenkorthesen für Patienten mit Hemiparese. Krankengymnastik 7:827–834
54. Holland A (1991) Pragmatic aspects of intervention in aphasia J Neurolinguist 6:197–211
55. Holland A, Fromm D, DeRuyter F, Stein M (1996) Treatment efficacy: aphasia. J Speech Hear Res 39: S27–S36
56. Hömberg V, Sturm W, Ziehl J (1999) Kognitive Rehabilitation. In: Hopf HC et al. (Hrsg) Neurologie in Praxis und Klinik, Bd I, S 1167–1186. Thieme, Stuttgart
57. Honda DA, Feeney DM (1984) Amphetamine and experience promote recovery of locomotor function after unilateral frontal cortex injury in the cat. Brain Res 298:358–361
58. Huber W, Willmes K, Koeket B (1997) Piracetam as an adjuvant to language therapy for aphasia. Arch Phys Med Rehabil 78:245–250
59. Huber W (1991) Ansätze der Aphasietherapie. Neurolinguistik 5:71–92
60. Hummelsheim H, Amberger S, Mauritz KH (1996) The influence of EMG-initiated electrical muscle stimulation on motor recovery of the centrally paretic hand. Eur J Neurol 3:245–254
61. Hummelsheim H, Eickhoff Ch (1997) Der Schulterschmerz des Hemiparetikers – Entstehungsmechanismen, Prävention und Therapie. Akt Neurol 24: 143–149
62. Hummelsheim H, Mauritz KH (1993) Neurophysiologische Grundlagen krankengymnastischer Übungsbehandlung bei Patienten mit zentralen Hemiparesen. Fortschr Neurol Psychiat 61:208–216
63. Jenkins WM, Merzenich MM, Ochs MT, Allard T, Guic-Robles E (1990) Functional reorganization of primary somatosensory cortex in adult owl monkeys after behaviorally controlled tactile stimulation. J Neurophysiol 63:82–104
64. Johannsen-Horbach H, Wallesch CW (1988) Indikationen nonverbaler Behandlungsansätze in der Aphasietherapie. Neurolinguistik 2:1–20
65. Jongbloed L (1986) Prediction of function after stroke: a clinical review. Stroke 17:765–776
66. Kaas JH (1991) Plasticity of sensory and motor maps in adult mammals. Annu Rev Neurosci 14: 137–167
67. Karnath HO (1994) Disturbed coordinate transformation in the neural representation of space as the crucial mechanism leading to neglect. In: Halligan PW, Marshall JC (eds) Spatial Neglekt: Position Papers on Theory and Practice. Lawrence Erlbaum, Hillsdale
68. Karnath HO (1994) Spatial limitations of eye movements during ocular exploration of simple line drawings in neglect syndrome. Kortex 30:319–330
69. Kopp B, Kunkel A, Flor H, Platz T, Rose U, Mauritz KH, Gresser K, McCulloch KL, Taub E (1997) The Arm Motor Ability Test: reliability, validity and sensitivity to change of an instrument for assessing disabilities in the activities of daily living. Arch Phys Ther Rehabil 78:615–620
70. Kotila M, Waltimo O, Niemi ML, Laaksonen R, Lempinen M (1984) The profile of recovery from stroke and factors influencing outcome. Stroke 15: 1039–1044
71. Kraft GH, Fitts SS, Hammond MC (1992) Techniques to improve function of the arm and hand in chronic hemiplegia. Arch Phys Med Rehabil 73: 220–227
72. Kwakkel G (1998) Dynamics in functional recovery after stroke. (Academisch Proefschrift) Ponsen & Loojien BV, Amsterdam
73. Kwakkel G, Wagenaar RC, Kollen BJ, Lankhorst GJ (1996) Predicting disability in stroke. A critical review of the literature. Age Ageing 25:479–489
74. Langhorne P, Williams BO, Gilchrist W, Howie K (1993) Do stroke units save lives? Lancet 342:395–398
75. Lehmann JF (1979) Biomechanics of ankle-foot orthosis: prescription and design. Arch Phys Med Rehabil 60:200–207
76. Liberson WT, Holmquest HJ, Scott D, Dow M (1961) Functional electrotherapy, stimulation of peroneal nerve synchronized with the swing phase of the gait of hemiplegic patients. Arch Phys Med Rehabil 42:101–105
77. Lincoln N and Leadbitter D (1979) Assessment of motor function in stroke patients. Physiotherapy 65:48–51
78. Logigian MK, Samuels MA, Falconer J (1983) Clinical exercise trial for stroke patients. Arch Phys Med Rehabil 64:364–367

79. Lord JP, Hall K (1986) Neuromuscular reeducation versus traditional programs for stroke rehabilitation. Arch Phys Med Rehabil 67:88–91
80. Lyle, RC (1981) A performance test for assessment of upper limb function in physical rehabilitation treatment and research. Int J Rehabil Res 4:483–492
81. Malezic M, Hesse S, Schewe H, Mauritz KH (1994) Restoration of standing, weight-shift and gait by multichannel electrical stimulation in hemiparetic patients. Int J Rehabil Res 17:169–179
82. Mandel AR, Nymark JR, Balmer SJ, Grinel DM, O'Rain MD (1990) Electromyographic versus rhythmic positional biofeedback in computerized gait retraining with stroke patients. Arch Phys Med Rehabil 71:649–654
83. Masur H (1995) Skalen und Scores in der Neurologie. Quantifizierung neurologischer Defizite in Forschung und Praxis. Thieme, Stuttgart
84. Mathiowetz V, Kashman N, Volland G, Weber K, Dowe M, Rogers S (1975) Grip and pinch strength: normative data for adults. Arch Phys Med Rehabil 66:69–72
85. Mathiowetz V, Volland G, Kashman N, Weber K (1985a) Adult norms for the box and block test of manual dexterity. Am J Occupat Ther 39: 386–391
86. Mathiowetz V, Weber K, Kashman N, Volland G (1985b) Adult norms for the nine-hole peg test of finger dexterity. Occupat Ther J Res 5:24–37
87. Mauritz KH (1994) Rehabilitation nach Schlaganfall. Kohlhammer, Stuttgart
88. McNeill M, Odell R, Tseng C-H (1991) Toward the integration of resource allocation into a general theory of ahasia. Clin Aphasiol 20:21–39
89. Miltner WHR, Bauder H, Sommer M, Dettmers C, and Taub E (1999) Effects of constraint-induced movement therapy on patients with chronic motor deficits after stroke. A replication. Stroke 30: 586–592
90. Mokrusch T (1997) Behandlung der hirninfarktbedingten spastischen Hemiparese mit EMG-getriggerter Elektrostimulation. Neurol Rehabil 2: 82–86
91. Nudo RJ, Milliken GW (1996) Reorganization of movement representations in primary motor cortex following focal ischemic infarcts in adult squirrel monkeys. J Neurophysiol 75:2144–2149
92. Nudo RJ, Milliken GW, Jenkins WM, Merzenich MM (1996) Use-dependent alterations of movement representation in primary motor cortex of adult squirrel monkeys. J Neurosci 16:785–807
93. Nudo RJ, Wise BM, Fuentes SI, Milliken GW (1996) Neural substrates for the effects of rehabilitative training on motor recovery after ischemic infarct. Science 272:1791–1794
94. Ottenbacher KJ, Jannell S (1993) The results of clinical trials in stroke rehabilitation research. Arch Neurol 50:37–44
95. Ozzowsk W, Barreca S (1993) The Functional Independence Measure: Its use to identify rehabilitation needs in stroke survivors. Arch Phys Med Rehabil 74:1291–1294
96. Platz T, Hesse S, and Mauritz KH (1999) Motor rehabilitation after traumatic brain injury and stroke – Advances in assessment and therapy. Restorative Neurol Neurosci 14:161–166
97. Platz T, Prass K, Denzler P, Bock S, Mauritz KH (1999) Testing a motor performance series and a kinematic motion analysis as measures of performance in high functioning stroke patients: reliability, validity, and responsiveness to therapeutic intervention. Arch Phys Ther Rehabil 80:270–277
98. Platz T, Winter T, Müller N, Pinkowski C, Eickhof C, Mauritz K-H (1999) Arm Ability Training for Traumatic Brain Injury and Stroke patients: Therapeutic efficacy. A randomized, controlled study. 4. Schwerpunktsymposium im BMBF-Förderschwerpunkt „Neurotraumatologie und Neuropsychologische Rehabilitation", Magdeburg, März 1999. Restorative Neurol Neurosci 14:225
99. Platz T (1999) Gibt es einen Wirksamkeitsnachweis für physiotherapeutische Verfahren bei zerebralen Insulten? Krankengymnastik – Zeitschrift für Physiotherapeuten 51:51–260
100. Platz T, Denzler P, Kaden B, Mauritz KH (1994) Motor learning after recovery from hemiparesis. Neuropsychologia 32:1209–1223
101. Platz T, KH Mauritz (1995) Human motor planning, motor programming, and use of new task relevant information with different apraxic syndromes. Eur J Neurosci 7:1536–1547
102. Platz T, Mauritz KH (1997) Syndrome-specific deficits of performance and effects of practice on arm movements with deafferentation due to posterior thalamic lesion. Behavioral Neurology 10: 15–19
103. Posner M (1995) Attention in cognitive neuroscience: an overview. In: Gazzaniga MS, ed. The Cognitive Neurosciences. MIT Press, Cambridge, Mass
104. Prosiegel M, Böttger S, Schenk T, König N, Marolf M, Vaney C, Garner C, Yassuridis A (1996) Der erweiterte Barthel-Index (EBI) – eine neue Skala zur Erfassung von Fähigkeitsstärungen bei neurologischen Patienten. Neurol Rehabil 1:7–13
105. Prosiegel M, Wagner-Sonntag E (1999) Rehabilitation neurogener Dysphagien. In: Hopf HC. et al. (Hrg) Neurologie in Praxis und Klinik, Band I, pp 1141–1145. Thieme, Stuttgart
106. Prosiegel M, Wagner-Sonntag E, Scheicher M (1997) Neurogene Schluckstörungen. Akt Neurol 24:194–203
106a. Quin CE (1971) Observations on the effects of proprioceptive neuromuscular facilitation techniques in treatment of hemiplegia. Rheumatol Phys Med 11:186–192
107. Report of the Therapeutics ad Technology Assessment Subcommittee of the American Academy of Neurology (1994) Assessment: melodic intonation therapy. Neurology 44:566–568
108. Robey R (1994) The efficacy of treatment for aphasic persons: a meta-analysis. Brain Lang 47: 582–608

109. Robinson RG, Star LB, Price TR (1984) A two year longitudinal study of mood disorders following stroke: prevalence and duration at six month follow-up. Br J Psychiatr 144:256–265
110. Rossi PW, Kheyfets S, Reding MA (1990) Fresnel prisms improve visual perception in stroke patients with homonymous hemianopia or unilateral visual neglect. Neurology 205:1597–1599
111. Schauer M, Steingrüber W, Mauritz KH (1996) Die Wirkung von Musik auf die Symmetrie des Gehens von Schlaganfallpatienten auf dem Laufband. Biomed Technik 41:289 - 294
112. Schlenck C, Schlenck KJ, Springer L (1995) Die Behandlung des schweren Agrammatismus, Reduzierte-Syntax-Therapie. Thieme, Stuttgart
113. Small S (1994) Pharmacotherapy of aphasia: a critical review. 25:1282–1289
114. Stern PH, McDowell F, Miller JM, Robinson M (1970) Effects of facilitation exercise techniques in stroke rehabilitation. Arch Phys Med Rehabil 51: 526–531
115. Taub E, Miller NE, Novack TA, Cook EW, Fleming WC, Nepomuceno CS, Connell JS, Crago JE (1993) Technique to improve chronic motor deficit after stroke. Arch Phys Med Rehabil 74:347–354
116. Taub E (1980) Somatosensory deafferentation research with monkeys: implications for rehabilitations medicine. In: Ince L (ed) Behavioral Psychology and Rehabilitation Medicine. Williams and Wilkins, Baltimore pp 371–401
117. Taub N, Wolfe C, Richardson E (1994) Predicting the disability of first-time stroke sufferers at 1 year. Stroke 25:352–357
118. Thaut MH, McIntosh GC, Prassas SG, Ruth RR (1993) Effect of rhythmic auditory cuing on temporal stride parameters and EMG patterns in hemiparetic gait of stroke patients. J Neurol Rehab 7: 9–16
119. Uhlenbrock D, Sarkodie-Gyan T, Reiter F, Konrad M, Hesse S (1997) Entwicklung eines Gangtrainers mit geregeltem Servoantrieb zu Rehabilitation gehunfäiger Patienten. Biomed Technik 42: 196–202
120. Van der Lee JH, Wagenaar RC, Lankhorst GJ, Vogelaar TW, Devillé WL, Bouter LM (1999) Forced use of the upper extremity in chronic stroke patients. Results from a single-blind randomized clinical trial. Stroke 30:2369–2375
121. Wade DT (1992) Measurement in Neurological Rehabilitation, Oxford University Press, New York
122. Wagenaar RC, Meijer OG, van Wieringen PCW, Kuik DJ, Hazenberg GJ, Lindenboom J, Wichers F, Rijswijk H (1990) The functional recovery of stroke: a comparison between neurodevelopmental treatment and the Brunstrom method. Scand J Rehabil Med 22:1–8
123. Wagenaar RC, Meyer OG (1991) Effects of stroke rehabilitation, J Rehabil Sci 4:61–73
124. Walker-Batson DW, Smith P, Curtis S, Unwin H, Greenlee R (1995) Amphetamine paired with physical therapy accelerates motor recovery after stroke. Stoke 26:2254–2259
125. Weder B, Seitz RJ (1994) Deficient cerebral activation pattern in stroke recovery. NeuroReport 5: 457–460
126. Weiller C, Chollet F, Friston KJ, Wise RJS, Frackowiak RSJ (1992) Functional reorganization of the brain in recovery from striatocapsular infarction in man. Ann Neurol 31:463–472
127. Weiller C, Ramsay SC, Wise RJS, Friston KJ, Frackowiak RSJ (1993) Individual patterns of functional reorganization in the human cerebral cortex after infarction. Ann Neurol 33: 181–189
128. Weinberg J, Diller L, Cordon WA (1977) Visual scanning training effect on reading-related tasks in acquired right brain amage. Arch Phys Med Rehabil 58:479–486
129. Weinrich M (1991) Computerized visual communication as an alternative communication system and therapeutic tool. J Neurolinguist 6:159–176
130. WHO World Health Organization (1980) The International Classification of Impairment, Disabilities and Handicaps. World Health Organization, Genf
131. Wilson B (1987) Rehabilitation of Memory. Guilford, New York
132. Wolf SL, Lecraw DE, Barton LA (1989) Forced use of hemiplegic upper extremities to reverse the effect of learned nonuse among chronic stroke and head injured patients. Exp Neurol 104:125–132

Sachverzeichnis

A

Q

R

S

W

Z

MIX
Papier aus verantwortungsvollen Quellen
Paper from responsible sources
FSC® C105338

If you have any concerns about our products,
you can contact us on
ProductSafety@springernature.com

In case Publisher is established outside the EU,
the EU authorized representative is:
Springer Nature Customer Service Center GmbH
Europaplatz 3, 69115 Heidelberg, Germany

Printed by Libri Plureos GmbH
in Hamburg, Germany